Manual da Sociedade Brasileira de Cirurgia Cardiovascular

Manual da Sociedade Brasileira de Cirurgia Cardiovascular

EDITORES

Vinicius José da Silva Nina

Carlos Manuel de Almeida Brandão

Henrique Murad

João Carlos Ferreira Leal

Rui Manuel de Sousa Sequeira Antunes de Almeida

manole editora

Editora Assistente da SBCCV: Camila Sáfadi A. Gonçalves
Editor: Marcos Toledo
Projeto gráfico: Departamento de arte da Editora Manole
Diagramação: HiDesign Estúdio
Ilustração: HiDesign e JB Bastos (Capítulo 24)
Capa: Sociedade Brasileira de Cirurgia Cardiovascular

CIP-BRASIL. CATALOGAÇÃO NA PUBLICAÇÃO
SINDICATO NACIONAL DOS EDITORES DE LIVROS, RJ

M252

Manual da sociedade brasileira de cirurgia cardiovascular. / editores Vinícius José da Silva Nina... [et al.]. - 1. ed. - Barueri [SP] : Manole, 2025.

ISBN 9788520457276

1. Cardiologia. 2. Cirurgia cardiovascular. 3. Coração - Cirurgia. 4. Sistema cardiovascular. I. Nina, Vinícius José Silva.

CDD: 617.41
25-98219.0 CDU: 616.12-089

Carla Rosa Martins Gonçalves - Bibliotecária - CRB-7/4782

Edição – 2025

Editora Manole Ltda.
Alameda Rio Negro, 967 - cj. 717 - Alphaville
Barueri – São Paulo – SP – Brasil
CEP: 06454-000
Fone: (11) 41966000
www.manole.com.br | https://atendimento.manole.com.br/
Impresso no Brasil | *Printed in Brazil*

Dedicatória

É com profunda gratidão e imensa admiração que dedicamos este manual àqueles que contribuíram para a rica história da cirurgia cardiovascular no Brasil. Esta obra é fruto de um esforço coletivo e representa um tributo aos pioneiros que, com visão, coragem e inteligência, desbravaram os caminhos de uma especialidade que salva e transforma inúmeras vidas.

Agradecimento

Agradecemos a todos os membros da Sociedade Brasileira de Cirurgia Cardiovascular (SBCCV), cujo trabalho incansável tem sido fundamental para o desenvolvimento e a consolidação da cirurgia cardiovascular em nosso País.

Também somos gratos àqueles que contribuíram diretamente para a realização desta obra – autores, editores, revisores e todos os que cederam seu tempo e conhecimento. Reconhecemos a dedicação e o comprometimento de todos.

Que este manual seja uma fonte de inspiração e um farol para o futuro da cirurgia cardiovascular no Brasil.

Editores

Vinicius José da Silva Nina

Médico graduado pela Universidade Federal do Maranhão (UFMA). Especialista em Cirurgia Cardiovascular pelo Instituto Dante Pazzanese de Cardiologia. Doutor em Ciências e pós-doutor em Cirurgia Cardiovascular pela Faculdade de Medicina da Universidade de São Paulo (FMUSP). Professor Titular do curso de Medicina da UFMA. Presidente da Sociedade Brasileira de Cirurgia Cardiovascular (Gestão 2024–2025).

Carlos Manuel de Almeida Brandão

Médico especializado em Cirurgia Cardiovascular pelo Instituto do Coração (InCor) da Faculdade de Medicina da Universidade de São Paulo (FMUSP). Doutor em Medicina pela FMUSP. Professor colaborador do Hospital das Clínicas da FMUSP. Supervisor da Unidade Cirúrgica de Emergência do InCor (HCFMUSP). Vice-presidente da Sociedade Brasileira de Cirurgia Cardiovascular.

Henrique Murad

Médico graduado pela Universidade Federal do Rio de Janeiro (UFRJ) em 1967. Especialista em Cirurgia Cardiovascular pela Sociedade Brasileira de Cirurgia Cardiovascular (SBCCV). Mestre e doutor em Cirurgia Torácica pela UFRJ. Professor emérito da UFRJ e membro titular da Academia Nacional de Medicina. Chefe do Serviço de Cirurgia Cardiotorácica do Hospital Universitário Clementino Fraga Filho da UFRJ por 20 anos (aposentado).

João Carlos Ferreira Leal

Médico graduado pela Escola de Medicina Santa Casa de Misericórdia. Especialista em Cirurgia Cardiovascular e Marca-passo pelo Hospital Beneficência Portuguesa de São José do Rio Preto (SJRP). Mestre e Doutor em Cirurgia Cardiovascular pela Universidade Estadual de Campinas (Unicamp). Professor Adjunto do Departamento de Cardiologia e Cirurgia Cardiovascular da Faculdade Estadual de Medicina de SJRP. Responsável pelo Serviço de Cirurgia Cardiovascular do Hospital Beneficência Portuguesa de SJRP. Coordenador do Comitê de Ética em Pesquisa da Comissão Nacional de Ética em Pesquisa (CEP/Conep) do Hospital Beneficência Portuguesa de SJRP. Ex-presidente da Sociedade Brasileira de Cirurgia Cardiovascular.

Rui Manuel de Sousa Sequeira Antunes de Almeida

Médico graduado pela Universidade Federal do Paraná (UFPR). Especialista em Cirurgia Cardiovascular pelo Hospital Evangélico de Curitiba, pelo Hospital for Sick Children e pelo National Heart Hospital, de Londres. Mestre e doutor em Cirurgia Cardiovascular pela UFPR. Pós-doutor em Cirurgia Cardiovascular pela Universidade Estadual do Oeste do Paraná (Unioeste). Coordenador e professor do curso de Medicina do Centro Universitário Assis Gurgacz. Professor associado aposentado da Unioeste. 18º presidente da Sociedade Brasileira de Cirurgia Cardiovascular. Ex-presidente da World Society of Cardiovascular and Thoracic Surgeons. Presidente da Latin American Association of Cardiac and Endovascular Surgery.

Autores

Acrisio Sales Valente

Médico graduado pela Universidade Federal do Ceará (UFC). Especialista em Cirurgia Cardíaca pela Faculdade de Ciências Médicas da Santa Casa de São Paulo. Doutor em Cirurgia Torácica e Cardiovascular pela Universidade de São Paulo (USP). Professor de Medicina do Centro Universitário Unichristus. Supervisor da Residência Médica em Cirurgia Cardiovascular do Hospital do Coração de Messejana da Secretaria de Saúde do Estado do Ceará (SESA-CE). Diretor de Comunicação da Sociedade Brasileira de Cirurgia Cardiovascular. Cirurgião cardiovascular do Hospital Universitário Walter Cantídio da UFC e do Hospital do Coração de Messejana da SESA-CE.

Adenalva Lima de Souza Beck

Médica graduada pela Universidade Federal da Bahia. Especialista em Cardiologia e Ecocardiografia pelo Instituto do Coração (InCor) do Hospital das Clínicas da Faculdade de Medicina da Universidade de São Paulo (HCFMUSP). Doutora em Ciências na área de Cardiologia pelo InCor/HCFMUSP. Especialista em Cardiologia pela Sociedade Brasileira de Cardiologia (SBC), com Certificado de Atuação em Ecocardiografia pelo Departamento de Imagem Cardiovascular (DIC) da SBC. Coordenadora do Serviço de Ecocardiografia e da Residência Médica em Ecocardiografia do Instituto de Cardiologia e Transplantes do Distrito Federal (ICTDF). Médica ecocardiografista do Hospital Sírio-Libanês – Unidade Brasília.

Adnaldo da Silveira Maia

Médico graduado pela Universidade do Estado do Amazonas. Especialista em Cirurgia Cardiovascular pelo Instituto Dante Pazzanese de Cardiologia. Mestre em Ciências pela Universidade de São Paulo (USP). MBA em Gestão de Saúde pela USP. Médico plantonista da UTI do Hospital São Paulo da Universidade Federal de São Paulo (Unifesp) e do Hospital Cruz Azul. *Fellow* em Cirurgia Cardiovascular Transcateter pelo Instituto do Coração (InCor) da Faculdade de Medicina da USP.

Alexandre Ciappina Hueb

Médico graduado pela Faculdade de Medicina da Universidade do Vale do Sapucaí (Univás). Especialista em Cirurgia Cardiovascular pelo Instituto do Coração (InCor) do Hospital das Clínicas da Faculdade de Medicina da Universidade de São Paulo (HCFMUSP). Doutor pela FMUSP. Professor de Medicina da Univás e Professor permanente do Programa de Pós-graduação em Ciências da Saúde da mesma instituição. Chefe do Serviço de Cirurgia Cardiovascular do Hospital das Clínicas Samuel Libânio (FUVS) e do Hospital de Clínicas de Itajubá da Associação de Integração Social de Itajubá.

Alexandre Siciliano Colafranceschi

Médico graduado pela Universidade Federal do Rio de Janeiro (UFRJ). Especialista em Cirurgia Cardiovascular pela The Cleveland Clinic Foundation. Mestre em Saúde Pública pela Harvard T.H. Chan School of Public Health. Doutor em Ciências pela Universidade de São Paulo (USP). Professor adjunto da Universidade Federal do Estado do Rio de Janeiro (Unirio). Membro titular da Sociedade Brasileira de Cirurgia Cardiovascular (SBCCV) e da Academia Nacional de Medicina.

Alfredo Inácio Fiorelli

Médico graduado pela Faculdade de Medicina da Universidade de São Paulo (FMUSP). Especialista em Cirurgia Cardiovascular pelo Instituto do Coração do

Hospital das Clínicas do InCor-HCFMUSP. Doutor em Cirurgia Cardiovascular pela FMUSP. Livre-docente e Professor colaborador da FMUSP. Membro Titular da Sociedade Brasileira de Cirurgia Cardiovascular. Diretor da Unidade de Assistência Cardiorrespiratória do InCor-HCFMUSP.

Aline Yuri Chibana
Médica graduada pela Faculdade de Medicina de Botucatu (FMB) da Universidade Estadual Paulista (Unesp). Especialista e Doutora em Anestesiologia pela FMB/Unesp. Especialista em Ciência da Melhoria Contínua pelo Institute for Healthcare Improvement. MBA em Gestão em Saúde pelo Insper e em Administração, Finanças e Geração de Valor pela Pontifícia Universidade Católica do Rio Grande do Sul (PUC-RS). *Green Belt* em *Value Based Healthcare* pelo VBHC Center Europe. Ex-presidente da Fundação para Segurança do Paciente. Gerente do Escritório de Valor do A.C.Camargo Cancer Center.

Alisson Parrilha Toschi
Médico graduado pela Universidade Federal do Paraná (UFPR). Especialista em Cirurgia Cardíaca pelo Instituto do Coração (InCor) do Hospital das Clínicas da Faculdade de Medicina da Universidade de São Paulo (FMUSP). Coordenador do Serviço de Cirurgia Cardíaca do Centro Hospitalar Unimed de Joinville. Cirurgião assistente no Instituto Poffo de Cirurgia Cardíaca Robótica.

Almiro Ferro Júnior
Médico graduado pela Universidade Federal de Pernambuco (UFPE). Especialista em Cirurgia Cardiovascular pelo Instituto Dante Pazzanese de Cardiologia (IDPC). Membro especialista da Sociedade Brasileira de Cirurgia Cardiovascular (SBCCV). Médico cirurgião assistente no IDPC. Cirurgião da equipe de Transplante Cardíaco do Hospital Samaritano de Higienópolis. Cirurgião da Rede D'Or e do Hospital do Coração (HCor).

Aloísio Sales Barbosa Gondim
Médico graduado pela Universidade Federal do Ceará (UFC). Especialista em Cirurgia Cardiovascular pelo Instituto Dante Pazzanese de Cardiologia. Mestre em Ciências Cardiovasculares pela UFC. Médico assistente do Hospital Universitário Walter Cantídio da Empresa Brasileira de Serviços Hospitalares na UFC e do Hospital de Messejana da Secretaria de Saúde do Estado do Ceará SESA-CE.

Álvaro Monteiro Perazzo
Médico com graduação sanduíche pela Universidade Federal de Pernambuco (UFPE/2010–2017) e pela *Università degli Studi di Padova* (UniPD/2014–2015). Especialista em Cirurgia Cardiovascular pelo Hospital do Coração (Procape) da Universidade de Pernambuco (UPE). Especialista em Transplante Cardíaco e Assistência Mecânica Circulatória pelo Instituto do Coração (InCor) do Hospital das Clínicas da Faculdade de Medicina da Universidade de São Paulo (FMUSP). Mestre em Cirurgia pela UFPE. Doutorando no Cardiovascular Research Institute Maastricht (Carim) da Maastricht University, Países Baixos. MBA em Gestão em Saúde pela Fundação Getulio Vargas. *Editor fellow* do Brazilian Journal of Cardiovascular Surgery. Colaborador do Boletim Científico da Sociedade Brasileira de Cirurgia Cardiovascular. Cirurgião cardiovascular *fellow* do Núcleo de Transplantes do InCor-HCFMUSP e médico servidor público da Secretaria de Saúde do Estado de Pernambuco (SES-PE).

Ana Beatriz Silva Barbosa
Médica graduada pela Faculdade de Medicina Nova Esperança. Residente em Cirurgia Cardiovascular no Instituto Dante Pazzanese de Cardiologia.

Ana Paula Tagliari
Médica graduada pela Universidade Federal do Rio Grande do Sul (UFRGS). Especialista em Cirurgia Geral e Cirurgia Cardiovascular pelo Hospital de Clínicas de Porto Alegre. Mestre em Ciências Cirúrgicas e Doutora em Cardiologia pela UFRGS. *Fellow* e doutorado sanduíche pela University Hospital of Zurich e University of Zurich. Professora do Instituto de Ciências Básicas da Saúde da UFRGS. Cirurgiã cardiovascular do Hospital Mãe de Deus.

André Luppi
Médico graduado pela Universidade de São Paulo (USP). Especialista e Mestre em Cirurgia Cardiovascular pela Universidade Federal de São Paulo (Unifesp). Doutor em Cirurgia pela USP. *Postdoctoral fellow researcher* pela Harvard University.

Andrea Dumsch de Aragon Ferreira
Médica graduada pela Pontifícia Universidade Católica do Rio Grande do Sul (PUC-RS). Especialista em Cirurgia Cardiovascular pela Santa Casa de Porto Alegre. Mestre em Cirurgia pela PUC-RS. Preceptora da Residência em Cirurgia Cardiovascular do Instituto de Neurologia e Cardiologia de Curitiba (INC).

Andres Di Leoni Ferrari
Médico graduado pela UDELAR (Uruguai). Especialista em Clínica Médica pela Sociedade Brasileira de Clínica Médica, em Cardiologia pela Sociedade Brasileira de Cardiologia (SBC) e em Estimulação Cardíaca Artificial pela Sociedade Brasileira de Arritmias Cardíacas (Sobrac). MBA em Gestão em Saúde pela Universidade Federal do Rio Grande do Sul (UFRGS). Doutor em Ciências da Saúde (Programa Tecnologia – Intervenção em Cardiologia) pelo Instituto Dante Pazzanese de Cardiologia. Pós-doutorando em Ciências da Saúde pelo Instituto de Cardiologia da Fundação Universitária de Cardiologia do Rio Grande do Sul. Professor adjunto de Clínica Médica da Pontifícia Universidade Católica do Rio Grande do Sul (PUC-RS). Coordenador da Unidade de Estimulação Cardíaca do Hospital São Lucas da PUC-RS e da Área de Arritmias, Eletrofisiologia e Estimulação Cardíaca Artificial do Hospital da Brigada Militar de Porto Alegre.

Andressa Mussi Soares
Médica graduada pela Faculdade de Medicina da Fundação Técnico Educacional Souza Marques. Especialista em Cardiologia Pediátrica e em Ecocardiografia pelo Instituto do Coração (InCor) do Hospital das Clínicas da Faculdade de Medicina da Universidade de São Paulo (FMUSP). Vice-presidente da Área de Cardiopatias Congênitas e Cardiologia Pediátrica do Departamento de Imagem Cardiovascular (DIC) da Sociedade Brasileira de Cardiologia (SBC). Ex-presidente da SBC. Ex-presidente do Departamento de Cardiopatias Congênitas e Cardiologia Pediátrica (DCC/CP) da SBC. Revisora das revistas Arquivos Brasileiros de Cardiologia e International Journal of Cardiovascular Sciences.

Antonio Alceu dos Santos
Médico graduado pela Universidade Federal de Juiz de Fora (UFJF). Especialista em Cardiologia pela Sociedade Brasileira de Cardiologia (SBC). Doutor em Medicina pela Universidade Federal de São Paulo (Unifesp). Membro do corpo clínico do Hospital Beneficência Portuguesa de São Paulo. Membro do Comitê de Ética Médica do Hospital Vaz Monteiro.

Antonio Francisco Neves Filho
Médico graduado pela Universidade Iguaçu. Especialista em Cirurgia Cardiovascular pela Sociedade Brasileira de Cirurgia Cardiovascular. Cirurgião assistente da Divisão de Cirurgia Torácica e Cardiovascular do Instituto do Coração (InCor) do Hospital das Clínicas da Faculdade de Medicina da Universidade de São Paulo (FMUSP). Coordenador do Serviço de Cirurgia Cardiovascular do Hospital Regional do Vale do Paraíba.

Antonio Tito Paladino
Doutor em Ciências pela Faculdade de Medicina da Universidade de São Paulo (FMUSP). Médico assistente dos setores de Imagem Cardíaca e de Ecocardiografia do Instituto Dante Pazzanese de Cardiologia (IDPC). Especialista em Ecocardiografia pela Associação Médica Brasileira (AMB) e pelo Departamento de Imagem Cardiovascular (DIC). Área de atuação em Tomografia Cardíaca pelo IDPC. *Fellowship* em Ressonância Cardíaca pelo Allegheny General Hospital (Pittsburgh, PA, EUA). Professor do Programa de Pós-graduação em Tecnologia e Intervenção em Cardiologia do IDPC–USP.

Arleto Zacarias Silva Júnior
Médico graduado pela Universidade Federal do Paraná (UFPR). Especialista em Cirurgia Cardiovascular e Cirurgia Torácica pela UFPR. Doutor em Medicina pela Ludwig-Maximilians-Universität München (Alemanha). Pós-graduado em Cardiologia pela Pontifícia Universidade Católica do Paraná (PUC-PR). Membro Titular da Sociedade Brasileira de Cirurgia Cardiovascular (SBCCV). Certificado de Atuação na Área de Estimulação Cardíaca Eletrônica Implantável. Ex-coordenador do Serviço de Cirurgia Cardíaca do Hospital de Base Dr. Ary Pinheiro (HBAP-RO).

Ayrton Bertini Júnior
Cirurgião Cardiovascular da Universidade Federal de São Paulo (Unifesp) – setor de Cardiopatias Congênitas.

Bernardo Parreiras Guimarães Tarabal
Médico graduado pela Universidade Federal de Minas Gerais (UFMG). Especialista e Mestre em Cirurgia Cardíaca pelo Hospital das Clínicas da UFMG. MBA em Gestão em Saúde pela Universidade de São Paulo (USP). Coordenador da Comissão de Residência Médica do Hospital Mater Dei Premium Goiânia.

Bruno Botelho Pinheiro
Médico graduado pela Faculdade de Medicina da Universidade Federal de Minas Gerais (UFMG). Especialista em Cirurgia Cardiovascular pelo Instituto do Coração (InCor) do Hospital das Clínicas da Faculdade de Medicina da Universidade de São Paulo (FMUSP). Mestre em Cirurgia Cardiovascular pela Fundação Cardiovascular São Francisco de Assis. Membro titular da Sociedade Brasileira de Cirurgia Cardiovascular e da European Association for Cardio-Thoracic Surgery.

Bruno Maeda Fuzissima

Médico graduado pela Faculdade de Medicina de Ribeirão Preto da Universidade de São Paulo (USP). Residência médica em Clínica Médica pelo Hospital das Clínicas da Faculdade de Medicina da USP e em Cardiologia pelo Instituto do Coração do Hospital das Clínicas da Faculdade de Medicina da USP (InCor-HCFMUSP). Especialista em Imagem Cardiovascular pelo InCor-HCFMUSP. Médico assistente do Departamento de Cardiologia do Hospital de Clínicas da Universidade Federal do Triângulo Mineiro.

Bruno Pereira Valdigem

Médico graduado pela Universidade Federal Fluminense (UFF). Especialista em Cardiologia pelo Instituto Dante Pazzanese de Cardiologia (IDPC) e em Eletrofisiologia Clínica e Invasiva pela Universidade Federal de São Paulo (Unifesp). Doutor pela Unifesp. Pós-doutorado pela Universidade de São Paulo (USP) e pelo IDPC.

Carlos Eduardo Panfilio

Fisioterapeuta graduado pela Faculdade de Educação e Cultura do ABC. Mestre em Reabilitação e Doutor em Ciências da Saúde pela Escola Paulista de Medicina (EPM) da Universidade Federal de São Paulo (Unifesp). Avaliador de cursos da área da saúde pelo Instituto Nacional de Estudos e Pesquisas Educacionais do Ministério da Educação (Inep/MEC) e pelo Conselho Estadual de Educação de São Paulo (CEE-SP). Professor da Universidade Municipal de São Caetano do Sul (USCS). Coorientador na Linha de Pesquisa em Estudos Avançados em Patient Blood Management (PBM) do Programa de Pós-graduação em Medicina: Hematologia e Oncologia. Membro do Grupo de Pesquisa de Estudos Avançados em PBM da EPM/Unifesp e da Comissão para o Gerenciamento do Sangue do Paciente (PBM) do Hospital São Paulo da Unifesp.

Carlos E. Rochitte

Professor Livre-Docente do Instituto do Coração da Faculdade de Medicina da Universidade de São Paulo (InCor-HCFMUSP). Diretor Médico da Comissão Científica do InCor-HCFMUSP. Coordenador da Ressonância Magnética e Tomografia Computadorizada Cardiovascular do HCor. Editor-chefe da revista Arquivos Brasileiros de Cardiologia (ABC Cardiol). Presidente da Society for Cardiovascular Magnetic Resonance (SCMR).

Carlos Manuel de Almeida Brandão

Médico especializado em Cirurgia Cardiovascular pelo Instituto do Coração (InCor) da Faculdade de Medicina da Universidade de São Paulo (FMUSP). Doutor em Medicina pela FMUSP. Professor colaborador do Hospital das Clínicas da FMUSP. Supervisor da Unidade Cirúrgica de Emergência do InCor (HCFMUSP). Vice-presidente da Sociedade Brasileira de Cirurgia Cardiovascular.

Ciro Vinícius Rezende dos Reis

Cirurgião cardiovascular pela Santa Casa de Misericórdia de Goiânia. Membro especialista da Sociedade Brasileira de Cirurgia Cardiovascular (SBCCV) e da Associação Médica Brasileira (AMB). *Fellowship* em Cirurgia Cardiovascular Transcateter pelo Instituto do Coração (InCor) da Faculdade de Medicina da Universidade de São Paulo (USP).

Cláudia Madeira de Miranda

Médica graduada pela Universidade Federal de Minas Gerais (UFMG). Especialista em Cardiologia pela Sociedade Brasileira de Cardiologia (SBC). Mestre e Doutora em Ciências da Saúde do Adulto pela UFMG. Possui proficiência em Arritmia Cardíaca pela Sociedade Brasileira de Arritmias Cardíacas. Membro do Departamento de Ergometria da SBC. Cardiologista e coordenadora do Departamento de Métodos Gráficos do Hospital Madre Teresa.

Claudinei Colatusso

Médico graduado pela Pontifícia Universidade Católica do Paraná (PUC-PR). Especialista em Cirurgia Cardiovascular pela Santa Casa de Curitiba. Mestre e Doutor em Ciências da Saúde pela PUC-PR.

Cláudio Leo Gelape

Médico graduado pela Universidade Federal de Minas Gerais (UFMG). Especialista em Cirurgia Cardiovascular pelo Instituto Dante Pazzanese de Cardiologia. Mestre e Doutor em Medicina pela UFMG. Pós-doutor pela Miller School of Medicine da University of Miami. Membro titular da Sociedade Brasileira de Cirurgia Cardiovascular.

Cláudio Ribeiro da Cunha

Médico graduado pela Universidade Federal de Uberlândia (UFU). Especialista em Cirurgia Cardiovascular pela Universidade de São Paulo (USP). Doutor em Imunologia e Parasitologia Aplicadas pela UFU.

Clèdicyon Eloy da Costa

Médico graduado pela Universidade Federal da Paraíba (UFPB). Observership em Cirurgia de Aorta na Baylor College of Medicine – The Methodist Hospital, em Houston (Texas, EUA). Título de Especialista em Cirurgia Cardiovascular pela Sociedade Brasileira de Cirurgia Cardiovascular e pela Associação Médica Brasileira (SBCCV/AMB). Membro Associado da Sociedade de Cardiologia do Estado de São Paulo (Socesp) e da Sociedade Brasileira de Cardiologia (SBC).

Daniel Chagas Dantas
Médico graduado pela Universidade Metropolitana de Santos. Especialista em Cirurgia Cardiovascular pela Sociedade Brasileira de Cirurgia Cardiovascular (SBCCV).

Daniela do Carmo Rassi Frota
Médica graduada pela Faculdade de Medicina de Petrópolis. Especialista em Clínica Médica e Cardiologia pelo Hospital das Clínicas da Universidade Federal de Goiás (UFG). Especialista em Ecocardiografia pelo Instituto do Coração da Faculdade de Medicina da Universidade de São Paulo (InCor/FMUSP). Mestre e Doutora em Ciências da Saúde pela UFG. *Fellow* da American Society of Echocardiography e da European Society of Cardiology. Professora adjunta de Cardiologia da UFG. Coordenadora do Programa de Residência Médica em Ecocardiografia do Hospital das Clínicas da UFG.

Daniele de Fátima Fornazari Colatusso
Médica graduada pela Pontifícia Universidade Católica do Paraná (PUC-PR). Especialista em Cirurgia Cardiovascular pelo Hospital Santa Casa de Curitiba. Mestre em Cirurgia pela PUC-PR. Doutoranda em Ciências da Saúde pela PUC-PR. Responsável médica pelo Banco de Tecidos Cardiovasculares do Hospital Universitário Evangélico Mackenzie.

David Duarte de Araújo
Graduado em Medicina pela Faculdade de Medicina da Universidade de São Paulo (FMUSP). Doutorando em Medicina pela FMUSP. Graduado em Administração de Empresas pela Pontifícia Universidade Católica de São Paulo (PUC-SP). Especialista em Administração de Empresas pela Fundação Getulio Vargas (FGV). Mestre em Gestão de Recursos Humanos pela Dublin Business School. Gerente de Projetos de Sistemas de Informação de Recursos Humanos (HRIS) para a América Latina na Mexichem. Atuou como planejador na Alstom e como parceiro de negócios de Recursos Humanos no BI&P.

Diego Gaia
Médico graduado pela Universidade Federal de São Paulo (Unifesp). Especialista em Cirurgia Geral e Cirurgia Cardiovascular pela Unifesp. Mestre em Morfologia e Doutor em Cirurgia Cardiovascular pela Unifesp. Professor Adjunto e Chefe do Setor de Tratamento Transcateter das Doenças Estruturais do Coração da Disciplina de Cirurgia Cardiovascular da Unifesp.

Diego Pereira Gregório de Andrade
Especialista em Cirurgia Cardiovascular pela Santa Casa de Misericórdia de Maceió.

Domingos Ramos Sávio de Souza
Médico graduado pela Universidade Estadual do Rio de Janeiro (UERJ). Especialista em Cirurgia Cardiotorácica pela Örebro University. Mestre e Doutor em Cirurgia de Revascularização Miocárdica pela Örebro University. Docente em Cirurgia Cardiotorácica na Örebro University.

Ederson Laurindo Holanda de Sousa
Graduado em Farmácia pela Universidade Federal do Ceará (UFC). Mestre em Ciências Médico-Cirúrgicas pela UFC. Doutor em Biotecnologia pela UFC.

Eduardo Augusto Victor Rocha
Médico graduado pela Universidade Federal de Minas Gerais (UFMG). Especialista em Cirurgia Cardiovascular. Mestre em Cirurgia pela UFMG. Doutor em Ciência pela Universidade de São Paulo (USP). Professor adjunto da Faculdade de Ciências Médicas de Minas Gerais. Membro titular da Sociedade Brasileira de Cirurgia Cardiovascular (SBCCV) e da Academia Mineira de Medicina. Ex-presidente da SBCCV.

Eduardo Keller Saadi
Médico formado pela Universidade Federal do Rio Grande do Sul (UFRGS). Especialista em Cirurgia Cardiovascular pelo Hospital de Clínicas de Porto Alegre (HCPA). Mestre e Doutor em Medicina pela UFRGS. Pós-doutorado pelo Royal Brompton Hospital. Professor titular de Cirurgia Cardiovascular da UFRGS/HCPA. Chefe do Serviço de Cirurgia Cardiovascular e Doenças Cardíacas Estruturais do Hospital Mãe de Deus.

Eduardo Piccini Nascimento Gomes
Médico graduado pela Faculdade de Medicina da Universidade de São Paulo (FMUSP). Especialista em Cirurgia Cardiovascular pela FMUSP. Membro especialista da Sociedade Brasileira de Cirurgia Cardiovascular. Cirurgião cardiovascular do Hospital Geral de Pirajussara e do Hospital Regional de Sorocaba II Dr. Adib Domingos Jatene.

Eduardo Toshimitsu Watanuki
Médico graduado pela Pontifícia Universidade Católica de Campinas (PUC-Campinas). Especialista em Cirurgia Cardiovascular pela Sociedade Brasileira de Cirurgia Cardiovascular (SBCCV).

Elias Knobel
Diretor emérito do Centro de Terapia Intensiva do Hospital Israelita Albert Einstein.

Elinthon Tavares Veronese
Médico graduado pela Universidade do Vale do Itajaí. Especialista em Cirurgia Cardiovascular pelo Instituto do Coração (InCor) do Hospital das Clínicas da Faculdade de Medicina da Universidade de São Paulo (HCFMUSP). Mestre em Gestão de Clínicas, Hospitais e Indústrias de Saúde pela Fundação Getulio Vargas (FGV). Doutor em Ciências Médicas pela FMUSP. Cirurgião cardiovascular da Unidade de Cardiopatias Cirúrgicas Valvares do InCor/HCFMUSP.

Enio Buffolo
Médico graduado pela Escola Paulista de Medicina (EPM) da Universidade Federal de São Paulo (Unifesp). Especialista em Cirurgia Cardiovascular pela EPM. Doutor em Cirurgia Torácica pela EPM. Professor emérito da EPM. Presidente da Academia Brasileira de Cirurgia Cardiovascular. Ex-presidente da Sociedade Brasileira de Cirurgia Cardiovascular e da Sociedade de Cirurgia Cardiovascular do Estado de São Paulo.

Érika Cardoso Silva
Médica graduada pela Faculdade de Medicina Nova Esperança. Especialista em Cardiologia pelo Pronto-Socorro Cardiológico de Pernambuco (PROCAPE).

Evandro Carlos Ribeiro Lopes
Médico graduado pela Universidade Federal de Mato Grosso do Sul (UFMS). Especialista em Cirurgia Cardiovascular pela ABCG/Santa Casa. Pós-graduado em Cirurgia Cardiovascular Minimamente Invasiva pela CEGESP Goiânia. Cirurgião cardiovascular e sócio da Cardio Assist em Campo Grande. Coordenador do programa de estágio para residentes em cirurgia cardíaca minimamente invasiva do Hospital Cassems de Campo Grande. Membro efetivo do Endoscopic Cardiac Surgeons Club.

Fabio Antonio Gaiotto
Médico graduado pela Universidade de São Paulo (USP). Especialista em Cirurgia Cardiovascular pelo Instituto do Coração (InCor) do Hospital das Clínicas da Faculdade de Medicina da USP (HCFMUSP). Cirurgião coordenador do Núcleo de Transplantes do InCor-FMUSP e do Hospital Albert Einstein. Membro titular da Sociedade Brasileira de Cirurgia Cardiovascular (SBCCV). Doutor em Cirurgia Torácica e Cardiovascular pela FMUSP, com pós-doutorado também pela FMUSP.

Fabio Biscegli Jatene
Médico graduado pela Faculdade de Medicina da Fundação Universitária do ABC. Especialista em Cirurgia Torácica e Cardiovascular pelo Hospital das Clínicas da Faculdade de Medicina da USP (HCFMUSP). Doutor em Clínica Cirúrgica pela FMUSP. Professor titular da Disciplina de Cirurgia Cardiovascular da FMUSP. Diretor da Divisão de Cirurgia Cardiovascular do Instituto do Coração do HCFMUSP. Membro titular da Academia Nacional de Medicina.

Fabrício José Dinato
Médico graduado pela Universidade Federal de Goiás (UFG). Especialista em Cirurgia Cardiovascular pelo Instituto do Coração (InCor) do Hospital das Clínicas da Faculdade de Medicina da USP (HCFMUSP). Médico assistente da Unidade Cirúrgica de Cardiopatias Valvares e da Unidade Cirúrgica de Emergência do InCor/HCFMUSP.

Fabricio Nogueira Furtado
Médico graduado pela Universidade Estadual de Londrina (UEL). Residência em Clínica Médica pela UEL e em Cardiologia e Ecocardiografia pela Universidade Federal de São Paulo (Unifesp). Doutor em Cardiologia pela Unifesp.

Felipe de Almeida Rosa Pereira
Médico graduado pela Universidade do Vale do Itajaí (Univali). Especialista em Cirurgia Geral pela Irmandade Santa Casa de Londrina e em Cirurgia Cardiovascular pelo Hospital São Francisco da Santa Casa de Porto Alegre.

Felipe Francescutti Murad
Médico graduado pela Universidade Federal do Rio de Janeiro (UFRJ). Especialista em Cirurgia Cardiovascular pela Pontifícia Universidade Católica do Rio de Janeiro (PUC-RJ). Chefe do Serviço de Cirurgia Vascular do Hospital Federal de Ipanema e chefe de Cirurgia Vascular e Endovascular do Hospital São Vicente de Paulo, ambos no Rio de Janeiro.

Felipe Machado da Silva
Médico graduado pela Faculdade de Ciências Médicas da Santa Casa de São Paulo. Especialista em Cirurgia

Cardiovascular pela Irmandade da Santa Casa de Misericórdia de São Paulo. Mestre em Cirurgia pela Faculdade de Ciências Médicas da Santa Casa de São Paulo.

Felipe Reale Cividanes
Médico graduado pela Universidade de São Paulo (USP). Especialista em Cirurgia Cardiovascular pela Sociedade Brasileira de Cirurgia Cardiovascular. Médico assistente de Cirurgia Cardiovascular no Instituto do Coração da Faculdade de Medicina da USP.

Fernando Antonio Lucchese
Médico graduado pela Universidade Federal do Rio Grande do Sul (UFRGS). Especialista em Cirurgia Cardiovascular pela Sociedade Brasileira de Cirurgia Cardiovascular. Diretor do Hospital São Francisco, do Hospital da Criança Santo Antônio e do Hospital Nora Teixeira, da Irmandade Santa Casa de Misericórdia de Porto Alegre.

Fernando Ribeiro Moraes Neto
Médico graduado pela Universidade de Pernambuco (UPE). Especialista em Cirurgia Cardiovascular pela Universidade Federal de Pernambuco (UFPE). Mestre e Doutor em Cirurgia Cardiovascular pela Escola Paulista de Medicina da Universidade Federal de São Paulo (EPM/Unifesp). Livre-docente em Cirurgia Cardiovascular na EPM/Unifesp. Diretor do Instituto do Coração de Pernambuco.

Filipe Tomasi Keppen Sequeira de Almeida
Médico graduado pelo Centro Universitário Assis Gurgacz. Residente em Cirurgia Cardiovascular pela Irmandade da Santa Casa de Londrina. Mestrando em Gestão, Tecnologia e Inovação em Urgência e Emergência pela Universidade Estadual de Maringá (UEM). Vice-presidente da Associação Brasileira dos Residentes de Cirurgia Cardiovascular. Advogado graduado pela Pontifícia Universidade Católica do Paraná (PUC-PR).

Filomena Regina Barbosa Gomes Galas
Médica graduada pela Faculdade de Medicina da Universidade Federal do Maranhão (UFMA). Especialista em Anestesiologia pela Faculdade de Medicina da Universidade de São Paulo (FMUSP). Mestre e Doutora em Anestesiologia pela FMUSP. Residência em Anestesiologia pelo Departamento de Anestesiologia do Hospital das Clínicas da FMUSP. *Fellow* em Anestesiologia e Terapia Intensiva Pediátrica pela Cleveland Clinic Foundation. Livre-docente pela FMUSP. Médica supervisora do Serviço de Anestesiologia e Terapia Intensiva Cirúrgica do Instituto do Coração da FMUSP. Coordenadora da UTI Cardiológica do Hospital Sírio-Libanês. Professora associada da Disciplina de Anestesiologia da FMUSP.

Flávio Pola dos Reis
Médico graduado pelo Centro Universitário Lusíada. Especialista em Cirurgia Torácica pelo Hospital das Clínicas da Faculdade de Medicina da USP (HCFMUSP). Cirurgião torácico do grupo de Transplante Pulmonar do Instituto do Coração (InCor) do HCFMUSP.

Francisco Diniz Affonso da Costa
Médico graduado pela Universidade Federal do Paraná (UFPR). Especialista em Cirurgia Cardiovascular pela Associação Médica Brasileira. Mestre em Cardiologia pela UFPR. Doutor em Clínica Médica pela UFPR.

Gabriel Palma
Médico graduado em Medicina Humana pela Universidade Anhembi Morumbi (UAM). Residente em Cirurgia Cardiovascular pela Pontifícia Universidade Católica de Campinas (PUC-Campinas).

Gabriela Liberato
Médica graduada pela Universidade Federal do Paraná (UFPR). Residência médica em Cardiologia pelo Instituto Dante Pazzanese de Cardiologia (IDPC), em São Paulo. Especialista em Ressonância Magnética e Tomografia Computadorizada Cardiovascular pelo Instituto do Coração do Hospital das Clínicas da Faculdade de Medicina da Universidade de São Paulo (InCor-HCFMUSP). Fellowship em Imagem em Cardiopatias Congênitas pelo Boston Children's Hospital – Harvard Medical School (EUA). Médica assistente no setor de Tomografia Computadorizada e Ressonância Magnética Cardíaca do InCor-HCFMUSP e do Hospital Sírio-Libanês.

Gabriela Lucena Montenegro
Médica graduada pela Faculdade de Ciências Médicas de João Pessoa. Especialista em Cardiologia pela Sociedade Brasileira de Cardiologia (SBC). Doutoranda em Medicina Translacional pela Escola Paulista de Medicina da Universidade Federal de São Paulo (Unifesp). Preceptora de Cardiologia do Pronto-Socorro Cardiológico de Pernambuco (PROCAPE) da Universidade de Pernambuco (UPE). Residência em Cardiologia pelo Instituto de Medicina Integral Professor Fernando Figueira (IMIP) e em Hemodinâmica pelo PROCAPE/UPE.

Gabrielle Barbosa Borgomoni
Biomédica graduada pelo Centro Universitário Lusíada. Técnica em Enfermagem e Instrumentação Cirúrgica pela Escola Técnica Skin Line. Especialista em Circulação Extracorpórea e Suporte de Vida Avançado pela Universidade Estadual de Campinas (Unicamp), pela Sociedade Brasileira de Circulação Extracorpórea e pela Asociación Latinoamericana de Perfusión. Doutoranda em Cirurgia Torácica e Cardiovascular pelo Hospital das Clínicas da Faculdade de Medicina da Universidade de São Paulo (HCFMUSP). Pesquisadora do projeto Enhanced Recovery After Surgery (linha de cuidados Tempos Certos) na Unidade Cirúrgica de Qualidade e Segurança do Instituto do Coração do HCFMUSP.

George Ronald Soncini da Rosa
Médico graduado pela Universidade Federal de Santa Catarina (UFSC). Especialista em Cirurgia Endovascular e Cardiovascular pela Sociedade Brasileira de Cirurgia Cardiovascular. Mestre e doutor em Clínica Cirúrgica e Cirurgia Cardiovascular pela Universidade Federal do Paraná (UFPR). Cirurgião cardiovascular no Hospital de Clínicas da UFPR. Chefe do Serviço de Cirurgia Cardiovascular e Endovascular do Hospital Sugisawa. Professor titular de Cardiologia e Clínica Cirúrgica na Universidade do Contestado e de Medicina na Faculdade Pequeno Príncipe.

Gustavo Calado de Aguiar Ribeiro
Médico graduado pela Faculdade de Medicina do ABC. Especialista em Cirurgia Cardiovascular pela Pontifícia Universidade Católica de Campinas (PUC-Campinas). Doutor em Medicina pela Universidade Estadual de Campinas (Unicamp). Membro titular da Sociedade Brasileira de Cirurgia Cardiovascular. Professor responsável pela área de Cirurgia Cardiovascular da PUC-Campinas. Diretor da Clínica Cardio-Cirúrgica de Campinas.

Gustavo Ieno Judas
Médico graduado pela Pontifícia Universidade Católica de São Paulo (PUC-SP). Especialista em Cirurgia Cardiovascular pelo Instituto do Coração (InCor) da Faculdade de Medicina da Universidade de São Paulo (FMUSP). Doutor em Ciências Médicas pela FMUSP. Diretor financeiro da Sociedade Brasileira de Cirurgia Cardiovascular.

Gustavo Meneses Dantas
Graduado em Medicina pela Faculdade de Medicina da Universidade de São Paulo (USP).

Gustavo Renaud de Oliveira Ferreira
Médico graduado pelo Centro Universitário de Patos de Minas (Unipam). Pós-graduado *lato sensu* em Cirurgia Cardiovascular.

Henrique Barsanulfo Furtado
Médico graduado pela Faculdade de Medicina de Catanduva. Especialista em Cardiologia pela Sociedade Brasileira de Cardiologia (SBC), em Cirurgia Cardiovascular pela Sociedade Brasileira de Cirurgia Cardiovascular (SBCCV) e em Terapia Intensiva pela Associação de Medicina Intensiva Brasileira (AMIB). Mestre em Bases Experimentais da Cirurgia Cardiovascular pela Fundação São Francisco de Assis. Professor efetivo do curso de Medicina da Universidade Federal do Tocantins (UFT). Membro titular da SBCCV. Diretor-presidente da Clínica Dr. Henrique Furtado, do Instituto de Cirurgia do Coração de Palmas e diretor técnico do Serviço de Cirurgia Cardiovascular do Hospital Dom Orione.

Henrique Murad
Médico graduado pela Universidade Federal do Rio de Janeiro (UFRJ) em 1967. Especialista em Cirurgia Cardiovascular pela Sociedade Brasileira de Cirurgia Cardiovascular (SBCCV). Mestre e doutor em Cirurgia Torácica pela UFRJ. Professor emérito da UFRJ e membro titular da Academia Nacional de Medicina. Chefe do Serviço de Cirurgia Cardiotorácica do Hospital Universitário Clementino Fraga Filho da UFRJ por 20 anos (aposentado).

Henry Eiji Toma
Médico graduado pela Faculdade de Ciências Médicas da Santa Casa de São Paulo. Especialista em Cirurgia Cardiovascular pela Irmandade da Santa Casa de Misericórdia de São Paulo e pela Sociedade Brasileira de Cirurgia Cardiovascular.

Heraldo Guedis Lobo Filho
Médico graduado pela Universidade Federal do Ceará (UFC). Residência médica em Cirurgia Geral no Hospital Geral de Fortaleza. Especialista em Cirurgia Cardiovascular pelo Instituto do Coração e Pulmão. Mestre e Doutor em Cirurgia pela UFC. Possui Certificação de Área de Atuação em Estimulação Cardíaca Artificial e Título de Especialista em Medicina Intensiva. Professor do Departamento de Cirurgia da Faculdade de Medicina da UFC. Cirurgião cardiovascular do Hospital de Messejana.

Ibraim Masciarelli Francisco Pinto
Doutor em Ciências pela Faculdade de Medicina da Universidade de São Paulo (FMUSP). Médico do Serviço de Imagem do Instituto Dante Pazzanese de Cardiologia (IDPC) e do Grupo de Imagem do Grupo Fleury. Professor do Programa de Pós-graduação em Tecnologia e Intervenção em Cardiologia do IDPC-USP. Ex-presidente da Sociedade de Cardiologia do Estado de São Paulo (Socesp) – biênio 2016-2017.

Isabel Cristina Céspedes
Graduada em Odontologia pela Universidade de São Paulo (USP). Mestre e Doutora em Ciências pela USP. Professora associada da Disciplina de Genética da Escola Paulista de Medicina da Universidade Federal de São Paulo (EPM/Unifesp). Orientadora no Programa de Pós-graduação em Medicina: Hematologia e Oncologia. Coordenadora da Linha de Pesquisa e do Grupo de Pesquisa em Estudos Avançados em Patient Blood Management (PBM) da EPM/Unifesp. Coordenadora da Comissão para o Gerenciamento do Sangue do Paciente (PBM) do Hospital São Paulo da Unifesp. Coordenadora do Programa de Pós-graduação em Biologia Estrutural e Funcional da EPM/Unifesp.

Janayna Thainá Rabelato
Médica graduada pelo Centro Universitário Lusíada. Especialista em Cirurgia Geral pelo Hospital Ana Costa e em Cirurgia Cardiovascular pelo Instituto Dante Pazzanese de Cardiologia (IDPC). Membro adjunto do Colégio Brasileiro de Cirurgiões. Cirurgiã cardiovascular assistente do IDPC. Cirurgiã cardiovascular da Rede D'Or e do Hospital Edmundo Vasconcelos.

Jenny Lourdes Rivas de Oliveira
Médica graduada pela Universidad Centroccidental Lisandro Alvarado. Especialista em Cirurgia Cardiovascular pelo Instituto Dante Pazzanese de Cardiologia. Doutora em Ciências pela Universidade de São Paulo (USP). Membro do corpo clínico do HCor.

Jéssica Amoroso Gomes Sanches
Graduada em Medicina pela Universidade Cidade de São Paulo (Unicid). Especializanda em Cirurgia Cardiovascular na Beneficência Portuguesa de São Paulo (BP). Diretora de Marketing da Associação Brasileira dos Residentes de Cirurgia Cardiovascular.

João Antônio Caparroz Vieira
Médico Cirurgião Cardiovascular. Membro da Sociedade Brasileira de Cirurgia Cardiovascular.

João Carlos Ferreira Leal
Médico graduado pela Escola de Medicina Santa Casa de Misericórdia. Especialista em Cirurgia Cardiovascular e Marcapasso pelo Hospital Beneficência Portuguesa de São José do Rio Preto (SJRP). Mestre e Doutor em Cirurgia Cardiovascular pela Universidade Estadual de Campinas (Unicamp). Professor Adjunto do Departamento de Cardiologia e Cirurgia Cardiovascular da Faculdade Estadual de Medicina de SJRP. Responsável pelo Serviço de Cirurgia Cardiovascular do Hospital Beneficência Portuguesa de SJRP. Coordenador do Comitê de Ética em Pesquisa da Comissão Nacional de Ética em Pesquisa (CEP/Conep) do Hospital Beneficência Portuguesa de SJRP. Ex-presidente da Sociedade Brasileira de Cirurgia Cardiovascular.

José Glauco Lobo Filho
Médico graduado pela Universidade Federal do Ceará (UFC). Especialista em Cirurgia Cardiovascular pelo Hospital Broussais. Mestre em Farmacologia e Fisiologia pela UFC. Doutor em Cirurgia Cardíaca pela Universidade Federal do Rio de Janeiro (UFRJ). Ex-chefe do Departamento de Cirurgia da UFC. Vice-reitor da UFC (2019–2023).

José Honório Palma
Médico graduado pela Universidade do Estado do Rio de Janeiro (UERJ). Doutor em Cirurgia Cardiovascular pela Universidade Federal de São Paulo (Unifesp). Professor associado e livre-docente da Disciplina de Cirurgia Cardiovascular da Unifesp. Coordenador do curso de Doenças da Aorta e Novas Habilidades em Cirurgia Cardíaca da Unifesp. Organizador do curso de pós-graduação em Cirurgia Translacional. Professor colaborador do Instituto do Coração do Hospital das Clínicas da USP.

José Reynaldo Walther de Almeida
Médico graduado pela Faculdade de Medicina de Catanduva (FAMECA). Especialista em Neurocirurgia pela FAMECA. Mestre em Ciências pela Escola Paulista de Medicina da Universidade Federal de São Paulo (EPM/Unifesp).

José Teles de Mendonça
Médico graduado pela Universidade Federal de Sergipe (UFS). Especialista em Cirurgia Cardiovascular pela Associação Médica Brasileira e pela Sociedade Brasileira de Cirurgia Cardiovascular (SBCCV). Doutor em Cirurgia Cardiovascular pela Fundação Cardiovascular São Francisco de Assis. Professor titular de Cirurgia Cardiovascular do Departamento de Medicina da UFS.

José Wanderley Neto
Médico graduado pela Universidade Federal de Alagoas (UFAL). Especialista em Cirurgia Cardiovascular pelo Instituto de Cardiologia Aloysio de Castro (RJ). Ex-presidente da Sociedade Brasileira de Cirurgia Cardiovascular e da Academia Brasileira de Cirurgia Cardiovascular. Professor de Cirurgia Cardiovascular da Universidade Federal de Alagoas.

Juan Alberto Cosquillo Mejia
Médico graduado pela Faculdade de Medicina de San Fernando da *Universidad Nacional Mayor de San Marcos*, em Lima, Peru. Residência em Cirurgia Cardiovascular pelo Hospital do Coração do Sanatório Sírio de São Paulo. Especialista em Cirurgia Cardiovascular pela Sociedade Brasileira de Cirurgia Cardiovascular (SBCCV). Mestre pela Universidade Federal do Ceará (UFC). Ex-presidente do Departamento de Circulação Extracorpórea e Assistência Circulatória Mecânica da SBCCV. Membro da Câmara Técnica do Transplante Cardíaco do Ministério da Saúde. Coordenador cirúrgico do Programa de Transplante Cardíaco do Hospital do Coração de Messejana.

Juliana Vieira de Oliveira Salerno
Médica graduada pela Faculdade de Ciências Médicas da Paraíba. Especialista em Cirurgia Torácica pela Universidade de São Paulo (USP). Aprimoramento em Cirurgia Torácica Minimamente Invasiva e Robótica pelo Hospital Israelita Albert Einstein.

Laio Cajú Wanderley
Médico graduado pela Faculdade de Ciências Médicas da Paraíba. Especialista em Cirurgia Cardiovascular pela Sociedade Brasileira de Cirurgia Cardiovascular.

Lays José Moreschi
Médica graduada pela Universidade Nove de Julho. Especialista em Cardiologia pela Sociedade Brasileira de Cardiologia (SBC).

Lucas do Valle Ciccozzi
Médico residente em Cirurgia Cardiovascular na Santa Casa de Curitiba.

Lucas Figueredo Cardoso
Médico graduado pela Universidade Federal de Alagoas (UFAL). Especialista em Cirurgia Cardiovascular pelo Instituto do Coração (InCor) do Hospital das Clínicas da Faculdade de Medicina da Universidade de São Paulo (HCFMUSP).

Lucas Matos Fernandes
Médico graduado pela Universidade Federal do Mato Grosso do Sul (UFMS). Especialista em Cirurgia Torácica pela Pontifícia Universidade Católica do Paraná (PUC-PR). Doutor em Ciências da Saúde pelo Instituto do Coração (InCor) do Hospital das Clínicas da Faculdade de Medicina da Universidade de São Paulo (HCFMUSP). Coordenador do Grupo de Transplante Pulmonar do InCor/HCFMUSP.

Lucas Molinari Veloso da Silveira
Médico graduado pela Universidade Federal do Rio Grande do Sul (UFRGS). Especialista em Cirurgia Cardiovascular pela Universidade de São Paulo (USP). Doutor em Cardiologia e Ciências Cardiovasculares pela UFRGS e Especialista em Transplante Cardíaco pela Universidade Federal de Ciências da Saúde de Porto Alegre (UFCSPA).

Luciano Cabral Albuquerque
Médico graduado pela Pontifícia Universidade Católica do Rio Grande do Sul (PUC-RS). Especialista em Cirurgia Cardiovascular pelo Texas Heart Institute. Mestre e Doutor em Cardiologia pela Universidade Federal do Rio Grande do Sul (UFRGS). Chefe do Serviço de Cirurgia Cardiovascular da PUC-RS. Editor associado do Brazilian Journal of Cardiovascular Surgery. Membro titular da Sociedade Brasileira de Cirurgia Cardiovascular.

Ludhmila Abrahão Hajjar
Médica graduada pela Universidade de Brasília (UnB). Especialista em Cardiologia pela Sociedade Brasileira de Cardiologia (SBC), em Medicina Intensiva pela Associação de Medicina Intensiva Brasileira (AMIB) e em Medicina de Emergência pela Associação Brasileira de Medicina de Emergência (ABRAMEDE). Professora de Emergências da Faculdade de Medicina da Universidade de São Paulo (FMUSP). Livre-docente pela FMUSP. Diretora da Cardio-oncologia do Instituto do Coração do Hospital das Clínicas da FMUSP. Coordenadora do Programa de Pós-graduação em Cardiologia da FMUSP. Coordenadora da Cardiologia do Hospital Vila Nova Star. Coordenadora das UTIs Cardiológica e Cirúrgica do Hospital DF Star.

Luis Gustavo Abdalla
Médico graduado pela Faculdade de Ciências Médicas da Universidade Professor Edson Antônio Velano (Unifenas). Especialista em Cirurgia Torácica pelo Pavilhão Pereira Filho. Cirurgião torácico de transplante pulmonar no Instituto do Coração (InCor) do Hospital das Clínicas da Faculdade de Medicina da Universidade de São Paulo (HCFMUSP).

Luís Roberto Palma Dallan
Cirurgião cardiovascular do Instituto do Coração do Hospital das Clínicas da Faculdade de Medicina da Universidade de São Paulo (FMUSP).

Luiz Augusto Ferreira Lisboa
Médico graduado pela Faculdade de Ciências Médicas da Santa Casa de São Paulo. Especialista em Cirurgia Cardiovascular pela Sociedade Brasileira de Cirurgia Cardiovascular (SBCCV). Doutor em Cirurgia Cardiovascular pela Faculdade de Medicina da Universidade de São Paulo (FMUSP). Professor livre-docente de Cirurgia Cardiovascular na FMUSP. Diretor da Unidade Cirúrgica de Coronariopatia do Instituto do Coração do Hospital das Clínicas da FMUSP. Membro titular da SBCCV.

Luiz Cláudio Moreira Lima
Médico graduado pela Faculdade de Medicina de Barbacena. Especialista em Cirurgia Cardiovascular pela Sociedade Brasileira de Cirurgia Cardiovascular (SBCCV). Membro titular da SBCCV.

Luiz Fernando Kubrusly
Médico graduado pela Faculdade Evangélica Mackenzie do Paraná (FEMPAR). Especialista em Cirurgia Cardiovascular pelo Texas Heart Institute. Mestre e Doutor em Clínica Cirúrgica pela Universidade Federal do Paraná (UFPR). Professor coordenador de Clínica Cirúrgica da FEMPAR. Docente do Programa de Pós-graduação *Stricto Sensu* em Princípios da Cirurgia da FEMPAR. Membro titular da Academia Paranaense de Medicina. Diretor do Instituto do Coração de Curitiba. Editor-associado do Brazilian Journal of Cardiovascular Surgery. Diretor de Pesquisa Avançada do Instituto Denton Cooley de Cirurgia Cardiovascular.

Lyvia Vyvianne de Araújo
Médica graduada pela Universidade Potiguar. Especialista em Cirurgia Cardiovascular pela Universidade Federal de Ciências da Saúde de Porto Alegre (UFCSPA).

Magaly Arrais dos Santos
Médica graduada pela Universidade Estadual do Pará. Especialista em Cirurgia Cardiovascular e membro titular da Sociedade Brasileira de Cirurgia Cardiovascular (SBCCV). Cirurgiã cardiovascular do HCor da Associação Beneficente Síria. Doutora em Cirurgia Cardiovascular pela Universidade Federal de São Paulo (Unifesp). MBA em Gestão em Saúde pela Fundação Getulio Vargas (FGV). Graduada em Direito pelo IBMEC-SP. Especialista em Direito Médico e Hospitalar pela Escola Paulista de Direito, em Direito Empresarial pela Escola Paulista da Magistratura e em Direito Tributário pelo Instituto Brasileiro de Direito Tributário. Mestranda em Direito Político e Econômico na Universidade Presbiteriana Mackenzie. Advogada inscrita na OAB-SP.

Marcela da Cunha Sales
Médica graduada pela Fundação Faculdade Federal de Ciências Médicas de Porto Alegre. Mestre em Cardiologia pela Universidade Federal do Rio Grande do Sul (UFRGS). Especialista em Cirurgia Cardiovascular pela Pontifícia Universidade Católica do Rio Grande do Sul (PUC-RS) e pela SBCCV. Chefe do Serviço de Cirurgia Cardiovascular do Hospital São Francisco (Santa Casa de Porto Alegre). Coordenadora do Centro de Aorta HSF – Santa Casa de Porto Alegre. Membro titular da Academia Brasileira de Cirurgia Cardiovascular. Supervisora dos Programas de Residência Médica em Cirurgia Cardiovascular e Transplante de Coração da UFCSPA/ISCMPA.

Marcelo Braga Ivo
Médico graduado pela Faculdade de Medicina da Universidade Federal de Minas Gerais (UFMG). Especialista em Cirurgia Cardiovascular pela Sociedade Brasileira de Cirurgia Cardiovascular (SBCCV). Membro especialista da SBCCV. Cirurgião assistente do Serviço de Cirurgia Cardiovascular do Hospital Madre Teresa.

Marcelo dos Reis dos Santos
Bacharel em Biomedicina.

Marco Antonio Praça de Oliveira
Médico graduado pela Pontifícia Universidade Católica de São Paulo (PUC-SP). Especialista e doutor em Cirurgia Cardiovascular pela Faculdade de Medicina da Universidade de São Paulo (FMUSP). Membro da SBCCV. Diretor do site da Sociedade de Cirurgia Cardiovascular do Estado de São Paulo.

Marcos Aurélio Barboza de Oliveira
Médico graduado pela Faculdade de Medicina de São José do Rio Preto (Famerp). Doutor e especialista em Cirurgia Cardiovascular pela Famerp.

Marcos Knobel
Ex-coordenador da Unidade Coronariana do Hospital Israelita Albert Einstein. Vice-presidente do Hospital Israelita Albert Einstein.

Maria Stella Figueiredo
Médica graduada pela Escola Paulista de Medicina da Universidade Federal de São Paulo (EPM/Unifesp). Especialista em Hematologia e Hemoterapia pela EPM/Unifesp. Mestre e doutora em Ciências da Saúde pela EPM/Unifesp. Livre-docente e professora titular da Disciplina de Hematologia e Hemoterapia da EPM/Unifesp. Chefe do Departamento de Oncologia Clínica e Experimental da EPM/Unifesp.

Marina Petersen Saadi
Médica graduada pela Universidade Federal do Rio Grande do Sul (UFRGS). Especialista em Cardiologia pela Universidade Luterana do Brasil. Residente médica do Serviço de Cardiologia do Hospital de Clínicas de Porto Alegre.

Mário Issa
Médico graduado pela Fundação Faculdade Regional de Medicina de São José do Rio Preto (Funfarme). Especialista em Cirurgia Geral e em Cirurgia Cardiovascular pela Universidade Estadual Paulista (Unesp) e em Cirurgia Cardiovascular pelo Instituto Dante Pazzanese de Cardiologia (IDPC). Doutor em Cardiologia pelo IDPC. Diretor Geral da Divisão de Cirurgia do IDPC.

Matheus Duarte Pimentel
Médico graduado pela Universidade Federal do Ceará (UFC). Mestre em Ciências Médico-Cirúrgicas pela UFC.

Maurício Marson Lopes
Médico graduado pela Faculdade de Ciências Médicas Dr. Antônio Garcia Coutinho. Especialista em Cardiologia pela Sociedade Brasileira de Cardiologia SBC). Doutor em Fisiopatologia Médica pela Universidade Estadual de Campinas (Unicamp). Coordenador da UTI cardiológica do Hospital Vera Cruz. Médico assistencial do Hospital da Pontifícia Universidade Católica de Campinas (PUC-Campinas).

Maurílio Onofre Deininger
Especialista em Cirurgia Cardiovascular pelo Hospital Beneficência Portuguesa de São Paulo. Doutor em Ciências Médicas pelo Instituto do Coração (InCor) da FMUSP. Pós-doutor pelo InCor/FMUSP. Membro especialista da Sociedade Brasileira de Cirurgia Cardiovascular. Ex-presidente da Sociedade Norte-Nordeste de Cirurgia Cardiovascular. Responsável técnico pelo Transplante Cardíaco do Hospital Alberto Urquisa Wanderley.

Mauro Paes Leme de Sá
Médico cirurgião cardiovascular. Membro titular da SBCCV. Professor associado do Departamento de Cirurgia da Faculdade de Medicina da Universidade Federal do Rio de Janeiro (UFRJ). Chefe do Serviço de Cirurgia Cardiovascular do Hospital Universitário Clementino Fraga Filho (UFRJ). Diretor do Instituto do Coração Edson Saad (UFRJ).

Maximiliano Ricardo Kuster Guimarães
Médico cirurgião cardiovascular do Hospital Angelina Caron.

Michael R. Dashwood
Graduado em Fisiologia pela University College London. Especialista em Histologia pela University College London. Mestre em Farmacologia pela University College London. Doutor em Fisiologia pela mesma instituição. Pós-doutor em Farmacologia. *Fellow* da Royal Society of Biology. Professor sênior em Fisiologia. Pesquisador sênior em Biologia Vascular. Professor associado honorário em Cirurgia.

Milton de Miranda Santoro
Médico graduado pela Universidade Federal do Paraná (UFPR). Especialista em Cirurgia Cardiovascular, Cirurgia Vascular e Cirurgia Torácica pelo Hospital das Clínicas da UFPR. Ex-presidente da Associação Catarinense de Cirurgia Cardiovascular. Coordenador da Pós-graduação em Cirurgia Cardiovascular Minimamente Invasiva da SCOLLA-UNICARON. Diretor do Programa de Cirurgia Minimamente Invasiva e Cardiorrobótica do Hospital Angelina Caron.

Mirian Magalhães Pardi
Médica graduada pela Faculdade de Ciências Médicas de Santos – Fundação Lusíadas. Possui Título de Especialista em Cardiologia. Doutora em Ciências pelo programa de pós-graduação em cardiologia da Faculdade de Medicina da Universidade de São Paulo (FMUSP). Médica da Unidade de Ecocardiografia do Instituto do Coração do Hospital das Clínicas da FMUSP. Cardiologista do Fleury Medicina e Saúde.

Nelson Americo Hossne Junior
Médico graduado pela Escola Paulista de Medicina da Universidade Federal de São Paulo (EPM/Unifesp). Especialista em Cirurgia Cardiovascular pela EPM/Unifesp e pela Sociedade Brasileira de Cirurgia Cardiovascular (SBCCV). Doutor em Medicina pela EPM/Unifesp. Professor adjunto, chefe da Disciplina de Cirurgia Cardiovascular e vice-coordenador da Comissão de Residência Médica da EPM/Unifesp. Vi-

ce-coordenador da Comissão Patient Blood Management (PBM) do Hospital São Paulo da EPM/Unifesp. Membro titular da SBCCV. Editor associado do Brazilian Journal of Cardiovascular Surgery.

Norman Eduardo Colina Manzano

Médico graduado pela Universidad del Zulia, em Maracaibo, Venezuela, com revalidação pela Universidade Federal do Ceará (UFC) em 2013. Especialista em Cirurgia Cardiovascular e em Ciências Morfológicas pelo Hospital Universitário da Universidade Federal do Maranhão (UFMA). Membro especialista da Sociedade Brasileira de Cirurgia Cardiovascular. Responsável técnico pelo Serviço de Cirurgia Cardiovascular do Hospital Universitário da UFMA/Ebserh. Perito médico legista, atuando como perito oficial de natureza criminal na Polícia Civil do Estado do Maranhão.

Omar Asdrubal Vilca Mejia

Médico graduado pela Universidade Nacional de Cajamarca. Especialista em Cirurgia Cardiovascular e Cirurgia da Aorta Torácica pelo Instituto do Coração (InCor) do Hospital das Clínicas da Faculdade de Medicina da Universidade de São Paulo (HCFMUSP). Doutor e pós-doutor em Cirurgia Cardiovascular pela FMUSP. Professor livre-docente em Cirurgia Cardiovascular da FMUSP. Especialista em Segurança, Qualidade, Informática e Liderança pela Harvard Medical School. Diretor da Unidade Cirúrgica de Qualidade e Segurança do InCor/HCFMUSP. Membro do Conselho Consultivo Internacional da ERAS Cardiac Society, do Comitê Científico do Projeto EuroSCORE 3 e da Comissão Coordenadora do Programa de Pós-graduação (Doutorado) em Cirurgia Torácica e Cardiovascular da FMUSP. Membro titular do Colégio Brasileiro de Cirurgiões e da SBCCV.

Orival de Freitas Filho

Médico graduado pela Universidad Mayor, Real y Pontificia de San Francisco Xavier de Chuquisaca, em Sucre, Bolívia. Especialista em Cirurgia Torácica pelo Instituto do Coração (InCor) do Hospital das Clínicas da Faculdade de Medicina da Universidade de São Paulo (HCFMUSP). Cirurgião do Grupo de Tromboendarterectomia Pulmonar do InCor/HCFMUSP. Presidente da Câmara Técnico-Científica dos Centros Cirúrgicos – Diretoria Clínica do HCFMUSP. Vice-diretor de Corpo Clínico do InCor/HCFMUSP.

Pablo César Lustosa Barros Bezerra

Médico graduado pela Universidade de Pernambuco (UPE). Especialista em Cirurgia Cardiovascular pela UPE. Mestre em Saúde Integral pelo Instituto de Medicina Integral Professor Fernando Figueira (IMIP). Cirurgião cardiovascular no PROCAPE/UPE e no Hospital Esperança Recife (Rede D'Or). Supervisor da Residência Médica em Cirurgia Cardiovascular do PROCAPE/UPE.

Pablo Maria Alberto Pomerantzeff

Médico graduado pela Universidade de Mogi das Cruzes. Especialista em Cirurgia Cardiovascular pelo Hospital das Clínicas da Faculdade de Medicina da Universidade de São Paulo (FMUSP). Doutor em Medicina pela FMUSP. Professor livre-docente e professor associado da FMUSP. Diretor da Unidade Cirúrgica de Cardiopatias Valvares e do Centro Cirúrgico do Instituto do Coração (InCor) do HCFMUSP.

Paola Keese Montanhesi

Médica graduada pela Universidade Estadual de Campinas (Unicamp). Especialista em Cirurgia Cardiovascular pelo Hospital Beneficência Portuguesa de São Paulo e pela Sociedade Brasileira de Cirurgia Cardiovascular. Atuou por 6 anos como cirurgiã cardiovascular minimamente invasiva e robótica no Hospital Israelita Albert Einstein. *Fellowship* em Cirurgia Cardíaca Minimamente Invasiva e Transcateter pela Western University (London, Canadá). *Fellow* em Cirurgia Cardíaca Minimamente Invasiva pela University of Toronto (Canadá).

Patrícia Tavares Felipe Marcati

Médica graduada pela Faculdade Saúde e Ecologia Humana. Especialista em Cardiologia pela Rede Mater Dei de Saúde e pela Sociedade Brasileira de Cardiologia (SBC). Certificação internacional pela International Cardio Oncology *Society* (ICOS). Presidente do Departamento de Cardio-Oncologia da Sociedade Mineira de Cardiologia. Vice-presidente do Grupo de Estudos de Cardio-Oncologia da SBC. Coordenadora do Serviço de Cardio-Oncologia da Rede Mater Dei de Saúde.

Paulo Artur de Araújo Amorim

Médico formado pela Universidade Gama Filho. Especialista em Cirurgia Cardiovascular pela SBCCV. Doutor em Cirurgia Cardiovascular e Torácica pela Universidade de São Paulo (USP) e em Medicina pela Friedrich-Schiller-Universität Jena (Alemanha). Membro titular do Colégio Brasileiro de Cirurgiões. *Fellowship* no Boston Children's Hospital da Harvard Medical School.

Paulo César Santos

Médico graduado pela Universidade Federal de Uberlândia (UFU). Especialista em Cirurgia Cardiovascular pelo Instituto Dante Pazzanese de Cardiologia. Mestre e doutor em Cirurgia Cardiovascular pela Universidade Federal de São Paulo (Unifesp).

Paulo Manuel Pêgo-Fernandes
Médico graduado pela Faculdade de Medicina da Universidade de São Paulo (FMUSP). Professor titular e livre-docente do Departamento de Cardiopneumologia da FMUSP. Vice-diretor da FMUSP. Membro da diretoria da Associação Brasileira de Transplantes de Órgãos (ABTO).

Paulo Roberto Lunardi Prates
Médico graduado pela Faculdade de Medicina da Universidade Federal do Rio Grande do Sul (UFRGS). Especialista em Cardiologia pelo Instituto de Cardiologia de Porto Alegre (IC/FUC). *Fellow* em Cirurgia Cardiovascular pelo Texas Heart Institute e pelo St. Vincent Hospital. Ex-chefe do Serviço de Cirurgia do IC/FUC. Ex-preceptor da Residência Médica em Cirurgia Cardiovascular do IC/FUC. Ex-secretário da Academia Sul-Rio-Grandense de Medicina.

Paulo Roberto Barbosa Évora *(in memoriam)*
Médico graduado pela Faculdade de Medicina de Ribeirão Preto (FMRP) da Universidade de São Paulo (USP). Especialista em Cirurgia Torácica e Cardiovascular pela FMRP/USP. Doutor em Cirurgia pela FMRP/USP. Senior Research Fellow na Mayo Graduate School of Medicine – Mayo Foundation. Professor livre-docente e professor titular do Departamento de Cirurgia, Ortopedia e Traumatologia da FMRP/USP. Coordenador do Curso de Cirurgia da Faculdade de Medicina da UNAERP. Chefe do Departamento de Cirurgia e coordenador do Laboratório de Função Endotelial da Divisão de Cirurgia Experimental da FMRP/USP.

Paulo Roberto Slud Brofman
Médico cirurgião cardiovascular. Professor titular da Escola de Medicina da Pontifícia Universidade Católica do Paraná (PUC-PR).

Pedro Rafael Salerno
Médico graduado pela Pontifícia Universidade Católica de Campinas (PUC-Campinas). Especialista em Cardiologia pelo Instituto Dante Pazzanese de Cardiologia. Doutor pela Universidade de São Paulo (USP). Presidente da Sociedade Norte-Nordeste de Cirurgia Cardiovascular. Diretor de Departamentos da SBCCV.

Pedro Rafael Vieira de Oliveira Salerno
Médico graduado pela Faculdade Pernambucana de Saúde. Residente em Clínica Médica no NYC Health & Hospitals/Elmhurst, Icahn School of Medicine at Mount Sinai.

Renato Abdala Karam Kalil
Médico graduado pela Universidade Federal do Rio Grande do Sul (UFRGS). Especialista em Cirurgia Cardiovascular pelo Instituto de Cardiologia do Rio Grande do Sul. Mestre e doutor em Cardiologia pela UFRGS. Membro remido da Sociedade Brasileira de Cirurgia Cardiovascular (SBCCV). Professor titular da Universidade Federal de Ciências da Saúde de Porto Alegre (UFCSPA). Membro titular da Academia Sul-Rio-Grandense de Medicina.

Renato Bastos Pope
Médico graduado pela Universidade Federal do Paraná (UFPR). Especialista em Cirurgia Cardiovascular pelo Hospital Nossa Senhora das Graças. MBA em Big Data e Business Intelligence pela Fundação Getulio Vargas (FGV). Ex-presidente da Associação Catarinense de Cirurgia Cardiovascular. Coordenador do Serviço de Cirurgia Cardiovascular do Hospital Regional Hans Dieter Schmidt.

Renato Leal Varjão
Médico graduado pela Universidade Tiradentes. Especialista em Cirurgia Cardiovascular e *fellow* do Programa de Doenças da Aorta pelo Instituto do Coração (InCor) do Hospital das Clínicas da Faculdade de Medicina da Universidade de São Paulo (HCFMUSP).

Renato Tambelini Arnoni
Médico graduado pela Faculdade de Ciências Médicas da Santa Casa de São Paulo. Especialista em Cirurgia Cardiovascular pelo Instituto Dante Pazzanese de Cardiologia (IDPC). Doutor em Ciências pela Universidade de Saúde. MBA em Gestão de Saúde pelo Insper. Diretor técnico do Hospital Edmundo Vasconcelos. Chefe de Cirurgia Cardíaca do IDPC. Cirurgião cardiovascular do Hospital Edmundo Vasconcelos e do IDPC.

Ricardo Adala Benfatti
Médico graduado pela Universidade Federal de Mato Grosso do Sul (UFMS). Membro titular em Cirurgia Cardiovascular pela SBCCV e especialista em Cardiologia pela Sociedade Brasileira de Cardiologia (SBC). Mestre e doutor em Cirurgia Cardiovascular pelo Instituto Cardiovascular São Francisco de Assis. Professor adjunto de Cirurgia Cardiovascular na UFMS.

Diretor científico da SBC Seccional Mato Grosso do Sul (biênio 2024/2025). Presidente do Departamento de Cardiologia da SBCCV (biênio 2024/2025). *Fellow* da European Society of Cardiology (2024).

Ricardo de Carvalho Lima
Médico graduado pela Universidade Federal de Pernambuco (UFPE). Especialista em Cirurgia Cardiovascular pelo *Brompton Hospital*. Mestre em Cirurgia Cardiovascular pela UFPE. Doutor em Cirurgia Cardiovascular pela Universidade Federal de São Paulo (Unifesp). Professor adjunto de Cirurgia Torácica da Universidade de Pernambuco (UPE). Chefe do Departamento de Cirurgia do Pronto-Socorro Cardiológico de Pernambuco (PROCAPE) da UPE – Hospital do Coração Prof. Luiz Tavares.

Ricardo Ribeiro Dias
Médico graduado pela Faculdade de Medicina da Universidade de São Paulo (FMUSP). Especialista e doutor pela FMUSP. Professor livre-docente do Departamento de Cirurgia Cardiovascular e responsável pela Unidade Cirúrgica de Miocardiopatias e Doenças da Aorta do Instituto do Coração da FMUSP. Professor colaborador do Departamento de Cardiopneumologia da FMUSP. Membro titular da SBCCV. Revisor do Brazilian Journal of Cardiovascular Surgery e do European Journal of Cardio-Thoracic Surgery.

Rita de Cássia Barros Lima
Médica graduada pelo Centro Universitário Uninovafapi. Especialista em Cardiologia pelo Pronto-Socorro Cardiológico de Pernambuco (PROCAPE).

Robinson Poffo
Médico graduado pela Pontifícia Universidade Católica do Paraná (PUC-PR). Especialista em Cirurgia Cardiovascular pela Santa Casa de Misericórdia de Curitiba. Mestre em Clínica Cirúrgica pela Universidade Federal do Paraná (UFPR). Diretor do Instituto Poffo de Cirurgia Cardiovascular. Chefe do Serviço de Cirurgia Cardíaca do Hospital Moriah. Cirurgião cardíaco robótico do Hospital Israelita Albert Einstein.

Rodrigo Coelho Segalote
Médico graduado pela Faculdade de Medicina de Teresópolis. Especialista em Cirurgia Cardiovascular pelo Instituto do Coração (InCor) da FMUSP. Doutorando em Ciências Médicas pela FMUSP. Coordenador da Divisão de Cirurgia do Instituto Nacional de Cardiologia. Responsável técnico pelo Transplante Cardíaco do Hospital São Lucas Copacabana.

Rodrigo Oliveira Rosa Ribeiro de Souza
Médico graduado pela Universidade Gama Filho. Especialista em Cirurgia Cardiovascular pela Universidade Federal do Paraná (UFPR). Professor associado de Cirurgia na University of South Florida. Membro titular da SBCCV e do Colégio Brasileiro de Cirurgiões.

Rodrigo Petersen Saadi
Médico graduado pela Pontifícia Universidade Católica do Rio Grande do Sul (PUC-RS). Especialista em Cirurgia Cardiovascular pelo Hospital de Clínicas de Porto Alegre. Doutorando em Cardiologia e Ciências Cardiovasculares pela Universidade Federal do Rio Grande do Sul (UFRGS). Cirurgião cardiovascular no Hospital Mãe de Deus.

Rodrigo Villanova Brasil
Cirurgião cardiovascular do Hospital Geral de Caxias do Sul.

Rogerio da Hora Passos
Médico graduado pela Universidade Federal da Bahia (UFBA). Especialista em Medicina Intensiva pelo Hospital Israelita Albert Einstein. MBA em Gestão de Saúde e especialista em Qualidade e Segurança.

Rui Manuel de Sousa Sequeira Antunes de Almeida
Médico graduado pela Universidade Federal do Paraná (UFPR). Especialista em Cirurgia Cardiovascular pelo Hospital Evangélico de Curitiba, pelo Hospital for Sick Children e pelo National Heart Hospital, de Londres. Mestre e doutor em Cirurgia Cardiovascular pela UFPR. Pós-doutor em Cirurgia Cardiovascular pela Universidade Estadual do Oeste do Paraná (Unioeste). Coordenador e professor do curso de Medicina do Centro Universitário Assis Gurgacz. Professor associado aposentado da Unioeste. 18º presidente da Sociedade Brasileira de Cirurgia Cardiovascular. Ex-presidente da World Society of Cardiovascular and Thoracic Surgeons. Presidente da Latin American Association of Cardiac and Endovascular Surgery.

Sabrina Melo Duarte
Graduada em Medicina pela Universidade Federal do Ceará (UFC).

Samuel Lucas dos Santos
Médico graduado pela Faculdade de Medicina da Universidade de São Paulo (FMUSP). Especialista em Cirurgia Torácica e Transplante Pulmonar pelo Instituto do Coração (InCor) do Hospital das Clínicas (HC) da FMUSP. Médico assistente em Cirurgia Torácica no InCor/HCFMUSP.

Samuel Padovani Steffen
Médico graduado pela Universidade Federal de Uberlândia (UFU). Especialista em Cirurgia Cardiovascular pelo Instituto do Coração (InCor) do Hospital das Clínicas da Faculdade de Medicina da Universidade de São Paulo (HCFMUSP). Doutorando em Cirurgia Torácica e Cardiovascular pela FMUSP. Cirurgião do Núcleo de Transplantes do InCor-HCFMUSP. Membro titular da Sociedade Brasileira de Cirurgia Cardiovascular (SBCCV).

Sérgio Augusto Fudaba Curcio
Médico graduado pela Faculdade de Medicina de Jundiaí. Especialista em Cirurgia Cardiovascular pela Real e Benemérita Associação Portuguesa de Beneficência. Cirurgião cardíaco robótico no Hospital Israelita Albert Einstein, no Hospital Beneficência Portuguesa e no Hospital Moriah.

Sérgio Lima de Almeida
Médico cirurgião cardiovascular. Pós-graduado em Pesquisa Clínica pelo Brazilian Clinical Research Institute/MeQ.IQ e pela Universidade José do Rosário Vellano (Unifenas). Cirurgião cardiovascular responsável pelo Serviço de Cirurgia Cardiovascular do Hospital SOS Cárdio. Professor de Cirurgia Cardiovascular na Universidade Unisul Pedra Branca.

Sérgio Tavares Montenegro
Médico graduado pela Universidade Federal de Pernambuco (UFPE). Especialista em Cardiologia pela Sociedade Brasileira de Cardiologia (SBC). Doutor em Medicina Translacional pela Escola Paulista de Medicina da Universidade Federal de São Paulo (Unifesp). Preceptor de Cardiologia do Pronto-Socorro Cardiológico de Pernambuco (PROCAPE), da Universidade de Pernambuco (UPE). Membro da pós-graduação em Doença Coronária do PROCAPE/UPE. Membro do Conselho Administrativo da SBC. Ex-diretor geral do PROCAPE/UPE. Chefe do setor de Doença Coronária do PROCAPE/UPE.

Sílvio Henrique Barberato
Médico graduado pela Universidade Estadual de Londrina (UEL). Residência em Cardiologia pelo Instituto do Coração (InCor) do Hospital das Clínicas da Faculdade de Medicina da Universidade de São Paulo (HCFMUSP). Área de atuação em Ecocardiografia pelo InCor e pelo Departamento de Imagem Cardiovascular (DIC) da Sociedade Brasileira de Cardiologia (SBC). Doutor em Ciências da Saúde pela Pontifícia Universidade Católica do Paraná (PUC-PR). Presidente do DIC/SBC. Diretor da Ecocardiografia Quanta Diagnóstico e da Cardioeco – Centro de Diagnóstico Cardiovascular de Curitiba.

Simão Pedro Araújo de Medeiros
Médico graduado pela Universidade Federal de Campina Grande (UFCG). Especialista em Cardiologia pelo Pronto-Socorro Cardiológico de Pernambuco (PROCAPE).

Suely Fazio Ferraciolli
Médica graduada pela Universidade de São Paulo (USP). Especialista e doutora em Radiologia pela USP. Pediatric Radiology Clinical *Fellow* pela Harvard University.

Suely Pereira Zeferino
Enfermeira graduada pelas Faculdades Integradas de Guarulhos. Especialista em Pesquisa Clínica pela Harvard Medical School e em Administração Hospitalar pela Fundação Getulio Vargas (FGV). Doutora em Ciências na área de Anestesiologia pela Faculdade de Medicina da Universidade de São Paulo (FMUSP). Professora auxiliar na Faculdade Florence do Maranhão. Gestora estratégica do Serviço de Anestesia do Instituto do Coração (InCor) do Hospital das Clínicas da FMUSP. Pesquisadora no Serviço de Anestesia do InCor/HCFMUSP.

Susan Almeida e Andrade
Médica graduada pela Universidade Federal de São João Del-Rei (UFSJ). Pós-graduada *lato sensu* em Cirurgia Cardiovascular.

Tânia Félix Lorenzato da Fonseca Peixoto
Médica graduada pela Faculdade de Medicina da Universidade Federal de Minas Gerais (UFMG). Residência em Clínica Médica pelo Hospital Sarah Kubitschek e em Cardiologia pelo Hospital Vera Cruz. Especialista em Cardiologia pela Associação Médica Brasileira (AMB) e pela Sociedade Brasileira de Cardiologia (SBC). Pós-graduada em Cardio-oncologia pela Faculdade Paulista de Ciências Médicas e pela Universidad Francisco de Vitoria. Certificação internacional em Cardio-Oncologia pela International Cardio Oncology Society (ICOS).

Tércio Campos Leão Neto
Médico graduado pela Universidade Federal do Rio de Janeiro (UFRJ). Especialista em Cirurgia Geral pelo Hospital de Urgências de Goiânia e em Cirurgia Cardiovascular pelo Hospital Lúcio Rebelo.

Thiciane Coelho Almeida Santos
Médica graduada pelo Centro Universitário Christus. Residente em Cirurgia Cardiovascular no Hospital do Coração de Messejana.

Tomás Antônio Salerno
Médico graduado pela McGill University. Especialista e mestre em Cirurgia Cardíaca pela University of Miami Miller School of Medicine e Jackson Memorial Hospital. Chefe emérito de Cirurgia Cardíaca. Professor titular de Cirurgia. Catedrático da Endowed Dewitt Daughtry Chair em Cirurgia Cardíaca.

Valdester Cavalcante Pinto Júnior
Médico graduado pela Universidade Federal de Alagoas (UFAL). Especialista em Cirurgia Cardiovascular pela Sociedade Brasileira de Cirurgia Cardiovascular (SBCCV). Mestre em Avaliação de Políticas Públicas pela Universidade Federal do Ceará (UFC). Doutor em Biotecnologia pela Universidade Estadual do Ceará (UECE). MBA em Gestão de Saúde pela Fundação Getulio Vargas (FGV). Diretor técnico do Instituto de Coração do Ceará. Vice-presidente do Departamento de Cirurgia Cardiovascular Pediátrica da SBCCV. Cirurgião cardiovascular do Hospital do Coração de Messejana da Secretaria de Saúde do Estado do Ceará (SESA-CE).

Valquíria Pelisser Campagnucci
Médica graduada pela Pontifícia Universidade Católica de Campinas (PUC-Campinas). Especialista em Cirurgia Cardíaca pela Irmandade da Santa Casa de Misericórdia de São Paulo. Mestre e doutora em Cirurgia pela Faculdade de Ciências Médicas da Santa Casa de São Paulo. Professora assistente na mesma instituição e professora de ensino superior na Universidade Nove de Julho (Uninove). Chefe de Clínica Adjunta e coordenadora da Residência e do Curso de Especialização em Cirurgia Cardiovascular da Santa Casa de São Paulo.

Vinicius José da Silva Nina
Médico graduado pela Universidade Federal do Maranhão (UFMA). Especialista em Cirurgia Cardiovascular pelo Instituto Dante Pazzanese de Cardiologia. Doutor em Ciências e pós-doutor em Cirurgia Cardiovascular pela Faculdade de Medicina da Universidade de São Paulo (FMUSP). Professor titular do curso de Medicina da UFMA. Presidente da Sociedade Brasileira de Cirurgia Cardiovascular (gestão 2024–2025).

Walter José Gomes
Médico graduado pela Faculdade de Medicina da Fundação ABC. Especialista, Mestre, Doutor e Livre-docente em Cirurgia Cardiovascular pela Escola Paulista de Medicina da Universidade Federal de São Paulo (EPM/Unifesp). Professor titular da Disciplina de Cirurgia Cardiovascular da EPM/Unifesp.

Wanewman Lins Guedes de Andrade
Médico graduado pela Universidade Federal da Paraíba (UFPB). Especialista em Cirurgia Cardiovascular pela SBCCV. Coordenador de Cirurgia Cardiovascular do Hospital Cardiopulmonar – Rede D'Or. Sócio-diretor da Cirurgia Cardiovascular Wanewman Andrade em Salvador.

Wilson Luiz da Silveira
Médico graduado pela Universidade Federal do Amazonas (UFAM). Especialista em Cirurgia Cardiovascular pelo Instituto do Coração (InCor) do Hospital das Clínicas da Faculdade de Medicina da Universidade de São Paulo (HCFMUSP). Membro da diretoria do Conselho Deliberativo da SBCCV. Presidente da Sociedade Centro-Oeste de Cirurgia Cardiovascular.

Sumário

Prefácio. xxviii

Introdução xxix

1. **História da cirurgia cardiovascular brasileira** 1
   Ricardo de Carvalho Lima, Enio Buffolo, Paulo Roberto Lunardi Prates, José Teles de Mendonça, José Wanderley Neto

2. **Conceitos fundamentais em segurança do paciente** 14
   Omar Asdrubal Vilca Mejia, Gabrielle Barbosa Borgomoni, Aline Yuri Chibana, Ludhmila Abrahão Hajjar, Fabio Biscegli Jatene

3. **Medição de qualidade em cirurgia cardiovascular** 24
   Alexandre Siciliano Colafranceschi

4. **Anatomia cardiovascular** 30
   Marcela da Cunha Sales, Lyvia Vyvianne de Araújo, Felipe de Almeida Rosa Pereira, Lucas Molinari Veloso da Silveira

5. **Ecocardiografia transesofágica na cirurgia cardiovascular** 42
   Mirian Magalhães Pardi, Adenalva Lima de Souza Beck, Daniela do Carmo Rassi Frota, Andressa Mussi Soares, Sílvio Henrique Barberato

6. **Ressonância magnética cardiovascular** 54
   Gabriela Liberato, Bruno Maeda Fuzissima, Carlos E. Rochitte

7. **Tomografia computadorizada cardiovascular** 63
   Antonio Tito Paladino, Ibraim Masciarelli Francisco Pinto

8. **Avaliação pré-operatória na cirurgia cardiovascular do adulto** 69
   Eduardo Augusto Victor Rocha

9. Considerações da anestesiologia para cirurgia cardiovascular 72
Filomena Regina Barbosa Gomes Galas, Suely Pereira Zeferino, Gustavo Meneses Dantas, David Duarte de Araújo

10. Circulação extracorpórea, proteção miocárdica e cardioplegia, parada circulatória hipotérmica 78
André Luppi, Paulo Roberto Barbosa Évora *(in memoriam)*, Suely Fazio Ferraciolli, Arleto Zacarias Silva Júnior

11. Complicações neurológicas da cirurgia cardiovascular 86
Henrique Barsanulfo Furtado, Tércio Campos Leão Neto, José Reynaldo Walther de Almeida, Fabricio Nogueira Furtado

12. *Patient blood management* – conservação de sangue em cirurgia cardiovascular 91
Nelson Americo Hossne Junior, Antonio Alceu dos Santos, Maria Stella Figueiredo, Carlos Eduardo Panfilio, Isabel Cristina Céspedes

13. Cuidados pós-operatórios do paciente de cirurgia cardiovascular. . . 99
Rogerio da Hora Passos, Marcos Knobel, Elias Knobel

14. Avaliação pré-operatória para cirurgia de revascularização miocárdica 108
Sérgio Tavares Montenegro, Rita de Cássia Barros Lima, Gabriela Lucena Montenegro, Simão Pedro Araújo de Medeiros, Érika Cardoso Silva

15. Revascularização do miocárdio sem circulação extracorpórea. 113
Enio Buffolo, Ricardo de Carvalho Lima, Tomás Antônio Salerno, José Glauco Lobo Filho

16. Cirurgia de revascularização miocárdica sem uso de circulação extracorpórea. A técnica anaórtica (aorta *no-touch*). 123
Walter José Gomes, Ayrton Bertini Júnior, Eduardo Piccini Nascimento Gomes, Nelson Americo Hossne Junior

17. Uso da veia safena *no-touch* na cirurgia de revascularização do miocárdio 128
Domingos Ramos Sávio de Souza, Bruno Botelho Pinheiro, Michael R. Dashwood, Walter José Gomes

18. Revascularização do miocárdio na fase aguda do infarto 133
Alexandre Ciappina Hueb

19. Revascularização com enxertos arteriais 142
Maurílio Onofre Deininger, Rodrigo Oliveira Rosa Ribeiro de Souza, Rodrigo Coelho Segalote, Heraldo Guedis Lobo Filho

20. Cirurgia híbrida de coronária: uma abordagem integrada para doenças cardíacas 151
Marco Antonio Praça de Oliveira, Jéssica Amoroso Gomes Sanches, Gustavo Ieno Judas

21. Uso de técnicas minimamente invasivas para cirurgia de revascularização do miocárdio 156
Luís Roberto Palma Dallan, Antonio Francisco Neves Filho, Luiz Augusto Ferreira Lisboa, Omar Asdrubal Vilca Mejia, Fabio Biscegli Jatene

22. Reoperação de cirurgia de revascularização do miocárdio....... 162
Luiz Augusto Ferreira Lisboa, Omar Asdrubal Vilca Mejia, Luís Roberto Palma Dallan, Antonio Francisco Neves Filho

23. Doença coronariana e carotídea concomitantes................ 167
José Glauco Lobo Filho, Heraldo Guedis Lobo Filho, Matheus Duarte Pimentel

24. Complicações mecânicas do infarto agudo do miocárdio......... 173
Heraldo Guedis Lobo Filho, José Glauco Lobo Filho, Matheus Duarte Pimentel, Ederson Laurindo Holanda de Sousa, Sabrina Melo Duarte

25. Aneurisma de ventrículo esquerdo 183
Renato Tambelini Arnoni, Daniel Chagas Dantas, Almiro Ferro Júnior, Janayna Thainá Rabelato, Ana Beatriz Silva Barbosa

26. Substituição cirúrgica da válvula aórtica...................... 189
Rui Manuel de Sousa Sequeira Antunes de Almeida, Filipe Tomasi Keppen Sequeira de Almeida

27. Substituição da valva aórtica transcateter 198
Jose Honório Palma, Ciro Vinícius Rezende dos Reis, Diego Gaia, Gabriel Palma, Felipe Reale Cividanes

28. Plastia da valva aórtica...................................... 204
Acrisio Sales Valente, Marcos Aurélio Barboza de Oliveira, Aloísio Sales Barbosa Gondim, Valdester Cavalcante Pinto Júnior

29. Manejo da valva aórtica bicúspide e das aortopatias associadas . 213
Valquíria Pelisser Campagnucci, Marcela da Cunha Sales, Felipe Machado da Silva, Henry Eiji Toma

30. Cirurgia minimamente invasiva da valva aórtica 221
Sérgio Lima de Almeida, Rodrigo Villanova Brasil

31. Cirurgia da valva mitral minimamente invasiva 228
Wanewman Lins Guedes de Andrade, Evandro Carlos Ribeiro Lopes, Milton de Miranda Santoro, Ricardo Adala Benfatti, Rodrigo Oliveira Rosa Ribeiro de Souza

32. Operação de Ross. 235
Francisco Diniz Affonso da Costa, Andrea Dumsch de Aragon Ferreira, Claudinei Colatusso, Daniele de Fátima Fornazari Colatusso

33. Substituição da valva mitral. 241
Carlos Manuel de Almeida Brandão, Renato Abdala Karam Kalil, Vinicius José da Silva Nina, José Teles de Mendonça

34. Plastia da valva mitral. 247
Carlos Manuel de Almeida Brandão, Gustavo Ieno Judas, Fabrício José Dinato, Elinthon Tavares Veronese, Pablo Maria Alberto Pomerantzeff

35. Tratamento cirúrgico da valva mitral na insuficiência cardíaca 251
Gustavo Calado de Aguiar Ribeiro, Clèdicyon Eloy da Costa, Maurício Marson Lopes, Eduardo Toshimitsu Watanuki

36. Tratamento cirúrgico da insuficiência mitral isquêmica 257
Paulo Artur de Araújo Amorim, Mauro Paes Leme de Sá

37. Tecnologias percutâneas da valva mitral 263
Eduardo Keller Saadi, Ana Paula Tagliari, Marina Petersen Saadi, Rodrigo Petersen Saadi

38. Tratamento cirúrgico e transcateter da insuficiência da valva tricúspide 271
Gustavo Ieno Judas, Carlos Manuel de Almeida Brandão, João Antônio Caparroz Vieira, Marco Antonio Praça de Oliveira, Lays José Moreschi

39. Tratamento cirúrgico da endocardite infecciosa 278
Bruno Botelho Pinheiro, Fabrício José Dinato, Wilson Luiz da Silveira, Alfredo Inácio Fiorelli, Carlos Manuel de Almeida Brandão

40. Aneurisma da aorta ascendente e dissecção tipo A de Stanford 287
Renato Leal Varjão, Ricardo Ribeiro Dias

41. Dissecção da aorta tipo B 295
Luciano Cabral Albuquerque

42. Cirurgia de raiz aórtica com preservação valvar 299
Mário Issa

43. Aneurisma e dissecção crônica do arco aórtico 305
João Carlos Ferreira Leal, Ricardo Ribeiro Dias, Henrique Murad

44. Aneurisma da aorta torácica descendente e toracoabdominal . . . 312
Henrique Murad, Felipe Francescutti Murad, João Carlos Ferreira Leal

45. **Lesão contusa da aorta torácica** 321
Norman Eduardo Colina Manzano, Vinícius José da Silva Nina

46. **Proteção cérebro-espinhal no tratamento cirúrgico dos aneurismas e dissecções da Aorta** 326
George Ronald Soncini da Rosa

47. **Tratamento endovascular das afecções da aorta torácica** 338
Ana Paula Tagliari, Eduardo Keller Saadi

48. **Tratamento cirúrgico da fibrilação atrial** 351
Magaly Arrais dos Santos, Adnaldo da Silveira Maia, Bruno Pereira Valdigem, Jenny Lourdes Rivas de Oliveira

49. **Tratamento cirúrgico das bradiarritmias** 360
Paulo Roberto Slud Brofman, Maximiliano Ricardo Kuster Guimarães, Lucas do Valle Ciccozzi, Marcelo dos Reis dos Santos, Andres Di Leoni Ferrari

50. **Terapia de ressincronização na insuficiência cardíaca** 368
Luiz Cláudio Moreira Lima, Cláudia Madeira de Miranda, Gustavo Renaud de Oliveira Ferreira, Marcelo Braga Ivo, Susan Almeida e Andrade

51. **Manejo da imunomodulação no transplante cardíaco** 375
Juan Alberto Cosquillo Mejia, Thiciane Coelho Almeida Santos

52. **Manejo de doadores** 380
José Wanderley Neto, Diego Pereira Gregório de Andrade, Laio Cajú Wanderley

53. **Transplante de coração** 386
Álvaro Monteiro Perazzo, Samuel Padovani Steffen, Fabio Antonio Gaiotto

54. **Transplante de coração-pulmão** 396
Flávio Pola dos Reis, Samuel Lucas dos Santos, Luis Gustavo Abdalla, Lucas Matos Fernandes, Paulo Manuel Pêgo-Fernandes

55. **Oxigenação por membrana extracorpórea e suporte circulatório mecânico de curto prazo** 402
Fernando Ribeiro Moraes Neto, Álvaro Monteiro Perazzo, Samuel Padovani Steffen, Fabio Antonio Gaiotto

56. **Tromboendarterectomia pulmonar** 412
Fabio Biscegli Jatene, Orival de Freitas Filho

57. **Suporte circulatório mecânico de longo prazo e coração artificial total** 424
Luiz Fernando Kubrusly, Marcela da Cunha Sales, Fernando Antonio Lucchese

58. Tratamento cirúrgico da cardiomiopatia hipertrófica 430
Nelson Americo Hossne Junior

59. Tratamento cirúrgico das doenças do pericárdio 437
Pedro Rafael Vieira de Oliveira Salerno, Juliana Vieira de Oliveira Salerno, Pablo César Lustosa Barros Bezerra, Pedro Rafael Salerno

60. Tumores cardíacos 444
Cláudio Leo Gelape, Tânia Félix Lorenzato da Fonseca Peixoto, Patrícia Tavares Felipe Marcati

61. Correção dos defeitos intracardíacos assistida por robô. 450
Robinson Poffo, Paola Keese Montanhesi, Sergio Augusto Fudaba Curcio, Alisson Parrilha Toschi, Renato Bastos Pope

62. Cirurgia da valva mitral assistida por robô 457
Paulo César Santos, Cláudio Ribeiro da Cunha, Bernardo Parreiras Guimarães Tarabal, Lucas Figueredo Cardoso

Índice remissivo. 463

Prefácio

Esta obra foi idealizada por ocasião do Jubileu de Ouro Científico da Sociedade Brasileira de Cirurgia Cardiovascular (SBCCV), celebrado em 2024, com o objetivo de se tornar uma referência para todos os profissionais e estudantes interessados na especialidade.

O conteúdo deste manual reflete o estado da arte em cirurgia cardiovascular. Buscamos incluir, além dos fundamentos básicos necessários para a obtenção do título de especialista, conceitos avançados e novas tecnologias – incluindo sistemas de implante de válvulas por cateter, técnicas cirúrgicas menos invasivas e novos dispositivos circulatórios mecânicos, além de abordagens híbridas e robóticas no tratamento das doenças cardiovasculares – configurando-se, portanto, em uma fonte de consulta rápida, robusta e abrangente para estudantes, residentes e especialistas.

Nossos sinceros agradecimentos a todos os autores de cada capítulo, que generosamente doaram seu tempo e esforço para tornar este projeto verdadeiramente colaborativo; às funcionárias da SBCCV, pela dedicação durante todo o processo; e à Editora Manole, pela parceria na organização e edição final desta obra, que doravante orgulhosamente denominaremos primeira edição do *Manual de Cirurgia Cardiovascular da Sociedade Brasileira de Cirurgia Cardiovascular*.

Prof. Dr. Vinicius J. S. Nina
Presidente da Sociedade Brasileira de Cirurgia Cardiovascular
(gestão 2024-2025)

Introdução

Ao longo dos anos, a cirurgia cardiovascular brasileira vem trilhando um caminho de sucesso, com o trabalho de profissionais que, com competência e dotados de um espírito de busca pela inovação, estão continuamente aprimorando nossa especialidade. Nomes como Euryclides de Jesus Zerbini e Adib Jatene abriram caminhos para a cirurgia cardiovascular como a conhecemos hoje, contribuindo diretamente para a criação da Sociedade Brasileira de Cirurgia Cardiovascular (SBCCV), visando à reunião de especialistas e ao progresso científico da cirurgia cardiovascular. Inspirados por esses pioneiros, seguimos rumo ao futuro.

Assim, consolidando essa jornada, é com muito orgulho que trazemos a primeira edição deste *Manual da Sociedade Brasileira de Cirurgia Cardiovascular*. Esta obra, que conta com a colaboração de grandes nomes da área, tem como objetivo apresentar, de forma didática, os principais tópicos de interesse na cirurgia cardiovascular.

Os capítulos, cuidadosamente elaborados, dedicam-se a temas importantes no estudo e na prática do cirurgião cardiovascular, como: conceitos introdutórios; diagnóstico por imagem em cirurgia cardiovascular; avaliação clínica e cuidados pós-operatórios; cirurgia de revascularização miocárdica; técnicas de cirurgia de valvas aórtica, mitral e tricúspide; tratamento de aneurismas e dissecções da aorta tipos A e B; tratamento cirúrgico da fibrilação atrial, bradiarritmias e terapia de ressincronização; transplantes cardíacos e pulmonares; e procedimentos cirúrgicos assistidos por robô. Os textos seguem uma estrutura uniforme, que contribui para a compreensão completa do tema tratado. Além disso, contam com referências atualizadas, garantindo fundamentação científica de acordo com as melhores evidências.

Mais do que uma referência, este Manual é fruto de um esforço coletivo para ser uma fonte de pesquisa e aperfeiçoamento para estudantes, residentes e especialistas. A cirurgia cardiovascular brasileira merece esta rica obra, feita por tantas mãos que tanto trabalham para manter nossa especialidade sempre em alto nível.

1

História da cirurgia cardiovascular brasileira

Ricardo de Carvalho Lima
Enio Buffolo
Paulo Roberto Lunardi Prates
José Teles de Mendonça
José Wanderley Neto

INTRODUÇÃO

Escrever sobre a história da cirurgia cardíaca brasileira da maneira mais fiel possível aos fatos é uma missão de extrema dificuldade, talvez impossível, pois trata-se de uma história viva e recente.

A primeira cirurgia cardíaca no Brasil foi realizada em 1905, quando João Alves de Lima reparou um ferimento no coração de um paciente, o qual sobreviveu na primeira hora após o procedimento. O caso foi relatado no *Boletim da Sociedade de Medicina e Cirurgia de São Paulo*.

O desenvolvimento da cirurgia cardíaca aconteceu principalmente no Hemisfério Norte, mas cirurgiões de todo o mundo, incluindo os brasileiros, participaram ativamente do avanço dessa especialidade. Na evolução histórica da cirurgia cardíaca brasileira, é possível observar eventos significativos ao longo dos anos, que modificaram a evolução natural das doenças cardiovasculares e salvaram milhares de vidas.

A cirurgia cardíaca brasileira, apesar de suas limitações tecnológicas desde os primórdios e que perduram até os dias atuais, teve um papel importante na história da cirurgia cardíaca mundial, contribuindo significativamente em diversas áreas da cirurgia cardiovascular. Além disso, tornou-se um nicho de excelência na Medicina Brasileira.

ACONTECIMENTOS HISTÓRICOS

Marco da era moderna da cirurgia cardiovascular

A cirurgia de cardiopatia congênita foi um grande marco no início da cirurgia cardiovascular, tornando-se um dos ramos mais desafiadores e fascinantes da medicina moderna. Essa área continua avançando, melhorando os resultados e os cuidados pré e pós-operatórios.

O primeiro fechamento cirúrgico bem-sucedido da de persistência do canal arterial (PCA) foi realizado por Robert E. Gross, em 1938, por meio da ligadura do canal arterial. Após esse feito, abriu-se a possibilidade de correção cirúrgica de diversas outras lesões congênitas do coração, anteriormente consideradas intratáveis.

Ligadura do canal arterial no Brasil

Joaquim Azarias de Brito, como cirurgião do Hospital Souza Aguiar, na cidade do Rio de Janeiro, foi pioneiro da cirurgia cardíaca no Brasil ao realizar, em 1945, o procedimento de ligadura do canal arterial. A cirurgia ocorreu sete anos após o primeiro caso operado no mundo por Gross, nos Estados Unidos.

Em junho de 1951, José Carlos da Fonseca Milano realizou a ligadura de canal arterial em um paciente de 17 anos. O cateterismo foi realizado no Instituto de Cardiologia. O exame foi conduzido pelo próprio cirurgião, que introduziu um cateter em uma veia do antebraço direito, avançando até o tronco pulmonar e, em seguida, passando pelo canal arterial, confirmando o diagnóstico. A operação foi realizada na Santa Casa de Misericórdia de Porto Alegre, e o paciente apresentou uma evolução excelente.

Cirurgia de coarctação da aorta

Em 19 de outubro de 1944, em Estocolmo, Suécia, Clarence Craaford realizou o primeiro reparo bem-sucedido de coarctação da aorta no mundo. Em 24 de junho de 1950, Arthur Domingues Pinto, em Santos (SP), operou o primeiro caso de coarctação da aorta do Brasil e da América do Sul.

Shunt sistêmico-pulmonar

Em novembro de 1944, Alfred Blalock realizou a primeira operação que levaria seu nome e o da cardiologista pediátrica Helen Taussig ao topo da cardiologia mundial. A anastomose sistêmico-pulmonar foi proposta como tratamento paliativo para a tetralogia de Fallot. Esse procedimento pioneiro tornou-se possível com a ajuda do assistente de pesquisa e laboratório Vivien Thomas. A operação inaugurou a era moderna da cirurgia cardíaca, e Alfred Blalock foi indicado várias vezes ao Prêmio Nobel de Medicina por esse feito.

No Brasil, a primeira cirurgia de Blalock-Taussig foi realizada em novembro de 1948 por Arthur Domingues Pinto, em Santos (SP). Na região Nordeste, no Hospital Oswaldo Cruz, Recife (PE), Joaquim Cavalcanti realizou com sucesso a primeira cirurgia de Blalock-Taussig no tratamento de cinco crianças com tetralogia de Fallot, em 1951.

Procedimentos valvulares

Na época, o grande número de pacientes acometidos por febre reumática e lesão valvar mitral (estenose mitral) representava um problema de saúde pública, gerando enorme interesse no controle e tratamento da doença. Antes do desenvolvimento da circulação extracorpórea (CEC), o tratamento cirúrgico da estenose mitral era realizado utilizando-se duas técnicas fechadas: comissurotomia instrumental e/ou digital.

Em 1923, Elliot Cutler, em Boston, realizou comissurotomia mitral transventricular fechada com o auxílio de um valvulótomo em um paciente de 12 anos com estenose mitral reumática. O paciente sobreviveu por quatro anos. Em Londres, em 1925, Henry Soutar foi o primeiro cirurgião a realizar uma dilatação digital da valva mitral via apêndice atrial, sendo considerada a primeira manipulação cardíaca feita por uma mão humana.

Em 1948, Dwight Harken, em Boston, realizou a "valvuloplastia mitral" via atrial com um valvulótomo doado por Cutler e, após superar as dificuldades, efetuou um grande número de valvuloplastias, utilizando preferencialmente a dilatação digital. De maneira quase simultânea, Charles Bailey (EUA) realizou uma comissurotomia mitral digital, usando uma lâmina curva guiada pelo dedo indicador. Até 1956, ele já havia realizado mais de 1.000 cirurgias.

No Brasil, em 1951, Euryclides de Jesus Zerbini realizou a primeira comissurotomia mitral digital, divulgando a técnica por todo o país com excelentes resultados. Com o advento da CEC, Zerbini pioneiramente passou a operar a estenose mitral sob visão direta da válvula através do átrio esquerdo, demonstrando ao mundo que era possível realizar comissurotomia e papilotomia mitral de melhor qualidade, melhorando significativamente os resultados a longo prazo.

Até os anos 1980, a técnica digital fechada ainda era utilizada com sucesso no Hospital Universitário Oswaldo Cruz (Recife), pelos cirurgiões Milton Lins e Maurício Bouqvar. Com o passar dos anos, o aumento da experiência cirúrgica, aliado ao desenvolvimento da CEC, permitiu que cirurgiões de todo o mundo se tornassem mais ousados, praticando técnicas de plastia das válvulas cardíacas.

Na França, Alain Carpentier propôs a *cardiac valve surgery – the French correction*, demonstrando, de maneira clara e reprodutível, a possibilidade de reparo da valva mitral e de suas estruturas subvalvares na insuficiência mitral.

No Brasil, alguns cirurgiões contribuíram significativamente nessa área da cirurgia cardíaca:

- Edson Ribeiro (PR) foi o primeiro a realizar procedimentos conservadores na insuficiência mitral.
- Francisco Gregori Júnior (PR) trouxe inúmeras contribuições originais.
- Gilberto Venassi Barbosa (RS) desenvolveu a técnica de substituição da valva mitral com reimplante ortotópico das estruturas subvalvares.
- Otoni Moreira Gomes (SP) criou a técnica da papilopexia cruzada.
- Pablo M. A. Pomerantzeff (SP) desenvolveu a técnica do duplo *patch*.
- José Glauco Lobo Filho introduziu as técnicas preconizadas por Carpentier nas regiões Norte e Nordeste.

A preservação da válvula aórtica sempre representou um grande desafio cirúrgico. Randas Batista apresentou a reconstrução da válvula aórtica utilizando um *monopatch*, enquanto José Teles de Mendonça contribuiu com uma importante série de reconstruções dessa válvula.

Circulação extracorpórea

Em maio de 1953, o Dr. John Gibbon, no Massachusetts General Hospital, realizou com sucesso o primeiro fechamento de um defeito do septo interatrial, utilizando a máquina de CEC em uma paciente de 18 anos. Essa conquista permitiu que o interior do coração fosse desbravado, possibilitando a correção das mais diversas cardiopatias.

Em 1955, Hugo Felipozzi construiu a primeira máquina de CEC no Brasil e realizou as primeiras cirurgias cardíacas a céu aberto. Ele também foi responsável pela primeira operação aberta sobre a valva pulmonar, utilizando um dispositivo de CEC para realizar o desvio seletivo do coração direito.

Em 12 de novembro de 1956, foi realizada a primeira cirurgia com CEC bem-sucedida no Brasil (Figura 1) para a correção de comunicação interatrial (CIA). No mesmo ano, oito pacientes foram operados sem complicações, sendo quatro portadores de CIA tipo *ostium secundum*, dois com associação de drenagem anômala parcial de veias pulmonares e dois com CIA tipo *ostium primum*.

Em 1957, as cirurgias cardíacas passaram a ser realizadas de forma rotineira no Instituto de Cardiologia Sabbado D'Angelo (SP), com correções de variadas cardiopatias congênitas. Além desses feitos notáveis, Felipozzi também foi pioneiro na correção da comunicação interventricular por via atrial.

Quase simultaneamente, Domingos Junqueira de Moraes, no Rio de Janeiro, realizou importantes trabalhos pioneiros sobre CEC no Brasil.

Nas regiões Norte e Nordeste, a primeira correção de CIA com CEC foi realizada em Recife, no Hospital Pedro II, no ano de 1960, marcando o início da cirurgia cardíaca moderna com CEC na região. Esse feito foi um grande marco, sendo considerado um pioneirismo e mérito de Luiz Tavares e Mauro Arruda.

CIRURGIA CARDÍACA MODERNA

Período pós-Segunda Guerra Mundial

O período subsequente à Segunda Guerra Mundial foi caracterizado por um grande desenvolvimento industrial e científico no mundo, elevando a medicina a patamares mais elevados em relação à inovação e à qualidade. Mais do que qualquer outra especialidade médica, a cirurgia sempre necessitou de tecnologia para seu desenvolvimento. A cirurgia cardíaca, em particular, foi e continua sendo altamente dependente do avanço tecnológico.

Tendo seu início cerca de 100 anos após a introdução da anestesia na prática cirúrgica, a cirurgia cardíaca foi impulsionada pelo desenvolvimento tecnológico, consolidando-se como uma das especialidades cirúrgicas de maior complexidade.

No Brasil, Alípio Correia Neto, ao retornar da Força Expedicionária Brasileira após a Segunda Guerra Mundial, criou, no Hospital das Clínicas (HC) da Universidade de São Paulo, o Departamento de Cirurgia. Coube a Euryclides de Jesus Zerbini a liderança do Departamento de Cirurgia Torácica para o tratamento da tuberculose, estabelecendo assim a semente da cirurgia cardíaca brasileira.

Euryclides de Jesus Zerbini

Zerbini (Figura 2) iniciou sua carreira na cirurgia cardíaca em 1942, ao operar um garoto de sete anos que tinha um estilhaço metálico no coração, com lesão na artéria coronária descendente anterior. O sucesso do procedimento foi publicado no *Journal of Thoracic Surgery* (1943), no artigo *Coronary ligation in wounds of the heart: report of a case in which ligation of the anterior descending branch of the left coronary artery was followed by complete recovery*.

Posteriormente, Zerbini realizou, no Hospital das Clínicas de São Paulo, cirurgias como a de Blalock-Taussig, a ligadura de um ducto arterial e a correção da coarctação da aorta.

Ele também iniciou cirurgias com CEC, realizando um procedimento por semana, juntamente com colegas como Delmont Bittencourt, Geraldo Verginelli, Adib Jatene, Edgard San Juan, Rubens Arruda, Dirce Costa Zerbini e Antônio Geraldo de Freitas Netto. O início dessa trajetória foi marcado por cirurgias longas, baixos índices de sucesso e falta de equipamentos médicos essenciais.

Os equipamentos necessários eram praticamente inexistentes e, em sua maioria, importados, com manutenção difícil e, muitas vezes, dependia-se da vinda de técnicos norte-americanos ao Brasil para realizar reparos. Diante dessa dificuldade, Zerbini, com a colaboração fundamental de Adib Jatene e Domingo Marcolino Braile, decidiu criar uma oficina no subsolo do HC para a produção e manutenção de equipamentos destinados à cirurgia cardíaca. Essa iniciativa reduziu custos, facilitou a manutenção dos dispositivos e permitiu a ampliação do atendimento a um maior número de pacientes em todo o país.

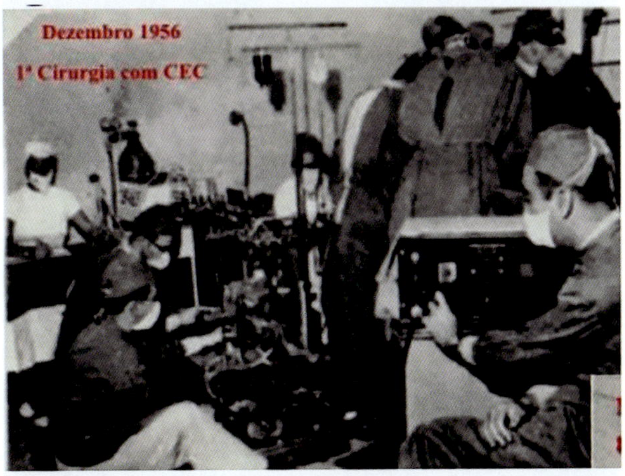

FIGURA 1.
Primeira cirurgia com circulação extracorpórea no Brasil, realizada por Hugo Felipozzi, no Instituto de Cardiologia Sabbado D'Angelo em São Paulo, em dezembro de 1956.

Nesse espaço pioneiro, foram fabricados, em escala, os primeiros conjuntos de coração-pulmão artificial do Brasil, com oxigenador de disco e bomba de rolete. Esse avanço ocorreu após a realização da primeira cirurgia cardíaca com CEC no Brasil, conduzida por Hugo Felipozzi. A oficina montada no HC mais tarde deu origem à Divisão de Bioengenharia do Instituto do Coração do Hospital das Clínicas da Faculdade de Medicina da Universidade de São Paulo (InCor HCFMUSP).

Ao enfrentar a alta taxa de mortalidade cirúrgica, Zerbini e o anestesista Ruy Vaz Gomide do Amaral identificaram que a maioria dos óbitos era decorrente da acidose metabólica causada pelo uso da CEC. Como solução, Zerbini adquiriu o primeiro aparelho de gasometria do Brasil, que foi instalado na antessala da sala de cirurgia, contribuindo significativamente para a melhora dos resultados cirúrgicos.

Em seguida, Zerbini e sua equipe iniciaram a difusão das técnicas e da viabilidade da cirurgia cardíaca pelo Brasil. Em 1960, criaram a "Caravana Zerbini", levando conhecimento e promovendo a cirurgia cardíaca em todo o país e na América do Sul. Cirurgiões de diversas partes da América Latina começaram a visitar o HC para estudar as técnicas desenvolvidas pelos médicos brasileiros e aplicar esse conhecimento em seus países de origem.

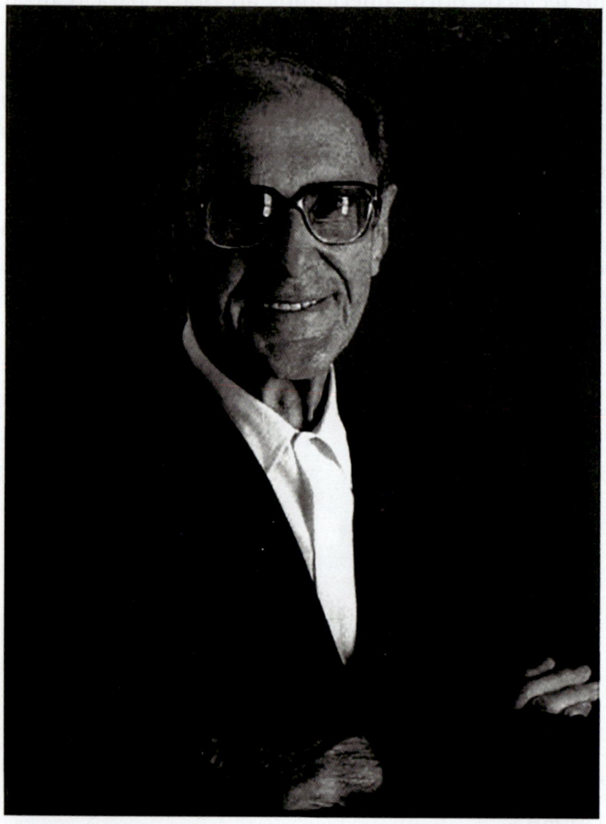

FIGURA 2.
Euryclides de Jesus Zerbini, um dos pioneiros da cirurgia cardíaca brasileira.

Domingos Junqueira de Moraes

Em 1956, Domingos Junqueira de Moraes (Figura 3) dedicou-se à pesquisa com oxigenadores e bombas para CEC nos serviços de Clarence Walton Lillehei (Minneapolis) e John Webster Kirklin (Rochester), nos Estados Unidos. Em 1957, realizou a segunda cirurgia cardíaca com CEC no Brasil.

Ele desenvolveu a técnica revolucionária da hemodiluição na CEC, o que possibilitou a redução do número de doadores de sangue necessários para os procedimentos.

No Congresso Mundial de Cardiologia, realizado na Cidade do México, em 1962, seu trabalho *Cirurgia da estenose mitral com CEC e uso de hemodiluição na CEC* foi considerado uma das 20 maiores contribuições da cardiologia brasileira para a especialidade em nível mundial.

Na década de 1990, Moraes criou a técnica de desvio venoarterial com baixa pO_2, eliminando a necessidade do uso de ar comprimido nos oxigenadores. Foi também pioneiro no Brasil no uso do retorno arterial da CEC diretamente na raiz da aorta e no emprego da artéria radial na revascularização miocárdica.

Já na década de 1970, desenvolveu e executou a técnica de revascularização miocárdica sem oxigenador, utilizando um *shunt* átrio esquerdo-aorta (*AE-aorta*).

Adib Domingos Jatene

Entre 1955 e 1957, em Uberaba (MG), Adib Jatene (Figura 4) iniciou a construção de seu primeiro modelo de coração-pulmão artificial. Em 1958, retornou a São Paulo para trabalhar no Hospital das Clínicas da Faculdade de Medicina da USP.

Na Oficina de Bioengenharia do HC, foram estudados, planejados e desenvolvidos diversos instrumentos e aparelhos para cirurgia cardíaca. Em 1961, Jatene deixou o HC e passou a dedicar-se exclusivamente ao Instituto Dante Pazzanese de Cardiologia de São Paulo (IDP-SP).

No IDP-SP, organizou a Oficina de Bioengenharia, onde também foram desenvolvidos diversos instrumentos, incluindo a cópia da válvula Starr-Edwards (1962), apenas dois anos após seu lançamento nos Estados Unidos. Isso possibilitou a distribuição da válvula para todo o Brasil.

Após René Favaloro padronizar a cirurgia de revascularização miocárdica com veia safena na Cleveland Clinic, Jatene iniciou sua experiência pioneira no Brasil em 1968, difundindo a técnica por todo o país. Com

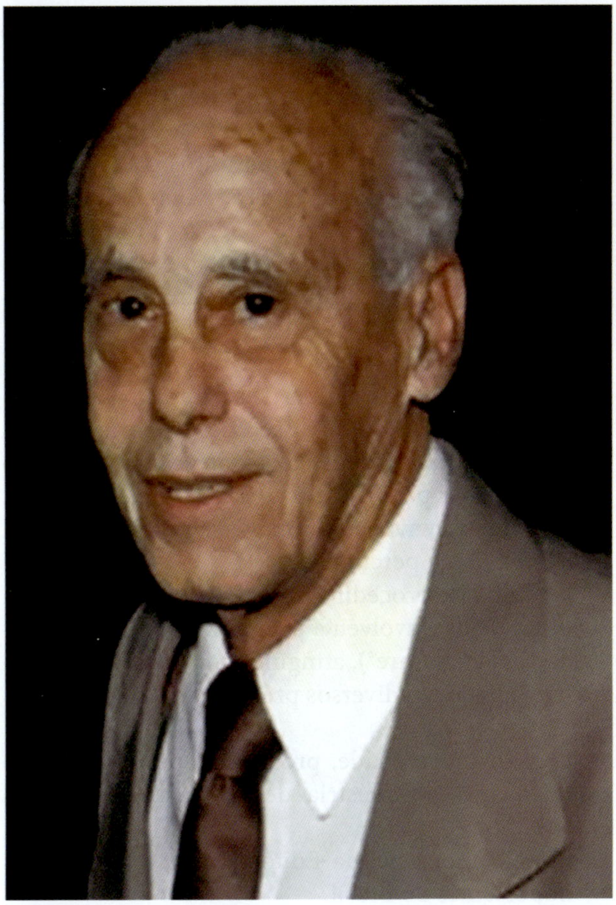

FIGURA 3.
Domingos Junqueira de Moraes, um dos pioneiros da cirurgia cardíaca no Brasil e criador do primeiro oxigenador de bolhas descartável do país.

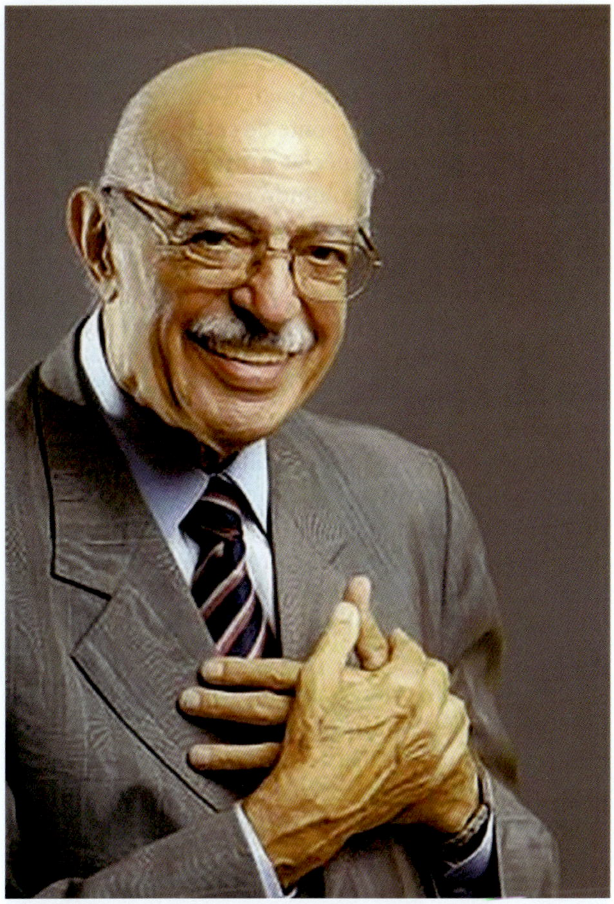

FIGURA 4.
Adib Domingos Jatene, um dos pioneiros da cirurgia cardíaca no Brasil e idealizador da correção anatômica da transposição das grandes artérias, um marco para a cirurgia cardíaca pediátrica neonatal no mundo.

isso, diversos grupos tornaram-se capazes de reproduzir o procedimento.

Em 1975, Jatene realizou com sucesso a correção anatômica da transposição das grandes artérias (TGA). Até então, a cirurgia para TGA era restrita à correção em nível atrial (técnicas de Senning e Mustard), ambas atualmente em desuso. As primeiras crianças operadas por Jatene apresentavam TGA associada à comunicação interventricular (TGA+CIV), uma condição que permite a manutenção do ventrículo esquerdo (VE) hipertrofiado, essencial para o sucesso do procedimento.

Essa limitação fisiológica foi superada com a indicação cirúrgica da cirurgia de Jatene no período neonatal, justificada pela hipertrofia normal do VE nessa fase. A primeira criança submetida à cirurgia de Jatene para TGA simples, no período neonatal, foi operada por Lincoln, Lima e Rigby, no Brompton Hospital, em Londres, em 1982, ampliando consideravelmente as indicações cirúrgicas.

Assim, além de sua enorme contribuição para a correção cirúrgica da TGA, Jatene impulsionou indiretamente a necessidade do desenvolvimento da cirurgia cardíaca pediátrica no período neonatal.

Em 1985, Jatene introduziu o conceito de reconstrução geométrica do VE para o tratamento do aneurisma do VE e da insuficiência cardíaca. A técnica consistia na colocação de suturas em bolsa ao redor da porção proximal do septo ventricular, na base do aneurisma, reduzindo o orifício a ser reconstruído.

Nesse mesmo ano, Jatene foi convidado como *honorary guest* pela American Association for Thoracic Surgery (AATS), onde apresentou seu trabalho sobre a técnica de reconstrução geométrica do VE, causando grande impacto na audiência de cirurgiões de todo o mundo presentes no congresso da AATS.

Domingo Marcolino Braile

Domingo Marcolino Braile (Figura 5) realizou a primeira cirurgia cardíaca no interior do Brasil em

1963 e o primeiro cateterismo cardíaco em 1967. No ano seguinte, realizou o primeiro implante de marca-passo (1968), além das primeiras cirurgias cardíacas de troca de válvula e de ponte de safena.

Em 1973, Braile começou a produzir e utilizar válvulas de dura-máter, evoluindo posteriormente para o uso do pericárdio bovino conservado em glutaraldeído (1977). Ele criou um laboratório de válvulas, com profissionais altamente treinados para a confecção de válvulas de pericárdio bovino e, posteriormente, válvulas porcinas. Até os dias atuais, mais de 200 mil válvulas foram implantadas, possibilitando que cirurgiões de todo o país tratassem milhares de pacientes com disfunções valvares a custos reduzidos.

Após o sucesso do laboratório, Braile fundou o Instituto de Moléstias Cardiovasculares (IMC) Biomédica, que desde 1992 passou a se chamar Braile Biomédica, a única empresa 100% nacional voltada para a fabricação de produtos essenciais para a cirurgia cardíaca.

Em 1985, ele criou o marca-passo cardíaco externo e o estimulador transesofágico, com a finalidade de estudar arritmias cardíacas. Em 1988, desenvolveu um oxigenador de membrana para uso com CEC. Atualmente, a Braile Biomédica possui 64 registros na Anvisa e 1.125 modelos de produtos, presentes em todo o Brasil e em outros 50 países.

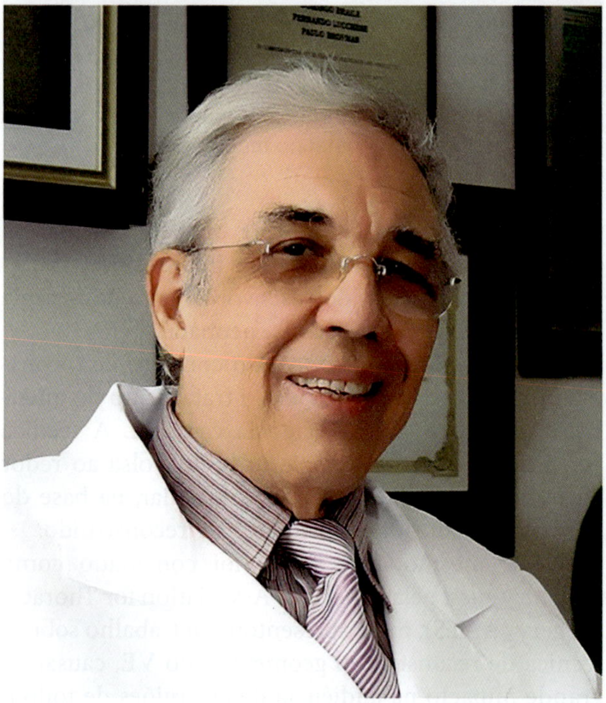

FIGURA 5.
Domingo Marcolino Braile, um dos pioneiros da cirurgia cardíaca no Brasil. Foi responsável pelo desenvolvimento da cirurgia cardíaca no interior do país e pela produção de equipamentos e insumos nacionais, reduzindo a dependência do Brasil de materiais importados.

Braile também desenvolveu no Brasil a técnica de cardiomioplastia como alternativa aos transplantes cardíacos, permitindo que muitos pacientes fossem retirados da lista de espera. No ano 2000, realizou o primeiro transplante de coração no interior do Brasil, em São José do Rio Preto (SP), e, um ano depois, já liderava o ranking estadual de transplantes cardíacos.

Junto com Enio Buffolo, na Braile Biomédica, desenvolveu a primeira endoprótese autoexpansível nacional para a correção de dissecções da aorta torácica descendente. Essa prótese foi confeccionada em aço inox e poliéster para uso em cirurgia a céu aberto. Em seguida, foi desenvolvida uma versão da prótese para implante por via percutânea.

Na linha de procedimentos de alta tecnologia, em 2008, Braile desenvolveu a primeira válvula transcateter nacional (Inovare®), atingindo um grau de excelência que lhe rendeu diversos prêmios, incluindo:

- Prêmio Inova Saúde, promovido pela Associação Brasileira da Indústria de Dispositivos Médicos (Abimo).
- Prêmio Indústria, da Editora Abril, um dos mais importantes do Brasil.
- Prêmio FINEP Nacional de Inovação, em 2013.

Além de suas contribuições técnicas e científicas, Braile sempre teve um compromisso especial com a transmissão do conhecimento, participando ativamente de palestras, conferências, mesas-redondas, trabalhos acadêmicos e publicações. Como Editor-Chefe do *Brazilian Journal of Cardiovascular Surgery* (*Revista Brasileira de Cirurgia Cardiovascular*), utilizou a publicação como um veículo de ampla difusão do conhecimento científico na área.

Enio Buffolo

Na década de 1980, Enio Buffolo (Figura 6) iniciou sua experiência na cirurgia de revascularização miocárdica sem circulação extracorpórea (CRM sem CEC) no Brasil, tornando-se um dos principais responsáveis pela difusão dessa técnica em todo o mundo. Ele foi responsável por reintroduzir a CRM sem CEC no rol de tratamentos cirúrgicos para a isquemia miocárdica.

Seu trabalho *Myocardial revascularization without cardiopulmonary bypass*, publicado no *Annals of Thoracic Surgery* em 1996, teve grande impacto na literatura internacional: em revisão realizada por Parker e Meneguini, publicada no *Brazilian Academy of Sciences* em 2006, constatou-se que foi o trabalho brasileiro com o segundo número de citações internacionais em 10 anos desde sua publicação.

Em 1988, Buffolo introduziu no Brasil a técnica da "tromba do elefante" para o tratamento da dissecção aórtica tipo B, com a inserção de uma prótese de Dacron intraluminal, suturada apenas em sua porção proximal.

Ele também desenvolveu estudos experimentais e clínicos, em conjunto com a Braile Biomédica, para a criação do *stent* torácico (1997), que posteriormente evoluiu para uma prótese de implante percutâneo.

As técnicas inovadoras desenvolvidas por Buffolo na correção de aneurismas da aorta chamaram a atenção internacional e foram tema de um programa científico da BBC de Londres – *Tomorrow's World*. Um procedimento de implante de *stent* autoexpansível em um aneurisma da aorta foi gravado e exibido no programa.

Em 2008, Buffolo, em parceria com a Braile Biomédica, participou do desenvolvimento experimental e clínico da válvula transcateter, a primeira e única prótese nacional para o tratamento da estenose aórtica senil.

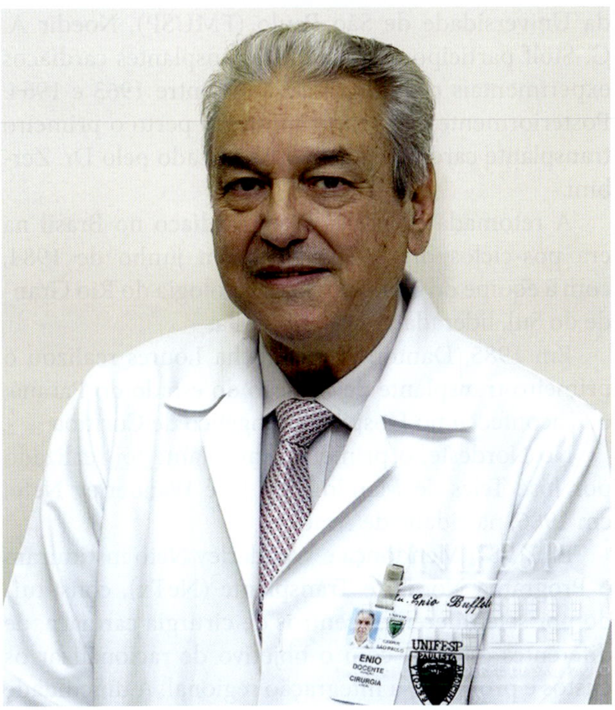

FIGURA 6.
Enio Buffolo, um dos pioneiros da cirurgia cardíaca no Brasil. Foi responsável por uma escola de cirurgiões na Escola Paulista de Medicina da Universidade Federal de São Paulo (EPM-Unifesp), além de ter desenvolvido técnicas cirúrgicas e órteses-próteses de alta tecnologia.

Na Escola Paulista de Medicina da Universidade Federal de São Paulo (EPM-Unifesp), Buffolo se tornou uma referência na formação de cirurgiões cardíacos, capacitando inúmeros profissionais que se estabeleceram em diversas regiões do país. Além disso, ele criou uma linha de pesquisa que influenciou significativamente os rumos da cirurgia cardíaca nacional por décadas.

CONTRIBUIÇÕES

Válvula biológica homóloga e heteróloga

Em 1970, Luiz Boro Puig desenvolveu, no InCor HCFMUSP, um substituto valvar feito com dura-máter homóloga, com o objetivo de criar uma alternativa de baixa trombogenicidade. Na época, estavam disponíveis apenas as próteses mecânicas de bola do tipo Starr-Edwards, que, quando implantadas na posição mitral, apresentavam índices de 30 a 40% de fenômenos tromboembólicos no pós-operatório tardio.

Por volta de 1980, as próteses de dura-máter foram substituídas pelas próteses de pericárdio bovino e porcinas, permitindo que a indústria iniciasse a produção em escala de biopróteses tratadas com glutaraldeído e formaldeído.

Em 1977, como já mencionado, Domingo Marcolino Braile criou um laboratório para a confecção de válvulas de pericárdio bovino e porcinas.

Em 1978, Mario Vrandecic fundou a Biocor, uma indústria pioneira na fabricação de substitutos valvares, cujo carro-chefe era a bioprótese cardíaca porcina. Inicialmente, essa bioprótese foi utilizada no Brasil, na América Central, na Suécia e na Ásia. Posteriormente, obteve a certificação CE Marking, permitindo sua comercialização em toda a Europa.

Cirurgia das cardiopatias congênitas

O desenvolvimento da cirurgia cardíaca pediátrica como subespecialidade no Brasil contou com importantes colaboradores. Alguns deles serão mencionados a seguir, com a respectiva descrição de suas contribuições.

Milton Ary Meier pode ser considerado o primeiro cirurgião cardíaco brasileiro a se dedicar exclusivamente à cirurgia cardíaca pediátrica. Operando prematuros e recém-nascidos desde 1974, ele desenvolveu uma técnica própria de ligadura do canal arterial em pacientes com síndrome de insuficiência respiratória do recém-nascido. O procedimento foi denominado toracotomia minimamente invasiva para ligadura do canal arterial.

Fernando Antonio Lucchese foi responsável por disseminar o conhecimento sobre cardiopatias congênitas em todo o país, promovendo cursos em Porto Alegre com a participação de John W. Kirklin, Anton Becker e Robert Anderson, entre outros. Além disso, fez uma importante publicação em parceria com Kirklin sobre bioprótese e coeditou o primeiro livro de protocolo pós-operatório baseado no modelo utilizado na Universidade do Alabama, nos Estados Unidos.

Como citado anteriormente, em 1975 Adib Jatene realizou, de forma bem-sucedida, a correção anatômica da transposição das grandes artérias.

Em 1978, Milton Lins foi pioneiro ao realizar a anastomose cavopulmonar total para o tratamento da cardiopatia congênita complexa com coração univentricular. Sua técnica foi publicada nos *Arquivos Brasileiros de Cardiologia* em 1981. Lins destacou que nenhum material protético foi utilizado e que o átrio direito foi mantido intacto, exceto pelo fechamento da comunicação interatrial (CIA).

Em 1985, José Teles de Mendonça introduziu a técnica da aorto-subclavioplastia, preservando o fluxo arterial do membro superior esquerdo para a correção da coarctação da aorta.

Em 1990, Miguel Barbero Marcial desenvolveu a cirurgia de *truncus arteriosus* tipos I e II, que consiste na septação do tronco arterioso comum com retalho nos segmentos aórtico e pulmonar, além do fechamento da comunicação interventricular por ventriculotomia. A técnica envolvia a anastomose direta entre as artérias pulmonares e o ventrículo direito, com a construção da parede anterior utilizando um retalho de válvula monocúspide.

Em 1993, José Pedro da Silva desenvolveu uma técnica cirúrgica inovadora para o tratamento da doença de Ebstein, chamada técnica do cone, que se tornou o padrão mundial para o tratamento dessa anomalia. A técnica do cone apresenta baixa mortalidade hospitalar, permitindo a correção da insuficiência tricúspide sem necessidade de substituição valvar. Isso resulta em boa evolução clínica, restauração da área funcional do ventrículo direito e remodelamento reverso do coração na maioria dos pacientes.

Francisco D. A. da Costa organizou o primeiro e único Banco de Válvulas Cardíacas Humanas, localizado no Hospital de Caridade da Irmandade da Santa Casa de Misericórdia de Curitiba.

Em 2008, Ulisses A. Croti, Valdester C. Pinto Junior, Sandra da S. Mattos e Vera D. Aiello publicaram o importante livro *Cardiologia e cirurgia cardiovascular pediátrica*, abordando toda a cardiopatia congênita, desde o diagnóstico até o tratamento.

Tratamento da insuficiência cardíaca terminal

Em maio de 1968, Euryclides de Jesus Zerbini realizou o primeiro transplante cardíaco do Brasil e da América Latina (Figura 7), apenas cinco meses após o transplante pioneiro de Christiaan Barnard, em dezembro de 1967. O procedimento realizado por Zerbini foi o quinto transplante de coração do mundo. Nove meses depois, ele e sua equipe realizaram com sucesso o segundo transplante cardíaco no Brasil.

No entanto, os transplantes cardíacos ao redor do mundo foram suspensos após o primeiro ano em razão das dificuldades no controle da rejeição imunológica. Apesar desse revés, o desafio ousado enfrentado por Zerbini e sua equipe resultou na decisão do governador do estado de São Paulo, Abreu Sodré, de apoiar a criação do InCor.

No dia do transplante, Sodré ficou tão impactado pelo procedimento que se prontificou a assistir à cirurgia do início ao fim. Relatos de cirurgiões presentes naquele momento indicam que Zerbini estava pronto para realizar o primeiro transplante cardíaco antes de Barnard, na África do Sul, mas não conseguiu por resistências culturais e médicas relacionadas ao conceito de morte encefálica e à doação de órgãos.

Ainda como estudante da Faculdade de Medicina da Universidade de São Paulo (FMUSP), Noedir A. G. Stolf participou da série de transplantes cardíacos experimentais em cães, realizados entre 1963 e 1964. Posteriormente, ele acompanhou de perto o primeiro transplante cardíaco do Brasil, realizado pelo Dr. Zerbini.

A retomada do transplante cardíaco no Brasil na era pós-ciclosporina aconteceu em junho de 1984, com a equipe do Instituto de Cardiologia do Rio Grande do Sul, liderada por Ivo Nesralla.

Em 1985, Danton R. da Rocha Loures realizou o primeiro transplante de coração do estado do Paraná, que aconteceu no Hospital Evangélico de Curitiba.

No Nordeste, o primeiro transplante foi realizado por José Teles de Mendonça e José Wanderley Neto, em 1986, na cidade de Aracaju.

Em 1987, Mendonça e Wanderley Neto instituíram o Programa Nordeste Transplante (NeTx), constituído por sete diferentes centros de cirurgia cardíaca, de diferentes estados, com o objetivo de racionalizar os custos e promover a integração regional. A dificuldade na obtenção de órgãos a distância foi superada com o deslocamento do receptor até o local da disponibilidade do órgão. Com essa estratégia, os receptores foram levados para o centro onde se encontrava o doador, e a cirurgia era realizada. Após 30 dias, o receptor retornava ao seu centro de origem e fazia o *follow-up* tardio.

O programa mostrou-se eficiente, prático, compatível com a realidade local e reproduziu resultados semelhantes aos de outras experiências. Assim, foi possível aumentar o número de transplantes e contornar a dificuldade financeira de transportar o doador.

Ainda no Nordeste, foram desenvolvidos programas nas seguintes instituições: Instituto do Coração de Pernambuco (InCor-PE), em 1991, liderado por Carlos Moraes, o qual se mantém ativo até os dias atuais; Hospital Messejana (CE), por Juan Alberto Cosquillo Mejia, em 1999; Instituto de Medicina Integral Professor Fernando Figueira (IMIP), por Fernando Figueira Filho, em 2012; e o primeiro programa em hospital público universitário do Nordeste, liderado por Frederico Brownie, no Pronto-Socorro Cardiológico Universitário de Pernambuco Prof. Luiz Tavares (Procape), em 2022.

Randas Batista (1994) propôs a ventriculectomia parcial esquerda redutora para tratar pacientes com dilatação severa e comprometimento do VE, com ressecção de segmento do VE, produzindo uma redução do seu tamanho e, como resultado, a melhora da função ventricular esquerda. A cirurgia foi uma grande revolução na forma de tratamento da insuficiência cardíaca refratária, tendo enorme repercussão mundial.

Coração artificial total

A busca por dispositivos de assistência circulatória tem sido um desafio encarado por empresas em todo o mundo. No Brasil, o InCor HCFMUSP foi responsável pelo desenvolvimento do primeiro ventrículo artificial da América Latina, implantado em 1993 em um paciente de 30 anos, em fase terminal da doença de Chagas.

Projetado e desenvolvido pela equipe de bioengenharia do InCor, o ventrículo artificial foi ligado ao VE do paciente, permitindo que ele aguardasse, por cinco dias, a disponibilidade de um coração para transplante.

O Instituto Dante Pazzanese de Cardiologia também vem trabalhando no desenvolvimento de um coração artificial composto por dois ventrículos artificiais em um único aparelho, simulando a anatomia de um órgão natural.

Em Curitiba, em 1999, Luiz Fernando Kubrusly desenvolveu um dispositivo de suporte circulatório mecânico de fluxo contínuo axial, para uso intraventricular, destinado à assistência mecânica de média e longa permanência.

Em razão da complexidade e dos altos custos envolvidos no desenvolvimento desses dispositivos, o Brasil pouco avançou nessa área, o que se justifica pela falta de suporte financeiro público e/ou privado.

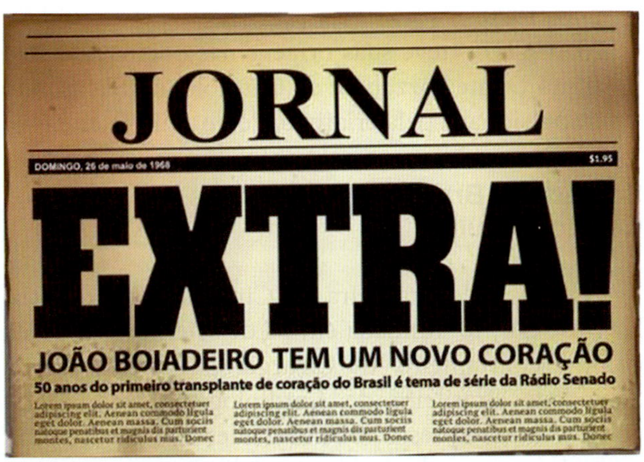
JORNAL

DOMINGO, 26 de maio de 1968 $1.95

EXTRA!

JOÃO BOIADEIRO TEM UM NOVO CORAÇÃO

50 anos do primeiro transplante de coração do Brasil é tema de série da Rádio Senado

Lorem ipsum dolor sit amet, consectetuer adipiscing elit. Aenean commodo ligula eget dolor. Aenean massa. Cum sociis natoque penatibus et magnis dis parturient montes, nascetur ridiculus mus. Donec

Lorem ipsum dolor sit amet, consectetuer adipiscing elit. Aenean commodo ligula eget dolor. Aenean massa. Cum sociis natoque penatibus et magnis dis parturient montes, nascetur ridiculus mus. Donec

Lorem ipsum dolor sit amet, consectetuer adipiscing elit. Aenean commodo ligula eget dolor. Aenean massa. Cum sociis natoque penatibus et magnis dis parturient montes, nascetur ridiculus mus. Donec

FIGURA 7.
Notícia sobre o primeiro transplante cardíaco no Brasil e o quinto no mundo, realizado por Zerbini e equipe.

Cirurgia de revascularização miocárdica sem CEC

Nos anos 1980, Enio Buffolo e Frederico Benetti demonstraram simultaneamente que a cirurgia de revascularização miocárdica sem CEC podia ser realizada nas artérias anteriores do coração, com segurança e bons resultados.

Em 1984, Luiz Antonio Rivetti desenvolveu um *shunt* intraluminal temporário de coronária, que em 1997 foi aprovado pela Food and Drug Administration (FDA), permitindo a manutenção da perfusão coronariana e evitando a isquemia miocárdica durante o período da anastomose. Essa inovação tornou-se uma contribuição amplamente utilizada em todo o mundo.

Em 1993, Ricardo Lima superou a dificuldade de exposição dos ramos coronarianos posteriores do coração, permitindo a revascularização completa do miocárdio. Essa abordagem possibilitou a exposição das artérias coronárias nas faces anterior, lateral e posterior, garantindo a manutenção da estabilidade hemodinâmica do paciente durante a realização do procedimento.

A colocação de pontos na porção mais profunda do pericárdio posterior ganhou repercussão mundial, com a técnica sendo denominada "*Lima stitch*" (ponto de Lima).

Em 1995, José Glauco Lobo Filho utilizou o princípio descrito por Lima et al., realizando a cirurgia de revascularização completa do miocárdio sem CEC, com um índice de aplicabilidade de 100%, sendo considerado um feito inédito em todo o mundo.

Tratamento das arritmias cardíacas

No Brasil, os implantes de marca-passos cardíacos definitivos tiveram início em 1963. A primeira cirurgia foi realizada no Hospital Souza Aguiar, no Rio de Janeiro, e divulgada por uma revista leiga.

A primeira documentação em uma revista médica internacional sobre um implante de marca-passo no Brasil ocorreu em 15 de setembro de 1964, realizado pelo cirurgião Hugo Felipozzi, no Hospital da Santa Casa de Misericórdia de São Paulo. O procedimento foi realizado em uma criança de quatro meses, portadora de transposição corrigida das grandes artérias e bloqueio atrioventricular total.

Décio Kormann pode ser considerado o pai da estimulação cardíaca brasileira, sendo fundador e primeiro presidente do Departamento de Estimulação Cardíaca Artificial da Sociedade Brasileira de Cirurgia Cardiovascular.

Kormann foi inovador em várias técnicas e participou da fabricação de marca-passos nacionais, deixando mais de 200 seguidores em todo o país, entre eles Silas dos Santos Galvão Filho, José Carlos da Silva Andrade, Paulo Gauch e José Carlos Pachón Mateos.

Com a aquisição de materiais no mercado local – resistências, diodos e demais componentes (nem sempre confiáveis) – e utilizando baterias de mercúrio, foi construído o primeiro marca-passo brasileiro, graças ao então Fundo de Pesquisas do Instituto de Cardiologia do Estado de São Paulo (Icesp).

Os dispositivos inteiramente nacionais eram soldados ao conjunto de baterias. Foram feitos moldes de resina para envolvê-los, além da construção de eletrodos em espiral com conexão para ligá-los ao gerador, permitindo sua utilização para implante intratorácico e intravenoso. No entanto, a força das multinacionais levou à extinção da indústria brasileira de marca-passos.

Na década seguinte, os dispositivos, antes de grande tamanho, começaram a ter suas dimensões reduzidas e sua vida útil aumentada, em razão dos avanços da tecnologia.

Terapia celular

A terapia celular em cirurgia cardíaca no Brasil, utilizando células-tronco, foi introduzida em 1999 por Paulo R. Slud Brofman, que criou o Núcleo de Tecnologia Celular na Pontifícia Universidade Católica do Paraná (PUCPR).

Indústria brasileira na cirurgia cardíaca

A industrialização de materiais no Brasil foi fundamental para seu desenvolvimento e para o sucesso da cirurgia cardíaca brasileira. A indústria teve seu início nas oficinas do Hospital das Clínicas da Faculdade de Medicina da Universidade de São Paulo (HCFMUSP) e no Instituto Dante Pazzanese de Cardiologia (SP), com a importante contribuição de Adib Jatene e Domingo Braile.

No início, os materiais existentes eram 100% importados, com altos custos e difícil manutenção.

Entre as empresas brasileiras que participaram desde o início do desenvolvimento da cirurgia cardíaca no país, destacam-se:

- Flumen (RJ) – criada em 1977 por Otoni Moreira Gomes, foi responsável pela produção do "canister", um substituto das esponjas de aço nos oxigenadores de metal e bolhas. Também fabricou válvulas cardíacas heterólogas de pericárdio bovino, tratadas com glutaraldeído e formaldeído.
- IMC (São José do Rio Preto/SP) – no mesmo ano, Domingo Braile iniciou a produção de válvulas heterólogas de pericárdio bovino, encerrando assim o ciclo das válvulas biológicas de dura-máter conservadas em glicerina.
- Biocor (Belo Horizonte/MG) – criada em 1978 por Mário Osvaldo Vrandecic Peredo, iniciou a produção de válvulas heterólogas porcinas, tornando-se um importante fornecedor para os mercados nacional e internacional.
- Labcor – criado a partir da tecnologia desenvolvida pela Biocor, também passou a produzir válvulas biológicas de pericárdio bovino e porcinas.

Os primeiros oxigenadores de bolhas descartáveis produzidos no Brasil tiveram suas origens em três empresas genuinamente brasileiras: Flumen, DMG e Macchi.

- DMG – surgiu a partir das pesquisas de Domingo Junqueira de Moraes, iniciadas ainda nos laboratórios de Walton Lillehei, em Minnesota (EUA), nos anos 1970.
- MACCHI – teve suas origens nas oficinas do Instituto Dante Pazzanese de Cardiologia (SP), sendo impulsionada pela criatividade de Adib Jatene.

Sociedade Brasileira de Cirurgia Cardiovascular

A Sociedade Brasileira de Cirurgia Cardiovascular (SBCCV) foi fundada em 30 de setembro de 1969, como Departamento de Cirurgia Cardiovascular da Sociedade Brasileira de Cardiologia (SBC), tendo como primeiro presidente Euryclides de Jesus Zerbini, posteriormente substituído por Adib Jatene.

Em dezembro de 1984, o que antes era um departamento foi transformado na Sociedade Brasileira de

Cirurgia Cardiovascular, inicialmente com instalações no Instituto Dante Pazzanese de Cardiologia (IDPC), em São Paulo.

Em 1995, a SBCCV inaugurou sua sede própria, com o objetivo de congregar especialistas em cirurgia cardiovascular e aprimorar o conhecimento científico. Os professores Euryclides de Jesus Zerbini e Adib Jatene foram fundamentais para a concretização desse processo.

Ao longo dos anos, a SBCCV promoveu o desenvolvimento da cirurgia cardíaca no Brasil, estimulou a pesquisa e a educação continuada dos profissionais da área e se tornou uma referência nacional e internacional no campo da cirurgia cardiovascular. A entidade tem se destacado pela realização de congressos, cursos de capacitação profissional e pela criação de programas de residência médica em cirurgia cardiovascular.

A SBCCV desempenha um papel fundamental na organização e promoção da cirurgia cardíaca no Brasil, por meio da realização de eventos científicos, cursos de atualização, publicações e programas de educação continuada. Além disso, a Sociedade é responsável por estabelecer diretrizes e padrões de qualidade para a prática da cirurgia cardiovascular no país.

Em 1988, a Sociedade implantou 50 centros de ensino e treinamento, coordenados por Gilberto Venossi Barbosa, certificando mais de 400 cirurgiões.

Em 2010, introduziu as sessões "*Hands-On*", oferecendo treinamento em simuladores, os quais foram utilizados por 3.015 cirurgiões em 10 anos.

Atualmente, a SBCCV é composta por aproximadamente 1000 membros, entre titulares, especialistas, associados e aspirantes. Sua sede nacional está localizada em São Paulo, e a entidade conta com sete regionais nas principais capitais do Brasil e oito departamentos científicos.

A Sociedade Norte-Nordeste de Cirurgia Cardiovascular foi a primeira regional da SBCCV, criada em 1986, sob a liderança de José Wanderley Neto.

Revista Brasileira de Cirurgia Cardiovascular/ Brazilian Journal of Cardiovascular Surgery

A *Revista Brasileira de Cirurgia Cardiovascular* (RBCCV) foi criada há 39 anos, registrando todo o crescimento e desenvolvimento da cirurgia cardíaca brasileira desde então.

Entre 1987 e 1991, a RBCCV foi publicada semestralmente; de 1992 a 2014, passou a ser trimestral; e, a partir de 2015, tornou-se uma publicação bimestral, lançando seis edições por ano e adotando o idioma inglês, sob o título *Brazilian Journal of Cardiovascular Surgery* (BJCVS), com o objetivo de aumentar sua visibilidade internacional.

O BJCVS representa um instrumento essencial para a divulgação do conhecimento não apenas para cirurgiões brasileiros, mas também para sul-americanos, que não possuem periódicos arbitrados regulares e reconhecidos na área em seus países.

A revista está indexada em diversas plataformas científicas, incluindo: EBSCO, Google Scholar, LATINDEX, LILACS, ProQuest, PubMed Central, PUBMED, Redalyc, SciELO, SCOPUS e Web of Science.

O BJCVS sempre esteve na vanguarda da comunicação científica, incorporando inovações como o Identificador Digital de Objetos (DOI) e a marcação XML.

Hospitais de cardiologia no Brasil

Atualmente, existem oito hospitais primariamente voltados para a cardiologia em todo o Brasil atendendo pacientes do Sistema Único de Saúde (SUS), mas apenas dois são hospitais públicos universitários: InCor (SP) e Procape/PE.

Instituto do Coração/HCFMUSP (SP)

Em 1966, uma lei governamental autorizou a doação de um terreno de três mil metros quadrados, anteriormente pertencente à Secretaria de Saúde do Estado de São Paulo, para a construção do Instituto de Doenças Cardiopulmonares (IDCP).

Em 26 de maio de 1968, a equipe liderada por Euryclides de Jesus Zerbini e Luiz Venere Décourt realizou com sucesso o primeiro transplante cardíaco da América Latina.

No ano seguinte, teve início a construção do prédio que abrigaria o IDCP e, em 1970, o instituto passou a se chamar Instituto do Coração do Hospital das Clínicas da Faculdade de Medicina da Universidade de São Paulo (InCor HCFMUSP).

Em 2017, o InCor alcançou a marca de 1.080 transplantes cardíacos e, em 2018, inaugurou o Bloco III do hospital.

Atualmente, Fábio Jatene é o responsável pela condução do InCor, que foi considerado, pelo terceiro ano consecutivo, o melhor hospital da América Latina e do Brasil na área de cardiologia.

Instituto Dante Pazzanese de Cardiologia (SP)

Em 1958, Euryclides de Jesus Zerbini e Adib Jatene passaram a integrar o quadro de cirurgiões do Instituto Dante Pazzanese de Cardiologia (IDPC).

A chegada de Jatene ao instituto e sua gestão deram um grande impulso à cirurgia cardíaca e ao desenvolvimento das oficinas do Instituto.

Em poucos anos, o IDPC tornou-se uma referência assistencial, de pesquisa clínica e experimental, e de tecnologia em cardiologia.

Hoje, o IDPC é reconhecido como uma das mais prestigiadas instituições especializadas na área cardiovascular (clínica, cirúrgica e vascular periférica), tanto no Brasil quanto no exterior.

Além de realizar exames diagnósticos e terapêuticos, o Instituto também realiza transplantes cardíacos e renais e é responsável pela formação de inúmeros médicos cardiologistas e cirurgiões em todo o país.

Instituto Nacional de Cardiologia (RJ)

A necessidade da criação de um hospital especializado em cardiologia surgiu nos anos 1970, e o Hospital de Cardiologia de Laranjeiras (HCL) passou a oferecer atendimento exclusivo na área de cardiologia.

Tornou-se um centro de referência do Ministério da Saúde para treinamento, pesquisa e formulação de políticas de saúde, passando a atuar sob a denominação de Instituto Nacional de Cardiologia (INC).

Há mais de 40 anos, o INC se destaca nas áreas de cirurgia cardíaca, hemodinâmica, alta complexidade e cirurgias neonatais.

Instituto de Cardiologia do Rio Grande do Sul (RS)

Transformar o modesto ambulatório de cardiologia existente no início dos anos 1960 em um verdadeiro Instituto de Cardiologia foi o sonho e o desafio assumido pelo Dr. Rubem Rodrigues.

Em 1967, por meio de um inovador acordo de cooperação com o governo do estado, a Fundação Universitária de Cardiologia (FUC) assumiu a gestão do Instituto, que hoje é reconhecido nacional e internacionalmente por sua excelência, seu pioneirismo e sua vanguarda na cardiologia.

Com forte atuação no ensino, o Instituto tornou-se um centro formador de cardiologistas e cirurgiões, além de outros profissionais de saúde, destacando-se pela qualidade, pelo seu humanismo, sua competência e pelo uso de tecnologia de ponta.

Foi no Instituto de Cardiologia do Rio Grande do Sul que a equipe liderada por Ivo Nesralla realizou o primeiro transplante de coração do Brasil na era pós-ciclosporina.

Instituto de Cardiologia e Transplantes do Distrito Federal (DF)

Em 2002, o InCor iniciou sua atuação em Brasília, tornando-se um centro especializado de referência em procedimentos cardiovasculares.

Em 2009, foi assinado um convênio que designou a Fundação Universitária de Cardiologia (FUC) como a nova gestora do Instituto, que passou a se chamar Instituto de Cardiologia e Transplantes do Distrito Federal (ICTDF).

O ICTDF é um hospital privado sem fins lucrativos.

Hospital São Francisco – Complexo Hospitalar Santa Casa de Misericórdia (RS)

O Hospital São Francisco, sob a liderança de seu diretor, Fernando Antonio Lucchese, é um dos nove hospitais do Complexo Hospitalar da Santa Casa de Porto Alegre, sendo uma referência brasileira nas áreas de cardiologia e cirurgia cardiovascular de alta complexidade.

Um dos destaques dessa unidade hospitalar é o Centro Internacional de Arritmias – Instituto J. Brugada, que oferece diagnóstico, gerenciamento e tratamento de arritmias em suas formas mais complexas.

O hospital também é referência em cirurgia cardíaca pediátrica, com forte interação com ensino e pesquisa.

Pronto Socorro Cardiológico Universitário de Pernambuco Prof. Luiz Tavares (PE)

Em 1994, o cardiologista Professor Enio Lustosa Cantarelli identificou a carência de hospitais especializados em cardiologia no estado de Pernambuco e a necessidade de expandir o serviço de cardiologia do Hospital Universitário Oswaldo Cruz, da Universidade de Pernambuco (UPE), referência estadual na área.

Durante 12 anos, ele buscou parcerias, recursos e apoios para concretizar um projeto de grande abrangência e importância social, tornando-se o grande idealizador do Pronto-Socorro Cardiológico Universitário de Pernambuco Prof. Luiz Tavares (Procape).

O Procape foi inaugurado em 29 de junho de 2006 e passou a integrar a Rede Estadual de Saúde, tornando-se um centro de referência cardiovascular no estado.

Em 2012, com a aprovação da Resolução Consun nº 18, passou a fazer parte do Complexo Hospitalar da UPE.

É o único hospital público que realiza transplantes de coração no estado de Pernambuco.

Hospital do Coração Alagoano Prof. Adib Jatene (AL)

O Hospital do Coração Alagoano Prof. Adib Jatene (HCA), em Maceió, foi idealizado e inaugurado em 2021 pelo cirurgião José Wanderley Neto.

O novo complexo hospitalar atende exclusivamente pacientes cardiopatas do estado, contando com uma estrutura inicial de 57 leitos, além de um centro de diagnóstico equipado com: tomografia; ecocardiograma; eletrocardiograma; ressonância magnética; monitorização ambulatorial da pressão arterial (MAPA); Holter; teste ergométrico.

A unidade de terapia intensiva (UTI) do hospital atende via regulação, recebendo casos de média e alta complexidade de 102 municípios alagoanos, abrangendo as especialidades de cardiologia, cirurgia cardíaca, procedimentos minimamente invasivos e vascular e em especial o tratamento das cardiopatias congênitas.

CONCLUSÃO

Embora a pesquisa sobre os caminhos da cirurgia cardiovascular tenha sido incansável, é possível que algum nome ou relato importante tenha sido esquecido, ou mesmo que não tenhamos sido completamente fiéis ao reconhecimento merecido por diversos colegas médicos e cirurgiões.

Porém, uma realidade é irrefutável: todos os cirurgiões que participaram dessa trajetória transformaram suas vidas em prol de um objetivo único – criar e desenvolver uma especialidade que estava em desenvolvimento, enfrentando inúmeros desafios, superando desilusões e privando-se do descanso familiar e do convívio social para construir uma das mais belas histórias da medicina.

Que os caminhos percorridos pela cirurgia cardíaca ao longo dos séculos até hoje descortinem novas possibilidades, sempre revelando a grandeza da dignidade humana e estimulando o bem-estar da humanidade.

REFERÊNCIAS

1. Braile DM, Buffolo E. Adib Jatene: June 4, 1929 - November 14, 2014. Braz J Cardiovasc Surg. 2014;29(4):473–7.
2. Braile DM, Godoy MF. História da cirurgia cardíaca. Arq Bras Cardiol. 1996;66(1).
3. Braile DM, Godoy MF. História da cirurgia cardíaca no mundo. Rev Bras Cir Cardiovasc. 2012;27(1):125–34. doi: 10.5935/1678-9741.20120019.
4. Buffolo E, Wanderley Neto J, Teles de Mendonça J, Lima RC, Brofman PR, Lucchese FA, Jatene FB. Domingo Marcolino Braile (1938-2020) Surgeon - Scientist - Professor - Businessman - Aviator: The last flight of a great man. Braz J Cardiovasc Surg. 2020;35(3):VII–IX.
5. Jatene AD. Nosso adeus ao Décio Kormann. Braz J Cardiovasc Surg. 1998;13(1). doi: 10.1590/S0102-76381998000100001.
6. Lima RC. Pioneiros da cirurgia cardíaca. Recife, PE: EDUPE; 2023.
7. Lima RC, Arruda M, Escobar MAS, Lagreca JR, Mendes JL, Wanderley Neto J, Mendonça JT. A tribute to Mauro Arruda: "A genius of surgery who will be remembered forever". Braz J Cardiovasc Surg. 2020;35(6). doi: 10.21470/1678-9741-1-2020-0611.
8. Lima RC, Lima LP, Escobar MAS, Lagreca JR, Vieira JAF, Maia GTS. Pioneer of Cardiothoracic Surgery – Luiz Tavares da Silva. Braz J Cardiovasc Surg. 2024;39(1):e20230046. doi: 10.21470/1678-9741-2023-0046.
9. Lima RC, Lucchese FA, Braile DM, Salerno TA. A tribute to Euryclides de Jesus Zerbini, MD. Braz J Cardiovasc Surg. 2012;27(1):148–51.
10. Lincoln CR, Lima R, Rigby ML. Anatomical correction of simple transposition of great arteries during neonatal transition. Lancet. 1983 Jul 2;2(8340):39. doi: 10.1016/s0140-6736(83)90017-x. PMID: 6134897.
11. Meier MA. Domingos Edgardo Junqueira de Moraes 19/09/1921 – 30/07/2019. Braz J Cardiovasc Surg. 2019;34(5):640–1. doi: 10.21470/1678-9741-2019-0607.
12. Mendonça JT, Carvalho MR, Costa RK, Barroso RC, Santos JE, Tavares Filho SC, et al. Reconstructive surgery of the aortic valve. Rev Bras Cir Cardiovasc. 2003;18(4):364–9.
13. Murshid MY, Elassal AA. Evolution of surgical repair of patent ductus arteriosus - A historical timeline. Heart Views. 2021 Apr-Jun;22(2):160–4.
14. Prates PR. Pequena história da cirurgia cardíaca: e tudo aconteceu diante de nossos olhos. Rev Bras Cir Cardiovasc. 1999;14(3):177–84. doi: 10.1590/S0102-76381999000300001.
15. Zerbini EJ. Coronary ligation in wounds of the heart: report of a case in which ligation of the anterior descending branch of the left coronary artery was followed by complete recovery. J Thorac Surg. 1943;12:642–7. Disponível em: https://www.scielo.br/j/abc/a/pydT9pSH5CpGVLGt57DT5MH/?lang=pt&format=pdf. Acesso em: 10 fev. 2025.

2

Conceitos fundamentais em segurança do paciente

Omar Asdrubal Vilca Mejia
Gabrielle Barbosa Borgomoni
Aline Yuri Chibana
Ludhmila Abrahão Hajjar
Fabio Biscegli Jatene

INTRODUÇÃO

A crescente ênfase na segurança oferece aos cirurgiões uma oportunidade de liderar melhorias na qualidade do atendimento. A ciência da segurança, que estuda como evitar erros em sistemas complexos, tem avançado na cirurgia cardiotorácica, consolidando a especialidade como referência em qualidade.[1,2] O cenário da cirurgia cardiovascular contemporânea é um sistema sociotécnico complexo, que envolve técnicas e equipamentos sofisticados, profissionais de saúde com diferentes níveis de habilidades e pacientes de alto risco. Trabalhamos em ambientes de segurança crítica, nos quais a complexidade do atendimento e os fatores de risco dos pacientes aumentam exponencialmente o potencial de danos significativos. Dado esse grau de complexidade, condições ideais são decisivas para resultados bem-sucedidos.

Como os seres humanos e os sistemas, às vezes mal projetados, são suscetíveis a erros, uma avaliação crítica de nossos sistemas de atendimento e o aprendizado de outras indústrias de segurança são essenciais para que a melhoria continue. A visão tradicional de que os resultados do paciente estão relacionados apenas à habilidade técnica do cirurgião deu lugar a uma estrutura mais ampla e em evolução, na qual os resultados dos cuidados de saúde são afetados por uma infinidade de fatores em um ambiente altamente integrado e complexo.[3] Este capítulo aborda os principais aspectos da segurança em cirurgia cardíaca, destacando estratégias para mitigar riscos e promover melhores resultados (Figura 1).

OS DADOS E A CIÊNCIA DA SEGURANÇA

O desenvolvimento dos bancos de dados é fundamental para identificar falhas e impulsionar melhorias e refinamentos incrementais em técnicas e processos assistenciais, possibilitando o estudo dos fatores de risco e implementando estratégias guiadas por dados para estimular o ciclo virtuoso de melhorias.[1]

Embora erros na prática médica sejam inevitáveis, sua definição e seu impacto variam. Muitos erros, mesmo sem causar danos detectáveis, permanecem invisíveis em bancos de dados de resultados, a menos que levem a eventos adversos. Isso destaca a diferença entre análise de erros e análise de resultados: enquanto a primeira aborda causas sistêmicas e falhas individuais, a segunda tem foco nos desfechos clínicos, frequentemente deixando de lado desvios menores que comprometem a eficiência e a segurança[4] (Figura 2).

Hospitais de alto desempenho compartilham características de outras organizações de alto desempenho, trabalhando com equipes altamente treinadas, auditorias frequentes e aprendizado contínuo. Essas instituições antecipam falhas e utilizam redundâncias em pontos críticos para minimizar erros. A classificação SRK (habilidade, regra e conhecimento, do inglês *skill, rule, and knowledge*) identifica tipos de erros: deslizes não intencionais, aplicação incorreta das regras e lacunas de conhecimento.[5] Estudos mostram que a maioria das falhas resulta de fatores organizacionais e não de erros individuais, reforçando a necessidade de estratégias de segurança sistêmica, como o Modelo do Queijo Suíço, de James Reason.[6]

Focar apenas em resultados clínicos cria uma falsa segurança e ignora sinais iniciais de problemas, enquanto o modelo de um hospital de alto desempenho incentiva vigilância coletiva, conformidade com processos e aprendizado contínuo. Essa forma de abordagem pode transformar a cirurgia cardíaca, alcançando padrões de desempenho ultrasseguros. Na cirurgia cardíaca, a complexidade do sistema e a in-

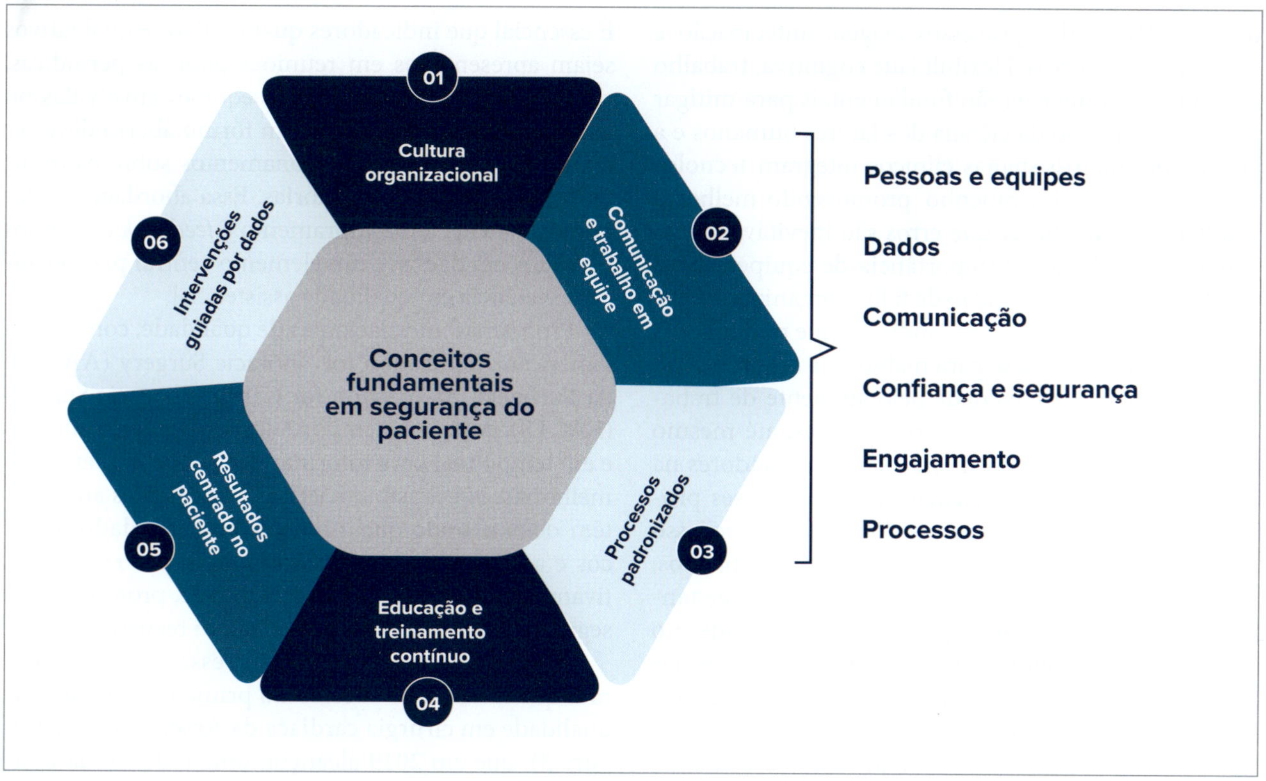

FIGURA 1.
Pilares dos conceitos fundamentais em segurança do paciente.

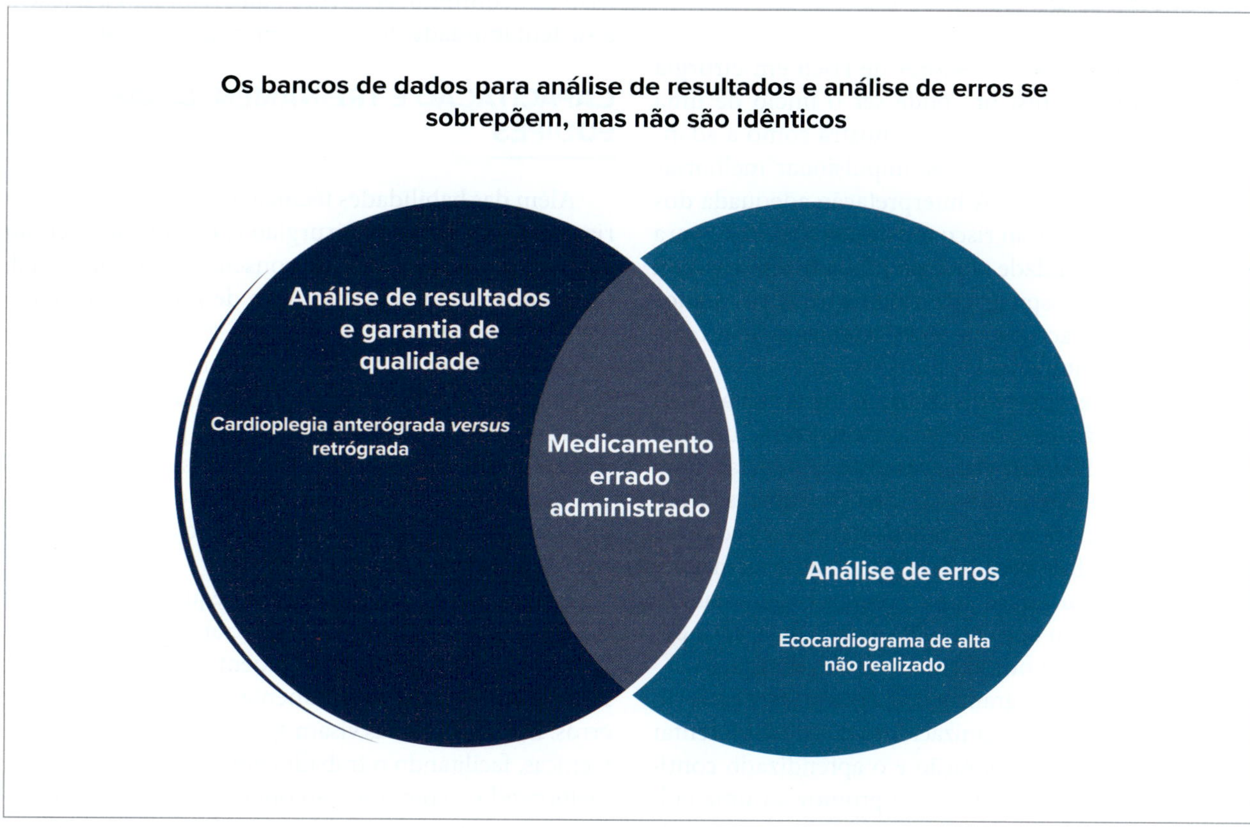

FIGURA 2.
Intersecção entre análise de qualidade e análise de erros com exemplos.

terdependência dos processos exigem antecipação e recuperação de erros. Flexibilidade cognitiva, trabalho em equipe e resiliência são fundamentais para mitigar riscos. A aplicação da ciência dos fatores humanos e a criação de microssistemas clínicos integram tecnologia, segurança e desempenho, promovendo melhores resultados. Reconhecer que erros são inevitáveis, mas gerenciáveis, destaca a importância de equipes ativas na identificação e mitigação de falhas organizacionais.

Entender e melhorar as condições que podem causar erros torna-se a base para melhorar a segurança do paciente. A responsabilidade pelo ambiente de trabalho se estende por todas as organizações, até mesmo ao nível de direção. No entanto, são os cuidadores na linha de frente que conseguem identificar esses problemas, não os administradores do hospital. É por isso que os cirurgiões também precisam estar envolvidos. Um ambiente de trabalho bem projetado protege tanto os pacientes quanto os profissionais de saúde e o próprio hospital, reforçando a importância da participação ativa das equipes multiprofissionais na identificação de problemas organizacionais, sendo os bancos de dados e a ciência de análise de dados a chave do sucesso para a melhoria contínua.

A CULTURA ORGANIZACIONAL E OS PROGRAMAS DE QUALIDADE

A implementação de escores de risco em cirurgia cardíaca, como o InsCor,[7] pode ser o início de uma cultura de melhoria contínua, e mostra como a adaptação a realidades locais pode impulsionar melhorias nos resultados clínicos. A interpretação adequada dos resultados ajustados ao risco esperado é essencial para aprimorar a qualidade do atendimento em cirurgia cardíaca. Cada hospital deve calibrar seus resultados com base nas características dos pacientes e na infraestrutura física e humana disponível.

Os dados devem ser vistos como ferramentas para ação e resolução de problemas, e não como um fim em si mesmo. Eles fornecem respostas essenciais para todas as partes envolvidas: ao médico, sobre seu desempenho; ao paciente, sobre seus riscos; e às equipes, sobre como melhorar os processos. Essas informações são fundamentais para implementar programas de qualidade que não apenas melhorem os desfechos clínicos, mas também otimizem níveis de reembolso.

O sucesso dos programas de qualidade depende diretamente da cultura organizacional, que deve fomentar a transparência, a colaboração e o aprendizado contínuo. Organizações de saúde que promovem uma cultura de segurança conseguem integrar ferramentas de avaliação de risco a políticas operacionais mais eficazes. É essencial que indicadores quantitativos e qualitativos sejam apresentados em reuniões públicas periódicas, com a participação de todas as equipes envolvidas no atendimento aos pacientes. Um fórum aberto deve ser criado para permitir questionamentos sobre os resultados e propostas de melhorias. Essa abordagem colaborativa, aliada a monitoramento e *feedback* contínuos baseados em dados, é um elemento central para alcançar excelência em qualidade assistencial.

Programas internacionais de qualidade, como os da American Association for Thoracic Surgery (AATS) e da European Association for Cardio-Thoracic Surgery (EACTS), destacam a importância dos dados confiáveis e em tempo real para informar decisões e implementar melhorias. No Brasil, iniciativas semelhantes ao InCor têm demonstrado que a integração entre dados clínicos e a cultura organizacional pode reduzir significativamente complicações e mortalidade, promovendo a segurança do paciente e a otimizando recursos.

Implementações e ações como essas foram as mesmas que levaram ao sucesso do primeiro programa de qualidade em cirurgia cardíaca da América Latina (Figura 3), que em 2019 alcançou uma redução da mortalidade de 52,6%.[2]

A construção dessa cultura exige envolvimento de equipes multiprofissionais, treinamentos regulares e *feedback* contínuo, elementos que reforçam a eficácia e sustentabilidade dos programas de qualidade.

CAPACITAÇÃO E TREINAMENTO DAS EQUIPES

Além das habilidades técnicas e cognitivas necessárias para se tornar um cirurgião cardiovascular, como destreza manual e excelente consciência visuoespacial, uma alta aptidão para resolução de problemas e a capacidade de pensar e planejar em três dimensões são vitais. Um treinamento focado em resistência física e resiliência emocional para lidar com as demandas da cirurgia, bem como a capacidade de permanecer calmo e equilibrado em situações estressantes, também são necessários. O trabalho em equipe e a capacidade de liderança são cruciais para gerenciar e liderar sua equipe de forma eficaz.

Programas de treinamento de equipe, como Crew Resource Management[8] e Team Strategies and Tools to Enhance Performance and Patient Safety (TeamSTEPPS)[9] usam estratégias altamente eficazes para reduzir erros. Esses programas visam aprimorar habilidades não técnicas, facilitando o trabalho em equipe colaborativo, melhorando a comunicação oportuna e alcançando altos níveis de consciência situacional entre os membros da equipe. Usando simulação de equipe de alta fidelida-

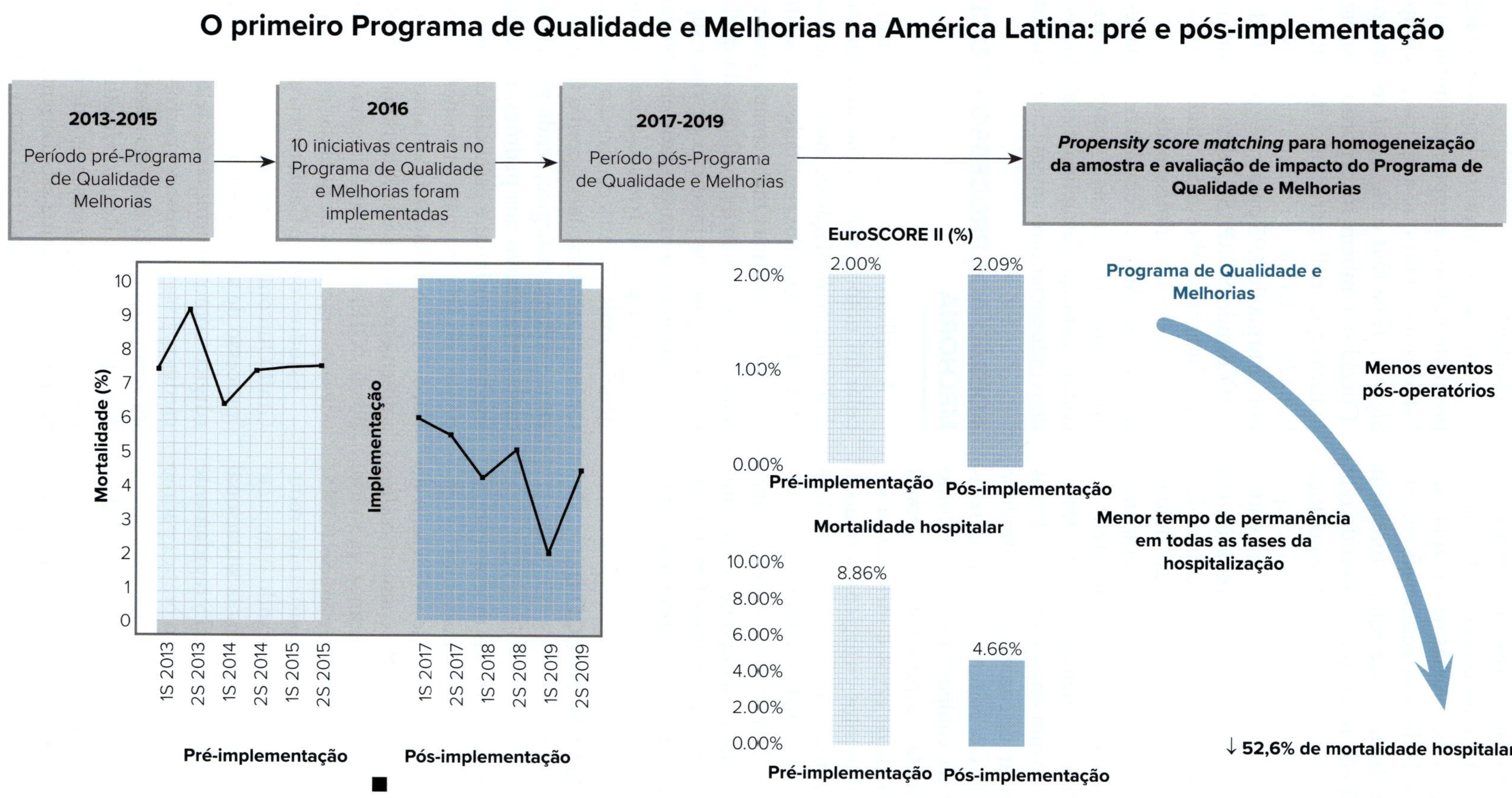

FIGURA 3.
Resumo ilustrativo do impacto das ações implementadas pelo primeiro programa de qualidade e melhorias da América Latina.
Fonte: adaptada de Mejia et al.[2].

de, treinamento de gerenciamento de crise, listas de verificação e outras ferramentas, esses programas podem ter um impacto substancial na cultura de segurança e no desempenho da equipe em muitos cenários diferentes.

A introdução de novas tecnologias na cirurgia cardiotorácica exige um trabalho em equipe eficaz. Fatores como liderança e dinâmica de equipe mostram mais impacto na adoção de novas tecnologias do que habilidades ou recursos organizacionais. A segurança para se expressar percebida pelos membros da equipe está diretamente ligada à atitude do cirurgião líder. Líderes que priorizam treinamento e preparação em equipe facilitam uma adoção mais rápida e eficaz dessas tecnologias, enquanto equipes hierárquicas rígidas, que inibem a comunicação, prejudicam o desempenho e, consequentemente, os resultados nos pacientes.

Em uma pesquisa, 29% dos membros de equipes cirúrgicas pediátricas relutavam em apontar problemas e 41% evitavam expressar discordância, refletindo o impacto negativo de falhas de comunicação no desempenho e no bem-estar da equipe.[10] Estratégias como a comunicação estruturada e o protocolo de "*cockpit* estéril" têm mostrado reduzir erros e melhorar a segurança durante procedimentos cirúrgicos cardíacos, diminuindo falhas de comunicação por caso de 11,5 para 7,3.[11] Portanto, além de habilidades técnicas, cirurgiões cardiotorácicos devem desenvolver competências não técnicas voltadas para liderança e comunicação em equipe, promovendo conceitos e ferramentas da ciência da segurança entre seus pares e na comunidade profissional.

BRIEFING, CHECKLIST CIRÚRGICO E *DEBRIEFING*

Estima-se que 1 milhão de pessoas morram anualmente após cirurgias, com até 50% dessas mortes sendo evitáveis.[12] Inspiradas pelas listas de verificação da aviação nos anos 1930, ferramentas como *checklists* foram incorporadas à cultura de segurança na saúde. Em 2009, a Organização Mundial da Saúde (OMS) introduziu o *checklist* cirúrgico, demonstrando redução de até 47% na mortalidade, destacando o impacto positivo na comunicação e na consciência situacional das equipes.[13] Sociedades como a EACTS rapidamente recomendaram o uso do *checklist* como prática padrão em cirurgias cardíacas.

Apesar dos avanços na redução de morbidade e mortalidade em cirurgia cardíaca, erros evitáveis persistem, frequentemente associados a falhas de comunicação e trabalho em equipe. No InCor, o *checklist* "Cinco passos para uma cirurgia cardíaca segura" reduziu a mortalidade hospitalar em 62%, corroborando achados de estudos holandeses que observaram reduções de até 43% na mortalidade com a implementação de *checklists*.[14]

A adesão ao *checklist* depende de liderança, comprometimento da equipe e melhoria da comunicação. Estudos mostram que a aplicação completa das fases *Sign In*, *Time Out* e *Sign Out* reduz riscos. O InCor-Checklist também incorporou *briefing* e *debriefing*, práticas que melhoraram a consciência situacional e a tomada de decisão e reduziram falhas de comunicação por cirurgia de 3,95 para 1,31 ($p < 0,001$).

O estudo SURPASS[15] demonstrou que uma estratégia integrada, abordando todas as fases do processo cirúrgico desde a admissão até a alta, poderia ainda ser mais eficaz. Assim, além das habilidades técnicas, padrões comportamentais e competências não técnicas, como liderança, disciplina e trabalho em equipe, podem influenciar diretamente nos resultados cirúrgicos.

ADESÃO AOS PROCESSOS E CICLOS DE MELHORIA

A melhoria dos resultados em cirurgia cardiovascular foi notória após a criação de grandes bancos de dados, implementação de métricas de qualidade e apresentação pública dos resultados. Com o tempo, mesmo realizando cirurgias mais complexas em pacientes de maior risco, o ciclo de melhoria da qualidade fez com que os escores de predição de risco superestimassem continuamente a mortalidade observada.[16]

Na cirurgia de revascularização miocárdica, evidências mais recentes confirmam que os resultados estão mais correlacionados com o foco na qualidade que com o volume cirúrgico, sendo principalmente impactados pela adesão aos padrões de qualidade.[17] Para a melhoria contínua, é essencial conhecer os processos dentro do sistema para entender a influência das variações nos resultados.[2] Portanto, o primeiro passo na implementação de um Programa de Melhoria da Qualidade (QIP) é criar um sistema de monitoramento da adesão às métricas de qualidade implementadas.

Estudos como o California Coronary Artery Bypass Graft Outcomes Reporting Program[18] indicam que o "processo de atendimento" pode superar o volume cirúrgico como determinante de desfechos em cirurgia cardíaca. Essa premissa foi corroborada pelo programa de revitalização da cirurgia cardíaca da University of Maryland Capital Region Health, que utilizou princípios estruturais, processuais e de resultados para transformar um programa sabidamente disfuncional.[19]

Estabelecido em 1989 como uma iniciativa de melhoria da qualidade entre cirurgiões cardiotorácicos, o banco de dados da Society of Thoracic Surgeons

(STS) é usado para coletar dados sobre conformidade com métricas de qualidade e processo para monitorar resultados clínicos de procedimentos comuns de cirurgia cardíaca. Em resposta a esse ambiente em mudança, o conceito de atendimento "orientado por valor" ganhou força recentemente. Valor é definido como a qualidade do atendimento ao paciente e serviço dividido pelo custo total do atendimento. Nesse modelo, se a qualidade e os resultados clínicos permanecerem estáveis, o valor aumenta à medida que os custos diminuem.

Um estudo foi projetado para determinar o efeito sobre o valor de alcançar cuidados pós-operatórios "perfeitos" em pacientes submetidos à cirurgia de revascularização miocárdica. Neste estudo, o "cuidado perfeito" foi estritamente definido como a adesão às 10 métricas de qualidade.[20] Protocolos clínicos foram desenhados para aumentar a adesão a essas métricas e foi evidenciada uma redução significativa dos custos. Esse estudo fornece evidências da eficácia de uma abordagem sistemática para definir, medir e modular os *drivers* de valor para pacientes de cirurgia cardiovascular.

RELATÓRIO DE EVENTOS ADVERSOS E QUASE-ERROS

Ao falar com os pacientes, prometemos fornecer atendimento excelente e evitar danos. No entanto, lapsos em protocolos e condições latentes podem causar eventos adversos, nem sempre atribuíveis a erros. Diferenciar eventos evitáveis de não evitáveis é crucial para entender nosso cenário e criar ciclos de melhoria na segurança do paciente. Estudos indicam que dois terços dos eventos adversos cirúrgicos ocorrem em pacientes internados, sendo a metade deles evitáveis. Nas cirurgias cardíacas, a incidência de eventos adversos é de 12,3%, um risco maior em relação a outros tipos de cirurgia.[21]

Fatores sistêmicos, incluindo falhas de equipamento, comunicação e planejamento, contribuem para erros no ambiente cirúrgico. A análise de quase-erros é essencial, pois comportamentos de risco podem desencadear eventos catastróficos. Um estudo prospectivo identificou 1.627 eventos adversos em 464 operações cardíacas, sendo 32% considerados graves, destacando a importância da discussão e do aprendizado.[22]

Sistemas de relatórios de incidentes e análises de causa-raiz, como o Phases of Care Mortality Analysis (POCMA),[23] são ferramentas fundamentais para detectar e corrigir condições inseguras. Uma cultura de transparência e segurança permite o aprendizado organizacional e mitiga danos futuros. O Modelo do Queijo Suíço ilustra como falhas latentes podem se alinhar e causar eventos adversos.

É importante entender que a responsabilidade pela segurança não recai apenas sobre um indivíduo, mas também sobre o sistema como um todo. Uma abordagem integrada, que priorize o gerenciamento de erros em vez da culpabilização, promove melhorias contínuas e protege pacientes e profissionais. Adotar uma cultura de aprendizado e colaboração é essencial para criar cenários seguros e eficazes.

MÉTRICAS QUE IMPACTAM NA SEGURANÇA HOSPITALAR

Com o avanço da medicina cardiovascular, o Instituto do Coração (InCor) adotou uma abordagem pioneira ao criar, sob a liderança do professor Fábio Jatene, a Unidade Cirúrgica de Qualidade e Segurança do Paciente cirúrgico (UCQSP). Essa unidade cirúrgica promove a cultura da segurança por meio de transparência, padronização das práticas, trabalho em equipe e monitoramento contínuo de desempenho. Para estruturar essas ações, foi implementado o Programa de Melhoria Contínua da Qualidade (PMCQ), que incluiu medidas como metas anuais de resultados, apresentações públicas de dados, adesão ao *checklist* cirúrgico e análise de causa-raiz. Também foram criadas métricas específicas para as áreas envolvidas, assim como a implementação de linhas de pesquisa e a participação em bancos de dados multicêntricos.[1,2]

Um aspecto fundamental de um PMCQ é a abordagem à falha de resgate,[24] o que mostra a capacidade da equipe de identificar e gerenciar complicações graves antes que levem ao óbito. Esse indicador vai além da medição da mortalidade, pois reflete a eficiência dos processos intra-hospitalares e da capacidade de resposta das equipes hospitalares.

A análise histórica do InCor revelou que, enquanto a gravidade dos pacientes aumentava, a redução da mortalidade cirúrgica se manteve constante, chegando a conquistar patamares internacionais.[25] Assim, o uso de escores de risco, como EuroSCORE, STS e o modelo próprio InsCor,[7] foi crucial para ajustar expectativas e planejar estratégias personalizadas no cuidado dos pacientes.

A consolidação de um PMCQ no cenário latino-americano mostrou que a combinação de uma cultura organizacional junto ao aprendizado contínuo guiado por dados é capaz de transformar o panorama da segurança em cirurgia cardiovascular. Esses esforços, aliados ao foco na redução da falha de resgate, destacam a importância de otimizar e monitorar processos para a geração de resultados progressivos e sustentáveis.

ANÁLISE DE CAUSA-RAIZ E DOS FATORES CONTRIBUINTES

As taxas de mortalidade decorrente de cirurgia cardíaca vêm diminuindo em todo o mundo, no entanto, mortes evitáveis ainda ocorrem em pacientes de baixo risco.[23] Os métodos tradicionais de análise de resultados de cirurgias cardíacas se concentram no ajuste das taxas de mortalidade, sem analisar objetivamente as causas-raiz dos problemas; portanto, os fatores não cirúrgicos perdem significância e frequentemente são desconhecidos e pouco explorados.

Por outro lado, a avaliação clássica de morbidade e mortalidade não avalia o impacto do cuidado multidisciplinar na abordagem sistemática. Na indústria da aviação, avaliar o evento seminal e os fatores que contribuem para resultados ruins é importante para um ciclo de melhoria contínua da qualidade. Assim, o surgimento do POCMA para avaliação da mortalidade perioperatória em cirurgia cardíaca permitiu a introdução de um método racional e objetivo.

Em 2012, uma equipe da Michigan Society of Thoracic and Cardiovascular Surgeons (MSTCVS) desenvolveu uma nova abordagem estruturada para a revisão da mortalidade, a POCMA,[6] que rapidamente foi adotada pelos principais centros do mundo. Utilizando esse instrumento, apenas um terço das mortes em cirurgia cardíaca está relacionado a problemas cirúrgicos específicos, independentemente do risco do paciente. Portanto, a maioria dos eventos seminais está alocada fora do ambiente cirúrgico.

Na aviação, a causa de um acidente começa com um evento seminal que está sempre associado a outros fatores contribuintes; assim, uma cascata de fatores é alinhada em um processo aleatório que influencia o resultado. Um sistema tão complexo e dinâmico quanto a aviação civil se assemelha ao sistema de saúde porque seus resultados podem ser afetados por múltiplos fatores sequenciais. Assim, para identificar a causa-raiz das mortes após cirurgia cardíaca, métodos objetivos e uma avaliação estruturada são essenciais para uma análise rigorosa, aplicação de estratégias direcionadas e melhoria contínua dos resultados. Nesse aspecto, os cirurgiões cardíacos têm sido pioneiros na análise sistemática de dados relacionados à melhoria contínua dos resultados.

Para uma análise fidedigna da causa-raiz e dos fatores contribuintes, é importante contar com um banco de dados robusto, que tenha completude de dados e que seja auditado periodicamente. O uso de ferramentas como escores de risco é essencial para planejar estratégias que vão além de um cuidado padronizado, trazendo intervenções para cada paciente de acordo com suas particularidades (idade, comorbidade, complexidade do procedimento e outros).

DESFECHOS REPORTADOS PELOS PACIENTES (PROM/PREM)

Atualmente há uma ênfase significativa na incorporação de avaliações relacionadas à qualidade de vida, como medida de resultados reportados pelo paciente (denominado PROM, do inglês *patient-reported outcome measures*) e medidas de experiência relatadas pelo paciente (PREM, do inglês *patient-reported experience measures*) ao avaliar a qualidade das intervenções, de forma a garantir que integrem a perspectiva de todas as partes envolvidas no processo, O uso padronizado de PROM e PREM na prática clínica permite a medição quantitativa e a melhoria contínua dos resultados de saúde na cirurgia, ao mesmo tempo que promove cuidados de saúde centrados no paciente, entregando valor em saúde.

PROM se refere ao estado de saúde autorrelatado pelos pacientes, refletindo o impacto da intervenção neles, enquanto PREM se refere às experiências com relação a suas interações com o sistema de saúde e à qualidade do atendimento fornecido. Ambas podem ser avaliadas por diversos tipos de instrumentos, como SF-36, HADS, Hospital Consumer Assessment of Healthcare Providers and Systems (HCAHPS), EQ-5D-5L e outros.

Com os dados obtidos de PROM e PREM, os gestores têm a oportunidade de avaliar relatórios mais concretos para melhorar a assistência e o atendimento aos pacientes e familiares, além de agregar mais valor à instituição de saúde, uma vez que possibilitam identificar as falhas que afetam a qualidade do serviço e guiam a implementação de melhorias, por estarem correlacionados à medicina baseada em valor.

CONCEITO ERAS E SEU IMPACTO NA SEGURANÇA DOS PACIENTES

Cinquenta anos atrás, Donabedian descreveu a tríade de estrutura, processo e resultado em relação à qualidade na assistência médica. Estrutura estaria relacionada a infraestrutura hospitalar, equipamentos, qualificações da equipe e da estrutura administrativa, gestão dos programas, banco de dados e organização fiscal. Processo foi definido como todos os aspectos da interação da estrutura com o paciente durante um episódio de assistência. Resultado seriam todos os itens relacionados com a saúde do paciente em curto e longo prazo.

Sempre se acreditou que centros com maior volume teriam melhores resultados por já possuírem uma estrutura organizada, equipe multiprofissional altamente capacitada e treinada e pessoal auxiliar que permitiria um atendimento mais abrangente. No entanto, as evidências mostram que o volume não é tão importante quanto os "processos de atendimento" na determinação dos resultados, e que fatores sistêmicos podem ser mais importantes na determinação de resultados do que o volume e a experiência individuais do cirurgião (Figura 4).

Assim, protocolos de otimização perioperatória baseados na filosofia do Enhanced Recovery After Surgery (ERAS) e que se concentram na melhoria dos processos conseguem uma redução de 30 a 40% no número de complicações, encurtando o tempo de recuperação e economizando custos para as fontes pagadoras.[26-28] Novos dados também sugerem benefícios relativos à sobrevivência.[29]

As diretrizes do ERAS são baseadas nas melhores evidências para uma rápida recuperação dos pacientes. Esses protocolos são aplicados em um pacote de medidas e sua implementação já está causando um enorme impacto na qualidade dos cuidados e na segurança dos pacientes submetidos a cirurgias cardíacas.

CULTURA JUSTA E CULTURA DO APRENDIZADO

A cultura justa e do aprendizado é um alicerce indispensável para promover qualidade assistencial e segurança do paciente em instituições de saúde. Em um ambiente complexo, como o hospital, onde erros podem ocorrer em decorrência da interação de múltiplos fatores humanos e sistêmicos, a abordagem punitiva mostra-se ineficaz e contraproducente ao ciclo virtuoso de melhorias no cenário. Uma cultura justa, por outro lado, reconhece que a maioria dos erros não resulta de negligência individual, mas de falhas em processos ou sistemas organizacionais. Essa abordagem cria um ambiente onde os profissionais se sentem seguros para relatar erros, quase-erros e incidentes sem receio relacionado a represálias, permitindo que a instituição aprenda e continue evoluindo

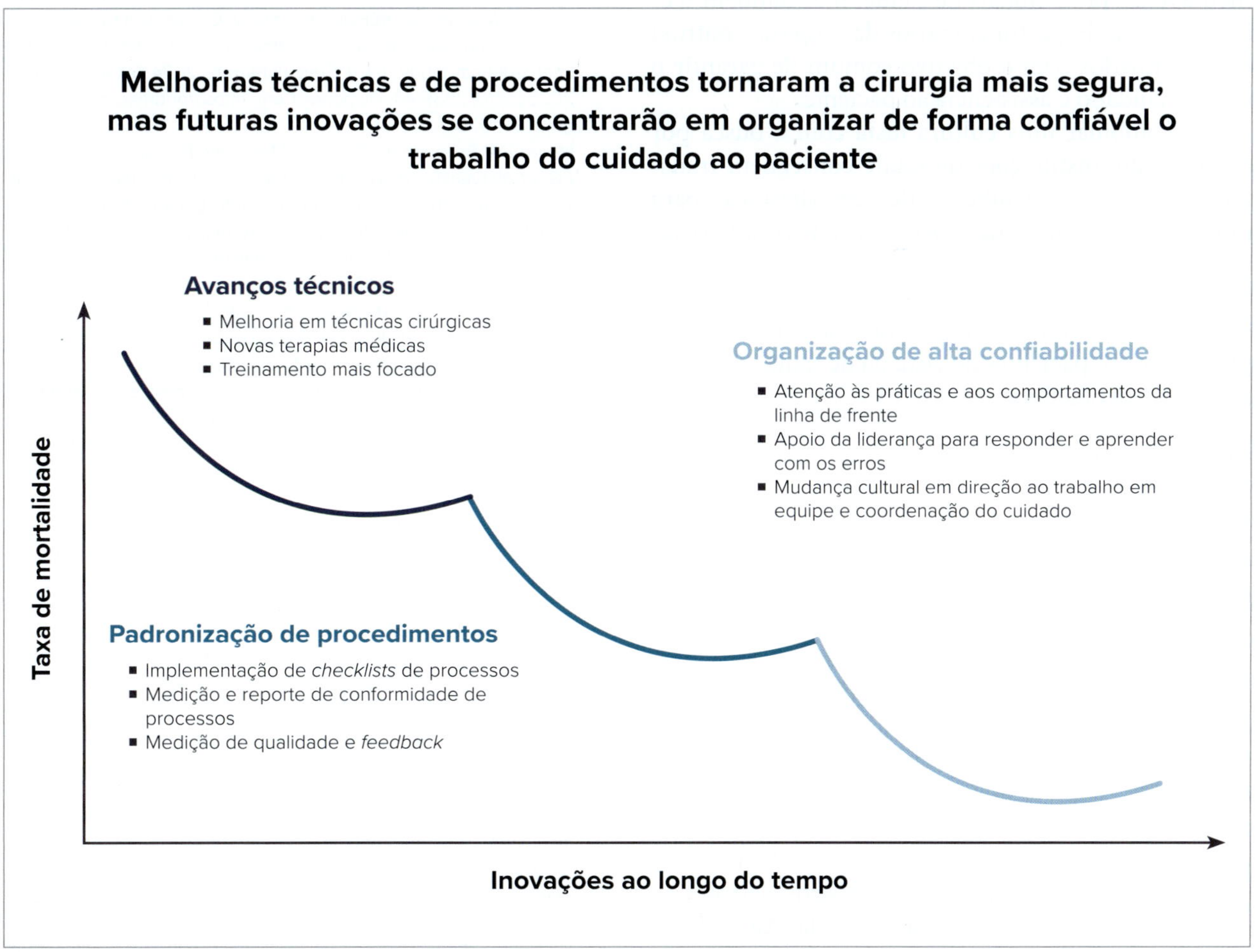

FIGURA 4.
Três ondas de inovação em segurança do paciente.

no que tange à cultura de qualidade e à segurança do paciente e dos profissionais.

O foco na cultura justa não é buscar o culpado pelos problemas, mas identificar e buscar métodos de corrigir e mitigar fragilidades do sistema que contribuíram para o incidente em questão. Essa abordagem é realizada por meio de ferramentas que avaliam causa-raiz, auditoria de processos, reuniões multidisciplinares e escuta ativa da equipe gestora, estimulando a interação coletiva de forma transdisciplinar. A abordagem de cultura justa estimula uma mentalidade de melhoria contínua, na qual cada incidente relatado é visto como uma oportunidade de aprendizado.

A cultura do aprendizado, por sua vez, vai além de lidar com erros; ela enfatiza a necessidade de criar e atualizar práticas baseadas em evidências, promoção de treinamentos e incentivo à troca aberta de informações entre profissionais que atuam no ecossistema hospitalar. Hospitais que adotam esses princípios tendem a reduzir eventos adversos, mas também criam um ecossistema de trabalho mais colaborativo e confiável, em que todos os níveis hierárquicos e profissionais (não apenas profissionais de saúde, mas também técnicos de tecnologia, funcionários da limpeza e outros) estão alinhados com o objetivo comum de garantir o melhor cuidado e assistência ao paciente.

Ao combinar uma cultura justa com a busca por aprendizado, instituições de saúde conseguem transformar incidentes e dificuldades em alavancas para inovações e melhorias de processos, construindo sistemas resilientes, seguros e centrados no paciente. Dessa forma, não apenas se promove a melhoria dos desfechos clínicos, mas também reforça a confiança dos profissionais e pacientes no sistema de saúde de forma amigável e acolhedora.

PERSPECTIVAS

A inteligência artificial (IA) tem ampliado sua aplicação na cirurgia cardíaca, especialmente em três áreas principais: predição de risco, exames de imagem e realidade aumentada em sala cirúrgica. Estudos demonstram que escores baseados em aprendizado de máquina frequentemente superam os modelos tradicionais, conseguindo maior precisão e uma abordagem mais segura e efetiva para a melhoria da qualidade assistencial.[30,31]

Embora promissores, os escores de risco baseados em IA ainda enfrentam desafios, como a integração de dados automatizados a partir dos registros eletrônicos, o que inviabiliza seu uso em larga escala. Além disso, a transparência dos algoritmos e a validação interna e externa dos modelos são fundamentais para garantir segurança e confiabilidade na prática clínica. Variáveis mal selecionadas ou manipulação indevida dos dados podem comprometer os resultados e a confiança nas ferramentas.

A colaboração entre profissionais de saúde, engenheiros e cientistas de dados é essencial para o desenvolvimento e a implementação de algoritmos robustos. Barreiras como alto custo, armazenamento seguro de dados, Lei Geral de Proteção de Dados e controle de acesso precisam ser superadas. Entretanto, os benefícios potenciais incluem melhorias nos desfechos clínicos, redução da mortalidade e gestão efetiva dos custos, com base no risco individual dos pacientes.

Com avanços contínuos, a IA tem o potencial de revolucionar a cirurgia cardíaca, promovendo uma abordagem mais precisa, segura e eficiente. Uma validação rigorosa dos modelos de predição, assim como a educação das equipes multiprofissionais, pode acelerar sua adoção e ter um impacto positivo na qualidade assistencial.

REFERÊNCIAS

1. Mejia OAV, Borgomoni GB, de Freitas FL, Furlán LS, Orlandi BMM, Tiveron MG, et al.; REPLICCAR Study Group. Data-driven coaching to improve statewide outcomes in CABG: before and after interventional study. Int J Surg [Internet]. 2024 [citado 20 mar. 2025];5(110):2535-44. Disponível em: https://pubmed.ncbi.nlm.nih.gov/38349204/.
2. Mejia OAV, Borgomoni GB, Dallan LRP, Mioto BM, Accorsi TAD, Lima EG, et al. Quality improvement program in Latin America decreases mortality after cardiac surgery: a before-after intervention study. Int J Surg [Internet]. 2022 [citado 20 mar. 2025];106(106931):1-8. Disponível em: https://pubmed.ncbi.nlm.nih.gov/36126857/.
3. Sanchez JA, Ferdinand FD, Fann JI. Patient safety science in cardiothoracic surgery: an overview. Ann Thorac Surg. 2016;101(2):426-33.
4. Sundt TM, Brown JP, Uhlig PN. Focus on patient safety: Good news for the practicing surgeon. Ann Thorac Surg. 2005;79:11-5.
5. Rasmussen J. Skills, rules, and knowledge; signals, signs, and symbols, and other distinctions in human performance models. IEEE Trans Syst Man Cybern. 1983;13:257-66.
6. Reason J. Human error [Internet]. Cambridge: Cambridge University Press; 1990 [citado 02 mar. 2025]. Disponível em: https://www.cambridge.org/core/product/identifier/9781139062367/type/book.
7. Mejía OAV, Lisboa LAF, Puig LB, Moreira LFP, Dallan LAO, Pomerantzeff PMA, et al. InsCor: a simple and accurate method for risk assessment in heart surgery. Arq Bras Cardiol. 2013;100(3):246-53.
8. France DJ, Leming-Lee S, Jackson T, Feistritzer NR, Higgins MS. An observational analysis of surgical team compliance with perioperative safety practices after crew resource management training. Am J Surg. 2008;195(4):546-53.
9. Clancy CM, Tornberg DN. TeamSTEPPS: assuring optimal teamwork in clinical settings. Am J Med Qual. 2007;22:214-7.
10. Bognár A, Barach P, Johnson JK, Duncan RC, Birnbach D, Woods D, et al. Errors and the burden of errors: attitudes, perceptions, and the culture of safety in pediatric cardiac surgical teams. Ann Thorac Surg. 2008;85(4):1374-81.
11. Wadhera RK, Parker SH, Burkhart HM, Greason KL, Neal JR, Levenick KM, et al. Is the "sterile cockpit" concept applicable to cardiovascular surgery critical intervals or critical events? The impact of protocol-driven communication during cardiopulmonary bypass. J Thorac Cardiovasc Surg. 2010;139(2):312-9.

12. Weiser TG, Regenbogen SE, Thompson KD, Haynes AB, Lipsitz SR, Berry WR, et al. An estimation of the global volume of surgery: a modelling strategy based on available data. Lancet. 2008;372:139.
13. Haynes AB, Weiser TG, Berry WR, Lipsitz SR, Breizat AHS, Dellinger EP, et al. A surgical safety checklist to reduce morbidity and mortality in a global population. N Engl J Med. 2009;360(5):491-9.
14. Mejia OAV, de Mendonça FCC, Sampaio LABN, Galas FRBG, Pontes MF, Caneo LF, et al. Adherence to the cardiac surgery checklist decreased mortality at a teaching hospital: a retrospective cohort study. Clinics. 2022;77.
15. De Vries EN, Hollmann MW, Smorenburg SM, Gouma DJ, Boermeester MA. Development and validation of the surgical PAtient Safety System (SURPASS) Checklist. Qual Saf Health Care. 2009;18(2):121-6.
16. Osnabrugge RL, Kappetein AP, Head SJ, Kolh P. Doing better in more complex patients: leading the way for QUIP. Eur J Cardiothorac Surg. 2016;49(2):397-8.
17. Kurlansky PA, Argenziano M, Dunton R, Lancey R, Nast E, Stewart A, et al. Quality, not volume, determines outcome of coronary artery bypass surgery in a university-based community hospital network. J Thorac Cardiovasc Surg [Internet]. 2012 [citado 20 mar. 2025];143(2):287-293.e1. Disponível em: http://dx.doi.org/10.1016/j.jtcvs.2011.10.043.
18. Carey JS, Parker JP, Brandeau C, Li Z. The "occasional open heart surgeon" revisited. J Thorac Cardiovasc Surg. 2008;135(6):1254-60.
19. Brown JM, Hajjar-Nejad MJ, Dominique G, Gillespie M, Siddiqi I, Romine H, et al. A failed cardiac surgery program in an underserved minority population county reimagined: the power of partnership. J Am Heart Assoc. 2020;9(23).
20. Glotzbach JP, Sharma V, Tonna JE, Pettit JC, McKellar SH, Eckhauser AW, et al. Value-driven cardiac surgery: Achieving "perfect care" after coronary artery bypass grafting. J Thorac Cardiovasc Surg. 2018;156(4):1436-1448.e2.
21. Martinez EA, Shore A, Colantuoni E, Herzer K, Thompson DA, Gurses AP, et al. Cardiac surgery errors: results from the UK national reporting and learning system. Int J Qual Health Care. 2011;23(2):151-8.
22. Wong DR, Vander Salm TJ, Ali IS, Agnihotri AK, Bohmer RMJ, Torchiana DF. Prospective assessment of intraoperative precursor events during cardiac surgery. Eur J Cardiothorac Surg. 2006;29(4):447-55.
23. Mejia OAV, Borgomoni GB, Lima EG, Guerreiro GP, Dallan LR, de Barros e Silva P, et al. Most deaths in low-risk cardiac surgery could be avoidable. Sci Rep [Internet]. 2021 [citado 20 mar. 2025];11(1):1-8. Disponível em: https://doi.org/10.1038/s41598-020-80175-7.
24. Kurlansky PA, O'Brien SM, Vassileva CM, Lobdell KW, Edwards FH, Jacobs JP, et al. Failure to rescue: a new Society of Thoracic Surgeons quality metric for cardiac surgery. Ann Thorac Surg [Internet]. 2021 [citado 20 mar. 2025];113(6):1935-42. Disponível em: https://doi.org/10.1016/j.athoracsur.2021.06.025.
25. Mejia OAV, Lisboa LAF, Arita ET, Brandão CM de A, Dias RR, Costa R, et al. Analysis of >100,000 cardiovascular surgeries performed at the Heart Institute and a new era of outcomes. Arq Bras Cardiol. 2020;114(4):603-12.
26. Mejia OAV, Borgomoni GB, Lasta N, Okada MY, Silva M, Gomes B, et al. Safe and effective protocol for discharge 3 days after cardiac surgery. Sci Rep [Internet]. 2021 [citado 20 mar. 2025];(11):8979. Disponível em: https://doi.org/10.1038/s41598-021-88582-0.
27. Lima MK do A, Borgomoni GB, Mejia OAV. Teams, rapid recovery protocols and technology to resume cardiac surgery in the COVID-19 era. Braz J Cardiovasc Surg. 2021;36(3):822-4.
28. Borgomoni GB, Mejia OAV, Okada M, Saruhashi N, Melro L, Sampaio MC, et al. From complexity to practical innovation in cardiac surgery: the ERACS line of care and its potential for value creation. Cancún: STS EACTS LATAM Cardiovascular Surgery Conference; 2019 [citado 20 mar. 2025]. Disponível em: https://www.researchgate.net/publication/348280636_From_Complexity_To_Practical_Innovation_In_Cardiac_Surgery_The_ERACS_Line_Of_Care_And_Its_Potential_For_Value_Creation?channel=doi&linkId=5ff6203ca6fdccdcb8372129&showFulltext=true.
29. Lambert J, Mair T, Arujunan K, Shugaba A, Uwadiae H, Livesey A, et al. The effect of the enhanced recovery programme on long-term survival following liver resection for colorectal liver metastases. Langenbecks Arch Surg. 2023;408(1):239.
30. Mejia OAV, Borgomoni GB, Zubelli JP, Dallan LRP, Pomerantzeff PMA, Oliveira MAP, et al. Validation and quality measurements for STS, EuroSCORE II and a regional risk model in Brazilian patients. Deo S, editor. PLoS One [Internet]. 2020 [citado 20 mar. 2025;15(9):e0238737. Disponível em: https://dx.plos.org/10.1371/journal.pone.0238737.
31. Mejia OAV, Antunes MJ, Goncharov M, Dallan LRP, Veronese E, Lapenna GA, et al. Predictive performance of six mortality risk scores and the development of a novel model in a prospective cohort of patients undergoing valve surgery secondary to rheumatic fever. PLoS One. 2018;13(7).

3

Medição de qualidade em cirurgia cardiovascular

Alexandre Siciliano Colafranceschi

"Qualidade" não é um departamento.

A sua organização só fará melhorias significativas e sustentáveis quando as pessoas em todos os níveis sentirem um desejo compartilhado e responsabilidade por tornar os processos e resultados melhores a cada dia."

Robert Lloyd, PhD[1]

INTRODUÇÃO

O cuidado cirúrgico cardiovascular contemporâneo é um processo complexo, que envolve técnicas e equipamentos sofisticados, profissionais da saúde com níveis variados de capacidade e pacientes de alto risco. Os cirurgiões trabalham em ambientes críticos de segurança, em que a complexidade do cuidado e os fatores de risco dos pacientes aumentam exponencialmente o potencial para danos significativos. O sistema projetado de cuidado a pacientes cirúrgicos fornece resultados que variam ao longo do tempo, independentemente de serem bem-sucedidos ou não. Como seres humanos e sistemas mal projetados são vulneráveis a erros, uma avaliação crítica de nossos sistemas de cuidado é essencial para a melhoria contínua.[2]

Os conceitos modernos de melhoria da qualidade (QI, do inglês *quality improvement*) tiveram sua origem nas medidas do controle estatístico de processo, desenvolvidas por Walter Shewhart na década de 1920. O casamento dessas técnicas com uma filosofia de gerenciamento geral de Edwards Deming, Joseph Juran e outros resultou no movimento da qualidade, conhecido por vários termos e acrônimos (TQM, *total quality management*, CQI, *continuous quality improvement* etc.). Embora tenham chegado mais tarde à área de cuidados médicos do que em outros campos, os conceitos de QI proliferaram rapidamente na área da saúde por intermédio dos esforços de Berwick[3] e outros.

A melhoria da qualidade requer o uso de dados para aprender e prever o desempenho futuro (em oposição ao que aconteceu no passado, conforme revelado pelos dados de prestação de contas – *accountability* – e pesquisa). Em relação à melhoria, é fundamental reconhecer que todo processo tem uma variação inerente que se deseja entender. A compreensão dos termos processo e variação, além de desenvolver o pensamento do processo, é fundamental para entender como melhorar alguma coisa.

Para demonstrar se as mudanças são realmente melhorias, é necessário ter a capacidade de testar mudanças e medir o impacto com sucesso. Isso é essencial para qualquer área que queira melhorar continuamente a qualidade e a segurança ofertadas.

O QUE É MENSURAÇÃO PARA MELHORIA?

O modelo de melhoria fornece uma estrutura em torno da qual se organizam as atividades de melhoria para garantir a melhor chance de atingir seus objetivos e uma adoção mais ampla de ideias. O modelo é baseado em três questões principais, usadas em conjunto com testes em pequena escala (Figura 1).

Este capítulo centra-se na medição, que é fundamental para responder à segunda questão ("Como saberemos que uma mudança é uma melhoria?"), mas todas as partes do modelo estão inextricavelmente ligadas.

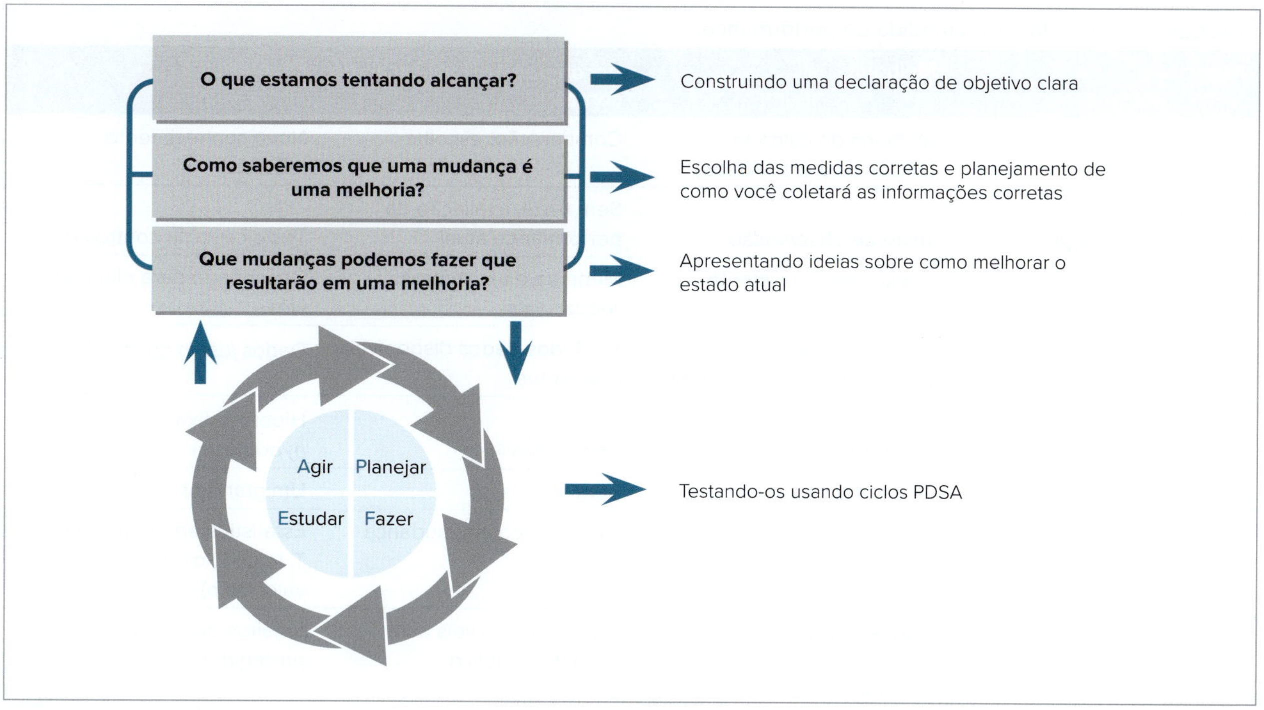

FIGURA 1.
Modelo para melhoria.
Fonte: adaptada de NHS Institute for Innovation and Improvement, 2017.[4]

MEDIDA DE DADOS: AS TRÊS FACES DA MENSURAÇÃO DE PERFORMANCE

A mensuração para a melhoria da qualidade que procuramos é tão crítica quanto desafiadora. É contraproducente misturar medidas usadas para *accountability* (prestação de contas) ou comumente utilizadas em pesquisa com medidas utilizadas em processos de melhoria de qualidade.

Os profissionais de saúde, em geral, e os médicos, em particular, estão familiarizados com a mesuração para pesquisa em larga escala, com uma hipótese fixa para reduzir variações indesejadas. Os gestores de serviços de saúde e aqueles em funções mais estratégicas, por outro lado, podem estar mais familiarizados com a medição para julgamento como uma forma de compreender um nível de desempenho. Medir para melhorar, entretanto, é diferente. O conceito de testes sequenciais significa que é preciso haver disposição para realizar testes com frequência que mudem a hipótese (conforme você aprende mais com cada teste) e uma aceitação de dados "apenas suficientes", trabalhando com dados e informações que são "bons o suficiente" em vez de perfeitos. A medição para melhoria não busca provar ou refutar se as intervenções clínicas funcionam – procura responder à pergunta "Como fazemos isso funcionar por aqui?" (Tabela 1).

Medição para pesquisa

Embora objetivos e métodos de medição para pesquisa sejam diferentes da medição para melhoria de qualidade em muitos aspectos, sua familiaridade com os médicos gera um problema para medição na melhoria do cuidado em saúde. A medição para pesquisa é normalmente muito lenta, muito cara e muito elaborada para seu uso imediato ser útil em processos de melhoria de qualidade.

Medição para prestação de contas (*accountability*)

Dados para prestação de contas, que são dados sobre resultados, geralmente não esclarecem como os resultados foram alcançados ou como os processos podem ser alterados para melhorá-los. As medidas selecionadas para a responsabilização (*accountability*) serão as medidas que importam para partes externas, por exemplo, dados de resultados sobre taxas de complicações ou custos de cuidados.

Medição no processo de melhoria

Existem pelo menos três etapas na melhoria do processo em que a medição provavelmente será importante:

TABELA 1 As três faces da medida de performance.

Aspecto	Melhoria	*Accountability* (prestação de contas)	Pesquisa
Objetivo	Melhoria do cuidado (eficiência e efetividade)	Comparacão, escolha	Novo conhecimento (eficácia)
Método: Teste de observação	Teste de observacão	Sem teste, avaliação da performance atual	Teste cego ou controlado
Viés	Aceita viés consistente	Mensura e ajusta para reduzir viés	Desenhado para eliminar viés
Dados	"Dados suficientes", pequenos dados amostrais	100% dos dados disponíveis relevantes	Dados *just in case*
Flexibilidade da hipótese	Muda conforme o aprendizado	Sem hipótese	Hipótese fixa (*null hypothesis*)
Estratégia de teste	Testes sequenciais	Sem teste	Um grande teste
Determinação se a mudança é uma melhoria	Estatística analítica (controle de processo estatístico) – *run & control charts*	Não há foco em mudança	Estatística enumerativa (teste T, teste F, qui-quadrado, valor de p)
Confidencialidade dos dados	Dados usados apenas para os envolvidos com a mudança	Dados disponíveis para consumo público	Sujeitos de pesquisa estão protegidos

Fonte: adaptada de Solberg et al., 1997.[5]

ao identificar problemas ou oportunidades de melhoria; quando se deseja obter medidas de linha de base; e depois que um novo processo foi implementado.

DIFERENTES TIPOS DE MEDIDAS

Pode ser útil quando você seleciona uma série de medidas para verificar que tipo de questão elas abordam. Elas dizem respeito ao que aconteceu com o paciente? Ou se referem a algo sobre o processo de cuidado? Saber que você selecionou todos de um tipo pode fazer com que você pense novamente sobre suas seleções. Os três tipos que usamos no trabalho de melhoria são chamados de medidas de resultado, processo e equilíbrio.

Medidas de resultado

Refletem o impacto no paciente e mostram o resultado do seu trabalho de melhoria. Um exemplo na área de segurança seria o número de casos de infecção de sítio cirúrgico.

Medidas de processo

Refletem a forma como seus sistemas e processos funcionam para entregar o resultado desejado. Exemplos na área de segurança seriam a porcentagem de adesão à lavagem das mãos ou a porcentgem de pacientes que receberam antibióticos profiláticos na hora certa.

Medidas de equilíbrio

Refletem o que pode estar acontecendo em outros pontos do sistema como resultado da mudança. Esse impacto pode ser positivo ou negativo. Por exemplo, se você quiser saber o que está acontecendo com sua taxa de readmissão pós-operatória. Se aumentou, você pode querer questionar se, no geral, você tem razão em continuar com as mudanças ou não. Ouvir os céticos pode por vezes alertar para medidas de equilíbrio relevantes. Quando apresentadas a mudanças, as pessoas podem dizer coisas como "se você mudar isso, isso afetará aquilo". Apreender o "isso" pode levar a uma medida de equilíbrio útil.

COMO MEDIR MELHORIAS?

1. **Reveja seu processo de cuidado e o estruture:** só é possível melhorar o que está padronizado (Figura 2).
2. **Defina a população de seu projeto de melhoria, o racional teórico e seu objetivo:** a declaração de objetivo deve ser clara, específica, numérica e mensurável, devendo declarar "Quanto" e "Até quando".

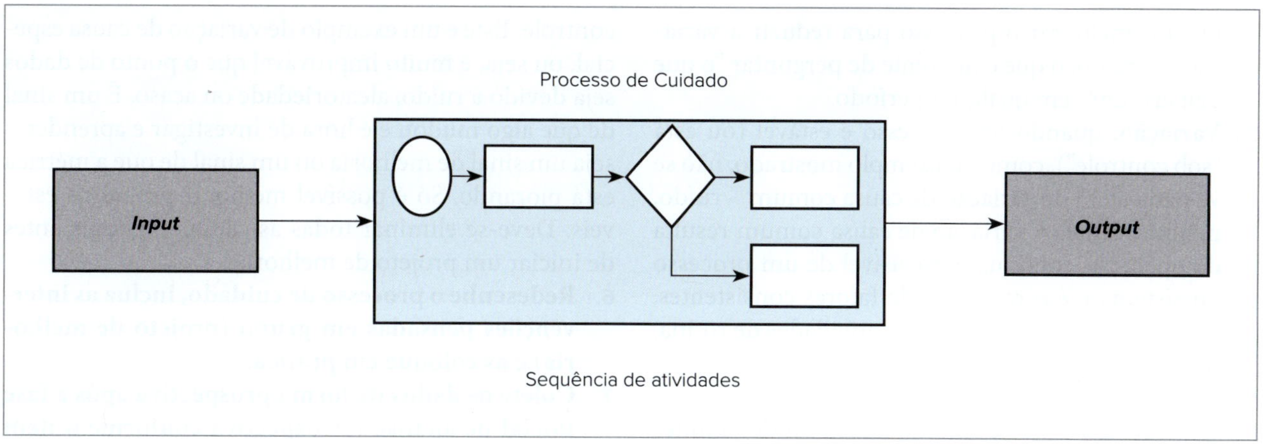

FIGURA 2.
Exemplo esquemático de um processo de cuidado.

- Exemplo: o Hospital A vai reduzir o tempo de permanência hospitalar após cirurgia de revascularização do miocárdio de 10 para 8 dias ao final de seis meses.

3. **Escolha suas medidas e reveja o *benchmark* da literatura:** a Tabela 2 traz um exemplo de um sistema para mensuração para melhoria. A definição operacional de cada medida é fundamental.
4. **Quais são as barreiras para que a melhoria aconteça?**

- Use ferramentas como o gráfico "espinha de peixe" junto com o time focado no projeto de melhoria para definir as áreas para a intervenção.

5. **Colete seus dados de linha de base antes de implementar a mudança (Figura 3).**

- Os limites de controle são calculados a partir da variação da linha de base do processo e nos mostram qual é a variação típica ou de "causa comum". Esses limites são calculados para ajudar, juntamente com algumas regras simples, a distinguir entre "sinal" e "ruído". Novamente, estes são calculados, fazem parte da "voz do processo" e não se pode escolher quais são os limites. Caso não se goste dos limites de controle ou ache que eles são muito amplos, é

TABELA 2 Sistema para mensuração para melhoria.

Conceito	Definição operacional	Resultado	Processo	Equilíbrio
Tempo de permanência hospitalar	Média de dias de internação de pacientes incluídos no projeto de melhoria.	✓		
Educação do time assistencial	Perecentual do time assistencial treinado no protocolo de pós-operatório e no redesenho do processo de cuidado		✓	
Readmissão em 30 dias	Taxa de readmissão por qualquer causa em 30 dias após a alta hospitalar			✓

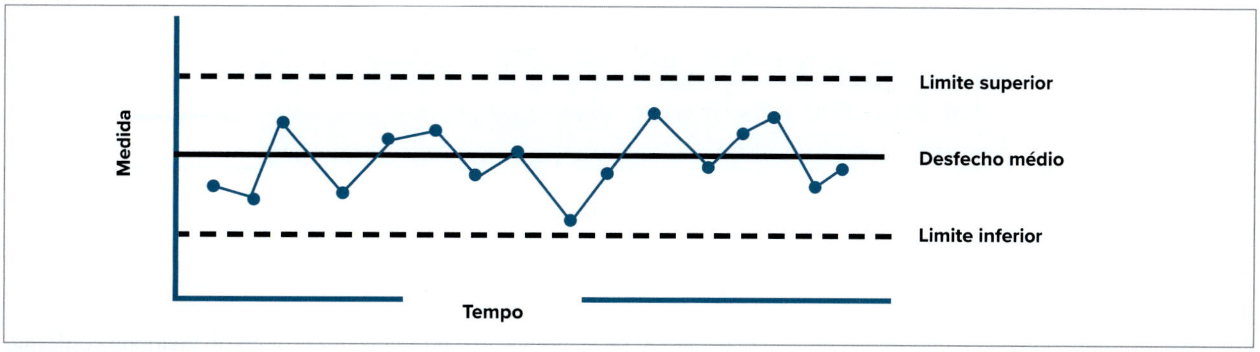

FIGURA 3.
Controle estatístico de processo.

preciso melhorar o processo para reduzir a variação e o ruído, o que é diferente de perguntar "o que deu errado?" em qualquer período.

5.1 **Variação:** quando um processo é estável (ou está "sob controle"), como no exemplo mostrado, não se vê nada além de variação de causa comum – ruído, nenhum sinal. A variação de causa comum resulta da operação contínua e previsível de um processo ou sistema e é o resultado de fatores consistentes, incluindo projeto do processo, atividades de rotina, materiais e outros fatores.

Quando um único ponto de dados sai dos limites de controle, algo inesperado aconteceu ao processo. Algo incomum fez com que o processo ficasse fora de controle. Este é um exemplo de variação de causa especial, ou seja, é muito improvável que o ponto de dados seja devido a ruído, aleatoriedade ou acaso. É um sinal de que algo mudou e é hora de investigar e aprender – seja um sinal de melhoria ou um sinal de que a métrica está piorando. Só é possível melhorar processos estáveis. Deve-se eliminar todas as causas especiais antes de iniciar um projeto de melhoria.

6. **Redesenhe o processo de cuidado, inclua as intervenções pensadas em grupo (projeto de melhoria) e as coloque em prática.**
7. **Colete os dados de forma prospectiva após a fase inicial de análise retrospectiva conforme o item 5 (Figura 4).**

Fases	2021	2022	2023	Jan-jul 2024	Ago 2024	Set 2024	Out 2024	Nov 2024	Dez 2024	Jan 2025	Fev 2025	Mar 2025
Fase 0	Fase 0 – dado histórico											
Intervenção					Intervenção							
Fase 1						■						
Fase 2							Fase 2 – pós-intervenção					

FIGURA 4.
Revisão retrospectiva do relatório mensal de qualidade do hospital até e durante a intervenção (Fases 0 e 1). Coleta prospectiva de dados após intervenção (Fase 2).

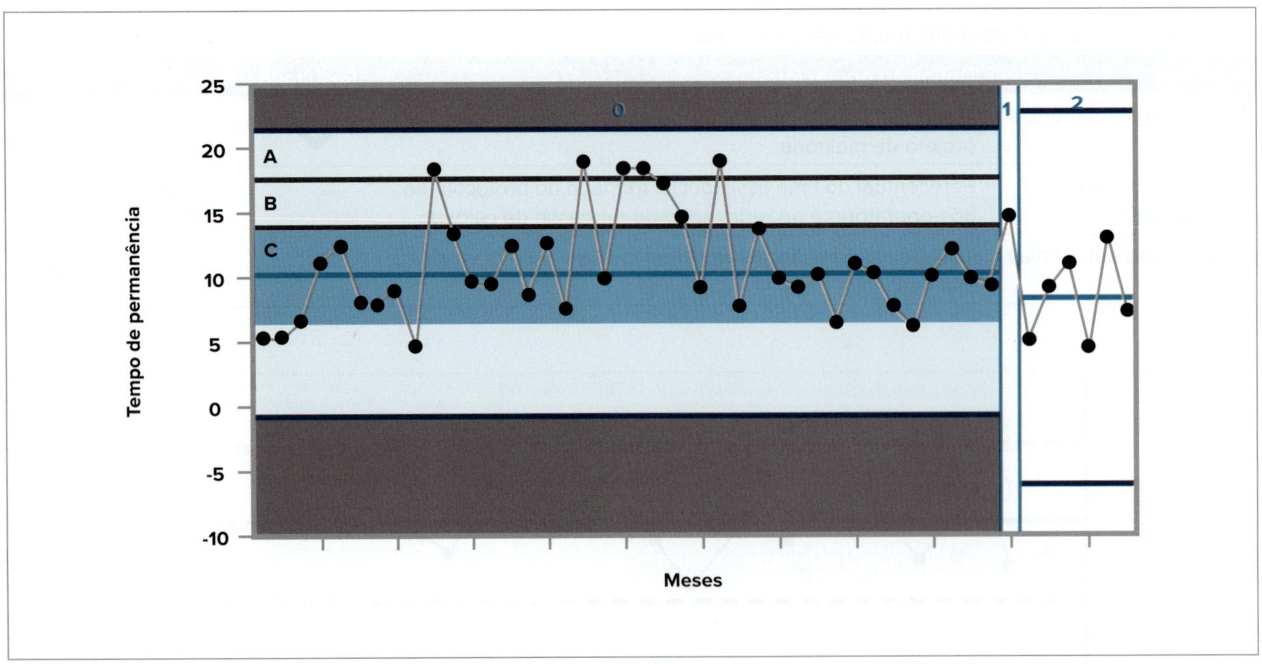

FIGURA 5.
Redução do tempo médio de internação de 10,3 dias para 8,3 dias após implementação de projeto de melhoria conforme representado pelo gráfico de controle IR. Fases 0, 1 e 2, conforme descrito no item 7.

8. **Analise seus dados para saber se a mudança na prática foi uma melhoria ou não:** incorpore-a como um novo processo de cuidado em caso afirmativo. Teste outras intervenções caso a mudança não se traduza em melhoria (Figura 5).

Retorne ao item 1 para um novo ciclo de melhoria. Assim se dá a melhoria contínua.

REFERÊNCIAS

1. Lloyd R. Quality health care: a guide to developing and using indicators. 2. ed. Burlington, Massachusetts: Jones & Bartlett Learning; 2018.
2. Colafranceschi AS. How do we know a change is an improvement? The (not so) new scientific knowledge every physician should learn, master and lead. Arq Bras Cardiol. 2020;114(4):613-5.
3. Berwick DM. Continuous improvement as an ideal in health care. N Engl J Med. 1989;320(1):53-6.
4. NHS Institute for Innovation and Improvement. The How-to guide for measurement for improvement. United Kingdom: NHS Institute for Innovation and Improvement; 2017.
5. Solberg LI, Mosser G, McDonald S. The three faces of performance measurement: improvement, accountability, and research. Jt Comm J Qual Improv. 1997;23(3):135-47.

4

Anatomia cardiovascular

Marcela da Cunha Sales
Lyvia Vyvianne de Araújo
Felipe de Almeida Rosa Pereira
Lucas Molinari Veloso da Silveira

CORAÇÃO E SUAS RELAÇÕES NO MEDIASTINO

O coração localiza-se no mediastino médio, com um formato que pode ser descrito como uma pirâmide e três faces. O eixo longo do coração possui orientação oblíqua, que vai do ombro direito à região esquerda do epigástrio; já o eixo curto tem orientação quase vertical e corresponde ao plano do sulco atrioventricular. A maior parte da massa cardíaca encontra-se à esquerda da linha média do tórax, com apenas um terço daquela à direita (Figura 1).

Os limites do coração na face anterior são definidos pelo esterno e pelas cartilagens costais da 3ª à 5ª costela. Lateralmente os limites são definidos por ambos os pulmões. Na superfície inferior, o coração encontra-se em íntimo contato com o diafragma. Já na face posterior, o coração encontra-se sobre o esôfago e região da carina traqueal e brônquios. Todas as estruturas que limitam o coração estão em contato com o pericárdio, dentro do qual o coração está contido. O pericárdio possui duas camadas: o fibroso, que corresponde à camada externa do pericárdio, o qual se funde às raízes dos grandes vasos, ao tendão central do diafragma e é fixo ao esterno por ligamentos; e o seroso, a camada interna do pericárdio que é subdividida em visceral – em íntimo contato com o coração e a porção inicial dos grandes vasos – e o pericárdio parietal – a porção mais externa.

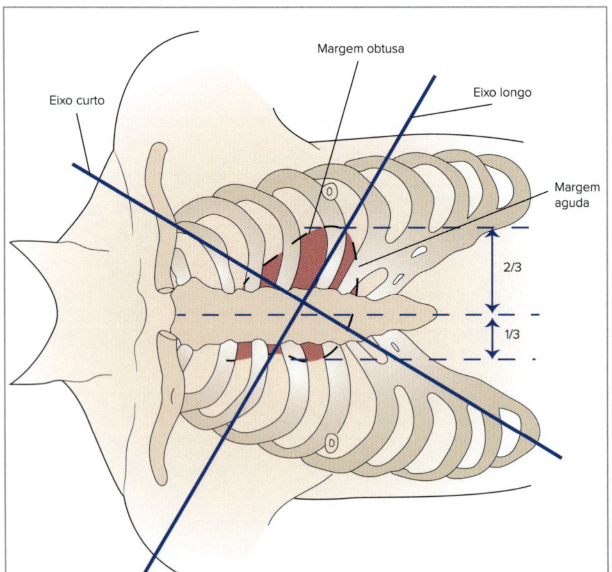

FIGURA 1.
Localização e relações espaciais do coração em relação a estruturas circundantes.

Existe, ainda, íntima relação entre estruturas nervosas e o coração. O nervo frênico, em sua porção mediastinal inicial, encontra-se posterior à artéria torácica interna, podendo estar em risco durante a dissecção dos segmentos mais próximos dessa artéria. Já no lado direito, o nervo frênico apresenta relação com a parede lateral da veia cava superior. O nervo vago adentra a cavidade torácica posterior ao nervo frênico e tem seu curso junto às artérias carótidas. Em ambos os hemitórax o nervo vago originará os nervos laríngeos recorrentes. À direita, o nervo circundará a artéria subclávia; já à esquerda o nervo vago cruzará o arco aórtico e dará origem ao nervo laríngeo recorrente, o qual circunda o ligamento arterioso.

CÂMARAS E VALVAS CARDÍACAS

O coração é um órgão muscular que possui três camadas e é dividido em quatro câmaras. A parte mais interna, que corresponde ao endocárdio, é composta por uma camada de epitélio plano simples e uma camada de tecido conjuntivo subjacente que, por sua vez, reveste as cavidades internas do coração – átrio e ventrículo, e participa da formação das válvulas cardíacas. O miocárdio é a parte média do coração, sendo composto por células musculares especializadas, os cardiomiócitos, responsáveis pela contração cardíaca. O epicárdio, a porção mais externa, é revestido por células mesoteliais e contém uma camada de tecido adiposo e conjuntivo que o conecta ao miocárdio.

Átrio direito e válvula tricúspide

Átrio direito

O átrio direito é responsável por receber o retorno venoso sistêmico através das veias cavas e o sangue proveniente da circulação coronariana através do seio coronário. Essa cavidade cardíaca é basicamente dividida em três partes: o apêndice atrial, o vestíbulo e as desembocaduras venosas. A divisão externa dessa cavidade é dada pelo apêndice atrial direito, o qual possui um formato de triângulo, e os componentes venosos sistêmicos. A junção de parte da base do apêndice atrial e dos componentes venosos é identificada pelo sulco terminal, que corresponde internamente à *crista terminalis*. A outra porção da base do apêndice está relacionada ao vestíbulo atrial.

A morfologia interna dessa cavidade apresenta em sua face parietal a presença de músculos pectíneos, provenientes do apêndice, com origem na *crista terminalis*, estendendo-se até a margem parietal da junção atrioventricular. O vestíbulo atrial é composto pelo miocárdio atrial de parede lisa, que se insere nos folhetos da válvula tricúspide, apresentando como limites dessa região a face atrial direita do septo interatrial, além da junção com o apêndice atrial. Os componentes venosos do átrio direito desembocam na região delimitada entre o sulco terminal e o sulco interatrial, recebendo o fluxo das veias cavas superior e inferior, além do seio coronário.

Outras estruturas presentes no átrio direito de importância anatômica são: o nó sinusal e o nó atrioventricular, que fazem parte do sistema de condução elétrica do coração, além do limite medial e inferior dessa cavidade, composto por septo interatrial e válvula tricúspide, respectivamente.

O nó sinusal, estrutura que possui uma forma de fuso, encontra-se no limite anterossuperior do sulco terminal, na região onde a veia cava superior se une ao apêndice atrial, localizando-se, em até 90% dos casos, na face lateral dessa junção. O suprimento sanguíneo é dado pela artéria nodal, em 55% dos casos, proveniente de ramo da artéria coronária direita, ou ramo da artéria circunflexa no restante.

O septo atrial, considerado o limite medial dessa cavidade, quando inspecionado através de uma incisão de atriotomia direita padrão, apresenta-se como uma extensa superfície septal entre a válvula tricúspide e as desembocaduras das veias cavas, composta por estruturas como a fossa oval e o orifício do seio coronário, porém o verdadeiro septo entre as câmaras atriais é limitado virtualmente à fossa oval. A *crista terminalis*, no seu limite anterossuperior, logo à frente do orifício da veia cava superior, curva-se em direção ao septo. Esta região delimita anatomicamente o bordo superior da fossa oval, também chamada de *septum secundum*, região que é uma extensa dobradura interna entre o componente venoso do átrio direito e as veias pulmonares direita. A borda anterior da fossa oval é composta por uma pequena área de tecido septal, sendo o restante parede atrial anterior que recobre a raiz da aorta. Já o limite inferior é formado pela continuidade de tecido atrial que separa os orifícios da veia cava inferior e do seio coronário, conhecida como septo sinusal. A porção septal que circunda o seio coronário é conhecida como porção muscular do septo atrioventricular, seguida pela porção membranácea do septo atrioventricular, estrutura que, juntamente com a porção membranácea do septo interatrial, formam a sustentação do anel fibroso da válvula atrioventricular direita.

Outra área de importância anatômica do átrio direito é triângulo de Koch, que apresenta como limites anatômicos: o tendão de Todaro, estrutura fibrosa formada pela junção das válvulas de Eustáquio e de Thebesius que correspondem, respectivamente, à válvula da cava inferior e à válvula do seio coronário; o folheto septal da válvula tricúspide; e o orifício do seio coronário. Essa área é ocupada pelo nó atrioventricular, assim como o restante dos componentes atriais de tecido de condução atrioventricular, com o feixe atrioventricular (de His) penetrando diretamente no ápice do triângulo antes de continuar a se ramificar no septo ventricular (Figura 2).

Válvula tricúspide

O limite inferior do átrio direito é composto pela válvula tricúspide, área de convergência do vestíbulo atrial. Seu nome deve-se à sua estrutura, com três folhetos, denominados, segundo sua localização anatômica, como septal, anterossuperior e inferior ou mural. Os folhetos se unem em três zonas de coaptação, suas extremidades periféricas compõem as comissuras, onde seus folhetos apresentam-se inseridos através de estruturas em forma de leque provenientes de músculos papilares do ventrículo direito, apresentando como resultado a movimentação valvar e o flu-

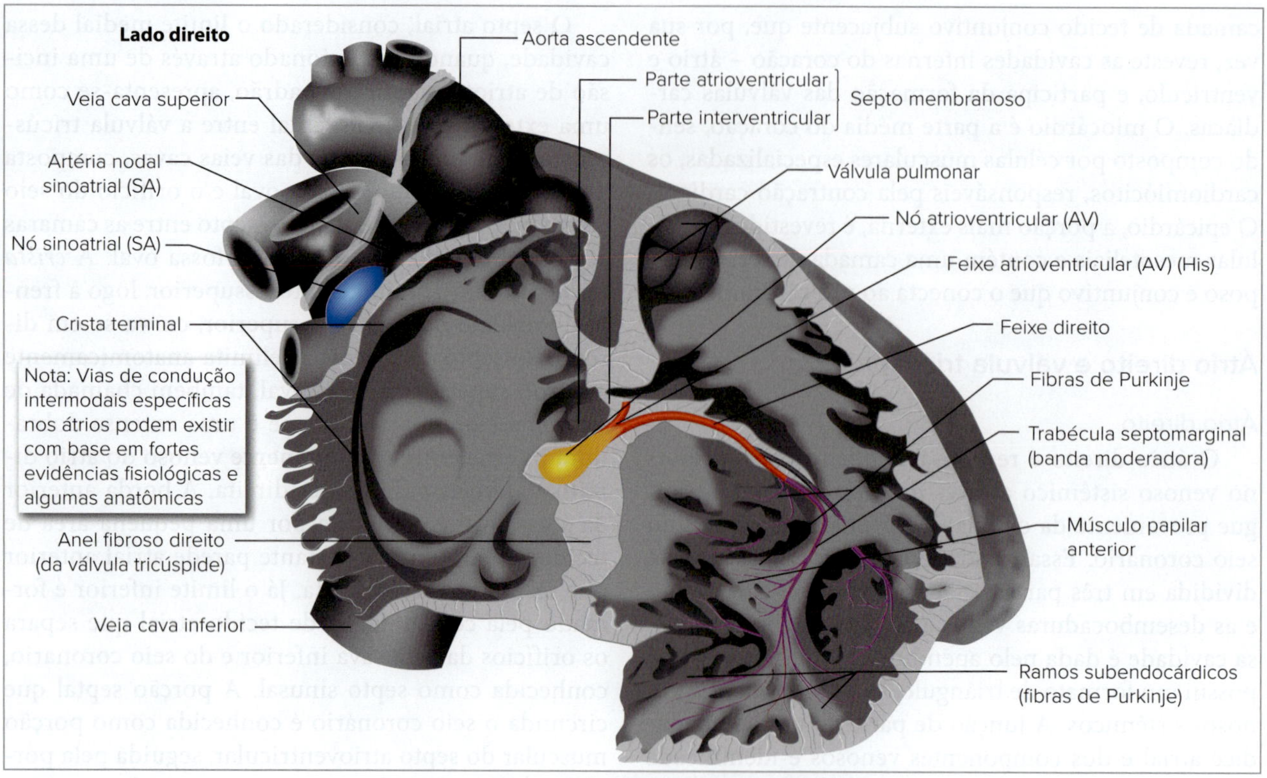

FIGURA 2.
Estruturas cardíacas de cavidades direitas em relação ao sistema de condução.

xo endocavitário adequado de acordo com a fase do ciclo cardíaco.

Os principais folhetos responsáveis pelo funcionamento adequado da válvula tricúspide são o septal e o anterossuperior, sendo provenientes da comissura anterosseptal, sustentada pelo músculo papilar septal. O músculo papilar anterior geralmente é o responsável pela sustentação da comissura anteroinferior; já na comissura inferosseptal, que está mais relacionada ao folheto inferior, é frequente que não seja identificado um músculo papilar responsável pelo seu suporte. A estrutura da válvula tricúspide não apresenta um anel de colágeno bem definido, sendo sua principal sustentação uma sobreposição do sulco atrioventricular na origem dos folhetos valvares no vestíbulo atrial, geralmente tendo toda a fixação parietal da válvula tricúspide circundada pela artéria coronária direita localizada nesse sulco, que, através de seu tecido fibrogorduroso, também delimita a separação dos miocárdios atrial e ventricular (Figura 3).

Átrio esquerdo e válvula mitral

Átrio esquerdo

A exemplo do átrio direito, o átrio esquerdo é dividido em três partes básicas: o apêndice atrial, o vestíbulo e as desembocaduras venosas. Ele é posterior e preso ao seu componente venoso, composto pelas quatro veias pulmonares, responsáveis pela drenagem pulmonar. O apêndice atrial apresenta transição sem a presença de uma crista terminal e com junção estreita ao corpo atrial, duas características que o diferenciam do átrio direito. Além disso, na cavidade esquerda, a presença de músculo pectíneo encontra-se quase que restrita ao apêndice atrial, diferindo dessa forma do lado direito. O componente venoso, que possui uma parede atrial lisa, possui uma continuidade direta com a maior parte da região do vestíbulo, o qual dá suporte e se insere diretamente no folheto mural da valva mitral.

Ao analisar as relações entre as estruturas, pode-se perceber que o pequeno colo do apêndice atrial esquerdo encontra-se à esquerda e superior – na visão do cirurgião – em relação ao orifício da valva mitral. Já o componente de retorno venoso das veias pulmonares em geral se localiza inferiormente (Figura 4).

Válvula mitral

A válvula mitral é sustentada por dois músculos papilares proeminentes localizados nas posições anterolateral e posteromedial. Possui dois folhetos: o anterior (ou aórtico), que é curto, relativamente quadrado e está fixado em aproximadamente um terço da circunferência do orifício valvar; e o posterior, fixado

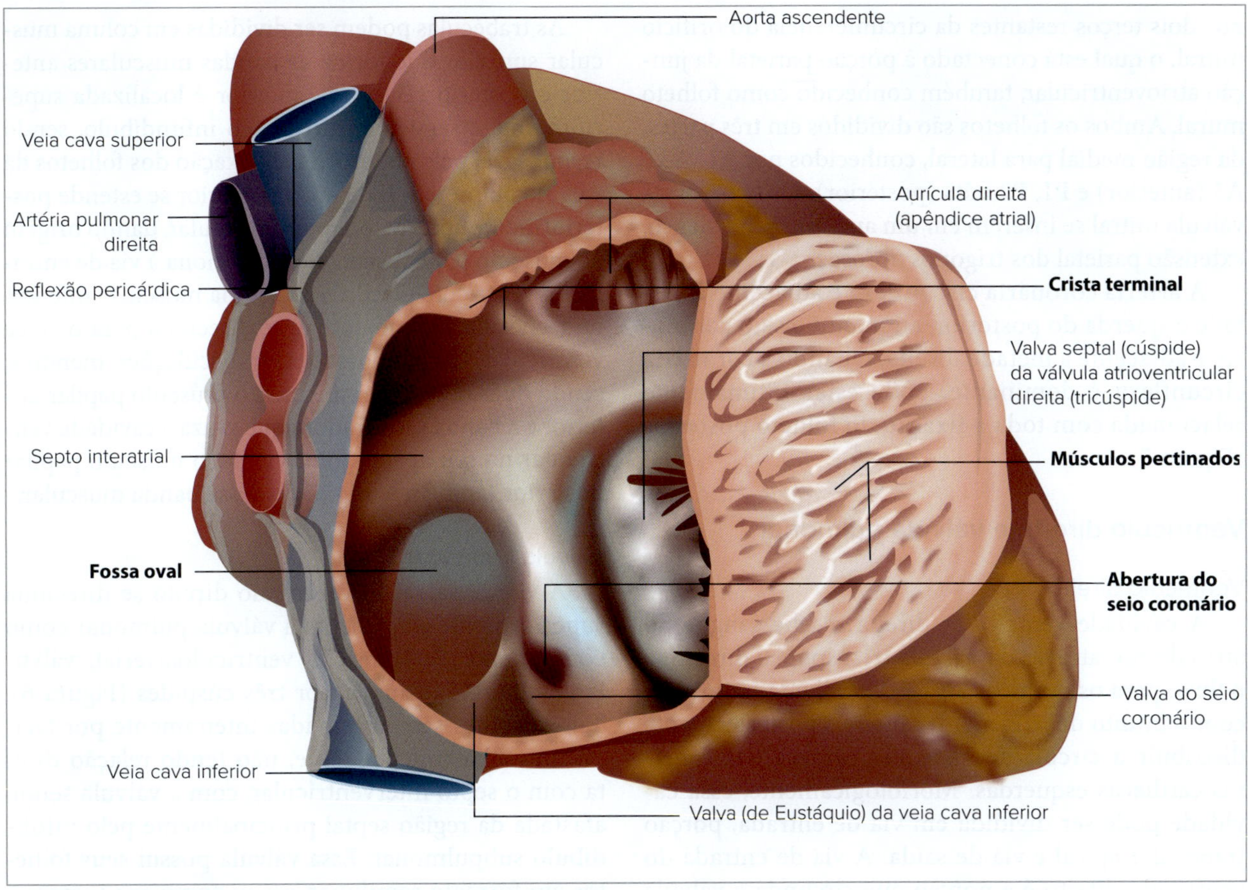

FIGURA 3.
Anatomia do átrio direito e face atrial da válvula tricúspide.

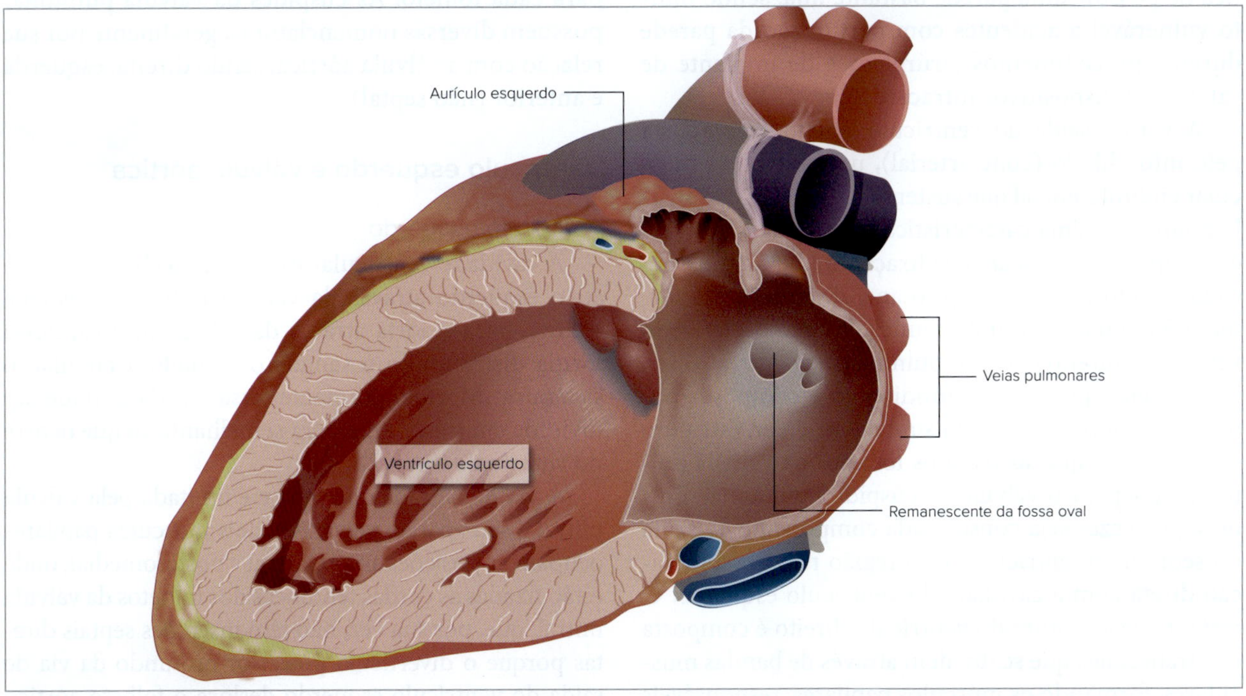

FIGURA 4.
Visão interna da cavidade do átrio esquerdo. Pode-se perceber a presença de músculo pectíneo restrito à cavidade do apêndice atrial, e o corpo do átrio esquerdo com paredes lisas.

nos dois terços restantes da circunferência do orifício mitral, o qual está conectado à porção parietal da junção atrioventricular, também conhecido como folheto mural. Ambos os folhetos são divididos em três partes, da região medial para lateral, conhecidos por A1, A2 e A3 (anterior) e P1, P2 e P3 (posterior). Os folhetos da válvula mitral se inserem em um anel colágeno, denso, extensão parietal dos trígonos fibrosos.

A artéria coronária circunflexa é adjacente à metade esquerda do posterior, enquanto o seio coronário é adjacente à metade direita. Quando a coronária circunflexa é dominante, pode estar intimamente relacionada com toda a fixação do folheto posterior (Figura 5).

Ventrículo direito e válvula pulmonar

Ventrículo direito

A cavidade ventricular direita recebe sangue do átrio direito através da válvula tricúspide e direciona o fluxo para os pulmões através da válvula pulmonar, com o intuito de oxigenar o sangue e posteriormente distribuir a circulação sistêmica através das câmaras cardíacas esquerdas. Morfologicamente, essa cavidade pode ser dividida em via de entrada, porção trabecular apical e via de saída. A via de entrada do ventrículo direito é a porção que circunda a válvula tricúspide e seu aparelho de tensão. A porção trabecular apical se estende até o ápice, com a característica de possuir uma parede bastante fina, sendo muito vulnerável a acidentes com perfuração da parede durante procedimentos cirúrgicos e de implante de cateteres e dispositivos intracardíacos.

A via de saída do ventrículo direito é composta pelo infundíbulo (cone arterial), uma estrutura muscular circunferencial que sustenta os folhetos da válvula pulmonar. Uma característica própria dessa válvula é não apresentar um anel de fixação tradicional; assim, cada folheto tem seu próprio anel de fixação em formato semilunar, cruzando a junção musculoarterial do ventrículo direito e tronco pulmonar.

A região posterior infundibular é composta por um platô muscular, a crista supraventricular, estrutura subpulmonar que sustenta os folhetos da válvula pulmonar e separa as válvulas tricúspide e pulmonar. Embora por vezes seja considerada componente de saída do septo interventricular, essa região não possui relação direta com a cavidade do ventrículo esquerdo. O restante da estrutura do ventrículo direito é composta por trabéculas, que se dividem através de bandas musculares, formando os músculos papilares, responsáveis pela fixação das cordas tendíneas da válvula tricúspide, e as trabéculas cárneas dessa cavidade.

As trabéculas podem ser divididas em coluna muscular superior que forma as bandas musculares anterior e posterior. A banda anterior é localizada superiormente e segue em direção ao infundíbulo, sendo responsável pelo suporte e pela fixação dos folhetos da válvula pulmonar. Já a banda posterior se estende posteriormente abaixo do septo ventricular, dando origem ao músculo papilar septal e se direciona à via de entrada do ventrículo direito. Já a coluna muscular inferior, ou trabécula septomarginal, se direciona para o ápice ventricular, dividindo-se em trabeculações menores, sendo duas mais proeminentes: o músculo papilar anterior e a banda moderadora que cruza a cavidade ventricular no seu ápice. Comumente, o músculo papilar posterior também é originado dessa banda muscular.

Válvula pulmonar

A via de saída do ventrículo direito se direciona superiormente e apresenta a válvula pulmonar como componente de transição ventriculoarterial, válvula geralmente formada por três cúspides (Figura 6). Tais cúspides são sustentadas inteiramente por tecido muscular independente, não tendo relação direta com o septo interventricular, com a válvula sendo afastada da região septal principalmente pelo infundíbulo subpulmonar. Essa válvula possui seus folhetos em formato semilunar, assim como sua inserção, com a característica de cruzar a transição ventriculoarterial, formando um anel de fixação individual para cada folheto. As cúspides da válvula pulmonar possuem diversas nomenclaturas, geralmente por sua relação com a válvula aórtica, sendo direita, esquerda e anterior (não septal).

Ventrículo esquerdo e válvula aórtica

Ventrículo esquerdo

A cavidade ventricular esquerda recebe sangue do átrio esquerdo através da válvula mitral e direciona o fluxo para a aorta através da válvula aórtica, dessa forma distribuindo o sangue oxigenado à circulação sistêmica. Morfologicamente, essa cavidade pode ser dividida em três, de maneira semelhante ao que ocorre no ventrículo direito.

A via de entrada circunda e é limitada pela válvula mitral e seu aparato valvar. Os dois músculos papilares ocupam as posições anterolateral e posteromedial, onde estão fixadas as cordas tendíneas dos folhetos da válvula mitral, que, por sua vez, não têm inserções septais diretas porque o divertículo posterior profundo da via de saída do ventrículo esquerdo desloca o folheto aórtico para longe do septo de entrada. O componente trabecular apical do ventrículo esquerdo se direciona até atingir

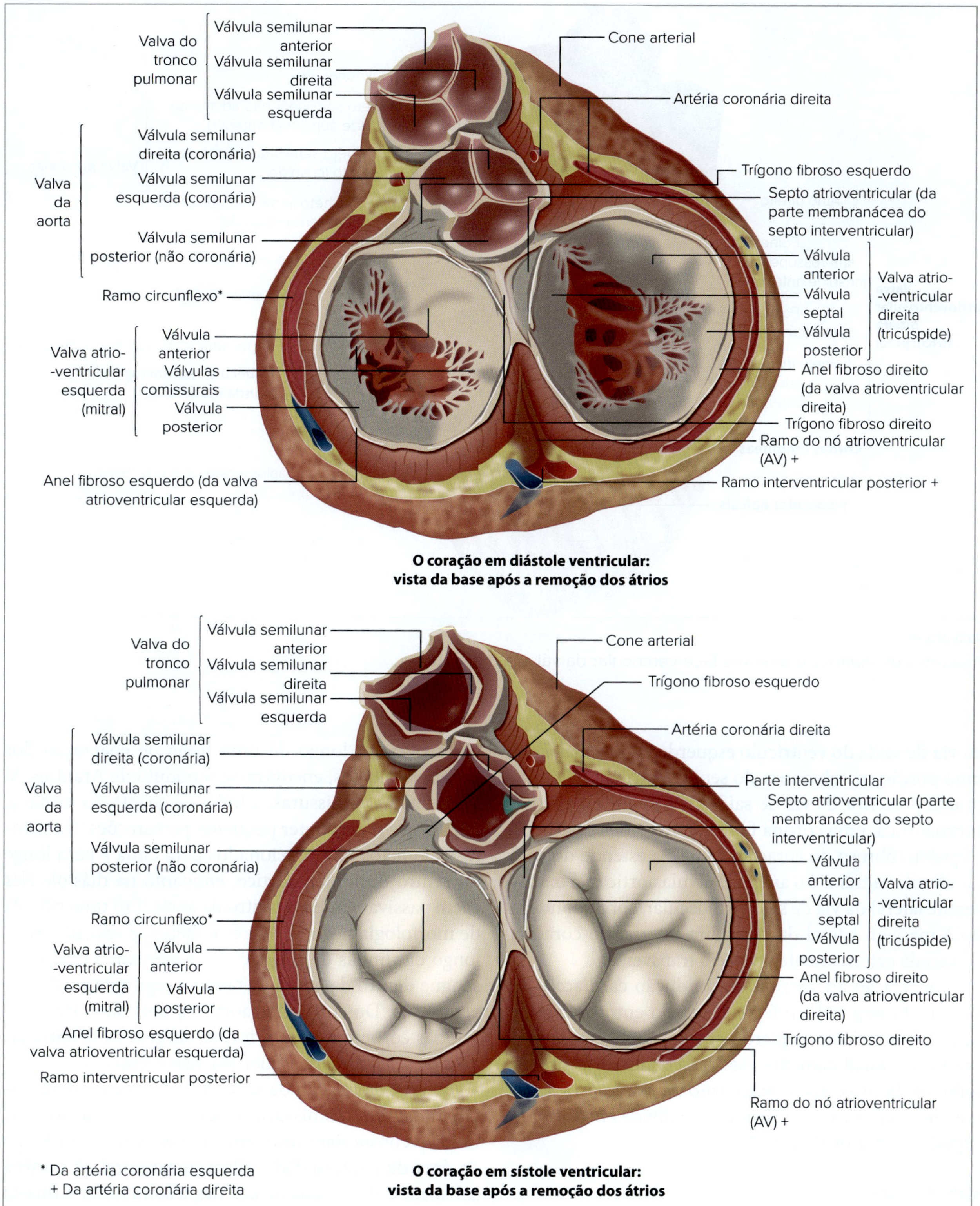

FIGURA 5.
Anatomia das válvulas cardíacas em diástole e sístole.

o ápice, no qual o miocárdio é surpreendentemente fino. Quando comparadas às do ventrículo direito, as trabeculações são bem finas. A via de saída sustenta a válvula aórtica e consiste em porções musculares e fibrosas, diferentemente do infundíbulo do ventrículo direito, que, por sua vez, é inteiramente muscular. A porção septal

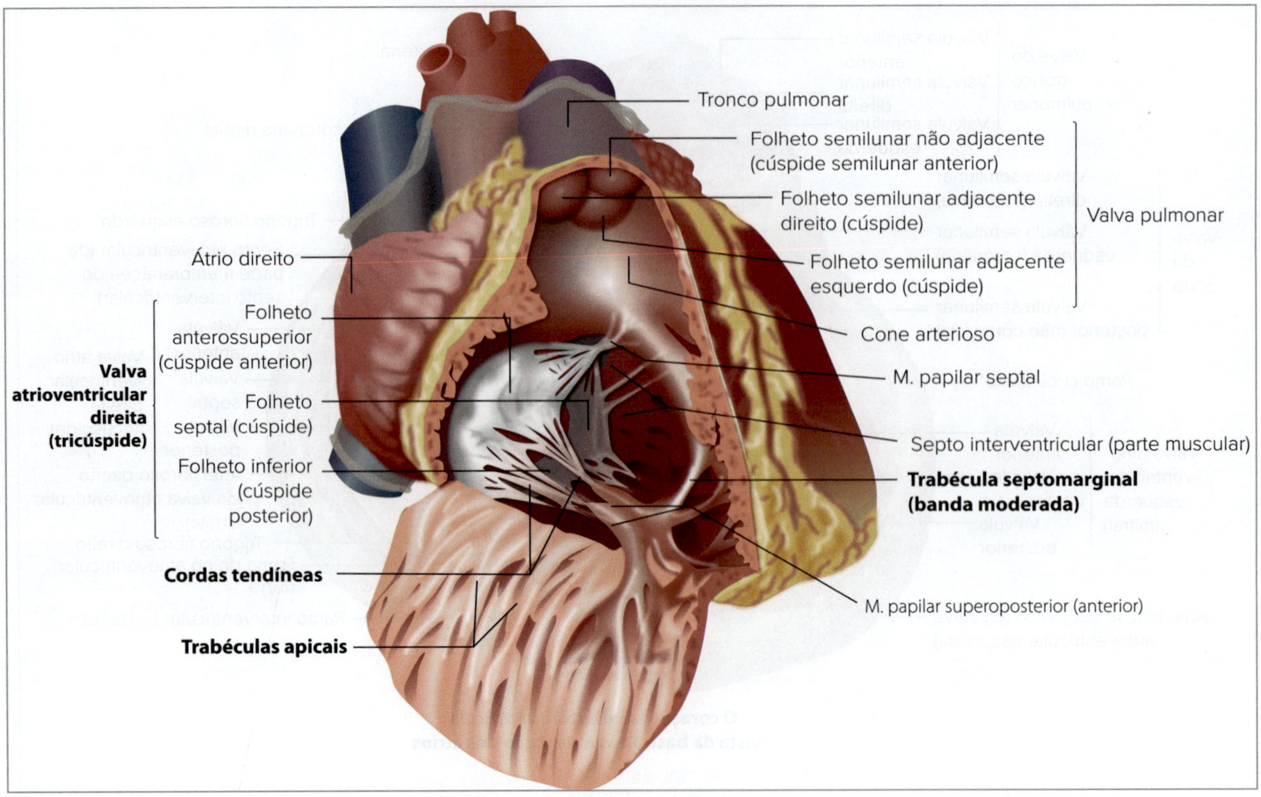

FIGURA 6.
Anatomia do ventrículo direito e face ventricular da válvula pulmonar.

da via de saída do ventrículo esquerdo é muscular, com uma porção membranosa do septo ventricular. O quadrante posterior da via de saída corresponde à cortina mitroaórtica, uma cortina fibrosa que compõe parte do esqueleto fibroso do coração, a qual se estende do anel da válvula mitral até o anel da válvula aórtica. Já o quadrante lateral da via de saída é muscular, correspondendo à margem lateral da curvatura interna do coração, delineada externamente pelo seio transverso.

Em relação ao sistema de condução cardíaca e ao ventrículo esquerdo, o feixe esquerdo entra na via de saída do ventrículo esquerdo posterior ao septo membranoso e imediatamente abaixo da comissura entre os folhetos direito e não coronariano da valva aórtica. Segue pelo septo e posteriormente se divide em anterior, septal e posterior (Figura 7).

Válvula aórtica

A válvula aórtica é semilunar, morfologicamente semelhante à válvula pulmonar. Possui três folhetos semilunares e as inserções de tais folhetos se estendem pela junção ventriculoarterial de forma curvilínea, e cada folheto tem inserções na aorta e dentro do ventrículo esquerdo. Posterior a cada folheto, a parede aórtica se projeta para fora formando os seios de Valsalva. No centro, ao longo de uma linha de coaptação dos próprios folhetos, encontra-se o nódulo de Arantius. Já adjacente às comissuras, a linha de coaptação torna-se mais fina e pode conter pequenas perfurações. Na sístole, os folhetos são direcionados para cima e para longe do centro do lúmen aórtico, enquanto na diástole eles caem passivamente no centro da aorta. Em uma válvula de morfologia normal, os três folhetos se encontram ao longo das linhas de coaptação e sustentam a coluna de sangue dentro da aorta, evitando a regurgitação para o ventrículo. Dos três seios aórticos, dois dão origem às artérias coronárias; dessa forma, surgem as denominações de seios direito, esquerdo e não coronariano.

Acerca da relação da valva aórtica e suas estruturas circundantes, a comissura entre os folhetos não coronariano e coronariano esquerdo é posicionada ao longo da área de continuidade valvar aortomitral. A cortina subaórtica fibrosa está abaixo dessa comissura. À direita da comissura, o folheto não coronariano é fixado acima do divertículo posterior da via de saída do ventrículo esquerdo. Nesse ponto, a válvula é relacionada à parede atrial direita. Conforme a fixação do folheto não coronariano ascende de seu nadir em direção à comissura entre os folhetos não coronariano e coronariano direito, a linha de fixação está diretamente acima da porção do

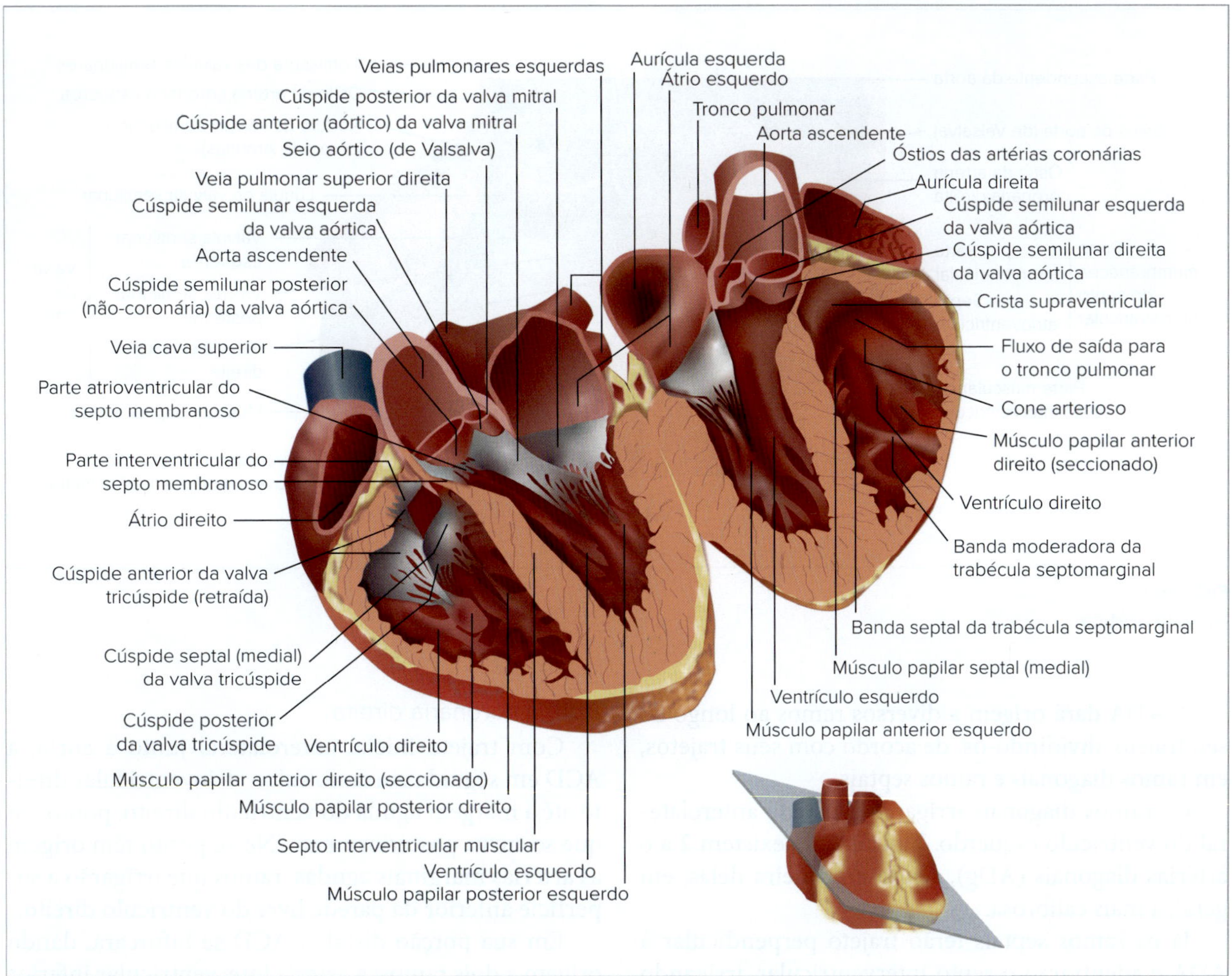

FIGURA 7.
Anatomia da face interna do coração.

septo atrial que contém o nó atrioventricular. A comissura entre os folhetos não coronariano e coronariano direito localiza-se diretamente acima do feixe atrioventricular penetrante e do septo ventricular membranoso. A fixação do folheto coronariano direito desce através do corpo fibroso central antes de ascender até a comissura entre os folhetos coronarianos direito e esquerdo. Imediatamente abaixo da comissura, a parede da aorta forma a parte mais alta do fluxo subaórtico. À medida que os folhetos esquerdo e direito descem da comissura, eles são fixados ao componente muscular de saída do ventrículo esquerdo (Figura 8).

ARTÉRIAS E VEIAS CORONÁRIAS

Sistema arterial

O sistema arterial coronariano pode ser dividido em três segmentos:

- Segmento da artéria descendente anterior esquerda (ADA).
- Segmento da artéria circunflexa (ACX).
- Segmento da artéria coronária direita (ACD).

Tronco da coronária esquerda

Tem origem no seio de Valsalva esquerdo e trajeto para a esquerda e inferior (entre o tronco pulmonar e o apêndice atrial esquerdo). Estende-se por cerca de 10 a 20 mm, em geral, quando se divide em duas artérias principais: ADA e ACX. Em até 1% da população, ele pode estar ausente.

Artéria descendente anterior esquerda

Originada diretamente da bifurcação do tronco da coronária esquerda, cursa anteriormente ao sulco interventricular com trajeto anterioinferior até o ápice cardíaco. Em alguns casos, pode contornar o ápice cardíaco e irrigar a porção distal do sulco interventricular posterior.

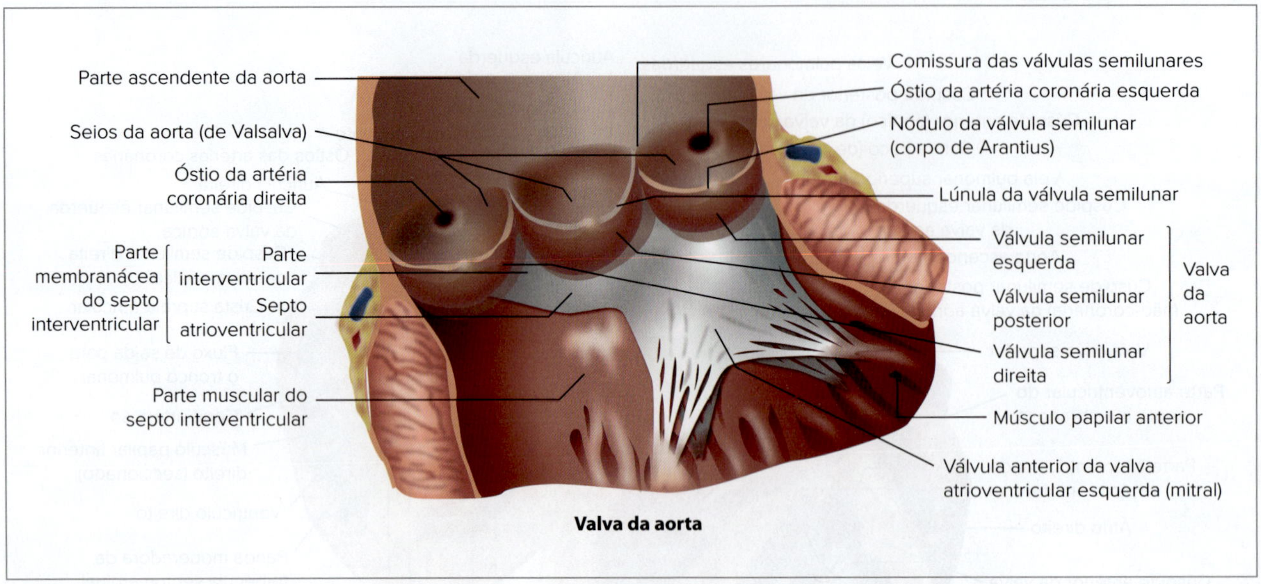

FIGURA 8.
Válvula aórtica.

A ADA dará origem a diversos ramos ao longo de seu trajeto, dividindo-os, de acordo com seus trajetos, em ramos diagonais e ramos septais.

Os ramos diagonais irrigarão a parede anterolateral do ventrículo esquerdo. Tipicamente existem 2 a 6 artérias diagonais (ADg), sendo a primeira delas, em geral, a mais calibrosa.

Já os ramos septais terão trajeto perpendicular à ADA e adentrarão o septo interventricular, irrigando seus dois terços anteriores. O primeiro ramo septal usualmente tem origem ao mesmo nível da primeira ADg e, a exemplo dela, também é o ramo de maior calibre. Tipicamente existirão de 3 a 5 ramos septais.

Artéria circunflexa

Após se originar do tronco da coronária esquerda, a ACX tem seu trajeto ao longo do sulco atrioventricular esquerdo e termina próxima à margem obtusa do ventrículo esquerdo, sendo de difícil acesso e visualização cirúrgica. Em situações de dominância esquerda (10-15% da população), ela se estenderá até a *crux cordis*, dando origem, assim, à artéria interventricular inferior. Ao longo de seu trajeto, a ACX emite um ou mais ramos principais, que serão as artérias marginais obtusas.

Esse conjunto de artérias será responsável pela irrigação sanguínea da parede lateral do ventrículo esquerdo.

Em aproximadamente 43% dos pacientes, a ACX dará origem ao ramo do nó sinoatrial, sendo responsável por sua irrigação sanguínea. Além disso, em casos de dominância esquerda, o sistema circunflexo também será responsável pela irrigação do nó atrioventricular.

Artéria coronária direita

Com trajeto inicial anterolateral junto à aorta, a ACD em seguida cursa no sulco atrioventricular direito até a margem aguda do ventrículo direito, ponto em que se curva posteriormente. Nesse ponto têm origem as artérias marginais agudas, ramos que irrigarão a superfície anterior da parede livre do ventrículo direito.

Em sua porção distal, a ACD se bifurcará, dando origem a dois ramos: a artéria interventricular inferior e a artéria posterolateral direita.

A artéria interventricular inferior cursa ao longo do segmento inferior do sulco interventricular, dando origem, ao longo de seu trajeto, a perfurantes septais inferiores, que irrigarão o terço inferior do septo interventricular.

Já a artéria posterolateral direita dará origem a um número variável de ramos que suprirão a face posterior do ventrículo esquerdo.

O suprimento arterial do sistema de condução cardíaca está intimamente relacionado à ACD (Figuras 9 e 10). Em aproximadamente metade da população a artéria do nó sinoatrial terá origem da porção proximal da ACD; já o suprimento sanguíneo do nó atrioventricular terá origem da porção média da ACD em pacientes com dominância direita. A dominância da circulação coronariana é definida por qual artéria dá origem ao ramo interventricular inferior. Em 85 a 90% dos casos, verifica-se dominância direita.

A ACD também tem papel importante na circulação colateral do restante do sistema circulatório coronariano. Por meio de suas perfurantes septais, pode realizar suporte colateral à ADA e à artéria de Kugel, vaso que irá anastomosar a porção proximal da ACD e a ACX.

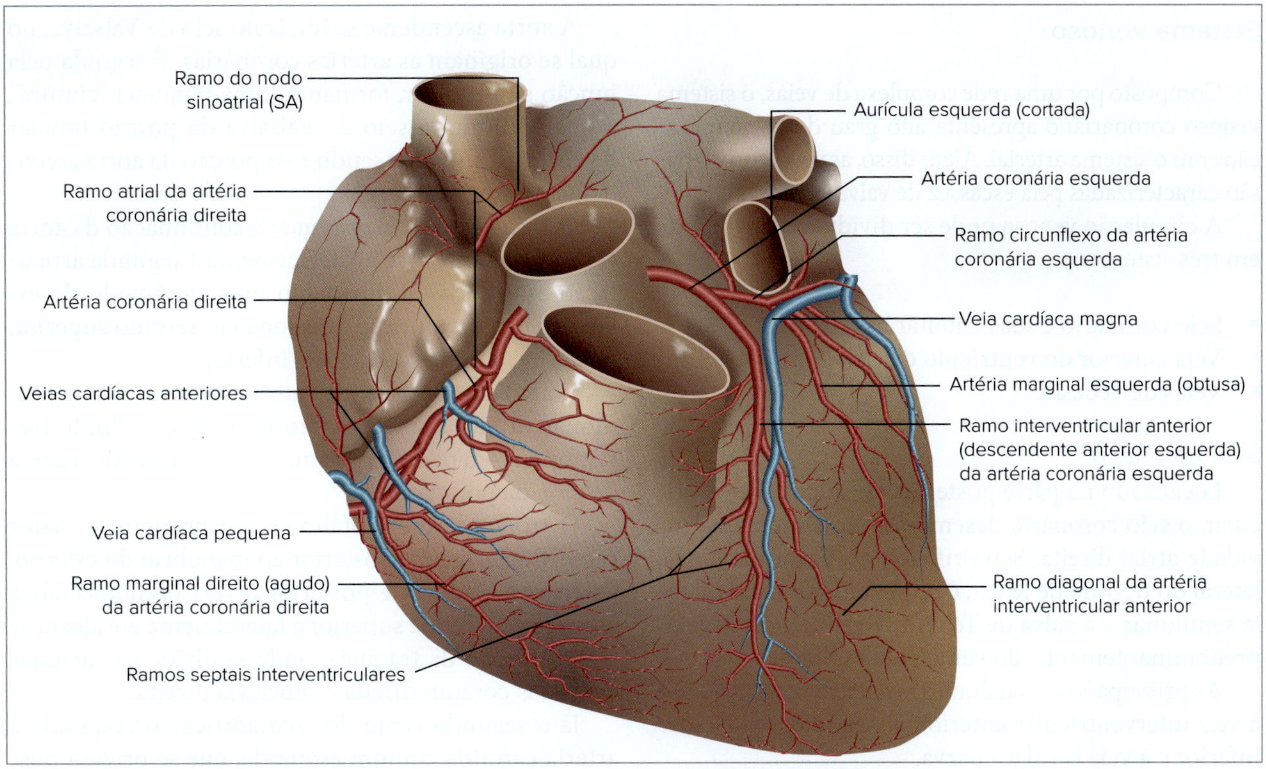

FIGURA 9.
Visão anterior do coração com sua vascularização arterial e venosa.

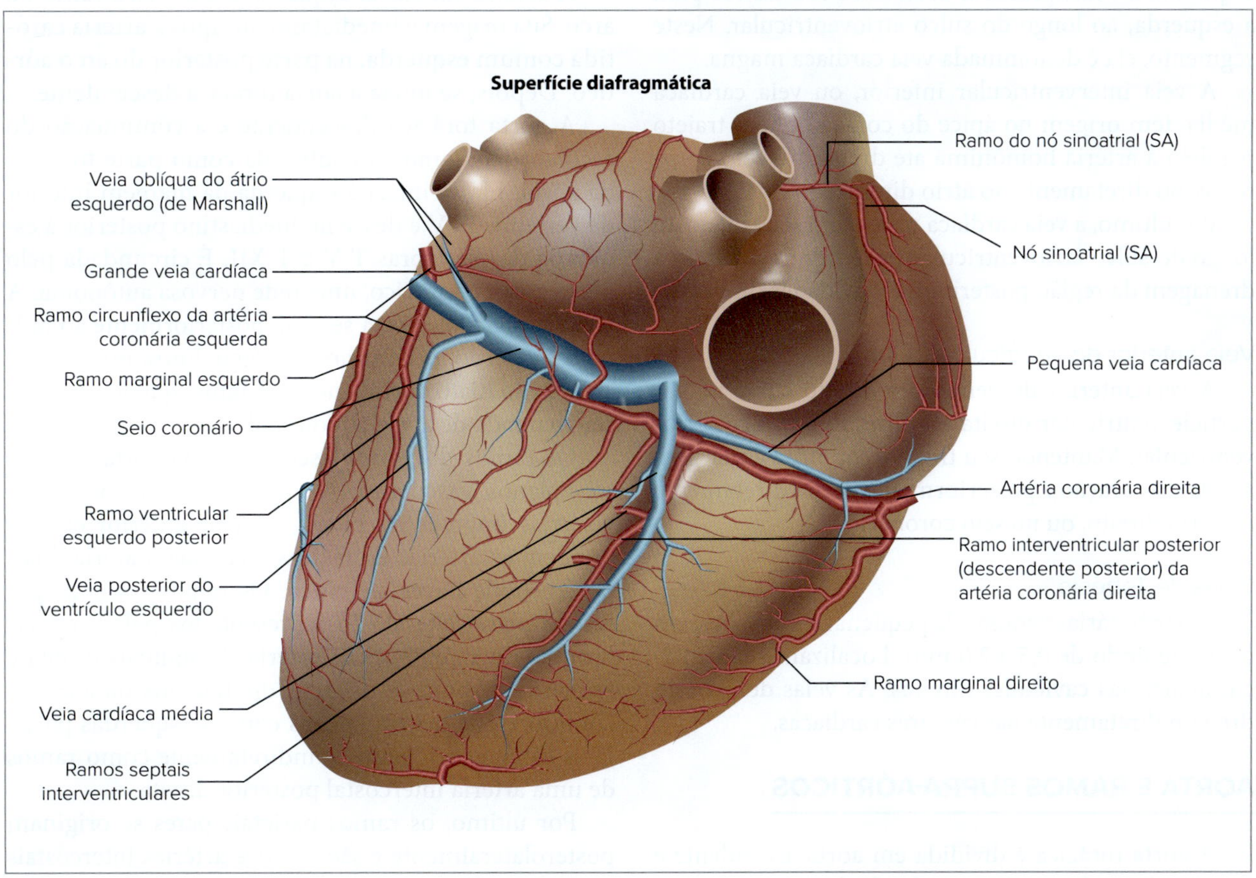

FIGURA 10.
Visão posterior do coração com sua vascularização arterial e venosa.

Sistema venoso

Composto por uma rede complexa de veias, o sistema venoso coronariano apresenta alto grau de colateralização com o sistema arterial. Além disso, as veias coronárias são caracterizadas pela escassez de valvas venosas.

A circulação venosa pode ser divididas usualmente em três sistemas:

- Seio coronário e suas tributárias.
- Veia anterior do ventrículo direito.
- Veias de Tebésio.

Seio coronário

Localizado na parte posterior do sulco atrioventricular, o seio coronário desemboca diretamente na cavidade atrial direita. Seu orifício, localizado na borda lateral do trígono de Koch, é protegido por uma válvula semilunar – a valva de Tebésio. Realiza a drenagem, predominantemente, do ventrículo esquerdo.

As principais veias tributárias do seio coronário são a veia interventricular anterior, a veia interventricular inferior e a veia cardíaca parva.

A veia interventricular anterior tem trajeto paralelo à ADA. Próximo à bifurcação do tronco da coronária esquerda, a veia apresenta desvio em seu trajeto para a esquerda, ao longo do sulco atrioventricular. Neste segmento, ela é denominada veia cardíaca magna.

A veia interventricular inferior, ou veia cardíaca média, tem origem no ápice do coração e tem trajeto paralelo à artéria homônima até drenar no seio coronário, ou diretamente no átrio direito.

Por último, a veia cardíaca parva tem seu trajeto ao longo do sulco atrioventricular posterior, realizando a drenagem da região posterior das cavidades direitas.

Veia anterior do ventrículo direito

A veia anterior do ventrículo direito cursa na superfície ventricular direita em direção ao sulco atrioventricular. Mantendo seu trajeto, contorna a margem aguda do coração e posteriormente drena diretamente no átrio direito, ou no seio coronário.

Veias de Tebésio

São tributárias venosas de pequenas dimensões, em geral medindo de 0,5 a 2,0 mm. Localizam-se, principalmente, nas cavidades direitas. As veias de Tebésio drenam diretamente nas câmaras cardíacas.

AORTA E RAMOS SUPRA-AÓRTICOS

A aorta torácica é dividida em aorta ascendente e aorta torácica descendente (até o diafragma).

A aorta ascendente se inicia no seio de Valsalva, no qual se originam as artérias coronárias. É seguida pela junção sinotubular, formando uma pequena "cintura", a qual delimita o seio de Valsalva da porção tubular da aorta ascendente, sendo essa porção da aorta ascendente intrapericárdica.

O arco aórtico corresponde à continuação da aorta ascendente. Inicia-se posteriormente à segunda articulação esternocostal direita, ao nível do ângulo do esterno. Sua curvatura se direciona em sentido superior, posterior, à esquerda e, após, inferior.

O arco aórtico ascende anteriormente à artéria pulmonar direita e à bifurcação da traqueia. Emite três ramos em seu padrão comum, correspondendo a cerca de 65% da população.

O tronco braquiocefálico é seu primeiro e maior ramo. Sua origem é posterior ao manúbrio do esterno, anterior à traqueia e posterior à veia braquiocefálica esquerda. Ascende superior e lateralmente até alcançar o lado direito da traqueia, onde se divide nas artérias carótidas comum direita e subclávia direita.

Já o segundo ramo do arco aórtico corresponde à artéria carótida comum esquerda, que se origina posteriormente ao manúbrio do esterno, à esquerda e ligeiramente posterior ao tronco braquiocefálico.

A artéria subclávia esquerda é o terceiro ramo do arco. Sua origem é imediatamente após a artéria carótida comum esquerda, na parte posterior do arco aórtico. Depois, se inicia a aorta torácica descendente.

A aorta torácica descendente é a continuação do arco aórtico, também conhecida como parte torácica da aorta. Ela se inicia à esquerda da margem inferior da vértebra T IV e desce no mediastino posterior à esquerda das vértebras T V a T XII. É circundada pelo plexo aórtico torácico, uma rede nervosa autônoma. A parte torácica da aorta se situa posteriormente ao pulmão esquerdo, pericárdio e esôfago. Entra no abdome através do hiato aórtico no diafragma, quando passa a ser chamada de aorta abdominal.

Os ramos da parte descendente da aorta seguem três planos vasculares. Na parte torácica, os ramos viscerais ímpares do plano vascular anterior correspondem às artérias esofágicas – em sua maioria duas, porém pode haver até cinco. Os ramos viscerais pares do plano lateral são representados pelas artérias bronquiais. E, embora as artérias bronquiais direita e esquerda possam se originar diretamente da aorta, o comum é que ocorra apenas com as esquerdas pares. Já as direitas originam-se indiretamente como ramos de uma artéria intercostal posterior direita.

Por último, os ramos parietais pares se originam posterolateralmente e são as nove artérias intercostais posteriores (Figura 11).

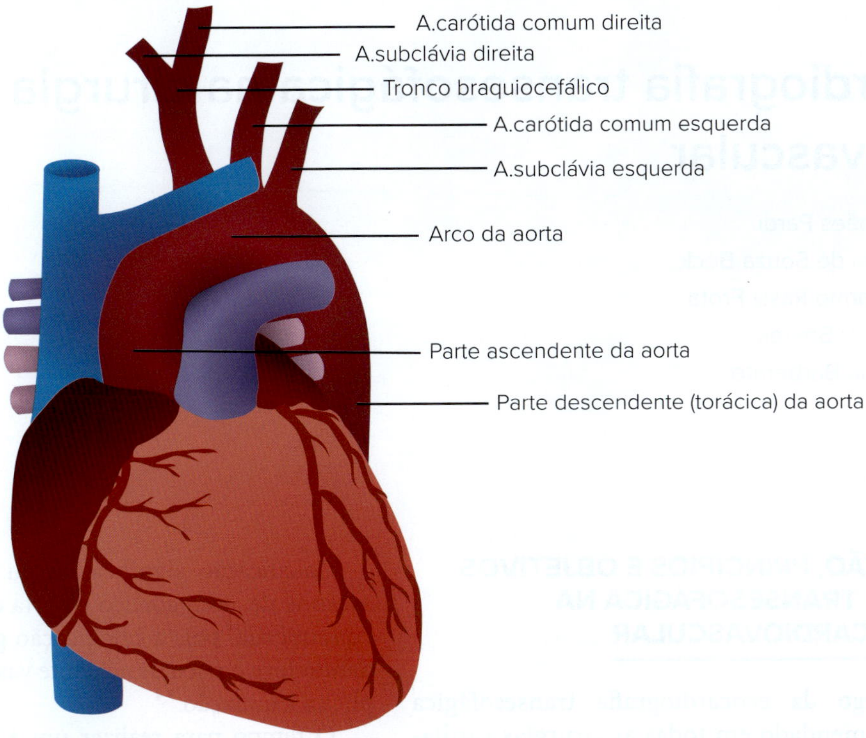

FIGURA 11.
Relação da aorta torácica com seus ramos e suas estruturas adjacentes.

BIBLIOGRAFIA

1. Cohn LH, Adams DH. Cardiac surgery in the adult. 5. ed. [S. l.]: McGraw Hill; 2018.
2. Moore KL. Anatomia orientada para a clínica. 9 ed. Rio de Janeiro: Guanabara Koogan; 2024.
3. Kouchoukos NT, Blackstone EH, Hanley FL, Kirklin JK. Kirklin/Barratt-Boyes cardiac surgery. 4. ed. Philadelphia: Elsevier Saunders; 2013.
4. Hansen JT, Netter FH, Machado CAG. Netter's clinical anatomy. 4. ed. Philadelphia: Elsevier; 2019.
5. Netter FH. Netter atlas de anatomia humana. 7. ed. Rio de Janeiro: Elsevier; 2021.

5

Ecocardiografia transesofágica na cirurgia cardiovascular

Mirian Magalhães Pardi
Adenalva Lima de Souza Beck
Daniela do Carmo Rassi Frota
Andressa Mussi Soares
Sílvio Henrique Barberato

INTRODUÇÃO, PRINCÍPIOS E OBJETIVOS GERAIS DA TRANSESOFÁGICA NA CIRURGIA CARDIOVASCULAR

O emprego da ecocardiografia transesofágica (ETE) é recomendado em todas as cirurgias cardíacas abertas e da aorta torácica, pois associa-se a menores custos e maiores benefícios para os pacientes, reduzindo o risco de complicações e mortalidade. A ETE perioperatória é utilizada para a confirmação de diagnósticos pré-operatórios, monitorização hemodinâmica, guia das intervenções, detecção de complicações e avaliação dos resultados cirúrgicos.[1,2]

Avaliação pré-circulação extracorpórea

A ecocardiografia transesofágica intraoperatória (ETEIO) confirma o diagnóstico, fornece informações adicionais para o planejamento do procedimento e registra dados iniciais para comparação com as imagens pós-procedimento. Ela também permite o monitoramento da função do ventrículo esquerdo (VE) e orienta a otimização da colocação de cateteres e dispositivos. Caso surjam descobertas inesperadas na ETEIO pré-procedimento, pode ser necessário alterar a intervenção planejada.[3]

Os achados da ETEIO pré-circulação extracorpórea (CEC) alteram o procedimento cirúrgico em aproximadamente 11% dos casos.[4]

A gravidade das insuficiências valvares antes e após a CEC deve ser avaliada em condições de carga fisiológica próximas do normal. A hemodinâmica do paciente no ambiente cirúrgico frequentemente flutua devido a diversos fatores, como anestesia geral, uso de medicamentos vasoativos, rápidas mudanças no volume intravascular e arritmias.

Calcificação significativa ou aortopatia na aorta ascendente, arco aórtico e aorta descendente deve ser comunicada, pois a calcificação grave da aorta ascendente eleva o risco de acidente vascular cerebral e complica a canulação.[3,4]

O tempo para realizar um ETEIO pré-CEC é geralmente limitado e deve ser utilizado eficientemente. Além do início da CEC, o uso de eletrocautério, que prejudica a qualidade da imagem, e a necessidade de outras tarefas clínicas reduzem ainda mais o tempo disponível.

Por isso, é geralmente necessário adotar uma abordagem focalizada e adaptada à operação planejada, sem deixar de realizar um exame abrangente que deverá excluir patologias adicionais que possam alterar o plano cirúrgico.[4,5]

Avaliação intraoperatória

Ao interpretar as imagens e os dados Doppler coletados pelo ETEIO no ato cirúrgico, é importante considerar os efeitos hemodinâmicos da sedação ou anestesia. Vários fatores podem afetar a avaliação hemodinâmica e da função ventricular, incluindo ventilação mecânica, volemia, miocárdio atordoado (quando o clampeamento da aorta é necessário), efeitos da circulação extracorpórea e terapia farmacológica.

Parâmetros básicos, como frequência cardíaca e pressão arterial, devem estar indicados nas imagens para assegurar condições de carga equivalentes. Sempre que possível, débito cardíaco, pressões de enchimento e resistência vascular sistêmica também devem ser registrados.[3]

Durante a cirurgia cardíaca, as imagens de ETE podem ser influenciadas por reverberações, sombras causadas por cânulas intracardíacas e interferência eletrônica. A presença de ar intracardíaco também pode afetar as imagens.[4]

Avaliação pós-circulação extracorpórea

A avaliação pós-circulação extracorpórea deve incluir a verificação de ar intracardíaco, que tende a se acumular em locais de alta flutuabilidade (estruturas anteriores), como a margem anterior do átrio esquerdo, apêndice atrial esquerdo, ápice do VE e veias pulmonares superiores (Tabela 1).

O ar também pode se acumular na saída do ventrículo direito, geralmente sem relevância clínica.

A embolia aérea coronariana geralmente afeta a artéria coronária direita, levando à disfunção sistólica aguda do VD, ocasionalmente exigindo um retorno temporário à CEC.[2]

Avaliações oportunas da qualidade do resultado cirúrgico e de complicações potenciais são essenciais para decidir se uma nova intervenção é necessária.

É particularmente útil em cirurgias valvares, onde pode indicar a necessidade de uma nova intervenção em cerca de 4% dos casos.[4]

O ETEIO também deve descartar trauma iatrogênico à aorta ascendente após a remoção da cânula. A dissecção aórtica ou pseudoaneurisma são complicações raras, mas graves.[3,4]

CIRURGIA VALVAR

Valva mitral

A valva mitral é uma estrutura anatômica complexa, composta por múltiplos componentes estruturais, como anel, cúspides, cordas tendíneas, músculos papilares e paredes do VE, que necessitam de uma avaliação ecocardiográfica cuidadosa e detalhada para a compreensão da etiologia, mecanismo e gravidade da lesão valvar.

A ETEIO é capaz de fornecer, sobretudo na modalidade tridimensional (3D), uma análise morfológica precisa, confirmando e refinando o diagnóstico pré-operatório da disfunção valvar mitral e colaborando no planejamento da estratégia cirúrgica.

Na avaliação ecocardiográfica pré-CEC, é fundamental identificar e localizar alterações morfológicas do aparato valvar mitral, tais como:

- espessamento e mobilidade aumentada das cúspides, indicando prolapso;
- rotura de cordas tendíneas;
- eversão da borda da cúspide, definida como flail;
- presença de subcomissuras e *cleft*;
- dilatação e calcificação anular.

A redução da mobilidade valvar, fusão comissural, espessamento e retração das cúspides, encurtamento e fusão de cordas tendíneas são características clássicas de acometimento reumático, podendo ocasionar estenose ou regurgitação mitral.

A calcificação do anel e das cúspides deve ser identificada e graduada, pois é um fator determinante da viabilidade do reparo valvar.

A avaliação pós-CEC deve ocorrer em condições hemodinâmicas adequadas, verificando critérios de reparo bem-sucedido, identificando mecanismos de regurgitação pós-reparo e, se necessário, indicando retorno à CEC.[6]

Estenose mitral

A avaliação ecocardiográfica pré-CEC na estenose mitral fornece detalhes do acometimento reumático valvar, como o grau de espessamento, calcificação e retração das cúspides, redução da mobilidade valvar, gravidade e assimetria da fusão comissural, grau do acometimento do aparelho subvalvar e da insuficiência mitral. Esses elementos definem a possibilidade de cirurgia reparadora ou a indicação de troca valvar mitral.

A reconstrução multiplanar 3D é capaz de fornecer uma estimativa acurada da área anatômica, por permitir melhor alinhamento das bordas das cúspides da valva mitral (Figura 1).

O cálculo do gradiente diastólico médio entre átrio esquerdo (AE) e VE pelo Doppler contínuo pode sofrer influências do estado volêmico do paciente, agentes anestésicos, ritmo e frequência cardíaca, assim como o cálculo da pressão sistólica na artéria pulmonar. Informações adicionais importantes incluem:

- pesquisa de trombo no átrio e apêndice esquerdos;
- presença e quantificação de insuficiência tricúspide;
- disfunção ventricular direita.

Quando realizada comissurotomia mitral em pacientes com anatomia favorável demonstrada pela avaliação ecocardiográfica pré-CEC, e confirmada pela inspeção cirúrgica, a avaliação pós-CEC é utilizada para:

- identificar a melhora da mobilidade das cúspides e da abertura global;
- avaliar o aumento da área valvar estimada pela planimetria 3D ou pelo método Doppler (PHT);
- reduzir o gradiente diastólico;
- graduar a insuficiência mitral.

Em situações de troca valvar mitral, deve-se analisar o perfil hemodinâmico da prótese implantada e a presença de regurgitação central ou paraprotética.

TABELA 1 Objetivos gerais da ecocardiografia intraoperatória.

Pré-CEC
Avaliar a função sistólica do ventrículo esquerdo e direito (global e segmentar)
Avaliar a presença de insuficiência aórtica para o planejamento da cardioplegia
Avaliar a presença de ateroma na aorta ascendente que possa aumentar o risco de canulação aórtica
Confirmar a gravidade das lesões valvares/estruturais e detalhar mecanismos para o planejamento cirúrgico
Identificar achados incidentais que possam alterar a operação planejada: ▪ trombo (apêndice atrial esquerdo, dispositivos intracardíacos); ▪ massas (por exemplo, fibroelastoma papilar); ▪ forame oval pérvio; ▪ disfunção valvar inesperada.
Avaliar a comunicação interatrial
Pós-CEC
Avaliar a presença de ar intracardíaco
Reavaliar a função sistólica do ventrículo esquerdo e direito
Avaliar os resultados das intervenções cirúrgicas valvares/estruturais relevantes*
Comunicar de forma eficaz a gravidade da disfunção valvar ou estrutural residual, incluindo localização anatômica e mecanismo da disfunção
Avaliar hematoma intramural ou dissecção da aorta ascendente após decanulação
Avaliar possíveis causas cardíacas para a instabilidade hemodinâmica persistente, conforme necessário

*Preferencialmente em condições de carga fisiológica. Adaptada de Thaden et al.[4]

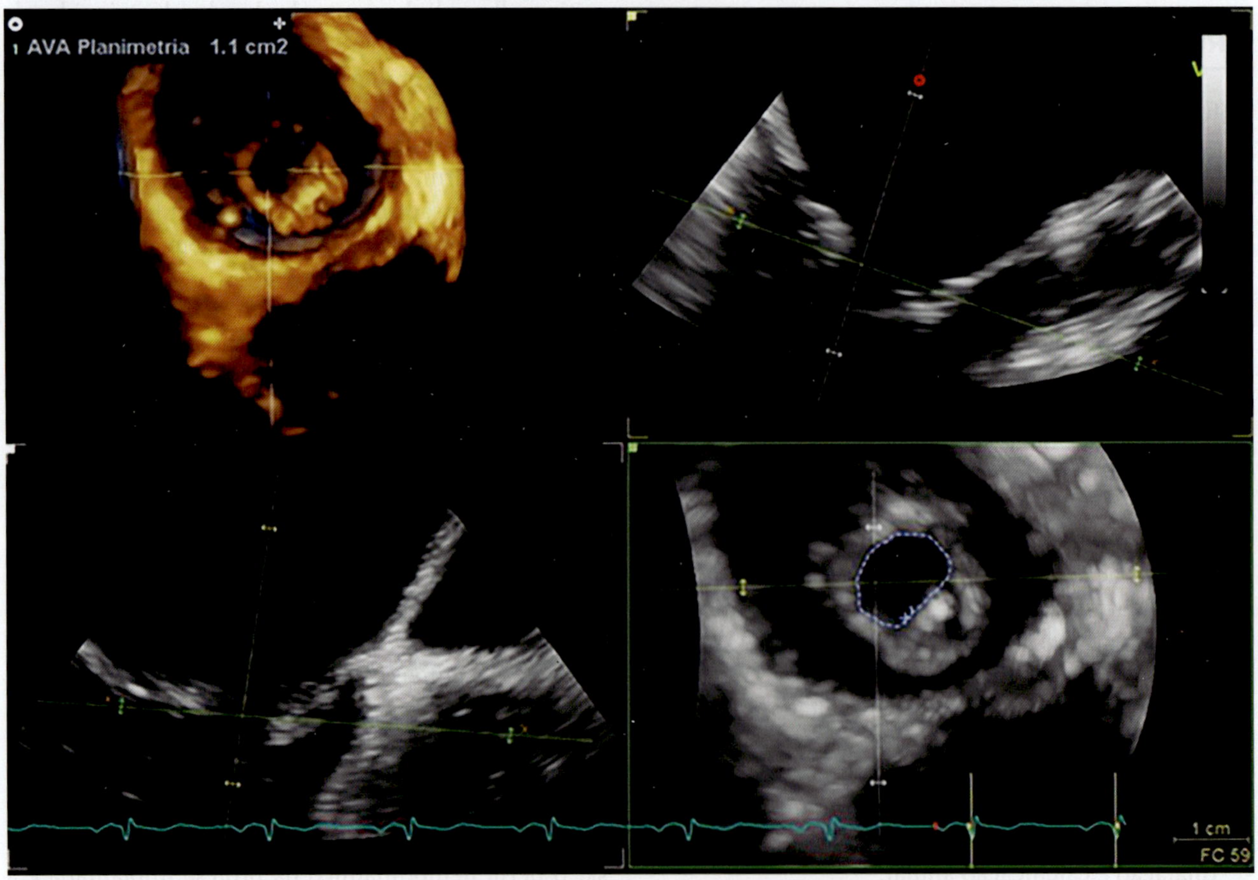

FIGURA 1.
Reconstrução multiplanar da valva mitral com planimetria tridimensional da área valvar mitral no seu menor plano de abertura.

Insuficiência mitral

A avaliação pré-operatória da insuficiência mitral pela ETEIO é fundamental para a compreensão do mecanismo da disfunção valvar e a localização precisa da lesão, o que implica na escolha da técnica cirúrgica reparadora e no resultado do reparo. O ecocardiografista deverá definir a etiologia da insuficiência mitral (primária ou secundária), o mecanismo da lesão (classificação de Carpentier: I, II, IIIa, IIIb) e a gravidade da regurgitação.[6]

A avaliação pré-CEC deve incluir a análise do tamanho do anel, a presença e localização do prolapso, corda rota e *flail*, com definição dos segmentos das cúspides acometidos, *cleft* ou indentação, restrição da mobilidade valvar, redução da coaptação das cúspides por tracionamento apical (*tethering*), além da presença de vegetação e perfuração. A definição do número e da direção dos jatos regurgitantes, bem como a origem do orifício regurgitante por meio das imagens 3D, auxilia na compreensão e localização da lesão valvar e no planejamento cirúrgico. Medidas como largura e área da *vena contracta* pelo método 3D, área do orifício regurgitante efetivo (ERO) e volume regurgitante pelo método PISA devem ser realizadas na avaliação pré-CEC e repetidas na análise pós-CEC, em condições adequadas de volemia, para verificação do resultado cirúrgico.

Na insuficiência mitral secundária, medidas da distância entre o anel mitral e o ponto de coaptação das cúspides (altura do *tenting*) maior que 10 ou 11 mm, área do *tenting* maior que 1,6 cm^2, ângulo posterior do anel mitral maior que 45° e diâmetro do anel mitral maior que 40 mm indicam maior cronicidade e gravidade da insuficiência mitral, auxiliando o cirurgião na decisão de substituição valvar por prótese.[7]

Na avaliação do grau da insuficiência mitral, devem ser consideradas as condições hemodinâmicas do momento cirúrgico, que sofrem interferências do estado volêmico, da ação de inotrópicos e de agentes anestésicos, podendo afetar diretamente a determinação do grau da disfunção mitral e do fluxo regurgitante. Portanto, a quantificação da regurgitação mitral pela ETEIO pode estar subestimada quando comparada à avaliação pré-operatória, o que implica maior cuidado na interpretação dos dados e possível interferência na conduta cirúrgica.[1]

Fatores de risco para ocorrência de movimento anterior sistólico mitral (SAM), que pode ocorrer na saída de CEC após reparo valvar e que devem ser identificados antes do procedimento cirúrgico, incluem tecido valvar redundante, especialmente da cúspide anterior, ventrículo esquerdo pequeno e hiperdinâmico, espessura do septo ventricular maior que 15 mm, relação entre a altura das cúspides anterior e posterior menor que 1,3, distância entre o ponto de coaptação e o septo ventricular maior que 25 mm, ângulo entre as valvas mitral e aórtica menor que 120° e deslocamento anterior dos músculos papilares.[5] Na presença desses fatores de risco para desenvolvimento de SAM, o cirurgião pode escolher técnicas cirúrgicas para evitar tal fenômeno.

A avaliação do resultado da plastia mitral logo após a saída de CEC é limitada, pois sofre impacto da hipovolemia, da pressão arterial reduzida, da frequência cardíaca elevada e de arritmias, comumente presentes nesse momento do procedimento. Deve-se sempre lembrar que o grau da regurgitação mitral residual observado nesse momento pode ser alterado após a normalização da volemia, da contratilidade miocárdica e do ritmo cardíaco. Na presença de regurgitação mitral residual superior ao grau discreto, está indicada a volta à CEC para revisão e correção do reparo valvar (Figura 2).

Valva aórtica

O complexo valvar aórtico compreende a junção ventrículo-arterial, anel aórtico, válvulas aórticas, seios aórticos e junção sinotubular. Na cirurgia da valva aórtica, a avaliação anatômica detalhada desse complexo valvar fornecida pela ETEIO é capaz de definir a etiologia, o mecanismo e a gravidade da disfunção valvar. Dessa forma, o papel da ETEIO é prover informações fundamentais para guiar a plastia valvar, avaliar o resultado do reparo e determinar preditores da durabilidade da plástica.[1]

É necessário avaliar a espessura, calcificação e mobilidade das válvulas, o número de comissuras e de válvulas, a presença de fusão comissural e o número de rafes, o comprimento das válvulas, a altura da coaptação e os diâmetros do anel aórtico, dos seios aórticos, da junção sinotubular e da aorta ascendente.

Insuficiência aórtica

Pacientes com insuficiência aórtica importante tipo I (secundária à dilatação da aorta com mobilidade normal das válvulas) e tipo II (prolapso sem calcificação das válvulas) podem se beneficiar do tratamento reparador da valva aórtica. Há necessidade de comunicação efetiva e clara entre o ecocardiografista e o cirurgião sobre os achados anatômicos e funcionais da valvopatia para definição da estratégia cirúrgica adequada e obtenção de um reparo duradouro.

As medidas do anel aórtico, dos seios de Valsalva, da junção sinotubular e da aorta ascendente podem ser obtidas com maior acurácia por meio da reconstrução multiplanar da ETEIO 3D. Anel aórtico maior que 25

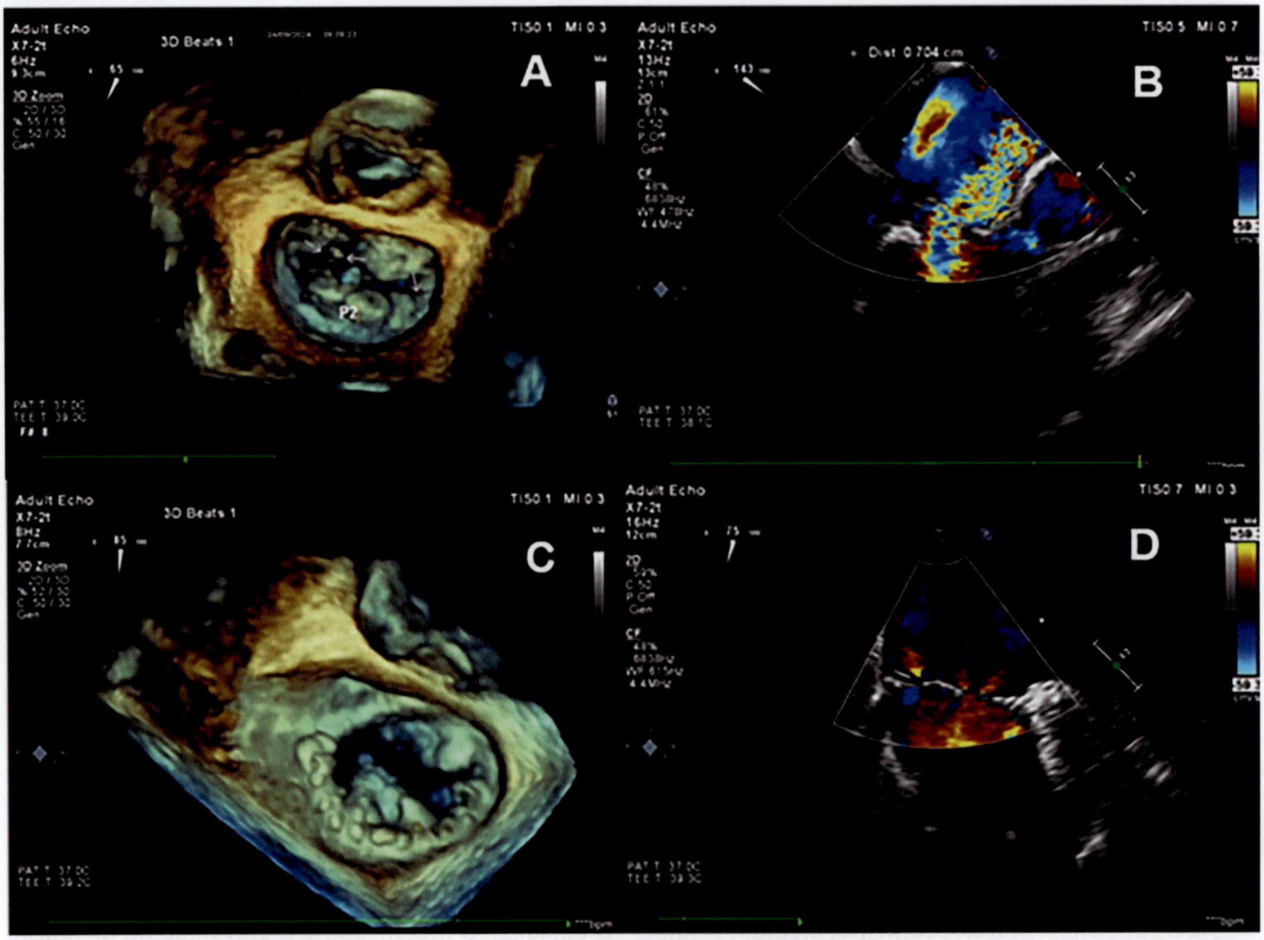

FIGURA 2.
(A) Imagem 3D na visão cirúrgica mostra valva mitral com prolapso amplo da cúspide posterior com rotura de corda localizada em segmento P2 lateral (setas) e achado de subcomissura medial (seta). (B) Doppler colorido mostra insuficiência mitral importante com jato regurgitante largo (*vena contracta* de 7 mm) direcionado anteriormente. (C) Imagem 3D na face atrial mostra anuloplastia posterior com hemianel protético. (D) Mapeamento de fluxo em cores mostra reparo valvar com sucesso; detectado apenas jatos regurgitantes mínimos na avaliação pós-CEC.

mm indica necessidade de associação com técnica de anuloplastia. O comprimento da coaptação das válvulas (valor normal = 4 a 5 mm), a altura efetiva das válvulas (distância do anel à borda da válvula; valor normal = 9 mm) e o comprimento das válvulas (considerada retração valvar quando menor que 16 mm na valva trivalvular e menor que 19 mm na valva bivalvular) são medidas fornecidas pelas imagens bidimensionais (2D) e (3D).[8]

Se a cúspide envolvida tiver altura efetiva negativa, ou seja, sua borda livre cair abaixo do plano valvar na diástole, configura-se prolapso completo, com indicação de suspensão da válvula. No caso do prolapso relativo, a altura efetiva, embora reduzida, permanece positiva. O comprimento reduzido das válvulas indica retração da valva, uma condição anatômica desfavorável para plástica. A presença de insuficiência aórtica causada por redução da mobilidade secundária à retração, fibrose ou calcificação das válvulas (insuficiência tipo III), o que indica um mecanismo de restrição valvar, ou ainda a presença de fenestrações valvulares, contraindicam a plástica valvar.

O reparo valvar aórtico é considerado satisfatório quando não há refluxo ou quando há apenas refluxo central mínimo. Outros parâmetros que indicam sucesso na plástica aórtica são: comprimento da coaptação das válvulas maior que 4 mm, altura efetiva das válvulas maior que 9 mm, anel aórtico menor que 25 mm, ausência de sinais de restrição das válvulas e gradiente sistólico médio menor que 10 mmHg.[8]

Estenose aórtica

Na cirurgia de estenose aórtica, a ETEIO pode acrescentar refinamento à análise morfológica da valva aórtica e proporcionar maior acurácia na medida da área valvar anatômica por meio da planimetria 2D e 3D. O cálculo da área valvar aórtica pela equação de continuidade torna-se mais preciso, pois a estimativa da via de saída do VE é obtida de forma mais acurada e realista pela técnica 3D.

Medidas dos gradientes transvalvares aórticos podem ser feitas com boa resolução das curvas do Doppler nos cortes transgástrico profundo e gástrico longitudinal. A presença de hipertrofia do septo ventricular com sinais de obstrução dinâmica da via de saída do VE deve ser informada ao cirurgião, que pode realizar miectomia septal associada ao tratamento cirúrgico da valva aórtica, e também ao anestesista, devido ao risco de piora hemodinâmica na saída de CEC com o uso de drogas vasoativas.[2]

Medidas precisas dos diâmetros, área e perímetro do anel aórtico, obtidas pelas imagens 3D, podem auxiliar na escolha do tamanho da prótese a ser implantada.

Em cirurgias minimamente invasivas, com menor incisão torácica e canulação arterial e venosa periféricas para instalação da circulação extracorpórea, a ETEIO é útil para guiar o posicionamento correto da cânula nas veias cavas e a confirmação da canulação arterial.

Após a saída de CEC, em condições adequadas de volemia, a prótese aórtica implantada deve ser analisada quanto à mobilidade dos folhetos ou discos, gradientes transprotéticos e presença de insuficiência central ou paraprotética.

Em situações de detecção de regurgitação paraprotética superior ao grau discreto, é indicado o retorno à CEC para revisão e correção do defeito.

Valva tricúspide

Insuficiência tricúspide

A insuficiência tricúspide (IT) secundária, decorrente da dilatação do anel valvar, é mais frequentemente encontrada nas cirurgias cardíacas do que a IT primária, que envolve prolapso de cúspides, doença reumática, flail ou anomalias congênitas. No entanto, em doenças das valvas cardíacas do lado esquerdo, a presença de IT residual após a CEC não deve ser subestimada, pois está associada a uma menor sobrevida a longo prazo.[4]

Devido ao efeito da anestesia geral, a gravidade da IT pode ser subestimada na ETEIO. Por isso, a avaliação ecocardiográfica transtorácica pré-CEC deve ser realizada sempre que houver incerteza sobre a severidade da IT. Mesmo casos de IT discreta, quando associados à dilatação do anel tricúspide, podem estar em maior risco de progressão futura. A dilatação do anel tricúspide (>40 mm ou >21 mm/m²)[2] em pacientes submetidos à cirurgia de valva esquerda pode justificar a necessidade de um reparo valvar tricúspide.

Além disso, a introdução de fios, cateteres e cânulas intracardíacas pode causar uma nova IT significativa, seja por atrapalhar o movimento adequado das cúspides, romper cordas tendíneas ou lesionar o músculo papilar. Portanto, ao se deparar com uma nova IT significativa, antes ou após a CEC, é fundamental identificar a origem da regurgitação. Em alguns casos, um cateter de artéria pulmonar pode estar impedindo o fechamento adequado das cúspides, e a regurgitação pode ser resolvida ajustando ou reposicionando o cateter.[2]

Após a CEC, é crucial avaliar a IT residual e medir o gradiente diastólico médio. Embora incomum, uma lesão iatrogênica da artéria coronária direita pode ocorrer após a anuloplastia tricúspide, especialmente quando há disfunção inexplicada do ventrículo direito ou alterações na movimentação da parede inferior do ventrículo esquerdo.[4]

Para pacientes submetidos à anuloplastia tricúspide ou à substituição por uma prótese valvar, as mesmas avaliações gerais se aplicam. A anuloplastia tricúspide pode ser realizada por diversas técnicas, incluindo a colocação de um anel protético, a anuloplastia de Vega e a bicuspidização. Na anuloplastia de Vega, o anel tricúspide é reduzido através de uma série de suturas ao longo de sua circunferência. Nessas técnicas, evita-se normalmente a aplicação de suturas ao longo do septo ventricular, para proteger o sistema de condução cardíaca. Por isso, a anuloplastia pode parecer incompleta quando vista pela ecocardiografia.[1,3]

A maior parte das anuloplastias tricúspides são realizadas para tratar a IT funcional. O sucesso do procedimento depende da gravidade da disfunção do ventrículo direito, sendo que, após a anuloplastia, um grau maior de regurgitação residual é frequentemente observado em comparação com o reparo valvar mitral.

CARDIOPATIAS CONGÊNITAS

A ETEIO desempenha um papel crucial nas cirurgias cardíacas congênitas, contribuindo para a avaliação anatômica e funcional do coração durante o procedimento cirúrgico. Até a década de 1980, essa avaliação era realizada por meio da ecocardiografia epicárdica. Com o avanço da tecnologia, a ETEIO passou a ser amplamente utilizada, principalmente após a introdução de transdutores menores e de alta qualidade, incluindo a imagem 3D em tempo real.

A ETEIO é indicada na correção de uma grande variedade de cardiopatias congênitas, como comunicação interatrial e interventricular, defeitos do septo atrioventricular, anomalias valvares, obstruções das vias de saída dos ventrículos, tetralogia de Fallot e transposição das grandes artérias. Além disso, é essencial nas cirurgias de Jatene e Ross, bem como nas correções de aortopatias associadas a síndromes genéticas, como Marfan e Loeys-Dietz.

A avaliação pré-CEC permite a detecção de defeitos não identificados previamente, a confirmação da anatomia e a visualização detalhada da morfologia cardíaca, auxiliando a equipe cirúrgica na escolha da técnica corretiva mais adequada. Destaca-se a importância da ETEIO na detecção de defeitos residuais que podem não ser suspeitados durante a cirurgia, cuja correção ainda em sala reduz significativamente complicações pós-operatórias e custos hospitalares (Tabela 2).[9]

Em relação à segurança do método, complicações importantes em pacientes pediátricos de baixo peso são incomuns (2,5%), podendo ocorrer obstrução das vias aéreas (1%), avanço do tubo endotraqueal (0,2%), extubação traqueal (0,5%) e compressão vascular (0,6%).[10] A perfuração esofágica é extremamente rara.

Em termos de custo-benefício, o uso rotineiro da ETEIO em cirurgias cardíacas congênitas é amplamente justificado, principalmente na correção de lesões complexas e valvares.[11]

PRÓTESES VALVARES

Ao ecocardiograma transtorácico, deve-se suspeitar de disfunção de prótese se houver alguma alteração na morfologia da prótese valvar ou em algum parâmetro Doppler, especialmente quando comparado aos exames anteriores. Uma vez detectada alguma alteração, é necessário analisar a etiologia, o tipo de disfunção, a gravidade e a repercussão.[12]

Frequentemente, é necessária a complementação com outro método de imagem (ETE 3D ou Tomografia) para confirmação da disfunção e melhor planejamento terapêutico, antes da indicação cirúrgica. A ETEIO pré-CEC confirma os achados e avalia afecções associadas.

Deve-se levar em conta que as situações de baixo ou alto débito podem modificar gradientes, área de orifício efetivo e velocidades, mascarando ou simulando disfunção de prótese. Assim, a ETEIO pós-CEC deve ser realizada após a estabilização das condições hemodinâmicas e, se possível, sem o uso concomitante de drogas vasoativas.

A detecção de alterações morfológicas da prótese, levando à estenose ou insuficiência, implica no retorno à CEC. Na presença de morfologia da prótese normal e parâmetros alterados ao Doppler, uma hipótese a ser descartada é a insuficiência oculta, geralmente periprotética, que pode ser de difícil detecção em próteses metálicas quando utilizada apenas a imagem 2D.

Outras hipóteses, não relacionadas à disfunção de prótese, incluem estados de alto fluxo, fenômeno de recuperação de pressão na aorta (em próteses aórticas com aorta ascendente ≤ 30 mm), gradiente alto localizado no orifício central (em próteses mecânicas de duplo disco), aceleração subvalvar ou desproporção entre prótese e tamanho do paciente (*mismatch*).

Como a hemodinâmica da prótese também varia com o tipo e o tamanho do implante, é necessário comparar os dados de Doppler obtidos com os valores esperados para a prótese implantada e anotar esses dados no laudo para comparações futuras.

CARDIOMIOPATIA HIPERTRÓFICA

A miectomia envolve a excisão de uma parte do miocárdio septal hipertrofiado para aliviar a obstrução dinâmica da via de saída do VE (VSVE) em indivíduos sintomáticos com cardiomiopatia hipertrófica. Esse procedimento é geralmente reservado para pacientes com gradientes na VSVE ≥ 50 mmHg em repouso ou após provocação (manobra de Valsalva ou ecocardiograma sob estresse físico), com sintomas de insuficiência cardíaca ou síncope refratários à terapia medicamentosa.[13]

O objetivo do procedimento é aliviar a obstrução da VSVE causada pelo movimento anterior sistólico (SAM) da valva mitral em contato com o septo hipertrofiado. O SAM da valva mitral é o principal mecanismo associado à obstrução da VSVE, atribuído à hipertrofia septal com estreitamento da VSVE e a diversas outras anormalidades do aparato valvar mitral, como hipertrofia e deslocamento anterior dos músculos papilares, músculos bifurcados ou acessórios, alongamento das cúspides, implantação anômala do músculo papilar, falsas cordas e outras. O SAM também provoca insuficiência mitral dinâmica, com jato tipicamente ínfero-lateral, enquanto jatos centrais ou anteriores sugerem doença valvar intrínseca (prolapso da valva mitral, ruptura de cordoalhas, fibrose do folheto e calcificação valvar mitral).

Em 10% dos casos, a obstrução é médio-ventricular, situação na qual a presença de aneurismas apicais é mais frequente, ocorrendo em até 25% desses casos, podendo ser necessária a investigação com agentes de realce endocárdico para melhor visibilização.[13] A detecção dessas alterações requer uma avaliação detalhada e minuciosa do aparato valvar mitral durante a ETEIO pré-CEC. Deve-se também afastar outras causas de obstrução, tais como estenose aórtica e membrana subaórtica.

Algumas medidas pré-CEC são essenciais para definir a extensão da miectomia: espessura máxima do septo basal, onde a cúspide anterior da valva mitral toca o septo; distância desse local de maior espessura ao anel aórtico; e medidas do comprimento das cúspides.

No período pós-CEC, é fundamental avaliar a integridade do aparato valvar mitral, a presença e o grau de insuficiência mitral residual e gradiente intraventricular, além de descartar comunicação interventricular iatrogênica, novas alterações valvares, disfunção ventricular esquerda e derrame pericárdico. Pode ser necessária ampliação da miectomia ou uma nova abordagem do aparato valvar mitral se persistirem alterações significativas.

DOENÇA ARTERIAL CORONÁRIA

A ETEIO pode ser empregada durante a cirurgia de revascularização miocárdica para confirmar os achados pré-operatórios e detectar patologias novas ou inesperadas. Antes da CEC, é fundamental avaliar a função de ambos os ventrículos, identificar anormalidades regionais de contratilidade miocárdica e quantificar a insuficiência mitral secundária, quando presente.

A determinação da função sistólica global do VE através de métodos quantitativos é recomendada, sendo a estimativa visual desencorajada. A ETEIO deve avaliar disfunções valvares e detectar a presença de qualquer grau de ateromatose na aorta. Caso seja detectada regurgitação mitral moderada ou grave na avaliação pré-CEC, a possibilidade de reparo ou substituição da valva mitral deve ser discutida com o cirurgião.[5]

No pós-CEC, a ETEIO orienta a necessidade de suporte de volume ou inotrópico e verifica a presença de novas anormalidades regionais da contratilidade da parede do VE, que podem preceder as alterações eletrocardiográficas ou valvares.[5]

As anormalidades regionais da contratilidade podem ser decorrentes de outras causas além da isquemia, como hipovolemia, mudanças agudas na pós-carga, doenças miocárdicas pré-existentes ou miocárdio atordoado.[14]

Aneurismas e pseudoaneurismas do VE são complicações do infarto do miocárdio, nas quais a ETEIO tem um papel importante no manejo. O tratamento cirúrgico pode ser indicado em casos de insuficiência cardíaca intratável ou arritmias ventriculares refratárias.

A cirurgia pode envolver a ressecção do aneurisma e substituição por enxerto de Dacron ou a exclusão do aneurisma por uma partição entre as paredes normais do VE e a área aneurismática. Para o sucesso da cirurgia, as porções basais do VE devem funcionar normalmente. Além disso, se o septo estiver envolvido, a ressecção se torna menos viável e a cirurgia de exclusão pode ser preferida.[1]

A ETEIO orienta a estratégia cirúrgica para pseudoaneurismas do VE, definindo suas dimensões, localização e comunicação com a cavidade ventricular, além de detectar a presença de trombos e evitar a manipulação excessiva do coração durante o período pré-CEC.[9]

DOENÇAS DO PERICÁRDIO

A ecocardiografia transtorácica é o exame de imagem de primeira linha para a detecção de doenças pericárdicas, como derrame pericárdico, pericardite constritiva e tamponamento cardíaco.[15]

Na pericardite constritiva, no entanto, os achados ecocardiográficos podem ser inconclusivos em cerca de um terço dos pacientes. A acurácia diagnóstica depende dos sinais clínicos e ecocardiográficos de insuficiência cardíaca direita e aumento das pressões de enchimento, além da interdependência ventricular exacerbada.

Esses sinais também podem ser observados no tamponamento cardíaco, aliado ao colapso de câmaras cardíacas (diastólico do ventrículo direito e/ou sistólico do átrio direito e átrio esquerdo).[15]

Uma abordagem de imagem multimodalidade, incluindo tomografia e ressonância, é frequentemente necessária para diferenciar pericardite constritiva de cardiomiopatia restritiva, bem como outras afecções pericárdicas, tais como cistos, tumores e calcificações.

A ETEIO é essencial para garantir a remoção adequada do pericárdio comprometido, detectar coágulos persistentes e monitorar a função biventricular.[1]

A pericardite efusivo-constritiva é especialmente desafiadora, pois o componente visceral é de difícil remoção. A persistência de sinais constritivos detectados pela ETEIO pós-CEC sugere pericardiectomia incompleta e a necessidade de reabordagem.[1]

CIRURGIA DE REMOÇÃO DE MASSAS CARDÍACAS

A remoção cirúrgica de uma massa intracardíaca é o tratamento de escolha em muitos casos, e a ETEIO realizada nesse cenário desempenha um papel crucial. A ETEIO pré-CEC identifica a extensão, inserção e características da massa, confirmando sua presença antes da incisão para evitar procedimentos desnecessários.[4]

A ETEIO pós-CEC avalia a integridade septal, possíveis lesões valvares e garante a remoção completa da massa.[1]

Em casos de lesões do lado direito do coração, a ETEIO guia biópsias percutâneas, proporcionando maior segurança e precisão ao direcionar a pinça para o tecido tumoral.[3]

TABELA 2 Aspectos morfológicos e funcionais a serem avaliados nos períodos pré-CEC e pós-CEC nas principais cardiopatias congênitas e procedimentos cirúrgicos que se beneficiam da ETEIO.

Cardiopatia	Pré-CEC	Pós-CEC
CIA tipo seio venoso	▪ Avaliar dimensão do defeito, direcionamento do *shunt* interatrial e veias pulmonares	▪ Avaliar posicionamento do *patch*, *shunt* residual, direcionamento das veias pulmonares e fluxos nas veias cavas e veias pulmonares
Comunicação interventricular	▪ Avaliar morfologia e dimensão do defeito, presença de CIV muscular, direcionamento do *shunt* interventricular e possíveis lesões associadas como regurgitação tricúspide e seu mecanismo, banda anômala de ventrículo direito e estenose subaórtica	▪ Avaliar posicionamento do *patch* interventricular, *shunts* residuais, obstruções em vias de saída ventriculares e regurgitação valvar tricúspide
Defeito do septo atrioventricular parcial	▪ Avaliar a comunicação interatrial, posicionamento da fenda mitral, obstrução da via de saída de ventrículo esquerdo	▪ Avaliar posicionamento do *patch* e *shunt* residual, regurgitação valvar residual e obstruções hemodinâmicas em vias de saídas
Defeito do septo atrioventricular total	▪ Dar detalhes morfológicos da valva atrioventricular, seus folhetos, aparelho subvalvar, músculos papilares e local do jato de regurgitação. Avaliar os orifícios valvares e as dimensões dos ventrículos nos defeitos desbalanceados	▪ Avaliar o posicionamento dos *patchs* (seja único ou duplo *patch*) e presença de *shunt* residuais e regurgitação das valvas atrioventriculares
Displasia da valva tricúspide e anomalia de Ebstein	▪ Caracterizar a morfologia e dimensões dos folhetos, presença de deslocamento apical, obliteração e angulação do orifício valvar funcional (*pivoted orifice*) da valva tricúspide com a via de saída ventricular direita ▪ Avaliar o ventrículo funcional quanto sua morfologia e função	▪ Avaliar o resultado da plastia valvar/cirurgia do cone, grau de regurgitação e direcionamento do jato. Avaliar possível estenose residual da valva e função ventricular direita
Obstruções da via de saída ventricular direita e esquerda	▪ Analisar o mecanismo da obstrução ▪ VD: presença de banda anômala, estenose infundibular ▪ VE: obstrução por anel ou túnel fibroso, membrana subaórtica, implantação de cordas da valva mitral ou movimento anterior sistólico	▪ Avaliar ressecção efetiva da via de saída ou presença de obstrução residual (dinâmica vs fixa) ao mapeamento em cores e gradientes sistólicos ao Doppler. ▪ Avaliar as valvas atrioventriculares e semilunares que podem ter sido comprometidas no reparo cirúrgico da via de saída
Tetralogia de Fallot	▪ Avaliar a morfologia dos defeitos cardíacos: CIV, dextroposição da aorta, via de saída do ventrículo direito, dimensão do anel pulmonar (*z-score*) e morfologia da valva pulmonar, tronco e artérias pulmonares. Avaliar anormalidades coronarianas	▪ Avaliar o posicionamento do *patch* interventricular e a presença de *shunt* residual. Ressecção de via de saída de ventrículo direito, valva pulmonar (técnica usada no reparo valvar), tronco e possíveis estenoses de artérias pulmonares
Dupla via de saída de ventrículo direito	▪ Confirmação da posição da CIV e sua relação com as grandes artérias. Presença de duplo infundíbulo ▪ Posição espacial das artérias, avaliar artérias coronárias e defeitos associados	▪ Avaliar tunelização com *patch* do ventrículo esquerdo para a aorta, *shunt* residual no *patch* interventricular, estenose de vias de saída, aorta, tronco e artérias pulmonares. Função biventricular

Continua

TABELA 2 Aspectos morfológicos e funcionais a serem avaliados nos períodos pré-CEC e pós-CEC nas principais cardiopatias congênitas e procedimentos cirúrgicos que se beneficiam da ETEIO. *(Continuação)*

Cardiopatia	Pré-CEC	Pós-CEC
Cirurgia de Jatene	▪ Avaliar a dimensão da aorta e artérias pulmonares, valva aórtica e pulmonar, anomalias coronarianas ▪ Função ventricular direita e esquerda	▪ Avaliar anastomoses da "neopulmonar" e "neoaorta", coronárias, função ventricular global e segmentar
Anastomoses cavo pulmonar	▪ Avaliar as artérias pulmonares, veia cava superior e inferior, possível drenagem de veia do sistema ázigos em pacientes com cardiopatias complexas e isomerismos ▪ Avaliar morfologia e função da valva atrioventricular	▪ Glenn: avaliar anastomose da VCS com a artéria pulmonar direita (o ecocardiograma epicárdico pode ser eficaz) ▪ Fontan: avaliar o tubo extracardíaco e suas anastomoses, fenestração no tubo e função ventricular ▪ Observar a presença de contraste espontâneo nas veias cavas
Tubos ventrículos-pulmonares	▪ Avaliar a anatomia da via de saída ventricular direita, artérias pulmonares	▪ Avaliar anastomoses do tubo, possíveis locais de estenose ou *kinking*
Cirurgia de Ross	▪ Avaliar o mecanismo de regurgitação aórtica e a morfologia da valva. Avaliar a valva pulmonar, detectando se há algum grau de disfunção	▪ Avaliar o autoenxerto (valva pulmonar na posição aórtica) e o homoenxerto na valva pulmonar. Função do ventrículo direito e esquerdo
Transposição corrigida das grandes artérias	▪ Avaliar defeitos associados como CIV, obstruções das vias de saída ventriculares e displasia da valva tricúspide/ anomalia de Ebstein associado	▪ Analisar a correção dos defeitos associados e em caso de realização de *double switch*, avaliar as anastomoses e túneis venosos
Tronco arterial comum (TAC)	▪ Avaliar CIV, morfologia e função da valva truncal, tipo do TAC, artérias pulmonares e anomalias de coronárias	▪ Presença de *shunt* residual interventricular, plastia da valva truncal, reconstrução da via da saída de ventrículo direito – artéria pulmonar (técnica Miguel Barbero Marcial ou tubo VD-TP), avaliar artérias pulmonares
Aortopatias e valva aórtica bicúspide	▪ Avaliar qual parede da aorta está mais comprometida. Em geral, quando há valva aórtica bicúspide e rafe entre coronariana direita e esquerda: parede anterior; rafe entre não coronariana e coronariana direita: parede posterior e arco aórtico. ▪ Avaliar local de dissecção e *flap* ▪ Sindrome de Marfan: dilatação de raiz aórtica	▪ Avaliar anastomoses quando cirurgia de Bentall de Bonno. ▪ Avaliar correção das dissecções de aorta (ponto de entrada e saída) ▪ Avaliar valva aórtica quando envolvida e sua plastia ou troca
Anomalias coronarianas	▪ Avaliar o tipo de anormalidade (AAOCA) e possíveis trajetos intramurais e/ou interarteriais (ARCAPA e ALCAPA), observar colaterais e fístulas coronarianas ▪ Avaliar a morfologia e função da valva mitral	▪ Analisar os óstios coronarianos após correções com reimplante direto, ou os trajetos em caso de interposições de *patchs* ou tubos. Avaliar *kinking*. ▪ Avaliar o local de onde foi retirada a coronária (valva pulmonar ou tronco e até as artérias pulmonares) ▪ Avaliar a plastia da valva mitral quando foi necessária, e a função ventricular esquerda

CIA: comunicação interatrial; CIV: comunicação interventricular; VCS: veia cava superior; VD: ventrículo direito; TP: tronco pulmonar; AAOCA: origem aórtica anômala da artéria coronária; ARCAPA: origem anômala da artéria coronária direita da artéria pulmonar; ALCAPA: origem anômala da artéria coronária esquerda da artéria pulmonar.

Pesquisar	Aspectos relevantes
S *Shunt*	▪ Descartar FOP, CIA e CIV ▪ Usar solução salina agitada (com valsalva acionada por VM) para aumentar a acurácia ▪ Pode levar à hipoxemia e embolia paradoxal após implante, então corrigir no momento do implante
T *Trombus*	▪ Rastrear no AAE e nos locais de canulação: 1. Ápice do VE (ETT é melhor, e se dúvida, contraste e 3D); 2. Aorta ascendente (rastrear também aneurismas, placas ou dissecção para planejar localização)
A *Aortic insufficiency (and other valves diseases)*	▪ Analisar todas as valvas (não só a aórtica) e quantificar a gravidade por todos os métodos usuais. Se IAO, IT ou EM≥ moderada, corrigir no momento do implante
R *Right ventricular failure*	▪ Principal determinante do sucesso do implante (quantificar no pré-operatório com todas as ferramentas, além de 3D, *strain* e MRI se necessário)

S: *Shunt* (Desvio); T: Trombo; A: Insuficiência Aórtica (e outras doenças valvares); R: Insuficiência do Ventrículo Direito.

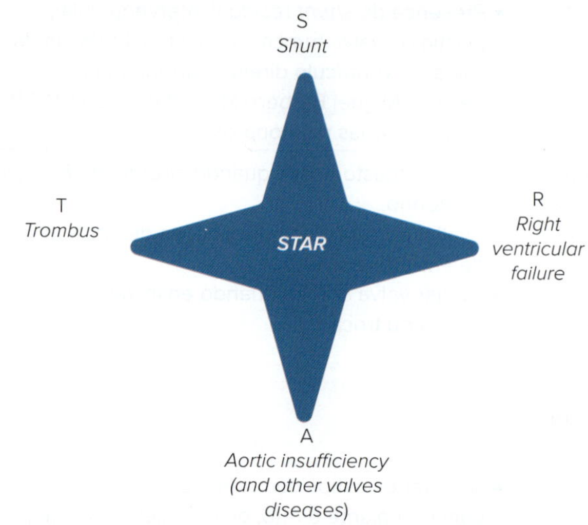

FIGURA 3.
Para o implante de dispositivo de assistência ventricular (DAVE), é fundamental uma detalhada avaliação estrutural e funcional cardíaca, utilizando um ecocardiograma transtorácico (ETT) completo e um ecocardiograma transesofágico, indispensável para confirmar a ausência de trombos, *shunts*, valvopatias graves ou alterações na aorta (mnemônico "STAR").

FOP: forame oval pérvio; CIA: comunicação interatrial; CIV: comunicação interventricular; VM: ventilação mecânica; AAE: apêndice atrial esquerdo; VE: ventrículo esquerdo; IAO: insuficiência aórtica; IT: insuficiência tricúspide; EM: estenose mitral.

Fonte: adaptada de Flores et al.[18]

TABELA 3 Aspectos relevantes a serem avaliados antes e depois do implante de dispositivos de assistência ventricular esquerda.

Pesquisar	Aspectos relevantes
Intra-implante	▪ Monitorizar bolhas de ar na cavidade ou nos grandes vasos ▪ Guiar o posicionamento da cânula de influxo (que deve estar alinhada com a abertura da valva mitral) ▪ Características dos fluxos nas cânulas de influxo e efluxo (que devem ser laminares, pulsáteis e de baixa velocidade)
Pós-implante	▪ "STAR" (*shunts* e insuficiência aórtica podem ser desmascarados, grau de insuficiência tricúspide, tamanho e função do VE e VD) ▪ Fluxo nas cânulas ▪ Otimização de velocidades da bomba baseada no balanço das condições de carga entre VE e VD. Parâmetros ideais quando: posição neutra do septo interatrial e septo interventricular, frequência de abertura da valva aórtica ao modo M (abertura intermitente a cada 3 ciclos), função de VD boa e IT discreta
Complicações pós-implante (imediatas)	▪ Obstrução da cânula de influxo ou efluxo (fluxo turbulento com alta velocidade ou ausência de fluxo), devido a trombo ou acotovelamentos ▪ Desvio do septo para a esquerda com diminuição do tamanho do VE, dilatação e disfunção do VD e piora da insuficiência tricúspide e aórtica indicam diminuição da pré-carga do dispositivo devido à falência do VD (efeito de sucção)* ▪ Desvio do septo para a direita indica rotação insuficiente do dispositivo ▪ Diminuição do tamanho de ambos os ventrículos indica hipovolemia ou compressão extrínseca por tamponamento

*A conduta nesse caso é reduzir a velocidade de rotação do dispositivo e aumentar a pré-carga do VE. VE; ventrículo esquerdo; VD; ventrículo direito; IT; insuficiência tricúspide.

Na endocardite, a ETEIO é essencial para avaliar a destruição valvar e o envolvimento paravalvular, além de outras complicações, como abscessos, fístulas e pseudoaneurismas.

A avaliação pós-procedimento na sala de cirurgia permite a análise da função valvar após o reparo ou substituição, estabelecendo uma linha de base para estudos de imagem subsequentes.[1]

SUPORTE CIRCULATÓRIO MECÂNICO

Atualmente, existem inúmeros dispositivos de suporte circulatório mecânico, temporários ou duráveis (longo prazo), intracorpóreos, extracorpóreos ou percutâneos, além de coração artificial, membrana de oxigenação extracorpórea e balão intra-aórtico.[16]

Tendo em vista o acesso limitado ao transplante cardíaco e o aumento da incidência de insuficiência cardíaca em estágio avançado, observa-se, especialmente, um aumento no uso de dispositivos de assistência ventricular esquerda de longo prazo (DAVE).

Esses dispositivos tiveram avanços consideráveis nas últimas duas décadas e podem servir como ponte para transplante ou recuperação, mas também como terapia de destino.

A Figura 3 e a Tabela 3 resumem informações relevantes da ETEIO nos períodos pré, intra e pós-implante.[16-18]

REFERÊNCIAS

1. Nicoara A, Skubas N, Ad N, Finley A, Hahn RT, Mahmood F, et al. Guidelines for the use of transesophageal echocardiography to assist with surgical decision-making in the operating room: A surgery-based approach: From the American Society of Echocardiography in collaboration with the Society of Cardiovascular Anesthesiologists and the Society of Thoracic Surgeons. J Am Soc Echocardiogr. 2020;33(6):692-734.
2. Papadopoulos CH, Kadoglou NPE, Theodosis-Georgilas A, Karabinos I, Loizos S, Papadopoulos KG, et al. Transoesophageal echocardiography beyond the echo-laboratory. An expert consensus paper of the working group of echocardiography of the Hellenic Society of Cardiology. Hellenic J Cardiol. 2024.
3. Otto CM, Schwaegler RG, Freeman RV. Echocardiography review guide: Companion to the Textbook of Clinical Echocardiography. 3rd ed. Philadelphia, PA: Elsevier; 2016.
4. Thaden JJ, Malouf JF, Rehfeldt KH, Ashikhmina E, Bagameri G, Enriquez-Sarano M, et al. Adult intraoperative echocardiography: A comprehensive review of current practice. J Am Soc Echocardiogr. 2020;33(6):735-55.e11.
5. Yu S, Peffley S, Fabbro M, Mohammed AN. A narrative review of the 2020 guidelines for use of transesophageal echocardiography to assist with surgical decision-making by the cardiac anesthesiologist in the operating room. J Cardiothorac Vasc Anesth. 2022;36(1):258-74.
6. Gheorghe LL, Mobasseri S, Agricola E, Wang DD, Milla F, Swaans M, et al. Imaging for native mitral valve surgical and transcatheter interventions. JACC Cardiovasc Imaging. 2021;14(1):112-27.
7. Maslow A. Mitral valve repair: An echocardiographic review: Part 2. J Cardiothorac Vasc Anesth. 2015;29(2):439-71.
8. Berrebi A, Monin JL, Lansac E. Systematic echocardiographic assessment of aortic regurgitation—what should the surgeon know for aortic valve repair? Ann Cardiothorac Surg. 2019;8(3):331-41.
9. Stevenson JG, Sorensen GK, Gartman DM, Hall DG, Rittenhouse EA. Transesophageal echocardiography during repair of congenital cardiac defects: Identification of residual problems necessitating reoperation. J Am Soc Echocardiogr. 1993;6(4):356-65.
10. Puchalski MD, Lui GK, Miller-Hance WC, Brook MM, Young LT, Bhat A, et al. Guidelines for performing a comprehensive transesophageal echocardiographic examination in children and all patients with congenital heart disease: Recommendations from the American Society of Echocardiography. J Am Soc Echocardiogr. 2019;32(2):173-215.
11. Bettex DA, Prêtre R, Jenni R, Schmid ER. Cost-effectiveness of routine intraoperative transesophageal echocardiography in pediatric cardiac surgery: A 10-year experience. Anesth Analg. 2005;100(5):1271-5.
12. Pibarot P, Herrmann HC, Wu C, Hahn RT, Otto CM, Abbas AE, et al. Standardized definitions for bioprosthetic valve dysfunction following aortic or mitral valve replacement: JACC state-of-the-art review. J Am Coll Cardiol. 2022;80(5):545-61.
13. Fernandes F, Simões MV, Correia EB, Marcondes-Braga FG, Coelho-Filho OR, Mesquita CT, et al. Guidelines on the diagnosis and treatment of hypertrophic cardiomyopathy - 2024. Arq Bras Cardiol. 2024;121(7):e202400415.
14. Fleisher LA. Real-time intraoperative monitoring of myocardial ischemia in noncardiac surgery. Anesthesiology. 2000;92(4):1183-8.
15. Barberato SH, Romano MMD, Beck ALS, Rodrigues ACT, Almeida ALC, Assunção BMBL, et al. Position statement on indications of echocardiography in adults - 2019. Arq Bras Cardiol. 2019;113(1):135-81.
16. Stainback RF, Estep JD, Agler DA, Birks EJ, Bremer M, Hung J, et al. Echocardiography in the management of patients with left ventricular assist devices: Recommendations from the American Society of Echocardiography. J Am Soc Echocardiogr. 2015;28(8):853-909.
17. Cameli M, Aboumarie HS, Pastore MC, Caliskan K, Cikes M, Garbi M, et al. Multimodality imaging for the evaluation and management of patients with long-term (durable) left ventricular assist devices. Eur Heart J Cardiovasc Imaging. 2024;25(10):e217-40.
18. Flores AS, Essandoh M, Yerington GC, Bhatt AM, Iyer MH, Perez W, et al. Echocardiographic assessment for ventricular assist device placement. J Thorac Dis. 2015;7(12):2139-50.

6

Ressonância magnética cardiovascular

Gabriela Liberato
Bruno Maeda Fuzissima
Carlos E. Rochitte

INTRODUÇÃO

O coração é um órgão de anatomia complexa, de composição predominantemente muscular, mas que depende da inter-relação de diferentes estruturas para exercer sua função. A depender do segmento cardíaco acometido, as doenças podem ser agrupadas em cardiopatias, como a doença das artérias coronárias, valvopatias ou cardiopatias congênitas, entre outros. Neste capítulo, vamos abordar os fundamentos da ressonância magnética do coração (RMC), demonstrando seus indicações e limitações nos diferentes grupos de cardiopatias, com destaque em seu uso para tomada de decisão em casos com possível indicação cirúrgica.

FUNDAMENTOS DA RESSONÂNCIA MAGNÉTICA

A RMC gera imagens através da excitação de íons de hidrogênio presentes nas moléculas de água do corpo. Os diferentes tecidos, ao serem expostos ao campo magnético gerado pela RM e seus pulsos emitidos de radiofrequência, geram ondas eletromagnéticas distintas que são capturadas por bobinas e em seguida decodificadas para diferenciação dos tecidos e geração das imagens.[1]

A presença de um campo magnético exige cuidado com objetos ferromagnéticos, incluindo desde equipamentos como cadeiras, macas e bombas de infusão até dispositivos de saúde como clipes cerebrais, marca-passos cardíacos e implantes cocleares. Tais cuidados devem ser mantidos mesmo com o sistema computacional desligado, pois o campo magnético está sempre ativo.

Em geral, não devem realizar o exame pacientes portadores de marca-passo ou cardiodesfibrilador implantável não compatíveis, portadores de clipes cerebrais sem informações, implantes cocleares e fragmentos metálicos em áreas de risco (p. ex., nos olhos). Pacientes com *stents*, suturas metálicas no esterno, próteses aórticas ou ortopédicas e marca-passos cardíacos compatíveis podem realizar o exame, dando especial atenção aos casos de marca-passo cardíaco, exigindo avaliação e programação antes e após o exame. As informações sobre compatibilidade de dispositivos e segurança são atualizadas continuamente e, em caso de dúvidas, sugere-se a consulta do site www.mrisafety.com e das últimas diretrizes nacionais e do American College of Radiologists (ACR).[2,3]

O contraste utilizado na RM é o gadolínio, com preocupações quanto à reação alérgica e ao risco de fibrose nefrogênica sistêmica em casos de disfunção renal aguda ou crônica, especialmente quando a taxa de filtração glomerular é inferior a 30 mL/min/1,73 m^2. Em gestantes, em virtude de dados controversos sobre riscos ao feto, o uso de gadolínio não é recomendado, exceto se o risco-benefício for cuidadosamente avaliado.[2,3] Outras limitações são a suscetibilidade a artefatos metálicos, tempo prolongado de aquisição de imagens e apneias prolongadas. Por essas limitações, é um exame desafiador em pacientes claustrofóbicos, crianças e em pacientes clinicamente descompensados.

Aquisição de imagem

A aquisição de imagens cardíacas utiliza a sincronização da aquisição das imagens com o ciclo cardíaco (preferencialmente eletrocardiograma). Em relação ao movimento respiratório, rotineiramente realiza-se o exame com apneias repetidas em pausa expiratória ou pode-se utilizar a sincronização com as incursões respiratórias (*gating* respiratório) e pós-processamento com técnicas de correção de movimento (*motion correction*).

Na RMC, estão disponíveis diversas técnicas de imagem, cada uma com princípios físicos, duração e momento de aquisição distintos, além de funções específicas. Portanto, é essencial definir o protocolo de sequências com base na indicação da RMC, não sendo possível realizar todas as sequências rotineiramente por aumentar de forma considerável o tempo total do exame.[1,2]

Na RMC, as sequências de imagem podem ser divididas em três categorias com base no uso de contraste. As sequências que não dependem de contraste, como a cine-RM, são utilizadas para avaliar morfologia e função do coração, enquanto a sequência de *phase-contrast* é empregada para a avaliação dos fluxos e *shunts* de forma qualitativa e quantitativa. As sequências realizadas antes da administração do contraste incluem o Double IR, usado principalmente para avaliar o pericárdio, o Triple IR, destinado à identificação de edema e inflamação, e os mapas T1, T2 e T2*, que auxiliam na caracterização tecidual, identificação de edema e avaliação da sobrecarga de ferro, respectivamente. Já as sequências realizadas após a administração do contraste são a perfusão, que avalia irrigação do miocárdio e isquemia, a angio-RM, para avaliação vascular, e o realce tardio, para identificar áreas de fibrose ou cicatrizes.[2]

APLICAÇÕES CLÍNICAS

A RMC oferece diversas vantagens, sendo um método não invasivo, sem radiação ionizante e independente de janela acústica. Possui boa resolução temporal e espacial, gerando imagens de alta qualidade e é considerada padrão-ouro para avaliar a morfologia cardíaca e quantificar massa e função ventricular, sendo valiosa para diagnóstico e seguimento de cardiomiopatias.[2] Além disso, é capaz de avaliar fluxos intracardíacos e vasculares, útil em valvopatias e cardiopatias congênitas.

No entanto, seu grande diferencial está na avaliação tecidual, principalmente com a introdução da técnica de realce tardio em 1999, considerada a principal sequência da RMC.[4] O realce tardio é realizado por volta de 10 minutos após a administração de gadolínio intravenoso (0,2 mmol/kg). O gadolínio não atravessa a membrana celular íntegra, distribuindo-se no meio extracelular ou em meio ao miocárdico lesado, formando padrões distintos de distribuição a depender da doenças, representando áreas de fibrose, aumento do conteúdo extracelular ou edema. Ao adentrar, o gadolínio relaxa o tecido ao redor, que é visto como hipersinal branco na RMC.

O padrão de realce tardio miocárdico isquêmico é caracterizado pelo envolvimento do subendocárdio, respeitando território coronariano, sendo considerado transmural quando se estende por mais de 50% da área do segmento. Por sua vez, o padrão não isquêmico poupa o subendocárdio e acomete o mesocárdio ou epicárdio, sem respeitar um padrão coronariano. Há grande sobreposição de achados entre as etiologias, não se podendo concluir o diagnóstico isoladamente pela técnica de realce tardio, mas há formas clássicas de apresentação de cada doença (Figura 1).

Outros parâmetros de avaliação tecidual, como edema e inflamação, podem ser inferidos nas sequências Triple IR e Mapa T2, diferenciando quadros agudos de crônicos e, por exemplo, diferenciando entre miocardite aguda e crônica.

O mapeamento paramétrico T1, por sua vez, é um método para a avaliação tecidual miocárdica, permitindo estimar os elementos do espaço intracelular e possibilitando o cálculo do volume extracelular (ECV), interessante nas cardiomiopatias. Por exemplo, um mapa T1 miocárdico nativo baixo indica a presença intracelular de lipídio (doença de Fabry) ou de sobrecarga de ferro no miocárdio, esta última associada a T2* baixo (Figura 2).

Apesar de suas vantagens, a RMC possui resolução espacial inferior à tomografia computadorizada cardíaca, o que a torna menos adequada para avaliar estruturas pequenas e móveis, como artérias coronárias ou pequenos tumores, incluindo vegetações valvares.

DOENÇA ARTERIAL CORONARIANA

Avaliação de isquemia miocárdica

Na RMC, a avaliação da isquemia miocárdica é realizada utilizando a sequência de perfusão com gadolínio. O exame é conduzido em duas fases: estresse e repouso. O estresse farmacológico pode utilizar vasodilatadores como adenosina ou dipiridamol, ou inotrópico, com dobutamina. A avaliação com dipiridamol se destaca por maior sensibilidade e a aminofilina é utilizada para reversão do estresse, sendo recomendado um período de 24 horas de dieta sem xantinas e cafeína, por interferirem com o dipiridamol. Entre as contraindicações, incluem-se hipotensão e bloqueio atrioventricular avançado, doença pulmonar obstrutiva grave, hipersensibilidade, estenose aórtica importante, gestação ou lactação. O procedimento tem baixo risco, com estudos de protocolos de dobutamina mostrando taxa de complicações inferior a 0,1%. A análise comparativa das sequências de estresse e repouso identifica áreas de déficit perfusional. Em estudos, a técnica de perfusão miocárdica demonstrou ser superior à cintilografia miocárdica, equivalente à tomografia por emissão de pósitrons com tomografia computadorizada (PET-CT) e não inferior à reserva de fluxo fracionada (FFR) invasiva na investigação de isquemia.[2]

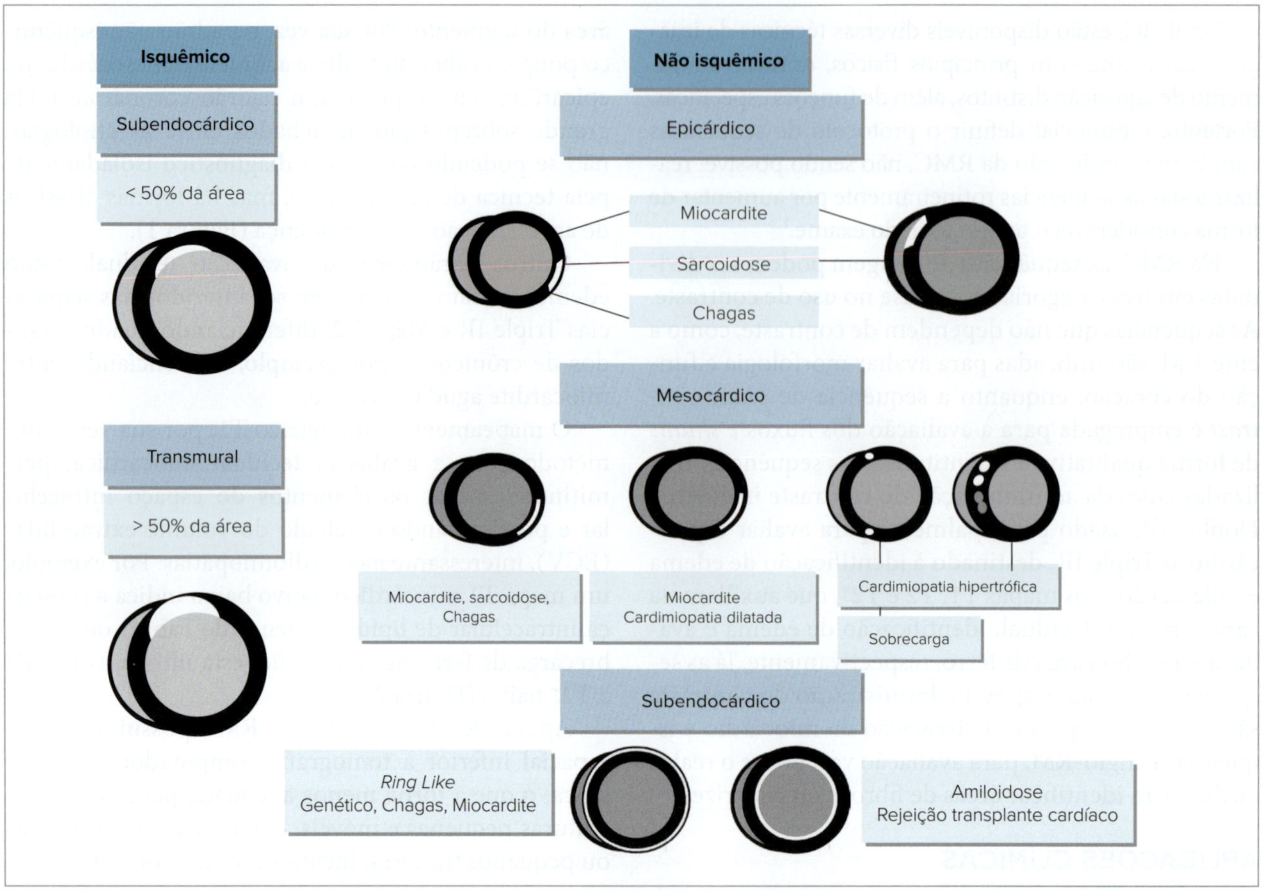

FIGURA 1.
Padrões de realce tardio miocárdico na ressonância magnética cardíaca em cardiopatia isquêmica e cardiomiopatias.
Fonte: modificada de Magalhães et al., 2024.[2]

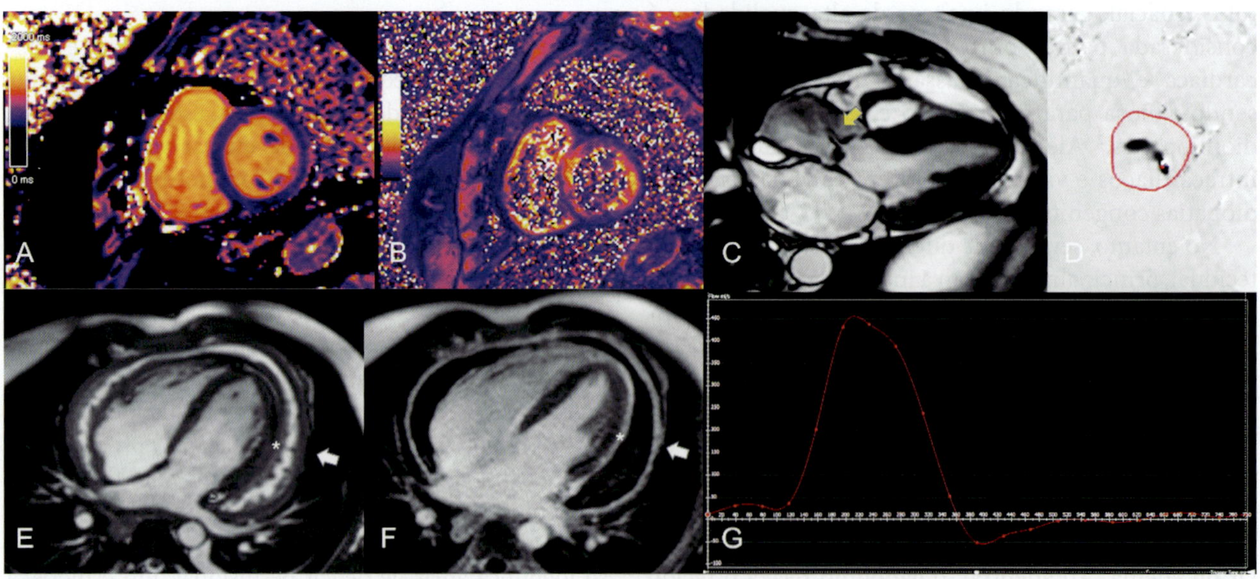

FIGURA 2.
A e B: imagens de mapa T1 colorido com valor baixo de 730 ms (VR 1.000 ms) e Mapa T2* com valor baixo de 14 ms (VR > 20 ms) em paciente com talassemia. C e D: paciente com estenose aórtica importante (seta amarela) e mapa de fase no plano valvar aórtico. E e F: paciente com pericardite tuberculosa constritiva, respectivamente, em cine-RM e realce tardio mostrando espessamento e realce pericárdico de seus folhetos visceral (*) e parietal (seta branca). G: curva de fluxo valvar aórtico.

Viabilidade miocárdica

A avaliação da viabilidade miocárdica é possível pela técnica de realce tardio miocárdico, que permite avaliar a extensão do infarto e estimar a possibilidade de recuperação contrátil ou melhora dos sintomas após revascularização. Os segmentos com extensão transmural do infarto > 50% (sem viabilidade) têm uma chance < 10% de recuperação contrátil (Figura 3). Por sua vez, os segmentos que demonstram extensão do infarto com acometimento da parede entre 25 e 50% apresentam uma probabilidade de recuperação contrátil geralmente próxima a 50%, o que levou a considerá-los, na prática clínica, como segmentos viáveis e com potencial de recuperação contrátil.[5]

Portanto, a RM é o método padrão-ouro para avaliação de viabilidade miocárdica. Seu uso para a tomada de decisão na seleção de pacientes que devem ou não ser revascularizados é incerto. Trabalho clássico sobre revascularização miocárdica em cardiopatia isquêmica com fração de ejeção reduzida, o STICH trial (revascularização cirúrgica), não encontrou diferença em desfechos em presença ou ausência de viabilidade miocárdica, porém a RMC não foi usada como método de análise. Em contrapartida, há pesquisas menores que encontraram correlação em melhora de desfechos quando a revascularização é realizada em pacientes com menos de seis segmentos acometidos com acometimento transmural acima de 75%, não havendo benefício quando mais de seis segmentos estão comprometidos. Portanto, a viabilidade miocárdica não deve ser encarada de forma dicotômica e mais análises são necessárias para avaliar seu valor na distinção do perfil de paciente que se beneficiará ou não da revascularização.[6]

Na fase aguda do infarto, deve-se lembrar que o realce tardio não representa apenas o que será fibrose, mas também área de inflamação e edema associado, superestimando a quantificação de fibrose e sendo menos precisa na discussão de viabilidade. Ainda é possível visualizar áreas de obstrução microvascular (*no reflow*). Nos casos agudos ainda é usada para o diagnóstico diferencial de alterações de troponina com coronárias não obstrutivas (Tinoca), diferenciando casos de miocardite de síndrome coronariana aguda.

CARDIOMIOPATIAS

Cardiomiopatia é definida como uma desordem do miocárdio na qual o músculo cardíaco apresenta anormalidades estruturais e funcionais, na ausência de isquemia miocárdica, hipertensão, doença valvar ou cardiopatia congênita que justifiquem a anormalidade miocárdica observada. As cardiomiopatias podem ser caracterizadas entre os fenótipos hipertrófico, dilatado, arritmogênico, restritivo e não dilatado. Por suas funções diversas, a RMC tem papel reconhecido em todas as cardiomiopatias, tanto para efeito diagnóstico quanto para seguimento evolutivo, sendo recomendada em todas as cardiomiopatias pela diretriz nacional mais recente, da Sociedade Brasileira de Cardiologia (SBC).[2]

Cardiomiopatia dilatada

Cardiomiopatia dilatada é caracterizada pelo aumento da dimensão diastólica final do ventrículo esquerdo (VE), associado a fração de ejeção < 50%. A RMC é valiosa por ser considerada padrão-ouro na avaliação tanto da função ventricular quanto dos volumes.[2] A RMC utiliza técnicas como mapa T1 e realce tardio para identificar padrões sugestivos de algumas etiologias, sendo especialmente útil para afastar a cardiopatia isquêmica, que é a principal causa de disfunção ventricular no mundo.

A RMC também possui valor prognóstico, com estudos demonstrando que pacientes com alterações no mapa T1, no volume extracelular e no realce tardio, com fração de ejeção do ventrículo esquerdo (FEVE) < 35%, acometimento biventricular e alterações no *strain* miocárdico, apresentam menor sobrevida e menos remodelamento reverso.

Nos casos de avaliação para intervenção cirúrgica, estudos mostram que a presença de fibrose miocárdica nos locais de estimulação de eletrodos da terapia de ressincronização cardíaca (parede lateral do VE e septo interventricular) está associada a uma resposta inferior e associada a uma pior sobrevida.[7]

Cardiomiopatia hipertrófica

A cardiomiopatia hipertrófica (CMH) é a principal representante do fenótipo hipertrófico, definida pela presença de uma espessura miocárdica diastólica final dos ventrículos ≥ 15 mm ou ≥ 13 mm, com histórico familiar ou genético positivos, não justificada por outras condições cardíacas, sistêmicas ou sindrômicas. A CMH é a forma mais comum de cardiopatia de origem genética, sendo umas das principais causas de morte súbita cardíaca em jovens e atletas. Classicamente, é causada por mutações em genes sarcoméricos, no entanto, é crescente a identificação de outras doenças que mimetizam a CMH, como hipertensão arterial sistêmica e doenças de depósito, como amiloidose cardíaca.

O realce tardio é comumente observado nas áreas de junção entre os ventrículos e em regiões de maior hipertrofia, com padrão mesocárdico, de distribuição heterogênea e irregular (Figura 1). A extensão da fibrose pode ser quantificada e valores de T1 e de volume

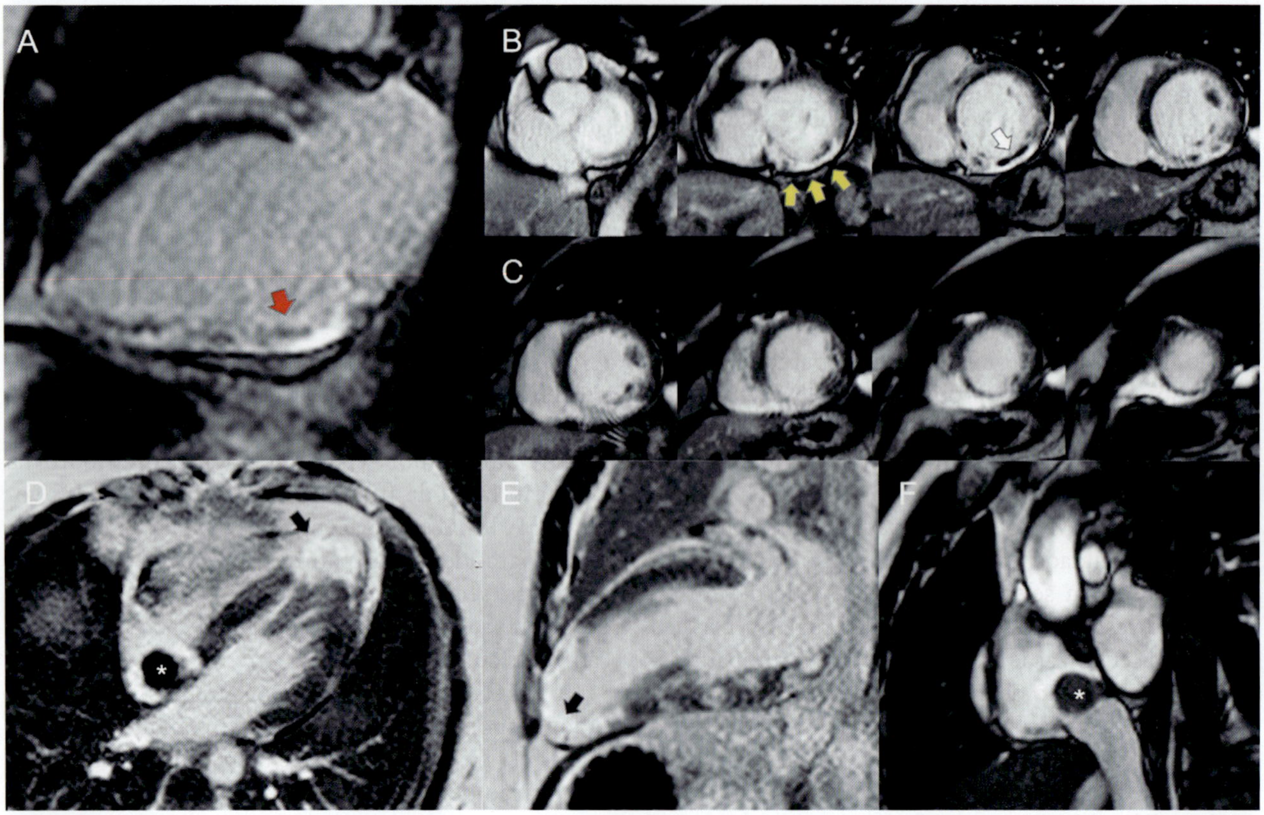

FIGURA 3.
Cardiopatia isquêmica. Infarto miocárdico (realce tardio [RT]) inferolateral (A-C). As figuras B e C, em eixo curto, destacam o realce transmural inferolateral (setas amarelas) e o fenômeno de *no reflow* (seta branca). Em D e F, é visto infarto miocárdico transmural apical (setas) e investigação de massa cardíaca (*). Hipossinal em realce tardio (*) (D). A sequência de cine-RM revela uma estrutura móvel com pedículo no septo interventricular, sugestiva de mixoma atrial (F), mas com diferencial para trombo em átrio direito.

extracelular também estão frequentemente aumentados, sugerindo fibrose intersticial.

Há marcadores na RMC que sugerem intervenção adicional. Por exemplo, são achados de risco para morte súbita e indicação de implante de cardiodesfibrilador implantável (CDI) espessura miocárdica > 30 mm, fibrose > 15% da massa miocárdica, aneurisma apical do VE, dilatação do átrio esquerdo e fração de ejeção do VE < 50%. Por sua vez, nos pacientes com a forma obstrutiva, podem ser discutidas terapias de redução septal, que incluem alcoolização septal percutânea e miectomia cirúrgica. A RMC auxilia na discussão em Heart Team na escolha do procedimento, identificando fatores de má resposta à alcoolização, como em casos de hipertrofia ventricular é difusa e de componente obstrutivo pelo aparato subvalvar mitral ou quando o espessamento ventricular é muito significativo (> 30 mm).[8]

Cardiomiopatia arritmogênica

A miocardiopatia arritmogênica é diagnosticada por critérios que incluem anormalidades estruturais do ventrículo, alterações eletrocardiográficas, histórico de arritmia e antecedentes genéticos. A condição apresenta diferentes fenótipos, podendo ser de origem predominantemente esquerda, predominantemente direita ou biventricular, podendo ter origem adquirida ou genética. A ressonância magnética avalia alguns parâmetros incluídos nos critérios diagnósticos, assim como permite a caracterização tecidual com o padrão *ring-like* de realce tardio, que se caracteriza por um realce que circunda o miocárdio, acometendo o mesocárdio e/ou o subepicárdio. Nos casos suspeitos pela ressonância para componente hereditário, é interessante avaliar a indicação de testagem genética, haja vista que, em casos com associação de fenótipos e genótipos de alto risco, a avaliação para implante de CDI é mandatória pelo risco de morte súbita, como em exames de variantes patogênicas para *LMNA*, *DSLP* e *DES*.

Cardiomiopatia restritiva

A cardiomiopatia restritiva é caracterizada por paredes ventriculares rígidas que limitam o enchimento do coração, comprometendo a função diastólica. A endomiocardiofibrose é um exemplo clássico, evoluindo tardiamente para fibrose subendocárdica ventricular e formação de trombos intracavitários (Figura 4). Nos exames, apresenta o achado de obliteração do ápice ventricular. A RMC possibilita a confirmação diagnóstica, especialmente quando revela o sinal do "duplo V" (Figura 4). Esse sinal é formado pela combinação de um hiperssinal (branco), decorrente da fibrose subendocárdica, e um hipossinal (escuro), correspondente ao trombo observado na sequência de realce tardio.

O diagnóstico auxiliado pela ressonância magnética permite discussão quanto a terapias dirigidas em casos refratários, em que há indicação adicional de endocardiectomia cirúrgica, associada a reparo ou substituição da válvula mitral.

TUMORES

A avaliação de massas cardíacas representa um desafio diagnóstico, abrangendo desde tumores benignos e malignos primários do coração até metástases. A RMC, através de suas sequências de caracterização tecidual, auxilia na distinção entre diferentes tipos de massas cardíacas, considerando localização, mobilidade e características nas sequências ponderadas em T1 e T2, nas sequências de supressão de sinal (Double IR e Triple IR), na análise da perfusão de primeira passagem e na avaliação de fibrose com realce tardio. A sequência de TI 600 também auxilia na identificação de trombos.[2]

Mais importante que a identificação da etiologia é a determinação da malignidade, o que torna imperativa a realização de biópsia e exérese cirúrgica. Indicativos de malignidade incluem localização nas câmaras cardíacas direitas ou grandes vasos, aspecto heterogêneo, hipersinal em T2, morfologia séssil ou polilobada, presença de derrame pericárdico, realce tardio heterogêneo e infiltração de estruturas adjacentes.[9]

VALVOPATIAS

As valvas cardíacas são estruturas pequenas e móveis, exigindo alta resolução temporal e adequada resolução espacial. O ecodopplercardiograma transtorá-

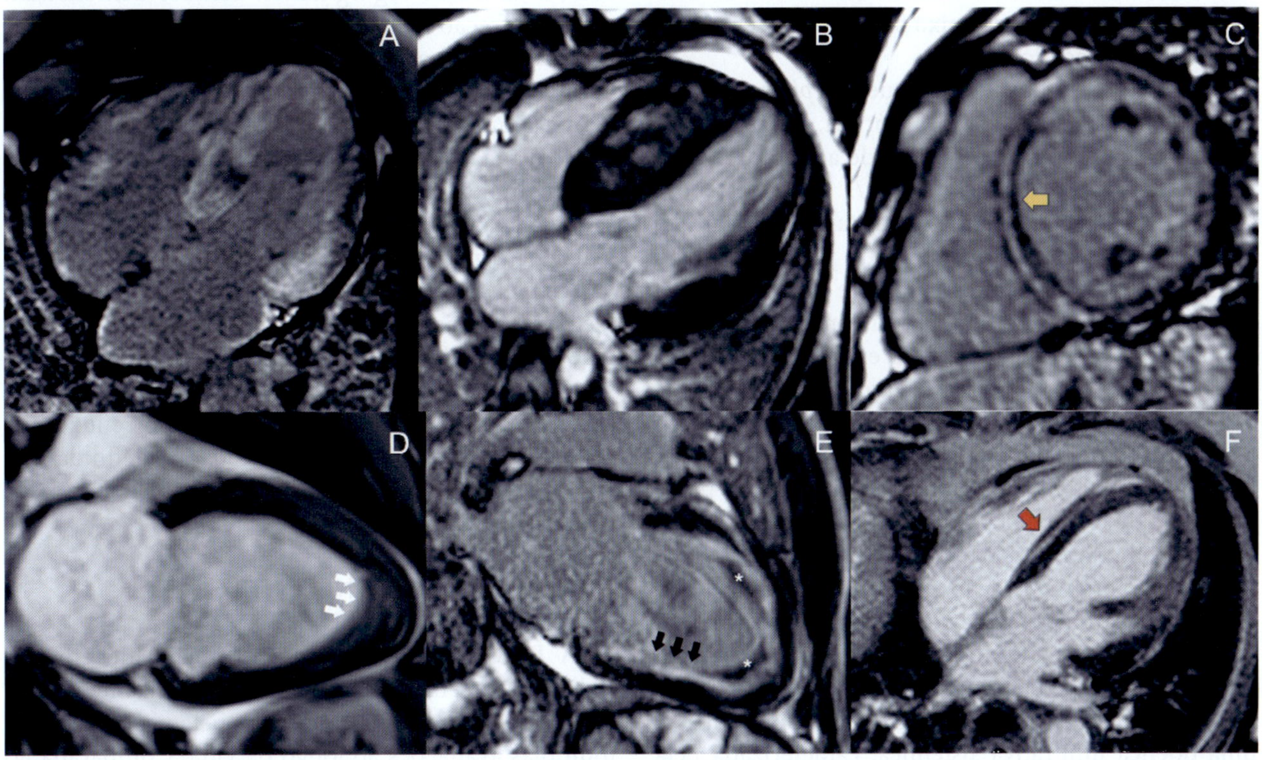

FIGURA 4.
Cardiomiopatias. Padrões de realce tardio (RT). A: realce tardio extenso (hipersinal branco) difuso no VE em paciente com amiloidose por amiloidose por transtirretina (ATTR). B: focos de RT predominando na área de maior, hipertrofia em cardiomiopatia hipertrófica. C: RT mesocárdico (seta) em vários segmentos do VE, sugerindo um padrão *ring-like* de possível origem genética. D e E: sequência de cine-RM e RT, respectivamente, com obliteração apical (setas brancas), realce subendocárdico difuso (setas pretas) e trombos (*), formando o sinal de "duplo V" na região apical. F: RT mesocárdico linear no septo interventricular (seta) em cardiomiopatia dilatada, provável sequela de miocardite prévia.

cico é o método de escolha inicial para a avaliação, pois avalia em tempo real a mobilidade valvar, bem como fluxos e gradientes. A ressonância magnética ainda apresenta papel somente complementar nas diretrizes, útil para a avaliação de casos inconclusivos.

Estenose aórtica

A estenose aórtica impõe uma sobrecarga ao VE, que responde com hipertrofia miocárdica concêntrica. As imagens de cine-RM (Figura 2) permitem avaliar sua mobilidade e medir a área valvar anatômica por planimetria. Podem ser usadas sequências chamadas de *whole heart* (3D) do coração em respiração livre, focadas na valva aórtica e aorta ascendente, inclusive possibilitando a programação pré-procedimento para troca valvar aórtica percutânea (TAVI, do inglês *transcatheter aortic valve implantation*), com avaliação das dimensões do anel valvar aórtico, no entanto limitada para avaliação de calcificação. Nos casos duvidosos de estenose aórtica paradoxal e/ou baixo fluxo e baixo gradiente, o volume sistólico indexado (*stroke volume index*) pode ser calculado pela relação entre os volumes diastólico e sistólico. Valores inferiores a 35 mL/m^2 indicam condições de baixo fluxo e estão relacionados a pior prognóstico.[10]

A avaliação do fluxo pela sequência *phase-contrast* é programada acima da valva aórtica, para fluxos e gradientes, perpendicular ao jato de aceleração. Uma velocidade de pico acima de 4 m/s sugere estenose significativa. A sequência de realce tardio miocárdico geralmente é negativa, mas, quando presente, possui distribuição não isquêmica e confere pior prognóstico. O estudo Evolved-AS, publicado em 2024, avaliou, em pacientes assintomáticos com estenose aórtica significativa, o uso de fibrose miocárdica como biomarcador para indicação de troca valvar precoce, porém não houve benefício estatístico. Portanto, ainda são necessários mais estudos para entendimento do papel da RM no fluxo de indicação cirúrgica, não sendo contemplada em diretrizes nacionais.[2,11]

Vale lembrar a relação entre estenose aórtica e amiloidose cardíaca, ambas doenças mais prevalentes em idosos, com evidência de que, em pacientes com estenose aórtica, a coexistência de amiloidose cardíaca variante ATTR varia de 4 a 29%.[12] A amiloidose é uma doença infiltrativa sistêmica, caracterizada pela deposição extracelular de proteínas amiloides, resultando em espessamento miocárdico e disfunção diastólica, mimetizando um padrão hipertrófico e restritivo semelhante à estenose aórtica. As anormalidades incluem espessamento da parede atrial (> 6 mm), dilatação biatrial e espessamento ventricular (septo > 12 mm). O realce tardio mostra um padrão subendocárdico global, podendo ser transmural extenso, e os valores de mapa T1 nativo e volume extracelular são marcadamente elevados. Portanto, a RM deve ser lembrada em pacientes idosos com estenose aórtica, principalmente caso apresentem algum sinal de alarme, como acometimento de ventrículo direito, síndrome do túnel do carpo e estenose do canal medular lombar.

Insuficiência aórtica e mitral

A insuficiência aórtica (IAo) pode ter longa história natural assintomática, acompanhada de dilatação ventricular. Sua gravidade é definida pelo grau de regurgitação e seus principais complicadores são a disfunção ventricular e a dilatação ventricular. A RMC identifica alterações teciduais; por exemplo, um volume extracelular indexado acima de 24 mL/m^2 está associado com mortalidade e necessidade de troca valvar.

Para a avaliação da IAo por RM, utilizam-se sequências cine (como a *balanced SSFP*) para análise morfológica e funcional, e a sequência de *phase-contrast* na aorta ascendente e VSVE para o cálculo do volume e da fração regurgitantes. Estudos demonstram que uma fração regurgitante acima de 33% e um volume diastólico final acima de 246 mL estão relacionados com pior prognóstico, definindo a insuficiência aórtica como significativa.[11]

A avaliação de fluxos nos casos de valvopatia mitral é complexa pela grande mobilidade do anel mitral, sendo a forma mais tradicional de quantificação da insuficiência mitral pelo cálculo do volume ejetado através do *phase-contrast* na aorta ascendente, subtraindo-se o volume sistólico do VE calculado pela análise da cine-RM. A diferença entre esses valores representa o volume que foi ejetado pelo ventrículo, mas não passou pela aorta, portanto representando o refluxo mitral. Insuficiência mitral significativa é definida por volume regurgitante > 60 mL/batimento ou, nos casos primários, fração regurgitante > 40%.[13]

CARDIOPATIAS CONGÊNITAS

A RMC fornece avaliação detalhada do coração e dos vasos sem o uso de radiação ionizante, sendo ideal para cardiopatias congênitas pela necessidade de múltiplas avaliações ao longo da vida. Comparada ao ecocardiograma transtorácico, a RMC é mais precisa na avaliação das câmaras cardíacas direitas, frequentemente afetadas nessas condições. Além disso, a RMC permite melhor entendimento em casos de complexidade geométrica do coração, já que não depende de janela acústica, pode ser realizada em várias angulações e conta com técnicas tridimensionais cada vez mais disponíveis, sendo padrão-ouro na avaliação de corações univentriculares, permitindo evolução de fluxos e perviedade de tubos em pós-operatório das cirurgias de Glenn e Fontan, entre outros.

Na tetralogia de Fallot, a RMC avalia a função do ventrículo direito e da válvula pulmonar após correção cirúrgica. É comum observar estenose residual e insuficiência pulmonar, além de hipertrofia e dilatação do ventrículo direito. Usa-se o phase-contrast acima da valva pulmonar, considerando-se estenose pulmonar significativa quando o gradiente máximo transvalvar é > 64 mmHg ou a velocidade de pico é > 4 m/s. Por sua vez, a insuficiência pulmonar é classificada como significativa quando a fração regurgitante é 0 > 50% ou o volume regurgitante é ≥ 60 mL/batimento. Recomendações indicam troca valvar pulmonar quando as dimensões diastólicas finais indexadas do ventrículo direito excedem 160 mL/m^2 e a fração de ejeção do ventrículo direito é < 47%.

Em *shunts*, incluindo a comunicação interatrial (CIA) e a comunicação interventricular (CIV), a técnica de phase-contrast aplicada à circulação sistêmica (aorta ascendente) e pulmonar (tronco pulmonar) possibilita o cálculo da relação Qp/Qs, com valores > 1,5 sendo considerados significativos.

A angiorressonância com gadolínio permite avaliar os vasos da circulação pulmonar e aórtica, possibilitando a análise de alterações vasculares como hipoplasia, estenoses e ectasias. Ela também identifica atresias, coarctações e aneurismas, além de verificar a patência de enxertos, stents e tubos, bem como a presença de trombos. Essa técnica possibilita a medição não invasiva dos diâmetros vasculares sem o uso de radiação ionizante, sendo especialmente relevante em pacientes jovens.[14]

DOENÇAS DO PERICÁRDIO

A RMC se destaca pela diferenciação tecidual, detectando atividade inflamatória e avaliação funcional. Entre as doenças pericárdicas estão derrame pericárdico, pericardite aguda, tamponamento cardíaco, pericardite constritiva, agenesia do pericárdio e massas pericárdicas.[15] O derrame pericárdico é considerado significativo quando sua espessura excede 20 mm e sequências ponderadas em T1 e T2 podem distinguir etiologias inflamatórias ou purulentas, que apresentam baixo sinal em T1 e alto sinal em T2, como em casos de derrame purulento por tuberculose pericárdica (Figura 2).

O tamponamento se manifesta com colapso diastólico do ventrículo direito e/ou colapso atrial, que sugerem avaliação para drenagem pericárdica. Nos casos de pericardite, a RMC pode revelar espessamento pericárdico nas sequências Double IR e presença de realce pelo gadolínio. A avaliação do movimento anômalo do septo interventricular, denominado *septal bounce*, sugere restrição ao enchimento do ventrículo direito e avaliação de pericardiectomia.

CONCLUSÃO

A RMC destaca-se como ferramenta avançada para a avaliação de cardiopatias, fornecendo detalhes precisos sobre morfologia, função e caracterização tecidual. Com diversas sequências especializadas e sem utilizar radiação ionizante ou contraste iodado, independe de janela acústica e oferece alta reprodutibilidade. Suas aplicações abrangem desde avaliação de isquemia e viabilidade miocárdica até valvopatias, cardiopatias congênitas, doenças pericárdicas e tumores. Além disso, a RMC auxilia nas decisões terapêuticas em múltiplos cenários, como indicação de terapias específicas para cardiomiopatias, quantificação de alterações valvares e avaliação hemodinâmica em diversas condições.

PERSPECTIVAS

As perspectivas para a RMC incluem aquisições sem pausa respiratória, técnicas tridimensionais, custos reduzidos e exames mais rápidos, visando sua incorporação rotineira na avaliação perioperatória cardiovascular.

REFERÊNCIAS

1. Ridgway JP. Cardiovascular magnetic resonance physics for clinicians: part I. J Cardiovasc Magn Reson. 2010;12.
2. Magalhães TA, Carneiro ACC, Moreira VM, Trad HS, Lopes MMU, Cerci RJ, et al. Diretriz de Tomografia Computadorizada e Ressonância Magnética Cardiovascular da Sociedade Brasileira de Cardiologia e do Colégio Brasileiro de Radiologia, 2024. Arq Bras Cardiol. 2024;121(9):e20240608.
3. American College of Radiology (ACR). ACR manual on MR safety. Reston, VA: American College of Radiology; 2024.
4. Kim RJ, Fieno DS, Todd B, Parrish B, Harris K, Chen EL, et al. Relationship of MRI delayed contrast enhancement to irreversible injury, infarct age, and contractile function. Circulation. 1999;100:1992-2002.
5. Kim RJ, Wu EW, Rafael AR, Chen EL, Parker MA, Simonetti O, et al. The use of contrast-enhanced magnetic resonance imaging to identify reversible myocardial dysfunction. N Engl J Med. 2000;343(20):1445-53.
6. Vrints C, Andreotti F, Koskinas KC, Rossello X, Adamo M, Ainslie J, et al. 2024 ESC guidelines for the management of chronic coronary syndromes. Eur Heart J. 2024;45(36):3415-537.
7. Mitropoulou P, Georgiopoulos G, Figliozzi S, Klettas D, Nicoli F, Masci PG. Multi-modality imaging in dilated cardiomyopathy: with a focus on the role of cardiac magnetic resonance. Front Cardiovasc Med. 2020;7.

8. Fernandes F, Simões MV, Correia EB, Marcondes-Braga FG, Coelho-Filho OR, Mesquita CT, et al. Diretriz sobre Diagnóstico e Tratamento da Cardiomiopatia Hipertrófica, 2024. Arq Bras Cardiol. 2024;121(7):e202400415.
9. Paolisso P, Bergamaschi L, Angeli F, Belmonte M, Foà A, Canton L, et al. Cardiac magnetic resonance to predict cardiac mass malignancy: the CMR mass score. Circ Cardiovasc Imaging. 2024;17(3):E016115.
10. Guzzetti E, Capoulade R, Tastet L, Garcia J, Le Ven F, Arsenault M, et al. Estimation of stroke volume and aortic valve area in patients with aortic stenosis: a comparison of echocardiography versus cardiovascular magnetic resonance. J Am Soc Echocardiogr. 2020;33(8):953-963.e5.
11. Tarasoutchi F, Montera MW, Ramos AIO, Sampaio RO, Rosa VEE, Accorsi TAD, et al. Update of the Brazilian guidelines for valvular heart disease – 2020. Arq Bras Cardiol. 2020;115(4):720-75.
12. Ternacle J, Krapf L, Mothy D, Magne J, Nguyen A, Galat A, et al. Aortic stenosis and cardiac amyloidosis: JACC review topic of the week. J Am Coll Cardiol. 2019;74:2638-51.
13. Garg P, Swift AJ, Zhong L, Carlhäll CJ, Ebbers T, Westenberg J, et al. Assessment of mitral valve regurgitation by cardiovascular magnetic resonance imaging. Nat Rev Cardiol. 2020;17(5):298-312.
14. Fogel MA, Anwar S, Broberg C, Browne L, Chung T, Johnson T, et al. Society for Cardiovascular Magnetic Resonance/European Society of Cardiovascular Imaging/American Society of Echocardiography/Society for Pediatric Radiology/North American Society for Cardiovascular Imaging Guidelines for the use of cardiovascular magnetic resonance in pediatric congenital and acquired heart disease: endorsed by The American Heart Association. J Cardiovasc Magn Reson. 2022;24(1):37.
15. Antonopoulos AS, Vrettos A, Androulakis E, Kamperou C, Vlachopoulos C, Tsioufis K, et al. Cardiac magnetic resonance imaging of pericardial diseases: a comprehensive guide. Eur Heart J Cardiovasc Imag. 2023;24:983-98.

7

Tomografia computadorizada cardiovascular

Antonio Tito Paladino
Ibraim Masciarelli Francisco Pinto

INTRODUÇÃO

A jornada da tomografia computadorizada (TC) se inicia com o conceito idealizado pelo italiano Alessandro Vallebona nos princípios do século XX, passou pelas primeiras imagens de crânio clinicamente úteis, produzidas por Godfrey Hounsfield em 1971, e culminou com a introdução dos aparelhos de múltiplos detectores disponíveis desde o início deste século. A TC ainda tem como principal característica a elevada resolução espacial, que faculta a análise pormenorizada da anatomia, mas os avanços tecnológicos proporcionaram ao método uma resolução temporal que a torna atraente para estudos cardiovasculares. O impacto da qualidade das imagens na prática clínica se traduz em parte pelo fato de que esse exame está disponível em todos os centros nacionais. Por outro lado, assim como acontece com outros exames, é importante conhecer as condições clínicas nas quais a TC efetivamente pode fazer a diferença no manejo dos pacientes de modo a estimular seu uso racional, sendo o objetivo deste capítulo.[1,2]

PRINCÍPIOS FÍSICOS DA TOMOGRAFIA COMPUTADORIZADA

A formação de imagem na TC é baseada na interação dos raios X com o corpo humano e pelas estruturas no seu interior, que atenuam a radiação incidente em maior ou menor grau. A radiação que deixa o organismo do paciente incide sobre os detectores gerando corrente elétrica que, em seguida, será transformada em pixels com tons de cinza que compõem a base da imagem.[1,2] A diferenciação entre os diversos órgãos e tecidos se dá, essencialmente, a partir da forma como cada uma dessas estruturas interage com os raios X, medidos por meio de unidades Hounsfield (HU) que têm a água e o ar como referência (valores de zero e −1.000, respectivamente).[1,2] Mesmo com os avanços tecnológicos, é interessante reduzir ao máximo a exposição à radiação que, ao menos em teoria, pode aumentar a possibilidade de o paciente desenvolver tumores. Por este motivo, deve-se restringir ao máximo a área a ser imageada, e empregar a menor dose de energia capaz de produzir imagens com qualidade diagnóstica.[1-3]

Outro aspecto importante no caso dos exames cardiovasculares é a necessidade de se empregar, na quase totalidade dos casos, contrastes iodados. Estes têm como base o iodo, que atenua os raios X de modo distinto da maior parte das estruturas do corpo humano, é rapidamente eliminado pelos rins e é bem tolerado na maior parte das vezes. Contudo, esse material pode gerar reações adversas e mostra impacto negativo sobre a função renal. Assim, a avaliação dos pacientes antes do exame deve ser rigorosa, com análise da função renal o mais próxima possível do momento do exame, além de se investigar a possibilidade de outras reações, com destaque para os eventos anafilactoides, mais encontradiços em pacientes alérgicos e atópicos. Nesses casos, a utilização desses agentes deve ser considerada com cautela e, no caso de haver reações prévias graves (como broncoespasmo, edema de glote ou choque), aconselha-se fortemente que sejam considerados outros métodos diagnósticos que não utilizem contraste iodado.[2,4]

APLICAÇÕES CLÍNICAS

Nesta seção, serão discutidas as principais aplicações clínicas da TC em pacientes candidatos a tratamento cirúrgico de doenças cardiovasculares.

Doença coronariana

Um dos aspectos mais atraentes da TC atualmente é a possibilidade de realizar uma avaliação não invasiva das artérias coronárias. A principal característica do exame é o elevado poder preditivo negativo, que confere grande segurança para excluir a presença de doença arterial coronariana (DAC) com estenose significativa das artérias epicárdicas (> 50%). Por outro lado, o desenvolvimento tecnológico e o acúmulo de experiência têm levado ao crescimento do poder preditivo positivo e da especificidade do método.[2]

A TC mostra sensibilidade de 93 a 99%, especificidade de 75 a 83% e acurácia global de 85 a 90% para detecção de estenoses >50%, com valor preditivo negativo > 98%. Segmentos ≥ 1,5 mm são avaliáveis em > 95% dos exames tecnicamente adequados. A concordância com a angiografia invasiva na quantificação da obstrução é alta, especialmente em segmentos proximais (acurácia > 90%) e aceitável em segmentos distais (75-85%). A análise da árvore coronária permite identificar lesões passíveis de revascularização e o cálculo de escores anatômicos como o SYNTAX, com boa reprodutibilidade (kappa > 0,80). A angiotomografia coronariana (ATC) tem sido usada como ferramenta inicial para triagem anatômica em pacientes com risco intermediário ou alto, contribuindo para decisões entre abordagem cirúrgica ou percutânea, com capacidade de avaliar o leito distal e estimar a complexidade anatômica antes de um procedimento invasivo.

Por outro lado, o exame pode mostrar limitações relacionadas à calcificação extensa e a artefatos de movimento. Em pacientes com escore de cálcio > 400, a proporção de segmentos não interpretáveis varia de 12 a 15%, e a especificidade pode cair para 50 a 60% e de 5 a 10% dos exames apresentam pelo menos um segmento não avaliável; essa taxa pode chegar a 20-25% em populações com DAC conhecida ou fatores de risco múltiplos.[2,5]

Ao menos em parte, as limitações da tomografia podem ser superadas com o uso de técnicas que identifiquem isquemia, pelo próprio exame. Estudos como PERFECTION e CORE320 demonstraram que a análise da perfusão miocárdica sobre o estresse farmacológico varia de 80 a 88% e a especificidade, de 74 a 90%, com desempenho especialmente útil em pacientes com doença multivascular ou estenoses intermediárias.[2,6]

Outra possibilidade de análise funcional da DAC é o emprego da reserva de fluxo fracionada por tomografia (FFR-CT). Ensaios multicêntricos, como DISCOVER-FLOW, NXT e PLATFORM, mostraram que essa técnica melhora a acurácia diagnóstica da ATC, com sensibilidade de 86 a 90%, especificidade de 79 a 86% e acurácia global de 84 a 86% para a detecção de isquemia, utilizando como padrão-ouro a FFR invasiva (r = 0,81 a 0,89), melhorando a avaliação de placas intermediárias e melhor seleção de alvos para revascularização.[2]

Em candidatos à cirurgia de revascularização, a TC pode dar informações relevantes, como a identificação de deformidades torácicas, a determinação da relação anatômica entre os ventrículos e o esterno e entre este osso e enxertos cirúrgicos nos casos de reoperação. Destaque-se que o ideal é que o esterno esteja, ao menos, 10 mm de distância até as outras estruturas descritas.

Em relação à aorta, a tomografia permite o diagnóstico de pontos de calcificação, sendo inclusive o exame de escolha para o diagnóstico de aorta em porcelana. Mesmo neste tipo de situação, a TC pode identificar locais em que a canulação e o pinçamento sejam possíveis, viabilizando o implante de enxertos. A propósito dessa entidade, que se associa com maior prevalência de acidente vascular encefálico no perioperatório, algumas classificações foram sugeridas, sendo a mais aceita aquela que divide a aorta ascendente em três segmentos: o primeiro desde a origem até a junção sinotubular, o segundo deste plano até a porção inicial da crossa e o terceiro deste local até a origem da artéria subclávia esquerda. Em seguida, cada trecho recebe uma graduação, conforme o comprometimento circunferencial, podendo ser: 0 (ausência de calcificação); 1 (cálcio em até 25% da circunferência do segmento); 2 (cálcio presente entre 25 e 49% da circunferência do segmento); 3 (cálcio presente entre 50 e 74% da circunferência do segmento); 4 (cálcio presente entre 75 e 99% da circunferência do segmento); e 5 (cálcio presente em 100% da circunferência do segmento). Estudos mostram que esta entidade é rara, mas o conhecimento prévio pode ter impacto relevante no resultado do procedimento.[7]

Em virtude dessas características, alguns grupos têm proposto que a TC possa ser utilizada para o planejamento de cirurgia de revascularização em pacientes de baixo risco e os resultados preliminares são animadores, estimulando ao menos a condução de ensaios incluindo maior número de pacientes.[8] A Figura 1 mostra imagem de pacientes com DAC obstrutiva (1A) e de um paciente revascularizado (1B).

Cirurgia valvar

A capacidade de a TC mostrar a presença de cálcio faz com que esse exame tenha grande utilidade no planejamento do tratamento cirúrgico de valvopatias, confirmando a análise da relação do esterno com as

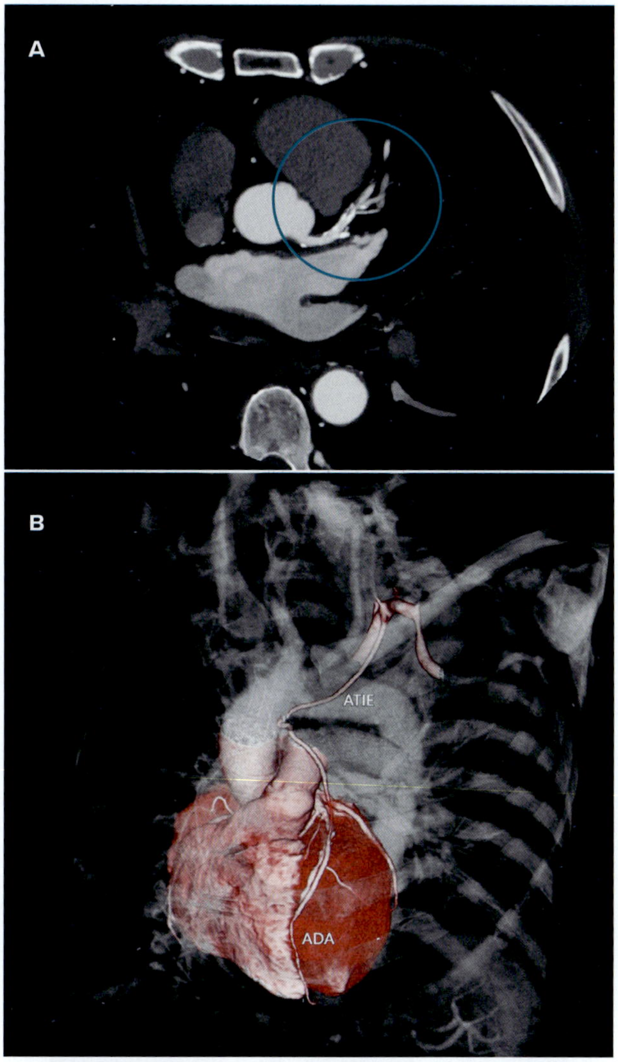

FIGURA 1.
A: doença ateromatosa significativa em descendente anterior. B: enxerto cirúrgico da artéria torácica interna e descendente anterior.

diferentes estruturas cardíacas. Além disso, a TC permite visualizar e avaliar a extensão da calcificação nas cúspides e folhetos valvares, bem como o grau de calcificação no aparelho subvalvar no caso de se tratar da valva tricúspide ou da valva mitral.[2,9]

Por outro lado, a TC é uma ferramenta fundamental para a seleção de casos para o tratamento percutâneo avaliando as dimensões da estrutura a ser tratada, medindo a via de saída do ventrículo esquerdo, no caso de doença valvar mitral, e a relação do ânulo com as artérias coronárias e a via de saída do ventrículo esquerdo, em casos de portadores de doença valvar aórtica. Assim, a análise da TC pode mostrar contraindicações para o tratamento por cateter e indicar a abordagem cirúrgica desses casos (Figura 2).[2]

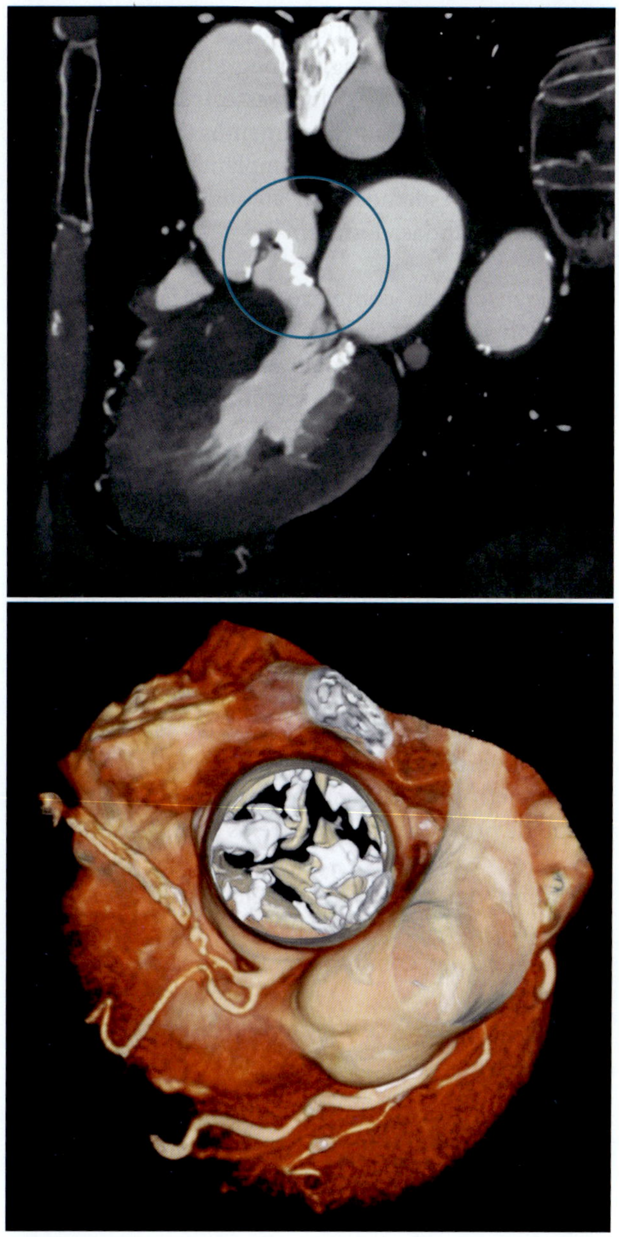

FIGURA 2.
Intensa calcificação em via de saída do ventrículo esquerdo.

Outro papel relevante que a tomografia pode desempenhar nesses casos é a avaliação não invasiva das artérias coronárias, que beneficia muitos pacientes submetidos à cirurgia valvar mitral que, como regra, apresentam risco baixo ou intermediário para a presença de DAC obstrutiva. Menos portadores de valvopatia aórtica, em especial os portadores de estenose degenerativa, são submetidos a esse procedimento, uma vez que, habitualmente, são pacientes de alto risco para DAC.[2,9]

Procedimentos percutâneos da valva aórtica

Nesse cenário, a angiotomografia tem papel essencial, descrevendo as diversas estruturas anatômicas envolvidas nesses procedimentos, orientando tipo e tamanho da prótese a ser implantada, assim como complicações esperadas em alguns casos. Dentre as principais medidas, destacam-se:

- Dimensões do complexo aórtico (anel, seios de Valsalva, junção sinotubular e aorta ascendente) e via de saída do ventrículo esquerdo.
- Comprimento do septo membranoso.
- Altura do óstio das coronárias ao anel aórtico.
- Comprimento dos folhetos aórticos.
- Ângulo sugerido para implante valvar percutâneo.
- Morfologia valvar aórtica e grau de calcificação (valvar e da via de saída do ventrículo esquerdo).
- Diâmetro, tortuosidade e localização das calcificações no trajeto vascular dos membros inferiores, pelve, aorta abdominal e aorta torácica.[2]

Procedimentos percutâneos da valva pulmonar

A tomografia pode ter papel relevante na avaliação de parâmetros fundamentais para o planejamento desse tipo de procedimento, dentre os quais se destacam:

- Calibre do conduto ventrículo direito-artéria pulmonar.
- Distância do conduto até a bifurcação da artéria pulmonar.
- Morfologia da via de saída do ventrículo direito/tronco pulmonar.
- Anatomia, localização e trajeto das artérias coronárias.[5]

Aneurisma e síndromes aórticas agudas

O fato de se tratar de um exame de aquisição rápida, associado à sua elevada sensibilidade e especificidade, fazem da TC o exame de escolha na avaliação dessas entidades, em especial por ser um exame de rápida execução, o que aumenta o atrativo para seu uso em condições de urgência.

A morfologia dos achados e a presença ou não de contraste na parede da aorta tornam possível o diagnóstico de diferentes causas dessa síndrome, como hematoma intramural, úlcera perfurante e dissecção. Esta é caracterizada pela presença de orifício de entrada, lâmina que separa a luz verdadeira da luz falsa. A visualização dessas características pela tomografia é relativamente simples (Figura 3).

Além disso, a tomografia faculta a análise das estruturas periaórticas e revela a existência de defeitos de perfusão nos órgãos-alvo, aspecto que também tem papel na estratificação de risco cirúrgico.[10]

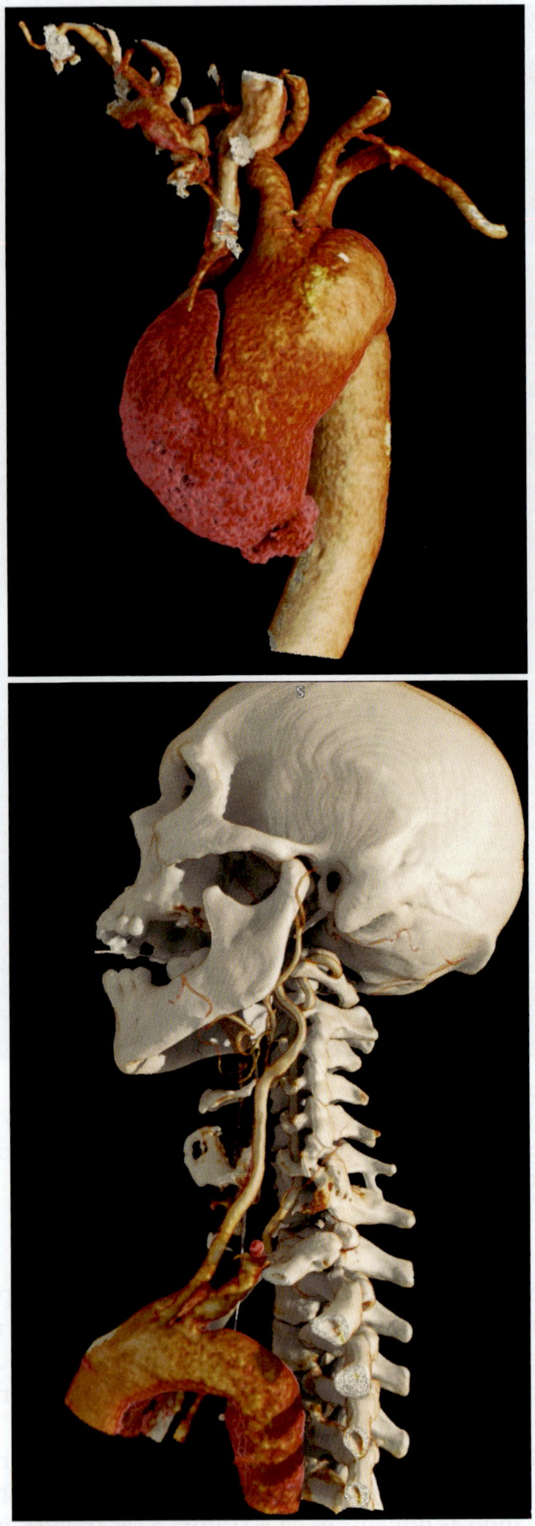

FIGURA 3.
Dissecção de aorta ascendente acometendo também o arco aórtico.

TABELA 1 Classificação da origem anômala de coronárias.

Tipo de anomalia	Variantes	Subvariantes
Origem	Origem da artéria pulmonar	Coronária direita, circunflexa, descendente anterior ou tronco da coronária esquerda com origem na artéria pulmonar
	Origem da aorta	Coronárias esquerdas com origem na coronária direita ou seio de Valsalva direito
	Atresia da coronária esquerda	Coronária direita com origem no seio coronário esquerdo ou no tronco da coronária esquerda
Curso/trajeto	Ponte miocárdica	Assintomática/sintomática
	Aneurisma/ectasia de coronária	Congênito ou adquirido
"Terminação"/leito distal	Fístula/estenose	Congênita ou adquirida

Fonte: modificada de Gentile et. al., 2021.[11]

Doenças do pericárdio

O uso da TC permite realizar com segurança o diagnóstico e a quantificação de derrames pericárdicos. Embora o exame não seja ideal para identificar a presença de edema, ele é o padrão-ouro para revelar a presença de cálcio, tornando-o quase obrigatório na prática quando se suspeita de pericardite. A TC mostra resolução temporal inferior à da ressonância, mas, com sua elevada resolução espacial, ela revela a presença ou não de pontos de aumento da espessura dessa estrutura e a relação do pericárdio com as demais estruturas torácicas.

A TC também permite avaliar a presença de cistos e massas, em especial como método adjuvante à ecocardiografia ou à ressonância, para buscar identificar calcificações de maior ou menor dimensão, fator que pode ser fundamental no planejamento cirúrgico desses casos.[2]

Coronárias anômalas

Presentes em aproximadamente 1% da população, as anomalias de coronária têm uma ampla gama de apresentações, cada uma delas com prognóstico e arsenal terapêutico específicos.

Uma das nomenclaturas mais utilizadas baseia-se nas características anatômicas desses vasos (Tabela 1).

A avaliação tomográfica tem como ponto principal descrever o trajeto, a relação das artérias coronárias com as estruturas adjacentes, a extensão do trajeto transmural da artéria cardíaca e, em especial, se há ou não redução significativa da luz decorrente desses achados. Por outro lado, por permitir a exploração adequada tanto desses vasos como de toda a anatomia do mediastino, a TC é fundamental para o planejamento terapêutico desses pacientes.[2,11]

Aneurismas e ectasias das coronárias (aumento do diâmetro > 50%, com a ectasia acometendo > 50% da extensão do vaso acometido) são vistos de modo adequado, mas exigem imagens de qualidade, em especial para que não exista confusão com placas de ateroma não calcificadas.[2,11]

Outras aplicações da tomografia

A tomografia, assim como o ecocardiograma transesofágico, permite aferir as dimensões, o formato e a relação anatômica do defeito septal. Se o defeito do septo atrial tem diâmetro > 36 mm ou bordas < 3 mm de comprimento, a abordagem percutânea é contraindicada.[2]

A TC ainda pode contribuir, especialmente em casos selecionados, na avaliação de pacientes em planejamento de anulopastia mitral percutânea, ressincronização cardíaca e correção de defeitos do septo ventricular.[2]

REFERÊNCIAS

1. Chan FP. Cardiac multidetector-row computed tomography: principles and applications. Semin Roentgenol. 2003;38(4):294-302.
2. Magalhaes TA, Carneiro ACC, Moreira VM, Trad HS, Lopes MMU, Cerci RJ, et al. Cardiovascular Computed Tomography and Magnetic Resonance Imaging Guideline of the Brazilian Society of Cardiology and the Brazilian College of Radiology - 2024. Arq Bras Cardiol. 2024;121(9):e20240608.

3. Nguyen PK, Wu JC. Radiation exposure from imaging tests: is there an increased cancer risk? Expert Rev Cardiovasc Ther. 2011;9(2):177-83.
4. van der Molen AJ, Dekkers IA, Geenen RWF, Bellin MF, Bertolotto M, Brismar TB, et al. Waiting times between examinations with intravascularly administered contrast media: a review of contrast media pharmacokinetics and updated ESUR Contrast Media Safety Committee guidelines. Eur Radiol. 2024;34(4):2512-23.
5. Meijboom WB, Van Mieghem CA, van Pelt N, Weustink A, Pugliese F, Mollet NR, et al. Comprehensive assessment of coronary artery stenoses: computed tomography coronary angiography versus conventional coronary angiography and correlation with fractional flow reserve in patients with stable angina. J Am Coll Cardiol. 2008;52(8):636-43.
6. Knuuti J, Wijns W, Saraste A, Capodanno D, Barbato E, Funck-Brentano C, et al. 2019 ESC Guidelines for the diagnosis and management of chronic coronary syndromes. Eur Heart J. 2020;41(3):407-77.
7. Snow T, Semple T, Duncan A, Barker S, Rubens M, DiMario C, et al. 'Porcelain aorta': a proposed definition and classification of ascending aortic calcification. Open Heart. 2018;5(1):e000703.
8. Serruys PW, Kageyama S, Pompilio G, Andreini D, Pontone G, Mushtaq S, et al. Coronary bypass surgery guided by computed tomography in a low-risk population. Eur Heart J. 2024;45(20):1804-15.
9. Erthal F, Inacio JR, Hazra S, Chan V, Chow BJW. Cardiac computed tomography: before and after cardiac surgery. J Thorac Imaging. 2018;33(3):156-67.
10. Singh N, Goel P, Singh Y. Pictorial essay: Computed tomography findings in acute aortic syndromes. SA J Radiol. 2018;22(1):1309.
11. Gentile F, Castiglione V, De Caterina R. Coronary artery anomalies. Circulation. 2021;144(12):983-96.

8

Avaliação pré-operatória na cirurgia cardiovascular do adulto

Eduardo Augusto Victor Rocha

INTRODUÇÃO

A cirurgia cardíaca é um grande desafio para pacientes, seus familiares e equipes cirúrgicas. Em geral, os pacientes e seus familiares têm receios quanto ao procedimento; assim, a consulta com tempo adequado e uma comunicação segura e objetiva são um bom início para o preparo cirúrgico. É fundamental que exista uma relação de confiança entre pacientes, familiares e equipe médica. A consulta inicial deve buscar avaliar as condições gerais dos pacientes e é o momento em que todo suporte deve ser oferecido. Todas as informações sobre a cirurgia e sua recuperação devem ser discutidas com o paciente e suas famílias.[1,2] A escolha de próteses e a discussão sobre os resultados imediatos e tardios das diversas técnicas disponíveis deve ser multidisciplinar e compartilhada com os pacientes.

Todo procedimento deve ser iniciado com uma boa indicação cirúrgica, utilizando boas práticas clínicas, norteadas por diretrizes de tratamento. A discussão multidisciplinar do *Heart Team* é uma ação muito efetiva para oferecer as melhores opções terapêuticas. As diretrizes de tratamento definem o momento cirúrgico e qual a melhor técnica para cada doença, individualizando o tratamento do paciente de acordo com suas expectativas e estilo de vida desejado. Além disso, escores de risco como EuroSCORE[3] e STS[4] devem fazer parte da estrutura de discussão do *Heart Team*.

Vários protocolos têm sido desenvolvidos para padronizar exames e condutas no preparo pré-operatório. A Resolução do Conselho Federal de Medicina (CFM) n. 2.174, de 14 de dezembro de 2017, normatiza o preparo pré-anestésico que deve ser realizado sempre. A avaliação do *Heart Team* e da anestesiologia deve ser parte do protocolo pré-operatório.

O protocolo ERAS (do inglês Enhanced Recovery After Surgery) tem sido usado por várias especialidades médicas e se mostra muito promissor na cirurgia cardíaca. Foi originalmente desenvolvido para a proctologia e tem sido adaptado para todas as especialidades cirúrgicas. Desde 2017, tem sido usado na cirurgia cardiovascular.[5-8]

Neste capítulo, será sugerido um protocolo, que é uma orientação geral e pode ser ajustado de acordo com as necessidades específicas de cada paciente e as práticas do hospital.

PROTOCOLO DE PREPARO PRÉ-OPERATÓRIO PARA CIRURGIA CARDÍACA

Avaliação pré-operatória

- **Histórico médico completo:**
  - Revisar histórico médico do paciente, incluindo condições cardíacas, comorbidades e alergias.
  - Avaliar medicamentos em uso, especialmente anticoagulantes, antiagregantes plaquetários e hipoglicemiantes.
- **Exame físico:**
  - Realizar exame físico completo, concentrando-se em sinais vitais, exame cardíaco e funções renal, hepática e pulmonar.
- **Exames laboratoriais:**
  - Hemograma completo.
  - Função renal (ureia, creatinina).
  - Função hepática (transaminases, bilirrubinas).
  - Eletrólitos (sódio, potássio, cloro, magnésio).
  - Glicemia de jejum.
- **Exames de imagem:**
  - Eletrocardiograma (ECG).
  - Ecocardiograma.
  - Radiografia de tórax.

  - Cateterismo cardíaco em pacientes acima de 40 anos ou com suspeita de coronariopatia.
- **Exames de coagulação:**
  - Tempo de protrombina (TP).
  - Tempo de tromboplastina parcial ativada (TTPa).
  - Nível de fibrinogênio.
- **Avaliação anestésica:**
  - Consulta com o anestesiologista para revisão de histórico, verificação de alergias e planejamento da anestesia.

Orientações ao paciente

- **Jejum:**
  - Instruir o paciente a iniciar o jejum absoluto (sem alimentos e líquidos) pelo menos 8 horas antes da cirurgia. Alguns autores preconizam o jejum de 8 horas para alimentos sólidos e de 4 horas para líquidos claros sem resíduos.
- **Medicações:**
  - Orientar sobre a continuidade ou suspensão de medicamentos, especialmente anticoagulantes e antiagregantes plaquetários e metformina. Ajustar o protocolo conforme orientação da instituição.
- **Preparação da pele:**
  - Instruir sobre a limpeza da pele no local da cirurgia, geralmente realizada com solução antisséptica.
- **Cuidados especiais:**
  - Informar sobre a necessidade de suspensão do uso de suplementos e medicamentos específicos.
  - Orientar sobre o uso de roupas confortáveis e informar ao paciente que não se deve usar maquiagem e esmalte no dia da cirurgia.
  - Não fazer tricotomia prévia.

Preparações hospitalares

- **Internação:**
  - Confirmar a admissão do paciente no hospital e verificar o quarto ou a unidade de internação.
- **Avaliação por outros especialistas:**
  - Se necessário, incluir consultas com outros especialistas, como cardiologistas ou pneumologistas.
- **Avaliação de risco cirúrgico:**
  - Utilizar escalas de avaliação de risco, como a classificação da American Society of Anesthesiologists (ASA) para estratificação de risco cirúrgico.

Procedimentos pré-operatórios

- **Consentimento informado:**
  - Obter o consentimento informado do paciente após explicar os riscos, benefícios e alternativas à cirurgia.
- **Preparo do local da cirurgia:**
  - Realizar a marcação do local da cirurgia conforme o protocolo da instituição.
- **Inserção de acesso intravenoso:**
  - Estabelecer um acesso intravenoso para administração de medicações, fluidos e afins.
- **Medicações pré-operatórias:**
  - Administrar medicamentos pré-operatórios conforme orientação do anestesiologista e do cirurgião.
- **Preparação do paciente:**
  - Monitoramento não invasivo com eletrocardiograma e pressão arterial não invasiva.
  - Monitoramento da pressão arterial invasiva.
  - Idealmente deve-se realizar ecocardiograma, mensuração de débito cardíaco e avaliação de ondas eletroencefalográficas para monitoramento do nível de consciência.

Revisão final e comunicação

- **Revisão de documentos:**
  - Confirmar todos os documentos, como consentimento informado e exames. É importante que seja realizada pelas equipes cirúrgica, de anestesiologia e enfermagem.
- **Comunicação com a equipe cirúrgica:**
  - Garantir que todos os membros da equipe cirúrgica estejam cientes dos detalhes do paciente e do procedimento.
- **Comunicação com a família:**
  - Informar aos familiares sobre os horários esperados e as instruções pós-operatórias, além dos riscos inerentes ao procedimento.

Checklist final

- **Verificação de equipamentos:**
  - Confirmar que todos os membros da equipe, equipamentos, órteses e próteses necessários para a cirurgia estejam preparados e funcionando.
- **Verificação de identidade e procedimento:**
  - Garantir a verificação dupla da identidade do paciente e do procedimento cirúrgico a ser realizado.

Início do procedimento

- **Medicações pré-operatórias:**
  - Administrar medicamentos pré-operatórios conforme orientação do anestesiologista e do cirurgião. Sempre se deve usar antibioticoterapia profilática.

Preparação do paciente

- **Posicionamento do paciente:**
  - Posicionar o paciente de maneira adequada na mesa cirúrgica, geralmente em posição supina (deitado de costas), garantindo acesso adequado ao tórax.
  - Utilizar suportes ou almofadas para manter a posição correta e evitar pressão em áreas sensíveis.
- **Preparo da pele do paciente:**
  - **Raspagem e desinfecção:** raspagem dos pelos na área do tórax, se necessário, seguida por limpeza com soluções antissépticas (como clorexidina ou iodopovidona) para reduzir a carga microbiana.
  - **Antissepsia:** aplicar uma solução antisséptica em todo o campo operatório, geralmente começando no centro em movimentos centrífugos e circulares. Deixar a solução secar completamente antes de cobrir o paciente.
- **Colocação de campos estéreis:**
  - **Cobertura:** dispor campos estéreis adicionais e *drapes* ao redor da área a ser operada, garantindo que todo o campo operatório esteja coberto de forma estéril.
  - **Verificação da esterilidade:** certificar-se de que os campos estéreis não estão comprometidos e que a área ao redor do campo operatório está limpa.
- **Preparação para circulação extracorpórea:**
  - Se a cirurgia envolver circulação extracorpórea, preparar e verificar o funcionamento da máquina que realizará o procedimento e todos os dispositivos associados.
  - Certificar-se de que conexões, tubulações e filtros estejam estéreis e corretamente montados.

REVISÃO E CONFERÊNCIA FINAL

- **Verificação do campo cirúrgico:**
  - Revisar o campo cirúrgico para garantir que todos os materiais estéreis estejam corretamente colocados e que não haja comprometimento da esterilidade.
  - Confirmar, com o cirurgião e a equipe, a posição correta e a cobertura adequada.
  - A equipe cirúrgica deve estar paramentada sob a melhor técnica de antissepsia.

CONCLUSÃO

É importante que todos os membros da equipe se comuniquem bem. Todos devem saber as informações do paciente e conferir o preparo pré-operatório para obter o melhor resultado cirúrgico. Conhecer as técnicas e as opções táticas no campo cirúrgico é fundamental para contornar as dificuldades inerentes a um procedimento tão complexo como a cirurgia cardiovascular. Desta forma, o médico e a equipe devem ser bem treinados.

Este protocolo é uma sugestão e deve ser adaptado conforme as necessidades específicas do paciente e as políticas de cada instituição.

REFERÊNCIAS

1. Engelman DT, Ben Ali W, Williams JB, Perrault LP, Reddy VS, Arora RC, et al. Guidelines for perioperative care in cardiac surgery: Enhanced Recovery After Surgery Society Recommendations. JAMA Surg. 2019;154(8):755-66.
2. Kouchoukos NT, Blackstone EH, Hanley FL, Kirklin JK. Kirklin/Barratt-Boyes. Cardiac surgery. 4. ed. Philadelphia: Elsevier; 2013.
3. Nashef SA, Roques F, Sharples LD, Nilsson J, Smith C, Goldstone AR, Lockowandt U. EuroSCORE II. Eur J Cardiothorac Surg. 2012;41(4):734-44.
4. Shahian DM, He X, Jacobs JP, Rankin JS, Welke KF, Filardo G, et al. The Society of Thoracic Surgeons Isolated Aortic Valve Replacement (AVR) Composite Score: a report of the STS Quality Measurement Task Force. Ann Thorac Surg. 2012;94(6):2166-71.
5. Duncan D, Wijeysundera DN. Preoperative cardiac evaluation and management of the patient undergoing major vascular surgery. Int Anesthesiol Clin. 2016;54(2):1-32.
6. Wijeysundera DN, Duncan D, Nkonde-Price C, Virani SS, Washam JB, Fleischmann KE, Fleisher LA; ACC/AHA Task Force Members. Perioperative beta blockade in noncardiac surgery: a systematic review for the 2014 ACC/AHA guideline on perioperative cardiovascular evaluation and management of patients undergoing noncardiac surgery: a report of the American College of Cardiology/American Heart Association Task Force on practice guidelines. Circulation. 2014;130(24):2246-64.
7. Bojar RM. Manual of perioperative care in adult cardiac surgery. 6. ed. John Wiley & Sons; 2021.
8. Sousa-Uva M, Head SJ, Milojevic M, Collet JP, Landoni G, Castella M, et al. 2017 EACTS Guidelines on perioperative medication in adult cardiac surgery. Eur J Cardiothorac Surg. 2018;53(1):5-33.

9

Considerações da anestesiologia para cirurgia cardiovascular

Filomena Regina Barbosa Gomes Galas
Suely Pereira Zeferino
Gustavo Meneses Dantas
David Duarte de Araújo

INTRODUÇÃO

A anestesiologia em cirurgia cardiovascular desempenha um papel crucial na gestão perioperatória de pacientes submetidos a procedimentos como a revascularização do miocárdio (RM). Os anestesiologistas cardiovasculares são responsáveis por várias funções essenciais ao longo do período perioperatório, incluindo: identificação e otimização de comorbidades pré-operatórias; utilização de vias de recuperação aprimoradas; avaliação ecocardiográfica perioperatória de estados cardiovasculares complexos; e gestão de pacientes submetidos à circulação extracorpórea (CEC). Durante a cirurgia, a escolha do anestésico pode afetar significativamente nos resultados. O American College of Cardiology (ACC) e a American Heart Association (AHA) recomendam o uso de anestésicos voláteis para a manutenção da anestesia em cirurgias cardíacas, por suas propriedades cardioprotetoras. Além disso, técnicas de ventilação protetora pulmonar e monitorização hemodinâmica direcionada a objetivos específicos são práticas recomendadas para melhorar os resultados pós-operatórios. A monitorização intraoperatória com ecocardiografia transesofágica (ETE) é uma ferramenta valiosa para avaliação em tempo real da função valvar e do estado hemodinâmico.

A utilização seletiva de cateteres de artéria pulmonar em pacientes de alto risco também pode ser benéfica para o manejo da instabilidade hemodinâmica.[1]

ANATOMIA CIRÚRGICA

A compreensão detalhada da anatomia cardíaca e das grandes artérias é essencial para o manejo anestésico adequado em cirurgias cardiovasculares. O coração é um órgão altamente vascularizado e, por sua proximidade com estruturas vitais, como o diafragma, a traqueia e os grandes vasos; requer uma abordagem anestésica específica para garantir estabilidade hemodinâmica durante o procedimento cirúrgico. Além disso, as câmaras cardíacas (átrios e ventrículos), as válvulas e o sistema de condução elétrica são de particular interesse para o anestesiologista (Figura 1). Isso se deve ao fato de que qualquer manipulação dessas estruturas pode desencadear respostas fisiológicas importantes, como arritmias, variações na pressão arterial e alterações no débito cardíaco. Da mesma forma, a anatomia das artérias coronárias e seu papel na perfusão miocárdica é crucial, especialmente em cirurgias de RM. Por outro lado, durante procedimentos como as cirurgias de válvula ou de revascularização miocárdica, a abordagem cirúrgica frequentemente inclui incisões que envolvem o esterno (esternotomia). Isso expõe o coração e as estruturas mediastinais, o que, por sua vez, exige monitorização rigorosa do paciente. Nesse sentido, o anestesiologista deve estar atento a essas considerações anatômicas para otimizar a indução anestésica, o controle ventilatório e o manejo intraoperatório, garantindo que a função cardíaca seja preservada ao longo do procedimento.

CONSIDERAÇÕES DIAGNÓSTICAS

A anestesiologia em cirurgia cardiovascular envolve várias considerações diagnósticas e de manejo para otimizar os resultados perioperatórios.

- **Identificação e otimização de comorbidades pré-operatórias:** a avaliação pré-operatória deve incluir a otimização de condições como hipertensão, insuficiência cardíaca crônica e doenças valvulares. O ACC e a AHA recomendam a avaliação de bio-

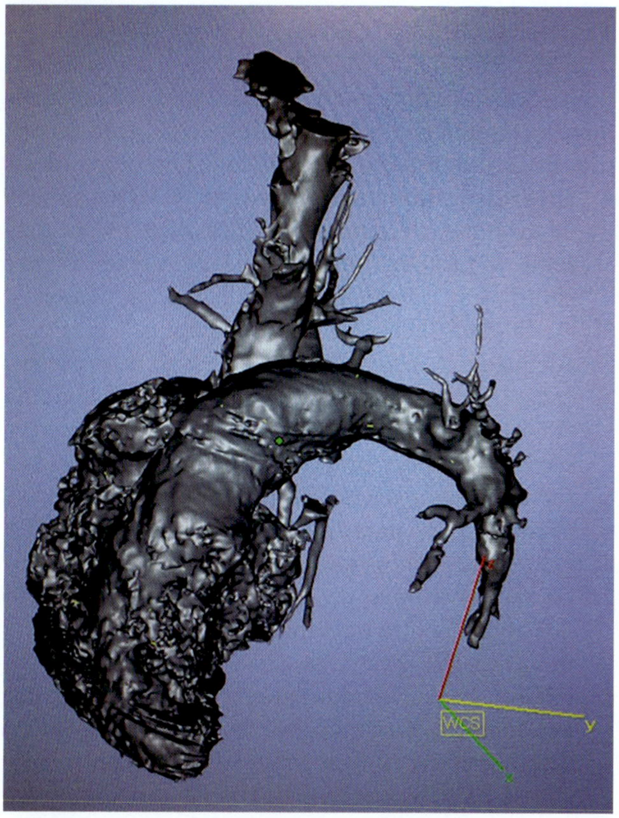

FIGURA 1.
Reconstrução tridimensional miocárdica, tomografia computadorizada.
Fonte: arquivo pessoal da Profa. Dra. Filomena Galas.

marcadores cardíacos e o uso de preditores, como o EuroSCORE II, para estratificação de risco.

- **Uso de vias de recuperação aprimoradas:** protocolos de recuperação aprimorada (ERP – Enhanced Recovery Pathways) são recomendados para melhorar os resultados pós-operatórios. A American Association for Thoracic Surgery (AATS) sugere que esses protocolos incluam analgesia multimodal, controle rigoroso da temperatura e estratégias de ventilação protetora.
- **Avaliação ecocardiográfica perioperatória:** a ecocardiografia transesofágica (ETE) é ferramenta essencial para avaliação em tempo real da função valvar e do estado hemodinâmico durante a cirurgia. O ACC e a AHA recomendam o uso da ETE em procedimentos combinados de RM e cirurgia valvar.
- **Gestão de pacientes em circulação extracorpórea:** durante a circulação extracorpórea (CEC), a anestesia deve ser cuidadosamente gerida para manter a estabilidade hemodinâmica e a perfusão adequada dos órgãos. A monitorização cerebral com espectroscopia no infravermelho próximo (NIRS, do inglês *near-infrared spectroscopy*) pode ajudar a prevenir disfunções neurocognitivas pós-operatórias. O ACC e a AHA também recomendam o uso seletivo de cateteres de artéria pulmonar em pacientes de alto risco para monitorização hemodinâmica.[1,2]

FISIOPATOLOGIA

A anestesiologia em cirurgia cardiovascular envolve uma compreensão detalhada da fisiopatologia circulatória para otimizar o manejo perioperatório e melhorar os resultados dos pacientes.

- **Depressão miocárdica e vasodilatação periférica:** anestésicos gerais podem causar depressão miocárdica e vasodilatação periférica, resultando em hipotensão sistêmica. Isso é atribuído à diminuição da contratilidade cardíaca e à redução da resistência vascular periférica. A diminuição do tônus simpático também contribui para essa hipotensão.
- **Redistribuição do volume sanguíneo:** a indução da anestesia pode levar à redistribuição do volume sanguíneo em decorrência da venodilatação, o que reduz o retorno venoso e a pré-carga, resultando em queda do volume sistólico e do débito cardíaco. Isso pode ser tratado com adequação da volemia pela infusão de cristaloides e, em alguns casos, pelo uso de agentes inotrópicos e vasopressores.
- **Controle autonômico e barorreflexo:** a anestesia geral atenua a função autonômica e o controle barorreflexo, limitando a capacidade do paciente de responder a desafios fisiológicos durante a cirurgia, como quedas na pressão arterial e na contratilidade ventricular. A preservação da atividade autonômica é melhor com anestesia volátil em comparação á anestesia intravenosa.
- **Proteção cardiovascular:** anestésicos voláteis, como sevoflurano, têm propriedades cardioprotetoras, mimetizando os efeitos do pré e pós-condicionamento isquêmico, protegendo o coração contra lesões de isquemia-reperfusão. A sinalização de adenosina é um mecanismo importante nesse processo.
- **Efeitos diretos nos vasos sanguíneos:** anestésicos gerais podem atuar diretamente sobre o músculo liso vascular e as células endoteliais, influenciando a resistência vascular total e regional, e, consequentemente, o fluxo sanguíneo para os órgãos.[3]

HISTÓRIA NATURAL

A história natural da anestesia em cirurgia cardiovascular envolve várias considerações fisiopatológicas e práticas clínicas que evoluíram ao longo do tempo para melhorar os resultados dos pacientes.

- **Mortalidade e morbidade:** estudos recentes, como o MYRIAD, mostraram que a escolha entre anestesia volátil e anestesia intravenosa total (TIVA, do inglês *total intravenous anesthesia*) não resulta em diferenças significativas na mortalidade a longo prazo em pacientes submetidos à RM. Isso sugere que ambos os métodos podem ser utilizados de forma eficaz, dependendo das características individuais do paciente e das preferências do anestesiologista.[4]
- **Monitorização hemodinâmica:** a monitorização hemodinâmica direcionada a objetivos específicos é fundamental para a gestão perioperatória. A utilização de ETE e cateteres de artéria pulmonar em pacientes de alto risco pode colaborar para otimização da perfusão e estabilidade hemodinâmica.
- **Complicações perioperatórias:** a incidência de complicações anestésicas maiores, como arritmias e instabilidade hemodinâmica, é uma preocupação significativa. A presença de um anestesiologista certificado pode reduzir a mortalidade intraoperatória e no pós-operatório imediato.[5]

INDICAÇÕES CIRÚRGICAS

As indicações cirúrgicas afetam significativamente a anestesia em cirurgia cardiovascular, exigindo uma abordagem personalizada para otimizar os resultados perioperatórios.

- **Revascularização do miocárdio:** o ACC e a AHA recomendam o uso de anestésicos voláteis por suas propriedades cardioprotetoras. A monitorização hemodinâmica direcionada a objetivos específicos, incluindo o uso de ETE e cateteres de artéria pulmonar, é fundamental para otimizar a perfusão e a estabilidade hemodinâmica.
- **Doença valvar:** em pacientes com estenose aórtica severa, a manutenção da normotensão e do ritmo sinusal é essencial para evitar complicações como isquemia miocárdica e arritmias. O ACC e a AHA recomendam a monitorização invasiva contínua e a otimização das condições de carga perioperatória. Para pacientes com insuficiência mitral, a manutenção da pré-carga e a redução da resistência vascular sistêmica são fundamentais.
- **Cirurgia combinada (RM e valvar):** a anestesia deve ser cuidadosamente planejada para equilibrar as necessidades de revascularização e correção valvar. A ETE intraoperatória é particularmente útil para avaliar a função valvar e a hemodinâmica em tempo real.[6]

TÉCNICA OPERATÓRIA

A técnica cirúrgica em cirurgia cardiovascular influencia diretamente a anestesia, especialmente em termos de cardioproteção e estabilidade hemodinâmica.

- **Cirurgia minimamente invasiva (CMI):** a adoção de técnicas minimamente invasivas, como descrito no protocolo do Bonn Heart Center, requer abordagem anestésica específica para manter a estabilidade hemodinâmica e garantir ventilação adequada. A monitorização intraoperatória avançada, incluindo ETE, NIRS e eletroencefalograma (EEG) processado, é essencial para avaliar a perfusão cardíaca e cerebral em tempo real, otimizando a segurança do paciente e melhorando os resultados.
- **Cirurgia com parada circulatória total (CPCT):** em procedimentos que envolvem parada circulatória, como cirurgias da aorta, é essencial a proteção dos órgãos contra isquemia. A hipotermia sistêmica moderada (20-28 °C), associada à perfusão cerebral seletiva, é recomendada para melhorar os resultados neurológicos. A monitorização neurológica com índice bispectral (BIS) e NIRS, além do controle rigoroso da temperatura e da coagulação, devem ser utilizados para proteção cerebral durante a CPCT.
- **Proteção miocárdica:** a proteção miocárdica durante a cirurgia cardíaca envolve estratégias como uso de cardioplegia (com soluções como St. Thomas, Del Nido e Custodiol) de agentes anestésicos inalatórios na CEC, controle da temperatura e da glicemia, além do controle da otimização hemodinâmica durante a CEC (Figura 2). A solução de Del Nido, originalmente desenvolvida para cirurgias pediátricas, tem sido cada vez mais utilizada em

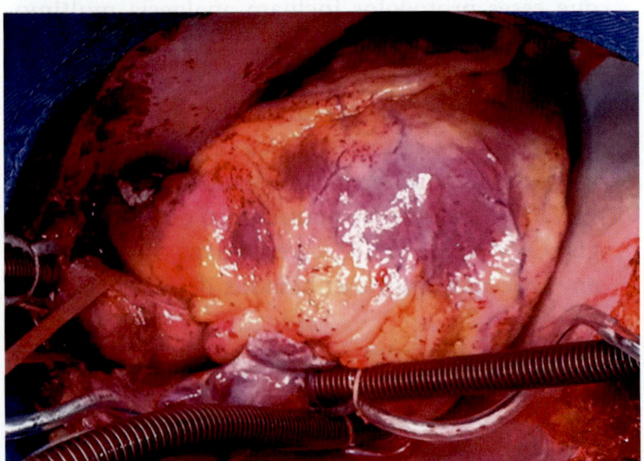

FIGURA 2.
Coração em circulação extracorpórea.
Fonte: arquivo pessoal da Profa. Dra. Filomena Galas.

cirurgias cardíacas em adultos por sua capacidade de proporcionar proteção miocárdica prolongada com uma única dose, permitindo um tempo de isquemia miocárdica de até 90 minutos. A solução Custodiol (histidina-triptofano-cetoglutarato) é outra opção, especialmente em procedimentos complexos, por sua capacidade de fornecer proteção miocárdica prolongada com uma única dose.[7]

MANEJO PÓS-OPERATÓRIO

O manejo pós-operatório em pacientes submetidos a cirurgia cardiovascular é multifacetado e visa otimizar a recuperação e minimizar complicações.

- **Monitorização hemodinâmica e ventilatória:** a monitorização contínua de pressão arterial, débito cardíaco e parâmetros ventilatórios é essencial para adequada evolução dos pacientes. O ACC e a AHA recomendam o uso de ETE e cateteres de artéria pulmonar para monitorização hemodinâmica em pacientes de alto risco. Recomendam-se estratégias de ventilação protetora, com volume corrente baixo (VC $\leq$ 6 mL/kg) e pressão expiratória final positiva (PEEP) suficiente para evitar o colapso pulmonar, para reduzir complicações pulmonares como atelectasias e hipoxemia.
- **Controle da dor:** o controle da dor no pós-operatório é sempre um desafio no manejo desses pacientes. A Society of Cardiovascular Anesthesiologists (SCA) recomenda o uso de estratégias analgésicas multimodais, incluindo medicamentos não opioides (como dipirona, acetaminofeno e dexmedetomidina) e técnicas regionais, para reduzir a necessidade de opioides e melhorar o controle da dor.
- **Gestão de complicações:** complicações como arritmias, insuficiência renal e disfunção neurológica podem ocorrer no pós-operatório de cirurgia cardíaca. A adequação da volemia deve ser realizada utilizando ferramentas dinâmicas de avaliação com estratégias para evidenciar pacientes respondedores a desafios volêmicos. A terapia guiada por metas também é recomendada para a diminuição da morbidade e mortalidade. Monitorização da função renal e prevenção de lesão renal aguda são outras recomendações, embora não haja medicamentos eficazes para prevenir essa condição.
- **Extubação precoce e mobilização:** programas de recuperação aprimorada, que incluem extubação e mobilização precoces, têm mostrado reduzir o tempo de internação e melhorar os resultados pós-operatórios. O ACC e a AHA recomendam a implementação de protocolos de anestesia de curta duração e intervenções perioperatórias específicas para otimizar a recuperação.[7]
- **Protocolo ERAS:** o protocolo de Recuperação Aprimorada Após Cirurgia (ERAS, do inglês Enhanced Recovery After Surgery) é um conjunto multimodal de intervenções perioperatórias projetadas para melhorar a recuperação dos pacientes após cirurgias. Essas intervenções são implementadas por uma equipe multidisciplinar que inclui cirurgiões, anestesiologistas, enfermeiros, nutricionistas, fisioterapeutas e outros profissionais da saúde. Os principais objetivos do ERAS são reduzir o tempo de internação hospitalar, diminuir complicações pós-operatórias e reduzir os custos associados aos cuidados cirúrgicos. As intervenções típicas incluem otimização pré-operatória do estado nutricional, manejo multimodal da dor para minimizar o uso de opioides, mobilização precoce e estratégias específicas para acelerar o retorno da função intestinal. Por exemplo, as diretrizes da American Society of Colon and Rectal Surgeons e da Society of American Gastrointestinal and Endoscopic Surgeons para cirurgias colorretais recomendam medidas como jejum pré-operatório reduzido, carga de carboidratos pré-operatória, manejo balanceado de fluidos e analgesia multimodal. Essas intervenções têm demonstrado reduzir a morbidade e o tempo de internação sem aumentar as taxas de readmissão. Além disso, o ERAS tem sido adaptado para vários procedimentos, incluindo cirurgias bariátrica, cardíaca, urológica e oncológica, com evidências de benefícios semelhantes em termos de recuperação acelerada e redução de complicações.
- **Prevenção de infecções:** medidas preventivas, como a manutenção da normotermia e a profilaxia antibiótic,a são essenciais para reduzir o risco de infecções no pós-operatório.

RESULTADOS E COMPLICAÇÕES

As complicações relacionadas à anestesia em cirurgia cardiovascular são diversas e podem ter impactos significativos nos resultados perioperatórios. Entre as principais complicações estão:

- **Instabilidade hemodinâmica:** a instabilidade hemodinâmica, incluindo hipotensão e hipertensão, é comum durante e após a cirurgia cardíaca. A AATS destaca a importância da monitorização contínua e da gestão cuidadosa dos parâmetros hemodinâmicos para minimizar esses riscos.

- **Arritmias:** arritmias, como fibrilação atrial, são frequentes no período pós-operatório e podem aumentar a morbidade. A administração de antiarrítmicos e a monitorização contínua são essenciais para o manejo adequado.
- **Disfunção cardíaca:** a disfunção cardíaca, incluindo a síndrome do baixo débito cardíaco, pode ocorrer em decorrência da depressão miocárdica induzida por anestésicos ou de complicações cirúrgicas. A gestão inclui uso de inotrópicos e suporte hemodinâmico.
- **Complicações respiratórias:** complicações como insuficiência respiratória, pneumonia e edema pulmonar são comuns. A ventilação protetora e a extubação precoce são estratégias recomendadas para reduzir esses riscos.[8,9]
- **Complicações neurológicas:** o acidente vascular cerebral (AVC) e a disfunção cognitiva pós-operatória são complicações significativas. A monitorização cerebral intraoperatória com oximetria cerebral pode ajudar a reduzir a incidência dessas complicações.[10,11]
- **Lesão renal aguda:** a lesão renal aguda é uma complicação frequente e está associada a um aumento da mortalidade. A monitorização rigorosa da função renal e a manutenção de uma perfusão adequada são cruciais.[8,12]
- **Infecções:** podem ocorrer infecções no pós-operatório, incluindo mediastinite e sepse. A profilaxia antibiótica e a manutenção da normotermia são medidas preventivas importantes.[9]

PERSPECTIVAS

As perspectivas da anestesia em cirurgia cardiovascular incluem várias inovações tecnológicas e avanços clínicos que prometem melhorar os resultados perioperatórios e a segurança dos pacientes:

- **Monitorização avançada e inteligência artificial (IA):** a evolução da monitorização de pacientes, incluindo tecnologias sem contato e sistemas integrados de monitorização, permitirá um acompanhamento mais eficaz dos sinais vitais e a predição de complicações. A integração de IA e realidade aumentada facilitará a tomada de decisões e a gestão de riscos, permitindo intervenções precoces e mais proativas.[13]
- **Anestesia regional e técnicas multimodais:** o uso crescente de técnicas de anestesia regional, como bloqueios de nervos da parede torácica, oferece abordagem analgésica multimodal que reduz a necessidade de opioides e melhora o controle da dor pós-operatória. Essas técnicas têm mostrado eficácia na redução de complicações perioperatórias e na melhoria da recuperação dos pacientes.
- **Cardioproteção com anestésicos voláteis:** anestésicos voláteis, como sevoflurano, continuam a ser recomendados pelo ACC e pela AHA por suas propriedades cardioprotetoras. Estudos futuros podem focar na otimização dessas estratégias para maximizar os benefícios cardioprotetores em diferentes populações de pacientes.
- **Cirurgia robótica e minimização da invasividade:** a adoção de técnicas cirúrgicas minimamente invasivas e robóticas está em expansão, exigindo abordagens anestésicas específicas para garantir a estabilidade hemodinâmica e a ventilação adequada. Essas técnicas prometem reduzir a dor pós-operatória e acelerar a recuperação dos pacientes[14].
- **Expansão de procedimentos percutâneos:** o aumento de procedimentos percutâneos, como a substituição valvar transcateter, está criando desafios e oportunidades para a anestesia fora da sala de cirurgia tradicional. A *expertise* em fisiopatologia cardíaca complexa permitirá aos anestesiologistas gerenciar esses procedimentos com segurança.[15]

Tais inovações e avanços refletem um futuro promissor para a anestesia em cirurgia cardiovascular, com foco na personalização do cuidado, na utilização de tecnologias avançadas e na melhoria contínua dos resultados dos pacientes.

REFERÊNCIAS

1. Lawton JS, Tamis-Holland JE, Bangalore S, Bates ER, Beckie TM, Bischoff JM, et al. 2021 ACC/AHA/SCAI Guideline for Coronary Artery Revascularization. J Am Coll Cardiol. 2022;79(2):e21-129.
2. Barry AE, Chaney MA, London MJ. Anesthetic management during cardiopulmonary bypass: a systematic review. Anesth Analg. 2015;120(4):749-69.
3. Akata T, Warltier DC. General anesthetics and vascular smooth muscle. Anesthesiology. 2007;106(2):365-91.
4. Landoni G, Lomivorotov VV, Nigro Neto C, Monaco F, Pasyuga VV, Bradic N, et al. Volatile anesthetics versus total intravenous anesthesia for cardiac surgery. N Engl J Med. 2019;380(13):1214-25.
5. Brovman EY, Gabriel RA, Lekowski RW, Dutton RP, Urman RD. Rate of major anesthetic-related outcomes in the intraoperative and immediate postoperative period after cardiac surgery. J Cardiothorac Vasc Anesth. 2016;30(2):338-44.
6. Otto CM, Nishimura RA, Bonow RO, Carabello BA, Erwin JP, Gentile F, et al. 2020 ACC/AHA guideline for the management of patients with valvular heart disease. J Am Coll Cardiol. 2021;77(4):e25-197.
7. Lawton JS, Tamis-Holland JE, Bangalore S, Bates ER, Beckie TM, Bischoff JM, et al. 2021 ACC/AHA/SCAI guideline for coronary artery revascularization. J Am Coll Cardiol. 2022;79(2):e21-129.
8. Ball L, Costantino F, Pelosi P. Postoperative complications of patients undergoing cardiac surgery. Curr Opin Crit Care. 2016;22(4):386-92.
9. Fuller S, Kumar SR, Roy N, Mahle WT, Romano JC, Nelson JS, et al. The American Association for Thoracic Surgery Congenital

Cardiac Surgery Working Group 2021 consensus document on a comprehensive perioperative approach to enhanced recovery after pediatric cardiac surgery. J Thorac Cardiovasc Surg. 2021;162(3):931-54.

10. Hood R, Budd A, Sorond FA, Hogue CW. Peri-operative neurological complications. Anaesthesia. 2018;73(S1):67-75.
11. Juliana N, Abu Yazit NA, Kadiman S, Muhammad Hafidz K, Azmani S, Mohd Fahmi Teng NI, et al. Intraoperative cerebral oximetry in open heart surgeries reduced postoperative complications: a retrospective study. PLoS One. 2021;16(5):e0251157.
12. Guinot PG, Andrei S, Durand B, Martin A, Duclos V, Spitz A, et al. Balanced nonopioid general anesthesia with lidocaine is associated with lower postoperative complications compared with balanced opioid general anesthesia with sufentanil for cardiac surgery with cardiopulmonary bypass: a propensity matched cohort study. Anesth Analg. 2023;136(5):965-74.
13. Kuck K, Lofgren L, Lybbert C. Anesthesia patient monitoring 2050. Anesth Analg. 2024;138(2):273-83.
14. Feinstein M, Katz D, Demaria S, Hofer IS. Remote monitoring and artificial intelligence: outlook for 2050. Anesth Analg. 2024;138(2):350-7.
15. Lee DW, Wąsowicz M. Recent advances in nonoperating room anesthesia for cardiac procedures. Curr Opin Anaesthesiol. 2020;33(4):601-7.

10

Circulação extracorpórea, proteção miocárdica e cardioplegia, parada circulatória hipotérmica

André Luppi
Paulo Roberto Barbosa Évora *(in memoriam)*
Suely Fazio Ferraciolli
Arleto Zacarias Silva Júnior

INTRODUÇÃO

Dentre todas as modalidades de cirurgia conhecidas atualmente, a cirurgia cardíaca foi uma das poucas que apenas no último século começou a ser desbravada pelos cirurgiões. Os caminhos percorridos desde então, inicialmente labirintos temidos, tornaram-se trilhas seguras graças à tenacidade e ao empenho de vários cientistas. A circulação extracorpórea (CEC) foi a grande responsável por esse avanço. Com ela, as cirurgias tornaram-se mais seguras, permitindo a abordagem de defeitos de maior complexidade. Trata-se de uma técnica amplamente utilizada, que possibilita ao cirurgião operar em um coração parado e sem sangue.

CIRCULAÇÃO EXTRACORPÓREA

Componentes do circuito de circulação extracorpórea

Em um circuito convencional de CEC (Figura 1), o sangue é drenado por sifonagem pelas cânulas venosas até o reservatório venoso, onde é filtrado e pode ser armazenado para controle da volemia. A partir desse ponto, o sangue é bombeado para o trocador de calor, onde é aquecido ou resfriado, e, em seguida, para o oxigenador, onde ocorrem as trocas gasosas. O sangue arterializado é então novamente filtrado, livre de bolhas, e conduzido à linha arterial para ser reinfundido no paciente. O sangue proveniente dos drenos e aspiradores é direcionado ao reservatório de cardiotomia e, após filtragem, é misturado ao conteúdo do reservatório venoso.

A cardioplegia é preparada a partir de uma derivação da linha arterial, por onde o sangue oxigenado segue para um reservatório e recebe seus componentes específicos. A solução é resfriada e impulsionada por uma bomba para ser infundida no coração.[1]

Monitorização durante a circulação extracorpórea

Fisiologia e circulação extracorpórea

A CEC durante cirurgias cardíacas provoca uma série de alterações fisiológicas que afetam diretamente a função orgânica. A hemodiluição reduz a viscosidade sanguínea e melhora o fluxo de oxigênio, mas também pode levar à diminuição da pressão oncótica plasmática, favorecendo o acúmulo de fluidos intersticiais e, consequentemente, o edema nos tecidos.

A hipotermia controlada, amplamente utilizada nesse contexto, reduz o metabolismo e a demanda de oxigênio dos órgãos, mas pode aumentar a viscosidade sanguínea e elevar o risco de complicações trombóticas. A ativação do sistema complemento desencadeia uma resposta inflamatória sistêmica, caracterizada por vasoconstrição e extravasamento capilar, contribuindo para a disfunção de múltiplos órgãos (Figura 2).

Além disso, a função imunológica é prejudicada, com a depressão da atividade de leucócitos e linfócitos, comprometendo a capacidade do organismo de combater infecções. Para mitigar essas complicações, protocolos específicos de proteção orgânica têm sido desenvolvidos, visando reduzir o risco de falência renal, disfunção neurológica e outras complicações pós-operatórias.[2]

Isquemia e reperfusão

A isquemia é caracterizada pela interrupção do fluxo sanguíneo em determinada área do corpo, resultando na diminuição da oferta de oxigênio e nutrientes, o que pode culminar em morte celular.

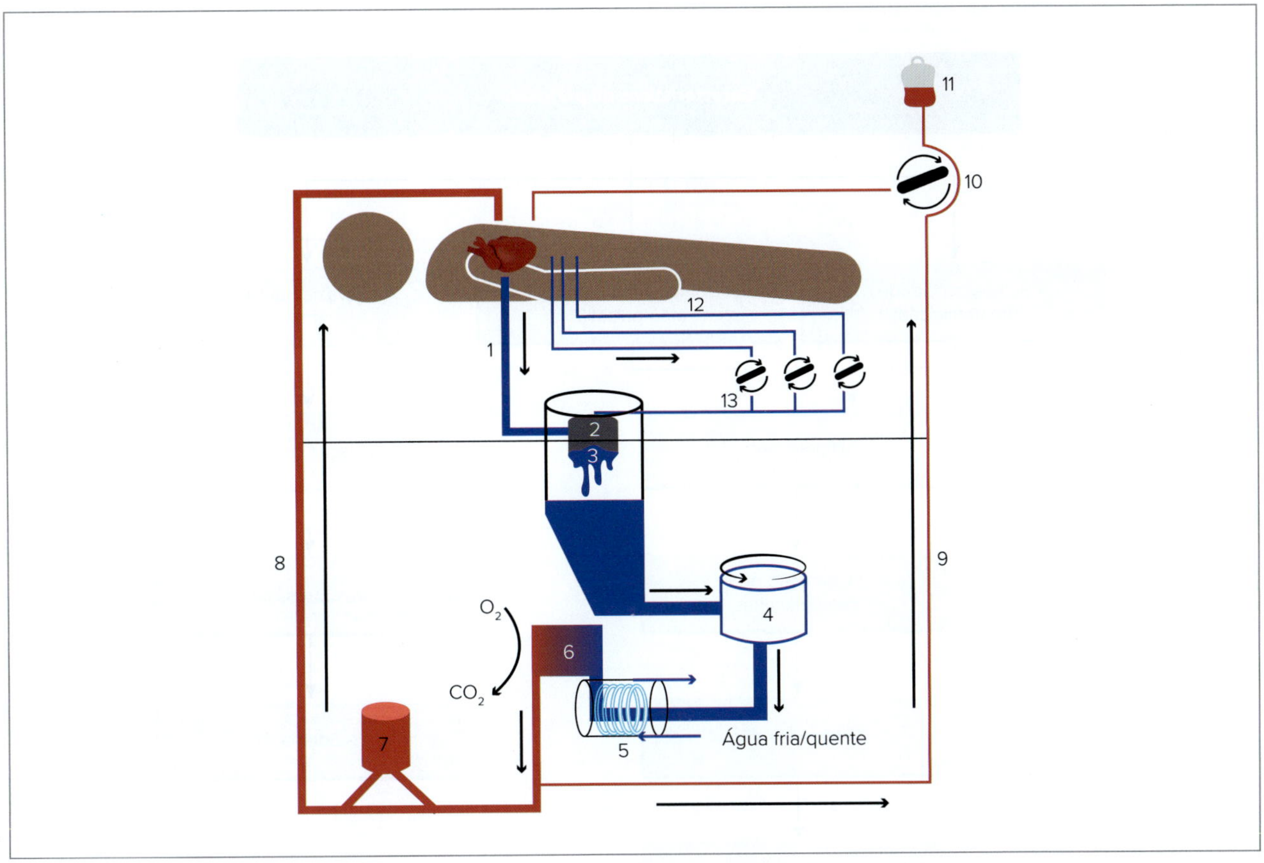

FIGURA 1.
Circuito de circulação extracorpórea.
1: linha venosa; 2: filtro de cardiotomia; 3: reservatório de cardiotomia; 4: bomba arterial; 5: trocador de calor; 6:oxigenador; 7: filtro arterial; 8: linha arterial; 9: linha da cardioplegia; 10: bomba da cardioplegia; 11: reservatório de cardioplegia; 12: linha dos aspiradores; 13: bombas aspiradoras.

A reperfusão, processo que restabelece o fluxo sanguíneo na região isquêmica, embora necessária, pode induzir uma lesão adicional. Esse fenômeno, conhecido como lesão por reperfusão, decorre da liberação de radicais livres e mediadores inflamatórios, exacerbando o dano celular e comprometendo ainda mais o tecido previamente afetado.

As intervenções terapêuticas para mitigar os efeitos deletérios da isquemia e reperfusão concentram-se na restauração controlada do fluxo sanguíneo, com o objetivo de prevenir ou minimizar as lesões celulares associadas. Essas estratégias são implementadas no pré, intra e pós-operatório.

A CEC simula um estado de choque circulatório controlado, no qual o fluxo arterial, majoritariamente não pulsátil, impõe alterações hemodinâmicas significativas. Esse fluxo contínuo, juntamente com a substituição dos controles reflexos e quimiorreceptores fisiológicos, pode ser prejudicial à microcirculação, promovendo um efeito de "shuntagem", elevando a pressão no sistema venoso e sobrecarregando os mecanismos compensatórios da microcirculação. Além disso, durante a CEC ocorre uma redução da pressão coloidosmótica, causada pela hemodiluição, e manipulação da temperatura corporal. Apesar disso, essa complexa rede de efeitos adversos pode ser minimizada com uma monitorização rigorosa e a manutenção precisa de parâmetros fisiológicos adequados, favorecendo a condução segura da técnica.

No contexto microcirculatório, o fluxo contínuo induz adaptações fenotípicas celulares que podem desencadear a Síndrome da Resposta Inflamatória Sistêmica (SIRS). A SIRS é caracterizada pela ativação de células inflamatórias, desencadeando a cascata de coagulação e resultando na liberação de proteínas sinalizadoras, substâncias vasoativas e citotóxicas, além da formação de microêmbolos. Além disso, a SIRS aumenta a expressão da enzima óxido nítrico sintase induzível (iNOS), produzindo quantidades excessivas de óxido nítrico (NO), que é reconhecido como a maior causa de síndrome vasoplégica.[2,3]

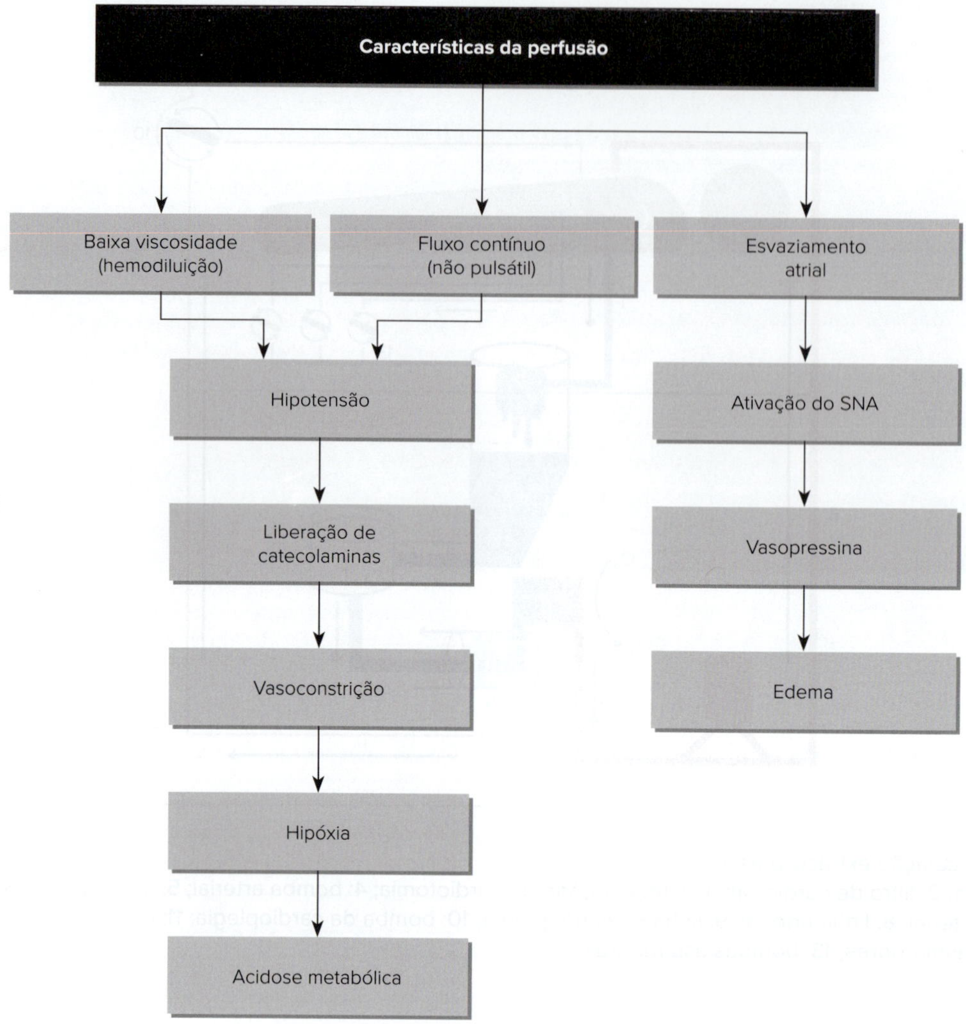

FIGURA 2.
Efeitos da perfusão durante a circulação extracorpórea.
SNA: sistema nervoso autônomo.

O óxido nítrico (NO) (Figura 3), produzido em resposta à Síndrome da Resposta Inflamatória Sistêmica (SIRS) pela enzima óxido nítrico sintase induzível (iNOS), penetra no citosol das células de músculo liso da microcirculação e se liga à guanilato ciclase, ativando-a para converter GTP em GMPc. O GMPc bloqueia os canais de cálcio dependentes de voltagem e ativa a proteína quinase dependente de GMPc (PKG), que, por sua vez, estimula a adenosinatrifosfatase (ATPase), responsável por sequestrar o cálcio para o retículo sarcoplasmático. A redução dos níveis intracelulares de cálcio impede a ativação do complexo cálcio-calmodulina (Ca-CaM/MLCK), bloqueando a fosforilação da miosina e, consequentemente, impedindo a contração do músculo liso, resultando em vasoplegia.

Monitorização durante a circulação extracorpórea

Durante a CEC, é fundamental monitorar parâmetros como pressão arterial, fluxo sanguíneo, temperatura, gasometria, hematócrito, glicemia, anticoagulação e débito urinário.

Para garantir a segurança do paciente, a pressão arterial deve ser rigorosamente controlada, especialmente em indivíduos com doença cerebrovascular, enquanto o fluxo sanguíneo deve ser ajustado conforme a temperatura e o hematócrito, a fim de manter uma perfusão adequada.

A hipotermia leve (32-37 ºC) é preferida para minimizar complicações, e estratégias como α-stat ajudam a

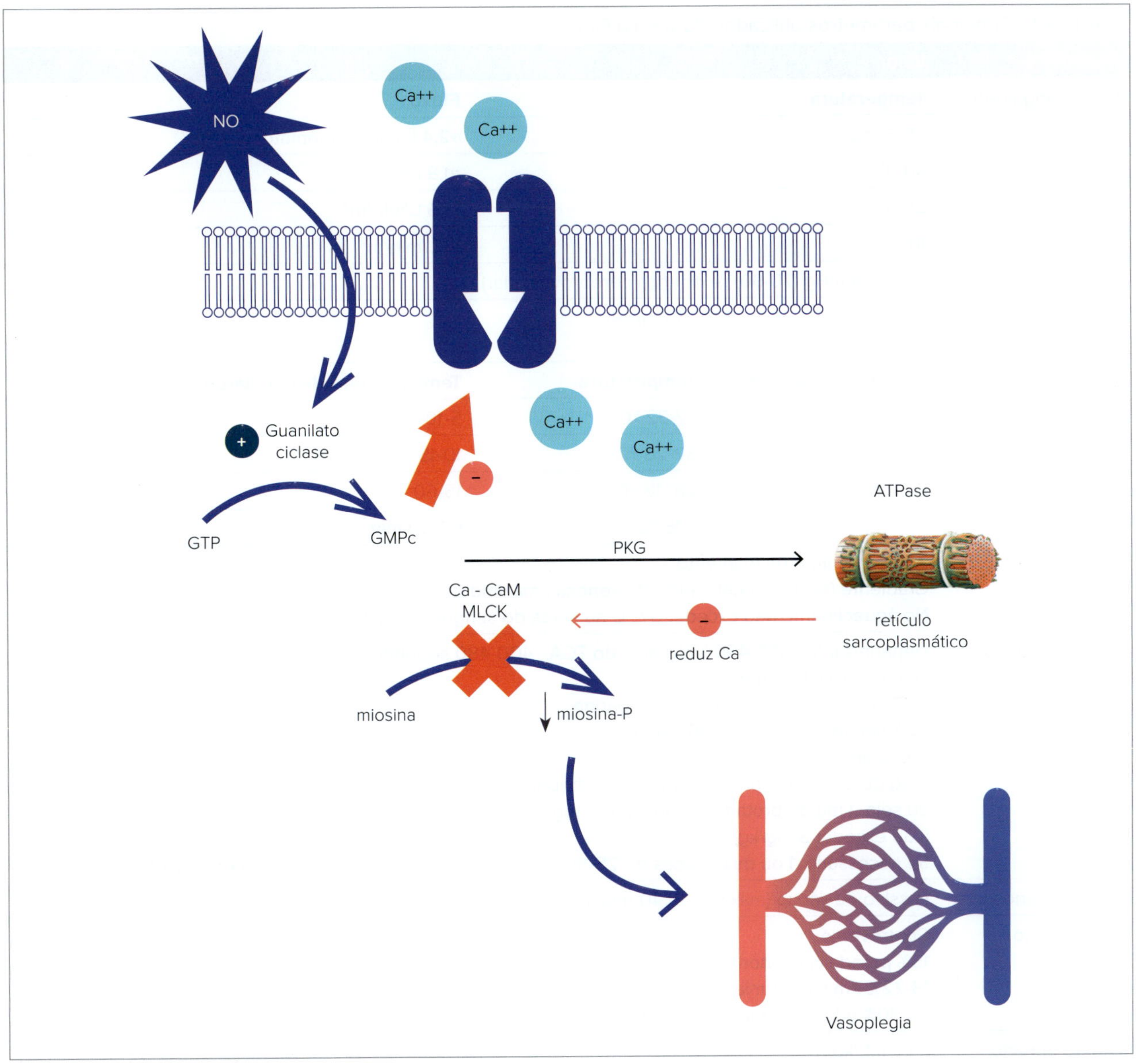

FIGURA 3.
Óxido nítrico (NO) e vasoplegia.

preservar a autorregulação cerebral. Além disso, é essencial manter o hematócrito em níveis adequados, controlar rigorosamente a glicemia para evitar hiperglicemia (>180 mg/dL) e garantir a anticoagulação com heparina.

O débito urinário deve ser mantido acima de 1,5 mL/kg/h para prevenir lesão renal aguda. As principais recomendações de parâmetros utilizados na CEC estão representadas na Tabela 1.[2,4-10]

Entrada e desmame da circulação extracorpórea

A entrada em circulação extracorpórea (CEC) começa com a instalação das cânulas. Inicialmente, sob orientação do cirurgião, a pressão venosa central é mantida baixa, utilizando-se hipotermia para reduzir o metabolismo.

Após a estabilização, a ventilação é interrompida, a aorta é pinçada e a cardioplegia é iniciada.

O desmame da CEC inclui a remoção do ar do coração, o monitoramento contínuo de parâmetros como ritmo cardíaco, hematócrito e gasometria, além do uso de drogas vasoativas, se necessário. A bomba é gradualmente reduzida, enquanto o reaquecimento atinge 36°C, restabelecendo a circulação espontânea e a pressão arterial.

Com a função cardíaca estabilizada, as cânulas são removidas e a heparina é revertida com protamina.[7]

TABELA 1 Principais parâmetros utilizados durante a CEC.[2,4-9]

Parâmetro	Valor		
Fluxo sanguíneo	**Temperatura**		**Fluxo**
	35-37 °C		~2,4 L/min/m^2 (hematócrito 25%)
	30 °C		~1,8 L/min/m^2
	25 °C		~1,6 L/min/m^2
	18 °C		~1 L/min/m^2
Pressão arterial	50-90 mmHg (70-90, se doença cerebrovascular)		
Nível de oxigenação	acima de 95%, PaO_2 150-250 mmHg		
Temperatura corporal	**Nível de hipotermia**	**Temperatura**	**Tempo de parada circulatória**
	Leve	37-32 °C	5-10 min
	Moderada	32-28 °C	10-15 min
	Profunda	28 -18 °C	15-60 min
		< 18 °C	60-90 min
	Aquecimento e resfriamento Gradiente (saída arterial e entrada venosa): máximo de 10°C No aquecimento não exceder 37 °C na saída do sangue arterial		
Anticoagulação	Heparinização: 300-400 U/Kg alvo do TCA: 400-480 segundos TCA controle (pré-heparina) 1º TCA – 3 min após a dose de heparina TCA seriados a cada 20-30 minutos Protamina: 1 mg de protamina para cada 100 U de heparina no início da CEC, ou seja, 1 mg de protamina para cada 1 mg de heparina (não exceder 3 mg/kg) Se necessário: 1 ou duas doses de 25-50 mg de protamina, se TCA permanecer elevado		
Retorno venoso	Passivo ou vácuo (máximo de 40 mmHg)		
Hematócrito	Controverso. 15% parada circulatória ou recusa de transfusões 18-22% em hipotermia (26-28 °C) 25-30% (idosos e pacientes de mais alto risco)		
Débito urinário	> 1,5 mL/kg/h		

Cardioplegia cristaloide

As soluções cardioplégicas podem ser intracelulares ou extracelulares e contêm potássio e magnésio para induzir a parada cardíaca.

As soluções intracelulares, como HTK (Histidine-Tryptophan-Ketoglutarate), preservam o miocárdio com uma única dose, mas são mais lentas para iniciar a parada.

As soluções extracelulares, como St. Thomas e Del Nido, induzem a parada cardíaca rapidamente, mas podem causar edema e necessitam de doses repetidas. A solução Del Nido, apesar de eficaz em adultos, pode aumentar a lesão miocárdica em isquemias prolongadas.

Estudos indicam que a cardioplegia cristaloide é tão eficaz quanto a sanguínea.[11] Conforme a experiência particular de cada grupo cirúrgico, há uma série de aditivos que podem ser incorporados à solução cardioplégica, como a adenosina.

Cardioplegia sanguínea

A cardioplegia sanguínea permite rápida parada cardíaca em ambiente oxigenado e possibilita a reoxigenação periódica do miocárdio, reduzindo a incidência de baixo débito cardíaco e infarto perioperatório, além de preservar a função ventricular.

Entre suas vantagens, destacam-se: eliminação de radicais livres; alta capacidade tamponante; manutenção da pressão oncótica fisiológica, o que contribui para minimizar o edema miocárdico.

No entanto, sua administração é mais complexa e dispendiosa, podendo prejudicar a visualização cirúrgica. Embora eficaz, alguns estudos indicam maior incidência de distúrbios de condução em comparação à cardioplegia cristaloide, que é mais simples e econômica.[11]

Cardioplegia quente e fria

A solução cardioplégica pode ser administrada a temperaturas frias (≈ 4-10 °C) ou quentes (≈ 35-37 °C), e há debate sobre a temperatura ideal. A cardioplegia fria reduz a demanda de oxigênio do miocárdio, mas pode inibir enzimas, causar lesão de membranas e aumentar o risco de lesão por reperfusão e arritmias.

Para evitar esses efeitos, a cardioplegia quente foi introduzida nos anos 1980, demonstrando melhor recuperação pós-operatória e menor lesão celular. Entretanto, quando associada a maiores volumes de solução, pode aumentar os riscos de hipercalemia, complicações neurológicas e maior lesão endotelial.[11]

Proteção miocárdica não cardioplégica

Condicionamento isquêmico

O condicionamento isquêmico é uma estratégia investigada para a proteção cardíaca durante cirurgias. Essa abordagem inclui o pré-condicionamento (exposição do miocárdio à isquemia antes do insulto), o pós-condicionamento (exposição à isquemia após o insulto) e o condicionamento remoto (isquemia em leitos vasculares não cardíacos). Embora alguns estudos demonstrem redução de biomarcadores de isquemia, como a troponina, e benefícios na diminuição de eventos adversos, os resultados são heterogêneos. Ensaios clínicos de maior porte não confirmaram melhorias significativas em desfechos como a mortalidade. Portanto, o papel do condicionamento isquêmico em cirurgias cardíacas ainda não está totalmente esclarecido e requer estudos mais rigorosos para comprovar sua eficácia.[12,13]

Proteção miocárdica farmacológica

Embora a redução da demanda metabólica do miocárdio e a cardioplegia sejam fundamentais para a cardioproteção, anestésicos e agentes farmacológicos também têm demonstrado potencial cardioprotetor. Estudos em modelos animais sugerem que medicamentos como cangrelor, esmolol e milrinona (inotrópicos), além da endonuclease III, podem reduzir o infarto e a apoptose. No entanto, esses achados não foram consistentemente replicados em ensaios clínicos. Anestésicos voláteis, como o sevoflurano, e o pré-condicionamento isquêmico remoto apresentaram benefícios clínicos variáveis. Além disso, agentes como betabloqueadores, estatinas, antidiabéticos (inibidores do SGLT2 e agonistas do receptor de GLP-1), levosimendan e nitratos demonstraram efeitos diversos, reforçando a necessidade de mais estudos para definir seu papel na proteção miocárdica durante cirurgias cardíacas.[12]

Outras formas de proteção miocárdica

A fibrilação com pinçamento aórtico intermitente envolve o pinçamento da aorta e a indução de fibrilação ventricular para manter o coração relativamente parado durante a cirurgia. A pinça é liberada intermitentemente entre as anastomoses de cada enxerto durante a revascularização do miocárdio. Estudos comparativos mostraram que essa técnica reduz arritmias atriais e o uso de inotrópicos no pós-operatório, além de oferecer vantagem na sobrevida média em relação à cardioplegia, embora sem diferença significativa na mortalidade.

A cardioplegia adjuvante com glicose-insulina-potássio (GIK) demonstrou benefícios na função ventricular e menor incidência de complicações pós-operatórias em cirurgias cardíacas. Estudos recentes apontam reduções na incidência de infarto perioperatório e no tempo de internação na UTI.

Os dispositivos de microplegia utilizam sangue oxigenado minimamente diluído com agentes de parada, proporcionando melhor hemodinâmica, índices cardíacos aprimorados e redução do edema. Embora não haja diferença significativa na mortalidade hospitalar em comparação com a cardioplegia sanguínea tradicional, a microplegia está associada a menores níveis de troponina e lactato, além de menor necessidade de transfusões e tempo reduzido de internação na UTI.[11]

PARADA CIRCULATÓRIA HIPOTÉRMICA

A interrupção do fluxo sanguíneo durante a cirurgia, associada ao uso de hipotermia, melhora a exposição e a visualização do campo operatório, ao mesmo tempo que reduz as sequelas isquêmicas da parada circulatória, especialmente no cérebro. Cada redução de 1°C na temperatura corporal diminui a taxa metabólica de oxigênio no cérebro entre 6% e 7%, reduzindo também o consumo de glicose e ATP.

A hipotermia limita a citotoxicidade cerebral ao restringir a liberação de mediadores, como o glutamato, além de reduzir a ação de mediadores pró-inflamatórios e pró-apoptóticos. Além disso, ela minimiza os danos causados pela isquemia-reperfusão ao moderar a liberação de espécies reativas de oxigênio e contribui para a preservação da barreira hematoencefálica, inibindo a degradação da matriz extracelular por metaloproteinases.[14]

Indicações

Na cirurgia cardíaca de adultos, a hipotermia é utilizada em procedimentos complexos envolvendo o arco aórtico, como em aneurismas e dissecções do tipo A, assim como em cirurgias para embolia pulmonar e aneurismas toracoabdominais complexos. Também é indicada em pacientes com calcificações maciças na aorta ascendente (aorta de porcelana), que impedem o pinçamento da aorta.

Na cirurgia congênita infantil, a hipotermia continua a ser uma técnica essencial de proteção cerebral, especialmente em intervenções para correção de defeitos cardíacos congênitos complexos. De modo geral, essas intervenções incluem a reconstrução do arco aórtico, a correção da síndrome do coração esquerdo hipoplásico, a interrupção do arco aórtico e o tratamento em múltiplos estágios de neonatos com ventrículo único.[15]

Técnica

Ainda não há consenso sobre a temperatura ideal para a parada circulatória sob hipotermia. Embora a redução da temperatura ofereça proteção contra danos isquêmicos, níveis extremamente baixos aumentam o risco de coagulopatias e distúrbios metabólicos. Pesquisas indicam que a hipotermia profunda, com perfusão cerebral retrógrada, pode ser segura para paradas de até 30 minutos, enquanto a hipotermia moderada, com perfusão cerebral anterógrada, tende a apresentar menores riscos de complicações neurológicas e coagulopatias.

A perfusão cerebral retrógrada, que direciona o fluxo sanguíneo para o cérebro através das veias jugulares, demonstrou reduzir a mortalidade e a incidência de acidente vascular cerebral (AVC). No entanto, sua eficácia pode ser limitada em algumas situações devido à possibilidade de uma perfusão cerebral mais heterogênea.

Por outro lado, a perfusão cerebral anterógrada, realizada por meio da canulação das artérias subclávia ou axilar direita, é frequentemente preferida, pois proporciona uma perfusão cerebral mais fisiológica e permite tempos de parada circulatória mais longos, com menor incidência de complicações neurológicas pós-operatórias. Contudo, o fluxo ideal na perfusão anterógrada ainda não foi padronizado; fluxos muito baixos podem causar hipoperfusão, enquanto fluxos elevados podem resultar em edema cerebral. A maioria dos centros utiliza fluxos entre 8 e 10 cc/kg/min. Da mesma forma, a pressão média mais utilizada está entre 40 e 60 mmHg.

Embora ambas as técnicas sejam superiores à parada circulatória hipotérmica isolada, a perfusão anterógrada tende a estar associada a menores taxas de mortalidade e disfunção neurológica em longo prazo.[14]

Complicações

Os principais riscos associados à parada circulatória hipotérmica (HCA) em cirurgias cardíacas incluem complicações neurológicas, respiratórias e renais. As complicações neurológicas, como déficits permanentes e transitórios, estão entre os efeitos adversos mais graves, variando desde disfunção cognitiva pós-operatória até AVC, com taxas de lesão neurológica permanente entre 3% e 12%. Além disso, estudos indicam que o tempo de HCA é um fator crítico para o desenvolvimento de complicações: períodos superiores a 40 minutos aumentam significativamente o risco de lesões permanentes, especialmente na ausência de técnicas adjuvantes de perfusão cerebral seletiva.

A temperatura-alvo durante a HCA também influencia os desfechos clínicos, com hipotermia profunda ou moderada associada a diferentes complicações. Temperaturas moderadas podem reduzir o tempo de circulação extracorpórea e os riscos de microembolismo, mas aumentam o risco de lesões na medula espinhal. Já o reaquecimento rápido pode provocar coagulopatias induzidas pela hipotermia, edema cerebral, embolia e lesões térmicas. Portanto, tanto a duração quanto a temperatura da HCA são fatores críticos para garantir a segurança e a eficácia da proteção cerebral a longo prazo.[14]

Além das técnicas de perfusão cerebral seletiva, outras estratégias farmacológicas e não farmacológicas podem ser empregadas para a proteção cerebral. Estudos sugerem que a reperfusão fria antes do reaquecimento pode reduzir a incidência de edema cerebral e melhorar os desfechos neurológicos, especialmente em casos em que a parada circulatória hipotérmica profunda (DHCA) é mantida por até 40 minutos. Em humanos, a reperfusão fria por 10 a 20 minutos demonstrou diminuir significativamente eventos neurológicos, como AVC e disfunção neurológica transitória.

Outras estratégias incluem o uso de agentes farmacológicos adicionados à solução de perfusão, como dexametasona, hidrocortisona, manitol, lidocaína e barbitúricos. Os esteroides ajudam a atenuar a resposta inflamatória, mas podem causar hiperglicemia; o manitol é utilizado para reduzir o edema cerebral; e a lidocaína pode diminuir o consumo de oxigênio cerebral. No entanto, estudos em humanos são inconsistentes em demonstrar benefícios claros do uso de lidocaína e barbitúricos. Embora possam reduzir o fluxo sanguíneo cerebral, o edema e a atividade convulsiva, nem sempre melhoram os desfechos cognitivos. Além disso, intervenções de resfriamento tópico, como o uso de bolsas de gelo na cabeça e cobertores resfriadores, são comuns, mas ainda carecem de estudos rigorosos para comprovação de sua eficácia.[16]

Após a parada circulatória hipotérmica, durante o reaquecimento, temperaturas mais baixas, ao redor de 34 °C, mostraram-se benéficas para melhores desfechos. Da mesma forma, na admissão pós-operatória, a hipotermia permissiva está associada à redução do tamanho do infarto e da mortalidade. Por outro lado, a hipertermia, que pode ocorrer caso a temperatura exceda 37 °C durante o reaquecimento, está associada a piores desfechos neurocognitivos, maior incidência de lesão renal aguda (LRA) e maior risco de complicações, como edema cerebral e formação de embolias. Portanto, recomenda-se que a temperatura de entrada arterial seja mantida em um máximo de 36°C durante o reaquecimento, a fim de evitar esses efeitos adversos e melhorar os desfechos clínicos.[16]

Diversas modalidades de monitoramento cerebral, como potenciais evocados somatossensoriais, Doppler transcraniano, EEG, saturação venosa jugular, fluxo sanguíneo cerebral e oximetria cerebral, são utilizadas durante procedimentos de circulação extracorpórea (CEC) e parada circulatória hipotérmica (PCH). Um estudo prospectivo de 2011 observou que pacientes com saturação de oxigênio cerebral regional inferior a 60% por mais de 30 minutos apresentaram maior necessidade de ventilação mecânica prolongada e maior tempo de internação na UTI. Embora a oximetria cerebral possa detectar o mau posicionamento de cânulas de ACP e auxiliar na decisão de mudança de ACP unilateral para bilateral, sua eficácia na melhoria dos desfechos neurológicos é limitada e está restrita à região cortical frontal.

O Doppler transcraniano é eficaz para detectar hipoperfusão cerebral e ajustar as taxas de perfusão cerebral durante a ACP e a perfusão cerebral retrógrada, prevenindo a hiperperfusão. Já o EEG pode auxiliar na determinação do tempo e da temperatura de resfriamento ideais para alcançar o silêncio elétrico cerebral, evitando paradas prematuras.[16]

REFERÊNCIAS

1. Curtis N, Vohra HA, Ohri SK. Mini extracorporeal circuit cardiopulmonary bypass system: a review. Perfusion. 2010 May;25(3):115–24.
2. Mota AL, Rodrigues AJ, Évora PR. Adult cardiopulmonary bypass in the twentieth century: science, art or empiricism? Braz J Cardiovasc Surg. 2008;23:78–92.
3. Soares RO, Losada DM, Jordani MC, Évora P, Castro-e-Silva O. Ischemia/reperfusion injury revisited: an overview of the latest pharmacological strategies. Int J Mol Sci. 2019 Oct 11;20(20):5034.
4. Sungurtekin H, Boston US, Cook DJ. Bypass flow, mean arterial pressure, and cerebral perfusion during cardiopulmonary bypass in dogs. J Cardiothorac Vasc Anesth. 2000 Feb 1;14(1):25–8.
5. Baraka AS, Baroody MA, Haroun ST, Sibai AA, Nawfal MF, Dabbous AS, et al. Effect of α-stat versus pH-stat strategy on oxyhemoglobin dissociation and whole-body oxygen consumption during hypothermic cardiopulmonary bypass. Anesth Analg. 1992 Jan 1;74(1):32–7.
6. Cohn LH, Adams DH. Cardiac surgery in the adult. 5th ed. New York: McGraw-Hill Education; 2018.
7. Ailawadi G, Zacour RK. Cardiopulmonary bypass/extracorporeal membrane oxygenation/left heart bypass: indications, techniques, and complications. Surg Clin North Am. 2009 Aug 1;89(4):781–96.
8. Cook DJ. Optimal conditions for cardiopulmonary bypass. Semin Cardiothorac Vasc Anesth. 2001 Nov;5(4):265–72.
9. Lazar HL, McDonnell M, Chipkin SR, Furnary AP, Engelman RM, Sadhu AR, et al. The Society of Thoracic Surgeons practice guideline series: blood glucose management during adult cardiac surgery. Ann Thorac Surg. 2009 Feb 1;87(2):663–9.
10. Hori D, Katz NM, Fine DM, Ono M, Barodka VM, Lester LC, et al. Defining oliguria during cardiopulmonary bypass and its relationship with cardiac surgery–associated acute kidney injury. Br J Anaesth. 2016 Dec 12;117(6):733–40.
11. Whittaker A, Aboughdir M, Mahbub S, Ahmed A, Harky A. Myocardial protection in cardiac surgery: how limited are the options? A comprehensive literature review. Perfusion. 2021 May;36(4):338–51.
12. Sabe SA, Harris DD, Broadwin M, Sellke FW. Cardioprotection in cardiovascular surgery. Basic Res Cardiol. 2024 Jun 10:1–24.
13. Nakazato PC, Victorino JP, Fina CF, Mendes KD, Gomes MC, Évora PR, et al. Liver ischemia and reperfusion injury. Pathophysiology and new horizons in preconditioning and therapy. Acta Cir Bras. 2018 Aug;33(08):723–35.
14. Ghia S, Savadjian A, Shin D, Diluozzo G, Weiner MM, Bhatt HV. Hypothermic circulatory arrest in adult aortic arch surgery: a review of hypothermic circulatory arrest and its anesthetic implications. J Cardiothorac Vasc Anesth. 2023 Dec 1;37(12):2634–45.
15. Gocoł R, Hudziak D, Bis J, Mendrala K, Morkisz Ł, Podsiadło P, et al. The role of deep hypothermia in cardiac surgery. Int J Environ Res Public Health. 2021 Jul 1;18(13):7061.
16. Reed H, Berg KB, Janelle GM. Aortic surgery and deep-hypothermic circulatory arrest: anesthetic update. Semin Cardiothorac Vasc Anesth. 2014 Jun;18(2):137–45.

11

Complicações neurológicas da cirurgia cardiovascular

Henrique Barsanulfo Furtado
Tércio Campos Leão Neto
José Reynaldo Walther de Almeida
Fabricio Nogueira Furtado

INTRODUÇÃO

As complicações neurológicas associadas à cirurgia cardiovascular são uma causa significativa de morbidade, ocorrendo em 2 a 5% das cirurgias cardíacas. O acidente vascular cerebral (AVC) é a complicação mais grave. Entre os pacientes submetidos à cirurgia de revascularização do miocárdio (CRM), de 1,5% a 3% sofrem AVC perioperatório, aumentando para 9 a 14% em cirurgias complexas de aneurisma de aorta.[1,2]

FISIOPATOLOGIA DAS COMPLICAÇÕES NEUROLÓGICAS

Hipóxia e hipoperfusão cerebral

A hipoperfusão cerebral prolongada durante a circulação extracorpórea (CEC) é um dos principais mecanismos de lesão neurológica (Tabela 1).[2]

Microêmbolos e lesão vascular

Microêmbolos são detectados em praticamente todos os pacientes submetidos à cirurgia cardiovascular.[2]

TABELA 1 Correlação entre duração da CEC e incidência de AVC perioperatório.

Duração da CEC (min)	Incidência de AVC (%)
< 60	1,5
60-120	3,2
> 120	5,6

AVC: acidente vascular cerebral; CEC: circulação extracorpórea.

Resposta inflamatória sistêmica

A ativação da síndrome da resposta inflamatória sistêmica (SRIS) está presente em até 50% dos pacientes submetidos à CEC. A liberação de citocinas pró-inflamatórias como interleucina-6 (IL-6) e fator de necrose tumoral alfa (TNF-α) contribui para a disfunção neurológica.[1-3]

DIAGNÓSTICO INTRAOPERATÓRIO E PÓS-OPERATÓRIO IMEDIATO

Monitoramento cerebral intraoperatório

O monitoramento cerebral por espectroscopia no infravermelho próximo (NIRS) mostrou reduzir as complicações neurológicas.

Imagem por Doppler transcraniano

Seu uso em cirurgias cardíacas tem sido fundamental na detecção de microêmbolos.

COMPLICAÇÕES NEUROLÓGICAS COMUNS

Acidente vascular cerebral

Esta é uma complicação grave, com alta morbidade e mortalidade (Tabela 2).[4,5]

TABELA 2 Incidência de AVC perioperatório por tipo de cirurgia cardíaca.

Tipo de cirurgia	Incidência de AVC (%)
Revascularização do miocárdio	1,5
Cirurgia de válvula cardíaca	3,5
Aneurisma de aorta torácica	9,0

AVC: acidente vascular cerebral.

PREVENÇÃO E MANEJO DAS COMPLICAÇÕES NEUROLÓGICAS

Estratégias de prevenção

A prevenção de complicações neurológicas envolve o uso de tecnologias avançadas de monitoramento e técnicas de perfusão cerebral seletiva (Tabela 3).

TABELA 3 Tecnologia e técnicas de perfusão recomendáveis.

Estratégia	Redução na incidência de complicações (%)
Uso de filtros arteriais	25
NIRS durante CEC	15
Perfusão cerebral seletiva	30

CEC: circulação extracorpórea; NIRS: espectroscopia no infravermelho próximo.

Tratamento do acidente vascular cerebral perioperatório

O AVC é a complicação neurológica mais grave após a cirurgia cardíaca e demanda uma abordagem rápida e multidisciplinar:

- **Avaliação inicial e diagnóstico rápido:** o reconhecimento precoce dos sintomas é essencial para iniciar o tratamento adequado. O uso de escalas padronizadas, como a escala de AVC do National Institutes of Health (NIHSS), facilita a avaliação rápida da gravidade do AVC. A ressonância magnética (RM) ou a tomografia computadorizada (TC) de emergência devem ser realizadas para confirmar o diagnóstico e diferenciar entre AVC isquêmico e hemorrágico.
- **Trombólise venosa:** para pacientes com AVC isquêmico confirmado dentro de 4,5 horas do início dos sintomas, a administração do ativador de plasminogênio tecidual (tPA) é uma das principais intervenções.
- **Trombectomia mecânica:** indicada em pacientes com AVC isquêmico, quando realizada dentro de 24 horas do início dos sintomas.
- **Controle da pressão arterial:** o manejo adequado da hipertensão é fundamental para evitar complicações secundárias no AVC agudo. No caso de AVC isquêmico, uma leve hipertensão permissiva pode ser adotada para otimizar a perfusão cerebral. No entanto, no AVC hemorrágico, a pressão arterial deve ser agressivamente controlada para evitar expansão do hematoma.
- **Manejo da coagulopatia:** pacientes que receberam anticoagulação perioperatória (p. ex., heparina ou varfarina) podem requerer reversão urgente com protamina (no caso da heparina) ou concentrado de complexo protrombínico (no caso de anticoagulantes orais), caso apresentem AVC hemorrágico.
- **Neuroproteção:** o uso de agentes neuroprotetores como hipotermia terapêutica leve (32-34 °C) pode ser considerado em certos casos de AVC grave.[5-7]

IMPACTO COGNITIVO DA CIRURGIA CARDÍACA

As complicações cognitivas, que afetam funções mentais cruciais como memória, atenção, aprendizado e raciocínio, representam um desafio significativo para pacientes, familiares e profissionais de saúde, afetando até 40% dos pacientes nos primeiros dias após a cirurgia, com até 10% deles mantendo déficits cognitivos de longo prazo.[8]

Espectro das complicações cognitivas

As complicações cognitivas após cirurgia cardíaca podem se manifestar de diferentes formas. Duas das principais manifestações são o *delirium* e o declínio cognitivo pós-operatório (DCPO).

- ***Delirium*:** estado confusional agudo, frequentemente caracterizado por flutuações na atenção, desorientação temporal e espacial, pensamento desorganizado e alterações na percepção. O *delirium* pode se manifestar com uma série de sintomas, como: agitação e inquietação; alucinações visuais ou auditivas; sonolência excessiva ou dificuldade em se manter acordado; dificuldade de concentração e atenção; problemas de memória, especialmente para eventos recentes; pensamento desorganizado e discurso incoerente e alterações no ciclo sono-vigília.
- **DCPO:** uma diminuição sutil, porém mensurável, nas funções cognitivas após a cirurgia, que pode persistir por semanas, meses ou até anos, com amplo espectro de sintomas: dificuldade em aprender novas informações, alterações no ciclo sono-vigília. É uma complicação menos dramática que o *delirium*, mas pode ter um impacto na qualidade de vida, na independência funcional e no retorno às atividades diárias, incluindo o trabalho.[5-10]

Impacto na qualidade de vida

As complicações cognitivas após cirurgia cardíaca podem ter um impacto devastador na qualidade de vida dos pacientes e de seus familiares, afetando diversos aspectos da vida diária e o bem-estar emocional.

- **Atividades cotidianas:** tarefas simples, como preparar refeições, tomar medicamentos corretamente, gerenciar finanças ou usar o transporte público, podem se tornar desafiadoras.
- **Comunicação:** problemas de linguagem, como dificuldade em encontrar palavras, compreender instruções complexas ou expressar pensamentos de forma clara.
- **Emocional:** sentimentos de tristeza, ansiedade, frustração e baixa autoestima são comuns, podendo levar à depressão.
- **Recuperação e reabilitação:** o *delirium* e o DCPO podem prolongar a internação hospitalar, aumentando o risco de infecções, quedas e outras complicações.
- **Retorno ao trabalho:** a dificuldade em realizar tarefas complexas, manter o foco e tomar decisões pode atrasar ou impedir o retorno às atividades profissionais.
- **Perspectivas a longo prazo:** em alguns casos, o DCPO pode progredir para um quadro de demência, como a doença de Alzheimer.[3]

Mecanismos neurofisiológicos

A compreensão desses mecanismos subjacentes às complicações cognitivas após cirurgia cardíaca é fundamental para o desenvolvimento de estratégias eficazes de prevenção e tratamento.

- ***Delirium*:** a fisiopatologia do *delirium* é complexa e multifatorial, envolvendo uma série de alterações no sistema nervoso central.
  - **Desequilíbrios de neurotransmissores:** alterações nos níveis de neurotransmissores como a acetilcolina (importante para a memória e o aprendizado) e a dopamina (relacionada à atenção e ao comportamento) têm sido implicadas no desenvolvimento do *delirium*. Medicamentos que afetam esses neurotransmissores, como anticolinérgicos e opioides, podem aumentar o risco dessa complicação.
  - **Inflamação:** a resposta inflamatória sistêmica desencadeada pela cirurgia pode afetar o cérebro, levando à neuroinflamação.
  - **Estresse oxidativo:** o aumento da produção de radicais livres durante a cirurgia interfere na neurotransmissão.
  - **Alterações metabólicas:** desequilíbrios de eletrólitos, como sódio, potássio e cálcio, além da hipoglicemia, podem contribuir para o *delirium*.
  - **Disfunção da barreira hematoencefálica:** a cirurgia e a inflamação podem comprometer a integridade da barreira hematoencefálica, permitindo a entrada de substâncias tóxicas e células inflamatórias no cérebro.
  - **Alterações no fluxo sanguíneo cerebral:** quando causadas por hipotensão, arritmias ou outras complicações, podem levar à hipóxia (falta de oxigênio) e ao *delirium*.
- **Declínio cognitivo pós-operatório:** o DCPO também envolve uma série de mecanismos neurofisiológicos que podem levar a alterações persistentes na função cerebral:
  - **Microinfartos cerebrais:** pequenas áreas de lesão cerebral causadas por interrupção do fluxo sanguíneo.
  - **Neuroinflamação persistente:** a resposta inflamatória sistêmica à cirurgia pode persistir e afetar o cérebro mesmo após a recuperação física.[4,6]

A DCPO afeta uma proporção significativa de pacientes, com efeitos que podem persistir por semanas ou até meses. O tratamento envolve estratégias preventivas e terapêuticas:

- **Intervenção precoce e reabilitação cognitiva:** a reabilitação cognitiva intensiva, incluindo treinamento de memória, atenção e funções executivas, tem mostrado eficácia em melhorar os desfechos a longo prazo.
- **Estimulação cerebral não invasiva:** técnicas como a estimulação magnética transcraniana repetitiva (EMTr) e a estimulação transcraniana por corrente contínua (ETCC) são terapias muito úteis para melhorar a recuperação cognitiva em pacientes com DCPO.[6,7]

ABORDAGENS EMERGENTES NO TRATAMENTO

- **Terapias neuroprotetoras avançadas:** o desenvolvimento de novos agentes neuroprotetores que bloqueiam as vias de apoptose e reduzem o estresse oxidativo no tecido cerebral ainda está em fase experimental.
- **Imunomodulação:** modulação do sistema imunológico, com agentes como corticosteroides ou bloqueadores de citocinas (como inibidores de IL-6).
- **Monitoramento intraoperatório personalizado:** a personalização do monitoramento intraoperatório, incluindo o uso de NIRS, eletroencefalograma (EEG) e monitoramento contínuo da pressão intracraniana, está sendo cada vez mais utilizada.

CONVULSÕES

Hipoxemia, distúrbios metabólicos e lesões cerebrais como AVC podem desencadear quadros convulsivos. Aproximadamente 3% dos pacientes submetidos à cirurgia de revascularização miocárdica apresentam convulsão.[5,6]

Estados de mal epilético não convulsivos devem ser considerados em pacientes que permaneçam comatosos por mais de 24 horas após a cirurgia. A realização do EEG é decisiva para o diagnóstico diferencial.[6]

COMPLICAÇÕES NERVOSAS PERIFÉRICAS NAS CIRURGIAS CARDÍACAS

Apesar de não serem comuns, tais complicações representam uma preocupação significativa na prática médica pelo impacto direto na recuperação e na qualidade de vida dos pacientes. Essas complicações podem se manifestar como lesões nos nervos periféricos ou neuropatias periféricas. Essas condições são caracterizadas por uma variedade de sintomas, incluindo dor, distúrbios motores e sensoriais, que podem afetar as extremidades superiores ou inferiores dos pacientes.[9]

INCIDÊNCIA E IMPACTO DAS COMPLICAÇÕES DO NERVO PERIFÉRICO EM CIRURGIAS CARDÍACAS

A incidência de lesões nos nervos periféricos após cirurgias cardíacas é considerada uma complicação rara, comprometendo 1,9% dos pacientes.[9,10]

Etiologia das complicações do nervo periférico

Vários fatores intraoperatórios e perioperatórios contribuem para o risco de lesão dos nervos periféricos.

Posicionamento cirúrgico e alongamento corporal

Este é um fator crítico, que pode influenciar o risco de lesão dos nervos periféricos. Frequentemente os pacientes são colocados em posições que permitem o melhor acesso ao campo cirúrgico, mas que também podem exercer pressão excessiva sobre os nervos periféricos. Além disso, o uso de retratores ou afastadores durante a cirurgia pode causar alongamento excessivo dos tecidos e nervos adjacentes.

Uso de enxertos de veias safenas

Embora seja uma técnica comum, a colheita dessas veias pode estar associada a lesões nos nervos periféricos, particularmente no nervo safeno. Essa condição é caracterizada por dor, dormência e formigamento ao longo do trajeto do nervo, afetando principalmente a parte medial da perna e do pé.

Lesões nervosas inadvertidas durante a cirurgia

Durante procedimentos cirúrgicos complexos, há um risco de lesão direta aos nervos periféricos pelo uso de instrumentos cirúrgicos ou pela manipulação dos tecidos. As lesões aos nervos cranianos, embora menos comuns, também podem ocorrer durante cirurgias cardíacas que envolvem a manipulação do pescoço ou da base do crânio, como nas cirurgias de grande porte envolvendo a artéria carótida ou a aorta.[10]

Fatores anestésicos

A anestesia geral pode causar uma série de efeitos colaterais neurológicos, incluindo neuropatias periféricas.

Comorbidades e fatores de risco

O diabetes, em particular, é um dos fatores de risco mais amplamente reconhecidos. Outras comorbidades, como hipertensão, dislipidemia e doenças vasculares periféricas, também podem contribuir para o risco de lesões nos nervos periféricos.[6,10]

Mecanismos de lesão e patogênese

As lesões nos nervos periféricos durante a cirurgia cardíaca envolvem uma combinação de fatores mecânicos, vasculares e metabólicos. As lesões mecânicas, como compressão, estiramento e transecção, são as causas mais diretas de neuropatias perioperatórias.

A isquemia nervosa é outro mecanismo crucial que contribui para a neuropatia perioperatória. A isquemia pode ocorrer pela redução do fluxo sanguíneo para os nervos, causada por fatores como hipotensão, vasoconstrição induzida por anestésicos e hipoperfusão associada à hipotermia.[9]

Diagnóstico e avaliação das complicações do nervo periférico

O diagnóstico de complicações do nervo periférico após cirurgia cardíaca requer uma abordagem multidisciplinar e uma avaliação cuidadosa dos sintomas neurológicos do paciente. A identificação precoce das lesões nervosas é fundamental para o manejo eficaz e a prevenção de complicações a longo prazo.[9,10]

Exame neurológico

A avaliação de força muscular, reflexos e sensibilidade, deve ser realizada precocemente sempre que existir uma suspeita de lesão periférica.[10,11]

CONCLUSÃO

As complicações neurológicas na cirurgia cardiovascular continuam sendo um desafio significativo, contribuindo para morbidade e mortalidade a curto e longo prazo. As mais graves, como o AVC perioperatório e a disfunção cognitiva pós-operatória, afetam negativamente a qualidade de vida dos pacientes e impõem um ônus considerável ao sistema de saúde.

O reconhecimento precoce dos fatores de risco e a implementação de estratégias preventivas, como o monitoramento cerebral avançado e a perfusão seletiva, são fundamentais para reduzir a incidência dessas complicações. A trombectomia mecânica e a trombólise emergiram como intervenções eficazes no manejo do AVC isquêmico.

O uso crescente de técnicas avançadas de imagem e monitoramento, como o Doppler transcraniano e a NIRS, permitem a detecção precoce de microêmbolos e alterações na oxigenação cerebral.

Em conclusão, o manejo eficaz das complicações neurológicas na cirurgia cardiovascular requer uma abordagem multidisciplinar, envolvendo cirurgiões, neurologistas, intensivistas e equipes de reabilitação. Com a evolução das técnicas cirúrgicas, o monitoramento intraoperatório e estratégias terapêuticas, espera-se que a incidência e a gravidade das complicações neurológicas continuem a diminuir. Pesquisas futuras devem focar em identificar novos agentes neuroprotetores e em melhorar as estratégias personalizadas de monitoramento.

REFERÊNCIAS

1. Stoney WS. Evolution of cardiopulmonary bypass. Circulation. 2009;119(21):2844-53.
2. Shaw PJ, Bates D, Cartlidge NEF, French JM, Heaviside D, Julian DG, Shaw DA. Neurologic and neuropsychological morbidity following major surgery: comparison of coronary artery bypass and peripheral vascular surgery. Stroke. 1987;18(4):700-7.
3. Likosky DS, Al-Attar PM, Malenka DJ, et al. Northern New England Cardiovascular Disease Study Group. Long-term survival of the very elderly undergoing coronary artery bypass surgery. J Thorac Cardiovasc Surg. 2011;141(3):460-7.
4. Mathew JP, Fontes M, Tudor IC, Ramsay J, Duke P, Mazer CD, et al. A multicenter risk index for atrial fibrillation after cardiac surgery. JAMA. 2004;291(14):1720-9.
5. Sakusic A. Neurological complications in patients with heart transplantation. Semin Neurol. 2021;41(4):447-52.
6. Bachvarov G. Early postoperative complications in open heart surgery patients: a review. World J Adv Res Rev. 2024; 22(2):956-61.
7. Shaban A. Neurologic complications of heart surgery. Handb Clin Neurol. 2020;177:65-75.
8. McDonagh DL. Neurological complications of cardiac surgery. Lancet Neurol. 2014;13(5):490-502.
9. He C, Zhang Q, Zhu X, Qian T, Ruan F, Sun X, et al. Peripheral nerve injuries following cardiac surgery: a neglected side effect. Sch. J App Med Sci. 2016;4(6E):2229-33.
10. Gavazzi A, de Rino F, Boveri MC, Picozzi A, Franceschi M. Prevalence of peripheral nervous system complications after major heart surgery. Neurol Sci. 2016;37(2):205-9.
11. Yoon BW, Bae HJ, Kang DW, Lee SH, Hong KS, Kim KB, et al. Intracranial cerebral artery disease as a risk factor for central nervous system complications of coronary artery bypass graft surgery. Stroke. 2001;32:94.

12

Patient blood management – conservação de sangue em cirurgia cardiovascular

Nelson Americo Hossne Junior
Antonio Alceu dos Santos
Maria Stella Figueiredo
Carlos Eduardo Panfilio
Isabel Cristina Céspedes

INTRODUÇÃO

A transfusão de sangue possui um longo processo histórico que a consolidou como a prática médica mais comum em todo o mundo. A justificativa baseia-se na pressuposição de que sua eficácia está bem estabelecida e os riscos são aceitáveis. Além disso, as reações transfusionais imediatas ou tardias apresentam baixa prevalência, em especial aquelas de maior gravidade, o que parece sugerir que a transfusão é um recurso terapêutico altamente seguro.

Contudo, com o avanço dos métodos científicos, tem-se identificado efeitos moleculares preocupantes no receptor. A imunomodulação relacionada à transfusão (TRIM, do inglês *transfusion-related immunomodulation*) de sangue alogênico pode acarretar consequências importantes para o receptor por mecanismos não completamente elucidados. Esses mecanismos envolvem a diminuição da função das células *natural killer* e das células apresentadoras de antígenos, redução da imunidade mediada por células e aumento das células T reguladoras.[1] A administração dos hemocomponentes aumenta significativamente os riscos de infecção, tempo de internação e morbidade e mortalidade, justamente por esse efeito inflamatório e imunomodulatório.

Estudo observacional[2] envolvendo 11.963 pacientes submetidos à cirurgia de revascularização miocárdica (CRM) verificou que a transfusão de hemácias alogênicas associou-se a um risco aumentado de insuficiência renal, complicações cardíacas, suporte ventilatório prolongado e eventos neurológicos.

A eficácia da transfusão de hemácias em pacientes críticos foi avaliada em uma grande revisão sistemática da literatura. Foram analisados 45 estudos observacionais contemplando 272.596 pacientes. Em 42 dos 45 estudos, os riscos transfusionais superaram os benefícios e, em dois estudos, o risco foi neutro.[3]

Outra explicação para os desfechos adversos observados com o uso do sangue alogênico são os atribuídos a uma série de alterações químico-estruturais que ocorrem nas hemácias estocadas, como depleção de adenosina trifosfato, queda do 2,3-difosfoglicerato (DPG) e perda da elasticidade, ocasionando queda da bioatividade do óxido nítrico nas hemácias e consequente diminuição da oferta de oxigênio na microcirculação.[3]

O fator custo também deve ser considerado nas transfusões. Embora o sangue seja doado, há inúmeros gastos envolvidos com esse tipo de terapia, como transporte, testes sorológicos e armazenamento. Os pacientes que recebem sangue alogênico após cirurgia cardíaca permanecem mais tempo internados, elevando os custos para o hospital.[4]

Com o envelhecimento populacional, o suprimento de sangue torna-se insuficiente para atender à crescente demanda, particularmente em cirurgia cardíaca com alto consumo dos hemoderivados.

A anemia é uma condição clínica altamente prevalente na população mundial e sua presença está independentemente associada a resultados negativos após cirurgia cardíaca.[5] A adição de uma transfusão de sangue alogênico piora os desfechos nesse cenário.

Estudo publicado na revista *Nature*,[6] em 2015, relatou a experiência de um hospital da Califórnia, em que os médicos foram questionados duas vezes sobre a real necessidade de se prescrever a transfusão. Apenas com essa pergunta, houve uma redução de 24% na indicação de hemocomponentes, queda no tempo de permanência hospitalar de 10,1 para 6,2 dias e queda na mortalidade de 5,5 para 3,3%, com uma economia de US$ 1,6 milhão por ano para o hospital.

Em 2023, a Joint Commission publicou que, em hospitais americanos, 86,48% das transfusões foram inapropriadas ou desnecessárias, com um custo de milhões de dólares.[7]

Há evidências robustas para afirmar que a terapia transfusional alogênica aumenta a mortalidade em cirurgias cardíacas e não cardíacas, assim como em pacientes criticamente enfermos.

TRANSFUSÃO DE SANGUE ALOGÊNICO: ESTRATÉGIA RESTRITIVA OU ESTRATÉGIA LIBERAL

A estratégia liberal envolve utilizar a regra 10 g/dL de hemoglobina (Hb)/30% de hematócrito como gatilho transfusional. Em diversas situações clínicas com nível de hemoglobina baixo, não é o paciente, e sim o médico, que não tolera a anemia, pela falta de avaliação individualizada de cada paciente. Ainda se observa, em muitos hospitais, que o gatilho transfusional é baseado na experiência médica e não em diretrizes de alto nível científico, visto não haver um número mínimo de hemoglobina para indicar uma transfusão com eficácia comprovada por estudos randomizados.

Isso embasa a proposta de uma estratégia restritiva de transfusão de sangue alogênico, tanto em cirurgias quanto em pacientes criticamente enfermos. Estudos observacionais demonstram haver uma relação dose-resposta: quanto maior o número de unidades de hemácias alogênicas transfundidas, maior o risco de mortalidade no pós-operatório da CRM.[8]

Com o objetivo de evitar complicações transfusionais em pacientes criticamente enfermos, diretrizes recomendam estratégias mais restritivas de transfusão de sangue alogênico. Observou-se que um nível de Hb de 6 g/dL ou um hematócrito mais baixo, entre 17 e 21%, durante a circulação extracorpórea (CEC), foi bem tolerado e não teve impacto adverso no resultado dos pacientes não transfundidos após cirurgia cardíaca.[9] O conhecimento científico dessa evidência poderia evitar muitas transfusões desnecessárias.

Uma metanálise e revisão sistemática demonstrou que restringir transfusões de sangue, usando um gatilho restritivo de Hb < 7 g/dL, reduziu significativamente eventos cardíacos, ressangramento, infecções bacterianas e mortalidade total em pacientes com doença crítica ou sangramento.[10]

A despeito da estratégia adotada, a prescrição dos hemocomponentes é extremamente variável e heterogênea. Em hospitais que realizam pelo menos 100 CRM ao ano, as taxas de transfusão de sangue variaram de 7,8 a 92,8% para concentrado de hemácias (CH), de 0,4 a 90,4% para concentrado de plaquetas (CP) e de 0 a 97,5% para plasma fresco congelado (PFC).[9]

PATIENT BLOOD MANAGEMENT OU GERENCIAMENTO DE SANGUE DO PACIENTE

Justificativa

A anemia pré-operatória e sua gravidade aumentam a morbidade e mortalidade no pós-operatório de cirurgia cardíaca. A correção dessa anemia pela prática transfusional perioperatória aumenta o consumo de sangue dos hemocentros, estimulando a adoção de medidas e tratamentos para racionalizar o uso do sangue alogênico.

É fundamental realizar uma avaliação cuidadosa e a instituição do tratamento adequado no pré-operatório das cirurgias eletivas. Em cirurgia cardíaca, a deficiência de ferro nos pacientes, a mais comum no mundo, associa-se ao aumento da mortalidade. O tratamento pode ser realizado com suplementação de ferro por via oral ou intravenosa. De fato, a grande maioria dos pacientes com níveis baixos de Hb pode ser tratada com suplementação de ferro pré-operatória nas cirurgias eletivas. No entanto, para otimizar a resolução completa e mais rápida da anemia, frequentemente faz-se necessária a administração dos agentes estimuladores da eritropoiese, principalmente as formas exógenas da eritropoetina (EPO).[9]

Além disso, é possivel minimizar transfusões de hemocomponentes, evitando-se perdas sanguíneas desnecessárias no intra e pós-operatório, mediante o uso de estratégias como: suspender anticoagulantes e antiplaquetários (quando apropriado) antes da cirurgia; utilizar técnica cirúrgica menos traumática; reduzir tempo de CEC; permitir hipotensão moderada no intraoperatório ou durante sangramento; realizar hemostasia meticulosa; utilizar agentes hemostáticos sistêmicos e tópicos; utilizar hemodiluição normovolêmica aguda (quando aplicável) e/ou a recuperação sanguínea intraoperatória (autotransfusão); reduzir flebotomias rotineiras para fins diagnósticos, minimizando o volume de sangue retirado em cada coleta; e, fundamentalmente, otimizar a tolerância fisiológica à anemia, otimizando a oferta de oxigênio suplementar.

Assim, com foco na segurança do paciente, têm sido feitos esforços para restringir o uso de componentes sanguíneos por meio de estratégias clínicas e cirúrgicas que, juntas, formam parte de um programa de gerenciamento do sangue do paciente (PBM, do inglês *patient blood management*).

É importante salientar que o PBM representa uma mudança de paradigma que reconhece a transfusão de componentes sanguíneos como um transplante de tecido heterólogo, com todas as suas implicações e complicações, e não deve ser confundido com regimes de estratégias sanguíneas restritivas ou meramente com o tratamento das anemias.

Pilares e estratégias clínicas e cirúrgicas como opções terapêuticas às transfusões de sangue alogênico

Com base em três pilares (Figura 1), o PBM visa a reduzir e/ou evitar o uso de transfusões sanguíneas e melhorar os desfechos clínicos ao reduzir tempo de internação, infecções, morbidade e mortalidade:[11]

- **1º pilar (foco no período pré-operatório) – otimização da eritropoese e da coagulação:** envolve principalmente o tratamento de anemias e coagulopatias, bem como a preparação do paciente para procedimentos cirúrgicos, incluindo aspectos nutricionais.
- **2º pilar (foco no período intraoperatório) – minimização da perda sanguínea:** abrange a preservação do sangue do paciente, minimizando sua perda durante a cirurgia e otimizando a coagulação e a hemostasia cirúrgica por meio do uso de hemostáticos sistêmicos e tópicos, instrumentos hemostáticos cirúrgicos, recuperação de células sanguíneas e/ou hemodiluição normovolêmica aguda.
- **3º pilar (foco no período pós-operatório) – otimização das reservas fisiológicas do paciente e da tolerância à anemia:** medidas destinadas a melhorar a entrega de oxigênio aos tecidos, otimização da sedação e analgesia para reduzir o consumo de oxigênio, minimização da frequência e volume de flebotomias, manutenção da normotermia e otimização do débito cardíaco.

No Brasil, a maioria das estratégias diagnósticas, tratamentos farmacológicos (para anemias, coagulopatias, hemostasia, *kits* de equipamentos), equipamentos e/ou materiais (recuperação de células sanguíneas, testes viscoelásticos) para a implementação do PBM estão incluídos na Relação Nacional de Medicamentos (Rename) e na Relação de Equipamentos e Materiais (Renem) do Sistema Único de Saúde (SUS), o que potencializa a viabilidade da sua implementação nos hospitais.

Cirurgia cardiovascular

As cirurgias cardíacas representam uma sobrecarga de consumo de hemocomponentes aos bancos de sangue, sendo responsáveis por aproximadamente 20% de todas as transfusões de sangue alogênico realizadas anualmente nos Estados Unidos.[9]

Gerenciar e conservar o sangue autólogo reduz a transfusão de hemocomponentes e se reflete em melhores resultados, com redução na morbidade e mortalidade em cirurgia cardíaca.[13] Especialmente em cirurgia cardíaca, menos sangue é mais para o paciente.

Ming et al.[14] estudaram 8.238 pacientes submetidos a cirurgias cardíacas e demonstraram que a transfusão específica e isolada de hemocomponentes foi um fator de risco independente para mortalidade e infecção, e a combinação dos três principais componentes do sangue (CH, CP e PFC) associou-se a efeitos adversos de maneira dose-dependente.

Outros estudos identificaram que idade avançada, sexo feminino, insuficiência renal crônica e EuroSCORE elevado foram fatores de risco para transfusão de sangue. Além disso, nos pacientes transfundidos, a lesão pulmonar aguda relacionada à transfusão (TRALI, do inglês *transfusion-related acute lung injury*) e a sobrecarga circulatória associada à transfusão (TACO, do inglês *transfusion-associated circulatory overload*) são as principais causas de morbidade e mortalidade.

Particularmente na cirurgia cardiovascular com CEC, pacientes que recebem transfusões de sangue apresentam maior ativação de células polimorfonucleares e níveis mais elevados de interleucina-6 (IL-6), com maiores períodos de internação na unidade de terapia intensiva e aumento do tempo de ventilação mecânica pós-operatória.

Santos,[9] em 2024, demonstrou que a implementação de um protocolo com estratégias multimodais de conservação de sangue do paciente (PBM) teve impacto na redução da transfusão de sangue alogênico e na morbidade e mortalidade de pacientes submetidos à CRM. Um total de 3.564 pacientes submetidos a CRM isolada e eletiva foram estratificados em grupos pré-protocolo (2.150 pacientes) e pós-protocolo (1.414 pacientes). A implementação do PBM reduziu significativamente o percentual de pacientes submetidos à transfusão geral (global) de sangue alogênico e de seus principais hemocomponentes (CH, CP e PFC) no grupo pós-protocolo. Evidenciou-se redução significativa da transfusão de mais que duas unidades e maior proporção de pacientes não transfundidos com CH no grupo pós-protocolo. Observou-se impacto significativo de redução de mortalidade e infecção profunda da ferida esternal pós-CRM. Verificou-se também que a terapia com esses componentes alogênicos do sangue está associada com mortalidade de maneira dose-dependente. A transfusão de sangue alogênico resultou em chance quatro vezes maior de

	1º Pilar: Otimizar a massa de glóbulos vermelhos	2º Pilar: Minimizar a perda de sangue e sangramento	3º Pilar: Controlar e otimizar a reserva fisiológica da anemia
PRÉ-OPERATÓRIO	▪ Detectar anemia ▪ Identificar distúrbio(s) subjacente(s) que causam anemia ▪ Tratar o(s) distúrbio(s) ▪ Encaminhar para avaliação adicional, se necessário ▪ Tratar estoques subótimos de ferro/ deficiência de ferro/anemia da doença crônica/eritropoiese restrita por ferro ▪ Tratar outras deficiências hematínicas ▪ Nota: A anemia é uma contraindicação para cirurgias eletivas	▪ Identificar e gerenciar o risco de sangramento ▪ Minimizar a perda de sangue iatrogênica ▪ Planejamento e ensaio do procedimento	▪ Avaliar/otimizar a reserva fisiológica e os fatores de risco do paciente ▪ Comparar a perda de sangue estimada com a perda de sangue tolerável específica do paciente ▪ Formular um plano de gerenciamento específico para o paciente usando modalidades apropriadas de conservação de sangue para minimizar a perda de sangue, otimizar a massa de glóbulos vermelhos e gerenciar a anemia
INTRAOPERATÓRIO	▪ Agendar a cirurgia com otimização hematológica	▪ Técnicas meticulosas de hemostasia e cirurgia ▪ Dispositivos cirúrgicos poupadores de sangue ▪ Estratégias anestésicas de conservação de sangue ▪ Opções de sangue autólogas ▪ Manter a normotermia ▪ Agentes farmacológicos/hemostáticos	▪ Otimizar o débito cardíaco ▪ Otimizar a ventilação e a oxigenação
PÓS-OPERATÓRIO	▪ Otimizar a eritropoiese ▪ Estar ciente das interações medicamentosas que podem aumentar a anemia	▪ Vigilância e gerenciamento do sangramento pós-operatório ▪ Evitar hemorragia secundária ▪ Aquecimento rápido/manter a normotermia (a menos que a hipotermia seja especificamente indicada) ▪ Salvamento de sangue autólogo ▪ Minimizar a perda de sangue iatrogênica ▪ Manejo de hemostasia/anticoagulação ▪ Profilaxia de hemorragia gastrointestinal superior ▪ Evitar/tratar infecções prontamente ▪ Estar ciente dos efeitos adversos da medicação	▪ Otimizar a reserva de anemia ▪ Maximizar o fornecimento de oxigênio ▪ Minimizar o consumo de oxigênio ▪ Evitar/tratar infecções prontamente ▪ Limiares restritivos de transfusão

FIGURA 1.
Os três pilares do *patient blood management*.
Fonte: adaptada de Farmer et al. 2013, Drivers for change: Western Australia Patient Blood Management Program (WA PBMP), World Health Assembly (WHA) and Advisory Committee on Blood Safety and Availability (ACBSA). Best Practice & Research Clinical Anaesthesiology 2013;27:43-58.[12]

óbito, mesmo pacientes de baixo risco (EuroSCORE ≤ 2 e idade ≤ 60 anos).

Implementação

Um exemplo de sucesso na implementação do PBM foi observado na Austrália, com diminuição no uso de hemocomponentes (41% concentrado de hemácias, 47% plasma, 27% concentrado de plaquetas), resultando na redução de 28% na mortalidade, 31% no infarto agudo do miocárdio/acidente vascular cerebral, 15% no tempo de internação e 21% no número de infecções, com uma economia de aproximadamente 100 milhões de dólares em custos diretos e indiretos.[15] No Canadá, após 20 anos de sucesso na implementação do PBM, observou-se, nas áreas de cirurgia cardíaca e ortopedia, uma significativa redução no tempo de internação e taxas de infecção, com economia em torno de 50 milhões de dólares canadenses ao ano. Em 2021, a Organização Mundial da Saúde (OMS) declarou que é urgente a implementação do PBM em hospitais de todo o mundo.

Com o objetivo de obter melhores resultados clínicos, especialmente reduzir morbidade e mortalidade pós-operatória, a OMS e sociedades médicas têm incentivado hospitais em todo o mundo a restringir a prática transfusional por meio de protocolos PBM, contendo estratégias clínicas e cirúrgicas para minimizar ou evitar o uso de sangue alogênico.

Uma publicação do nosso grupo propõe dez passos para a implementação do PBM no cenário nacional.[16] Além do desenvolvimento de fluxos e processos, o engajamento direto com os profissionais de saúde da linha de frente é a chave para o sucesso. Acima de tudo, a educação destaca-se como fator primordial, uma vez que o conhecimento altera o comportamento.

No primeiro pilar do PBM, destaca-se o preparo pré-operatório, incluindo pacientes ambulatoriais e casos internados de urgência/emergência. As diretrizes para terapia com EPO contêm estratégias para diversos cenários, considerando as principais causas de anemia, pacientes cirúrgicos e não cirúrgicos, formas otimizadas de reposição de ferro, e precauções necessárias no uso desses medicamentos (Figura 2). De fato, o tratamento das anemias desempenha um papel central na implementação do PBM.

Lesões orgânicas perioperatórias causadas por anemia isquêmica dos tecidos induzem inflamação secundária e elevações em citocinas pró-inflamatórias, que podem ser exacerbadas pelo insulto inflamatório da CEC. Nesse contexto, uma atualização recente da Society for the Advancement of Patient Blood Management (SABM) enfatizou o papel significativo da EPO, em conjunto com o ferro, no tratamento das anemias para pacientes eletivos, tornando-se um recurso valioso quando há tempo limitado na preparação para cirurgia não eletiva. O relatório indica que os riscos potenciais de eventos cardiovasculares associados à EPO não se concretizam, e sugere um efeito nefroprotetor.

Especificamente na cirurgia cardíaca, ocorrem os seguintes eventos: betabloqueadores suprimem a produção endógena de EPO e a anemia perioperatória diminui o efeito cardioprotetor do betabloqueio; citocinas estimuladas pela resposta inflamatória associada à CEC limitam a produção de EPO; e a isquemia renal perioperatória pode limitar a produção de EPO. Portanto, o uso de EPO alguns dias antes da cirurgia cardíaca torna-se relevante para estimular a eritropoese, aumentar os níveis de Hb e reduzir transfusões de sangue alogênicas. Estudos demonstram que o uso de EPO pode reduzir significativamente a probabilidade do uso de CH perioperatório e uma dose única de 80.000 UI de EPO dois dias antes da cirurgia reduz o uso de concentrado de hemácias no pós-operatório em 22%. Consequentemente, estudos mostram redução de custos no tratamento da anemia pré-operatória ao reduzir o uso de concentrado de hemácias e as complicações perioperatórias associadas.[9]

No segundo pilar (Figura 3), as diretrizes para o correto manejo contêm prescrições para hemostasia

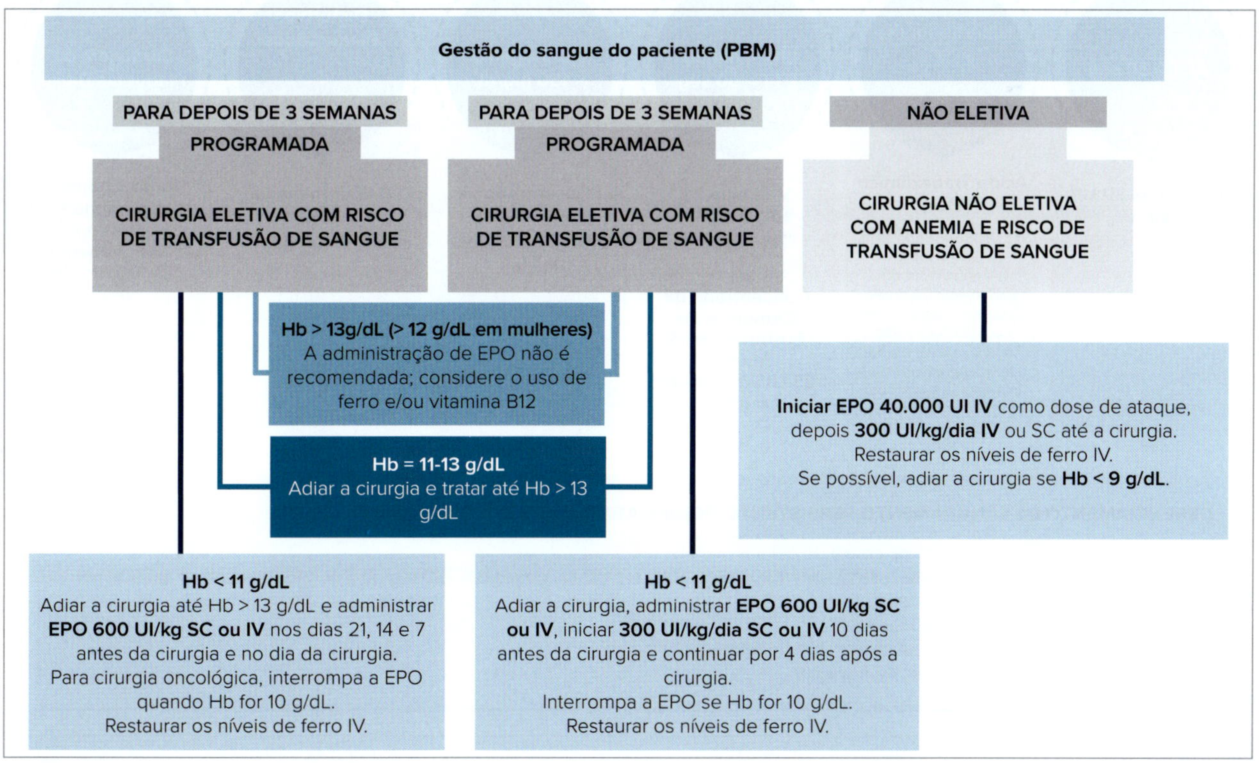

FIGURA 2.
Esquema simplificado do tratamento farmacológico da anemia e diretrizes para a terapia com eritropoetina. EPO: eritropoetina; Hb: hemoglobina; IV: intravenoso; SC: subcutâneo.
Fonte: Céspedes et al., 2024.[16]

sistêmica em vários cenários clínico-cirúrgicos, opções e recomendações para hemostasia tópica, uso de dispositivos de recuperação de células sanguíneas e hemodiluição normovolêmica aguda. O uso de agentes antifibrinolíticos sintéticos, como ácido tranexâmico ou ácido épsilon-aminocaproico, reduz a perda de sangue e a necessidade de transfusão de sangue durante procedimentos cardíacos. Outro elemento importante para a conservação do sangue do próprio paciente é o uso de recuperação de células sanguíneas, que se demonstra segura e eficaz na redução das transfusões de sangue em cirurgias eletivas em adultos, particularmente em cirurgias cardíacas e ortopédicas. Seu uso deve ser considerado em cirurgias quando a perda estimada de sangue for maior que 1.000 mL (ou > 20% do volume total de sangue calculado) em pacientes adultos, assim como em casos com perda de sangue estimada menor que 1.000 mL, porém com possibilidade de sangramento significativo.

O uso de recuperador de células sanguíneas em cirurgias cardíacas reduz a necessidade de transfusões alogênicas de sangue em até 40% e está associado a taxas mais baixas de complicações gerais, incluindo acidente vascular cerebral, lesão renal aguda, fibrilação atrial e complicações pulmonares. O hematócrito típico do sangue recuperado e reinfundido no intra ou pós-operatório varia de 55 a 70%, semelhante ao encontrado em unidades de hemácias alogênicas provenientes do hemocentro. De maneira geral, as cirurgias cardíacas que utilizam sistemas de recuperação de glóbulos vermelhos estão associadas a uma redução significativa nas transfusões alogênicas de hemácias perioperatórias, com melhores resultados quanto maior o sangramento intraoperatório (uma redução de 52% para 3.000 mL, 49% para 2.000 mL e 40% para 1.000 mL de perda sanguínea).[17] Além de sua custo-efetividade, o uso de recuperador de células sanguíneas em cirurgias cardíacas não aumenta o risco de hemorragias ou taxas de infecção intra e pós-operatórias, demonstrando a segurança do procedimento nesse aspecto.

O terceiro pilar traz luz à mudança no conceito de tolerância à anemia. A adoção da tradicional re-

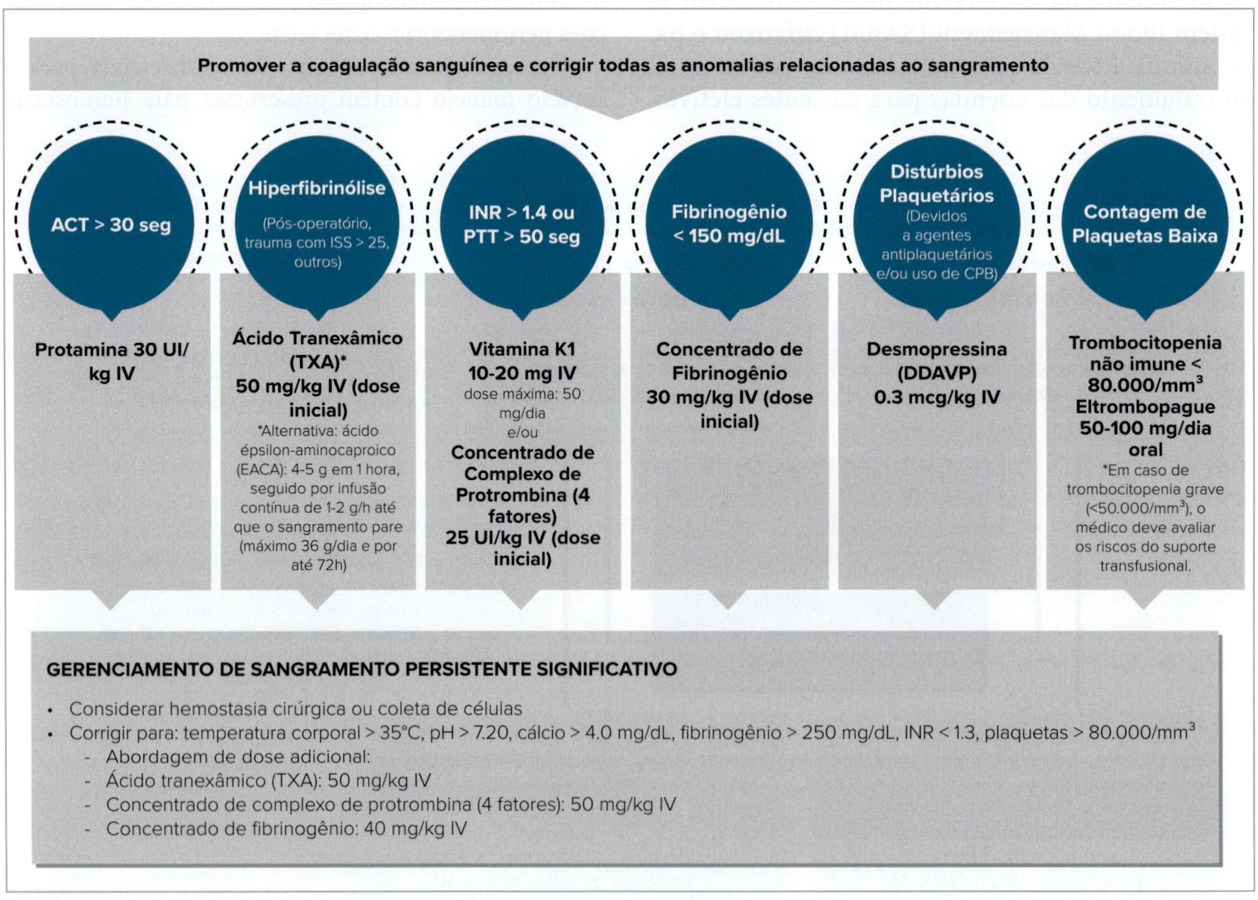

FIGURA 3.

Esquema simplificado do manejo do sangramento. TCA: tempo de coagulação ativada; CEC: circulação extracorpórea; RNI: Razão Normalizada Internacional; ISS: Injury Severity Score; IV: intravenoso; TTP: tempo de tromboplastina parcial.

Fonte: Céspedes et al., 2024.[16]

gra 10/30 como gatilho transfusional contribui para inúmeras transfusões desnecessárias e um número desconhecido de mortes relacionadas a múltiplas transfusões. Estudos recentes mostram que níveis mais baixos de hemoglobina podem ser aceitos com segurança, mesmo em pacientes criticamente enfermos. Além disso, mesmo esses novos limiares para transfusão restritiva estão muito além dos limites teóricos de tolerância à anemia individual. Embora esse conceito possa parecer intuitivo à primeira vista, não há evidências científicas sólidas que sustentem a segurança e o benefício de se basear exclusivamente em gatilhos laboratoriais para prescrever transfusões de sangue alogênico. Nesse sentido, é necessário continuar buscando parâmetros mais sensíveis e específicos em relação às condições clínicas e cirúrgicas de cada paciente.

A utilização de protocolos institucionais é fundamental para o sucesso da implementação do PBM A Unifesp utiliza protocolos para o manejo do sangramento, considerando os critérios observados na Figura 4.

Para um aprofundamento detalhado sobre a implementação do PBM, recomendamos a leitura do artigo de revisão de Céspedes et al. de 2024, Patient Blood Management Program Implementation: Comprehensive Recommendations and Practical Strategies.[16]

CONCLUSÃO

O gerenciamento de sangue do paciente (PBM) melhora os desfechos perioperatórios dos pacientes, com uma mudança de paradigma e compreensão dos efeitos potencialmente deletérios das transfusões de sangue alogênico. Não deve ser confundido com uma estratégia transfusional restritiva nos períodos intra e pós-operatório, mas ações que envolvem toda a linha de cuidado do paciente contida no pós-operatório. O escopo do PBM não se baseia simplesmente na redução ou eliminação da administração dos hemocomponentes – isto é meramente a consequência da implementação de estratégias clínicas e cirúrgicas como opções terapêuticas às transfusões de sangue alogênico que visam à melhor segurança para o paciente em seus desfechos clínicos.

PROTOCOLO

MANEJO DE SANGRAMENTO

1. PROTOCOLO COM HEMOSTÁTICOS SISTÊMICOS

2. PROTOCOLO COM HEMOSTÁTICOS TÓPICOS

3. MANEJO DE SANGRAMENTO EM CONDIÇÕES ESPECIAIS

4. MELHORES PRÁTICAS DE AUTOTRANSFUSÃO

5. HEMORRAGIA AGUDA E CHOQUE

FIGURA 4.
Protocolo institucional da EPM/Unifesp para implementação do PBM.

REFERÊNCIAS

1. Vargas LN, Garcia LO, Galvão ACS, Onsten TGH, Coitinho AS, Sekine L. Blood transfusion-related immunomodulation. Clin Biomed Res. 2014;34(4):333-41.
2. Koch CG, Li L, Duncan AI, Mihaljevic T, Cosgrove DM, Loop FD, et al. Morbidity and mortality risk associated with red blood cell and blood-component transfusion in isolated coronary artery bypass grafting. Crit Care Med. 2006;34(6):1608-16.
3. Marik PE, Corwin HL. Efficacy of red blood cell transfusion in the critically ill: a systematic review of the literature. Crit Care Med. 2008;36(9):2667-74.
4. Murphy GJ, Reeves BC, Rogers CA, Rizvi SI, Culliford L, Angelini GD. Increased mortality, postoperative morbidity, and cost after red blood cell transfusion in patients having cardiac surgery. Circulation. 2007;6:2544-52.
5. Karkouti K, Wijeysundera, DN, Beattie WS; Reducing Bleeding in Cardiac Surgery (RBC) Investigators. Risk associated with preoperative anemia in cardiac surgery: a multicenter cohort study. Circulation. 2008;117(4):478-84.
6. Anthes E. Evidence-based medicine: save blood, save lives. Nature. 2015;520(7545):24-6.
7. Jadwin DF, Fenderson PG, Friedman MT, Jenkins I, Shander A, Waters JH, et al. Determination of unnecessary blood transfusion by comprehensive 15-hospital record review. Jt Comm J Qual Patient Saf. 2023;49(1):42-52.
8. Santos AA, Sousa AG, Piotto RF, Pedroso JCM. Mortality risk is dose-dependent on the number of packed red blood cell transfused after coronary artery bypass graft. Rev Bras Cir Cardiovasc. 2013;28(4):509-17.
9. Santos AA. Análise do impacto de um protocolo com estratégias multimodais de conservação de sangue do paciente em relação ao desfecho terapia transfusional alogênica e morbimortalidade em cirurgia cardíaca. Tese (doutorado). São Paulo: Universidade Federal de São Paulo, Escola Paulista de Medicina. Programa de Pós-Graduação em Medicina Hematologia e Oncologia, 2024.
10. Salpeter SR, Buckley JS, Chatterjee S. Impact of more restrictive blood transfusion strategies on clinical outcomes: a meta-analysis and systematic review. Am J Med. 2014;127(2):124-31.
11. Shander A, Hardy JF, Ozawa S, Farmer SL, Hofmann A, Frank SM, et al.; collaborators. A global definition of patient blood management. Anesth Analg. 2022;135(3):476-88.
12. Farmer SL, Towler SC, Leahy MF, Hofmann A. Drivers for change: Western Australia Patient Blood Management Program (WA PBMP), World Health Assembly (WHA) and Advisory Committee on Blood Safety and Availability (ACBSA). Best Pract Res Clin Anaesthesiol. 2013;27:43-58.
13. Santos AA, Silva JP, Silva Lda F, Sousa AG, Piotto RF, Baumgratz JF. Therapeutic options to minimize allogeneic blood transfusions and their adverse effects in cardiac surgery: a systematic review. Rev Bras Cir Cardiovasc. 2014;29(4):606-21.

14. Ming Y, Liu J, Zhang F, et al. Transfusion of red blood cells, fresh frozen plasma, or platelets is associated with mortality and infection after cardiac surgery in a dose-dependent manner. Anesth Analg. 2020;130:488-97.
15. Leahy MF, Hofmann A, Towler S, Trentino KM, Burrows SA, Swain SG, et al. Improved outcomes and reduced costs associated with a health-system-wide patient blood management program: a retrospective observational study in four major adult tertiary-care hospitals. Transfusion. 2017;57(6):1347-58.
16. Céspedes IC, Figueiredo MS, Hossne Jr. NA, Suriano IC, Rodrigues RC, Barros MMO, et al. Patient Blood Management Program implementation: comprehensive recommendations and practical strategies. Braz J Cardiovasc Surg. 2024;39(5):e20240205.
17. Neef V, Vo L, Herrmann E, Triphaus C, Judd L, Winter A, et al. The association between intraoperative cell salvage and red blood cell transfusion in cardiac surgery - an observational study in a patient blood management centre. Anaesthesiol Intensive Ther. 2021;53(1):1-9.

13

Cuidados pós-operatórios do paciente de cirurgia cardiovascular

Rogerio da Hora Passos
Marcos Knobel
Elias Knobel

INTRODUÇÃO

A assistência a pacientes no pós-operatório de cirurgias cardiovasculares está se consolidando como uma subespecialidade crucial da medicina intensiva. Com o envelhecimento da população e o avanço das técnicas médicas, cada vez mais cirurgias cardiovasculares como revascularização miocárdica, procedimentos em válvulas cardíacas e intervenções aórticas são realizadas em pacientes idosos e com condições complexas. O conceito de *Heart Team* revolucionou o gerenciamento desses pacientes, promovendo encaminhamentos para centros especializados, avaliações em clínicas multidisciplinares e cuidados pós-operatórios em instalações de alta qualidade. Estudos indicam que a maioria das mortes preveníveis após revascularização miocárdica está associada a complicações pós-operatórias na Unidade de Terapia Intensiva (UTI), sublinhando a importância de prever e tratar essas complicações para reduzir a morbidade e a mortalidade perioperatória.

Recentemente, a cirurgia cardiovascular avançou significativamente, com melhorias na proteção miocárdica, perfusão sistêmica durante a circulação extracorpórea, proteção cerebral durante a parada circulatória e a implementação de protocolos cirúrgicos seguros. Novas técnicas minimamente invasivas, a implantação de válvulas cardíacas percutâneas sem sutura e as estratégias multimodais de recuperação, como o protocolo ERAS (Enhanced Recovery After Surgery), têm contribuído para essa evolução. A equipe multidisciplinar (EMD) perioperatória em cirurgia cardiovascular representa uma extensão do modelo de *Heart Team*. A EMD também inclui representantes essenciais de disciplinas cirúrgicas não cardiovasculares, como anestesiologistas, enfermeiros, profissionais da saúde aliados, farmacêuticos e nutricionista, além de especialistas fundamentais para a cirurgia cardiovascular, incluindo intensivistas, perfusionistas e especialistas em reabilitação cardiovascular. A participação desses profissionais facilita a comunicação e encurta as barreiras à implementação do protocolo ERAS.[1]

CONSEQUÊNCIAS DA CIRCULAÇÃO EXTRACORPÓREA

As consequências fisiológicas da cirurgia cardiovascular influenciam significativamente a gestão pós-operatória precoce. Portanto, o intensivista deve ter um entendimento aprofundado da fisiologia cardiopulmonar, da anatomia cirúrgica e dos princípios da circulação extracorpórea (CEC). A CEC apoia a circulação em um coração parado, drenando o sangue venoso, oxigenando-o e reinserindo-o na circulação arterial com fluxo não pulsátil, ajustável conforme as necessidades de perfusão. O circuito inclui um trocador de calor para regular a temperatura do paciente.

Embora a CEC seja segura, ela pode provocar reações inflamatórias sistêmicas semelhantes à sepse, com aumento de citocinas e vasodilatação. O tempo prolongado de CEC pode aumentar o risco de vasoplegia, uma condição caracterizada pela dilatação excessiva dos vasos sanguíneos, resultante da interação entre o sangue e as superfícies artificiais do circuito. Isso pode levar a uma redução da pressão arterial e complicações hemodinâmicas (Tabela 1).

Além disso, o circuito da CEC é trombogênico e requer altas doses de heparina, cuja atividade residual pode causar coagulopatia pós-operatória, exacerbada por inflamação sistêmica e hipotermia. O uso de cristaloides no preenchimento do circuito pode levar a coagulopatia dilucional e anemia. Lesões vasculares

TABELA 1 Principais alterações fisiopatológicas observadas em decorrência da circulação extracorpórea e alterações com potenciais complicações observadas no pós-operatório (PO).

Alterações fisiopatológicas	Alterações no PO
Hipofluxo e fluxo não pulsátil Pinçamento aórtico e parada cardíaca Hipóxia tecidual	Disfunção cardíaca – baixo débito Alterações de complacência pulmonar Disfunção renal Distúrbios neurológicos
Hipotermia Hemodiluição Utilização de sangue e derivados	Alterações da coagulação Distúrbios eletrolíticos Desequilíbrio ácido-base Edema
Trauma celular (elementos celulares do sangue) Ativação plaquetária Ativação de citocinas	Inflamação Alterações da coagulação Sangramento excessivo Politransfusão sanguínea
Aumento de liberação de catecolaminas Alterações neuroendócrinas	Alterações do metabolismo Distúrbios nutricionais Depressão imunológica

nos locais de canulação podem causar complicações como dissecações e hematomas, além de arritmias atriais. O clampeamento da aorta pode resultar em ateroembolismo e dissecção aórtica. A cardioplegia, administrada para parar o coração, deve ser adequada para evitar disfunção miocárdica. O fluxo não pulsátil da CEC pode prejudicar a perfusão microcirculatória e aumentar a inflamação sistêmica, enquanto a hipotensão pode levar a má perfusão de órgãos e labilidade hemodinâmica pós-operatória.

O manejo pós-operatório se inicia na sala de cirurgia, onde as equipes cirúrgica e anestésica trabalham para desconectar o paciente da CEC, controlar a hemostasia e garantir a estabilidade hemodinâmica. A ecocardiografia transesofágica é utilizada para otimização hemodinâmica, ajudando na determinação da pré-carga ventricular e na orientação da terapia inotrópica. Tubos torácicos são colocados para drenar fluidos e, conforme o procedimento e as preferências do cirurgião, podem ser inseridos fios de marca-passo epicárdico temporários.[2]

ADMISSÃO NA UTI, MONITORAMENTO E AVALIAÇÃO INICIAL

O monitoramento padrão para pacientes pós-operatórios cardíacos inclui eletrocardiograma (ECG) contínuo, oxímetros de pulso e monitoramento invasivo da pressão arterial. O ECG de 12 derivações deve ser realizado na admissão; a presença de novas ondas Q indica maior risco de mortalidade e deve ser interpretada no contexto clínico, considerando a anatomia coronariana e a execução da revascularização bem-sucedida, além de fatores confundidores como pericardite e inflamação miocárdica.

Na admissão à UTI, é comum realizar uma radiografia torácica para excluir complicações e verificar a posição de tubos e cateteres. Um cateter venoso central é essencial para administrar medicamentos vasoativos, medir a pressão venosa central (PVC) e analisar a saturação venosa central. O uso rotineiro de um cateter de artéria pulmonar (CAP) não é necessário, exceto em casos de alto risco, embora sua utilização seja controversa. A sonda vesical monitora a produção de urina, e tubos torácicos devem ser colocados sob aspiração, com monitoramento do débito e aspecto do fluido drenado. Os exames laboratoriais iniciais devem incluir gasometria arterial e venosa, além de avaliações de hemoglobina, potássio, magnésio, cálcio e glicose. Dependendo da situação clínica, podem ser necessários testes de coagulação (tempo de protrombina, tempo de tromboplastina parcial e fibrinogênio) e contagem de plaquetas. Em alguns casos, tromboelastografia e testes de agregação plaquetária podem ser úteis. A elevação persistente de troponina 24 horas após a cirurgia é associada a um aumento no risco de mortalidade cardíaca, embora os níveis imediatos frequentemente não forneçam informações úteis em virtude da elevação esperada durante a cirurgia.

MANEJO HEMODINÂMICO

A cirurgia cardiovascular desencadeia um estado hipermetabólico que pode criar um descompasso entre a oferta e a demanda de perfusão, especialmente em pacientes com disfunção cardiovascular e reserva limitada. No período pós-operatório, o consumo total de oxigênio (VO_2) geralmente aumenta de 10 a 20% no primeiro dia e pode permanecer elevado por 24 a 48 horas, intensificado por fatores como dor, ansiedade ou delírio. Durante essa fase, a extração de oxigênio hepatoesplâncnica e renal também aumenta sem um aumento correspondente no fluxo sanguíneo regional, resultando em perfusão inadequada e potenciais desfechos adversos.

A labilidade hemodinâmica é comum no pós-operatório imediato, com frequente disfunção miocárdica, redução da complacência ventricular, hipovolemia e vasodilatação. É crucial ajustar adequadamente a pré-carga, a pós-carga e o suporte inotrópico, mantendo vigilância para evitar reações excessivas às oscilações hemodinâmicas e intervindo apenas quando necessário.

O monitoramento avançado, que inclui pressão arterial invasiva, pressão venosa central e, em pacientes de alto risco, cateteres de artéria pulmonar, é uma prática comum. A terapia hemodinâmica e de fluidos dirigida por metas (GDT, do inglês *goal-directed therapy*) utiliza fluidos, vasopressores e inotrópicos para atingir objetivos hemodinâmicos específicos. Contudo, a eficácia clínica dessa abordagem ainda é debatida e pode variar em virtude da heterogeneidade nos métodos e práticas.

O foco da gestão intensiva após a cirurgia cardiovascular é garantir uma perfusão adequada dos órgãos. A síndrome de baixo débito cardíaco afeta até 20% dos pacientes, e a síndrome vasoplégica, que ocorre em até 25% dos pacientes, é caracterizada por hipotensão e índice cardíaco elevado, necessitando de doses escalonadas de vasopressores. Pode ser necessário o uso de vasodilatadores para controlar hipertensão, especialmente após substituições de válvula aórtica e procedimentos na aorta. Avanços recentes indicam que a gestão hemodinâmica deve basear-se na extrapolação do débito cardíaco (DC) para refletir a perfusão regional, apoiada por investigações laboratoriais da função orgânica.

No que diz respeito à pressão arterial, não há dados definitivos que orientem alvos específicos no pós-operatório. Geralmente, uma pressão arterial média (PAM) entre 60 e 90 mmHg e uma pressão arterial sistólica entre 90 e 140 mmHg são consideradas metas razoáveis. Ajustes podem ser necessários dependendo da condição clínica, como hipertensão ou insuficiência renal. A PAM mais alta pode ser necessária em pacientes hipertensos ou com insuficiência renal, enquanto uma PAM mais baixa pode ser preferível em situações como função ventricular reduzida ou sangramento ativo. A monitorização por espectroscopia no infravermelho pode auxiliar durante a cirurgia, mas sua eficácia no pós-operatório ainda não está bem estabelecida, e a pressão arterial isoladamente não deve ser a única meta hemodinâmica.

Quanto à pré-carga, esta é crucial para a função cardiovascular ideal. Pressões intravasculares, como a PVC e a pressão de oclusão da artéria pulmonar, são frequentemente usadas para guiar a ressuscitação com fluidos. No entanto, as pressões estáticas têm uma predição limitada da resposta ao fluido. Abordagens dinâmicas, como a variação da pressão arterial respiratória (VPP) e a variação do volume sistólico (VVS), podem oferecer previsões mais precisas, mas requerem ventilação mecânica controlada e ritmo cardíaco normal. A medição do diâmetro da veia cava inferior por ultrassom não parece ser útil após cirurgia cardiovascular.[3]

AVALIAÇÃO CLÍNICA E LABORATORIAL DA PERFUSÃO

Dentro das primeiras 6 a 12 horas após a admissão na UTI, de 15 a 20% dos pacientes submetidos à cirurgia cardiovascular podem apresentar hiperlactatemia. Essa condição é caracterizada por débito cardíaco normal e ausência de comprometimento na entrega de oxigênio aos tecidos, geralmente resolvendo-se espontaneamente em até 24 horas. Hiperglicemia e administração de epinefrina são fatores frequentemente associados, mas não explicam completamente o fenômeno. Nem toda hiperlactatemia pós-operatória é benigna. A avaliação da perfusão deve ser feita com base em dados objetivos, além do exame físico. Extremidades aquecidas, pulsos fortes e boa produção de urina podem sugerir perfusão adequada, mas é fundamental corroborar essas observações com medições objetivas. O lactato é um marcador sensível de perfusão prejudicada; níveis elevados (> 2 mmol/L) podem indicar hipoperfusão oculta, e níveis mais altos (> 3-4 mmol/L) com baixa depuração estão associados a complicações maiores após a cirurgia. A saturação de oxigênio venoso central ($ScvO_2$) ou misto (SvO_2) pode ser usada para avaliar globalmente a adequação da entrega de oxigênio e do débito cardíaco, com valores superiores a 70% para $ScvO_2$ e 60% para SvO_2 sendo geralmente considerados aceitáveis.

RESSUSCITAÇÃO COM FLUIDOS

A ressuscitação com fluidos é fundamental no pós-operatório imediato e deve ser a primeira linha de tratamento para a instabilidade hemodinâmica precoce. As principais razões para a necessidade de reposição de volume incluem perda sanguínea, aumento da capacitância vascular com o reaquecimento, perdas do terceiro espaço decorrentes de inflamação da circulação extracorpórea, e alterações na pré-carga cardíaca por lesão isquemia-reperfusão e alterações na contratilidade miocárdica. Prefere-se o uso de cristaloides para a ressuscitação. Soluções salinas normais (cloreto de sódio 0,9%) podem causar acidose hiperclorêmica e estão associadas a insuficiência renal aguda (IRA). Soluções balanceadas como Ringer lactato ou Plasmalyte têm mostrado menor risco de IRA e são recomendadas. A albumina pode ser eficaz, mas é mais cara e não oferece benefícios adicionais significativos em comparação com cristaloides. A administração excessiva de fluidos pode levar a complicações como insuficiência cardíaca, edema pulmonar, disfunção intestinal e aumento das necessidades de transfusão. Em geral, não são necessários mais de 2 a 3 L de cristaloide, especialmente após o paciente ter sido completamente aquecido. Pacientes com hipertrofia cardíaca significativa ou após longos períodos de pinçamento aórtico podem necessitar de pressões de enchimento mais altas. Se houver necessidade contínua de fluidos, deve-se avaliar rapidamente outras causas de instabilidade hemodinâmica, como sangramento, tamponamento, pneumotórax hipertensivo, disfunção valvular, isquemia ou insuficiência cardíacas. A ecocardiografia pode ser útil para esclarecer o quadro hemodinâmico.[4]

SUPORTE INOTRÓPICO E VASOPRESSOR

Após a cirurgia cardiovascular, a disfunção ventricular e vascular é comum, e muitos pacientes necessitam de suporte inotrópico ou vasopressor. A escolha dos agentes vasoativos é orientada por poucos dados, e esses medicamentos incluem catecolaminas, inibidores da fosfodiesterase (iPDE) e análogos hormonais, cada um com suas características específicas. Entre as catecolaminas inotrópicas, epinefrina, norepinefrina, dopamina e dobutamina são amplamente usadas. A dobutamina, por ser um inodilatador, frequentemente requer a combinação com um vasopressor para manter uma PAM adequada. Dados em pacientes não cirúrgicos sugerem que a combinação de norepinefrina e dobutamina é tão eficaz quanto, e talvez mais segura do que a utilização isolada de catecolaminas. Os iPDEI, como a milrinona, têm propriedades inotrópicas e vasodilatadoras sistêmicas e pulmonares, sendo úteis em casos de insuficiência cardíaca direita e hipertensão pulmonar, embora também possam exigir um vasopressor concomitante para manter a PAM. Vale destacar que iPDEI possuem meia-vida mais longa e podem afetar a função e o número de plaquetas, o que é relevante na escolha do tratamento. Dados atuais não demonstram um benefício claro da levosimendana na mortalidade e indicam risco de sangramento.

A vasodilatação severa e o choque vasoplégico são condições frequentemente observadas após a cirurgia cardíaca. Para restaurar e manter a pressão de perfusão sistêmica, é essencial o uso de vasopressores após otimizar o *status* de fluidos e a função cardiovascular. A norepinefrina é comumente utilizada, mas a vasopressina pode ser mais eficaz em redução da mortalidade, complicações graves e redução da permanência na UTI, especialmente em choque vasoplégico e hipotensão induzida por milrinona. Portanto, recomenda-se o uso de norepinefrina e/ou vasopressina para esses fins. O azul de metileno, apesar de algumas evidências de que pode reduzir a mortalidade e a duração da vasoplegia, também está associado a aumento de morbidade e mortalidade, sendo recomendado apenas como terapia de resgate para choque vasoplégico pós-cirurgia cardiovascular. A dopamina deve ser evitada pelo risco de arritmias e maior mortalidade em comparação com a norepinefrina. A terlipressina, estudada principalmente em choque séptico, não tem evidências suficientes para que seu uso seja recomendado em cirurgia cardiovascular. A angiotensina II tem potencial como alternativa à fenilefrina para pacientes em tratamento com inibidores da enzima conversora de angiotensina (ECA), mas a evidência disponível é limitada, não permitindo uma recomendação definitiva. A fenilefrina deve ser usada com cautela, pois pode aumentar a pós-carga e reduzir o fluxo dos enxertos de revascularização.

VASODILATADORES E REDUÇÃO DA PÓS-CARGA

Embora a hipotensão seja comum, a hipertensão pós-operatória também é um problema frequente. A hipertensão pode aumentar a pós-carga cardíaca (e piorar a função cardiovascular), potencializar o sangramento e ameaçar anastomoses frágeis. Vasodilatadores são comumente usados para controlar a pressão arterial, reduzir a pré-carga cardíaca (vasodilatadores venosos) ou a pós-carga (vasodilatadores arteriais), maximizar o volume sistólico e prevenir vasoespasmo coronariano nativo e de enxertos. Vasodilatadores são frequentemente usados em combinação com inotrópicos para minimizar a pós-carga e otimizar o débito cardíaco. Em um paciente hipertenso ou normotenso, a redução da pós-carga pode aumentar dramaticamente o débito cardíaco e poupar agentes inotrópicos. Em razão do risco de deterioração hemodinâmica súbita, agentes de ação curta como nitroglicerina e nitroprussiato podem ser preferíveis, embora ambos possam piorar a hipoxemia ao antagonizar a vasoconstrição pulmonar hipoxêmica. A redução da pós-carga do ventrículo esquerdo (VE) é essencial após cirurgia de insuficiência mitral porque a válvula mitral agora competente pode aumentar abruptamente a pós-carga do VE e precipitar insuficiência do ventrículo. Após cirurgia aórtica, faz sentido manter a pressão arterial baixa para proteger a linha de sutura aórtica da mesma forma, no contexto de sangramento. Enxertos de *bypass* e, menos frequentemente, artérias coronárias nativas podem sofrer vasoespasmo, causando isquemia e comprometimento hemodinâmico, sendo a nitroglicerina a droga de escolha.[5]

SUPORTE MECÂNICO

No contexto pós-operatório de cirurgia cardiovascular, o suporte circulatório mecânico (SCM) desempenha um papel crucial em fornecer apoio cardiovascular temporário ou prolongado. Dispositivos de SCM de curto prazo são empregados para pacientes que enfrentam insuficiência cardíaca aguda, choque cardiogênico, arritmias ventriculares refratárias, embolia pulmonar maciça ou crise hipertensiva pulmonar após a cirurgia. Eles também podem ser usados profilaticamente em pacientes com alto risco de descompensação cardiovascular durante o período pós-operatório.

O balão de contrapulsação intra-aórtico (BIA) é frequentemente utilizado por sua facilidade de implantação e custo relativamente baixo, embora seu benefício na mortalidade de 30 dias tenha sido questionado, especialmente após o estudo IABP-SHOCK II. Dispositivos de assistência ventricular percutânea, como Impella e TandemHeart, oferecem suporte temporário ao VE, mas são mais caros e não suportam a troca gasosa. A oxigenação por membrana extracorpórea (ECMO, do inglês *extracorporeal membrane oxygenation*) é eficaz tanto para suporte circulatório quanto para troca gasosa, sendo ideal como ponte para recuperação, suporte a longo prazo ou transplante cardíaco, apesar do aumento da pós-carga do VE que pode necessitar de manobras adicionais.

Dispositivos de assistência ventricular cirúrgica, como CentriMag e Impella 5.0, proporcionam suporte estável no curto e médio prazo, enquanto dispositivos duráveis como HeartMate II e III são usados como ponte para transplante ou terapia de destino. Avanços recentes incluem o Impella RP e o ProtekDuo, que oferecem suporte para o ventrículo direito, com o ProtekDuo também possibilitando oxigenação quando necessário, beneficiando pacientes com insuficiência ventricular direita isolada ou falência biventricular no pós-operatório.[6]

ARRITMIAS: PROFILAXIA E MANEJO

A fibrilação atrial pós-operatória (FAPO) ocorre em 15 a 40% dos pacientes após cirurgia cardiovascular e está associada a um aumento do risco de acidente vascular cerebral, mortalidade e prolongamento da internação. Aproximadamente 30% dos pacientes liberados em ritmo sinusal terão recorrência em até um mês. O escore CHA_2DS_2-VASc ajuda a identificar pacientes com maior risco de FAPO. O uso profilático de betabloqueadores e amiodarona pode reduzir a incidência de FAPO, enquanto outras abordagens, como uso de corticosteroides e magnésio, têm efeitos inconsistentes. O *pacing* biatrial pode ser eficaz. A pericardiotomia posterior pode reduzir a formação de derrame pericárdico e FAPO.

Arritmias ventriculares são raras e podem indicar isquemia contínua. A amiodarona é útil para cardioversão farmacológica, mas instabilidade hemodinâmica exige cardioversão imediata. Pacientes com baixa fração de ejeção e arritmias ventriculares persistentes podem precisar de avaliação eletrofisiológica e possível colocação de cardioversor/desfibrilador interno.

BRADICARDIAS E MANEJO DE MARCA-PASSOS TEMPORÁRIOS

Após cirurgia cardiovascular, podem ocorrer bradicardias, frequentemente exacerbadas pela profilaxia antiarrítmica. O trauma ao tecido condutor, especialmente durante cirurgias valvulares em virtude da proximidade do nó atrioventricular com os anéis das válvulas, pode causar problemas de condução que nem sempre são imediatos, manifestando-se dias depois. Por isso, fios de marca-passo epicárdicos temporários são frequentemente usados. O *pacing* atrial é preferido por gerar maior volume sistólico, enquanto o *pacing* sequencial atrioventricular é utilizado em casos de bloqueio de condução. O *pacing* ventricular é reservado para situações de emergência ou falha dos fios atriais. Fios de *pacing* devem ser testados e ajustados adequadamente. Se o bloqueio de condução persistir por mais de 5 a 7 dias, pode ser necessário usar um marca-passo permanente.[7]

SEDAÇÃO, ANALGESIA E *DELIRIUM*

Sedação

O propofol é amplamente utilizado para sedação e, quando combinado com doses intermitentes de narcóticos, promove uma extubação pós-operatória mais rápida do que infusões contínuas de fentanil e midazolam. Como não possui efeitos analgésicos, deve ser associado a analgésicos. A dexmedetomidina, que também tem propriedades analgésicas, pode ser uma alternativa eficaz, embora possa causar bradicardia e hipotensão. Benzodiazepínicos devem ser evitados na ausência de uma indicação específica.

Analgesia

O manejo da dor com base em multimodalidade, que visa reduzir a dependência de opioides, tem mostrado controle efetivo de dor e taxas menores de efeitos adversos. O paracetamol intravenoso é um analgésico eficaz e pode reduzir a necessidade do uso de narcóticos. Após a extubação, são úteis dispositivos de analgesia controlada pelo paciente (ACP), e métodos não farmacológicos, como a música, também podem auxiliar no controle da dor. A analgesia epidural torácica tem demonstrado benefícios em redução da dor, tempo de intubação e efeitos adversos, embora o risco de hematoma epidural deva ser considerado. Técnicas de anestesia regional torácica e paravertebral também têm mostrado potencial para diminuir a dor e o uso de opioides.

Delirium

O manejo eficaz da sedação pode reduzir a incidência de *delirium*, uma condição que afeta de 20 a 50% dos pacientes após cirurgia cardiovascular. No pós-operatório, o rastreamento sistemático com ferramentas como o Confusion Assessment Method para a UTI deve ser realizado pelo menos uma vez por turno. Embora medicamentos profiláticos, como clonidina e antipsicóticos, não tenham mostrado eficácia consistente, estratégias não farmacológicas, como o "pacote ABCDEF" da UTI, são prioritárias. Este pacote inclui gestão da dor, mobilidade precoce e engajamento familiar.[8]

SUPORTE VENTILATÓRIO E MANEJO RESPIRATÓRIO

A cirurgia cardiovascular tem um impacto significativo e temporário no sistema respiratório, resultando em fisiologia restritiva, edema pulmonar, redução da complacência e atelectasia. Lesões do nervo frênico também podem ocorrer. A sedação e o bloqueio neuromuscular frequentemente exigem ventilação controlada. No entanto, a extubação precoce (dentro de 6 horas) pode melhorar a recuperação, reduzindo o tempo de permanência na UTI e no hospital, sem alterar a mortalidade. Protocolos com lembretes visuais ajudam a aumentar as taxas de extubação precoce.

A extubação precoce é segura para procedimentos eletivos de baixo risco e certos procedimentos de alto risco (como reparos da aorta). Estudos indicam que sua aplicação pode reduzir o tempo de UTI e os custos, embora não afete a mortalidade. Unidades pós-anestésicas especializadas frequentemente aceleram a extubação em comparação com UTI cardiovasculares convencionais. No entanto, deve-se ter cautela com pacientes submetidos a dispositivos de assistência ventricular, transplante cardíaco ou procedimentos de emergência em virtude da falta de dados robustos sobre esses grupos.

A extubação intraoperatória (< 1 hora) também se mostrou viável e segura, podendo reduzir a permanência na UTI e os custos. No entanto, a abordagem deve ser adotada com cuidado pelos riscos de sangramento e acidose.

Durante o pós-operatório, a ventilação protetora dos pulmões é crucial para prevenir a lesão pulmonar associada à ventilação (LPIV) e a síndrome do desconforto respiratório agudo (SDRA). Estratégias ventilatórias como o uso de volume corrente baixo e ajustes na fração inspirada de oxigênio (FiO_2) são essenciais para manter uma pressão parcial de oxigênio (PaO_2) adequada, minimizando o risco de SDRA. A aplicação adequada de pressão expiratória final positiva (PEEP, do inglês *positive end-expiratory pressure*) ajuda a melhorar a complacência pulmonar e suportar a oxigenação, embora seu benefício clínico ainda esteja sendo avaliado.

Manobras de recrutamento podem ser úteis na presença de atelectasia persistente e hipoxemia, mas devem ser realizadas com cuidado para evitar complicações como dessaturação, hipotensão, arritmias e barotrauma. Manter a normocarbia ou uma leve alcalose respiratória (pH de 7,35-7,45) é ideal para minimizar a pós-carga do ventrículo direito. É necessário ajustar a ventilação-minuto para compensar acidose metabólica e respiratória. Finalmente, elevar a cabeceira da cama a 30 graus ajuda a reduzir o risco de aspiração e pneumonia associada ao ventilador, sempre que a hemodinâmica do paciente permitir.

CONSIDERAÇÕES RENAIS E ELETROLÍTICAS NO PÓS-OPERATÓRIO DE CIRURGIA CARDIOVASCULAR

A medula renal é vulnerável à hipóxia relacionada à cirurgia cardiovascular. A gravidade da IRA está associada a um aumento da mortalidade. Fatores de risco incluem idade avançada, hipertensão, doença renal crônica, transfusões, suporte inotrópico, duração da CEC, clampeamento aórtico, restrição de oxigênio e hemodiluição severa. Mesmo períodos curtos de oferta de oxigênio (DO_2) insuficiente estão associados à IRA. Estudos indicam que a pressão arterial média durante a CEC não se relaciona à IRA se a perfusão renal for adequada. Em pacientes com insuficiência cardíaca descompensada, a congestão venosa é mais relevante para a IRA do que o débito cardíaco.

Diretrizes atuais recomendam os critérios KDIGO (Kidney Disease Improving Global Outcomes) para o diagnóstico de IRA. Biomarcadores como lipocalina associada à gelatinase de neutrófilos e interleucina-18 podem ajudar na detecção precoce e no prognóstico da IRA. Estratégias eficazes incluem perfusão dirigida por metas durante a CEC e manejo rigoroso da ressuscitação intravenosa e hemodinâmica. Prevenir IRA envolve identificar pacientes em risco, tratar fatores modificáveis e diagnosticar precocemente. Além disso, a reposição de eletrólitos, especialmente potássio e magnésio, é frequentemente necessária após cirurgia cardiovascular. O magnésio ajuda a prevenir arritmias e protocolos de reposição facilitam a correção das anomalias eletrolíticas. A acidose metabólica, comum após a CEC, pode ser agravada por fluidos hiperclorêmicos e reabertura dos leitos vasculares. Acidose severa pode causar arritmias e prejudicar a função miocárdica, embora o débito cardíaco se mantenha até o pH cair abaixo de 7,1 a 7,2. A acidose geralmente é controlada aumentando a ventilação-minuto; o uso de bicarbonato pode ter efeitos adversos e não demonstrou melhorar a função cardiovascular ou reduzir a mortalidade. A acidose persistente deve ser tratada como um sinal de perfusão inadequada até que se prove o contrário.

CONSIDERAÇÕES NEUROLÓGICAS NO PÓS-OPERATÓRIO DE CIRURGIA CARDIOVASCULAR

Após cirurgia cardiovascular, o risco de acidente vascular cerebral (AVC) isquêmico pode chegar a 4% em procedimentos de revascularização coronariana e até 10% em substituições valvulares ou procedimentos combinados, especialmente com fibrilação atrial perioperatória. Para reduzir o risco de complicações neurológicas, o manejo deve ser voltado a manutenção de ritmo cardíaco, perfusão e oxigenação, além de equilibrar fluidos, ácido-base e eletrólitos para evitar hipofluxo. A fibrilação atrial é uma causa comum de AVC perioperatório. Também é importante evitar hipertermia e controlar a hiperglicemia na UTI para prevenir disfunção cognitiva.

Recentemente, a oximetria cerebral por espectroscopia no infravermelho próximo (NIRS, do inglês *near-infrared spectroscopy*) tem sido estudada para prevenir complicações cerebrais, especialmente em procedimentos envolvendo o arco aórtico. No entanto, não há evidências suficientes para confirmar que os algoritmos NIRS proporcionam benefícios clínicos claros. Alguns estudos utilizam NIRS para monitorar a autorregulação cerebrovascular, que pode variar entre pacientes e ao longo do tempo. A hipoperfusão cerebral pode ocorrer se a PAM estiver abaixo do limite seguro, e excursões prolongadas fora dos limites de autorregulação estão ligadas a eventos neurológicos adversos e mortalidade.

Poucas terapias farmacológicas mostraram eficácia para prevenir ou tratar disfunção cognitiva pós-operatória. A dexmedetomidina tem se mostrado promissora, mas a evidência ainda é limitada.[9]

CONTROLE GLICÊMICO

A prevenção da hiperglicemia pós-operatória reduz o risco de infecções profundas na ferida esternal, infecções por todas as causas, sepse e mortalidade, e a adequação do controle glicêmico tem sido usada como uma medida de qualidade. Uma alta variabilidade glicêmica pode prever eventos adversos. O controle glicêmico é complicado no período pós-operatório imediato pela resposta metabólica ao trauma e vasopressores usados para suporte hemodinâmico, podendo ser desafiador tanto para diabéticos quanto para não diabéticos.

Dados atuais e diretrizes de prática orientam manter a glicemia abaixo de 180 mg/dL durante os primeiros dois dias do pós-operatório. Isso geralmente requer uma infusão de insulina durante as primeiras 12 a 24 horas, com subsequente transição para insulina subcutânea. As estratégias devem ser individualizadas para levar em conta pacientes com resistência à insulina e diabéticos, com cautela para evitar tanto hiper quanto hipoglicemia.[10]

GESTÃO DE SANGUE E COAGULOPATIA EM CIRURGIA CARDIOVASCULAR

Após cirurgia cardiovascular, algum sangramento é esperado, mas podem ocorrer hemorragias significativas. A definição de sangramento excessivo varia bastante, com valores de dreno torácico entre 200 mL/h e 1.500 mL/8h. A cessação súbita do sangramento pode indicar problemas como obstrução do dreno.

O gerenciamento de sangue do paciente (PBM, do inglês *patient blood management*) visa otimizar o uso de produtos sanguíneos alogênicos e tem mostrado reduzir transfusões, eventos hemorrágicos, IRA, infecções, tempo de internação e custos. O PBM se baseia em: 1) triagem e tratamento da anemia pré-operatória; 2) minimização da perda de sangue e hemodiluição durante a cirurgia; e 3) manejo permissivo da anemia pós-operatória.

A hemodiluição e o sangramento podem levar ao uso extensivo de produtos sanguíneos. Aproximadamente 60% dos pacientes recebem transfusões, principalmente concentrado de hemácias (CH), para corrigir anemia. Estudos mostram que estratégias de transfusão restritivas (como manter hematócrito ≥ 24% ou hemoglobina ≥ 7,5 g/dL) não aumentam a mortalidade e reduzem o uso de CH e custos.

Durante a CEC, a coagulopatia é comum e a hemorragia pós-operatória pode ocorrer em até 10% dos casos. Testes viscoelásticos, como TEG e ROTEM, oferecem informações rápidas sobre a coagulação e são úteis para ajustar o tratamento. A hipofibrinogenemia é associada a sangramento aumentado e pode ser tratada com plasma fresco congelado (PFC), crioprecipitado ou concentrado de fibrinogênio.

Pacientes com antiplaquetários têm risco aumentado de sangramento. A suspensão de clopidogrel e ticagrelor deve ocorrer cinco dias antes da cirurgia, e a de prasugrel, sete dias antes. Dispositivos de teste de função plaquetária e concentrados de fatores também podem melhorar a gestão do sangramento, mas são necessárias mais pesquisas para validar sua eficácia.[11]

DESESCALONAMENTO, DIURESE E REABILITAÇÃO

À medida que os efeitos inflamatórios da cirurgia e da CEC diminuem e a estabilidade hemodinâmica se estabelece, inotrópicos e agentes vasoativos podem ser descontinuados, geralmente de 6 a 12 horas após a admissão na UTI. Na ausência de vasodilatação significativa, diuréticos intravenosos em baixa dose (p. ex., furosemida 20 mg a cada 12 horas) devem ser iniciados, com um objetivo típico de balanço de fluidos negativo líquido de 1 a 2 L diariamente. A diurese pode começar mesmo na presença de suporte inotrópico ou vasopressor em baixa dose. Para minimizar o risco de sobrecarga de fluidos contínua, se possível, fluidos intravenosos de manutenção devem ser evitados. Em vez disso, logo após a extubação, a função de deglutição do paciente deve ser avaliada e, se segura, iniciada a ingestão oral de líquidos claros. A dieta pode então ser avançada conforme tolerado.

Uma vez confirmada uma resposta aceitável à diurese, o cateter de Foley deve ser removido o mais rápido possível para minimizar o risco de infecção. Cateteres venosos centrais representam outra possível fonte de infecção e devem ser removidos prontamente. Se não houver evidências de lesão do sistema de condução ou bradiarritmias, os eletrodos de *pacing* epicárdico, se presentes, geralmente podem ser removidos no primeiro ou segundo dia do pós-operatório, embora não haja problema em deixá-los por mais tempo no caso de uma arritmia inesperada. Na ausência de vazamento de ar, os drenos torácicos são removidos assim que a saída chegar a um volume aceitável (p. ex., < 100 mL/8h), também tipicamente no primeiro ou segundo dia de pós-operatório. Não há necessidade de uma radiografia torácica de rotina após a remoção do dreno torácico.[10]

CONCLUSÃO

O período pós-operatório imediato após cirurgia cardiovascular é um momento crítico, repleto de desafios hemodinâmicos e fisiológicos que exigem uma abordagem coordenada e bem-informada. A evidência demonstra que uma equipe dedicada e especializada na Unidade de Terapia Intensiva Cardiovascular (UTIC), composta por intensivistas, terapeutas respiratórios e enfermeiros experientes, é fundamental para melhorar os resultados dos pacientes. Essa equipe integrada contribui significativamente para redução do tempo de ventilação mecânica, diminuição da transfusão de produtos sanguíneos, redução da duração da internação hospitalar e menor custo total.

A comunicação clara e a transferência precisa das informações entre as equipes de anestesia e cuidados intensivos são essenciais para uma gestão pós-operatória bem-sucedida. É imperativo adaptar o manejo às particularidades da cirurgia realizada, considerando as diferenças significativas nas preocupações hemodinâmicas entre diferentes tipos de procedimentos, como as cirurgias de válvula e de revascularização do miocárdio.

A compreensão das consequências fisiológicas da CEC e o manejo adequado da disfunção ventricular transitória pós-CEC são cruciais. A escolha cuidadosa de agentes farmacológicos, evitando intervenções excessivas em resposta a oscilações hemodinâmicas autolimitadas, é fundamental para manter a perfusão e oxigenação dos órgãos.

Durante o período pós-operatório, é vital gerenciar de forma eficaz todos os sistemas orgânicos, incluindo ventilação, equilíbrio ácido-base, eletrólitos, sedação e controle da dor. A resposta inflamatória sistêmica geralmente se resolve dentro de 12 a 24 horas, permitindo uma transição mais rápida para a reabilitação.

Finalmente, a colaboração estreita entre o intensivista, o anestesiologista e o cirurgião é essencial para proporcionar um cuidado pós-operatório abrangente e eficaz. Essa parceria é determinante para estabilidade hemodinâmica, recuperação rápida e melhores desfechos para os pacientes após a cirurgia cardiovascular.

REFERÊNCIAS

1. Grant MC, Crisafi C, Alvarez A, Arora RC, Brindle ME, Chatterjee S, et al. Perioperative care in cardiac surgery: a joint consensus statement by the Enhanced Recovery After Surgery (ERAS) Cardiac Society, ERAS International Society, and The Society of Thoracic Surgeons (STS). Ann Thorac Surg. 2024;117(4):669-89.
2. Kraft F, Schmidt C, Van Aken H, Zarbock A. Inflammatory response and extracorporeal circulation. Best Pract Res Clin Anaesthesiol. 2015;29(2):113-23.
3. Aya HD, Cecconi M, Hamilton M, Rhodes A. Goal-directed therapy in cardiac surgery: a systematic review and meta-analysis. Br J Anaesth. 2013;110(4):510-7.
4. Bignami E, Guarnieri M, Gemma M. Fluid management in cardiac surgery patients: pitfalls, challenges and solutions. Minerva Anestesiol. 2017;83(6):638-51.

5. Busse LW, Barker N, Petersen C. Vasoplegic syndrome following cardiothoracic surgery-review of pathophysiology and update of treatment options. Crit Care. 2020;24(1):36.
6. Keller SP, Whitman GJR, Grant MC. Temporary mechanical circulatory support after cardiac surgery. J Cardiothorac Vasc Anesth. 2024;38(9):2080-8.
7. Boons J, Van Biesen S, Fivez T, de Velde MV, Al Tmimi L. Mechanisms, prevention, and treatment of atrial fibrillation after cardiac surgery: a narrative review. J Cardiothorac Vasc Anesth. 2021;35(11):3394-403.
8. Smith W, Whitlock EL. Cardiac surgery, ICU sedation, and delirium: is dexmedetomidine the silver bullet? Curr Opin Anaesthesiol. 2023;36(1):50-6.
9. Aneman A, Brechot N, Brodie D, Colreavy F, Fraser J, Gomersall C, et al. Advances in critical care management of patients undergoing cardiac surgery. Intensive Care Med. 2018;44(6):799-810.
10. Stephens RS, Whitman GJ. Postoperative critical care of the adult cardiac surgical patient. Part I: routine postoperative care. Crit Care Med. 2015;43(7):1477-97.
11. Rancati V, Scala E, Ltaief Z, Gunga MZ, Kirsch M, Rosner L, Marcucci C. Challenges in patient blood management for cardiac surgery: a narrative review. J Clin Med. 2021;10(11):2454.

14

Avaliação pré-operatória para cirurgia de revascularização miocárdica

Sérgio Tavares Montenegro
Rita de Cássia Barros Lima
Gabriela Lucena Montenegro
Simão Pedro Araújo de Medeiros
Érika Cardoso Silva

INTRODUÇÃO

Este capítulo tem a finalidade de orientar médicos cardiologistas, cirurgiões cardiovasculares e cardiointensivistas_na avaliação pré-operatória dos pacientes que serão submetidos à cirurgia de revascularização miocárdica. Devemos preservar e valorizar a avaliação individual de cada paciente, para obter a melhor assistência, com a otimização dos recursos financeiros disponíveis.

O objetivo de uma boa avaliação pré-operatória é verificar o estado clínico do paciente e o risco cirúrgico, considerando as recomendações sobre o manejo dos riscos de problemas em todo o perioperatório, definindo risco cirúrgico, exames a serem solicitados, avaliação de comorbidades e cuidados com o uso de medicações. Dessa forma, este capítulo procura oferecer dados que o paciente e a equipe cirúrgica possam usar para tomar decisões que beneficiem o paciente, visando reduzir eventos de morbidade e mortalidade no curto e no longo prazo.

Todo esse cuidado na fase pré-operatória deve ser centrado no paciente, que deve receber todas as informações e ter o poder de decisão sobre todos os procedimentos a serem realizados pela equipe clínica, anestésica e cirúrgica, além de também ser capaz de entender e avaliar o risco operatório. Essa avaliação deve ter o cuidado relacionado aos valores socioculturais do paciente.[1]

As informações colhidas serão importantes para a escolha do melhor procedimento a ser realizado e influenciam o planejamento do pós-operatório, sempre tendo como base as condutas que apresentam a melhor evidência.[1]

TOMADA DE DECISÃO PRÉ-OPERATÓRIA

O tratamento da doença coronariana tem três objetivos principais: melhora dos sintomas com consequente melhora da qualidade de vida; redução de eventos com diminuição da mortalidade e de infarto do miocárdio; tratamento da doença aterosclerótica. As opções de tratamento (clínico, percutâneo e cirúrgico) se complementam nesse aspecto, e o *Heart Team* deve escolher qual a melhor opção.

As decisões de tratamento devem ser baseadas nas características clínicas do paciente, independentemente do sexo, raça ou etnia.[1] A participação do paciente na escolha do tratamento precisa ser encorajada[2] e suas opções devem ser colocadas em primeiro lugar.

As informações fornecidas para a escolha do tratamento devem ser imparciais e baseadas em evidências científicas. O paciente deve ser informado sobre as opções de tratamento, incluindo riscos, benefícios, custos e necessidades de reintervenções de cada opção terapêutica. O médico também analisa as preferências individuais, como o impacto na qualidade de vida e o prognóstico das terapias disponíveis. Além disso, os médicos devem reforçar a necessidade de terapia médica contínua, mudança do estilo de vida e outros métodos de prevenção secundária.

Heart Team

O *Heart Team* envolve cardiologista, cirurgião cardiovascular e o hemodinamicista para tomada de decisão centrada no paciente. Também podem ser incluídos o médico assistente do paciente, cuidados paliativos, intensivistas e anestesiologistas.[1] Toda essa equipe precisa fornecer uma tomada de decisão prudente e multidisciplinar, com base na análise das evidências científicas e na segurança e eficácia das opções terapêuticas a curto e longo prazo. Nesse sentido, o *Heart Team* deve produzir um protocolo institucional baseado nas diretrizes mais atuais, para normatizar e facilitar as decisões.[2]

Risco cirúrgico

Um fator importante, que influencia na tomada de decisão de uma intervenção, é o risco cirúrgico. Este deve ser sempre calculado pelo escore de risco criado pela Society of Thoracic Surgeons dos Estados Unidos (STS)[3] ou pelo European System for Cardiac Operative Risk Evaluation II (EuroSCORE II).[4] Esses escores estimam os resultados desfavoráveis dos pacientes submetidos à cirurgia cardíaca, como os riscos de morte, alteração renal, acidente vascular cerebral, tempo prolongado de internação e de ventilação e infecção de ferida operatória e reoperação.

Um estudo multicêntrico mostrou que o STS é superior em comparação ao EuroSCORE na avaliação do risco cirúrgico.[2] A própria diretriz europeia recomenda o STS como o escore preferencial, com recomendação IB, enquanto o EuroSCORE tem recomendação IIB.[2]

Os escores de risco demonstram excelente valor preditivo para prever os eventos adversos. Entretanto, não englobam cirrose, fragilidade e desnutrição na avaliação, que aumentam o risco de mortalidade e morbidade perioperatórias.

Nos casos de anatomia complexa, a escolha do tratamento de intervenção deve ser orientada pelo escore SYNergy between PCI with TAXUS and Cardiac Surgery (SYNTAX).[4] Este escore se baseia na análise angiográfica para quantificar a complexidade das lesões coronarianas em pacientes com lesão de tronco de coronária esquerda (TCE) ou doença arterial coronariana (DAC) multiarterial.[5] O objetivo é auxiliar o *Heart Team* a decidir o procedimento de revascularização mais apropriado. Entretanto, ele tem algumas limitações e nesse sentido foi desenvolvido o escore SYNTAX II.[6,7] Este escore combina dados clínicos e anatômicos para a melhor decisão sobre a escolha do tipo de intervenção a ser feita (percutânea ou cirúrgica).[1,7]

Avaliação clínica

A anamnese pré-operatória (avaliação das características da dor torácica e/ou da dispneia) e o exame físico específico (palpação de pulsos nos quatro membros, ausculta cardíaca e pulmonar) devem ser abrangentes, com informações gerais sobre a saúde do paciente. E importante analisar condições médicas, uso de medicamentos, comorbidades, histórico pessoal e familiar de complicações cirúrgicas, alergias e avaliação do estado físico, porque esses aspectos interferem na morbidade perioperatória.

Exames complementares

Além da avaliação clínica, os exames complementares são importantes para o diagnóstico e a definição do risco cirúrgico.

- Exames laboratoriais:
  - **Hemograma completo:** avalia a condição geral do paciente, detectando anemia, infecções e distúrbios de coagulação. Inclui a contagem de plaquetas, essencial para a avaliação da capacidade de coagulação.
  - **Coagulograma completo:** verifica o tempo de protrombina (TP), tempo de tromboplastina parcial ativada (TTPA) e razão normalizada internacional (RNI), garantindo que o paciente não tenha distúrbios de coagulação que possam comprometer a cirurgia.
  - **Glicemia de jejum e hemoglobina glicada:** importantes para o controle de glicemia, especialmente em pacientes com diabetes. A hemoglobina glicada fornece uma visão de longo prazo do controle glicêmico.
  - **Bioquímica renal (ureia e creatinina):** avalia a função renal, essencial para garantir a segurança do uso de medicamentos nefrotóxicos e prever complicações relacionadas à insuficiência renal.
  - **Ionograma (sódio, potássio e cálcio):** verifica o equilíbrio eletrolítico do paciente, fundamental para a estabilidade hemodinâmica durante a cirurgia.
  - **Perfil lipídico (HDL, LDL, triglicerídeos):** avalia o risco cardiovascular, especialmente em pacientes com histórico de doença aterosclerótica.
  - **Tipagem sanguínea:** necessária para garantir a disponibilidade de sangue compatível em caso de necessidade de transfusão.
  - **Exames de função hepática (transaminases e bilirrubinas):** importantes para avaliar a capacidade do fígado de metabolizar medicamentos e a saúde global do paciente.
  - **Urina tipo I:** utilizada para detectar infecções urinárias e distúrbios metabólicos que possam interferir na recuperação pós-operatória.
- Exames sorológicos:
  - **Sorologias para HIV, hepatite B, hepatite C e sífilis:** realizados para identificar infecções transmissíveis que possam influenciar no ma-

nejo cirúrgico e aumentar o risco de complicações no pós-operatório.
  - **Testes para doença autoimune ou infecciosa (PCR e marcadores inflamatórios):** avaliam o estado inflamatório e a presença de doenças autoimunes ou infecciosas que possam afetar a cirurgia.
- Exames de função tireoideana:
  - **TSH e T4 livre:** monitoram a função da tireoide, especialmente em pacientes com histórico de hipotireoidismo, que apresentam maior risco de complicações como arritmias e insuficiência cardíaca no pós-operatório.
- Avaliação bioquímica adicional:
  - **Cinética de ferro, B12 e folato:** essencial em pacientes com anemia ou desnutrição, garantindo que deficiências nutricionais sejam corrigidas antes da cirurgia.
- Exames cardiopulmonares avançados (em casos específicos):
  - **Teste de função pulmonar (espirometria):** avalia o impacto de doenças respiratórias preexistentes e a resposta do paciente à ventilação mecânica intra e pós-operatória.
  - **Teste ergométrico:** indicado para pacientes de alto risco cardiovascular ou como parte de um protocolo de reabilitação pré-operatória, avalia a resposta do coração ao esforço físico.
- Exames de imagem:
  - **Eletrocardiograma:** exame indispensável para os pacientes portadores de DAC, pois por meio dele é possível detectar anormalidades de repolarização ventricular e alterações isquêmicas: presença de onda Q, alterações do segmento ST ou anormalidades da onda T.
  - **Radiografia de tórax em projeção posteroanterior (PA):** avalia o estado geral dos pulmões e do coração, detectando alterações estruturais, congestão pulmonar e cardiomegalia, que podem afetar o risco cirúrgico.
  - **Ecocardiograma bidimensional com Doppler colorido:** exame essencial para avaliar a função cardíaca, fração de ejeção, válvulas e disfunções cardíacas que possam influenciar o procedimento cirúrgico.
  - **Angiotomografia de coronárias (angioTC) ou cineangiocoronariografia:** indicada para pacientes com histórico de doença arterial coronariana, ajuda a identificar obstruções coronarianas que possam necessitar de intervenção antes da cirurgia. A cinecoronariografia pode melhorar sua acurácia com a imagem intravascular OCT (do inglês *optical coherence tomography*, tomografia de coerência óptica), a ultrassonografia intracoronariana avalia composição, localização, gravidade e características das placas ateroscleróticas e a reserva de fluxo fracionada (FFR, do inglês *fractional flow reserve*) ou o índice instantâneo no período livre de ondas (iFR, do inglês *instantaneous wave-free ratio*) podem ser usados para avaliação funcional invasiva.
  - **Ultrassonografia de carótidas e vertebrais:** indicada em pacientes com fatores de risco para acidente vascular cerebral (AVC) ou estenose carotídea significativa. Deve ser solicitada quando houver sopro carotídeo, idade avançada (> 70 anos) ou doença arterial obstrutiva periférica (DAOP). Também indicada para pacientes com múltiplos fatores de risco cardiovascular e assintomáticos com lesão bilateral de 70 a 99%.
  - **Ultrassonografia de membros inferiores:** solicitada para investigar trombose venosa profunda (TVP) pré-operatória, especialmente em pacientes com histórico de trombofilia, insuficiência venosa ou após procedimentos cirúrgicos prolongados. Obs.: para mapeamento da veia safena magna, para utilização como enxerto, este deve ser realizado na própria sala de operação, sem necessidade de ser solicitado como exame obrigatório.
  - **Tomografia de tórax (quando necessário):** avalia possíveis complicações anatômicas, como malformações vasculares, e permite um planejamento cirúrgico mais preciso, especialmente em casos de reoperações ou quando há dúvidas sobre a anatomia torácica e cardíaca. É solicitada em situações específicas, como pacientes com histórico de doenças pulmonares, neoplasias ou anomalias anatômicas que possam afetar o procedimento cirúrgico.

AVALIAÇÃO DE SITUAÇÕES ESPECIAIS

Idosos

Pacientes mais velhos se beneficiam da revascularização do miocárdio na mesma proporção que pacientes mais jovens. Análises de subgrupos de ensaios clínicos randomizados recentes evidenciaram resultados comparáveis entre intervenção coronária percutânea (ICP) e cirurgia de revascularização do miocárdio (CRM), sendo a CRM melhor em atingir revascularização completa, enquanto a ICP é preferível em pacientes frágeis e com maior risco cirúrgico.[1]

Para uma decisão mais assertiva, o *Heart Team* deve considerar riscos e benefícios de cada estratégia, nível cognitivo, fragilidade e preferências do paciente, e não apenas a idade como fator isolado.[1]

Doença pulmonar obstrutiva crônica

A doença pulmonar obstrutiva crônica (DPOC) é preditora independente de risco para complicações pulmonares perioperatórias, aumentando morbidade, tempo de internamento e mortalidade dos pacientes. Atelectasia, pneumonia e insuficiência respiratória são complicações comuns.

Apesar disso, na literatura atual não há evidência de benefício na utilização de exames complementares específicos na avaliação desses pacientes, bem como de intervenções pré-operatórias eficazes na redução dessas complicações, com exceção da cessação do tabagismo pelo menos quatro semanas antes do procedimento.

Diabetes mellitus

Pacientes com *diabetes mellitus* (DM) apresentam uma prevalência maior de doença arterial coronariana, além de aterosclerose mais agressiva, com lesões coronárias mais difusas, artérias coronárias de menor calibre e doença mais extensa.[1]

Quanto ao procedimento de escolha para revascularização miocárdica, as evidências atuais continuam favorecendo a CRM em pacientes com DM e DAC multiarterial. Em casos de risco cirúrgico elevado, propõe-se uma avaliação de risco individualizada e multidisciplinar do melhor método de revascularização.[2]

Insuficiência cardíaca

Nos pacientes com insuficiência cardíaca (IC), a escolha do procedimento percutâneo ou cirúrgico deve ser tomada após uma avaliação criteriosa do estado clínico do paciente e sua anatomia coronária, possibilidade de revascularização completa, viabilidade miocárdica, doença valvar coexistente e comorbidades associadas.[2]

No seguimento de longo prazo (9,8 anos), a revascularização coronariana é superior à terapia médica isolada, reduzindo a mortalidade por todas as causas, principalmente em pacientes mais jovens, e a mortalidade cardiovascular, principalmente em doença triarterial, em pacientes com IC de origem isquêmica.[8-10]

A presença de miocárdio viável pode melhorar a função sistólica do ventrículo esquerdo, independentemente do tratamento, e essa melhora não está relacionada à sobrevida de longo prazo.[11] Porém, informações recentes sugerem que, nesses pacientes, o principal benefício da cirurgia de revascularização miocárdica seja proteger o miocárdio viável residual de danos adicionais e eventos futuros.[12]

A ICP deve ser considerada em pacientes mais idosos, sem DM, nos quais a revascularização completa pode ser alcançada por este método, porém não demonstrou melhora na sobrevida nem reduziu a hospitalização.[13]

A CRM deve ser priorizada em pacientes mais jovens com doença mais extensa e nos diabéticos.[2]

Pós-síndrome coronariana aguda

Pós-síndrome coronariana aguda com supradesnivelamento do segmento ST

A angioplastia primária é a estratégia de reperfusão de escolha no cenário de infarto agudo com supra de ST. A CRM de emergência neste contexto está indicada apenas em casos de complicações mecânicas pós-infarto, como ruptura ventricular, ruptura do músculo papilar levando à regurgitação mitral grave ou defeito do septo interventricular. Nos casos de pacientes com isquemia em curso e grande área de miocárdio em risco, a CRM pode ser considerada para restaurar o fluxo na artéria culpada após ICP malsucedida.[1,2]

A CRM é uma opção razoável nos casos de pacientes com lesões residuais e DAC complexa, principalmente naqueles sem comorbidades significativas, com baixo risco cirúrgico e uma grande área miocárdica em risco.[1,2]

Pós-síndrome coronariana aguda sem supradesnivelamento do segmento ST

Até o momento não existem ensaios clínicos randomizados avaliando IPC *versus* CRM no cenário de síndrome coronariana aguda sem supra de ST e são utilizados os critérios aplicados a pacientes com DAC crônica para a escolha do melhor procedimento.[1]

Para a avaliação de casos complexos, são recomendados o uso do escore SYNTAX e a discussão com o *Heart Team*. Nos casos de doença multiarterial e DM, evidências sugerem um maior benefício da CRM em comparação com a ICP.[2]

REFERÊNCIAS

1. Lawton JS, Chair F, Tamis-Holland JE, Bangalore S, Bates ER, Beckie TM, et al. 2021 ACC/AHA/SCAI Guideline for Coronary Artery Revascularization: A Report of the American College of Cardiology/American Heart Association Joint Committee on Clinical Practice Guidelines. Circulation. 2022;145:e18-e114.
2. Neumann FJ, Sousa-Uva M, Ahlsson A, Alfonso F, Banning AP, Benedetto U, et al. 2018 ESC/EACTS Guidelines on myocardial revascularization. Eur Hearth J. 2019;40:87-165.
3. Shahian DM, O'Brien SM, Filardo G, Ferraris VA, Haan CK, Rich JB, et al. Society of Thoracic Surgeons Quality Measurement Task Force.The Society of Thoracic Surgeons 2008 cardiac surgery risk

models: Part 3–valve plus coronary artery bypass grafting surgery. Ann Thorac Surg. 2009;88:S43-S62.

4. Nashef SA, Roques F, Sharples LD, Nilsson J, Smith C, Goldstone AR, Lockowandt U. EuroSCORE II. Eur J Cardiothorac Surg. 2012;41:734-44.
5. Sianos G, Morel MA, Kappetein AP, Morice MC, Colombo A, Dawkins K, et al. The SYNTAX score: an angiographic tool grading the complexity of coronary artery disease. Euro Intervention. 2005;1:219-27.
6. Farooq V, van Klaveren D, Steyerberg EW, Meliga E, Vergouwe Y, Chieffo A, et al. Anatomical and clinical characteristics to guide decision making between coronary artery bypass surgery and percutaneous coronary intervention for individual patients: development and validation of SYNTAX score II. Lancet. 2013;381:639-50.
7. Escaned J, Collet C, Ryan N, Luigi De Maria G, Walsh S, Sabate M, et al. Clinical outcomes of state-of-the-art percutaneous coronary revascularization in patients with de novo three vessel disease: 1-year results of the SYNTAX II study. Eur Heart J. 2017;38:3124-34.
8. Velazquez EJ, Lee KL, Jones RH, Al-Khalidi HR, Hill JA, Panza JA, et al. Coronary-artery bypass surgery in patients with ischemic cardiomyopathy. N Engl J Med. 2016;374:1511-20.
9. Rozanski A, Miller RJH, Gransar H, Han D, Slomka P, Dey D, et al. Benefit of early revascularization based on inducible ischemia and left ventricular ejection fraction. J Am Coll Cardiol. 2022;80:202-15.
10. Petrie MC, Jhund PS, She L, Adlbrecht C, Doenst T, Panza JA, et al. Ten-year outcomes after coronary artery bypass grafting according to age in patients with heart failure and left ventricular systolic dysfunction: an analysis of the extended follow-up of the STICH Trial (Surgical Treatment for Ischemic Heart Failure). Circulation. 2016;134:1314-24.
11. Panza JA, Ellis AM, Al-Khalidi HR, Holly TA, Berman DS, Oh JK, et al. Myocardial viability and long-term outcomes in ischemic cardiomyopathy. N Engl J Med. 2019;381:739-48.
12. Panza JA, Chrzanowski L, Bonow RO. Myocardial viability assessment before surgical revascularization in ischemic cardiomyopathy: JACC review topic of the week. J Am Coll Cardiol. 2021;78(10):1068-77.
13. Perera D, Clayton T, O'Kane PD, Greenwood JP, Weerackody R, Ryan M, et al. Percutaneous revascularization for ischemic left ventricular dysfunction. N Engl J Med. 2022;387:1351-60.

15

Revascularização do miocárdio sem circulação extracorpórea

Enio Buffolo
Ricardo de Carvalho Lima
Tomás Antônio Salerno
José Glauco Lobo Filho

EVOLUÇÃO HISTÓRICA

Após duas décadas de experiência em cardiopatias congênitas e disfunções valvares, a cirurgia de revascularização miocárdica (CRM) entrou na prática da cirurgia cardiovascular. O acesso às artérias coronárias através da angiografia coronariana desenvolvida por Mason Sones na Cleveland Clinic no início dos anos 1960 foi o marco que possibilitou a cirurgia de revascularização direta do miocárdio.[1] A cineangiocoronariografia permitiu a identificação da anatomia das artérias coronárias e a gravidade das obstruções, permitindo assim o nascimento e desenvolvimento da cirurgia coronariana moderna, com a utilização de técnicas cirúrgicas eficazes e permitindo o abandono de muitos procedimentos cirúrgicos indiretos e ineficazes realizados nos anos anteriores. A era moderna da revascularização direta do miocárdio teve seu início com a utilização do enxerto com veia safena magna, denominada ponte de safena, e o uso da circulação extracorpórea (CEC).[2]

Em 1961 Goetz[3] relatou a revascularização direta do miocárdio utilizando a artéria mamária esquerda e sutura mecânica com anel de tântalo e o coração batendo. Garrett, em 1962, relatou ter realizado uma ponte de veia safena em vez de uma endarterectomia, vindo a publicar em 1973 a permeabilidade desse enxerto. A cirurgia de revascularização direta do miocárdio ocorreu por um acidente cirúrgico com a artéria coronária descendente anterior esquerda, após uma troca valvar convencional.[4]

Vasili Kolesov e Potashow publicaram na Rússia em 1965[5] e posteriormente nos Estados Unidos sua experiência com a revascularização direta do miocárdio, via toracotomia esquerda, utilizando a artéria mamária esquerda anastomosada na artéria descendente anterior com o coração batendo e em alguns casos com o uso de sutura mecânica. Kolesov não dispunha de informações da anatomia coronariana pelas imagens cineangiográficas e as cirurgias foram realizadas apenas em bases clínicas. Anos depois, Trapp e Bysaria, no Canadá[6] e Ankeney, nos Estados Unidos,[7] relataram, de forma independente e com resultados aceitáveis, as primeiras séries de pacientes submetidos à cirurgia de revascularização miocárdica sem o auxílio de circulação extracorpórea (CRMsCEC). A alternativa de CRMsCEC não teve aceitação geral por dificuldades técnicas na realização das anastomoses e pelo conceito da época de que não era possível ocluir temporariamente uma artéria coronária, mesmo que por alguns minutos, sem causar infarto agudo do miocárdio. Em virtude desse conceito inexato, foi utilizado um complicado dispositivo de perfusão distal que dificultava a realização da anastomose.

Apesar da localização superficial das artérias coronárias e não sendo necessária a abertura das câmaras cardíacas para a realização do procedimento, os cirurgiões, objetivando realizar uma anastomose delicada e de qualidade, optaram por parar o coração utilizando a CEC. Foram desenvolvidas técnicas de proteção miocárdica e aprimoramento da CEC, dando-se início à moderna cirurgia de revascularização direta do miocárdio e o uso extensivo do enxerto de veia safena.[2] Relatos vindos principalmente da Cleveland Clinic, como diagnóstico, seleção de pacientes e técnicas cirúrgicas, foram largamente publicados e tornaram a cirurgia de revascularização do miocárdio o procedimento cirúrgico cardíaco mais comum nas décadas seguintes.

Somente anos depois Buffolo et al.[8,9] e Benetti[10] publicaram, independentemente, relatos de séries de pacientes submetidos à CRMsCEC, de maneira consecutiva, utilizando enxertos de veia safena magna e/ou enxertos de artérias mamárias, tratando exclusivamente as artérias anteriores do coração (descendente anterior, ramos diagonais) e a coronária direita, chamando a atenção para a viabilidade e segurança desta alternativa eficaz de tratamento da insuficiência miocárdica. Na mesma década, outros relataram casos isolados numa pequena experiência. Foram descritas manobras técnicas para facilitar a anastomose, como: posição da mesa cirúrgica, perícia anestésica e estabilização farmacológica com verapamil e/ou betabloqueadores visando reduzir frequência cardíaca, pressão arterial e consumo de oxigênio.

A completa revascularização do miocárdio sem circulação extracorpórea foi obtida por Lima et al.,[11] quando desenvolveu técnica (*Lima's stitches*) de exposição dos ramos posteriores do coração, com a colocação de um ponto na porção mais profunda do pericárdio, provocando uma *ectopia cordis* temporária, sem comprometimento dos parâmetros hemodinâmicos, permitindo assim revascularizar todas as artérias do coração (artéria circunflexa e seus ramos marginais). Essas manobras foram essenciais para ampliar a indicação a todos os pacientes que necessitam de revascularização miocárdica. Lobo Filho,[12] utilizando os princípios do ponto profundo no pericárdio posterior, demonstrou ser possível realizar a CRM completa com índices de 100% de aplicabilidade. Em 1977, Rivetti e Gandra desenvolveram um perfusor intraluminal de coronária temporário (*shunt*), tentando manter a perfusão coronariana e evitando a isquemia miocárdica durante o período da realização da anastomose na cirurgia de CRMsCEC.[13] Em 2000, Tomás Salerno colaborou intensamente no desenvolvimento de novas tecnologias, como medidor de fluxo sanguíneo dos enxertos coronarianos, utilizado no intraoperatório (*transit time ultrasonic flow meter*). O método permite a avaliação da permeabilidade da anastomose e foi muito importante na cirurgia coronariana sem CEC para demonstrar a patência intraoperatória do enxerto, além de desenvolver e patentear produtos inovadores, como o soprador (*blower mister*).[14]

A indústria desenvolveu equipamentos para facilitar a realização das anastomoses. Foram desenvolvidos estabilizadores que permitem imobilizar o local onde será realizada a anastomose, promovendo uma "parada cardíaca" regional. Ao utilizar princípios do ponto profundo no pericárdio posterior, foi desenvolvido um equipamento que, colocado no *apex cordis*, auxilia a elevação do coração e a exposição dos ramos marginais da artéria circunflexa.[15] Esses equipamentos foram muito importantes para a obtenção de anastomoses de melhor qualidade, tornando-se essenciais na cirurgia coronariana sem CEC. A CRMsCEC vem sendo difundida em diversos centros, permitindo o treinamento de jovens cirurgiões e sua aplicação com sucesso em milhares de pacientes, com taxas de conversão próximas de 1%.

SELEÇÃO DOS PACIENTES

A realização de um procedimento de CRMsCEC tem seu início com uma seleção ideal do paciente. Este pode se encontrar em diversas apresentações clínicas e uma análise crítica de sua condição clínica, da cinecoronariografia e do ecocardiograma pode identificar problemas que exijam uma variação na estratégia cirúrgica.

Choque cardiogênico grave

Deve-se considerar uma contraindicação absoluta o paciente que tenha apresentado parada cardiorrespiratória e/ou se encontre em situação de grave choque cardiogênico. Esse tipo de paciente não permite nenhum tipo de manuseio do coração, uma vez que qualquer tipo de manobra cirúrgica pode induzir taquicardia ventricular e/ou fibrilação.

Choque cardiogênico moderado

O choque cardiogênico moderado pode se apresentar de duas maneiras: 1) o choque cardiogênico moderado associado a edema pulmonar ou baixa saturação também é uma contraindicação absoluta, porque a insuficiência pulmonar conduzirá o paciente a uma espiral possivelmente letal; e 2) o choque cardiogênico moderado sem insuficiência pulmonar torna-se uma contraindicação relativa, entretanto é imperativo o uso do balão intra-aórtico e uma equipe cirúrgica experiente e comprometida. O uso de suporte farmacológico (inotrópico balanceado com vasodilatador periférico) não deve ser considerado uma contraindicação absoluta. Esses pacientes são considerados graves e se, durante o procedimento sem CEC houver necessidade de conversão para cirurgia com CEC, isso não deve ser considerado um fracasso da abordagem cirúrgica, mas um esforço para reduzir a congestão pulmonar presente.

Lesão de tronco de coronária esquerda

Lesão de tronco de coronária esquerda severa não deve ser considerada uma contraindicação. Não havendo instabilidade hemodinâmica e elétrica, é viável uma abordagem de CRMsCEC como uma estratégia de revascularização miocárdica. Mas torna-se uma contraindicação relativa na presença de instabilidade hemodinâmica e elétrica, podendo exigir um nível mais alto de conhecimento e habilidades da equipe.

Artéria coronária intramiocárdica

Artéria coronária intramiocárdica não é contraindicação absoluta para CRMsCEC, mas exige da equipe cirúrgica ampla experiência com a técnica. Essa anatomia requer domínio da técnica, habilidade cirúrgica e uso de instrumentos especiais.

Variações anatômicas da artéria coronária

As variações anatômicas dos vasos coronários (um vaso diagonal que se estende até o ápice pode dificultar a colocação do posicionador apical; dois vasos coronários próximos um do outro exigem posicionamentos específicos do estabilizador cardíaco; a patologia do vaso ou estenose nas bifurcações podem criar problemas na perfusão e no posicionamento do *shunt* intracoronariano) precisam ser estudadas quanto ao posicionamento do estabilizador cardíaco e o posicionador apical. podendo levar a possíveis consequências na qualidade da anastomose. O estudo prévio dessas variáveis ajuda a identificar esses problemas antes do início do procedimento para que se tenha uma estratégia cirúrgica adequada.

Insuficiência mitral

A presença de insuficiência mitral não é uma contraindicação relativa ou absoluta para a abordagem de revascularização miocárdica sem CEC. Uma fração de ejeção ventricular esquerda baixa e crônica exige uma avaliação cuidadosa para a aplicação da técnica sem CEC. A hipertrofia ventricular esquerda presente na insuficiência mitral dificulta o deslocamento dos ventrículos e é difícil deslocá-los para a abordagem das artérias posteriores do coração. A construção da experiência da equipe permite a abordagem CRMsCEC na presença de insuficiência mitral com importante hipertrofia ventricular esquerda – nessa situação clínica, é possível conseguir a anteriorização do coração, com boa exposição dos vasos laterais e posteriores com a abertura da pleura direita. Esse procedimento permite deslocar o coração em direção ao hemitórax direito, devendo estar atento para não permitir a torção das veias cavas e/ou pulmonares. A utilização de betabloqueadores e o uso restrito de inotrópicos pode fazer diferença durante a anestesia.

PLANEJAMENTO OPERATÓRIO

Instrumental cirúrgico

Uma série de instrumentos cirúrgicos foi desenvolvida para ajudar a equipe cirúrgica na aplicação da técnica de CRMsCEC: afastador de esterno com estabilizador acoplado, posicionador acoplado, perfusor (*shunt*) e soprador. O afastador de esterno utilizado na CRMsCEC apresenta modificação que permite ancorar o estabilizador e o posicionador cardíaco apical. O estabilizador cardíaco imobiliza o local da anastomose e funciona com base em dois princípios: compressão e sucção. Ambos os princípios apresentam excelente exposição e imobilização da coronária no local a ser realizada a anastomose. O posicionador apical é utilizado para facilitar a enucleação do coração da cavidade pericárdica, direcionamento do ápice cardíaco e ajuda na exposição da face posterior do coração, permitindo a abordagem da artéria circunflexa e seus ramos marginais. O posicionador apical é colocado no ápice cardíaco e se fixa ao coração com auxílio de sucção à vácuo. O *shunt* intracoronariano é um dispositivo adicional e essencial que permite a perfusão contínua da porção distal da artéria coronária durante a realização da anastomose. O soprador é utilizado para limpar o possível sangue existente na área da anastomose, soprando uma névoa de gás O_2 ou CO_2 juntamente com soro fisiológico na região abordada. Algumas equipes não utilizam o O_2 com receio de embolia gasosa distal na coronária.

Manutenção da temperatura do paciente

A manutenção da temperatura do paciente é uma prioridade. Se necessário, deve-se manter a temperatura da sala de cirurgia mais elevada. A temperatura de 24 °C deve ser o objetivo durante o período de monitoramento e da anestesia do paciente. Posteriormente, com o uso de colchão de água aquecida e colocação dos campos cirúrgicos, permite-se a redução da temperatura ambiente da sala de cirurgia a 20 °C.

Exposição cardíaca

A manobra cirúrgica de deslocamento do coração (enucleação) para fora do saco pericárdico pode induzir mudanças no volume de sangue circulante no coração e exigirão manobras cirúrgicas como posicionamento do corpo, rotação da mesa e elevação das pernas. Uma mesa cirúrgica que permita elevação separada das pernas é preferível para CRMsCEC, evitando-se a posição de Trendelenburg.

Material de CEC

Os materiais necessários para uma conversão de CRMsCEC para CRM com CEC devem estar disponíveis na sala cirúrgica, mas não precisam ser colocados na mesa cirúrgica. A taxa de conversão é variável e está em torno de 1%. É importante manter a presença do técnico de perfusão no centro cirúrgico e manter *stand-by* em sala de cirurgia, o balão intra-aórtico, a bomba de CEC e o oxigenador. Também se deve manter disponível o medidor de fluxo (*flow meter*), nos serviços que o possuírem, para avaliação da qualidade das anastomoses.

Anestesia

A anestesia geral é a utilizada na CRMsCEC. A anestesia torácica peridural pode ser usada, mas não rotineiramente, pois a maioria dos pacientes está em uso de medicação antiagregante. A anestesia geral abrange diversos aspectos que requerem controle rigoroso nos cuidados no pré, intra e pós-operatório. Consiste na indução e manutenção adequadas de inconsciência, analgesia, amnésia, bloqueio neuromuscular e controle do estresse. Muitos desses pacientes podem ser acordados em sala de cirurgia, sendo, portanto, recomendável uma boa analgesia antes da extubação. A interação entre o anestesista e o cirurgião deve ser muito intensa em comparação à revascularização miocárdica convencional com CEC.

Anticoagulação intraoperatória

A anticoagulação intraoperatória na CRMsCEC não requer altas doses de heparina, devendo ser usadas doses como 2 mg/kg e controle do tempo de coagulação ativada (TCA) de 15 em 15 minutos e manter o TCA entre 300 e 400 segundos. O sulfato de protamina para reversão da heparina é utilizado ao final da última anastomose, na proporção de 1:1 (ou 0,8 para 1). Em virtude da hipercoagulabilidade, têm sido descritos fenômenos trombóticos que são prejudiciais à qualidade do enxerto, os quais são causados por fenômenos de hipercoagulabilidade. Medidas profiláticas podem ser aplicadas com antifibrinolíticos.

Transfusão de sangue

O sangue só deve ser infundido na presença de hemoglobina abaixo de 9 g/dL ou a critério do cirurgião. A perda de sangue na CRMsCEC geralmente é pequena e todo o sangue pode ser recuperado com o uso de *cell saver*.

Manutenção da hemodinâmica

A manutenção da hemodinâmica durante o procedimento e suas manobras é de fundamental importância para o sucesso do procedimento. Durante o movimento de luxação do coração para exposição das artérias das paredes lateral e posterior, observam-se alterações de volume de sangue circulante no coração, podendo estar associadas à torção das veias sistêmicas (veia cava inferior e superior), veias pulmonares e/ou um aumento da incompetência da válvula mitral (pela distorção da posição anatômica da válvula), provocando uma diminuição da pré-carga, com queda acentuada e rápida do débito cardíaco. Durante todo o procedimento de CRMsCEC, especialmente durante o manuseio do coração e a abordagem dos vasos coronários da parede posterior, é importante manter os parâmetros hemodinâmicos: do ritmo sinusal, da frequência cardíaca (55 a 70 bpm), da pressão arterial (sistólica acima 85 mmHg, diastólica acima de 50 mmHg e média acima de 60 mmHg), da pressão venosa central acima de 5 mmHg, do índice cardíaco acima de 2 L/min/m^2 e da temperatura corporal em torno de 36 °C.

A mudança de volume de sangue circulante no coração durante o manuseio cardíaco deve ser identificada e corrigida de maneira imediata visando evitar hipotensão arterial e a necessidade de reversão para CEC. Deve-se estar atento ao aumento da insuficiência mitral (causada por alteração do plano valvar mitral) e/ou aumento do volume do átrio esquerdo em decorrência do alongamento do coração, provocado pelo posicionador durante o manuseio do ápice cardíaco. A participação ativa do anestesista e a rígida monitorização em tempo real permite uma resposta apropriada e a melhor condução procedimento cirúrgico. A instabilidade elétrica é responsável pelo comprometimento da pré-carga do ventrículo direito e/ou esquerdo. O retorno venoso sistêmico e pulmonar pode ser corrigido com a elevação das pernas, evitando-se a posição de Trendelenburg, por dificultar o retorno cerebral e suas possíveis consequências. Na presença de doença pulmonar obstrutiva crônica, fibrilação atrial ou hipertrofia ventricular esquerda grave, é essencial uma pressão de enchimento mais alta para a manutenção do débito cardíaco normal, utilizando-se coloides com o objetivo de manter uma pressão venosa central superior a 8 mmHg.

Manuseio da vasodilatação intraoperatória

A vasodilatação intraoperatória pode induzir a diminuição da pós-carga e provocar hipotensão arterial. A correção farmacológica da pós-carga também pode ajudar na perfusão coronariana colateral. A correção da pós-carga depende da função ventricular preexistente, entretanto: 1) em ventrículos com baixa fração de ejeção, pode ser administrada baixa dose de inotrópico e vasopressores; 2) nos demais pacientes, deve-se administrar agonistas alfa-1, porque diminuem a capacitância venosa e melhoram a pré-carga.

Manuseio da instabilidade elétrica

A instabilidade elétrica observada na cirurgia de CRMsCEC pode levar a parâmetros hemodinâmicos indesejáveis. Geralmente é de origem cirúrgica e/ou eletrolítica. Na bradicardia sinusal (abaixo de 55 bpm) estão indicados estimulação atrial e uso de marca-passo para normalizar a frequência cardíaca e otimizar o débito cardíaco, reduzir a cavidade ventricular e facilitar o manuseio cardíaco necessário na realização das anastomoses. A taquicardia sinusal acima de 70 bpm dificulta a realização da anastomose e pode estar relacionada aos níveis superficiais da anestesia e/ou ausência de betabloqueadores. Os betabloqueadores de ação prolongada são preferenciais para garantir toda a cobertura durante o procedimento.

A taquicardia pode ser o primeiro sinal de isquemia, devendo ser tratada com nitroglicerina e manutenção durante todo o procedimento. Na presença de isquemia miocárdica, o bloqueio de ramo esquerdo, bloqueio de ramo direito ou hemibloqueio anterior esquerdo podem evoluir para bloqueio atrioventricular (AV) total. Por segurança, durante a cirurgia é recomendável a colocação de estimulação AV sequencial. A fibrilação atrial crônica dificulta a técnica cirúrgica e o uso de marca-passo e betabloqueadores pode ajudar a solucioná-la. A anastomose do segmento proximal da artéria coronária direita com redução significativa do fluxo sanguíneo durante a anastomose está associada ao bloqueio AV total ou ritmo juncional. O uso de marca-passo pode ser uma manobra alternativa para evitar essa dificuldade.

TÉCNICA CIRÚRGICA

Afastador do esterno

Foi desenvolvido um afastador de esterno com local de acoplamento do estabilizador e posicionador, o qual é colocado após a esternotomia, para uso em CRMsCEC. A barra transversal do afastador deve ser colocada cranialmente para facilitar a abordagem e realização das anastomoses, possibilitando um movimento livre do porta-agulha na mão direita do cirurgião. As barras verticais e a barra transversal são apropriadas para a montagem do estabilizador e posicionador apical.

Abertura do pericárdio

O pericárdio tem importante função durante o procedimento cirúrgico, devendo receber especial atenção desde sua abertura. A incisão é longitudinal ao longo da linha média. Na porção diafragmática a incisão é transversa, estendendo-se em direção à cavidade pleural direita e esquerda. No lado esquerdo a incisão deve permitir a visualização do ápice do ventrículo esquerdo, permitindo sua remoção sem obstrução. Na porção superior é deixado um pequeno *flap* na reflexão do pericárdio com a aorta e, com auxílio de um ponto, o *flap* é tracionado anteriormente, permitindo que aorta e ventrículos fiquem localizados mais anteriormente. A borda direita do pericárdio não deve ser tracionada, a fim de não oferecer resistência ao átrio direito, prejudicando seu enchimento, durante a enucleação do coração.

Ponto no pericárdio posterior

Após a abertura do pericárdio, o coração é luxado e um ponto de Prolene 3-0 com agulha de 2,5 cm é colocado temporariamente no pericárdio posterior entre a veia pulmonar superior esquerda e a veia cava inferior (Vídeo 1 – disponível via QR code e Figura 1). O ponto deve ter uma dupla passagem, envolvendo em torno de 2 cm de pericárdio, para prevenir a ruptura da membrana durante o procedimento. Deve-se ter o cuidado de não aprofundar o ponto pelo risco de provocar uma lesão no esôfago. Uma fita cardíaca dobrada sobre si mesma é transpassada pelo fio e um sistema de torniquete longo e rígido é utilizado para manter o fio e a fita unidos. O torniquete é tracionado e fixado no ângulo inferior da ferida cirúrgica e as duas pernas da fita ficam livres e separadas uma da outra para permitir o posicionamento desejado do coração. O movimento de tração permite a enucleação do coração em várias direções, conforme a localização que se deseja trabalhar. Ao tracionar o pericárdio posterior para cima, o coração move-se para cima, saindo de seu eixo normal. O movimento axial do ventrículo esquerdo é variado e se alternará de acordo com a forma e o tamanho do ventrículo. É posivel que o cirurgião tenha visibilidade completa do mediastino posterior e da parede posterior do coração com as corretas manobras das fitas.

Alterações hemodinâmicas variam de acordo com a posição do coração e a distorção provocada, podendo criar ou aumentar a incompetência da válvula mitral e sobrecarregar o volume pulmonar. Um deslocamento acentuado do coração em direção ao ápice ou para dentro da cavidade torácica direita pode criar torção e estrangulamento de veias cavas e/ou veias pulmonares. Os efeitos hemodinâmicos dessas distorções poderão ser causados pela diminuição do enchimento ventricular, resultando em instabilidade elétrica e fibrilação/taquicardia ventricular e/ou instabilidade hemodinâmica com perda de débito cardíaco.

A colocação correta do ponto no pericárdio posterior permite uma perfeita enucleação do coração, podendo ser realizada sem qualquer alteração hemodinâmica. A exposição pode não ser ideal na presença de hipertrofia ventricular esquerda pela redução do espaço criado pela enucleação. Nessa situação, o coração pode ser luxado para a cavidade pleural direita. Durante a exposição da parede posterior, a borda direita do pericárdio deve estar relaxada para evitar resistência ao átrio direito e dificultar seu enchimento.

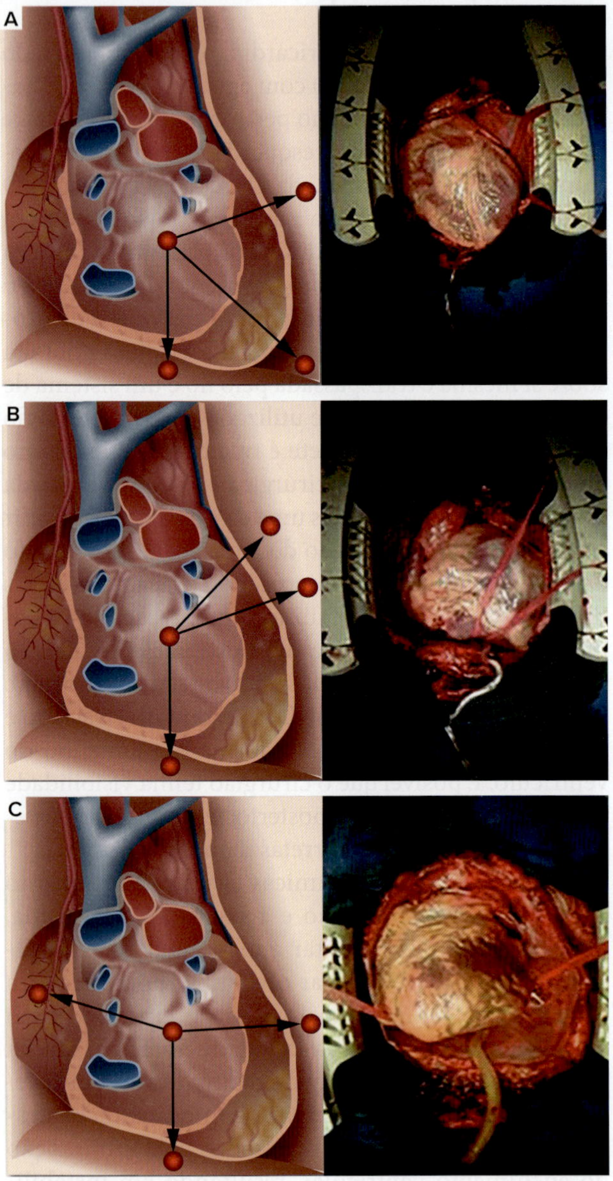

FIGURA 1.
Localização do ponto no pericárdio posterior e as manobras para exposição das coronárias. A: descendente anterior; B: coronária direita; C: ramos marginais da circunflexa.

Perfusão coronariana

O uso de *shunt* intracoronariano é importante para minimizar a isquemia aguda ou crônica (Figura 2). O uso do *shunt* durante a realização da anastomose diminui o risco de aparecimento súbito de isquemia e possível conversão do procedimento para CEC. A anastomose proximal da coronária direita pode provocar bloqueio AV total, em especial nos pacientes com bloqueio prévio de ramo direito ou esquerdo. É recomendável nessas condições o implante de estimulação sequencial, mesmo com a utilização do *shunt*. O uso do *shunt* reduz o risco de estenose nos ângulos proximal e distal da anastomose, em especial em vasos coronarianos finos (Figura 3).

O fluxo através do lúmen interno do *shunt* depende de sua pressão média de perfusão interna. Um *shunt* de 2 mm com pressão de perfusão de 70 mmHg fornecerá facilmente 40 cc de fluxo por minuto. O *shunt* inserido deve ser o tamanho máximo permitido em relação

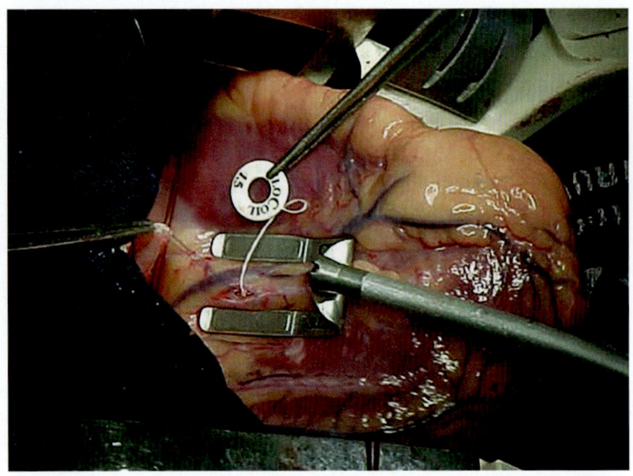

FIGURA 2.
Exposição do ramo marginal da artéria circunflexa, estabilizador cardíaco e *shunt* intraluminal.

Acesse o vídeo por meio do QR code.

VÍDEO 1.
Cirurgia de revascularização do miocárdio sem circulação extracorpórea com colocação do ponto no pericárdio posterior, na sua porção mais profunda, entre a veia pulmonar superior esquerda e a veia cava inferior. Revascularizadas as artérias torácica interna esquerda/descendente anterior, artéria torácica interna direita livre para o ramo obtuso marginal da circunflexa (cirurgia realizada em 1998 pelo Dr. Tomás Salerno, em Miami, EUA).

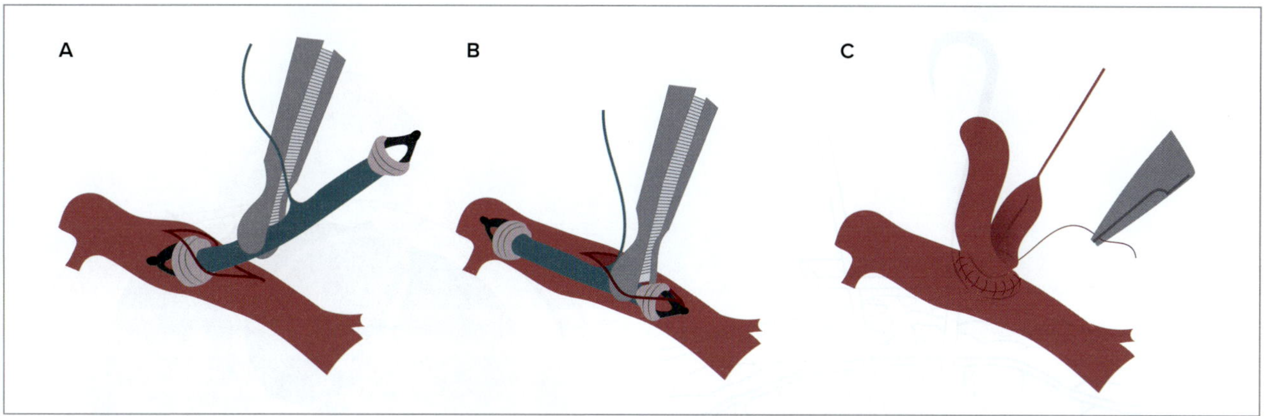

FIGURA 3.
Técnica de colocação do *shunt*. A: introdução proximal; B: introdução distal; e C: retirada do *shunt* ao final da anastomose.

ao diâmetro do vaso, entretanto sua colocação não se deve ser forçada. A colocação deve ser um procedimento fácil, evitando-se qualquer dificuldade existente. A impossibilidade de inserção do *shunt* não inviabiliza a realização da anastomose com completa oclusão do vaso e consequente isquemia temporária. É importante não lesionar o interior do vaso durante a colocação. A inserção de qualquer tamanho de *shunt* sempre criará um gradiente na pressão de perfusão coronariana distal intraluminal. Quanto mais grave a estenose proximal ou menor a luz, menores serão as consequências da isquemia temporária ou a presença de gradiente provocado pelo *shunt*. O uso de *shunt* permite a presença de sangue no local da anastomose, mas essa dificuldade pode ser superada com o uso de um soprador com gás e soro.

Anastomose

As anastomoses devem ser feitas de maneira tradicional, semelhante à técnica utilizada com CEC, com sutura contínua de Prolene 7-0 ou 8-0, a critério do cirurgião. As anastomoses na parede lateral e posterior são mais laboriosas e requerem a melhor exposição possível. O garroteamento proximal e distal da coronária pode ser feito com fio de Prolene 5-0, passando o ponto o mais profundo possível, como forma de evitar lesionar a coronária na sua face posterior e deixar um coxim muscular na parede posterior, protegendo-a (Figura 4). O fio é passado num torniquete e ancorado num pequeno enxerto de pericárdio bovino na face anterior da artéria, evitando o contato direto do torniquete com a artéria. A pressão dada no torniquete deve ser a mínima necessária, para que impeça a presença de sangue no local da arteriotomia.

Realizada a arteriotomia, o *shunt* é introduzido e nesse momento os torniquetes podem ser liberados, dando-se início à anastomose pela técnica usual. O ideal é iniciar as anastomoses pela coronária descendente anterior, seguida da coronária direita e por fim os ramos marginais; entretanto, na condição de uma coronária 100% ocluída e sem colateral, pode-se iniciar por essa coronária. A anastomose proximal da direita tem grande variabilidade técnica. A coronária direita é muitas vezes um vaso muito difusamente doente, com um diâmetro até e às vezes superior a 3 mm, que perfunde uma grande parte do músculo ventricular direito e às vezes grande massa do ventrículo esquerdo. A oclusão temporária do vaso coronário direito pode levar ao bloqueio atrioventricular completo. É recomendável a colocação de eletrodos temporários de marca-passo com a finalidade de melhorar a segurança. O uso de *shunt* na coronária direita deve ser objetivo no maior número de anastomoses. Outra conduta que melhora a segurança é realizar a cirurgia da coronária direita depois de realizadas todas as outras anastomoses.

Estabilizador cardíaco

Um estabilizador cardíaco é o principal instrumento usado para a realização da anastomose coronariana sem CEC. Estabiliza o ventrículo e principalmente o local da anastomose, possibilitando a realização da sutura de maneira confortável. Existem dois tipos de estabilizadores (por pressão e por sucção) e ambos permitem uma excelente exposição da coronária no local da anastomose. Deve-se ter o cuidado de não usar pressão em excesso sobre o ventrículo que possa provocar alguma alteração hemodinâmica indesejável (Figura 4).

Posicionador apical

Para a enucleação ideal do coração, torna-se necessário um protocolo cirúrgico rígido e consistente para

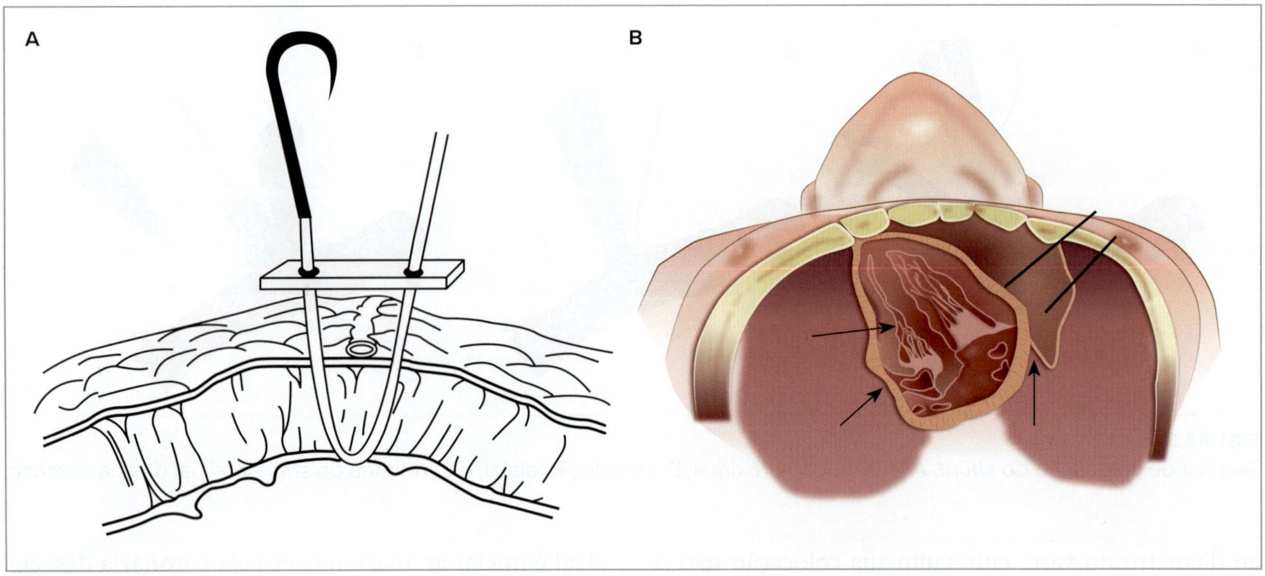

FIGURA 4.
A: passagem do ponto deixando um coxim protetor na parede posterior da coronária e colocação de um pequeno enxerto na face anterior para evitar o contato do torniquete com a artéria. B: evitar tracionar a borda direita do pericárdio, evitando compressão na parede do átrio direito e instabilidade hemodinâmica.

a manutenção da hemodinâmica, da visibilidade e da estabilização por meio de uma combinação de métodos que permite bons resultados: 1) colocação do ponto no pericárdio posterior; 2) colocação do posicionador apical, que ajuda na estabilização do ápice cardíaco e melhora a visualização da parede posterior. O posicionador cardíaco não deve ser usado na presença de um ventrículo esquerdo pequeno, na revascularização da parede anterior e na presença de um ramo diagonal longo e paralelo à descendente anterior.

Avaliação da anastomose (*flow meter*)

Em 1999, Tomás Salerno introduz no arsenal da CRMsCEC a avalição dos resultados cirúrgicos do fluxo coronariano por meio da medição do fluxo, utilizando a técnica *transit time flow measurement* (TTFM). Ao final da anastomose é realizada a avalição do fluxo pelo TTFM, e os problemas técnicos ocasionalmente existentes nas anastomoses recém-construídas podem ser solucionados com precisão diagnóstica antes do fechamento do esterno. Foi desenvolvido um algoritmo padrão para uso e interpretação do TTFM intraoperatório. É recomendável o controle da qualidade da anastomose em todas as cirurgias de revascularização, com e sem CEC.

Prevenção do acidente vascular cerebral

O acidente vascular cerebral (AVC) como doença está fortemente associado à doença arterial coronariana. O AVC é uma complicação dramática e provoca perda da qualidade de vida do paciente, prejudicando o benefício da cirurgia. Portanto, todos os pacientes com revascularização do miocárdio correm risco de AVC durante e após o procedimento cirúrgico.

Algumas condutas podem ser aplicadas visando diminuir o risco de AVC:

- Menor manuseio da aorta, uma vez que não será preciso colocar cânula arterial para realizar a CEC.
- Evitar ao máximo possível o manuseio da aorta com o uso do pinçamento parcial para realização das anastomoses proximais.
- Avaliar a aorta por meio de aortograma, ecocardiograma transesofágico, tomografia e palpação durante o ato cirúrgico.
- Intensificar o uso de anastomoses sequenciais.
- Na presença de aorta ascendente com calcificação, dar preferência aos enxertos compostos ou dupla mamária.
- Evitar a cirurgia combinada (CRM e carótida).
- Procurar manter a hemodinâmica estável durante todo o procedimento cirúrgico, intensificando as ações do anestesista.
- Introduzir níveis terapêuticos de antiagregante plaquetário durante os primeiros 5 a 7 dias de pós-operatório, período correspondente ao de hipercoagulabilidade.
- Manter no pós-operatório a terapêutica antiagregante plaquetária na presença de fibrilação atrial.

- Avaliar a necessidade de ligar o apêndice atrial na presença de fibrilação atrial crônica.

Conversão para circulação extracorpórea

Em pacientes estáveis, não é necessário ter o sistema de CEC montado com o técnico de perfusão em sala de cirurgia. Entretanto, nos pacientes instáveis é importante ter o sistema de CEC e o técnico de perfusão em sala para uma possível conversão ser a mais rápida possível. A mudança do segmento ST é um sinal de alerta importante para uma possível conversão. Suplemento: vídeos cirúrgicos sobre a técnica.

Acesse o vídeo por meio do QR code.

VÍDEO 2.
Primeira cirurgia de revascularização do miocárdio sem circulação extracorpórea (1981) para coronárias descendente anterior e direita, sem uso de estabilizadores e posicionadores (só surgiram em 1998). Cirurgia realizada com uso de betabloqueador, bloqueador dos canais de cálcio, estabilização cardíaca com compressas, torniquetes e tração nas coronárias, pressão arterial média de 60 mmHg e frequência cardíaca de 60 bpm, realizada por Ênio Buffolo (São Paulo, Brasil).

Acesse o vídeo por meio do QR code.

VÍDEO 3.
Cirurgia de revascularização do miocárdio sem circulação extracorpórea em caso de doença multiarterial (artéria circunflexa-ramo marginal, 1ª diagonal, descendente anterior), realizada pelo Dr. Rodrigo Milani (Curitiba, Brasil).

Acesse o vídeo por meio do QR code.

VÍDEO 4.
Cirurgia de revascularização do miocárdio sem circulação extracorpórea. A: colocação do posicionador cardíaco. B: colocação do estabilizador no local da anastomose. C: introdução do *shunt* na coronária; D: realização da anastomose na parede inferior. Procedimento realizado pelo Dr. Maurílio O. Deininge (João Pessoa, Brasil).

Algumas medidas podem devem ser tomadas de imediato:

- Verificar o posicionamento do *shunt*.
- Verificar se o estabilizador está comprimindo alguma outra artéria coronária.
- Verificar o alinhamento do ventrículo com o átrio, causando alguma distorção que altere o débito cardíaco.
- Verificar se o posicionador está provocando insuficiência mitral.

Pós-operatório

A sobrevida na CRMsCEC é comparável à da cirurgia de revascularização miocárdica convencional com CEC. Vários estudos de acompanhamento de longo prazo não demonstraram nenhuma diferença entre o grupo operado com ou sem CEC. Observa-se uma redução nas taxas de AVC com o uso da técnica sem CEC. A CRMsCEC parece reduzir a disfunção renal pós-operatória, o sangramento, a necessidade de transfusão e as complicações respiratórias. Os grupos de pacientes de alto risco parecem se beneficiar da cirurgia coronariana sem CEC.

REFERÊNCIAS

1. Sones FM Jr, Shirey EK. Cine coronary arteriography. Mod Concepts Cardiovasc Dis. 1962;31:735-8.
2. Favaloro RG. Saphenous vein autograft replacement of severe segmental coronary artery occlusion: operative technique. Ann Thorac Surg. 1968;5(4):334-9.
3. Goetz RH, Rohman M, Haller JD, Dee R, Rosenak SS. Internal mammary-coronary artery anastomosis. A nonsuture method employing tantalum rings. J Thorac Cardiovasc Surg. 1961;41:378-86.
4. Garrett HE, Dennis EW, DeBakey ME. Aortocoronary bypass with saphenous vein graft. Seven-year follow-up. JAMA. 1996;276:1517-20.
5. Kolesov VI, Potashov LV. [Surgery of coronary arteries]. Eksp Khir Anesteziol. 1965;10(2):3-8.
6. Trapp WG, Bisarya R. Placement of coronary artery bypass graft without pump oxygenator. Ann Thorac Surg. 1975;19(1):1-9.
7. Ankeney JL. Editorial: To use or not to use the pump oxygenator in coronary bypass operations. Ann Thorac Surg. 1975;19(1):108-9.
8. Buffolo E, Andrade JCS, Succi JF, Leão LEV, Branco JNR, Cueva C, et al. Revascularização direta do miocárdio sem circulação extracorpórea, descrição da técnica e resultados iniciais. Arq Bras Cardiol. 1982;38:365-73.
9. Buffolo E, De Andrade CS, Branco JN, Teles CA, Aguiar LF, Gomes WJ. Coronary artery bypass grafting without cardiopulmonary bypass. Ann Thorac Surg. 1996;61(1):63-6.
10. Benetti FJ. Direct coronary surgery with saphenous vein bypass without either cardiopulmonary bypass or cardiac arrest. J Cardiovasc Surg (Torino). 1985;26(3):217-22.
11. Lima R de C, Escobar MAS, Lobo Filho JG, Diniz R, Saraiva A, Césio A, et al. Resultados cirúrgicos na revascularização do miocárdio sem circulação extracorpórea. análise de 3.410 pacientes. Rev Bras Cir Cardiovasc. 2003;18(3):261-7.

12. Lobo Filho JG, Dantas MCBR, Rolim JGV, Rocha JA, Oliveira FM, Ciarline C, et al. Cirurgia de revascularização completa do miocárdio sem circulação extracorpórea: uma realidade. Rev Bras Cir Cardiovasc. 1997;12(2):115-21.
13. Rivetti LA, Gandra SM. Initial experience using an intraluminal "shunt" during revascularization of the beating heart. Ann Thorac Surg. 1997;63(6):1742-7.
14. Hamilton A. Beating heart coronary artery surgery. Can J Surg. 2002;45(1):72.
15. Borst C, Jansen EW, Tulleken CA, Gründeman PF, Mansvelt Beck HJ, van Dongen JW, et al. Coronary artery bypass grafting without cardiopulmonary bypass and without interruption of native coronary flow using a novel anastomosis site restraining device ("octopus"). J Am Coll Cardiol. 1996;27(6):1356-64.

16

Cirurgia de revascularização miocárdica sem uso de circulação extracorpórea. A técnica anaórtica (aorta *no-touch*)

Walter José Gomes
Ayrton Bertini Júnior
Eduardo Piccini Nascimento Gomes
Nelson Americo Hossne Junior

INTRODUÇÃO

Evidências continuadas consolidaram a cirurgia de revascularização miocárdica (CRM) como o procedimento mais eficaz no tratamento de pacientes com doença arterial coronária (DAC) aterosclerótica avançada, reduzindo o risco a longo prazo de infarto do miocárdio (IM) e mortalidade em comparação com outras terapias, além de proporcionar alívio dos sintomas anginosos.[1]

Convencionalmente, a CRM é realizada com a utilização da circulação extracorpórea (CEC) e pinçamento aórtico para promover a parada cardioplégica. Entretanto, a CEC induz complicações que, em pacientes de maior risco, elevam a morbidade e aumentam a incidência de desfechos adversos. Além disso, a manipulação da aorta durante a canulação, o pinçamento total e o pinçamento lateral para a realização de anastomoses proximais aumentam o risco de acidente vascular cerebral (AVC) perioperatório.

A CRM sem CEC surgiu inicialmente como uma alternativa técnica para evitar os efeitos adversos da CEC, notadamente a síndrome de resposta inflamatória sistêmica e a disfunção de órgãos induzida pelo circuito extracorpóreo. Com a crescente complexidade dos casos encaminhados para cirurgia, essas complicações podem comprometer os benefícios do procedimento, especialmente em pacientes mais idosos e com múltiplas comorbidades. A CEC também está associada a um risco aumentado de lesão renal aguda, particularmente em indivíduos com comprometimento prévio da função renal, e afeta negativamente a função pulmonar, aumentando a incidência de complicações respiratórias no pós-operatório.[2]

O conceito da CRM sem CEC com técnica anaórtica (*aorta no-touch*) representou uma evolução adicional, surgindo como um procedimento eficaz para pacientes com alto risco de complicações neurológicas perioperatórias. Essa abordagem elimina a necessidade de manipulação da aorta ascendente, reduzindo significativamente o risco de embolia cerebral causada por *debris* da parede aórtica. Além disso, essa técnica está diretamente associada à redução de complicações perioperatórias e à melhora dos resultados clínicos, especialmente em pacientes de alto risco. Além da menor incidência de complicações neurológicas e embolias sistêmicas, há uma redução da resposta inflamatória sistêmica e da síndrome vasoplégica, minimizando a disfunção orgânica múltipla.[3]

Adicionalmente, a CRM sem CEC está associada a uma menor incidência de fibrilação atrial pós-operatória, redução da necessidade de transfusões sanguíneas, menor tempo de intubação e ventilação mecânica, além da diminuição do uso de medicamentos vasoativos. Esses fatores contribuem para uma recuperação pós-operatória mais rápida, resultando em menor tempo de permanência na unidade de terapia intensiva (UTI) e no hospital. Essa redução no tempo de internação e nas complicações associadas também impacta positivamente os custos do procedimento, tornando-o uma alternativa viável e potencialmente mais econômica em comparação com a CRM realizada com CEC.[4,5]

EVOLUÇÃO DA CIRURGIA DE REVASCULARIZAÇÃO MIOCÁRDICA SEM CEC

A comparação entre a cirurgia de revascularização miocárdica (CRM) com e sem o uso de circulação extracorpórea (CEC) tem sido amplamente debatida, especialmente em relação à segurança, eficácia e resultados em longo prazo. Ambas as técnicas apresentam vantagens e desvantagens que devem ser consideradas conforme o perfil do paciente e a experiência da equipe cirúrgica.

Entre as desvantagens da CRM sem CEC, destacam-se o campo operatório menos estável, uma vez que a cirurgia é realizada com o coração batendo, exigindo maior treinamento e habilidade técnica do cirurgião para a execução das anastomoses. Estudos indicam que, em alguns casos, a CRM sem CEC pode resultar em um número menor de enxertos em comparação à técnica convencional, especialmente em pacientes que necessitam de múltiplos enxertos. Além disso, os resultados são altamente dependentes da experiência do cirurgião e da equipe. Em centros com menor volume de casos ou com cirurgiões menos experientes, os desfechos podem ser inferiores aos da técnica convencional.

Nas décadas de 1990 e início dos anos 2000, a CRM sem CEC ganhou popularidade como uma alternativa promissora para reduzir os riscos associados à CEC. A teoria era sólida, mas a prática revelou desafios significativos. Muitos cirurgiões começaram a realizar a CRM sem CEC sem o treinamento adequado ou a experiência necessária para lidar com as complexidades técnicas dessa abordagem. Como consequência, os resultados iniciais foram desfavoráveis, levando a um aumento da mortalidade tardia em comparação com a CRM com CEC e a uma redução no entusiasmo pelo uso dessa técnica.

Atualmente, observa-se um ressurgimento do emprego da CRM sem CEC, desta vez com maior ênfase no treinamento especializado e na experiência cirúrgica. Grandes centros passaram a adotar a técnica e a capacitar cirurgiões com treinamento adequado. Esse retorno está diretamente relacionado ao aumento do número de pacientes de alto risco encaminhados para tratamento cirúrgico e aos melhores resultados clínicos obtidos com a técnica sem CEC.

PACIENTES DE ALTO RISCO

A CRM sem CEC demonstrou vantagens significativas em pacientes de alto risco, incluindo aqueles com disfunção ventricular esquerda, calcificação aórtica, idade avançada, diabetes e disfunção renal. Uma meta-análise abrangendo 100 estudos indicou que a CRM sem CEC está associada a uma redução de 28% no risco de AVC, além de contribuir para a melhora da sobrevida e para a diminuição do risco de complicações graves nesses pacientes.[6]

COMPARAÇÃO DE RESULTADOS EM LONGO PRAZO

Diversos estudos randomizados compararam os resultados de longo prazo entre a CRM com e sem CEC. Em relação à mortalidade e aos eventos cardíacos, a maioria dos grandes estudos clínicos, como MASS-III, CORONARY, DOORS e GOPCABE, demonstrou que não há diferença significativa em termos de mortalidade a longo prazo ou eventos cardíacos adversos maiores (infarto do miocárdio, revascularização e AVC) entre as duas técnicas. No entanto, a CRM sem CEC tem se mostrado associada a uma redução no risco de AVC em pacientes de alto risco, como idosos ou indivíduos com aterosclerose extensa da aorta, sendo esse um dos principais benefícios da técnica.

Por outro lado, estudos como o ensaio ROOBY indicaram que, quando realizada por cirurgiões menos experientes, a CRM sem CEC esteve associada a taxas mais elevadas de mortalidade em longo prazo e menor patência dos enxertos, em comparação com a CRM convencional.[3]

Algumas pesquisas sugerem que a CRM sem CEC pode estar associada a uma maior taxa de revascularização incompleta, o que pode impactar os resultados em longo prazo. No entanto, em estudos conduzidos por cirurgiões com treinamento adequado, a CRM sem CEC demonstrou ser igualmente eficaz na realização de revascularização completa. Os benefícios dessa abordagem são mais evidentes em pacientes de maior risco, como aqueles com insuficiência renal, idade avançada ou disfunção ventricular severa, devido à menor incidência de complicações perioperatórias. Em pacientes diabéticos, a CRM sem CEC também está associada a uma redução significativa na incidência de AVC e outras complicações neurológicas, quando comparada à CRM com CEC.[7,8]

TÉCNICA ANAÓRTICA (AORTA *NO-TOUCH*)

A técnica anaórtica (aorta *no-touch*) evita completamente a manipulação da aorta na cirurgia de CRM sem CEC, eliminando a necessidade de pinçamento ou qualquer outra intervenção direta sobre a aorta. Isso reduz significativamente o risco de embolização cerebral e outras complicações, tornando essa abordagem especialmente vantajosa para pacientes com aterosclerose da aorta ascendente, presença de ateromas, calcificações aórticas ou aorta em porcelana, condições que implicam em alto risco de AVC.[3]

Meta-análises comparando a CRM com e sem CEC utilizando a técnica anaórtica demonstraram uma redução significativa na incidência de AVC perioperatório. Estudos indicam que, ao eliminar a manipulação da aorta, o risco de AVC cai para menos de 0,4%, enquanto a CRM convencional com CEC apresenta taxas de AVC variando entre 1,5% e 5%, dependendo do perfil da população estudada.[9]

Uma metanálise que avaliou mais de 8.000 pacientes comparando a CRM sem CEC com a técnica anaórtica *versus* CRM com CEC demonstrou uma redução de 40% no risco de AVC perioperatório nos pacientes submetidos à técnica anaórtica. Essa redução foi ainda mais significativa em pacientes de alto risco, como idosos e indivíduos com calcificação aórtica extensa.[10]

As diretrizes europeias de 2018 recomendam, com classe IIa, o uso da técnica anaórtica em pacientes com doença aórtica significativa e consideram sua aplicação apropriada em pacientes de alto risco.[1]

DISPOSIÇÃO DOS ENXERTOS NA TÉCNICA ANAÓRTICA

A utilização bilateral de enxertos de artéria torácica interna (ATI) é essencial para viabilizar a técnica anaórtica, complementada pelo uso de condutos de veia safena (VS) ou artéria radial como enxertos compostos em Y anastomosados às ATIs in situ, permitindo a revascularização coronária completa (Figuras 1 e 2). Para maximizar o comprimento e a flexibilidade dos enxertos, as ATIs são frequentemente dissecadas utilizando a técnica esqueletonizada.

O uso de enxerto composto de veia safena (VS) anastomosado em Y na artéria torácica interna (ATI) in situ, em oposição ao enxerto diretamente conectado à aorta ascendente, apresenta diversas vantagens. Primeiramente, o enxerto composto de VS é continuamente exposto aos efeitos protetores dos mediadores derivados do endotélio, como o óxido nítrico liberado pela ATI. Além disso, a quantidade de VS necessária para atingir o vaso-alvo é menor do que a de um enxerto de VS aortocoronário. Por fim, o conduto de VS anastomosado à ATI sofre menor estresse circulatório do que um conduto ligado diretamente à aorta ascendente. Estudos demonstram que a perviedade em médio prazo dos enxertos venosos anastomosados em Y nas ATIs é semelhante à dos condutos arteriais, resultando em melhora da perfusão miocárdica e em melhores desfechos clínicos.[3]

Diversas configurações desses enxertos permitem variações técnicas que viabilizam a revascularização completa nesses pacientes (Figura 2).

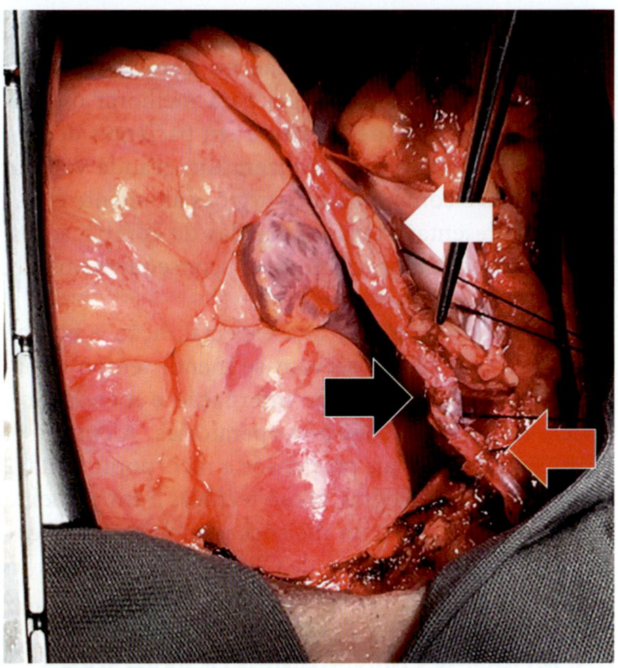

FIGURA 1.
Segmento de enxerto de veia safena *no-touch* (seta branca) anastomosado distalmente na artéria coronária descendente posterior e proximalmente no coto da artéria torácica interna direita (seta vermelha). A seta preta indica o local da anastomose.

ENXERTOS DE VEIA SAFENA *NO-TOUCH*

Os enxertos de veia safena são retirados utilizando a técnica *no-touch*, que minimiza a manipulação do vaso durante a dissecção, preservando sua estrutura e a camada íntima, além do tecido perivascular. Essa abordagem protege a veia contra danos mecânicos que podem ocorrer durante a remoção convencional, melhorando a patência a longo prazo. Quando comparada à retirada convencional, a técnica *no-touch* está associada a melhores taxas de perviedade.[11]

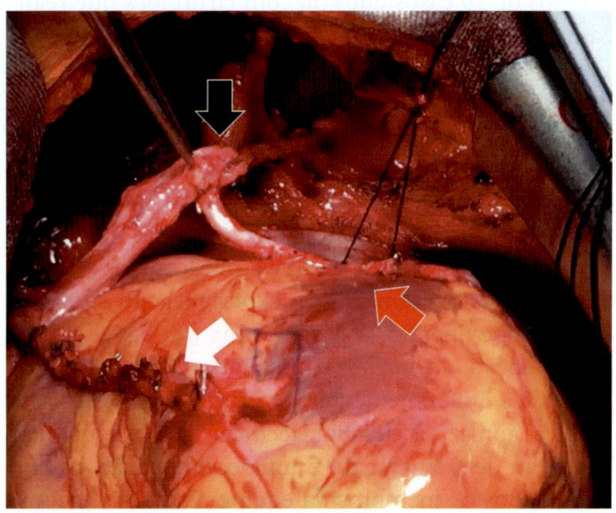

FIGURA 2.
Anastomose da artéria torácica interna direita com a artéria descendente anterior (seta branca) e da artéria torácica interna esquerda com o ramo intermédio (seta vermelha). A seta preta aponta o local da anastomose término-lateral do enxerto de veia safena *no-touch* na artéria descendente posterior com a artéria torácica interna esquerda.

USO DO SEGMENTO INICIAL (COTO) DA ATI DIREITA PARA A ANASTOMOSE PROXIMAL

Em pacientes nos quais a dissecção bilateral das ATIs pode aumentar o risco de complicações esternais, a utilização do segmento inicial (coto) da ATI direita para a anastomose proximal representa uma alternativa vantajosa. Dissecando apenas a porção inicial da ATI direita, é possível preservar a irrigação esternal através da circulação colateral e periostal, ao mesmo tempo que se permite a realização de múltiplas anastomoses com enxertos de veia safena *no-touch* ou artéria radial. Uma das vantagens dessa abordagem é a similaridade de calibre entre os dois vasos, além da espessura comparável da parede.

Do ponto de vista técnico, essa estratégia permite a realização de múltiplas anastomoses, sendo o primeiro enxerto venoso conectado de forma término-terminal e os adicionais de maneira término-lateral (Figura 1).[3] Essa técnica não exige habilidades novas para sua aplicação e está ao alcance de todos os cirurgiões habituados à CRM.

IMPORTÂNCIA DO TREINAMENTO E EXPERIÊNCIA DO CIRURGIÃO E DA EQUIPE CIRÚRGICA

Evidências crescentes demonstram que os melhores resultados da CRM sem CEC com técnica anaórtica estão diretamente relacionados à experiência do cirurgião e da equipe. Em hospitais de baixo volume (menos de 29 casos/ano) ou com cirurgiões que realizam poucos procedimentos (menos de 19 por ano), a CRM sem CEC esteve associada a uma maior mortalidade. No entanto, em centros de alto volume, onde os cirurgiões realizam 48 ou mais casos por ano, a CRM sem CEC demonstrou redução da mortalidade em comparação com a técnica convencional.

Portanto, o volume anual de cirurgias realizadas por um cirurgião e sua equipe é um forte preditor de sucesso na CRM sem CEC. A experiência do cirurgião e da equipe operatória desempenha um papel crucial na obtenção de melhores resultados com a técnica anaórtica. Diferentemente da cirurgia com CEC, essa técnica apresenta desafios técnicos que exigem um alto grau de treinamento e uma coordenação precisa entre todos os membros da equipe. Estudos demonstram que a curva de aprendizado é um dos fatores mais críticos para garantir o sucesso da cirurgia sem CEC, especialmente no contexto da técnica anaórtica.[12]

A capacidade de realizar uma revascularização completa também é fortemente impactada pela experiência do cirurgião. Cirurgiões com menor experiência podem encontrar dificuldades na revascularização de todos os vasos necessários, especialmente em pacientes com anatomia coronariana complexa.

IMPORTÂNCIA DA EQUIPE OPERATÓRIA E COORDENAÇÃO MULTIDISCIPLINAR

Além da experiência do cirurgião, o desempenho da equipe operatória como um todo é crucial para o sucesso da CRM sem CEC. Essa técnica exige uma coordenação precisa entre o cirurgião, anestesista, perfusionista (quando necessário) e a equipe de enfermagem. A capacidade de prever, monitorar e corrigir rapidamente quaisquer variações hemodinâmicas durante a operação é fundamental para garantir a segurança do paciente.

Durante a CRM sem CEC, o anestesista desempenha um papel essencial na manutenção da estabilidade hemodinâmica, monitorando continuamente a pressão arterial, a frequência cardíaca e a função ventricular. Esses parâmetros precisam ser ajustados dinamicamente, pois o deslocamento do coração para a realização das anastomoses pode causar variações hemodinâmicas significativas.

CENTROS DE EXCELÊNCIA E ALTOS VOLUMES DE CASOS

A criação de centros de excelência especializados em cirurgia de revascularização miocárdica tem sido proposta como uma estratégia para melhorar os desfechos cirúrgicos, especialmente em pacientes de alto risco. Esses centros, que realizam um grande volume de cirurgias e contam com cirurgiões altamente experientes, apresentam taxas reduzidas de complicações, melhores resultados clínicos e, consequentemente, menor custo hospitalar.

Em instituições com alta especialização e equipe altamente treinada, observam-se menor tempo cirúrgico, redução do tempo de internação e menor incidência de complicações pós-operatórias. Além disso, esses centros são mais propensos a incorporar rapidamente novas tecnologias, como técnicas minimamente invasivas, que permitem incisões menores e, frequentemente, dispensam o uso de CEC.

IMPORTÂNCIA DA TÉCNICA PARA AS ABORDAGENS MINIMAMENTE INVASIVAS

Uma das principais tendências atuais na CRM é a adoção de abordagens minimamente invasivas, que oferecem vantagens como recuperação mais rápida, menor dor pós-operatória e melhor resultado estético. No entanto, essa evolução também impõe desafios adicionais ao cirurgião, principalmente no domínio da técnica sem CEC.

O sucesso da cirurgia minimamente invasiva depende de treinamento especializado e de uma base técnica bem consolidada na CRM sem CEC. A ausência desse preparo adequado pode levar à repetição das falhas e limitações observadas no início da experiência com a CRM sem CEC, prejudicando a credibilidade da abordagem. Dessa forma, o aprimoramento contínuo e a capacitação de cirurgiões e equipes operatórias são fundamentais para consolidar essa técnica como uma alternativa viável e segura.

REFERÊNCIAS

1. Sousa-Uva M, Neumann FJ, Ahlsson A, Alfonso F, Banning AP, Benedetto U, Byrne RA, Collet JP, Falk V, Head SJ, Jüni P, Kastrati A, Koller A, Kristensen SD, Niebauer J, Richter DJ, Seferovic PM, Sibbing D, Stefanini GG, Windecker S, Yadav R, Zembala MO; ESC Scientific Document Group. 2018 ESC/EACTS Guidelines on myocardial revascularization. Eur J Cardiothorac Surg. 2019;55(1):4-90. doi: 10.1093/ejcts/ezy289.
2. Gomes WJ, Angelini GD. On- or off-pump coronary artery bypass surgery: is the debate settling down? Braz J Cardiovasc Surg. 2019;34(4):VIII-XI. doi: 10.21470/1678-9741-2019-0281.Gomes WJ,
3. Gomes EN, Bertini A Jr, Reis PH, Hossne NA Jr. The anaortic technique with bilateral internal thoracic artery grafting—filling the gap in coronary artery bypass surgery. Braz J Cardiovasc Surg. 2021;36(3):397-405. doi: 10.21470/1678-9741-2020-0451.
4. Gomes WJ, Braile DM. On-pump versus off-pump coronary artery bypass surgery: the impact on costs of health care systems. Arq Bras Cardiol. 2008;91(6):338-9. doi: 10.1590/s0066-782x2008001800002.
5. Scudeler TL, Hueb WA, Farkouh ME, Maron DJ, de Soárez PC, Campolina AG, Takiuti ME, Rezende PC, Godoy LC, Hueb AC, Lima EG, Garzillo CL, Ramires JAF, Kalil Filho R. Cost-effectiveness of on-pump and off-pump coronary artery bypass grafting for patients with coronary artery disease: results from the MASS III trial. Int J Cardiol. 2018;273:63-8. doi: 10.1016/j.ijcard.2018.08.044.
6. Kowalewski M, Pawliszak W, Malvindi PG, Bokszanski MP, Perlinski D, Raffa GM, Kowalkowska ME, Zaborowska K, Navarese EP, Kolodziejczak M, Kowalewski J, Tarelli G, Taggart DP, Anisimowicz L. Off-pump coronary artery bypass grafting improves short-term outcomes in high-risk patients compared with on-pump coronary artery bypass grafting: meta-analysis. J Thorac Cardiovasc Surg. 2016;151(1):60-77.e1-8. doi: 10.1016/j.jtcvs.2015.08.042.
7. Angelini GD, Culliford L, Smith DK, Hamilton MC, Murphy GJ, Ascione R, Baumbach A, Reeves BC. Effects of on- and off-pump coronary artery surgery on graft patency, survival, and health-related quality of life: long-term follow-up of 2 randomized controlled trials. J Thorac Cardiovasc Surg. 2009;137(2):295-303. doi: 10.1016/j.jtcvs.2008.09.046.
8. Xu F, Li L, Zhou C, Wang S, Ao H. On-pump or off-pump impact of diabetic patient undergoing coronary artery bypass grafting 5-year clinical outcomes. Rev Cardiovasc Med. 2024;25(9):349. doi: 10.31083/j.rcm2509349.
9. Wang J, Gu C, Gao M, Yu W, Li H, Zhang F, Yu Y. Comparison of the incidence of postoperative neurologic complications after on--pump versus off-pump coronary artery bypass grafting in high-risk patients: a meta-analysis of 11 studies. Int J Cardiol. 2015;185:195-7. doi: 10.1016/j.ijcard.2015.03.115.
10. Sá MP, Ferraz PE, Escobar RR, Martins WN, Lustosa PC, Nunes Ede O, Vasconcelos FP, Lima RC. Off-pump versus on-pump coronary artery bypass surgery: meta-analysis and meta-regression of 13,524 patients from randomized trials. Rev Bras Cir Cardiovasc. 2012;27(4):631-41. doi: 10.5935/1678-9741.20120106.
11. Gomes WJ, Kim KB, Pinheiro BB, Souza DSR. The no-touch saphenous vein graft in coronary artery bypass surgery: towards a new standard? Braz J Cardiovasc Surg. 2022;37(Spec 1):I-II. doi: 10.21470/1678-9741-2022-0955.
12. Benedetto U, Lau C, Caputo M, Kim L, Feldman DN, Ohmes LB, Di Franco A, Soletti G, Angelini GD, Girardi LN, Gaudino M. Comparison of outcomes for off-pump versus on-pump coronary artery bypass grafting in low-volume and high-volume centers and by low-volume and high-volume surgeons. Am J Cardiol. 2018;121(5):552-7. doi: 10.1016/j.amjcard.2017.11.035.

17

Uso da veia safena *no-touch* na cirurgia de revascularização do miocárdio

Domingos Ramos Sávio de Souza
Bruno Botelho Pinheiro
Michael R. Dashwood
Walter José Gomes

INTRODUÇÃO

A técnica de retirada da veia safena *no-touch* (VSNT) para utilização como enxerto na cirurgia de revascularização miocárdica foi descrita pela primeira vez pelo doutor Domingos Souza na Suécia, em 1996.[1] Diferentemente da técnica original (VC), descrita por Favorolo no início da década de 1970, em que o tecido adiposo perivascular (TAPV) é removido e subsequentemente a veia é distendida, causando lesões endoteliais irreversíveis, a VSNT é coletada atraumaticamente, preservando seu pedículo de TAPV, assim prevenindo o espasmo e a necessidade de distensão da veia, consequentemente mantendo intactas todas as suas camadas (adventícia, média e íntima).

A VSNT tem demonstrado resultados de patência a longa prazo (16 anos) muito superior aos da veia safena convencional e, surpreendentemente, comparável aos resultados da artéria torácica interna esquerda (ATIE) em um estudo randomizado.[2]

Apesar do sucesso dos enxertos de VSNT, sua aceitação ainda é limitada, fazendo com que os *guidelines* internacionais recomendem a artéria radial (AR) como o segundo enxerto de escolha após a ATIE.[3] Esta recomendação é baseada principalmente em estudos retrospectivos, não randomizados, nos quais se comparou a AR com a veia convencional. O único estudo randomizado e longitudinal comparando a VSNT com a AR evidenciou uma patência superior da VSNT em respectivos 3 e 8 anos de seguimento.[4,5]

O Registro Brasileiro de Pacientes Adultos Submetidos à Cirurgia Cardiovascular – Projeto BYPASS – é um banco de dados permanente, criado em 2015 pela Sociedade Brasileira de Cirurgia Cardiovascular (SBCCV), e que tem como objetivo coletar dados peri e pós-operatórios de pacientes submetidos à cirurgia cardiovascular no Brasil. Em relação à cirurgia de revascularização do miocárdio (CRM) no Brasil, assim como em outros países, a ATIE foi o conduto de escolha em 91% dos casos e em apenas 5,6% dos pacientes a artéria torácica interna direita (ATID) foi utilizada. O segundo enxerto de escolha no Brasil foi a veia safena (VS), em 84,1% dos pacientes, e a artéria radial foi utilizada somente em 1,1% dos pacientes.[6]

Após todas as evidências científicas dos últimos 30 anos, a VSNT deve ser reconhecida como um enxerto de excelência para a CRM.[7]

ASPECTOS HISTOLÓGICOS E IMUNO-HISTOQUÍMICOS

O trauma cirúrgico causado pela remoção do TAPV e a distensão em alta pressão, usada nas técnicas convencionais de retirada da veia safena, danificam a integridade de seu endotélio e adventicia, levando a uma redução na produção e atividade da enzima óxido nítrico sintase endotelial (eNOS). O dano induzido pela distensão é atenuado nas VSNT, sugerindo que há uma ação “protetora” do pedículo adiposo circundante da veia, que se mantém após o implante do enxerto na aorta.[8]

Uma proporção considerável da eNOS da veia safena está associada à adventícia e às estruturas potencialmente produtoras de óxido nítrico, como os *vasa vasorum* e os nervos vasculares.

Os *vasa vasorum* nutrem os nervos perivasculares, o tecido adiposo e fornecem oxigênio e nutrientes à camada média. A ruptura dos *vasa vasorum* resulta em morfologia anormal da musculatura lisa dos vasos e enrijecimento da camada média externa, reduzindo assim a capacidade vasodilatadora da veia safena.[9] Além disso, a oclusão ou secção desses microvasos leva à isquemia da camada média e à subsequente hiperplasia neointimal.[10]

TÉCNICA OPERATÓRIA

A utilização correta de retirada e implante da VSNT é crucial para minimizar os riscos de complicações, não somente em relação à infecção da ferida dos membros inferiores (MMII), mas também para reduzir a incidência de reoperação em decorrência de sangramento causado por ramos colaterais que eventualmente não foram ligados durante o preparo da veia.

Mapeamento pré-operatório da veia safena

A realização de um exame minucioso pré-operatório da VS utilizando ultrassonografia (US) é essencial, pois permite fazer a marcação exata da posição da veia (Figura 1). Este procedimento permite que a incisão da pele seja feita exatamente acima da veia, evitando a formação de *flaps* de tecido gorduroso, o que aumentaria o risco de desenvolver complicações da ferida operatória, principalmente em pacientes obesos. Além disso, a US proporciona relevantes informações para que se possa escolher os melhores segmentos da veia a serem utilizados como enxerto. Por exemplo, no primeiro paciente (Figura 1A), a qualidade e o calibre da veia foram muito bons em toda sua extensão. Já no segundo caso (Figura 1B), em que existia a necessidade de dois segmentos de veia, após o exame ultrassonográfico, decidiu-se pela parte proximal da veia da coxa esquerda e pelo segmento distal da veia da perna direita, visto que eram os segmentos mais apropriados. No terceiro exemplo (Figura 1C), a US contraindicou o uso das veias safenas, pois ambas apresentavam calibres menores que 2 mm em toda sua extensão, evitando assim incisões desnecessárias.

Não se recomenda a utilização dos segmentos da veia da região do joelho, visto que:

A. A veia nessa região apresenta menor calibre, sendo muitas vezes inadequada para a realização da anastomose proximal na aorta.
B. Há um maior número de pequenos ramos colaterais a serem identificados.
C. Haverá dificuldade de mobilização do paciente no pós-operatório caso a incisão cutânea se estenda através do joelho e, principalmente, em situações de infecção pós-operatória.

Em resumo, pelo mapeamento da veia pode-se obter enxertos de boa qualidade, evitando incisões desnecessárias e reduzindo o risco de complicações da ferida. O mapeamento venoso pré-operatório deveria ser

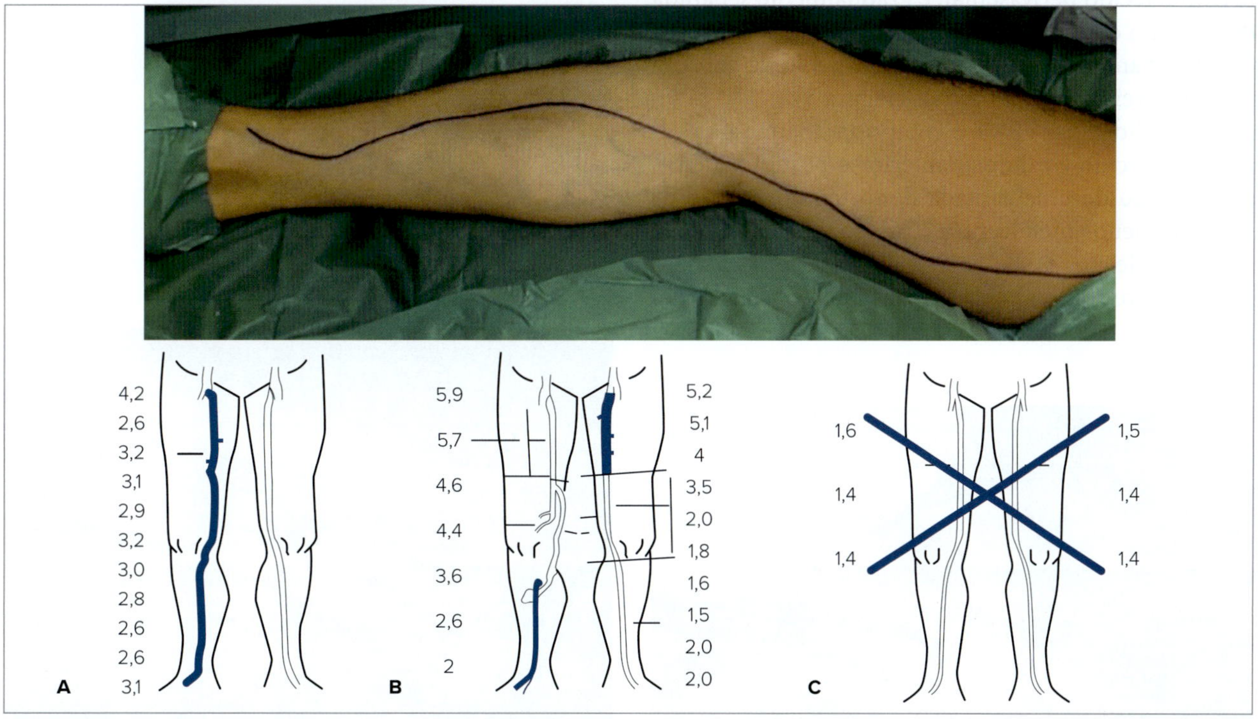

FIGURA 1.
Mapeamento pré-operatório da veia safena. A: veia de boa qualidade em toda extensão. B: seleção dos dois melhores segmentos a serem utilizados. C: veias inadequadas como enxertos. Os diâmetros das veias safenas são expressos em milímetros (mm).

incluído em todos os *guidelines* de CRM, independentemente do tipo de técnica utilizada (VSNT ou VC).

Incisão da pele e exposição da veia

Uma incisão longitudinal é feita gradualmente através da marcação da pele e a veia é visualizada e exposta em toda sua extensão através do apropriado plano de dissecção, conservando o TAPV. Este procedimento é facilitado se usarmos uma pinça dente de rato para a elevação das bordas da ferida. A veia safena, como a maioria dos vasos, possui uma área de tecido aureolar frouxo, chamado plano de Leriche. Esse plano de dissecção tem de ser respeitado, a fim de se obter uma boa exposição da veia (Figura 2).

Marcação do pedículo e ligação dos ramos colaterais

Após a exposição da veia, com a ajuda do bisturi elétrico marca-se o tamanho do pedículo perivascular, que em geral é de aproximadamente 5 mm de largura em ambos os lados. Durante este procedimento, os ramos colaterais de pequenos calibres e os *vasa vasorum* são ligados com clipes metálicos. Já os ramos colaterais de maiores calibres devem ser ligados manualmente com fios inabsorvíveis. Finalmente a veia, juntamente com o tecido perivascular, é gradualmente separada de seu leito com a ajuda de tesoura e/ou bisturi elétrico, observando claramente que o pedículo de gordura protege a veia contra espasmos (Figura 3).

Na realidade, a VSNT é composta de uma fina camada de tecido gorduroso anterior e posteriormente, assim como de uma camada de tecido gorduroso de mais ou menos meio centímetro situado lateralmente à sua parede.

Após a retirada, a veia é armazenada em sangue heparinizado.

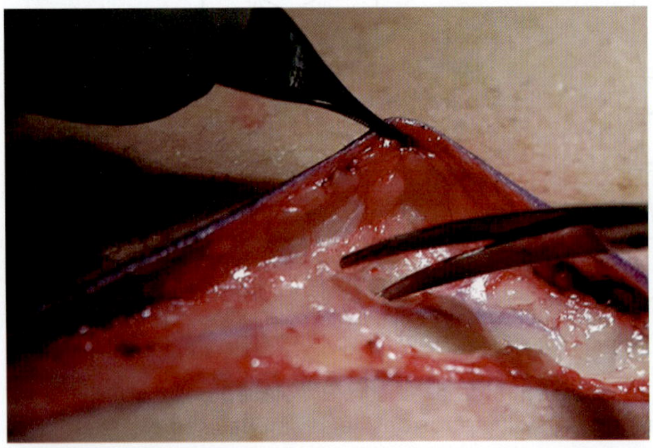

FIGURA 2.
Exposição da veia safena através de tecido aureolar frouxo.

Controle de sangramento das anastomoses e ramos colaterais

Em casos de CRM com circulação extracorpórea (CEC), antes de clampear a aorta, a veia é conectada à cânula arterial através de um perfusor conectado a uma torneira de três vias, para verificação e controle de ramos colaterais não ligados. A veia é perfundida com sangue arterial heparinizado e com pressão média de 60 a 80 mmHg, contribuindo assim para a preservação da camada íntima. A perfusão manual usando seringa deve ser abolida.

Durante a execução das anastomoses, o pedículo é seguro com uma pinça, proporcionando assim uma boa exposição da veia e facilitando a utilização da técnica *parachute*.

Logo após a realização de cada anastomose distal, a veia é brevemente conectada à linha arterial para verificar possível sangramento na anastomose (Figura 4).

Após a remoção do clampeamento aórtico e antes de iniciar as anastomoses proximais, todos os enxertos são novamente conectados à cânula arterial, permitindo assim uma perfusão miocárdica precoce. Este procedimento também ajuda a determinar o comprimento do enxerto e permite uma rechecagem de possível sangramento de anastomoses e/ou ramos colaterais, além de manter a veia relaxada (Vídeo 1 – disponível via QR code).

Acesse o vídeo por meio do QR code.

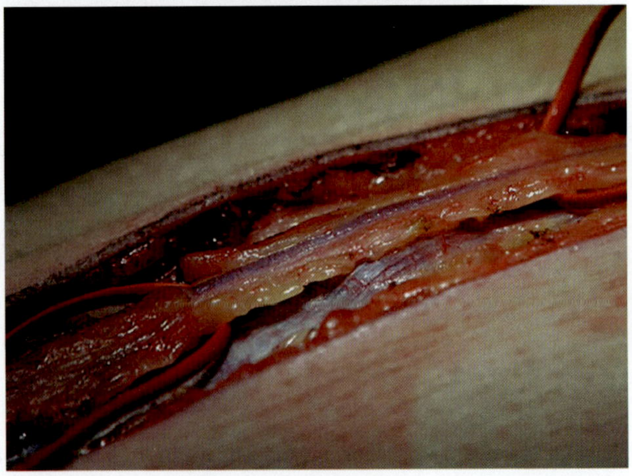

FIGURA 3.
Veia safena *no-touch* separada de seu leito e sem espasmos.

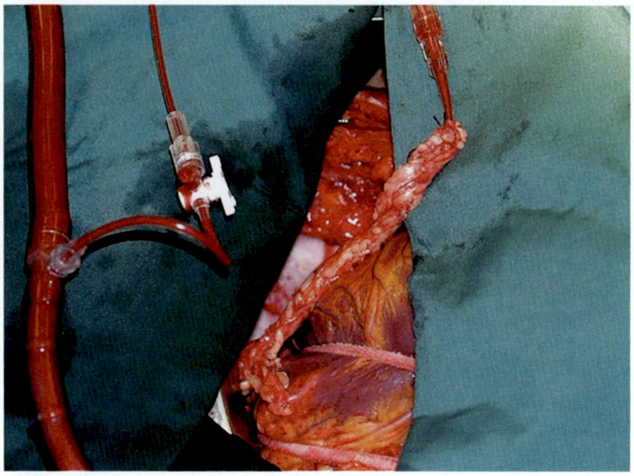

FIGURA 4.
Verificação de sangramento da anastomose distal e ramos colaterais.

Uma das grandes vantagens em utilizar a VSNT é a maior liberalidade na confecção de enxertos sequenciais, visto que não há acotovelamento do enxerto quando este se apresenta excessivamente longo (Vídeo 2 – disponível via QR code).

Acesse o vídeo por meio do QR code.

Também se utiliza a técnica *parachute* durante a realização das anastomoses proximais.

No caso de CRM sem CEC, inicialmente se aconselha a realização das anastomoses proximais, permitindo a verificação de sangramento de colaterais. Os enxertos sequenciais nesta modalidade são bastante indicados, visto que a reperfusão do miocárdio ocorre progressivamente após cada anastomose distal. O controle de sangramento das anastomoses distais é facilmente realizado durante a utilização do estabilizador coronariano.

Fechamento da ferida operatória

Quanto ao fechamento da ferida operatória dos MMII, é extremamente importante não deixar espaço morto, incluindo a aponeurose muscular no primeiro plano de sutura. Um segundo plano de sutura é recomendado para aproximar as bordas da ferida. Finalmente realiza-se a sutura intradérmica. Todos os fios de sutura devem ser preferencialmente absorvíveis (Vídeo 1 – disponível via QR code).

RESULTADOS

O primeiro estudo randomizado comparando a VSNT com a VC foi iniciado em 1993 no departamento de cirurgia cardiotorácica da Universidade de Örebro, na Suécia.[11] A primeira avaliação angiográfica foi realizada em um período médio de 1,5 ano e demonstrou uma patência de 95,4% para VSNT e 88,9% para VC (p = 0,025). A segunda avaliação clínica e angiográfica foi realizada em um período médio de 8,5 anos, com patência de 90% para VSNT e 76% para VC (p = 0,01).[12] A terceira e última avaliação foi concluída com tempo médio de 16 anos de pós-operatório, no qual a VSNT permanecia funcionante em 83% dos enxertos, comparados a somente 64% na VC (p = 0,03).[2]

O mesmo grupo da Universidade de Örebro realizou um estudo randomizado e longitudinal comparando a VSNT com a AR. Os resultados foram superiores para a VSNT em comparação à AR nos períodos de três anos (VSNT 95% *vs.* AR 84%, p = 0,005) e oito anos (VSNT 91% *vs.* AR 81%, p = 0,046), respectivamente.[4,5]

Os resultados do grupo da Universidade de Örebro despertaram o interesse internacional pela técnica de retirada da veia safena *no-touch* e estudos randomizados robustos foram iniciados para validar os achados.[13,14]

COMPLICAÇÕES E PERSPECTIVAS

Têm sido levantadas preocupações em relação ao possível aumento de infecção nas feridas dos MMII. A excisão dos tecidos perivasculares e a inadvertida criação de *flaps* de tecido gorduroso pela técnica *no-touch* são comumente debatidas como causadoras de danos teciduais mais extensos.

Em um estudo randomizado e multicêntrico comparando a técnica de retirada da VSNT com a VC em 2.533 pacientes, observou-se que mais pacientes no grupo VSNT desenvolveram exsudação pós-operatória na ferida cirúrgica (4,3% *vs.* 1,9%, p < 0,01); entretanto, a taxa de ressutura em MMII não apresentou diferença significativa entre os dois grupos (0,9% *vs.* 0,4%, p = 0,09).

Ao seguir de maneira criteriosa a técnica, como descrito neste capítulo, é possível reduzir consideravelmente as complicações infecciosas. Além disso, a curva de aprendizado é um fator importante no declínio contínuo da incidência de complicações graves das feridas.

A situação ideal seria obter um conduto superior combinado ao risco mínimo de infecção no local de coleta. Portanto, o desenvolvimento de uma técnica endoscópica minimamente invasiva para a retirada da VSNT representaria um ganho adicional para os pacientes.[14]

REFERÊNCIAS

1. Souza D. A new no-touch preparation technique. Technical notes. Scand J Thorac Cardiovasc Surg. 1996;30(1):41-4.
2. Samano N, Geijer H, Liden M, Fremes S, Bodin L, Souza D. The no-touch saphenous vein for coronary artery bypass grafting maintains a patency, after 16 years, comparable to the left internal thoracic artery: a randomized trial. J Thorac Cardiovasc Surg. 2015;150(4):880-8.
3. Lawton JS, Tamis-Holland JE, Bangalore S, Bates ER, Beckie TM, Bischoff JM, et al. 2021 ACC/AHA/SCAI guideline for coronary artery revascularization: executive summary: a report of the American College of Cardiology/American Heart Association Joint Committee on Clinical Practice Guidelines. Circulation. 2022;145(3):e4-e17.
4. Dreifaldt M, Mannion JD, Bodin L, Olsson H, Zagozdzon L, Souza D. The no-touch saphenous vein as the preferred second conduit for coronary artery bypass grafting. Ann Thorac Surg. 2013;96(1):105-11.
5. Dreifaldt M, Mannion JD, Geijer H, Lidén M, Bodin L, Souza D. The no-touch saphenous vein is an excellent alternative conduit to the radial artery 8 years after coronary artery bypass grafting: a randomized trial. J Thorac Cardiovasc Surg. 2021;161(2):624-30.
6. Paez RP, Hossne Junior NA, Santo J, Berwanger O, Santos RHN, Kalil RAK, et al. Coronary artery bypass surgery in Brazil: analysis of the national reality through the BYPASS Registry. Braz J Cardiovasc Surg. 2019;34(2):142-8.
7. Pinheiro BB, Dashwood M, Souza DSR. The "no-touch" harvesting technique revives the position of the saphenous vein as an important conduit in CABG surgery: 30-year anniversary. Braz J Cardiovasc Surg. 2021;36(5):I-iii.
8. Dashwood MR, Savage K, Tsui JC, Dooley A, Shaw SG, Fernández Alfonso MS, et al. Retaining perivascular tissue of human saphenous vein grafts protects against surgical and distension-induced damage and preserves endothelial nitric oxide synthase and nitric oxide synthase activity. J Thorac Cardiovasc Surg. 2009;138(2):334-40.
9. Angouras D, Sokolis DP, Dosios T, Kostomitsopoulos N, Boudoulas H, Skalkeas G, et al. Effect of impaired vasa vasorum flow on the structure and mechanics of the thoracic aorta: implications for the pathogenesis of aortic dissection. Eur J Cardiothorac Surg. 2000;17(4):468-73.
10. Barker SG, Tilling LC, Miller GC, Beesley JE, Fleetwood G, Stavri GT, et al. The adventitia and atherogenesis: removal initiates intimal proliferation in the rabbit which regresses on generation of a 'neoadventitia'. Atherosclerosis. 1994;105(2):131-44.
11. Souza DS, Dashwood MR, Tsui JC, Filbey D, Bodin L, Johansson B, et al. Improved patency in vein grafts harvested with surrounding tissue: results of a randomized study using three harvesting techniques. Ann Thorac Surg. 2002;73(4):1189-95.
12. Souza DS, Johansson B, Bojö L, Karlsson R, Geijer H, Filbey D, et al. Harvesting the saphenous vein with surrounding tissue for CABG provides long-term graft patency comparable to the left internal thoracic artery: results of a randomized longitudinal trial. J Thorac Cardiovasc Surg. 2006;132(2):373-8.
13. Tian M, Wang X, Sun H, Feng W, Song Y, Lu F, et al. No-touch versus conventional vein harvesting techniques at 12 months after coronary artery bypass grafting surgery: multicenter randomized, controlled trial. Circulation. 2021;144(14):1120-9.
14. Zhang F, Tian M, Wang X, Zhang H, Zhou X, Liu R, et al. Rationale and design of a single-center randomized trial to compare the graft patency between the radial artery and the no-touch saphenous vein in coronary artery bypass grafting surgery (GRAFT-CAB Study). Am Heart J. 2024;274:46-53.

18

Revascularização do miocárdio na fase aguda do infarto

Alexandre Ciappina Hueb

INTRODUÇÃO

Em relação aos significativos avanços na compreensão da doença isquêmica miocárdica, à introdução de novos fármacos e às inovações tecnológicas no setor da saúde, a variável tempo se destaca como um elemento crucial quando se lida com as síndromes coronarianas agudas. Atualmente, as intervenções coronárias percutâneas (ICP) têm uma alta taxa de sucesso durante o procedimento inicial na maioria dos pacientes que sofrem um infarto agudo do miocárdio (IAM) e que apresentam anatomia favorável, conforme o escore SYNTAX.[1]

O tipo de infarto, a gravidade e a área afetada pela isquemia podem fetar a condição hemodinâmica, resultando em choque cardiogênico (CC). Estudos recentes indicaram que pacientes com IAM com supradesnivelamento do segmento ST (IAMCSST) e complicações do CC têm um prognóstico severamente limitado pela manutenção de um baixo débito cardíaco.

De fato, as taxas de mortalidade desses pacientes não parecem ter evoluído nas últimas décadas, apesar dos progressos na cardiologia intervencionista e do uso regular de dispositivos de assistência circulatória. Há uma escassez de estudos cirúrgicos contemporâneos sobre essa questão, e não existem ensaios randomizados que comprovem os benefícios, a curto e longo prazo, da cirurgia de revascularização miocárdica (CRM) na fase aguda do infarto. É indiscutível que a atuação eficaz do *Heart Team* é decisiva para determinar a indicação e o momento ideal para a intervenção. De um lado, a efetividade de fornecer sangue a áreas isquêmicas que sofreram lesões em decorrência do infarto é inegável, pois isso reduz o risco de disfunção miocárdica e suas consequências, como arritmias e insuficiência cardíaca. Por outro lado, existe a possibilidade de agravar a condição de um segmento miocárdico já necrosado com a reperfusão, transformando o infarto isquêmico em hemorrágico. Além disso, a manipulação de um órgão que já sofreu uma lesão extrema, associada a uma extensa cadeia inflamatória desencadeada, pode comprometer a evolução clínica, especialmente no período pós-operatório. Vários autores apontam que a CRM oferece melhores resultados e menor mortalidade em comparação a outras opções de tratamento, como o manejo conservador, que retarda a intervenção cirúrgica, e a ICP em múltiplas artérias, que, conforme o estudo CULPRIT, demonstrou resultados inferiores à abordagem da artéria culpada isoladamente.[2]

As razões plausíveis para os melhores resultados e menor mortalidade associados à abordagem cirúrgica incluem a possibilidade de revascularização completa, mesmo em casos de oclusões crônicas totais ou em doenças arteriais coronarianas complexas e/ou calcificadas, o que proporciona uma reperfusão adequada ao coração. A CRM com circulação extracorpórea (CEC) permite a parada cardioplégica, o resfriamento do miocárdio e um suporte circulatório e hemodinâmico completo, garantindo repouso miocárdico durante o procedimento e reduzindo as necessidades de oxigênio do miocárdio antes da revascularização, o que pode preservar áreas isquêmicas em risco. Além disso, a utilização da CEC durante a cirurgia reverte a isquemia global e sustenta a perfusão de órgãos críticos, potencialmente interrompendo a cascata de eventos que leva à inflamação sistêmica e ao declínio hemodinâmico progressivo em casos de CC.[3]

As diversas publicações sobre o tema apresentam resultados contraditórios. Uma explicação plausível para isso não é evidente, já que uma série de variáveis contribui para os diferentes desfechos observados nesse grupo de pacientes. Não são apenas as variáveis que os colocam em uma categoria de alto risco, mas também a extensão e a localização do infarto e o suprimento de colaterais que nutrem a área afetada, entre outros fatores, que dificultam a obtenção de resultados uniformes. A CRM em casos de IAMCSST é especialmente recomendada para pacientes de alto risco. Embora a CRM precoce tenha o potencial de salvar vidas, esses pacientes frequentemente apresentam resultados piores em comparação àqueles que não necessitam do procedimento em caráter emergencial.[4]

Destaca-se que as diretrizes são orientações e não regras rígidas. Elas visam auxiliar na gestão de pacientes que se enquadram em seus critérios, sem a intenção de cobrir todos os cenários clínicos possíveis. Em última análise, cabe ao *Heart Team* decidir o melhor tratamento para cada paciente individualmente, com base no conhecimento das diretrizes e, sempre que possível, em dados concretos e ensaios clínicos que fundamentam essas recomendações. Assim, a atenção do *Heart Team* é essencial para a tomada de decisões terapêuticas.

CONSIDERAÇÕES DIAGNÓSTICAS

A principal complicação e a principal causa de morte por IAM é o CC, caracterizado pela redução do débito cardíaco e por evidências de hipoperfusão tecidual, mesmo com pressões de enchimento adequadas. Define-se pelo quadro de hipotensão persistente, com pressão arterial sistólica inferior a 90 mmHg, redução do índice cardíaco e pressão capilar pulmonar normal ou elevada. O CC frequentemente resulta de lesões extensas no músculo miocárdico ou de complicações mecânicas, como ruptura do músculo papilar ou do septo interventricular. Estudos contemporâneos mostram que 8% dos pacientes com IAMCSST e 2 a 5% com infarto agudo do miocárdio sem supradesnivelamento do segmento ST (IAMSSST) evoluem para CC. Embora as taxas de mortalidade tenham diminuído ao longo dos anos, dados indicam que ainda são elevadas, variando entre 37 e 58%.

A indicação para revascularização cirúrgica precoce, realizada logo após a detecção do IAM, tem sido amplamente discutida com base em observações clínicas, sem consenso sobre os reais riscos e benefícios desse procedimento. Relatos da década de 1970 indicaram que as taxas de mortalidade de pacientes submetidos à CRM na fase aguda do infarto variaram entre 5 e 30%. Outros estudos mostram que, entre pacientes com IAM que receberam terapia trombolítica e/ou ICP, encaminhados para CRM (21 a 68,4%) na fase aguda, a mortalidade foi de 21%.

Estudos mais antigos sugerem um risco elevado de mortalidade quando a revascularização cirúrgica é realizada durante a fase aguda do infarto. A revascularização é indicada para pacientes com CC, falha ou complicação após ICP, e complicações mecânicas do infarto, conforme critérios de alto risco cardiovascular estabelecidos pelas diretrizes do American College of Cardiology/American Heart Association (ACC/AHA).[5]

Nesse cenário, a ideia de postergar a revascularização pode parecer tranquilizadora, mas carece de suporte evidencial. Não há um consenso claro sobre essa abordagem. No entanto, algumas pesquisas indicam que a CRM é uma alternativa terapêutica viável, com resultados bastante positivos, especialmente entre pacientes que não obtêm sucesso com a ICP.

Conforme as diretrizes mais recentes, a CRM deve ser prontamente realizada em casos de CC que não possam ser adequadamente tratados com ICP. Contudo, uma pequena fração dos pacientes na prática clínica acaba se submetendo à CRM imediata. Essa cautela em relação à CRM é compartilhada por cardiologistas e cirurgiões cardiovasculares, que acreditam que o tempo necessário para a cirurgia pode ser excessivo para preservar o miocárdio isquêmico, enquanto o risco de complicações perioperatórias pode prejudicar as chances de uma boa qualidade de vida ou até mesmo a sobrevivência do paciente.

É relevante observar que a CRM é realizada em uma proporção muito baixa de pacientes com IAMCSST, e sua utilização continua a diminuir ao longo dos anos, segundo a literatura. Dados contemporâneos sobre seu uso, padrões de tratamento, características dos pacientes e desfechos são escassos.

Uma análise recente de 1.990.486 pacientes americanos com mais de 40 anos que sofreram IAM entre 2003 e 2010 revelou que 7,9% apresentaram CC. No total, 42,7% foram submetidos a ICP ou CRM precoce, nas primeiras 24 horas após a admissão. As taxas de revascularização percutânea precoce aumentaram de 26,6 para 52,8%, enquanto as taxas de CRM mostraram um aumento inicial de 4,5 para 6,2% em 2008, seguidas de uma queda para 4,7% em 2010. A mortalidade intra-hospitalar entre pacientes com choque pós-infarto foi de 39%, sendo maior em pacientes com 75 anos ou mais, IAMCSST e em mulheres.[6]

Outro exemplo é o estudo TRIUMPH, que analisou 4.340 pacientes entre 2005 e 2008, dos quais 664 foram submetidos à revascularização na fase aguda – 88,8% por ICP e 11,2% por CRM. Os autores concluíram que, independentemente do método, a revascularização multiarterial resultou em melhores desfechos em termos de angina e qualidade de vida após um ano.[7]

A CRM é uma técnica altamente eficaz, que diminui a mortalidade relacionada à cardiopatia isquêmica. Pacientes que se apresentam após IAM com CC enfrentam desafios específicos. A revascularização precoce já demonstrou reduzir a mortalidade, mas diversas questões permanecem em aberto, como o método ideal e a extensão da revascularização, o papel do suporte circulatório mecânico (SCM) e a seleção dos pacientes que poderiam se beneficiar da intervenção cirúrgica.

A recente ênfase nos resultados da cirurgia cardíaca tem influenciado as decisões sobre o manejo de infartos agudos do miocárdio em pacientes com CC, levando em consideração a aversão ao risco cirúrgico. Angina refratária pós-infarto e o insucesso do tratamento intervencionista, como angioplastia e *stents*, formam indicações para procedimentos cirúrgicos nessa fase do infarto. Mesmo após a reperfusão da área afetada por métodos não cirúrgicos, a presença de lesões residuais significativas, angina pós-reperfusão e evidências de isquemia pode justificar a realização de CRM durante a fase aguda do infarto. Além dessas indicações, pacientes com angina persistente, isquemia que não cessa mesmo após estabilização, ou mesmo aqueles assintomáticos com grandes áreas isquêmicas, podem ser considerados candidatos à revascularização, dependendo da anatomia coronariana e das características das lesões observadas na angiografia. Esses pacientes, apesar de apresentarem uma evolução clínica favorável após o infarto, podem ter lesões multiarteriais ou isoladas que indicariam a necessidade de intervenção cirúrgica. Outras vantagens incluem a prevenção da insuficiência ventricular em casos de lesões multiarteriais e a abordagem de casos instáveis após o uso de trombolíticos e intervenções hemodinâmicas.

Algumas investigações sugerem que a CRM pode proporcionar resultados clínicos superiores em pacientes selecionados, especialmente os com isquemia miocárdica persistente. Aproximadamente 10 a 15% dos pacientes com doença arterial coronariana não obstrutiva e 20% dos pacientes com doença triarterial, que apresentam função ventricular esquerda comprometida ou doença coronariana em artérias principais, podem se beneficiar da intervenção cirúrgica.

A cinecoronariografia precoce é crucial para identificar esses pacientes. No entanto, ainda existem controvérsias sobre se os benefícios da revascularização se aplicam a todos os pacientes desse grupo. Os resultados da revascularização parecem estar associados a fatores de risco pré-operatórios específicos, como o tempo entre o infarto e a revascularização, sexo feminino, idade avançada, presença de CC e níveis séricos de lactato elevados, que podem influenciar um prognóstico desfavorável para esses pacientes.

A intervenção coronária percutânea multiarterial em pacientes com IAMCSST e CC resulta em maior mortalidade em comparação à ICP focada na lesão culpada. Portanto, a abordagem ideal para a revascularização coronariana em pacientes com IAM, doença arterial coronariana multiarterial e CC ainda não está definida.

Com a mortalidade persistentemente alta associada ao CC e uma redução na mortalidade por CRM e ICP, o estudo SHOCK investigou se uma abordagem de revascularização precoce poderia melhorar a sobrevida desses pacientes. O estudo confirmou que a revascularização precoce, definida como realizada em menos de 18 horas, reduziu a mortalidade em seis meses em pacientes com isquemia miocárdica aguda em CC, em comparação com a terapia médica, geralmente com revascularização tardia (50,3 *vs.* 63,1%). A revascularização foi realizada por ICP em 64% dos casos e por cirurgia em 36%, com a decisão a cargo dos operadores. A mortalidade em 30 dias para os pacientes submetidos a ICP foi de 45,3 e 42,1% para aqueles que passaram por cirurgia, incluindo pacientes encaminhados após falha na ICP.[8]

Estudo nórdico de 2015 analisou 614 pacientes com síndrome coronariana aguda e IAMSSST e IAMCSST submetidos a CRM de emergência ou salvamento. Os pacientes operados em situação de emergência apresentaram taxa de mortalidade intra-hospitalar de 13%, enquanto aqueles que necessitaram de procedimentos de salvamento tiveram uma taxa de 41%. O acompanhamento em cinco anos mostrou uma sobrevida de 79% no grupo de emergência e 46% no grupo de salvamento, sem diferenças significativas entre os tipos de infarto.[9]

Diversas investigações relevantes mostraram que a estratégia de adiar a revascularização em favor da estabilização hemodinâmica é inadequada. O uso de terapia com balão intra-aórtico (BIA) tem sido uma das estratégias mais adotadas para pacientes com CC, fundamentada em estudos retrospectivos, enquanto ensaios randomizados revelaram que a terapia com BIA em IAM não reduziu o tamanho do infarto após ICP primária. Um grande estudo randomizado que abordou a terapia com BIA em pacientes com IAM e CC demonstrou que essa terapia não alterou a mortalidade em 30 dias, corroborando a ideia de que intervenções hemodinâmicas agressivas precoces não protegem significativamente os pacientes da mortalidade associada ao CC.

Vários estudos ressaltam a utilização de SCM como uma estratégia para reduzir o consumo de oxigênio pelo miocárdio, aliviando assim o estresse miocárdico e limitando a extensão do infarto. Contudo, essas investigações não conseguiram demonstrar benefícios concretos. Thiele et al., em suas séries de pacientes, não encontraram vantagens significativas. Um ensaio clínico randomizado que avaliou os resultados após cinco anos do uso de BIA ou Impella® não registrou diferenças significativas nos desfechos.[10]

TOMADA DE DECISÃO PRÉ-OPERATÓRIA

O CC que ocorre como complicação do IAM está relacionado a uma elevada taxa de mortalidade. A revascularização emergencial da artéria coronária afetada pelo infarto em casos de CC pode melhorar a sobrevivência. Contudo, a taxa de mortalidade que varia de 15 a 45% em 30 dias relacionada a essa técnica persiste ao longo dos anos, mesmo com o progresso em métodos de revascularização, arsenal terapêutico farmacológico e o SCM. Pacientes que apresentam IAM e evoluem para CC devem ser submetidos a uma revascularização precoce do miocárdio para reduzir a mortalidade.

A ICP se tornou o tratamento fundamental para CC, especialmente no contexto do IAMCSST, por sua capacidade de promover reperfusão rápida da artéria afetada. A CRM, pela complexidade envolvida em sua execução e pelo tempo necessário para a revascularização da área infartada, é reservada para pacientes com IAM e CC que apresentam complicações mecânicas ou anatomia desfavorável para ICP, como um alto escore SYNTAX, doença multivascular ou lesão do tronco da coronária esquerda. A possibilidade de SCM deve ser considerada em casos nos quais o CC é tão grave que a ICP e a terapia farmacológica não serão suficientes para melhorar a condição do paciente.

TÉCNICA OPERATÓRIA

A logística da CRM é complexa, envolvendo a superação de barreiras temporais, desde a identificação do infarto até a admissão no hospital, seguidas pelo diagnóstico angiográfico, preparação da sala de cirurgia, início da operação e revascularização da artéria coronária afetada, além da resposta inflamatória resultante do procedimento anestésico-cirúrgico. Nesse processo, a possibilidade de revascularização já na sala de hemodinâmica é bastante atraente. Em muitos casos de IAMCSST, a maioria dos pacientes apresenta lesões triarteriais, e diversos estudos sugerem que uma abordagem adequada para essas lesões de resto deve ser planejada para outro momento. Nessa situação, a CRM tem seu espaço garantido.

Estudo conduzido pela Universidade de Hannover, publicado em 2013, analisou 127 pacientes tanto com IAMCSST quanto com IAMSSST, que foram submetidos à CRM em menos de 6 horas após o cateterismo cardíaco. Os resultados mostraram diferenças significativas na sobrevida intra-hospitalar e em 30 dias, dependendo do tipo de infarto. Pacientes com IAMSSST tiveram mortalidade comparável aos casos operados eletivamente na ausência de infarto, com taxas de 1% intra-hospitalar e 2% em 30 dias.

Por outro lado, o grupo de IAMCSST apresentou uma mortalidade de 15% tanto no período intra-hospitalar quanto em 30 dias. As variáveis logísticas de mortalidade incluíram CC, fração de ejeção < 30%, IAMCSST e EuroSCORE II acima de 9. O estudo concluiu que a CRM imediata em pacientes com IAMSSST é segura e apresenta resultados excelentes, enquanto a mortalidade em pacientes com IAMCSST, especialmente aqueles com choque e disfunção do ventrículo esquerdo, é consideravelmente elevada.[11]

REVASCULARIZAÇÃO MIOCÁRDICA ASSOCIADA À FALHA DE INTERVENÇÃO CORONÁRIA PERCUTÂNEA E AS COMPLICAÇÕES MECÂNICAS

A realização de CRM de emergência para restaurar o fluxo na artéria afetada após uma ICP malsucedida deve ser considerada apenas em pacientes com isquemia persistente e uma grande área do miocárdio em risco. Em algumas situações, após a ICP primária, o vaso pode permanecer ocluído ou com fluxo inadequado pela embolização distal (sem refluxo). O fenômeno de não refluxo se refere à falha na reperfusão microvascular, mesmo quando há uma artéria coronária epicárdica amplamente patente. Isso é comum em reperfusões no contexto de ICP para tratamento de IAMCSST, após um episódio prolongado de isquemia miocárdica ou em casos de carga trombótica significativa. Como a CRM provavelmente não melhorará a perfusão para o miocárdio em situações de *no reflow*, a realização de uma CRM de emergência pode ser contraproducente, expondo o paciente a riscos desnecessários.

Uma abordagem da equipe de cirurgiões cardiovasculares é empregada para determinar a estratégia de revascularização mais adequada em pacientes com IAMCSST e doença arterial coronariana (DAC) multivascular. As opções de revascularização para esses pacientes incluem: ICP multivascular no momento da ICP primária; ICP da artéria afetada seguida pela ICP de uma artéria não afetada; ICP apenas da artéria afetada com uma abordagem guiada por isquemia para a artéria não afetada; ou a combinação de ICP da artéria afetada com CRM eletiva. Estudos observacionais e metanálises apresentaram resultados divergentes sobre a superioridade de uma estratégia em relação a outra. Ensaios randomizados recentes em pacientes submetidos à ICP em IAMCSST demonstraram a segurança e eficácia da ICP multivascular em pacientes selecionados, com dados mais robustos para aqueles que passaram pela ICP em etapas. É importante notar que apenas um terço dos pacientes incluídos nesses estudos apresentava doença em três vasos, e a maioria dos ensaios excluiu pacientes com comprometimento do tronco principal esquerdo, oclusão total crônica da artéria não afetada ou doença arterial complexa não afetada. Por essa razão, a CRM continua sendo uma opção válida em pacientes com doença arterial complexa não afetada. Os pacientes ideais que podem se beneficiar da revascularização de artérias não afetadas incluem aqueles com uma grande área do miocárdio em risco e aqueles sem comorbidades significativas que poderiam elevar o risco da revascularização.

A CRM realizada nas primeiras 24 horas do IAMCSST apresenta uma mortalidade de 33%. Quando realizada entre o 3º e 7º dias, a mortalidade se mantém em 33%, e após o 7º dia, a mortalidade se aproxima da observada em pacientes que não apresentaram IAMCSST. Nos casos em que há comprometimento hemodinâmico severo e o quadro de CC está estabelecido, a indicação para SCM não mostrou benefícios significativos.

Recente estudo alemão avaliou pacientes com IAMCSST que foram submetidos à CRM nas primeiras 48 horas após o evento. A maioria dos pacientes apresentava lesões triarteriais (78%), e 32,6% já haviam passado por ICP antes da CRM. A revascularização completa foi alcançada em 82,3% dos casos, com uma mortalidade em 30 dias de 32,6%. Esses resultados encorajadores para pacientes com IAMCSST e CC abrem possibilidades terapêuticas, especialmente quando a ICP é inviável ou a área isquêmica do miocárdio é extensa.[12]

Uma análise importante avaliou mais de 380 mil pacientes admitidos em hospitais dos Estados Unidos com IAM e CC, sendo 66,5% dos casos de IAMCSST. A revascularização miocárdica foi realizada em 69,1% da população, com um aumento de 55,6% em 2002 para 77,1% em 2014. A CRM foi realizada em 10,3% dos casos.[13]

Os pacientes submetidos à revascularização coronária apresentaram taxas de mortalidade inferiores em relação àqueles que não passaram por esse procedimento (26,1 *vs.* 54,9%, p < 0,001). Entre os pacientes que realizaram a revascularização coronária, aqueles que se submeteram à CRM (sem ICP) tiveram mortalidade menor que os que foram apenas submetidos à ICP (18,9 *vs.* 29,0%, p < 0,001).

Infelizmente, esses estudos compartilham não apenas conclusões semelhantes, mas também limitações comuns, incluindo viés não abordado, confusão residual e a influência de práticas de tratamento não contemporâneas. Isso nos leva a considerar a necessidade de um ensaio randomizado comparando estratégias percutâneas e cirúrgicas para IAM com CC. A cirurgia pode oferecer uma alternativa atraente à ICP para essa população de pacientes, proporcionando proteção global por meio de cardioplegia e hipotermia, rápida e robusta descarga ventricular e a possibilidade de uma revascularização mais abrangente. O uso da CEC resulta em uma perfusão generosa dos órgãos-alvo, que pode ser monitorada continuamente e rapidamente ajustada com base em dados em tempo real. Em contrapartida, a CRM é menos amplamente disponível, pode causar atrasos no tratamento, é significativamente mais invasiva e tem sido associada a eventos neurológicos e hematológicos adversos.

Destaca-se que, quando a reperfusão primária com ICP (preferencialmente) ou trombólise não podem ser realizadas e o paciente evolui para CC com indicação de CRM, não há evidências científicas que sugiram que a CRM durante a fase aguda do IAMCSST diminua as complicações mecânicas do infarto. Complicações mecânicas do miocárdio, como ruptura do músculo papilar, do septo interventricular ou da parede livre do ventrículo esquerdo, são situações que requerem tratamento cirúrgico emergencial.

A taxa de mortalidade associada ao tratamento cirúrgico de complicações mecânicas de IAMCSST com a CRM de emergência e permanece alta. Atualmente existem raros métodos conservadores ou percutâneos eficazes para tratar ruptura do músculo papilar, que leva a regurgitação mitral severa, defeitos septais ventriculares isquêmicos ou rupturas da parede livre do ventrículo. A intervenção cirúrgica reparadora para tratar essas complicações mecânicas de IAMCSST podem estar ou não associadas à realização da revascularização miocárdica. Não existe consenso em relação ao benefício de revascularizar a área infartada, uma vez que o evento foi tão severo que necrosou toda a parede miocárdica envolvida. Nos casos em que a anatomia coronariana demonstre áreas isquêmicas extensas, não relacionadas à área infartada, sem dúvida a confecção de enxertos arteriais ou venosos para aquele território proverá melhor performance ao miocárdio após a saída da CEC. Esses procedimentos podem ser necessários para tratar complicações em situações de emergência. Nenhum ensaio clínico randomizado examinou a eficácia da CRM durante a cirurgia cardíaca de emergência para tratar complicações mecânicas de IAMCSST, em comparação à cirurgia de emergência isolada para a mesma finalidade. Além disso, não há estudos randomizados que tenham avaliado a eficácia da cirurgia cardíaca de emergência para tratar complicações mecânicas de IAMCSST em comparação com estabilização médica inicial e cirurgia em um momento posterior. A inserção de um dispositivo de SCM pode ser benéfica para estabilizar um paciente com uma complicação mecânica de IAMCSST, e a cirurgia urgente ou emergencial continua sendo a melhor abordagem (Vídeos 1A a 1G).

Acesse o vídeo por meio do QR code.

Atualmente, a utilização de SCM com oxigenação por membrana extracorpórea (ECMO) tem mostrado resultados contraditórios, ainda que não randomizados. A melhora hemodinâmica oferecida pelo suporte pode proporcionar uma ponte de estabilidade até um momento apropriado para a intervenção, em vez de se restringir às primeiras horas após um IAM. Alguns estudos demonstram que o tempo, desde que a condição clínica e hemodinâmica do paciente permita, é um fator determinante para a sobrevivência do paciente.

As diretrizes atuais recomendam considerar SCM em pacientes com CC. Contudo, a implementação imediata de SCM, como BIA, Impella® e ECMO em pacientes com CC grave ou de rápida deterioração, não demonstrou melhorias nos resultados clínicos em comparação a uma estratégia conservadora inicial, que permite o uso posterior de ECMO caso ocorra agravamento do estado hemodinâmico, conforme evidenciado no estudo "Extracorporeal membrane oxygenation in the therapy of cardiogenic shock: primary results from the multicenter, randomized ECMO-CS trial".[14]

Esse ensaio clínico, multicêntrico e randomizado, inscreveu 117 pacientes com choque cardiogênico grave ou de rápida deterioração entre 2014 e 2022. Os pacientes foram randomizados para terapia conservadora inicial ou ECMO imediata, além do tratamento padrão. O desfecho primário consistiu em uma combinação de mortalidade por qualquer causa, ressuscitação de parada circulatória e necessidade de outro SCM, incluindo ECMO, no grupo conservador, em 30 dias. Um desfecho primário composto foi observado em 37 (63,8%) e 42 (71,2%) pacientes nos grupos de ECMO e terapia conservadora, respectivamente, que não evidenciou diferença nos desfechos (p = ns). Menos pacientes no grupo de ECMO necessitaram de outro SCM em comparação com o grupo conservador (17,2 *vs.* 42,4%, p = 0,003). A mortalidade por todas as causas em 30 dias foi semelhante entre os grupos (50,0 *vs.* 47,5%). O importante e controverso estudo de Thiele et al., que avaliou pacientes com IAMCSST e CC submetidos ou não à ECMO, demonstrou que a instalação precoce de ECMO não foi superior à terapia médica usual em relação à mortalidade por qualquer causa em 30 dias, entre aqueles com revascularização precoce planejada. A ECMO foi associada a mais complicações, especialmente sangramentos e eventos vasculares periféricos.[15]

RESULTADOS E COMPLICAÇÕES DA CIRURGIA DE REVASCULARIZAÇÃO MIOCÁRDICA NA FASE AGUDA DO INFARTO

Pacientes que apresentam isquemia miocárdica aguda, acompanhada de CC, enfrentam uma taxa elevada de mortalidade e morbidade. O tratamento exige decisões rápidas, frequentemente com informações limitadas. Essa população é heterogênea, apresentando diferentes níveis de risco e necessidades terapêuticas. As abordagens de revascularização devem ser meticulosamente avaliadas para otimizar os benefícios e reduzir os riscos associados a intervenções cirúrgicas em um cenário crítico.

Atualmente, não existem estudos randomizados que definam a melhor estratégia ou técnica cirúrgica para pacientes que necessitam de CRM em caráter emergencial. Pela gravidade das condições e pela necessidade de decisões rápidas, observa-se que a técnica operatória ideal é aquela com a qual a equipe cirúrgica está mais familiarizada e confortável.

A utilização de CEC foi comum em todos os estudos analisados. A realização da CRM sem CEC em pacientes com isquemia crítica pode representar um risco significativo de desfechos fatais. Portanto, a proteção miocárdica deve ser rigorosa para oferecer suporte e descanso ao coração danificado. A proteção miocárdica anterógrada, por meio de solução cardioplégica polarizante ou hiperpolarizante, deve ser garantida. Se essa abordagem não for viável ou eficaz, a cardioplegia deve ser complementada com a via retrógrada. O uso de pinçamento aórtico intermitente deve ser evitado, pois não fornece proteção adequada ao miocárdio. O tempo de CEC deve ser otimizado, assegurando perfusão adequada aos tecidos isquêmicos pelo CC e corrigindo distúrbios hidroeletrolíticos e acidobásicos.

A utilização de enxertos arteriais deve ser incentivada, com a artéria torácica interna esquerda sendo o enxerto arterial mais comum, utilizado em 58,2% dos casos de IAMCSST. Entretanto, a abordagem subesternal para a obtenção do enxerto da artéria torácica interna pode estar comprometida em pacientes que sofreram compressão torácica por reanimação cardiopulmonar (RCP). A obtenção do enxerto da artéria radial pode atrasar o suprimento sanguíneo para as áreas isquêmicas do miocárdio.

A CRM deve focar na revascularização completa do miocárdio, que é o principal objetivo da equipe cirúrgica. Em média, os estudos indicam que a taxa de revascularização completa é de 82,3% para CRM em casos de IAMCSST e CC.

Em relação aos dados demográficos e perioperatórios, observou-se que 78,0% dos indivíduos com IAMCSST submetidos à CRM apresentaram doença coronariana de três vasos, com 50,4% apresentando estenose do tronco da coronária esquerda (≥ 50%). O tempo total do procedimento para IAMCSST foi de 216,2 ± 56,2 minutos, com um tempo de pinçamento aórtico de 54 minutos. A mediana de anastomoses distais realizadas foi três. O baixo débito cardíaco persistente ocorreu em 14,2% dos pacientes com IAMCSST, e a maioria dos pacientes permaneceu em ventilação mecânica por mais de dois dias, com necessidade de reabordagem cirúrgica por hemorragias em 8,5% dos casos. Complicações neurológicas foram observadas em 12,1% dos pacientes, dos quais 6,4% tiveram acidentes vasculares cerebrais. A mortalidade em 30 dias para pacientes com IAMCSST foi de 32,6%. Não foram encontradas diferenças significativas na taxa de sobrevivência entre pacientes com IAMCSST e infarto agudo do miocárdio sem suprimento coronariano total (IAMSSST) (p = ns). A mortalidade a longo prazo foi analisada ao longo de 10 anos, revelando uma sobrevida global de 58,7% após um ano, 47,5% após cinco anos e 34,7% após dez anos[16] (Vídeos 2A e 2B).

Acesse o vídeo por meio do QR code.

PREDITORES DE MORTALIDADE EM 30 DIAS

Os fatores de risco independentes associados à mortalidade em 30 dias incluíram idade superior a 75 anos e níveis de lactato acima de 8 mmol/L no pré-operatório. A revascularização completa demonstrou um efeito positivo sobre a mortalidade nesse período.

Alguns estudos sugerem que o tipo de infarto do miocárdio, seja IAMCSST, seja IAMSSST, pode influenciar a sobrevida dos pacientes com síndrome coronariana. Contudo, existem poucos dados sobre pacientes com IAMCSST e CC que foram submetidos à CRM em caráter emergencial, em grande parte pela falta de evidências robustas que indiquem que esses pacientes não se beneficiariam de uma abordagem cirúrgica. Não foram identificadas diferenças significativas em relação a complicações pós-operatórias quanto à sobrevivência em curto e longo prazo. Entretanto, a sobrevivência isolada não determina se os pacientes se beneficiam de um procedimento invasivo como a revascularização miocárdica, pois eventos tromboembólicos também podem afetar severamente o prognóstico e a qualidade de vida desses pacientes.[17]

PREVISÃO DE RISCO EM PACIENTES EM CHOQUE CARDIOGÊNICO

Modelos tradicionais de previsão de risco, como a calculadora da Society of Thoracic Surgeons (STS) e o EuroSCORE, oferecem estimativas de mortalidade e morbidade em pacientes coronarianos com CC, indicando que eles estão entre as categorias de maior risco. Contudo, a análise de pacientes em CC mostrou que esses modelos frequentemente subestimam o risco cirúrgico. Em um estudo, a mortalidade prevista para pacientes em choque foi de 12,3%, enquanto a observada foi de 30%. Da mesma forma, para pacientes que receberam RCP, a mortalidade prevista foi de 12,9%, em comparação com a de 43% observada.[18]

PACIENTE EM CIRURGIA DE SALVAMENTO

O paciente em situação de salvamento, que chega em parada cardíaca e está sob RCP ativa, representa um desafio considerável. Esse grupo apresenta uma expectativa de sobrevivência bastante baixa, e muitos cirurgiões hesitam em realizar a cirurgia. Um estudo envolvendo 85 pacientes de salvamento revelou uma mortalidade hospitalar de 35,3% e uma taxa elevada de morbidade associada. Entre os pacientes que necessitaram de ECMO no pós-operatório, a mortalidade foi de 40%, e 29,2% estavam vivos após um ano.

PACIENTES QUE NECESSITAM DE SUPORTE CIRCULATÓRIO MECÂNICO

Em uma análise do banco de dados da STS, 82% dos pacientes em CC que necessitaram de CRM foram submetidos à SCM. A mortalidade foi consideravelmente maior entre aqueles que receberam SCM, com taxas de 16% para pacientes sem SCM, 37,2% para aqueles com SCM pré-operatório e 58% para aqueles que precisaram de SCM peri ou pós-operatório. As razões para a falta de benefício do SCM em pacientes com CC podem incluir riscos e complicações associadas aos dispositivos que podem superar quaisquer vantagens, como hemorragias graves e complicações isquêmicas periféricas.

PERSPECTIVAS

Pacientes coronarianos em choque cardiogênico enfrentam desafios específicos e apresentam um risco elevado de mortalidade cirúrgica, um fenômeno raramente encontrado na prática contemporânea de cirurgia cardiotorácica. Embora essa situação possa ser alarmante e essa população seja frequentemente vista como uma oportunidade simples para reduzir a mortalidade institucional de CRM, uma análise detalhada dos dados revela que a evolução natural dessa condição pode ser alterada por intervenções cirúrgicas adequadas.

O CC é uma das principais causas de mortalidade após IAM. A revascularização precoce é crucial para melhorar as taxas de sobrevivência, e a CRM se mostra uma abordagem eficaz, especialmente em casos de doença arterial coronariana difusa e multiarterial. A literatura indica que a mortalidade operatória para pacientes com IAM e CC melhorou ao longo do tempo, embora ainda seja significativa. A avaliação de risco e benefício é essencial, especialmente em subgrupos de maior risco, como aqueles que necessitam de SCM.

Diversas publicações ressaltam a utilização de SCM como uma abordagem terapêutica para diminuir o consumo de oxigênio pelo miocárdio, reduzindo o estresse miocárdico e, consequentemente, a extensão do infarto. No entanto, esses estudos não conseguiram evidenciar tal benefício. Autores de séries de pacientes não observaram resultados significativos. O SCM deve ser implementado de maneira agressiva e precoce em pacientes em choque que não respondem ao suporte inotrópico, visando tanto à manutenção da circulação quanto à proteção do ventrículo esquerdo. Intervenções tardias podem, sem dúvida, elevar a mortalidade e a morbidade, e estudos randomizados demonstraram que a otimização médica ou, especificamente, a terapia com BIA pode agravar os resultados em vez de melhorá-los. Após a revascularização, o paciente deve ser monitorado em uma Unidade de Terapia Intensiva (UTI), prevendo uma alta carga de morbidades pulmonares, renais e neurológicas, além de mortalidade elevada.

Evidências consistentes demonstram que a revascularização precoce está associada a melhores taxas de sobrevivência em casos de CC. No entanto, não há dados randomizados que orientem a escolha da estratégia de revascularização. A mortalidade cirúrgica vinculada à CRM é consideravelmente elevada na presença de CC, mas a intervenção cirúrgica pode impactar positivamente a evolução da doença. Os modelos de ajuste de risco atualmente utilizados falham em capturar os extremos do risco cirúrgico, o que pode desestimular cirurgiões a aceitarem pacientes que poderiam se beneficiar da CRM.

Sem dúvida, esses pacientes apresentam uma mortalidade significativa e um considerável potencial para morbidades graves. Portanto, pacientes coronarianos em estado de choque devem ser prontamente internados em uma unidade de tratamento coronariano especializada ou em uma UTI cirúrgica cardiotorácica, quando disponíveis. A equipe médica deve ser composta por um cardiologista, um intensivista cardiotorácico, um anestesiologista e um cirurgião cardíaco, juntamente com suas especialidades complementares. A decisão clínica deve ser guiada pelo uso precoce de monitoramento hemodinâmico invasivo, ecocardiografia e angiografia rápida.

Assim que a condição das artérias coronárias for avaliada, a equipe deve considerar a possibilidade de revascularização completa por meio de ICP ou CRM, ciente de que as previsões de risco cirúrgico convencionais podem não refletir a real mortalidade esperada, podendo ser necessária uma avaliação de risco mais precisa para o CC. Fatores que podem favorecer a escolha de CRM incluem doença do tronco principal esquerdo, envolvimento de três vasos, lesões inadequadas para ICP, presença de complicações mecânicas do infarto ou diabetes.

Atualmente, existe uma grande lacuna no entendimento da fisiopatologia e nos desfechos que envolvem o IAM e o CC, assim como nas melhores estratégias terapêuticas para sua abordagem. O futuro próximo deverá trazer as respostas esperadas.

REFERÊNCIAS

1. Mohr FW, Morice MC, Kappetein AP, Feldman TE, Stahle E, Colombo A, et al. Coronary artery bypass graft surgery versus percutaneous coronary intervention in patients with three-vessel disease and left main coronary disease: 5-year follow-up of the randomised, clinical SYNTAX trial. Lancet. 2013;381:629-38.

2. Gąsior M, Desperak P, Dudek D, Witkowski A, Buszman PE, Trzeciak P, et al. Multivessel intervention in myocardial infarction with cardiogenic shock: CULPRIT-SHOCK trial outcomes in the PL-ACS Registry. J Clin Med. 2021;10(9):1832.
3. Acharya D, Gulack BC, Loyaga-Rendon RY, Davies JE, He X, Brennan JM, et al. Clinical characteristics and outcomes of patients with myocardial infarction and cardiogenic shock undergoing coronary artery bypass surgery: data from The Society of Thoracic Surgeons National Database. Ann Thorac Surg. 2016;101(2):558-66.
4. Mehta SR, Wood DA, Storey RF, Mehran R, Bainey KR, Nguyen H, et al. Complete revascularization with multivessel PCI for myocardial infarction. N Engl J Med. 2019;381(15):1411-21.
5. Lawton JS, Tamis-Holland JE, Bangalore S, Bates ER, Beckie TM, Bischoff JM, et al. 2021 ACC/AHA/SCAI Guideline for Coronary Artery Revascularization: executive summary: a report of the American College of Cardiology/American Heart Association Joint Committee on Clinical Practice Guidelines. Circulation. 2022;145(3):e4-e17. doi: 10.1161/CIR.0000000000001039. Epub 2021 Dec 9. Erratum in: Circulation. 2022;145(11):e771.
6. Wayangankar SA, Bangalore S, McCoy LA, Jneid H, Latif F, Karrowni W, et al. Temporal trends and outcomes of patients undergoing percutaneous coronary interventions for cardiogenic shock in the setting of acute myocardial infarction: a report from the CathPCI Registry. JACC Cardiovasc Interv. 2016;9(4):341-51.
7. TRIUMPH Investigators; Alexander JH, Reynolds HR, Stebbins AL, Dzavik V, Harrington RA, Van de Werf F, Hochman JS. Effect of tilarginine acetate in patients with acute myocardial infarction and cardiogenic shock: the TRIUMPH randomized controlled trial. JAMA. 2007;297(15):1657-66.
8. Hochman JS, Boland J, Sleeper LA, Porway M, Brinker J, Col J, et al. Current spectrum of cardiogenic shock and effect of early revascularization on mortality. Results of an International Registry. SHOCK Registry Investigators. Circulation. 1995;91(3):873-81.
9. Axelsson TA, Mennander A, Malmberg M, Gunn J, Jeppsson A, Gudbjartsson T. Is emergency and salvage coronary artery bypass grafting justified? The Nordic Emergency/Salvage coronary artery bypass grafting study. Eur J Cardiothorac Surg. 2016;49(5):1451-6. doi: 10.1093/ejcts/ezv388.
10. Thiele H, Zeymer U, Akin I; ECLS-SHOCK Investigators. Extracorporeal life support in infarct-related cardiogenic shock. N Engl J Med. 2023;389(14):1286-97.
11. Khaladj N, Bobylev D, Peterss S, Guenther S, Pichlmaier M, Bagaev E, et al. Immediate surgical coronary revascularisation in patients presenting with acute myocardial infarction. J Cardiothorac Surg. 2013;8:167. doi: 10.1186/1749-8090-8-167.
12. Udesen NJ, Møller JE, Lindholm MG, Eiskjær H, Schäfer A, Werner N, et al. Rationale and design of DanGer shock: Danish-German cardiogenic shock trial. Am Heart J. 2019;214:60-8.
13. Bangalore S, Guo Y, Xu J, Blecker S, Gupta N, Feit F, Hochman JS. Rates of invasive management o cardiogenic shock in New York before and after exclusion from public reporting. JAMA Cardiol. 2016;1:640-7.
14. Ostadal P, Rokyta R, Karasek J, Kruger A, Vondrakova D, Janotka M, et al.; ECMO-CS Investigators. Extracorporeal membrane oxygenation in the therapy of cardiogenic shock: results of the ECMO-CS Randomized Clinical Trial. Circulation. 2023;147(6):454-64.
15. Ardito V, Rognoni C, Pieri M, Barbone A, Briguori C, Cigala E, et al. Impella versus VA-ECMO for the treatment of patients with cardiogenic shock: the Impella Network Project – observational study protocol for cost-effectiveness and budget impact analyses. BMJ Open. 2024;14(6):e078358.
16. Navarese EP, Lansky AJ, Kereiakes DJ, Kubica J, Gurbel PA, Gorog DA, et al. Cardiac mortality in patients randomised to elective coronary revascularisation plus medical therapy or medical therapy alone: a systematic review and meta-analysis. Eur Heart J. 2021;42(45):4638-51.
17. Demondion P, Fournel L, Golmard JL, Niculescu M, Pavie A, Leprince P. Predictors of 30-day mortality and outcome in cases of myocardial infarction with cardiogenic shock treated by extracorporeal life support. Eur J Cardiothorac Surg. 2014;45:47-54.
18. Truby L, Naka Y, Kalesan B, Ota T, Kirtane AJ, Kodali S, et al. Important role of mechanical circulatory support in acute myocardial infarction complicated by cardiogenic shock. Eur J Cardiothorac Surg. 2015;48:322-8.

19

Revascularização com enxertos arteriais

Maurílio Onofre Deininger
Rodrigo Oliveira Rosa Ribeiro de Souza
Rodrigo Coelho Segalote
Heraldo Guedis Lobo Filho

INTRODUÇÃO

A cirurgia de revascularização do miocárdio (CRM) é um dos pilares do tratamento da doença arterial coronariana (DAC) e, portanto, um procedimento cirúrgico amplamente utilizado, especialmente para pacientes com DAC triarterial e lesão de tronco da coronária esquerda (TCE).

Dentre os acontecimentos históricos da CRM, destaca-se Vineberg, que implantou a artéria torácica interna esquerda (ATIE) através de um túnel no interior da musculatura da parede do ventrículo esquerdo, tentando induzir a formação de circulação colateral. Essa técnica obteve bons resultados e foi um marco importante para o tratamento da angina, permanecendo por vários anos.[1] No entanto, o grande avanço da CRM deveu-se ao advento da cineangiocoronariografia, com Sones, na Cleveland Clinic.[2] Assim, o primeiro relato de CRM ocorreu por Goetz, que realizou a anastomose da artéria torácica interna direita (ATID), com sutura mecânica com anel de tântalo, para a artéria coronária direita (CD), mantendo a perviedade por um ano.[3] Importante citar também Kolessov, que realizou a primeira anastomose da ATIE no ramo interventricular anterior (RIA) por meio de toracotomia esquerda, sem o uso da circulação extracorpórea (CEC).[4] No entanto, foi Favaloro quem realizou a operação pioneira utilizando segmento de veia safena (VS) como ponte para tratar as obstruções coronarianas, embora houvesse relatos na literatura de outros cirurgiões que também realizaram essa cirurgia. Coube a Favaloro, no entanto, difundir e validar cientificamente o método.[5] Pouco tempo depois, a CRM utilizando VS também foi realizada no Brasil pelos Drs. Adib Jatene e Zerbini, sendo reproduzida por vários grupos no país nos anos seguintes.[6]

A VS ainda é largamente utilizada como enxerto aorta/coronária, devido à facilidade de coleta e preparo, podendo ser empregada para a confecção de múltiplos enxertos. Entretanto, esse enxerto pode desenvolver hiperplasia intimal e lesão aterosclerótica grave ao longo do tempo, apresentando taxas de oclusão de 10% a 15% no primeiro ano após a cirurgia. Além disso, após dez anos, apenas 60% dos enxertos venosos permanecem pérvios e, destes, apenas 50% estão isentos de estenose significativa. Também são descritas com frequência complicações no membro inferior onde a VS é coletada.[7]

Na década de 1980, com a importante publicação de Loop, a ATIE foi caracterizada como enxerto padrão para revascularizar o RIA da coronária esquerda (CE), devido aos excelentes resultados de perviedade em longo prazo quando comparados aos pacientes que receberam apenas enxertos venosos.[8] Com uma taxa de 90% de perviedade em 20 anos após a cirurgia, a ATIE tornou-se a opção terapêutica mais confiável no tratamento da DAC. Em virtude dessas altas taxas de perviedade, outros enxertos arteriais começaram a ser considerados para revascularização, incluindo a ATID, a artéria radial (AR) e a artéria gastroepiplóica direita (AGED). A ATID, por exemplo, oferece vantagens similares à ATIE, mas é menos utilizada devido à sua localização anatômica, o que pode tornar o procedimento mais desafiador, principalmente devido ao risco de complicações esternais com a utilização das duas artérias torácicas internas (ATIs). A importância da escolha dos melhores enxertos para cada paciente não pode ser subestimada, pois tem implicações significativas na qualidade de vida dos pacientes. A introdução de técnicas minimamente invasivas e a adoção da cirurgia assistida por robô também abriram novas possibilidades para o uso mais eficaz dos enxertos arteriais.

ANATOMIA CIRÚRGICA

Anatomia cirúrgica das artérias coronárias

As artérias coronárias se originam da raiz da aorta, acima da valva aórtica, a partir dos seios de Valsalva esquerdo (coronária esquerda) e direito (coronária direita).

Artéria coronária esquerda (CE)

A artéria coronária esquerda é a principal responsável pela irrigação da maior parte do ventrículo esquerdo e do septo interventricular. Ela se divide em dois ramos principais:

- Ramo interventricular anterior (RIA): percorre o sulco interventricular anterior e é responsável por irrigar a porção anterior do septo interventricular, a parede anterior do ventrículo esquerdo e o ápice do coração. Devido à sua importância no suprimento sanguíneo do ventrículo esquerdo (VE), a presença de lesões coronarianas obstrutivas graves nesta artéria normalmente determina a necessidade de revascularização cirúrgica. Na maioria dos casos, a revascularização é realizada utilizando-se a artéria torácica interna esquerda (ATIE) ou a artéria torácica interna direita (ATID) como enxerto.
- Artéria circunflexa (CX): percorre o sulco atrioventricular esquerdo, fornecendo ramos para a parede lateral e posterior do ventrículo esquerdo. Os ramos marginais obtusos, originados da CX, são frequentemente alvos de revascularização em casos de doença arterial coronariana (DAC). A ATID ou a artéria radial (AR) são opções de enxertos arteriais para a revascularização desses ramos.

Artéria coronária direita (CD)

Percorre o sulco atrioventricular direito, irrigando a parede inferior do ventrículo direito, além de parte do VE e do septo interventricular. Os ramos da CD incluem a artéria do nó sinoatrial, os ramos ventriculares direitos, a artéria marginal direita e, em casos de dominância direita, o RIP, dependendo da dominância coronariana. A dominância é definida pela artéria que emite o RIP, sendo a CD dominante em cerca de 80 a 90% dos casos.

A CD e seus ramos são frequentemente revascularizados utilizando enxertos venosos, mas a AR, a ATID e a AGED também podem ser utilizadas, especialmente em procedimentos de CRM completa com enxertos arteriais.

Anatomia funcional e variantes anatômicas

A anatomia das artérias coronárias é altamente variável entre indivíduos. Algumas variações anatômicas podem ter implicações significativas quando houver necessidade de uma cirurgia de revascularização.

- Dominância coronária: a dominância é uma característica importante que influencia a estratégia de revascularização. A dominância direita é mais comum, mas a dominância esquerda ou a codominância (quando ambas as artérias contribuem para o suprimento da parede posterior) também podem ser encontradas.
- Origem anômala das artérias coronárias: embora rara, o diagnóstico correto de uma origem anômala de uma artéria coronária é essencial para um planejamento cirúrgico adequado.
- Doença difusa e/ou calcificação: em casos de doença aterosclerótica avançada, alguns ramos coronarianos podem estar comprometidos por placas de ateroma e/ou cálcio, exigindo uma abordagem cirúrgica precisa quanto ao melhor sítio da anastomose.

Implicações cirúrgicas da anatomia coronária

A compreensão detalhada da anatomia coronária é crucial para o planejamento da cirurgia de revascularização do miocárdio (CRM), especialmente quando se utilizam enxertos arteriais. A artéria torácica interna esquerda (ATIE) é tradicionalmente anastomosada ao ramo interventricular anterior (RIA) devido à proximidade anatômica e aos excelentes resultados a longo prazo quanto à perviedade. A artéria torácica interna direita (ATID), por sua vez, pode ser utilizada em um arranjo em *Y* ou de forma direta para revascularizar ramos da artéria circunflexa (CX), da artéria coronária direita (CD) ou até mesmo a RIA, dependendo da dominância, da distribuição da doença arterial coronariana (DAC) e da experiência do cirurgião.

A artéria radial (AR), devido ao seu calibre e comprimento, é frequentemente utilizada para revascularizar ramos marginais obtusos da CX ou ramos distais da CD. Para a escolha do enxerto adequado, é essencial observar o local da anastomose, garantindo que seja realizada com tensão mínima, sem acotovelamento ou *kinking*.

Além disso, a dissecção do enxerto arterial deve ser realizada com cuidado. Caso seja utilizado o bisturi elétrico, este deve operar em baixa potência para evitar lesão térmica no endotélio, aspecto fundamental para prevenir a oclusão do enxerto e garantir a perviedade a longo prazo. O uso de técnicas intraoperatórias, como a fluxometria por tempo de trânsito e a angiografia por fluorescência com fluoresceína, pode auxiliar na avaliação da perviedade do enxerto e na correção de quaisquer anormalidades identificadas durante o procedimento, sendo fundamental para a avaliação qualitativa e quantitativa das anastomoses realizadas.

O sucesso da CRM com enxertos arteriais depende não apenas da técnica cirúrgica, mas também da observância das características anatômicas específicas de cada paciente e de um bom planejamento cirúrgico, visando otimizar os resultados. O uso crescente de enxertos arteriais reflete a busca por uma revascularização mais duradoura e eficaz.

Anatomia cirúrgica dos enxertos

Artéria torácica interna (ATI)

Tanto a artéria torácica interna esquerda (ATIE) quanto a artéria torácica interna direita (ATID) originam-se da porção inicial da artéria subclávia e descem paralelamente ao esterno. A ATIE tem sido amplamente utilizada, tornando-se, desde a década de 1980, o padrão ouro para enxertos na cirurgia de revascularização do miocárdio (CRM) devido à sua proximidade com o ramo interventricular anterior (RIA) e à sua robustez nos resultados a longo prazo, que resultam em altas taxas de permeabilidade tardia do enxerto.

Um aspecto importante na utilização das artérias torácicas internas (ATIs) é a identificação, *in vitro*, da produção de óxido nítrico pelo endotélio, observada por alguns autores, e sua relação com a vasodilatação do leito coronariano, a diminuição da ativação plaquetária e a prevenção da adesão leucocitária ao endotélio, conferindo maior resistência à progressão da doença aterosclerótica. Além disso, as ATIs apresentam uma capacidade adaptativa para aumentar o fluxo sanguíneo em resposta à demanda miocárdica, aspecto crucial durante o exercício ou outros estresses físicos, resultando em menor incidência de eventos cardíacos adversos.[9]

A ATID, embora menos utilizada, é uma opção viável e uma excelente alternativa, especialmente em pacientes que necessitam de revascularização arterial adicional ou em casos de indicação de revascularização arterial completa, podendo ser posicionada de forma anteroaórtica para o RIA, com resultados semelhantes aos encontrados com a ATIE.[10]

Artéria radial (AR)

A AR tem se mostrado uma boa alternativa para uso como enxerto na cirurgia de revascularização do miocárdio (CRM). Foi divulgada inicialmente como enxerto arterial por Carpentier[11] no início da década de 1970 e, após um período sem uso rotineiro, foi reintroduzida nos anos 1990 por Acar,[12] sendo especialmente útil em pacientes que necessitam de múltiplos enxertos arteriais. Mostra-se como uma alternativa viável, especialmente para a artéria coronária direita (CD) ou algum ramo da artéria circunflexa (CX). A AR apresenta taxas de perviedade de aproximadamente 80-85% após cinco anos, comparáveis às da artéria torácica interna direita (ATID), mas inferiores no seguimento a longo prazo.[13]

A técnica utilizada na obtenção da AR é crucial para garantir a integridade do enxerto. Ela é retirada do antebraço, podendo ser feita de forma pediculada ou esqueletizada. O procedimento deve ser realizado com extremo cuidado para evitar lesões ao endotélio e às demais camadas arteriais, o que pode predispor ao vasoespasmo ou à trombose precoce. O uso de soluções vasodilatadoras, como nitroglicerina ou diltiazem, durante sua retirada tem sido amplamente recomendado para otimizar os resultados.[12] Seu uso passou a ser ampliado mais recentemente em razão de novos *trials* que mostraram resultados mais favoráveis.[13]

Artéria gastroepiplóica (AGED)

Além das ATIs e da AR, a AGED tem sido utilizada como enxerto arterial em casos selecionados, principalmente em reoperações ou quando outros enxertos arteriais não estão disponíveis. Apesar de ser uma opção viável, a AGED é menos frequentemente utilizada devido às dificuldades técnicas e ao risco de complicações, mas oferece uma alternativa com taxa de perviedade aceitável, sendo normalmente empregada para ramos da CD.[14]

CONSIDERAÇÕES DIAGNÓSTICAS

A avaliação pré-operatória detalhada é essencial para a seleção dos enxertos e para a estratégia de revascularização. A cineangiocoronariografia é fundamental para delinear a anatomia coronária e identificar as lesões que requerem revascularização. A função do VE, geralmente avaliada por ecocardiografia ou ressonância magnética cardíaca, também desempenha um papel crucial na decisão operatória, a fim de identificar áreas isquêmicas potencialmente revascularizáveis.

Além da avaliação anatômica, é importante considerar as características clínicas do paciente. Pacientes jovens, com maior expectativa de vida, beneficiam-se mais do uso de enxertos arteriais devido à sua maior durabilidade. Em contraste, em pacientes mais idosos ou com comorbidades significativas, a seleção de enxertos deve ser cuidadosamente equilibrada com os riscos operatórios, levando em consideração a complexidade da cirurgia e a recuperação pós-operatória.

FISIOPATOLOGIA

Sem intervenção, a DAC geralmente progride para angina instável, infarto do miocárdio, morte súbita ou insuficiência cardíaca. A intervenção precoce com CRM é frequentemente indicada em pacientes com DAC avançada, especialmente naqueles com estenose significativa do TCE ou em múltiplos vasos coronários. A CRM com enxertos arteriais, principalmente a ATIE, demonstrou melhorar a sobrevida e reduzir eventos cardíacos adversos a longo prazo em comparação com a revascularização com enxertos venosos.[8]

HISTÓRIA NATURAL

A DAC é uma condição progressiva que envolve a formação de placas ateroscleróticas nas artérias coronárias, resultando em estenoses que limitam o fluxo sanguíneo para o miocárdio. Sua fisiopatologia envolve uma complexa interação entre inflamação crônica, disfunção endotelial e a formação de trombos sobre placas rotas, levando a eventos isquêmicos agudos, como o infarto do miocárdio.

A revascularização do miocárdio tem como objetivo restaurar o fluxo sanguíneo adequado, prevenindo a progressão da isquemia e melhorando a função cardíaca global. Enxertos arteriais são menos propensos à aterosclerose devido à sua estrutura muscular e à produção endotelial de óxido nítrico, o que reduz a proliferação celular e a formação de neointima.[9]

INDICAÇÕES CIRÚRGICAS

As indicações para CRM incluem pacientes com DAC significativa que não respondem ao tratamento clínico otimizado, aqueles com doença do tronco da coronária esquerda (TCE) ou com doença de múltiplos vasos. Diversos estudos randomizados, bem como metanálises, demonstram claramente que a CRM é superior à intervenção coronária percutânea com o uso de *stents* na DAC com *Syntax Score* moderado a alto. Pacientes com angina refratária e isquemia induzida por estresse também são candidatos à CRM, especialmente se tiverem anatomia coronária favorável para a revascularização.

Pacientes com *diabetes mellitus*, doença renal crônica, doença arterial periférica ou disfunção ventricular esquerda também podem se beneficiar da revascularização arterial devido à menor taxa de oclusão dos enxertos arteriais em comparação com enxertos venosos. Porém, o uso de duas mamárias deve ser mais criterioso em idosos com diabetes insulinodependente, pois o benefício da sobrevida a longo prazo é questionável e o risco de infecção do sítio operatório é aumentado. O uso da AR deve ser evitado em lesões coronarianas não críticas (abaixo de 80%) e em pacientes com insuficiência renal, nos quais pode ser necessário o uso de fístula arteriovenosa.[8,13]

É fundamental que as decisões sobre indicações de tratamento invasivo em pacientes com DAC grave sejam tomadas no contexto de um *Heart Team*, com foco na individualização e na autonomia do paciente.

TOMADA DE DECISÃO PRÉ-OPERATÓRIA

A tomada de decisão pré-operatória envolve a consideração de vários fatores, incluindo a idade do paciente, o número de vasos coronários envolvidos, dentre outros aspectos. A decisão sobre o uso de enxertos arteriais deve considerar também a extensão da DAC, a viabilidade do miocárdio e a função ventricular esquerda. Pacientes com boa função ventricular e doença extensa do RIA são candidatos ideais para revascularização com a ATIE, podendo ser utilizada também a ATID, permitindo assim que a ATIE seja utilizada para revascularização de ramos da CX, ambas ATIs *in situ*.[10]

A avaliação da AR como enxerto adicional envolve a realização obrigatória do teste de Allen para assegurar a adequação do fluxo sanguíneo na mão. Um detalhe importante sobre o seu uso é que a manipulação prévia da AR para cateterismo diagnóstico deve ser considerada uma contraindicação, devido à extensa lesão endotelial provocada pela manipulação intravascular.

A escolha da estratégia cirúrgica e da seleção dos enxertos também depende da condição da aorta, pois pacientes com aterosclerose significativa da aorta ascendente podem se beneficiar de técnicas sem manuseio da aorta, utilizando apenas enxertos arteriais, ou com configuração em *Y* ou *T*, e sem circulação extracorpórea (CEC). Alguns autores mostram benefícios com essa técnica, resultando na redução da ocorrência de acidente vascular cerebral, utilizando a técnica *no touch* da aorta e apenas enxertos arteriais.[15]

TÉCNICA OPERATÓRIA

Artéria torácica interna esquerda

A ATIE pode ser dissecada de forma pediculada, preservando-se as duas veias satélites e o tecido circundante, o que ajuda a preservar o fluxo sanguíneo colateral e a prevenir lesões endoteliais, porém pode levar a uma maior isquemia do esterno. Também pode ser dissecada com a técnica esqueletizada, na qual apenas a ATI é dissecada. Essa técnica preserva a vasculatura do esterno e pode aumentar o comprimento do enxerto, permitindo a realização de anastomoses mais distais. No entanto, é importante ressaltar que a hemostasia do leito da ATIE deve ser feita com cautela para evitar danos extensos aos tecidos, o que eliminaria os benefícios da dissecção esqueletizada. Normalmente, a ATIE é utilizada como enxerto para o RIA, mas também pode ser empregada em ramos da CX.

Artéria torácica interna direita

A ATID oferece uma alternativa viável para a revascularização arterial completa. Pode ser utilizada como enxerto composto (*Y*, *T* ou *K*) com a ATIE, onde a ATIE é anastomosada ao RIA e a ATID a outro vaso, como a artéria diagonal, ramos da CX ou *in situ* para a CD ou seus ramos. Também pode ser utilizada *in situ* para o RIA, permitindo que a ATIE seja empregada para ramos da CX também *in situ*, possibilitando a revascularização de toda a coronária esquerda (CE) apenas com enxertos de ATI,[10] como demonstrado na Figura 1 e no Vídeo 1.

Artéria radial

A retirada da AR é realizada utilizando-se a técnica pediculada, com veia satélite e tecido adjacente, ou de forma esqueletizada, para minimizar o trauma aos tecidos circundantes, sobretudo tecido nervoso, e preservar o suprimento sanguíneo ao antebraço. Após a confirmação de uma boa circulação colateral pela prova de Allen, a AR é dissecada a partir do antebraço e preparada para anastomose.

A AR é particularmente útil em pacientes jovens ou naqueles em que a revascularização arterial total é desejada, proporcionando uma alternativa robusta à veia safena, com menor risco de aterosclerose a longo prazo.[9] Estudos demonstram que a AR apresenta melhores resultados em termos de perviedade a longo prazo quando utilizada para revascularizar vasos com lesões mais significativas, superiores a 75-80%. Imagens da utilização da AR – Figura 2 e Vídeo 2.

Artéria gastroepiplóica direita

A AGED é colhida através de uma laparotomia aberta ou *videolaparoscopia* e dissecada cuidadosa-

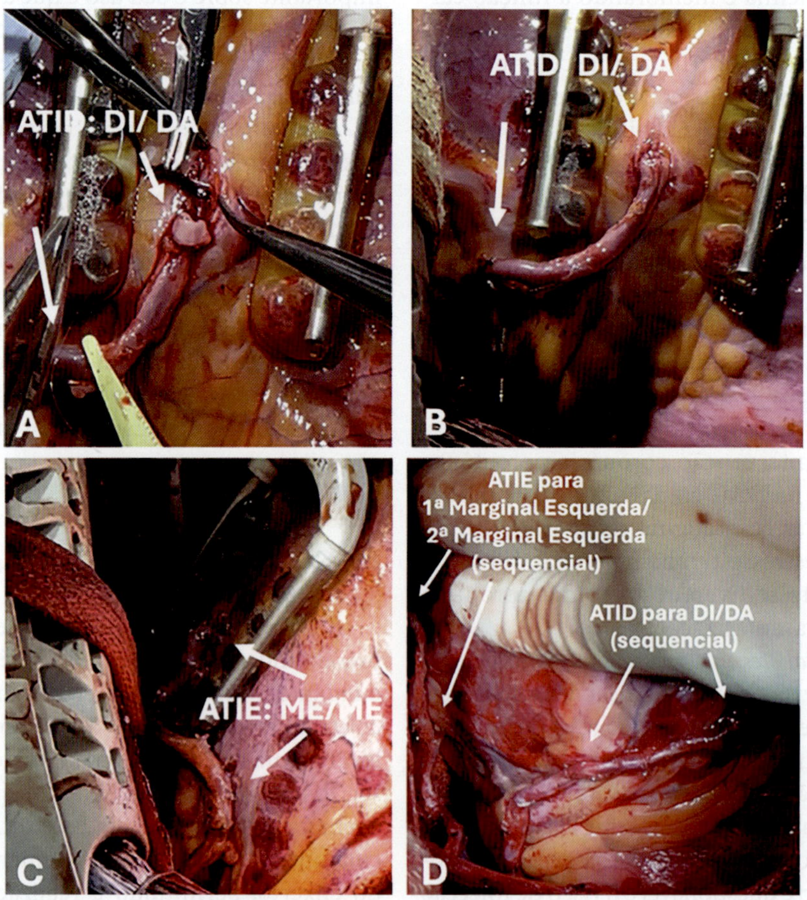

Acesse o vídeo por meio do QR code.

FIGURA 1.
A e B: ATID foi utilizada com posicionamento anteroaórtico para revascularização dos ramos diagonal e interventricular anterior (sequencial). C: ATIE utilizada para revascularização de 2 ramos marginal esquerdo (sequencial). D: Visão final mostrando as duas ATIs utilizadas em anastomoses sequenciais. Ver Vídeo 1 por meio do QR Code.

Acesse o vídeo por meio do QR code.

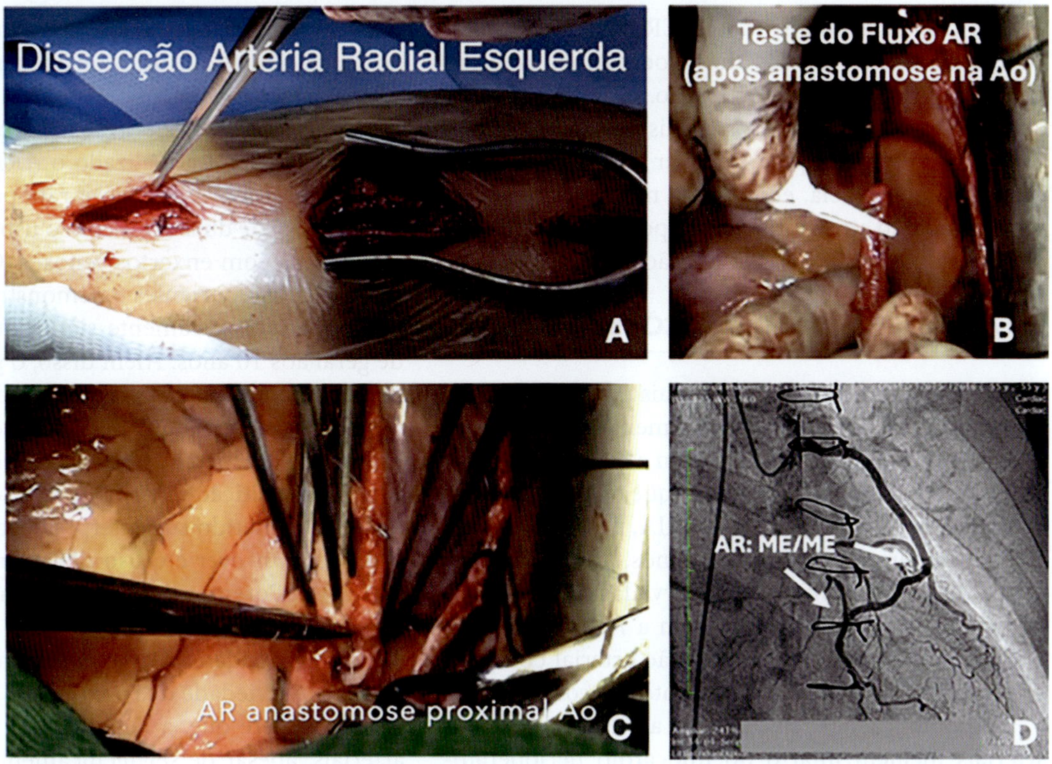

FIGURA 2.
A: Retirada da AR esqueletizada. B: Teste do fluxo da AR. C: Anastomose da AR na aorta ascendente. D: Re-estudo de AR utilizada em sequencia para 2 ramos marginais esquerdo.

mente para preservar o fluxo colateral ao estômago. É mantida de forma pediculada e anastomosada a alvos coronários na parte inferior do coração, como o RIP. Essa técnica é utilizada com menor frequência devido à sua complexidade e à necessidade de manipulação abdominal, mas oferece uma opção adicional em pacientes nos quais outros enxertos arteriais não são viáveis, bem como em reoperações com enxertos patentes, onde o risco de uma reesternotomia é elevado.[14]

Enxertos compostos

Algumas técnicas podem ser empregadas com o objetivo de realizar uma cirurgia totalmente arterial. Para isso, utilizam-se os três principais enxertos arteriais (as duas ATIs e a AR) para todos os vasos comprometidos. Isso é possível por meio de anastomoses sequenciais, nas quais, utilizando um enxerto, realizam-se uma ou duas anastomoses laterolaterais e, por fim, uma anastomose terminolateral. Dessa forma, é possível revascularizar mais de uma artéria coronária com um único enxerto.

Outras configurações, como anastomoses em *Y*, *T*, *X* e *K*, podem ser utilizadas com bons resultados a longo prazo, aumentando o número de anastomoses.

Ver Vídeo 3 por meio do QR Code a seguir.

Acesse o vídeo por meio do QR code.

MANEJO PÓS-OPERATÓRIO

O manejo pós-operatório após CRM com enxertos arteriais é crucial para garantir a perviedade do enxerto e prevenir complicações. A vigilância hemodinâmica rigorosa, o controle da dor e o manejo da antiagregação plaquetária são componentes essenciais do cuidado imediato. O uso de antiagregantes plaquetários e estatinas deve ser iniciado o mais cedo possível para reduzir o risco de trombose do enxerto e promover a saúde endotelial. Além disso, o monitoramento contínuo da função cardíaca e da perfusão tecidual auxilia na identificação precoce de complicações, como infarto do miocárdio perioperatório ou disfunção do enxerto.

Em pacientes submetidos à CRM com múltiplos enxertos arteriais, o risco de vasoespasmo, especialmente na AR, é uma preocupação. O manuseio adequado dos bloqueadores dos canais de cálcio, como o diltiazem ou a amlodipina, deve ser indicado para prevenir essa ocorrência, enquanto a nitroglicerina pode ser utilizada no ato cirúrgico e no pós-operatório imediato para promover a vasodilatação.[12]

RESULTADOS E COMPLICAÇÕES

A utilização de enxertos arteriais na CRM tem demonstrado melhorar significativamente os resultados a longo prazo em comparação com a utilização de enxertos venosos. Estudos indicam que a ATIE, quando utilizada na revascularização do RIA, possui uma perviedade superior a 90% em 10 anos,[7,8] contrastando com as taxas muito menores observadas com enxertos venosos. Quando combinada com a ATID e a AR, a ATIE permite uma revascularização arterial completa e reduz a necessidade de futuras intervenções.[10,14]

As complicações relacionadas ao uso de enxertos arteriais incluem infarto do miocárdio perioperatório e falência do enxerto, assim como ocorre com os enxertos de veia safena (VS). No entanto, quando se utilizam enxertos arteriais, há um risco adicional de vasoespasmo, principalmente com o uso da AR. Entretanto, as taxas de complicações são geralmente baixas quando a cirurgia é realizada por cirurgiões experientes e quando as diretrizes de manejo pós-operatório são rigorosamente seguidas. Além disso, o uso de enxertos arteriais está associado a uma redução na incidência de infarto do miocárdio tardio e morte cardiovascular, reforçando sua superioridade como estratégia de revascularização.[13]

Até pouco tempo, ainda havia controvérsia sobre a real vantagem do uso da AR em relação à VS. No entanto, a publicação do estudo *RADial artery International Alliance (RADIAL)* mostrou bons resultados com a utilização da AR. Esse estudo comparou o uso da AR *versus* a VS como enxerto secundário em pacientes submetidos à CRM. Os resultados indicaram que a AR possui uma perviedade significativamente melhor em comparação com a VS, resultando em menores taxas de oclusão, reintervenção e mortalidade.[16]

Pacientes com comorbidades como diabetes, insuficiência renal crônica e doença arterial periférica exigem uma avaliação cuidadosa para a escolha do enxerto ideal. O uso de enxertos arteriais pode ser benéfico, mas o risco de complicações, como infecção de ferida operatória, deve ser ponderado, principalmente quando se utilizam as duas ATIs em pacientes diabéticos. No entanto, quando as duas ATIs são dissecadas de forma esqueletizada, esse risco torna-se semelhante ao dos pacientes que utilizam apenas uma ATI, mesmo em pacientes diabéticos.[17,18]

Com o objetivo de avaliar os benefícios da utilização das ATIs, foi realizado o *ART Trial*, um estudo multicêntrico, prospectivo e randomizado, que comparou o uso de duas ATIs com o uso de uma única ATI combinada com enxertos venosos. O estudo envolveu mais de 3.000 pacientes e demonstrou que não houve diferença estatisticamente significativa na mortalidade geral aos 10 anos. Além disso, o grupo que recebeu duas ATIs apresentou uma taxa de infecção do sítio operatório e de reabordagem do esterno superior à do grupo que recebeu apenas uma ATI. No entanto, esse estudo foi criticado por falhas de seleção que podem ter comprometido sua interpretação, como a taxa elevada de *cross over* e o uso de enxerto de AR no grupo da VS. Porém, ao analisar apenas os pacientes que receberam dois enxertos arteriais, observou-se uma menor necessidade de novas intervenções e melhores taxas de perviedade dos enxertos.[19]

Isso sugere que, a longo prazo, o uso de enxertos arteriais, apesar de ser tecnicamente mais desafiador, pode trazer benefícios significativos, especialmente em pacientes mais jovens e com expectativa de vida prolongada.

É importante salientar que a VS ainda é um enxerto de extrema importância no contexto da CRM e seu uso não deve ser subestimado. Estudos recentes têm demonstrado excelentes taxas de perviedade a longo prazo quando esse enxerto é dissecado de forma minimamente traumática, de preferência pela técnica *no touch*, com atenção também às configurações em *Y* ou *T*, situação em que a VS recebe mediadores benéficos liberados pelo endotélio da ATI.[20]

PERSPECTIVAS

O uso rotineiro de enxertos arteriais na CRM, especialmente em pacientes mais jovens e de baixo risco, é cada vez mais apoiado por evidências que demonstram sua superioridade a longo prazo. A perspectiva futura inclui a expansão do uso de técnicas minimamente invasivas para a CRM, utilizando apenas enxertos arteriais, e a aplicação de novas terapias farmacológicas para melhorar ainda mais a perviedade do enxerto e os resultados clínicos.

Vários estudos exploram o impacto de combinações de enxertos arteriais, como a ATIE e a ATID, em conjunto com a AR, para alcançar revascularização arterial completa em uma maior proporção de pacientes. Esses estudos mostram que, embora o uso de enxertos arteriais seja tecnicamente mais complexo, as ATIs e a AR

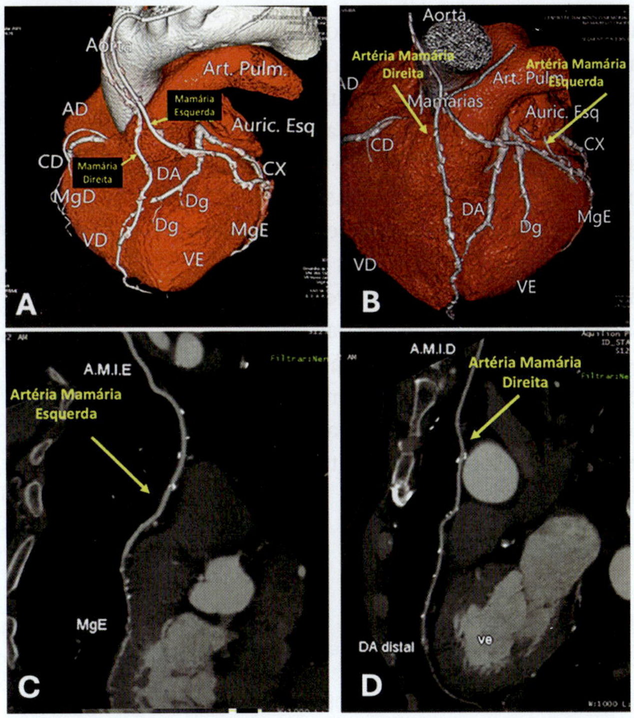

FIGURA 3.

A: Angio-TC mostrando enxertos de ATID para RIA e ATIE para ME, pérvios. B: Angio-TC mostrando enxertos de ATID para RIA e ATIE para ME, pérvios. C: Angio-TC mostrando enxertos de ATIE para ME, pérvio. D: Angio-TC mostrando enxertos de ATID para RIA pérvios.

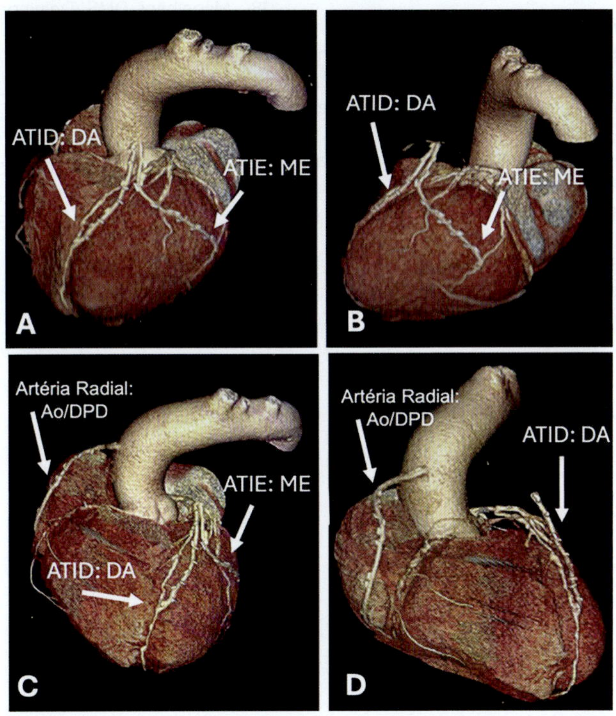

Acesse o vídeo por meio do QR code.

FIGURA 4.

A: Angio-TC mostrando enxertos de ATID para RIA e ATIE para ME, pérvios. B: Angio-TC mostrando enxertos de ATID para RIA e ATIE para ME, pérvios.. C: Angio-TC mostrando enxertos de AR para DP, ATID para DA e ATIE para ME, pérvios. D: Angio-TC mostrando enxertos de AR para DP e ATID para RIA, pérvios.
Ver Vídeo 4 por meio do QR Code.

apresentam maior durabilidade em comparação aos enxertos venosos, melhorando a qualidade de vida dos pacientes e os resultados cirúrgicos a longo prazo. Além disso, a introdução de tecnologias de imagem avançadas permite uma avaliação mais precisa da viabilidade dos enxertos e auxilia na definição de estratégias de revascularização de forma personalizada para cada paciente.

Para a avaliação da perviedade dos enxertos após a cirurgia de revascularização do miocárdio, pode-se recorrer ao cateterismo cardíaco ou à angiotomografia das artérias coronárias (Angio-TC). Ambos os métodos são complementares, sendo o cateterismo mais indicado em casos de suspeita de oclusão, enquanto a angiotomografia é uma excelente ferramenta para o acompanhamento não invasivo (Figuras 3 e 4 e Vídeo 4).

REFERÊNCIAS

1. Vineberg A, Miller G. Internal mammary coronary anastomosis in the surgical treatment of coronary artery insufficiency. Can Med Assoc J. 1951;64:204-10.
2. Sones FM Jr. Cine-coronary arteriography. Ohio Med. 1962;58:1018-9.
3. Goetz RH, Rohman M, Haller JD, Dee R, Rosenak SS. Internal mammary-coronary artery anastomosis. A nonsuture method employing tantalum ring. J Thorac Cardiovasc Surg. 1961;41:378-86.
4. Kolessov VI. Mammary artery-coronary artery anastomosis as method of treatment for angina pectoris. J Thorac Cardiovasc Surg. 1967;45:535-44.
5. Favaloro RG. Saphenous vein autograft replacement of severe segmental coronary artery occlusion: operative technique. Ann Thorac Surg. 1968;5:334-9.
6. Prates PR. Pequena história da cirurgia cardíaca: e tudo aconteceu diante de nossos olhos. Rev Bras Cir Cardiovasc. 1999;14:177-84.
7. Dallan LAO, Oliveira SA, Lisboa LA, Platania F, Jatene FB, Iglézias JCR, et al. Complete myocardial revascularization using arterial grafts. Heart Surg Forum. 2001;4:179-83.
8. Loop FD, Lytle BW, Cosgrove DM, Stewart RW, Goomastic M, Williams GW, et al. Influence of the internal-mammary-artery graft on 10-year survival and other cardiac events. N Engl J Med. 1986;314:1-6.
9. Gaudino M, Toesca A, Maggiano N, Pragliola C, Possati G. Localization of nitric oxide synthase type III in the internal thoracic and radial arteries and the great saphenous vein: a comparative immunohistochemical study. J Thorac Cardiovasc Surg. 2003;125:1510-5.
10. Deininger MO, Moreira LFP, Dallan LAO, et al. Comparative analysis of the patency of the internal thoracic artery in the CABG of left anterior descending artery: 6-month postoperative coronary CT angiography evaluation. Rev Bras Cir Cardiovasc. 2014;29(2):192-201.
11. Carpentier A, Guermonprez JL, Deloche A, et al. The aorta-to-coronary radial bypass graft: a technique avoiding pathological changes in grafts. Ann Thorac Surg. 1973;16:111-21.
12. Acar C, Jebara VA, Portoghese M, et al. Revival of the radial artery for coronary artery bypass grafting. Ann Thorac Surg. 1992;54(4):652-9.
13. Gaudino M, Audisio K, Di Franco A, et al. Radial artery versus saphenous vein versus right internal thoracic artery for coronary artery bypass grafting. Eur J Cardiothorac Surg. 2022;62(1):1-8.
14. Suma H. The right gastroepiploic artery graft for coronary artery bypass grafting: a 30-year experience. Korean J Thorac Cardiovasc Surg. 2016;49:225-31.
15. Gomes WJ, Gomes EN, Bertini Jr A, et al. The Anaortic technique with bilateral internal thoracic artery grafting—filling the gap in coronary artery bypass surgery. Braz J Cardiovasc Surg. 2021;36(3):397-405.
16. Gaudino M, Benedetto U, Fremes S, et al. The RADial artery International ALliance (RADIAL) extended follow-up study: rationale and study protocol. J Thorac Cardiovasc Surg. 2019;56(6):1025-30.
17. Pengyu Z, Peng Z, Zhiqiang N. Is the era of bilateral internal thoracic artery grafting coming for diabetic patients? An updated meta-analysis. J Thorac Cardiovasc Surg. 2019;158:1559-70.
18. Magalhães DMS, Deininger MO, Oliveira OG, et al. Deep sternal wound infection after beating heart coronary artery bypass surgery with routine use of skeletonized bilateral internal thoracic artery. Braz J Cardiovasc Surg. 2023;38(4):1-6.
19. Taggart DP, Beneetto U, Gerry S, et al. Bilateral versus single internal-thoracic-artery grafts at 10 years. N Engl J Med. 2019;380:437-46.
20. Kim KB, Hwang SW, Kim MS, et al. Techniques and outcomes of the no-touch vein conduit as a Y-composite graft. Braz J Cardiovasc Surg. 2022;37(Special 1):38-41.

20

Cirurgia híbrida de coronária: uma abordagem integrada para doenças cardíacas

Marco Antonio Praça de Oliveira
Jéssica Amoroso Gomes Sanches
Gustavo Ieno Judas

INTRODUÇÃO

A revascularização miocárdica híbrida (RMH) representa uma abordagem inovadora que une os tratamentos realizados nos laboratórios de hemodinâmica, conhecidos como intervenção coronária percutânea (ICP), com aqueles realizados exclusivamente no ambiente cirúrgico, a cirurgia de revascularização do miocárdio (CRM). Essa estratégia visa combinar as vantagens de cada técnica para minimizar o trauma cirúrgico e maximizar os benefícios para pacientes com doença aterosclerótica coronariana multiarterial.[1]

Os procedimentos de ICP são amplamente reconhecidos por apresentarem baixos riscos de complicações e pela recuperação rápida que promovem. Em contrapartida, apesar de, nos primeiros dias após procedimento, a CRM envolver riscos como sangramentos, acidente vascular cerebral, fibrilação atrial e hospitalização prolongada, a longo prazo a CRM tem demonstrado uma significativa redução na recorrência de eventos cardiovasculares importantes, especialmente em pacientes com doença complexa e *diabetes mellitus*, oferecendo maior sobrevida quando comparada à ICP,[2] e em serviços de excelência, com mortalidade < 1%.

Os riscos de complicações após a CRM estão fortemente associados a comorbidades não cardíacas, como fragilidade, doença vascular periférica e disfunções renal e hepática, dentre outras. Já as complicações após a ICP estão predominantemente relacionadas à complexidade da anatomia coronariana. Assim, enquanto a CRM é mais influenciada por condições de saúde preexistentes, a ICP enfrenta desafios relacionados à severidade e ao grau de complexidade das lesões coronarianas,[3] como tortuosidades, lesões extensas, bifurcações e calcificações.

Os benefícios da CRM a longo prazo estão fortemente associados à durabilidade do enxerto da artéria torácica interna esquerda (ATIE) na artéria coronária descendente anterior (ADA),[4] enquanto os *stents* farmacológicos podem oferecer vantagens de longevidade em comparação com os enxertos de veia safena. Portanto, para otimizar os resultados, deve-se buscar uma abordagem que minimize o trauma cirúrgico e maximize a durabilidade da revascularização, promovendo maior sobrevida ao paciente. Surge, assim, a RMH, que une as técnicas cirúrgica e percutânea, buscando promover uma abordagem mais segura e duradoura. Este capítulo explora os fundamentos, as indicações, as técnicas e os resultados associados a essa abordagem, destacando sua importância no contexto da cardiologia moderna.

ANATOMIA CIRÚRGICA

Na abordagem híbrida, a interação entre os procedimentos cirúrgicos e percutâneos deve obrigatoriamente considerar a anatomia coronariana para otimizar o planejamento cirúrgico. A anatomia das artérias coronárias faz lembrar os galhos de grandes árvores, com muitas ramificações, apresentando ampla variação entre os indivíduos. Compreender essas estruturas é fundamental para o planejamento e a execução da cirurgia híbrida de coronária.

A doença aterosclerótica é complexa, apresentando lesões com diferentes graus de calcificação, extensão, tortuosidades em regiões de bifurcação ou uma combinação de todas essas características.

A anastomose da ATIE-ADA independe da complexidade da lesão coronariana, uma vez que é realizada distalmente à obstrução, em uma região com melhor anatomia. Já na ICP, os melhores resultados ocorrem em lesões mais curtas, com pouco cálcio e em vasos calibrosos. Portanto, o conhecimento da anatomia coronariana e dos aspectos das lesões ateroscleróticas é fundamental para o planejamento do tratamento híbrido.

CONSIDERAÇÕES DIAGNÓSTICAS

A cirurgia de revascularização híbrida combina técnicas cirúrgicas e percutâneas para tratar a doença arterial coronariana (DAC), podendo oferecer uma abordagem integrada para pacientes com anatomias complexas. A avaliação diagnóstica pré-operatória é crucial para o sucesso do procedimento e para a seleção adequada dos pacientes.

A seguir, serão apresentadas as principais considerações diagnósticas.

Avaliação clínica

História clínica detalhada e exame físico são obrigatórios. É importante identificar fatores de risco cardiovascular, sintomas, comorbidades e a gravidade da DAC. A presença de angina instável, infarto prévio ou descompensação cardíaca pode influenciar no planejamento terapêutico.

Exames de imagem

O preparo pré-operatório é de extrema importância para uma avaliação adequada da anatomia coronariana e os exames de imagem são fundamentais para o planejamento da cirurgia.

- **Angiografia coronariana:** é o padrão-ouro para visualizar lesões coronarianas. Permite identificar a localização, a extensão e a gravidade das obstruções.
- **Angiotomografia computadorizada (angio-TC) coronariana:** pode ser utilizada para avaliação não invasiva da anatomia coronariana, especialmente em pacientes com baixo risco. Ajuda a avaliar a calcificação, a presença de placas e trajetos intramiocárdicos.
- **Ressonância magnética (RM):** útil para avaliar a função ventricular e a viabilidade miocárdica, especialmente em pacientes com angina crônica.

Teste de estresse

Os testes de estresse (físicos ou farmacológicos) são importantes para avaliar a presença de isquemia miocárdica e a função ventricular. Testes como ecocardiografia de estresse ou cintilografia podem ser utilizados para determinar a necessidade de revascularização e a extensão da isquemia.

Avaliação funcional

A avaliação da função cardíaca é necessária. A fração de ejeção do ventrículo esquerdo (FEVE) deve ser medida para entender a função miocárdica. Em pacientes com disfunção cardíaca significativa, o manejo perioperatório deve ser cuidadosamente planejado.

Estratificação de risco

A estratificação do risco cirúrgico é vital para determinar a adequação da revascularização híbrida. Escalas de risco, como o EuroSCORE ou a calculadora do American College of Cardiology/American Heart Association (ACC/AHA), podem ser utilizadas para prever complicações perioperatórias.

Considerações finais sobre o diagnóstico

A abordagem diagnóstica na cirurgia de revascularização híbrida deve ser multidisciplinar, envolvendo cardiologistas, cirurgiões cardíacos, cardiologistas intervencionistas e anestesiologistas (*Heart Team*). Uma avaliação cuidadosa e abrangente é fundamental para selecionar os pacientes adequados, planejar o procedimento e otimizar os resultados clínicos. A individualização da abordagem com base nas características de cada paciente é essencial para o sucesso da revascularização híbrida.

FISIOPATOLOGIA DA DOENÇA ARTERIAL CORONARIANA

A DAC é uma condição patológica resultante da aterosclerose, caracterizada pelo comprometimento do fluxo sanguíneo nas artérias coronárias, levando à isquemia miocárdica e a eventos adversos como angina e infarto do miocárdio. A compreensão da fisiopatologia da DAC é fundamental para o diagnóstico e tratamento eficaz.

Lesão endotelial

A fisiopatologia da DAC começa com a lesão do endotélio vascular, que pode ser causada por diversos fatores de risco, incluindo hipertensão, dislipidemia, *diabetes mellitus*, tabagismo e estresse oxidativo. A lesão endotelial resulta em uma resposta inflamatória local, promovendo a adesão de leucócitos e plaquetas, bem como a infiltração de lipoproteínas. Após a lesão endotelial, as lipoproteínas de baixa densidade (LDL) se acumulam na camada íntima da artéria, onde sofrem oxidação. Essa oxidação ativa macrófagos que, ao fagocitarem LDL oxidadas, tornam-se células espumosas. A proliferação de células musculares lisas e a deposição de matriz extracelular resultam na formação de placas ateroscleróticas, que aumentam em volume e alteram a arquitetura vascular. As placas ateroscleróticas podem ser classificadas em estáveis e instáveis. As placas instáveis, caracterizadas por um núcleo lipídico grande e uma cápsula fibrosa fina, estão predispostas à ruptura. A ruptura da placa expõe o núcleo lipídico ao fluxo sanguíneo, desencadeando a ativação da cascata de coagulação e a formação de trombos. A isquemia prolongada pode resultar em infarto do miocárdio, em que a morte celular ocorre por falta de oxigênio. As complicações incluem arritmias, insuficiência cardíaca e morte súbita. A resposta inflamatória após o infarto pode contribuir para a remodelação ventricular adversa, aumentando o risco de insuficiência cardíaca crônica.

Considerações finais sobre a fisiopatologia da doença arterial coronariana

A fisiopatologia da DAC é um processo complexo que envolve múltiplos fatores, desde a lesão endotelial inicial até a formação de placas ateroscleróticas e a subsequente isquemia miocárdica. O entendimento dessas vias patológicas é essencial para a identificação de alvos terapêuticos e a implementação de estratégias de prevenção e tratamento eficazes.

HISTÓRIA NATURAL

A DAC é uma condição crônica e progressiva que resulta da aterosclerose das artérias coronárias, levando a eventos isquêmicos e comprometimento da função cardíaca. A compreensão de sua história natural é fundamental para prevenção, diagnóstico e tratamento eficaz.

MANIFESTAÇÕES CLÍNICAS

Quando a perfusão miocárdica se torna inadequada, os pacientes podem apresentar sintomas de *angina pectoris*. A angina pode ser classificada como estável, instável ou variante, dependendo da frequência, da intensidade e dos desencadeadores. A angina instável, em particular, é uma condição crítica que pode preceder eventos agudos, como infarto do miocárdio, arritmias, insuficiência cardíaca e morte súbita.

INDICAÇÕES DA REVASCULARIZAÇÃO MIOCÁRDICA HÍBRIDA

O candidato ideal para a RMH é aquele com DAC multiarterial, que envolve a artéria descendente anterior, e pelo menos uma outra artéria coronária que seja favorável ao tratamento por ICP. Todos os pacientes submetidos à RMH devem ser capazes de tolerar a terapia antiplaquetária dupla por pelo menos 1 mês e até 12 meses ou mais, dependendo da apresentação clínica e dos riscos relativos de isquemia *versus* sangramento. A abordagem minimamente invasiva, com ou sem o auxílio da robótica e sem circulação extracorpórea (CEC) é ideal para pacientes de alto risco com DAC multiarterial. Além disso, em pacientes com aorta calcificada, a RMH pode reduzir o risco de acidente vascular cerebral.[6,7]

TOMADA DE DECISÃO PRÉ-OPERATÓRIA

Importância do *Heart Team*

Quando um paciente é considerado um possível candidato para a RMH, a decisão sobre esse tipo de abordagem deve ser discutida com uma equipe multidisciplinar, o *Heart Team*. Esse enfoque colaborativo é especialmente recomendado em casos de DAC complexa, conforme as diretrizes contemporâneas. Essa equipe deve incluir representantes de várias especialidades: cirurgia cardíaca, cardiologia intervencionista, cardiologia clínica, radiologia e anestesiologia. Cada membro da equipe traz uma perspectiva única e essencial para a tomada de decisão, garantindo que todos os aspectos do tratamento sejam considerados. A equipe também deve avaliar e definir a sequência dos procedimentos para otimizar os resultados e minimizar os riscos cirúrgicos. Esse processo estruturado permite uma avaliação abrangente e integrada das necessidades do paciente, proporcionando um plano de tratamento que maximiza os benefícios da abordagem híbrida e melhora a qualidade dos cuidados oferecidos.[8]

TÉCNICA OPERATÓRIA

A RMH pode ser realizada tanto de maneira simultânea como em duas etapas. A primeira implica a realização da CRM e da IPC em uma sala de cirurgia única, com a IPC realizada minutos após a CRM. Na forma estagiada, pode-se tanto realizar a IPC antes e a CRM em um segundo momento ou na ordem inversa. Atualmente, as decisões devem ser tomadas com base nas características dos pacientes, na experiência e habilidade técnica do cirurgião e na qualidade das instalações hospitalares.

O procedimento realizado de maneira simultânea só pode ser realizado em hospitais que possuem salas híbridas (salas cirúrgicas com tecnologia de ponta em materiais e equipamentos tanto para cirurgia quanto para hemodinâmica). Normalmente, a CRM é realizada primeiro, o que permite ao cardiologista intervencionista avaliar a qualidade do enxerto de artéria torácica interna-artéria descendente anterior (ATI-ADA) antes da implantação do *stent*. Além disso, angioplastias de alto risco em territórios que não envolvem a ADA são realizadas com a proteção do território da ADA. Caso a anastomose ATI-ADA tenha algum defeito técnico, este pode ser prontamente resolvido, até mesmo com a confecção de uma nova anastomose, se necessário. Por outro lado, se não for possível realizar a angioplastia com o uso do *stent*, o procedimento pode ser rapidamente convertido para cirurgia convencional, com a colocação de outros enxertos nas artérias coronarianas lesionadas.[9]

Esse tipo de procedimento pode diminuir o custo do tratamento, por reduzir o tempo de internação, minimizar os riscos da instabilização da placa da lesão coronariana não tratada e, consequentemente, o aparecimento de uma síndrome coronariana aguda e a recorrência de internações hospitalares entre os procedimentos estagiados.[10,11] Outra vantagem é a satisfação do paciente, uma vez que todo o procedimento é realizado em um único tempo, com técnicas minimamente invasivas.[10,12]

Uma das limitações desse tipo de tratamento é o equilíbrio entre a necessidade de dupla terapia antiplaquetária (DTA) para evitar a ocorrência de trombose dos *stents*, com o risco de sangramento cirúrgico. Na vigência da DTA, pode ser difícil realizar a dissecção da ATI, principalmente se for abordada de maneira minimamente invasiva e vídeo-assistida. Quando a DTA não é administrada com a intenção de diminuir o risco cirúrgico de sangramento, aumenta-se o risco de trombose do *stent*, tornando a ICP um procedimento arriscado; neste caso, sua realização deve ser evitada. Outro fator importante é que ainda não se sabe a resposta dos *stents* diante da administração de protamina no final da CRM e da influência da resposta inflamatória gerada pelo trauma cirúrgico na patência dos *stents*.[13] Nos pacientes com insuficiência renal crônica, a exposição a um duplo trauma renal, tanto pelo contraste quanto pela agressão cirúrgica, pode ser um desafio. Por fim, a necessidade de uma sala híbrida e seu alto custo são os mais importantes fatores de limitação da RMH simultânea.[14]

Quando se opta pelo tratamento estagiado, a melhor sequência a ser adotada deve levar em conta a anatomia das coronárias e a apresentação clínica do paciente. Quando se analisam as diretrizes da ACC/AHA, nota-se a orientação de que a cirurgia deve ser realizada em primeiro lugar.[12] Esse caminho permite visualizar a anastomose do enxerto de ATI-ADA, garantir sua qualidade e patência inicial e iniciar a DTA, sem aumentar o risco de sangramento perioperatório, mas com a melhor estratégia para o tratamento percutâneo. Outro fator importante é a proteção da parede anterior, diminuindo o risco de complicações durante a angioplastia de territórios que não sejam da artéria descendente anterior.

Em um trabalho recente publicado por Halkos et al.,[15] notou-se que alguns pacientes, após a realização da CRM por miniacesso, tornaram-se assintomáticos no pós-operatório imediato. Os autores sugerem que nesses pacientes, principalmente nos que possuem lesões residuais moderadas, com a reserva de fluxo fracionado indicando ausência de isquemia, o tratamento clínico otimizado e a observação clínica podem ser a melhor conduta.

As desvantagens desse tipo de estagiamento incluem o risco de isquemia nos territórios não pertencentes à artéria interventricular anterior no período entre a CRM e a angioplastia, e a necessidade de voltar com o paciente para o centro cirúrgico após falha do tratamento percutâneo, o qual algumas vezes pode ser realizado em caráter de emergência, com o paciente apresentando instabilidade hemodinâmica.

Quando a IPC é realizada em primeiro lugar, a principal vantagem consiste em tratar diretamente a lesão culpada, em casos de síndrome coronariana aguda, sendo considerada o padrão-ouro para esse tipo de apresentação da doença coronariana. Outras vantagens são a realização da anastomose da ATI-ADA em uma condição hemodinâmica mais estável, com outros territórios que não o da artéria interventricular anterior, já sem a presença de isquemia e, nos casos em que a angioplastia com *stent* não obteve sucesso, a CRM pode ser realizada de forma completa. Outro fato importante é que, se a angioplastia tratou com sucesso a lesão culpada, a CRM pode ser retardada, permitindo a segura descontinuação da DTA e evitando a condição de urgência.

As desvantagens desse caminho incluem a impossibilidade de estudar a anastomose da ATI-ADA, alto risco de trombose dos *stents* com a descontinuidade do uso da DTA precocemente para a realização da CRM, o uso de plasma ou plaquetas em caso de sangramentos intraoperatórios e a resposta inflamatória do organismo diante da agressão cirúrgica. Quando a cirurgia é realizada sem a suspensão da DTA, existe um risco maior para fenômenos hemorrágicos perioperatórios, além do risco de eventos isquêmicos no território da artéria interventricular anterior, o qual está desprotegido no período entre as duas intervenções.[14]

MANEJO PÓS-OPERATÓRIO

- **Monitoramento intensivo:** após a cirurgia, o paciente deve ser monitorado em uma Unidade de Terapia Intensiva para vigiar possíveis complicações como sangramento, arritmias, infecção ou disfunção do enxerto. O manejo eficaz da ventilação, hemodinâmica e dor é crucial para a recuperação.

- **Gerenciamento de medicamentos:** a terapia antiplaquetária é fundamental para prevenir trombose do *stent* e garantir a patência do enxerto arterial.
- **Reabilitação e seguimento:** programas de reabilitação cardíaca são recomendados para otimizar a recuperação. A monitorização regular da patência dos enxertos e *stents*, bem como a avaliação contínua da função cardíaca, são essenciais para o sucesso a longo prazo.

RESULTADOS E COMPLICAÇÕES

Os resultados da RMH têm demonstrado benefícios significativos, como menor taxa de mortalidade e melhor qualidade de vida, quando comparada a técnicas isoladas. A abordagem híbrida reduz a mortalidade e melhora a sobrevida a longo prazo em comparação com métodos isolados em pacientes selecionados.

PERSPECTIVAS

A RMH é uma abordagem inovadora, que combina os benefícios das revascularizações percutânea e cirúrgica para oferecer um tratamento mais abrangente e personalizado aos pacientes com DAC. Com os avanços contínuos em tecnologia e prática clínica, a cirurgia híbrida tem o potencial de melhorar significativamente os resultados e a qualidade de vida dos pacientes. A integração de novas tecnologias e estratégias personalizadas promete otimizar os resultados e expandir as indicações dessa promissora e já consolidada abordagem terapêutica.

REFERÊNCIAS

1. Oliveira MAP. Revascularização miocárdica híbrida versus cirúrgica em pacientes com doença aterosclerótica coronária multiarterial: estudo clínico prospectivo randomizado [tese]. São Paulo: Faculdade de Medicina da Universidade de São Paulo; 2018.
2. Stone GW, Kappetein AP, Sabik JF, Pocock SJ, Morice MC, Puskas J, et al.; EXCEL Trial Investigators. Five-year outcomes after PCI or CABG for left main coronary disease. N Engl J Med. 2019;381:1820–30.
3. Moreno PR, Stone GW, Gonzalez-Lengua CA, Puskas JD. The hybrid coronary approach for optimal revascularization: JACC review topic of the week. J Am Coll Cardiol. 2020;76(3).
4. Farkouh ME, Domanski M, Sleeper LA, Siami FS, Dangas G, Mack M, et al.; FREEDOM Trial Investigators. Strategies for multivessel revascularization in patients with diabetes. N Engl J Med. 2012;367:2375–84.
5. Puskas JD, Halkos ME, DeRose JJ, Bagiella E, Miller MA, Overbey J, et al. Hybrid coronary revascularization for the treatment of multivessel coronary artery disease: a multicenter observational study. J Am Coll Cardiol. 2016;68:356–65.
6. Halkos ME, Rab ST, Vassiliades TA, Morris DC, Douglas JS, Kilgo PD, et al. Hybrid coronary revascularization versus off-pump coronary artery bypass for the treatment of left main coronary stenosis. Ann Thorac Surg. 2011;92:2155–60.
7. Davierwala PM. Current outcomes of off-pump coronary artery bypass grafting: evidence from real world practice. J Thorac Dis. 2016;8:S772–86.
8. Thielmann M, Bonaros N, Barbato E, Barili F, Folliguet T, Friedrich G, et al. Hybrid coronary revascularization: position paper of the European Society of Cardiology Working Group on Cardiovascular Surgery and European Association of Percutaneous Cardiovascular Interventions. Eur J Cardiothorac Surg. 2024;66(2):ezae271.
9. Narasimhan S, Sirinivias V, De Rose J. Hybrid coronary revascularization: a review. Cardiol Rev. 2011;19:101–7.
10. Kon Z, Brown E, Tran R, Joshi A, Reicher B, Grant MC, et al. Simultaneous hybrid coronary revascularization reduces postoperative morbidity compared with results from conventional off-pump coronary artery bypass. J Thorac Cardiovasc Surg. 2008;135:367–75.
11. Bachinsky W, Abdelsalam M, Boga G, Kiljanek L, Mumtaz M, McCarty C. Comparative study of same sitting hybrid coronary artery revascularization versus off-pump coronary artery bypass in multivessel coronary artery disease. J Interv Cardiol. 2012;25:460–8.
12. Hills L, Smith P, Anderson J, Bittl JA, Bridges CR, Byrne JG, et al. ACC/AHA guideline for coronary artery bypass graft surgery: a report of the American College of Cardiology Foundation/American Heart Association Task Force on Practice Guidelines. J Am Coll Cardiol. 2011;58:123–210.
13. Byrne JG, Leacche M, Vaughan DE, Zhao DX. Hybrid cardiovascular procedures. JACC Cardiovasc Interv. 2008;1(5):459–68. doi: 10.1016/j.jcin.2008.07.002.
14. Panoulas VF, Colombo A, Margonato A, Maisano F. Hybrid coronary revascularization: promising, but yet to take off. J Am Coll Cardiol. 2015;65:85–97.
15. Halkos ME, Walker PF, Vassiliades TA, Douglas JS, Devireddy C, Guyton RA, et al. Clinical and angiographic results after hybrid coronary revascularization. Ann Thorac Surg. 2014;97(2):484–90. doi: 10.1016/j.athoracsur.2013.08.041.

21

Uso de técnicas minimamente invasivas para cirurgia de revascularização do miocárdio

Luís Roberto Palma Dallan
Antonio Francisco Neves Filho
Luiz Augusto Ferreira Lisboa
Omar Asdrubal Vilca Mejia
Fabio Biscegli Jatene

INTRODUÇÃO

A cirurgia minimamente invasiva tem sido um avanço na medicina, principalmente nos países mais desenvolvidos. Ela representa uma evolução das atuais técnicas cirúrgicas associadas às novas tecnologias, o que permite a realização de uma cirurgia segura, eficaz e associada a um benefício estético.

O tratamento invasivo da doença coronariana se encontra em um platô nos últimos tempos. A cirurgia de revascularização tradicional, que tem sido o padrão-ouro, é criticada pelo alto grau de sua invasividade. O tratamento percutâneo, que surgiu como uma promessa de substituição aos métodos cirúrgicos, mesmo com o uso dos *stents* farmacológicos, já mostrou suas limitações.

Com base nisso, vem surgindo o interesse em se criar uma abordagem cirúrgica que cause menor trauma. Vias de acesso com mini-incisões vêm ganhando espaço e têm mostrado menos dor pós-operatória, menor tempo de internação, mobilização e recuperação funcional mais precoce, além de redução dos custos do procedimento.[1]

O avanço dessas técnicas na cirurgia cardiovascular foi lento por se tratar de um órgão vital com cronotropismo intrínseco, protegido por uma caixa torácica rígida. Além disso, na cirurgia de revascularização do miocárdio, o fino calibre das coronárias e sua distribuição por todos os territórios cardíacos representam um desafio ainda maior.

Tentando minimizar o trauma cirúrgico e as morbidades causadas pela esternotomia mediana convencional e pelo uso da circulação extracorpórea (CEC), surgiram algumas alternativas, com resultados promissores.

Dentre eles se destaca seu início com a revascularização sem uso da CEC, seguida da revascularização híbrida, da cirurgia minimamente invasiva por toracotomia lateral sob visão direta, da cirurgia parcialmente assistida por robô e da cirurgia totalmente endoscópica com o auxílio de robôs.

Em 1996, Calafiore mostrou, em uma série de casos, a eficácia de realizar revascularização por toracotomia lateral esquerda, sem uso da CEC. Nessa série, a artéria torácica interna esquerda (ATIE) foi dissecada parcialmente e anastomosada para a artéria descendente anterior (DA).[2]

Em nossa instituição, a minitoracotomia lateral esquerda e outros miniacessos já foram empregados em vários casos para revascularização do miocárdio durante sua história.

Em uma série de 43 casos, Jatene provou ser possível a dissecção da ATIE em toda sua extensão com auxílio do uso do videotoracoscópio pela própria incisão, seguida da revascularização da artéria descendente anterior sem o uso da CEC.[3]

Em outra série de 120 casos no Instituto do Coração do Hospital das Clínicas da Faculdade de Medicina da Universidade de São Paulo (InCor HCFMUSP), publicada no início dos anos 2000, Oliveira et al. realizaram o tratamento de doença coronariana uniarterial através de miniacesso, sendo a toracotomia lateral esquerda utilizada em 49% dos casos. A mortalidade foi de 0,8%. A taxa de conversão para esternotomia mediana foi de 4,2%. Em reestudo angiográfico previsto no estudo, a patência da artéria torácica interna esquerda foi de 98%. Após 24 meses de seguimento, a sobrevida livre de eventos foi de 94,9%.[4]

Em uma publicação mais recente, 60 pacientes foram randomizados para tratamento por cirurgia convencional ou pela abordagem híbrida de revascularização do miocárdio (artéria torácica interna esquerda-descendente anterior [ATIE-DA] com angioplastia das coronárias doentes). No grupo híbrido, 40 pacientes foram submetidos à revascularização da artéria descendente anterior com uso da artéria torácica interna esquerda, através de miniesternotomia mediana.[5]

A técnica mais difundida atualmente é a cirurgia minimamente invasiva por minitoracotomia lateral sem uso de CEC. Inicialmente empregada para o tratamento da artéria descendente anterior, seu aprimoramento permitiu a revascularização completa sob visão direta ou videoassistida.

A técnica descrita por McGinn e Ruel para pacientes com doença multiarterial é baseada na abordagem sem CEC. No entanto, quando necessário pode ser realizada com o auxílio da CEC através da canulação femoral, sem a obrigatoriedade de pinçamento aórtico.[6]

É possível realizar a dissecção das artérias torácicas internas em toda sua extensão, além de permitir anastomose direta dos enxertos na aorta. O método sem CEC permite boa visualização das coronárias, principalmente do lado esquerdo do coração e do ramo descendente posterior da coronária direita. Todos os territórios coronarianos são acessados nas cirurgias feitas com CEC e pinçamento aórtico.

Esse tipo de abordagem, sem uso do robô, não requer infraestrutura diferente da oferecida habitualmente nas cirurgias e é acessível a todos os cirurgiões cardiovasculares. O investimento para a realização da cirurgia consiste em material cirúrgico permanente, associado aos estabilizadores descartáveis oferecidos pela indústria.

Vantagens da cirurgia minimamente invasiva:

- Menor trauma cirúrgico.
- Menores taxas de infecção de ferida operatória e de mediastinite.
- Menor taxa de transfusão sanguínea.
- Mobilização precoce do paciente em Unidade de Terapia Intensiva (UTI).
- Menor tempo de internação hospitalar e recuperação mais rápida do paciente.
- Revascularização completa, inclusive da coronária direita, em casos operados com CEC.

Desvantagens da cirurgia minimamente invasiva:

- Curva de aprendizado mais longa que a da cirurgia convencional.
- Risco de conversão para esternotomia mediana.
- Impossibilidade de tratar diretamente a artéria coronária direita em casos operados sem CEC. No entanto, é possível revascularizar seus ramos (descendente posterior e ventricular posterior).
- Risco inerente de complicações femorais nos casos operados com CEC.

ESCOLHA DOS CASOS E CURVA DE APRENDIZADO

As desvantagens descritas são em grande parte consequências da "curva de aprendizado", devendo ser minimizadas com o domínio das técnicas e sua maior aplicação clínica.

Autores com grande experiência na técnica minimamente invasiva para pacientes multiarteriais publicaram sua curva de aprendizado. Eles recomendam que, antes de iniciar o programa de cirurgia minimamente invasiva em pacientes multiarteriais, sejam realizadas cirurgias de 60 casos uniarteriais com anastomose da ATIE para DA, seguida de 15 casos multiarteriais com o uso de CEC para assistência ventricular.[7]

Dessa forma, a escolha dos casos deve ser criteriosa, dando preferência aos pacientes com função ventricular preservada, boa anatomia coronariana, sem deformidades torácicas e não obesos. Devem-se evitar casos mais complexos e com os comemorativos a seguir:

- Reoperações.
- Necessidade de realizar procedimento combinado além da revascularização do miocárdio (p. ex., cirurgia valvar, cirurgia aórtica etc.).
- Disfunção ventricular (fração de ejeção do ventrículo esquerdo < 40%).
- Doença pulmonar obstrutiva crônica.
- Insuficiência renal.
- Cirurgias de emergência/instabilidade hemodinâmica.
- Obesidade (índice de massa corporal > 35).
- Deformidade anatômica do esterno, incluindo *pectus excavatum.*
- Doença vascular periférica.
- Calcificação severa da aorta ascendente.

RESULTADOS DE CURTO E LONGO PRAZOS

Foram publicados os resultados clínicos de curto prazo, mostrando a segurança desse procedimento, em uma série inicial de 450 casos operados consecutivamente. A taxa de revascularização completa foi de 95%, com mortalidade de 1,3%. A taxa de conversão para esternotomia foi de 3,8% e o uso de CEC ocorreu em 7,6% dos casos. O tempo de internação hospitalar médio foi de 4 dias.[6] Outros autores também publicaram séries iniciais de pacientes operados com sucesso.[8]

A patência dos enxertos foi estudada 6 meses após o procedimento, mostrando perviedade de 100% das anastomoses da ATIE para DA e a patência global dos enxertos de 92%.[9]

Existem poucos dados publicados no longo prazo. Uma das maiores casuísticas envolve 550 pacientes acompanhados ao longo de 12 anos. O resultado da sobrevida livre de eventos foi de 75%. Já a incidência cumulativa de revascularização repetida foi de 14,8%, e apenas 5,4% foram causadas por comprometimento no enxerto cirúrgico.[10]

Rufa et al., por sua vez, publicaram sua coorte de 597 pacientes, com taxas de sobrevida de 91% em 5 anos e 80% em 10 anos. A taxa de sobrevida livre de eventos cardiovasculares e cerebrais maiores foi de 72% e a incidência de revascularização repetida foi de 15,4%, uma vez que 13% dos pacientes referiam angina.[11] Por fim, Guida et al. mostraram taxas de sobrevida de longo prazo de 98,8, 93,6 e 69,1% em 1 ano, 5 anos e 10 anos, respectivamente.[12]

Como análise comparativa dos grandes estudos publicados sobre coronária, a taxa de sobrevida de 5 anos entre os pacientes operados com e sem CEC nos estudos CORONARY foi de 86,5 e 85,4%.[13] No SYNTAX, a sobrevida em 5 e 10 anos foi de 88,4 e 75%.[14] No ART trial, a sobrevida em 10 anos foi de 79,7% no grupo dupla mamária e de 78,8% no grupo de única mamária.[15]

Em revisão recente que incluiu 7.556 pacientes de 26 estudos, todos multiarteriais operados pela técnica minimamente invasiva, as taxas de mortalidade precoce e acidente vascular cerebral foram de 0,6 e 0,4%, respectivamente.[16] Apesar disso, ainda não existe diretriz indicando a cirurgia minimamente invasiva em pacientes multiarteriais, pois a maioria dos trabalhos publicados na literatura é constituída por séries de casos, com a experiência inicial de serviços.

A diretriz europeia de cirurgia cardiovascular de 2018 indica tratamento minimamente invasivo em centros experientes para lesões únicas de DA. No entanto, estudos em cirurgia minimamente invasiva valvar demonstram redução de até 20% nos custos hospitalares, principalmente pelo menor tempo de internação desses pacientes.

No InCor, estamos realizando um estudo prospectivo randomizado comparando a técnica minimamente invasiva com a cirurgia convencional em pacientes multiarteriais. O objetivo é avaliar a segurança e eficácia da cirurgia minimamente invasiva, por meio dos desfechos maiores compostos. Esse estudo está registrado no Clinical Trials número NCT06794359. Com financiamento da Fundação de Amparo à Pesquisa do Estado de São Paulo (Fapesp) e apoio da empresa Medtronic, a expectativa é que o estudo esteja completo até 2026.

AVALIAÇÃO PRÉ-OPERATÓRIA

Os pacientes deverão ter um estudo anatômico da aorta e dos vasos femorais com angiotomografia de tórax e abdome. O uso de contraste é recomendado, mas também é possível fazer a análise do grau de calcificação dos vasos, da posição da aorta e estimar o calibre das femorais no exame sem contraste. O objetivo do exame é avaliar:

- Existência de placas na aorta e nas femorais, para planejamento da composição dos enxertos e uso de CEC.
- Determinar o espaço intercostal mais apropriado para acessar o coração.
- Avaliar o calibre dos vasos femorais e fazer a escolha das cânulas femorais (nos casos em que se opte por CEC ou em necessidade de conversão para CEC).
- Avaliar se existe doença pulmonar associada que possa prejudicar a ventilação unipulmonar (como bolhas que podem se romper e causar pneumotórax no lado direito).

TÉCNICA OPERATÓRIA

Minitoracotomia sem circulação extracorpórea

A intubação deve ser realizada com cânula orotraqueal de duplo lúmen, para ventilação seletiva durante o ato cirúrgico.

O paciente será posicionado em um ângulo de 30 a 40 graus com o uso de coxim, no sentido do decúbito lateral direito.

Uma incisão é feita no 4º ou 5º espaço intercostal esquerdo, iniciada na linha hemiclavicular e estendida lateralmente (Figura 1).

A artéria torácica interna esquerda e, se necessário, a artéria torácica interna direita, serão dissecadas sob visão direta com uso do afastador ThoraTrak® Medtronic. O afastador será posicionado em conjunto com o dispositivo Rultract® Skyhook (Figura 2). Quando as duas artérias torácicas forem utilizadas, o ideal é dissecar inicialmente a torácica direita.

Quando utilizadas, a veia safena e a artéria radial serão dissecadas de forma convencional ou videoassistida. É importante lembrar de usar a caneta de marcação cirúrgica para auxiliar na orientação do enxerto durante a cirurgia, evitando dobras e torções.

Nos casos em que se opte por anastomosar os enxertos na aorta, após a dissecção das artérias torácicas internas, o pericárdio deve ser aberto sobre os vasos da base, mantendo a região apical dentro do pericárdio para evitar que ele diminua a visualização da aorta du-

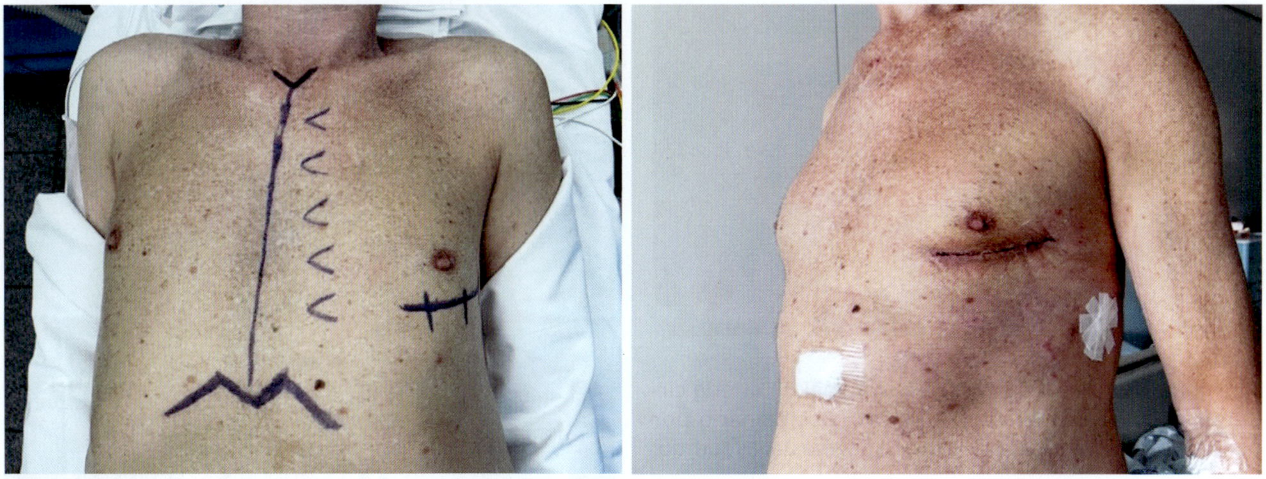

FIGURA 1.
A: posicionamento e marcação da incisão. B: resultado pós-operatório de cirurgia multiarterial minimamente invasiva.

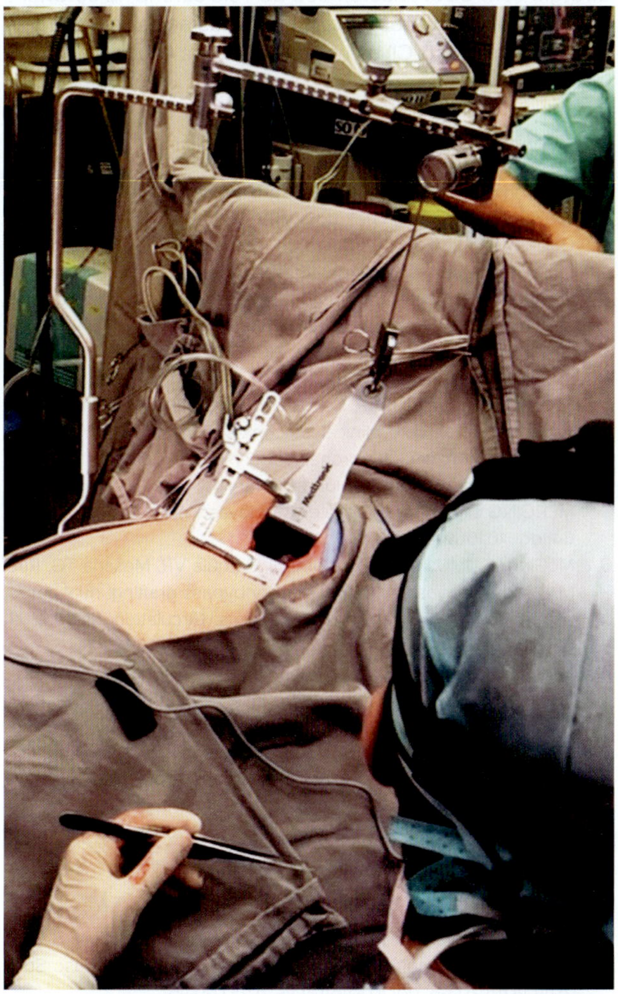

FIGURA 2.
Set utilizado para dissecção da artéria torácica interna esquerda e anastomose proximal na aorta: afastador ThoraTrak® sendo elevado pelo guincho Rultract®.

rante a anastomose. Quando disponível, deve ser usado o *punch* aórtico para criar a aortotomia.

Algumas manobras são utilizadas para aproximar a aorta da toracotomia. Entre essas manobras, destacam-se: passar pontos para tração do pericárdio do lado direito próximo a aorta e aurícula direita; laçar a aorta com uma fita cardíaca; colocação de gaze atrás da aorta.

Após essas manobras, é recomendado que o Octopus® Nuvo (Medtronic) seja posicionado sobre o tronco da artéria pulmonar de forma a deprimi-lo para a região dorsal e caudal, deixando a aorta mais aparente.

Para exposição cardíaca, são utilizados os estabilizadores Octopus® Nuvo e Starfish® NS (Medtronic), que serão inseridos por contraincisões na região subxifoide e no 6º espaço intercostal esquerdo (Figura 3). Esses afastadores serão fixados na posição pelos estabilizadores laterais posicionados nos dois lados da mesa cirúrgica (Storz).

Nos casos em que houver a necessidade do uso da CEC para suporte hemodinâmico, a canulação será feita pela artéria e veia femorais.

Ao final da cirurgia, os drenos torácicos são posicionados através das incisões utilizadas para locar o Octopus® Nuvo e o Starfish® NS. Antes do fechamento dos planos torácicos, será infiltrado anestésico local ao redor dos espaços intercostais, seguindo os protocolos de estudo anestésicos da instituição.

Minitoracotomia com circulação extracorpórea

A técnica com CEC mais utilizada é a chamada de TCRAT (do inglês *total coronary revascularization via left anterior thoracotomy*), desenvolvida pelo Dr.

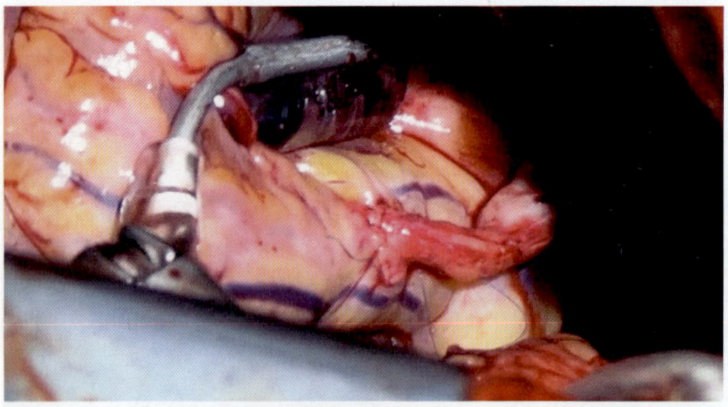

FIGURA 3.
Anastomose do enxerto em ramo marginal da artéria circunflexa utilizando o Octopus® Nuvo, posicionado por contra-abertura através do 7º espaço intercostal esquerdo.

Oleksandr Babliak. A técnica se assemelha à previamente descrita. O acesso é habitualmente realizado pelo 4º espaço intercostal esquerdo.[17]

Após o preparo dos enxertos e da canulação femoral, o paciente é colocado em CEC. São realizadas manobras para laçar, com uma fita cardíaca longa, a aorta, a veia cava inferior e as veias pulmonares esquerdas.

O pinçamento da aorta é feito por um clampe de Chitwood que entra no 2º espaço intercostal esquerdo. A cardioplegia é habitualmente administrada na raiz da aorta.

Após cardioplegia e drenagem do coração, as fitas cardíacas são passadas ao redor do coração, permitindo acesso a todos os territórios coronarianos, inclusive a coronária direita (Figura 4). Com uma boa drenagem, é possível ter um campo exangue com boa visualização.

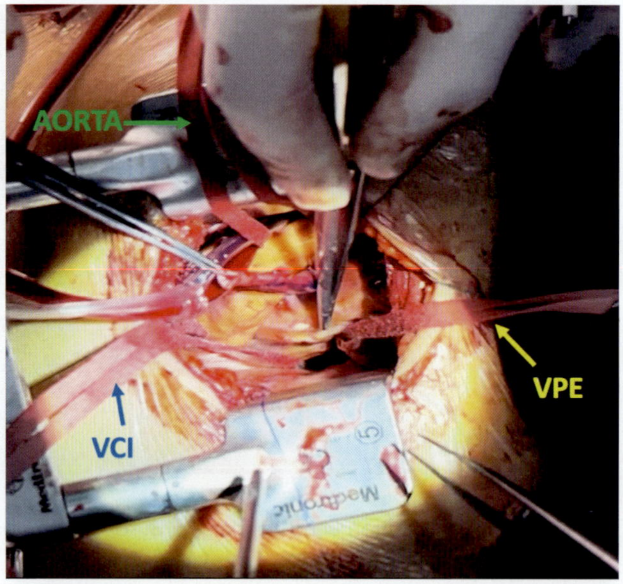

FIGURA 4.
Cirurgia com CEC: anastomose de veia safena na coronária direita. Fitas cardíacas (setas) passadas ao redor da aorta, veia cava inferior (VCI) e veias pulmonares esquerdas (VPE).

CONCLUSÃO

A cirurgia de coronária minimamente invasiva é uma alternativa viável para pacientes com doença multiarterial selecionados. O treinamento para vencer a curva de aprendizado deve ser realizado em centros com experiência nesse tipo de procedimento. Os resultados de curto e longo prazo equiparam-se aos resultados da cirurgia convencional.

REFERÊNCIAS

1. Teman NR, Hawkins RB, Charles EJ, Mehaffey JH, Speir AM, Quader MA, Ailawadi G; Investigators for the Virginia Cardiac Services Quality Initiative. Minimally invasive vs open coronary surgery: a multi-institutional analysis of cost and outcomes. Ann Thorac Surg. 2021;111(5):1478-84. doi: 10.1016/j.athoracsur.2020.06.136.
2. Calafiore AM, Di Giammarco G, Teodori G, Bosco G, D'Annunzio E, Barsotti A, et al. Left anterior descending coronary artery grafting via left anterior small thoracotomy without cardiopulmonary bypass. Ann Thorac Surg. 1996;61:1658-63.
3. Jatene FB, Pêgo-Fernandes PM, Hayata AL, Arbulu HE, Stolf NA, de Oliveira SA, et al. VATS for complete dissection of LIMA in minimally invasive coronary artery bypass grafting. Ann Thorac Surg. 1997;63(6 Suppl):S110-S113. doi:10.1016/s0003-4975(97)00427-x.
4. Oliveira SA, Lisboa LA, Dallan LA, Rojas SO, Poli de Figueiredo LF. Minimally invasive single-vessel coronary artery bypass with the internal thoracic artery and early postoperative angiography: midterm results of a prospective study in 120 consecutive patients. Ann Thorac Surg. 2002;73(2):505-10. doi: 10.1016/s0003-4975(01)03360-4. PMID: 11848093.
5. Esteves V, Oliveira MAP, Feitosa FS, Mariani J Jr, Campos CM, Hajjar LA, et al. Late clinical outcomes of myocardial hybrid revascularization versus coronary artery bypass grafting for complex triple-vessel disease: long-term follow-up of the randomized MERGING clinical trial. Catheter Cardiovasc Interv. 2021;97(2):259-64. doi: 10.1002/ccd.28710.
6. McGinn JT Jr, Usman S, Lapierre H, Pothula VR, Mesana TG, Ruel M. Minimally invasive coronary artery bypass grafting: dual-center experience in 450 consecutive patients. Circulation. 2009;120(11 Suppl):S78-84. doi: 10.1161/CIRCULATIONAHA.108.840041.
7. Une D, Lapierre H, Sohmer B, Rai V, Ruel M. Can minimally invasive coronary artery bypass grafting be initiated and practiced safely?: a learning curve analysis. Innovations (Phila). 2013;8(6):403-9. doi: 10.1097/IMI.0000000000000019.
8. Diab M, Färber G, Sponholz C, Tasar R, Lehmann T, Tkebuchava S, et al. Coronary artery bypass grafting using bilateral internal thoracic arteries through a left-sided minithoracotomy: a single-center starting experience. Thorac Cardiovasc Surg. 2019;67(6):437-43. doi: 10.1055/s-0038-1670632.
9. Ruel M, Shariff MA, Lapierre H, Goyal N, Dennie C, Sadel SM, et al. Results of the Minimally Invasive Coronary Artery Bypass Grafting Angiographic Patency Study. J Thorac Cardiovasc Surg. 2014;147(1):203-8. doi:10.1016/j.jtcvs.2013.09.016.
10. Guo MH, Toubar O, Issa H, Glineur D, Ponnambalam M, Vo TX, et al. Long-term survival, cardiovascular, and functional outcomes after minimally invasive coronary artery bypass grafting in 566 patients. J Thorac Cardiovasc Surg. 2024;168(4):1080-8.e2. doi: 10.1016/j.jtcvs.2023.07.047.

11. Rufa MI, Ursulescu A, Ahad S, Nagib R, Albert M, Ghinescu M, et al. Medium- and long-term outcomes of 597 patients following minimally invasive multi-vessel coronary off-pump bypass surgery. J Clin Med. 2025;14(5):1707. doi: 10.3390/jcm14051707.
12. Guida GA, Guida GA, Bruno VD, Zakkar M, De Garate E, Pecchinenda MT, et al. Left thoracotomy approach for off-pump coronary artery bypass grafting surgery: 15 years of experience in 2500 consecutive patients. Eur J Cardiothorac Surg. 2020;57:271-6.
13. Lamy A, Devereaux PJ, Prabhakaran D, Taggart DP, Hu S, Straka Z, et al. Five-year outcomes after off-pump or on-pump coronary-artery bypass grafting. N Engl J Med. 2016;375:2359-68.
14. Thuijs DJFM, Kappetein AP, Serruys PW, Mohr FW, Morice MC, Mack MJ, et al. Percutaneous coronary intervention versus coronary artery bypass grafting in patients with three-vessel or left main coronary artery disease: 10-year follow-up of the multicentre randomised controlled SYNTAX trial. Lancet. 2019;394:1325-334.
15. Taggart DP, Benedetto U, Gerry S, Altman DG, Gray AM, Lees B, et al. Bilateral versus single internal-thoracic-artery grafts at 10 years. N Engl J Med. 2019;380:437-46.
16. Sef D, Thet MS, Hashim SA, Kikuchi K. Minimally invasive coronary artery bypass grafting for multivessel coronary artery disease: a systematic review. Innovations (Phila). 2024;19(4):351-9. doi: 10.1177/15569845241265867.
17. Babliak O, Demianenko V, Marchenko A, Babliak D, Melnyk Y, Stohov O,. Left anterior minithoracotomy as a first-choice approach for isolated coronary artery bypass grafting and selective combined procedures. Eur J Cardiothorac Surg. 2023;64(2):ezad182. doi: 10.1093/ejcts/ezad182.

22

Reoperação de cirurgia de revascularização do miocárdio

Luiz Augusto Ferreira Lisboa
Omar Asdrubal Vilca Mejia
Luís Roberto Palma Dallan
Antonio Francisco Neves Filho

INTRODUÇÃO

A redução da mortalidade hospitalar e a maior sobrevida em longo prazo após procedimentos de cirurgia de revascularização do miocárdio têm melhorado sistematicamente ao longo do tempo, apesar do aumento da gravidade dos pacientes.[1,2]

Entretanto, comparada à cirurgia primária de revascularização do miocárdio, a reoperação está associada a maior mortalidade e complicações hospitalares, sendo considerada um procedimento de maior risco cirúrgico.[3-5] Portanto, todos os esforços devem ser feitos no primeiro procedimento para prevenir uma possível reoperação de revascularização do miocárdio.

A principal causa de reoperação em cirurgia de coronária é o retorno da angina.[6] Em curto prazo, o retorno da angina no pós-operatório está relacionado à revascularização incompleta, enxertos de má qualidade e problemas técnicos na anastomose coronária. Em longo prazo, está relacionado ao aparecimento de doença aterosclerótica no enxerto e/ou progressão da aterosclerose na artéria coronária nativa.[7-9]

Outros fatores, não relacionados diretamente à doença aterosclerótica, que também podem levar à reoperação em coronária, incluem a progressão de doenças valvares pré-existentes.

As decisões tomadas durante a cirurgia primária de revascularização do miocárdio influenciam diretamente a qualidade de vida e os melhores resultados em longo prazo.

A cirurgia de revascularização do miocárdio realizada de forma completa, com a opção pelo maior uso de enxertos arteriais, associada ao controle rigoroso dos fatores de risco, deve ser prioridade para evitar o aparecimento de doença aterosclerótica no enxerto ou a progressão da doença na coronária nativa, prevenindo, assim, a necessidade de reoperação no futuro.[7,10-12]

INDICAÇÕES

As indicações para reoperação são basicamente as mesmas da cirurgia primária de revascularização do miocárdio. Os benefícios da reoperação também são similares aos da cirurgia primária, proporcionando redução dos sintomas, melhora da qualidade de vida e sobrevida, mas o risco do procedimento é maior.[3,4]

A reoperação é reservada principalmente para pacientes com angina limitante ou grandes áreas isquêmicas do miocárdio, como nas lesões de tronco da coronária esquerda ou obstrução proximal do ramo interventricular anterior não protegida por enxertos pérvios. A reoperação é rara na presença da artéria torácica interna esquerda patente anastomosada no ramo interventricular anterior.[13]

Nessa situação, em geral, opta-se pela revascularização coronária percutânea com *stents*, quando possível, e/ou tratamento clínico otimizado.[14,15]

Para uma melhor indicação de reoperação, com redução do risco cirúrgico e melhor programação da cirurgia, é fundamental o conhecimento detalhado da revascularização prévia, incluindo a qualidade das artérias coronárias, o tipo e a localização dos enxertos, o aspecto da aorta e eventuais complicações ocorridas no primeiro procedimento.

Em casos de informações imprecisas, a análise da coronariografia pode ser complementada com a angiotomografia das artérias coronárias, auxiliando na avaliação da posição dos enxertos, no aspecto da aorta e em suas relações com o esterno e mediastino.[16,17]

CONTRAINDICAÇÕES

As contraindicações são geralmente baseadas em uma avaliação de risco-benefício, evitando-se a cirurgia na presença de alvos adequados para angioplastia, em casos de áreas relativamente limitadas ou pequenas de isquemia miocárdica e em coronárias com leito fino ou com doenças difusas não adequadas para revascularização.

A reoperação também é contraindicada em casos de infarto do miocárdio grave estabelecido, com áreas extensas afetadas e nenhuma ou pouca evidência de viabilidade miocárdica presente.[14]

Pacientes com múltiplas comorbidades e baixa expectativa de vida normalmente não se beneficiarão do efeito de longo prazo da cirurgia na sobrevivência, e a discussão entre as equipes (*Heart Team*) e com o paciente geralmente ocorre para decidir o melhor tratamento médico.[17,18]

TÉCNICA CIRÚRGICA

Historicamente, os resultados da reoperação de revascularização do miocárdio são piores do que os da cirurgia primária de revascularização do miocárdio.[3-5] A maior mortalidade e morbidade associadas aos procedimentos de reoperação, em comparação com os procedimentos primários, são atribuídas aos riscos técnicos de uma reesternotomia, à manipulação de enxertos patentes, bem como à anatomia coronária de alto risco e ao perfil de pacientes com maior número de comorbidades.[6,19]

A exposição adequada do campo cirúrgico pode ser difícil devido à presença de aderências. Há risco de lesão em estruturas críticas que ficam diretamente atrás do esterno, incluindo o átrio e ventrículo direito e a veia inominada. As manipulações dos enxertos de safena apresentam um risco potencial de embolização, isquemia ou lesão em um enxerto patente. Além disso, há maior probabilidade de estado de baixo débito cardíaco pós-operatório e lesão de isquemia-reperfusão miocárdica associada à cardioplegia intraoperatória em pacientes com cirurgia cardíaca prévia.[20-22]

Antecipando essas prováveis complicações decorrentes de uma reoperação, todo paciente submetido à reesternotomia deve ter um acesso venoso periférico de bom calibre e um acesso venoso central, ambos para rápida reposição volêmica ou transfusão sanguínea, se necessário. A autotransfusão intraoperatória (*Cell Saver*) também é fortemente recomendada para reduzir a perda sanguínea e a necessidade de transfusões. O uso de antifibrinolíticos é eficaz para reduzir o sangramento decorrente da dissecção das aderências pericárdicas. O posicionamento de placas transdérmicas de desfibrilador externo no tórax auxilia no caso de necessidade de desfibrilação antes que o coração esteja completamente exposto. Se for necessária desfibrilação interna antes da liberação das aderências pericárdicas, as pás internas do desfibrilador podem ser posicionadas na cavidade pleural, junto à superfície externa do pericárdio, para a realização do choque.

A reesternotomia é um momento delicado da reoperação, devido à maior possibilidade de lesão do ventrículo direito, átrio direito e veia inominada, estruturas que, em geral, ficam aderidas à face posterior do esterno. Para minimizar esse risco, é essencial o trabalho conjunto do anestesista e do cirurgião. Durante a reesternotomia, a ventilação é suspensa temporariamente e pode-se administrar nitroglicerina, que auxilia tanto no controle da pressão arterial quanto na redução das pressões das câmaras direitas do coração, diminuindo as chances de lesões na reabertura do esterno. O uso de serras oscilantes na reesternotomia também minimiza a lesão de tecidos delicados aderidos à face posterior do esterno.

Em situações em que, além da aderência das câmaras cardíacas direitas, há suspeita de aderência de enxertos venosos ou mesmo da artéria torácica interna esquerda na face posterior do esterno, é aconselhável que, antes da reesternotomia, seja realizada a dissecção e canulação da artéria e veia femoral, permitindo o início da circulação extracorpórea imediata, caso ocorra lesão cardíaca na reabertura do esterno.[17]

Após a reesternotomia, desfazem-se as aderências do esterno posterior com o epicárdio, para permitir a colocação do afastador de esterno. Essas aderências podem ser desfeitas com tesoura cirúrgica delicada de ponta curva romba (ex.: tesoura de Metzenbaum) ou com bisturi elétrico de baixa voltagem, sempre dissecando junto à face posterior do esterno, para evitar lesões nas cavidades cardíacas ou na veia inominada.

Após a colocação do afastador de esterno (ex.: afastador de Ankeney), procede-se à dissecção cuidadosa de todas as aderências pericárdicas, visando à completa mobilização do coração. A dissecção começa pela face diafragmática do coração, onde as aderências são geralmente mais frouxas, facilitando a identificação do plano cirúrgico, e progride superiormente em direção à face anterior da aorta ascendente.

Antes da abertura completa do afastador de esterno, deve-se ter especial cuidado na dissecção do átrio direito e da veia inominada, pois são estruturas friáveis, cuja lesão pode causar grandes sangramentos e resultar em instabilidade hemodinâmica antes da exposição completa do coração.

Nos casos em que o relatório da cirurgia anterior ou os exames de imagem não indicam a presença de enxertos patentes junto à face posterior do esterno ou de câmaras cardíacas direitas muito aderidas ao esterno, e, portanto, não foi realizada a canulação da artéria e veia femoral antes da reesternotomia, após a dissecção das aderências epipericárdicas e exposição do coração, realiza-se a heparinização sistêmica e o preparo habitual para canulação central da aorta ascendente e do átrio direito/veia cava inferior para circulação extracorpórea.

Uma vez canulados aorta ascendente e átrio direito, prossegue-se com a dissecção das aderências junto aos enxertos venosos e à parede lateral e inferior do ventrículo esquerdo. Essa etapa deve ser realizada com a aorta e o átrio direito já canulados, pois, em eventuais arritmias causadas pela mobilização excessiva do coração ou pela dissecção de enxertos doentes e embolizações coronárias à distância, a assistência da circulação extracorpórea pode ser imediatamente acionada.

A proteção miocárdica pode ser realizada de modo habitual, com clampeamento total da aorta e infusão de solução cardioplégica na raiz da aorta, preferindo-se dose única de cardioplegia hipotérmica Del Nido.

As coronárias a serem revascularizadas são identificadas, e a revascularização do miocárdio é realizada de forma rotineira. As anastomoses coronárias distais são realizadas primeiro, permitindo, se necessário, melhor proteção miocárdica com complementação da solução cardioplégica via enxertos coronários. As anastomoses proximais na aorta são realizadas ao final do procedimento. Sempre que possível, opta-se por realizar a anastomose proximal no mesmo local das anastomoses dos enxertos anteriores, muitas vezes sobre a veia safena antiga junto à aorta, pois, em geral, essa região está livre de doença.

Se não houver espaço disponível na aorta ascendente para novas anastomoses, podem ser utilizados enxertos sequenciais e/ou anastomoses em Y. Finalizado esse processo, a pinça da aorta é liberada, e o coração retoma seus batimentos.

Assim como na cirurgia primária de revascularização do miocárdio, a reoperação também pode ser realizada sem circulação extracorpórea.[23-25] Após a dissecção cuidadosa das aderências pericárdicas e exposição completa ou parcial do coração, caso haja boa exposição da artéria coronária a ser revascularizada, pode-se prosseguir com a revascularização miocárdica sem circulação extracorpórea, sempre garantindo a exposição da aorta ascendente e do átrio direito, para permitir a conversão para cirurgia com circulação extracorpórea, caso necessário.

RESULTADOS

Nos últimos 20 anos, observamos um declínio significativo na taxa de reoperação para revascularização do miocárdio, de aproximadamente 8% para 2%, enquanto o intervalo médio entre a cirurgia primária e a reoperação aumentou significativamente, passando de 12,3 anos para 13,7 anos.[3,4,26-28]

Em estudos mais contemporâneos, a taxa de reoperação de revascularização miocárdica em 5 anos foi inferior a 0,3%, podendo chegar até 2,2% em 15 anos, indicando que apenas uma pequena fração de pacientes que necessitam de nova revascularização são tratados por cirurgia.[28]

Em uma análise geral do banco de dados da Society of Thoracic Surgeons (STS), a proporção cumulativa de necessidade de nova revascularização (independentemente do modo de revascularização) foi de 2%, 7%, 13% e 16% em 1, 5, 10 e 18 anos, respectivamente, após a cirurgia primária de revascularização miocárdica.

Entretanto, a grande maioria dos pacientes (93%) foi tratada por angioplastia, e a incidência cumulativa de reoperação cirúrgica nesse período foi baixa em todos os períodos investigados (0,1%, 0,6%, 1,3% e 1,7% em 1, 5, 10 e 18 anos, respectivamente, após a cirurgia).

As razões para a redução da incidência de reoperações são multifatoriais. No entanto, a melhoria dos cuidados pré e pós-operatórios, a intervenção coronária percutânea com *stents* farmacológicos, o aumento do uso da artéria torácica interna esquerda e de outros enxertos arteriais, bem como o uso da terapia antiplaquetária dupla, podem explicar a menor necessidade de reoperação.[29]

Estudos da década de 1990 demonstravam uma alta taxa de mortalidade operatória (7% a 10%) para reoperação de revascularização miocárdica, enquanto estudos do início dos anos 2000 mostraram uma redução das taxas de mortalidade operatória para 4% a 6%.[3-5,18]

Na análise do banco de dados da Society of Thoracic Surgeons, Ghanta et al. demonstraram uma redução significativa na mortalidade operatória em 30 dias, de 6,1% em 2000 para 4,6% em 2009.[27]

Uma análise mais contemporânea de Elbadawi et al. mostrou taxas absolutas mais baixas de mortalidade operatória (3,1%), em comparação com os dados de estudos anteriores sobre reoperação.[30]

Essa diferença nas taxas de mortalidade absoluta provavelmente está relacionada aos avanços nas técnicas cirúrgicas, bem como à experiência dos cirurgiões.

COMENTÁRIOS FINAIS

A reoperação vem reduzindo ao longo dos anos, entretanto, quando necessária, seus benefícios são semelhantes aos da cirurgia primária de revascularização miocárdica.

A mortalidade hospitalar também apresenta redução progressiva, embora ainda seja maior do que na cirurgia primária, reforçando a importância da discussão em *Heart Team*.

Em geral, o perfil de risco mais alto dos pacientes submetidos à reoperação, em comparação com os pacientes da revascularização miocárdica primária, é o principal fator que contribui para a maior taxa de mortalidade hospitalar – e não a reoperação em si como fator de risco.

Isso ocorre porque a maior experiência cirúrgica pode compensar o risco adicional da reoperação, reduzindo as dificuldades técnicas.

Com um planejamento perioperatório cuidadoso e uma técnica cirúrgica sistematizada, esses pacientes podem ser tratados com segurança.

REFERÊNCIAS

1. Ohri SK, Benedetto U, Luthra S, Grant SW, Goodwin AT, Trivedi U, et al. Coronary artery bypass surgery in the UK, trends in activity and outcomes from a 15-year complete national series. Eur J Cardiothorac Surg. 2022;61(2):449-56. doi: 10.1093/ejcts/ezab391.
2. D'Agostino RS, Jacobs JP, Badhwar V, Fernandez FG, Paone G, Wormuth DW, et al. The Society of Thoracic Surgeons Adult Cardiac Surgery Database: 2018 update on outcomes and quality. Ann Thorac Surg. 2018;105(1):15-23. doi: 10.1016/j.athoracsur.2017.10.035.
3. Gallo M, Trivedi JR, Monreal G, Ganzel BL, Slaughter MS. Risk factors and outcomes in redo coronary artery bypass grafting. Heart Lung Circ. 2020;29(3):384-9. doi: 10.1016/j.hlc.2019.02.008.
4. Yap CH, Sposato L, Akowuah E, Theodore S, Dinh DT, Shardey GC, et al. Contemporary results show repeat coronary artery bypass grafting remains a risk factor for operative mortality. Ann Thorac Surg. 2009;87(5):1386-91. doi: 10.1016/j.athoracsur.2009.02.006.
5. Yau TM, Borger MA, Weisel RD, Ivanov J. The changing pattern of reoperative coronary surgery: trends in 1230 consecutive reoperations. J Thorac Cardiovasc Surg. 2000;120(1):156-63. doi: 10.1067/mtc.2000.106983.
6. Ngaage DL, Cowen ME, Griffin S, Guvendik L, Cale AR. The impact of symptom severity on cardiac reoperative risk: early referral and reoperation is warranted. Eur J Cardiothorac Surg. 2007;32(4):623-8. doi: 10.1016/j.ejcts.2007.07.004.
7. Sabik JF 3rd, Blackstone EH, Gillinov AM, Banbury MK, Smedira NG, Lytle BW. Influence of patient characteristics and arterial grafts on freedom from coronary reoperation. J Thorac Cardiovasc Surg. 2006;131(1):90-8. doi: 10.1016/j.jtcvs.2005.05.024.
8. Fitzgibbon GM, Kafka HP, Leach AJ, Keon WJ, Hooper GD, Burton JR. Coronary bypass graft fate and patient outcome: angiographic follow-up of 5,065 grafts related to survival and reoperation in 1,388 patients during 25 years. J Am Coll Cardiol. 1996;28(3):616-26. doi: 10.1016/0735-1097(96)00206-9.
9. Sabik JF 3rd, Raza S, Blackstone EH, Houghtaling PL, Lytle BW. Value of internal thoracic artery grafting to the left anterior descending coronary artery at coronary reoperation. J Am Coll Cardiol. 2013;61(3):302-10. doi: 10.1016/j.jacc.2012.09.045.
10. Magouliotis DE, Fergadi MP, Zotos PA, Rad AA, Xanthopoulos A, Bareka M, et al. Differences in long-term survival outcomes after coronary artery bypass grafting using single vs multiple arterial grafts: a meta-analysis with reconstructed time-to-event data and subgroup analyses. Gen Thorac Cardiovasc Surg. 2023;71(2):77-89. doi: 10.1007/s11748-022-01891-7.
11. Pu A, Ding L, Shin J, Price J, Skarsgard P, Wong DR, et al. Long-term outcomes of multiple arterial coronary artery bypass grafting: a population-based study of patients in British Columbia, Canada. JAMA Cardiol. 2017;2(11):1187-96. doi: 10.1001/jamacardio.2017.3705.
12. Takagi H, Watanabe T, Mizuno Y, Kawai N, Umemoto T; ALICE Group. A meta-analysis of adjusted risk estimates for survival from observational studies of complete versus incomplete revascularization in patients with multivessel disease undergoing coronary artery bypass grafting. Interact Cardiovasc Thorac Surg. 2014;18(5):679-82. doi: 10.1093/icvts/ivu012.
13. Subramanian S, Sabik JF 3rd, Houghtaling PL, Nowicki ER, Blackstone EH, Lytle BW. Decision-making for patients with patent left internal thoracic artery grafts to left anterior descending. Ann Thorac Surg. 2009;87(5):1392-8. doi: 10.1016/j.athoracsur.2009.02.032.
14. Morrison DA, Sethi G, Sacks J, Henderson WG, Grover F, Sedlis S, et al. Percutaneous coronary intervention versus repeat bypass surgery for patients with medically refractory myocardial ischemia: AWESOME randomized trial and registry experience with post-CABG patients. J Am Coll Cardiol. 2002;40(11):1951-4. doi: 10.1016/s0735-1097(02)02560-3.
15. Brener SJ, Lytle BW, Casserly IP, Ellis SG, Topol EJ, Lauer MS. Predictors of revascularization method and long-term outcome of percutaneous coronary intervention or repeat coronary bypass surgery in patients with multivessel coronary disease and previous coronary bypass surgery. Eur Heart J. 2006;27(4):413-8. doi: 10.1093/eurheartj/ehi646.
16. Cremer J, Teebken OE, Simon A, Hutzelmann A, Heller M, Haverich A. Thoracic computed tomography prior to redo coronary surgery. Eur J Cardiothorac Surg. 1998;13(6):650-4. doi: 10.1016/s1010-7940(98)00087-6.
17. Kindzelski BA, Bakaeen FG, Tong MZ, Roselli EE, Soltesz EG, Johnston DR, et al. Modern practice and outcomes of reoperative cardiac surgery. J Thorac Cardiovasc Surg. 2022;164(6):1755-66.e16. doi: 10.1016/j.jtcvs.2021.01.028.
18. Young MN, Kolte D, Cadigan ME, Laikhter E, Sinclair K, Pomerantsev E, et al. Multidisciplinary heart team approach for complex coronary artery disease: single center clinical presentation. J Am Heart Assoc. 2020;9(8):e014738. doi: 10.1161/JAHA.119.014738.
19. Dallan LA, Oliveira AS, Souza JM, Jatene MB, Iglezias JCR, Lemos PCP, et al. Análise de 1071 reoperações para revascularização do miocárdio: resultados obtidos e conduta sugerida com base nessa experiência. Rev Bras Cir Cardiovasc. 1992;7(2):61-77.
20. Loop FD. The value and conduct of reoperations for coronary atherosclerosis. Semin Thorac Cardiovasc Surg. 1994;6(2):116-9.
21. Elami A, Laks H, Merin G. Technique for reoperative median sternotomy in the presence of a patent left internal mammary artery graft. J Card Surg. 1994;9(2):123-7. doi: 10.1111/j.1540-8191.1994.tb00837.x.
22. Savage EB, Cohn LH. 'No touch' dissection, antegrade-retrograde blood cardioplegia, and single aortic cross-clamp significantly reduce operative mortality of reoperative CABG. Circulation. 1994;90(5 Pt 2):II140-3.
23. Mack MJ. Off-pump surgery and alternatives to standard operation in redo coronary surgery. J Card Surg. 2004;19(4):313-9. doi: 10.1111/j.0886-0440.2004.4056_11.x.
24. Bruno VD, Zakkar M, Rapetto F, Rathore A, Marsico R, Chivasso P, et al. Early health outcome and 10-year survival in patients undergoing redo coronary surgery with or without cardiopulmonary bypass: a propensity score-matched analysis. Eur J Cardiothorac Surg. 2017;52(5):945-51. doi: 10.1093/ejcts/ezx137.
25. Tzoumas A, Giannopoulos S, Kakargias F, Kokkinidis DG, Giannakoulas G, Faillace RT, et al. Repeat coronary artery bypass grafting: a meta-analysis of off-pump versus on-pump techniques in a large cohort of patients. Heart Lung Circ. 2021;30(9):1281-91. doi: 10.1016/j.hlc.2021.02.015.
26. Spiliotopoulos K, Maganti M, Brister S, Rao V. Changing pattern of reoperative coronary artery bypass grafting: a 20-year study. Ann Thorac Surg. 2011;92(1):40-6. doi: 10.1016/j.athoracsur.2011.03.104.

27. Ghanta RK, Kaneko T, Gammie JS, Sheng S, Aranki SF. Evolving trends of reoperative coronary artery bypass grafting: an analysis of the Society of Thoracic Surgeons Adult Cardiac Surgery Database. J Thorac Cardiovasc Surg. 2013;145(2):364-72. doi: 10.1016/j.jtcvs.2012.10.051.
28. Mori M, Wang Y, Murugiah K, Khera R, Gupta A, Vallabhajosyula P, et al. Trends in reoperative coronary artery bypass graft surgery for older adults in the United States, 1998 to 2017. J Am Heart Assoc. 2020;9(20):e016980. doi: 10.1161/JAHA.120.016980.
29. Fosbøl EL, Zhao Y, Shahian DM, Grover FL, Edwards FH, Peterson ED. Repeat coronary revascularization after coronary artery bypass surgery in older adults: the Society of Thoracic Surgeons' national experience, 1991-2007. Circulation. 2013;127(16):1656-63. doi: 10.1161/CIRCULATIONAHA.113.001882.
30. Elbadawi A, Hamed M, Elgendy IY, Omer MA, Ogunbayo GO, Megaly M, et al. Outcomes of reoperative coronary artery bypass graft surgery in the United States. J Am Heart Assoc. 2020;9(15):e016282. doi: 10.1161/JAHA.120.016282.

23

Doença coronariana e carotídea concomitantes

José Glauco Lobo Filho
Heraldo Guedis Lobo Filho
Matheus Duarte Pimentel

INTRODUÇÃO

As doenças cardiovasculares seguem sendo a principal causa de mortes no mundo. Dados da American Heart Association (AHA) evidenciam mais de 19 milhões de mortes anuais relacionadas a esse grupo de afecções, sendo a doença isquêmica do coração, associada sobretudo à doença arterial coronariana (DAC), seguida do acidente vascular encefálico (AVE), as duas principais enfermidades associadas a essa elevada mortalidade.[1,2] No Brasil, segundo o Datasus, estimativas ilustram uma incidência, em 2022, de 130.976 óbitos associados a doenças cardiovasculares, estas sendo também, nacionalmente, o grupo de afecções relacionado a maior mortalidade.

Nesse contexto, a DAC surge como maior causa de mortalidade cardiovascular, enquanto a doença aterosclerótica carotídea está relacionada a 15-20% dos casos de AVE e acidente isquêmico transitório (AIT), com dados populacionais sugerindo a presença de estenose carotídea significativa em 1,5% da população entre 30 e 79 anos.[1,2]

Essas morbidades incidem com frequente associação por compartilharem de um mesmo substrato fisiopatológico: a aterosclerose. Nos pacientes portadores de DAC sintomática, há relatos na literatura indicando uma prevalência de doença carotídea significativa em 7 a 40% dos pacientes.[1,3,4] Em pacientes submetidos à endarterectomia carotídea, por sua vez, foi relatada presença de DAC grave em 40 a 50% dos casos, havendo uma associação entre a extensão da estenose carotídea e a da DAC.[3-5]

Uma vez que, nas formas mais graves da DAC, a cirurgia de revascularização do miocárdio (CRM) mostra-se como o tratamento frequentemente empregado, e que nesse procedimento há uma incidência de AVE que varia entre 1,4 e 5,2%, a investigação da doença arterial carotídea tem relevância na morbidade e mortalidade desse procedimento.[5-8] No entanto, ainda não há consenso na literatura sobre o momento e a abordagem ideal para o tratamento concomitante da DAC grave e da estenose carotídea.

Neste capítulo, serão discutidos aspectos fisiopatológicos da correlação entre DAC e doença aterosclerótica carotídea, bem como as abordagens para diagnóstico da estenose carotídea no pré-operatório de CRM, além das estratégias terapêuticas para manejo da doença aterosclerótica carotídea grave no contexto da revascularização miocárdica.

ANATOMIA CIRÚRGICA

A circulação coronariana é composta pelas artérias coronária direita e esquerda. Em seu curso, a artéria coronária direita passa anteriormente entre a aurícula direita e o cone pulmonar, originando, em sua porção proximal, a artéria do nó sinoatrial em 60% dos indivíduos. Ela continua ao longo do lado direito do coração, podendo originar ramos ventriculares marginais para a região anterior do ventrículo direito. Ao alcançar a porção posterior do coração, origina a artéria ventricular posterior e em aproximadamente 90% dos casos é considerada dominante, por originar a artéria interventricular posterior.[9]

A artéria coronária esquerda geralmente tem uma porção proximal curta, medindo cerca de 2 cm, denominada tronco, que cursa lateralmente entre o átrio esquerdo e o tronco da artéria pulmonar. Ao nível do sulco atrioventricular, usualmente divide-se em dois ramos: a artéria interventricular anterior (AIA), ou descendente anterior (DA), e a artéria circunflexa (ACx). Vale ressaltar que a AIA tem fundamental importância para o miocárdio, uma vez que supre sangue arterial para cerca de 50% da massa ventricular do coração. A ACx normalmente emite ramos marginais que irrigam a porção lateral e posterior do ventrículo esquerdo. Em 10% dos casos emite o ramo interventricular posterior, passando a ser a artéria dominante.[9]

As artérias carótidas, por sua vez, têm origens distintas, mas se anastomosam com seus ramos internos para suprir a circulação cerebral. A artéria carótida comum direita normalmente origina-se do tronco braquiocefálico, enquanto a artéria carótida comum esquerda surge do arco aórtico. Ambas as artérias seguem ascendendo na região cervical, contidas em suas respectivas bainhas carotídeas, localizando-se posteriormente ao músculo esternocleidomastóideo. Ao nível de C3, equivalente à borda superior da cartilagem tireóidea, cada artéria carótida bifurca-se em artéria carótida externa e artéria carótida interna.

A artéria carótida externa origina ramos que fornecem suprimento arterial para face, escalpe, crânio e pescoço, os quais se anastomosam a ramos da carótida contralateral. Esses ramos incluem: artéria tireóidea superior, artéria faríngea ascendente, artéria lingual, artéria facial, artéria occipital, artéria auricular posterior, artéria maxilar e artéria temporal superficial.

As artérias carótidas internas, por sua vez, suprem importantes segmentos da circulação cerebral. Após entrarem no crânio pelo canal carotídeo, essas artérias emitem as artérias cerebrais anteriores e as artérias cerebrais médias, que se anastomosam a ramos da artéria basilar para formar o polígono de Willis. É importante ressaltar que a artéria basilar se origina da fusão das artérias vertebrais, que são ramos de cada uma das artérias subclávias.

Com esse complexo conjunto de anastomoses arteriais para suprimento da circulação cerebral, em muitos pacientes, mesmo que haja obstrução significativa, ou até oclusão das artérias carótidas bilateralmente, o sistema vertebrobasilar pode compensar a necessidade de fluxo sanguíneo, evitando, em muitos casos, a ocorrência de hipofluxo e/ou isquemia encefálica sintomática.[5,7]

CONSIDERAÇÕES DIAGNÓSTICAS

Dentre as abordagens para o diagnóstico de estenose carotídea, podem-se destacar no exame físico a presença de sopro carotídeo, achado mais sugestivo dessa afecção, com baixa sensibilidade (~53%), mas alta especificidade (~83%). Portanto, os exames de imagem são as modalidades de escolha para maior acurácia no diagnóstico.[5,7,10]

Define-se estenose carotídea significativa como a presença de estenose ≥ 50% da artéria carótida interna extracraniana, com estenoses moderadas situando-se entre 50 e 69% e estenoses graves entre 70 e 99%, de acordo com os critérios do North American Symptomatic Carotid Endarterectomy Trial (NASCET).[5,10,11]

A ultrassonografia (US) com Doppler de artérias carótidas e vertebrais é o método inicial de escolha por ser acessível, preciso, custo-efetivo e por analisar, além do grau de obstrução luminal, aspectos fisiológicos acerca do fluxo arterial. Quando a análise ultrassonográfica está indisponível, é imprecisa, ou quando informações anatômicas adicionais são necessárias, outros métodos diagnósticos não invasivos, como a angiotomografia computadorizada e a angiorressonância nuclear magnética, podem ser utilizados (Tabela 1).[5,7,8,10]

Como método invasivo, destaca-se a angiografia por subtração digital, método com elevadas sensibilidade e especificidade para avaliação de estenose carotídea, mas

TABELA 1 Características gerais dos exames mais utilizados para o diagnóstico de estenose carotídea significativa.

Modalidade diagnóstica	Sensibilidade*	Especificidade*	Vantagens	Desvantagens
Ultrassonografia com Doppler	86-92%	87-94%	▪ Rapidez ▪ Custo-efetividade	▪ Examinador-dependente ▪ Baixa acurácia para avaliação de alterações anatômicas
Angiotomografia computadorizada	86-100%	91-95%	▪ Rapidez ▪ Resultados precisos e em 3D ▪ Permite avaliar detalhadamente a anatomia vascular	▪ Riscos associados ao uso de contraste e à radiação ionizante ▪ Maior custo ▪ Pode superestimar lesões com muita calcificação
Angiorressonância nuclear magnética	88-97%	84-99%	▪ Sem exposição à radiação ionizante ▪ Resultados precisos e em 3D	▪ Elevado custo e baixa disponibilidade ▪ Riscos associados ao uso de contraste ▪ Longo tempo para conclusão do exame

*Sensibilidade e especificidade para diagnóstico de estenoses carotídeas < 50%.

com indicações mais restritas por seu maior grau de invasividade, maior custo e incidência de complicações.[10]

FISIOPATOLOGIA

A aterosclerose é um processo patológico vascular que ocorre de maneira sistêmica, acometendo, em graus variados, múltiplas localidades do sistema arterial. A DAC e a doença aterosclerótica carotídea compartilham dos mesmos fatores de risco, dentre os quais se destacam: hipertensão arterial sistêmica (HAS), *diabetes mellitus* (DM), tabagismo, dislipidemia, obesidade, sedentarismo e predisposição genética.[3,5]

A estrutura normal das artérias coronárias e das carótidas, bem como das artérias em geral, é composta por três camadas: íntima, média e adventícia. O desenvolvimento de placas ateroscleróticas nesses segmentos arteriais é similar, havendo, por fatores metabólicos ou mecânicos, disrupção da camada endotelial na camada íntima, com desenvolvimento de um processo inflamatório que inicialmente leva a um espessamento da camada íntima, mas que progressivamente leva ao aumento da expressão de citocinas pró-inflamatórias e de moléculas de adesão.[4,12]

O continuado dano ao endotélio leva a uma depleção da produção de óxido nítrico (NO), prejudicando os mecanismos de vasodilatação e levando ao aumento do estresse de cisalhamento vascular, com aumento da degradação da camada endotelial e retroalimentação do processo inflamatório relacionado à aterosclerose, com infiltração de monócitos e, subsequentemente, de moléculas de colesterol de baixa densidade (LDL, do inglês *low-density lipoproteins*).[1,5,7,8]

Os monócitos infiltrados na camada endotelial transformam-se então em macrófagos, que fagocitam as moléculas de colesterol, tornando-se as chamadas "células espumosas", ricas em lipídeos e proteoglicanos. Com a oxidação do LDL-colesterol, há liberação de mais citocinas inflamatórias, com recrutamento de leucócitos e macrófagos, e maior expressão de citocinas pró-inflamatórias, moléculas de adesão e espécies reativas de oxigênio que perpetuam o processo inflamatório, levando à deterioração intimal e à migração de células da musculatura lisa vascular da camada média para a camada íntima.[1,5,7,8]

O resultado desse processo é a formação de uma placa aterosclerótica no lúmen vascular, estrutura composta por uma capa fibrótica envolvendo um núcleo acelular composto por debris celulares. Uma capa fibrótica fina (≤ 65 μm) predispõe a placa aterosclerótica à ruptura, ocasionando eventos trombóticos agudos potencialmente catastróficos, como síndromes coronarianas agudas ou AVE.[7,8,10,13]

Embora o surgimento de placas ateroscleróticas possa ocorrer em qualquer segmento arterial, ressalta-se que esse processo é mais comum nas áreas de bifurcação e nas porções proximais das artérias, evidenciado, por exemplo, pelo fato de o termo "estenose carotídea" habitualmente referir-se a placas na bifurcação da artéria carótida comum, envolvendo a origem da artéria carótida interna e o bulbo carotídeo.

Essa patogênese compartilhada é confirmada clinicamente com estudos evidenciando que há correlação entre a gravidade da DAC e a presença de estenose carotídea significativa (Tabela 2).[4,12]

TABELA 2 Prevalência de estenose carotídea significativa (≥ 50%) de acordo com a extensão da doença arterial coronariana.

Extensão da doença arterial coronariana	Prevalência de estenose carotídea significativa
Doença em 1 artéria	5-14%
Doença em 2 artérias	13-21%
Doença em 3 artérias	17-36%
Lesão de tronco de artéria coronária esquerda	31,3-40%

Em pacientes portadores de DAC grave, com programação de CRM eletiva, estenose carotídea > 80% foi detectada em 6 a 8,5% dos pacientes.[3,5,8]

HISTÓRIA NATURAL

A complicação clínica mais temida relacionada à presença de doença carotídea no tratamento da DAC grave é a ocorrência de AVE, o que, do ponto de vista clínico, pode ser definido como um evento neurológico agudo, secundário a um déficit na circulação cerebral, que dura mais de 24 horas.[7,8] No contexto da CRM, a ocorrência desse evento implica relevante aumento de morbidade e mortalidade.

As diretrizes são inconstantes quanto à janela de tempo em que um AVE é considerado perioperatório no contexto da CRM, mas em geral eventos ocorridos nos primeiros 14 a 28 dias de pós-operatório enquadram-se nessa categoria, segundo a maioria das sociedades da especialidade. Estima-se que 40% dos AVE ocorram no intraoperatório e que a maioria dos demais ocorra nos primeiros três dias de pós-operatório.[4,6,14,15]

A ocorrência desse evento neurológico no contexto da CRM implica importantes morbidade e mortalidade associadas a esse procedimento, sendo relevante ilustrar os fatores de risco associados ao AVE nesse contexto, dentre os quais estão características do paciente, como idade acima de 65 anos, presença de HAS e DM, tabagismo, AVE prévio, estenose carotídea e aterosclerose da aorta ascendente, bem como aspectos técnicos intraoperatórios, como clampeamento aórtico prolongado e manuseio da aorta ascendente.[14,15] Pode-se destacar, dentre esses, a presença de aterosclerose da aorta ascendente, a qual seria, segundo alguns estudos, o maior preditor independente para ocorrência de AVE, havendo associação entre doença aterosclerótica carotídea e presença de aterosclerose no arco aórtico.[3,4,12]

A etiologia do AVE perioperatório na CRM é variada, mas estudos indicam que o embolismo (na forma de ateroembolismo ou embolia gasosa) é a principal etiologia, seguido de múltiplas causas e hipofluxo cerebral (Tabela 3).[8,14,15]

TABELA 3 Etiologias de AVE no perioperatório da CRM.

Etiologia do AVE	% de AVE perioperatórios na CRM
Embolia	62,1
Não classificável	13,9
Multifatorial	10,1
Hipofluxo	8,1
Lacunar	1
Trombótico	1

AVE: acidente vascular encefálico; CRM: cirurgia de revascularização do miocárdio.

Entretanto, o mecanismo exato pelo qual a presença de doença carotídea associa-se a um maior risco de AVE perioperatório na CRM ainda é alvo de debates. Em extensa metanálise sobre o tema, Naylor et al. evidenciaram que, embora a doença carotídea de maior complexidade seja fator de risco para a ocorrência desse evento neurológico, a maioria dos pacientes que sofreram AVE após a CRM não apresentavam doença carotídea significativa (Tabela 4).[16]

TABELA 4 Associação entre o grau de estenose carotídea e o risco de AVE em pacientes submetidos a CRM.

Grau de estenose carotídea	Risco de AVE perioperatório na CRM
Ausência de estenose carotídea	~2%
Estenose unilateral de 50-99%	3%
Estenose bilateral de 50-99%	5%
Oclusão de carótida	7-11%

AVE: acidente vascular encefálico; CRM: cirurgia de revascularização do miocárdio.

INDICAÇÕES CIRÚRGICAS

Em pacientes com estenose carotídea significativa, a escolha do tratamento, se conservador com terapia antiplaquetária e agentes redutores de colesterol, ou cirúrgico, com endarterectomia carotídea (ECA) ou angioplastia carotídea com *stent*, depende da presença de sintomas sugestivos de isquemia/hipofluxo cerebral e/ou de eventos neurológicos como AIT e AVE.[5,8,13]

Grandes *trials* realizados na década de 1990 evidenciaram superioridade do tratamento cirúrgico com ECA em pacientes sintomáticos com estenose carotídea ≥ 70%, com pequeno benefício na redução de novos eventos neurológicos em pacientes com estenose ≥ 50%. Em indivíduos assintomáticos, a indicação de ECA é mais controversa, mas, em linhas gerais, há recomendação de tratamento cirúrgico das estenoses carotídeas ≥ 70-80% nesse grupo de pacientes.[7,13]

Buscando-se uma abordagem menos invasiva para O tratamento da doença aterosclerótica carotídea, em 1996 foi reportada a primeira abordagem percutânea, sendo realizada angioplastia carotídea com *stent*. Desde então, diversos estudos randomizados controlados, como SAPPHIRE, EVA-3S e CREST, buscaram comparar resultados da ECA com a angioplastia com *stent* em pacientes sintomáticos e assintomáticos, obtendo resultados muito heterogêneos, com a abordagem percutânea apresentando maior risco de AVE e a abordagem cirúrgica convencional apresentando maior risco de infarto agudo do miocárdio periprocedimento.[7,13]

Dessa forma, a escolha da técnica cirúrgica passou a ser muito mais personalizada, dependendo da anatomia carotídea, da *expertise* do cirurgião com a abordagem endovascular e do perfil de risco do paciente. Assim, a angioplastia carotídea com *stent* tornou-se uma alternativa técnica mais amplamente usada em pacientes de alto risco cardiovascular e naqueles com reestenose após ECA, cirurgia prévia em região cervical, radioterapia cervical ou com anatomia desfavorável à abordagem cirúrgica convencional.[7,13]

TOMADA DE DECISÃO PRÉ-OPERATÓRIA

O rastreio de estenose carotídea para pacientes que serão submetidos à CRM é um tema controverso, uma vez que, embora se saiba que a presença de aterosclerose carotídea aumenta o risco de AVE relacionado à CRM, este achado não é classificado como fator de risco independente para a ocorrência de AVE.[4,8,14,15]

Vale ressaltar que história de AVE/AIT, presença de sopro carotídeo, presença de doença aterosclerótica obstrutiva periférica (DAOP), idade superior a 65 anos, tabagismo, HAS e lesão de tronco de artéria coronária esquerda são fortes indicativos da presença de doença carotídea grave.[1,3,4,12]

As diretrizes recentes da European Society of Cardiology (ESC) e da European Association of Cardiothoracic Surgery (EACTS) limitam-se a recomendar o rastreio pré-operatório de estenose carotídea em pacientes com história de AVE/AIT há menos de seis meses [classe de recomendação (CR): I; nível de evidência (NE): B], e em pacientes sem história de eventos neurológicos, mas com os fatores de risco descritos no parágrafo anterior (CR: IIb; NE: B). As modalidades preferenciais para a realização desse rastreio seriam a US com Doppler de carótidas e vertebrais (como abordagem de primeira linha), a angiotomografia computadorizada e a angiorressonância nuclear magnética (CR: I; NE: B).[6]

TÉCNICA OPERATÓRIA

As estratégias de tratamento para as doenças coronariana e carotídea concomitantes são heterogêneas, sobretudo pela ausência de estudos multicêntricos randomizados que possam indicar qual a melhor abordagem, de modo que não há consenso nas diretrizes sobre o tema.

A diretriz americana de 2022 da Society for Vascular Surgery (SVS) recomenda, para pacientes com programação de CRM, a realização de ECA para indivíduos sintomáticos com estenose carotídea significativa (entre 50 e 99%), antes ou de forma concomitante à revascularização miocárdica, de modo a reduzir a incidência de AVE perioperatório (CR: II; NE: C). Em pacientes assintomáticos, a ECA seria considerada somente nos casos de estenose carotídea grave bilateral ou estenose carotídea grave unilateral com oclusão contralateral (CR: II; NE: C).[13]

De maneira similar, as diretrizes da ESC/EACTS de 2018 recomendam que a indicação e o *timing* da revascularização carotídea em pacientes com programação de CRM sejam discutidos com a equipe multidisciplinar (CR: I; NE: C). Em pacientes com evento neurológico prévio, a revascularização carotídea, preferencialmente com ECA, deve ser considerada apenas em casos de estenose carotídea grave (CR: IIa; NE: B). Em pacientes assintomáticos, apenas indivíduos com estenose carotídea grave bilateral ou estenose carotídea grave unilateral com oclusão contralateral devem ser considerados para revascularização carotídea (CR: IIb; NE: C).[6]

Na prática, as abordagens utilizadas resumem-se à realização de CEA e CRM estagiada ou concomitante, ou de angioplastia carotídea e CRM. As vantagens e desvantagens de cada uma dessas abordagens estão resumidas na Tabela 5.

TABELA 5 Vantagens e desvantagens de diferentes abordagens para tratamento combinado da estenose carotídea e da DAC em pacientes com programação de CRM.

Procedimentos	Vantagens	Desvantagens
Abordagem síncrona: ECA + CRM	▪ Mesmo procedimento (melhor alocação de recursos) ▪ Único ato anestésico	***ECA seguida de CRM:*** ▪ Dificuldade em avaliar a ocorrência de eventos neurológicos relacionados à ECA ▪ Maior complexidade no controle hemostático no sítio da ECA ***CRM seguida de ECA:*** ▪ Risco de sangramento intratorácico e instabilidade hemodinâmica durante a ECA ▪ Sem benefício em termos de redução de eventos neurológicos durante a CRM
Abordagem estagiada: ECA seguida de CRM	▪ Revascularização miocárdica realizada com menor risco de eventos neurológicos	▪ Risco de evento coronariano agudo no tempo entre a realização das duas abordagens
Abordagem estagiada: CRM seguida de ECA	▪ Revascularização carotídea realizada com menor risco de eventos cardiovasculares	▪ Risco de evento neurológico agudo (AIT/AVE) no tempo entre a realização das duas abordagens
Abordagem híbrida: angioplastia carotídea com *stent* seguida de CRM	▪ Menor invasividade do procedimento de intervenção carotídea	▪ Necessidade de dupla antiagregação plaquetária

AIT: acidente isquêmico transitório; AVE: acidente vascular encefálico; CRM: cirurgia de revascularização do miocárdio; DAC: doença arterial coronariana; ECA: endarterectomia de carótida.

É pertinente ressaltar que a tomada de decisão não pode ser baseada exclusivamente na gravidade da doença carotídea, devendo-se considerar a extensão e a gravidade da DAC, além da experiência da equipe cirúrgica e da instituição.

Especificamente no que concerne à ocorrência de AVE no perioperatório da CRM, considerando-se a correlação entre doença aterosclerótica carotídea grave e presença de ateromatose aórtica, é mandatória uma análise minuciosa da presença e da extensão da ateromatose da aorta ascendente e do arco aórtico, seja com tomografia computadorizada, seja com ultrassonografia intraoperatória. Isto se dá pelo fato de que a manipulação da aorta ascendente durante a CRM mostra-se, segundo alguns estudos, como o principal fator de risco para ocorrência de AVE no contexto da CRM.[8,14,15]

Dessa forma, estratégias para a realização da CRM sem CEC e sem manuseio da aorta ascendente, como revascularização híbrida com anastomose da ATIE para a AIA e intervenção percutânea estagiada das artérias coronárias não manejadas cirurgicamente, CRM com uso de enxertos compostos, com a ATIE revascularizando a AIA, e enxertos secundários anastomosados em Y à ATIE, mostram-se como abordagens válidas e com menores taxas de complicações pós-operatórias.[8,14,15]

Ilustrando-se isso, Naito et al., em estudo multicêntrico avaliando 684 pacientes submetidos à CRM e que apresentavam alto risco de complicações neurológicas perioperatórias, evidenciaram ocorrência de AVE/AIT no pós-operatório em 7,2% dos pacientes em que houve clampeamento aórtico, enquanto em pacientes submetidos à CRM sem CEC e sem manipulação aórtica, a incidência desses eventos neurológicos foi de 0,7% ($p = 0,016$). Adicionalmente, nesse mesmo estudo, em um subgrupo de pacientes com estenose carotídea grave em que foram realizadas ECA e CRM síncronas, houve maiores taxas de complicações neurológicas em pacientes em que a CRM foi realizada com clampeamento aórtico quando comparada à CRM sem manuseio aórtico (23 *vs.* 0%), sugerindo que o clampeamento aórtico, em vez da estenose carotídea, seria o maior responsável pelos eventos neurológicos perioperatórios.[15]

REFERÊNCIAS

1. Dossabhoy S, Arya S. Epidemiology of atherosclerotic carotid artery disease. Semin Vasc Surg. 2021;34:3-9.
2. Martin SS, Aday AW, Almarzooq ZI, Anderson CAM, Arora P, Avery CL, et al. 2024 Heart disease and stroke statistics: a report of US and global data from the American Heart Association. Circulation. 2024;149:E347-E913.
3. Wanamaker KM, Moraca RJ, Nitzberg D, Magovern GJ. Contemporary incidence and risk factors for carotid artery disease in patients referred for coronary artery bypass surgery. J Cardiothorac Surg. 2012;7:1-4.
4. Bytyçi I, Shenouda R, Wester P, Henein MY. Carotid atherosclerosis in predicting coronary artery disease: a systematic review and meta-analysis. Arterioscler Thromb Vasc Biol. 2021;41:E224-E237.
5. Bir S, Kelley R. Carotid atherosclerotic disease: a systematic review of pathogenesis and management. Brain Circ. 2022;8:127.
6. Neumann FJ, Sousa-Uva M, Ahlsson A, Alfonso F, Banning AP, Benedetto U, et al. 2018 ESC/EACTS Guidelines on myocardial revascularization. Eur Heart J. 2019;40:87-165.
7. Heck D, Jost A. Carotid stenosis, stroke, and carotid artery revascularization. Prog Cardiovasc Dis. 2021;65:49-54.
8. Xodo A, Gregio A, Pilon F, Milite D, Danesi TH, Badalamenti G, et al. Carotid interventions in patients undergoing coronary artery bypass grafting: a narrative review. J Clin Med. 2024;13(11):3019.
9. Loukas M, Groat C, Khangura R, Owens DG, Anderson RH. The normal and abnormal anatomy of the coronary arteries. Clin Anat. 2009;22:114-28.
10. Saxena A, Ng EYK, Lim ST. Imaging modalities to diagnose carotid artery stenosis: progress and prospect. Biomed Eng Online. 2019;18(1):1-23.
11. AbuRahma AF, Avgerinos ED, Chang RW, Darling RC, Duncan AA, Forbes TL, et al. Society for Vascular Surgery clinical practice guidelines for management of extracranial cerebrovascular disease. J Vasc Surg. 2022;75:4S-22S.
12. Manthey S, Spears J, Goldberg S. Coexisting coronary and carotid artery disease – which technique and in which order? Case report and review of literature. Clin Med Insights Cardiol. 2020;14.
13. AbuRahma AF, Avgerinos ED, Chang RW, Darling RC, Duncan AA, Forbes TL, et al. Society for Vascular Surgery clinical practice guidelines for management of extracranial cerebrovascular disease. J Vasc Surg. 2022;75:4S-22S.
14. Zhao DF, Edelman JJ, Seco M, Bannon PG, Wilson MK, Byrom MJ, et al. Coronary artery bypass grafting with and without manipulation of the ascending aorta: a network meta-analysis. J Am Coll Cardiol. 2017;69:924-36.
15. aito S, Demal TJ, Sill B, Reichenspurner H, Onorati F, Gatti G, et al. Neurological complications in high-risk patients undergoing coronary artery bypass surgery. Ann Thorac Surg. 2022;113:1514-20.
16. Naylor AR, Cuffe RL, Rothwell PM, Bell PRF. A systematic review of outcomes following staged and synchronous carotid endarterectomy and coronary artery bypass. Eur J Vasc Endovasc Surg. 2003;25:380-9.

24

Complicações mecânicas do infarto agudo do miocárdio

Heraldo Guedis Lobo Filho
José Glauco Lobo Filho
Matheus Duarte Pimentel
Ederson Laurindo Holanda de Sousa
Sabrina Melo Duarte

INTRODUÇÃO

Na atual era da intervenção coronariana percutânea (ICP) como tratamento na fase aguda do infarto agudo do miocárdio (IAM), a associação entre o diagnóstico precoce e a organização de sistemas de saúde que possibilitam a realização dessa intervenção terapêutica em poucas horas após o início do IAM permitiu uma redução significativa na morbidade e mortalidade relacionadas a essa condição.[1,2]

Com a ICP realizada com sucesso precocemente, pode-se reduzir a área de miocárdio em risco, evitando, dessa forma, a ocorrência de significativa morte celular miocárdica e diminuindo sobremaneira a incidência das complicações mecânicas do IAM (CMIAM). De um ponto de vista mais abrangente e didático, podem-se elencar como CMIAM as seguintes condições: choque cardiogênico, insuficiência mitral pós-IAM, comunicação interventricular (CIV) pós-IAM, ruptura da parede livre do ventrículo e aneurisma do ventrículo esquerdo (VE).[3,4]

CHOQUE CARDIOGÊNICO

Introdução

É uma síndrome clínica caracterizada por um estado de baixo débito cardíaco (DC) decorrente da falência do ventrículo esquerdo (VE) e/ou do ventrículo direito (VD). Por definição, cursa com pressão arterial sistólica menor que 90 mmHg e índice cardíaco menor que 2,2 L/min/m^2 de área de superfície corporal. Hipotensão arterial, vasoconstrição periférica, aumento da pressão venosa central (PVC) e da pressão capilar pulmonar são achados característicos.

Na evolução do quadro, ocorre progressiva hipoperfusão tecidual, com aumento dos níveis de lactato sérico, acidose metabólica e choque refratário.[1,3]

Considerações diagnósticas

Ao exame físico, o paciente normalmente se apresenta com sinais e sintomas de choque, como tempo de enchimento capilar prolongado, pulso fino, taquicardia, pele fria, palidez e turgência jugular, podendo apresentar diaforese e congestão pulmonar, com crepitações pulmonares à ausculta.[3,5] Havendo choque por disfunção ventricular direita isolada, o paciente pode se apresentar sem congestão pulmonar.

Exames séricos, como gasometria arterial e venosa central, evidenciam alterações como acidose metabólica, hiperlactatemia e baixa saturação venosa central de oxigênio. O eletrocardiograma (ECG) de doze derivações pode evidenciar alterações isquêmicas relacionadas à parede acometida. O ecocardiograma transtorácico fornece informações sobre alterações segmentares, contratilidade do VE e do VD, anormalidades valvares, como insuficiência mitral isquêmica e ruptura de músculo papilar, além de outras condições, como comunicação interventricular (CIV), ruptura da parede ventricular e derrame pericárdico.[6]

A cineangiocoronariografia, caso ainda não tenha sido realizada, evidencia a artéria culpada e permite a revascularização por meio de angioplastia com *stent*. Dispositivos como medidores de DC e o cateter de Swan-Ganz permitem a mensuração de dados como DC, índice cardíaco, resistências vasculares sistêmicas e pulmonares, PVC, dentre outras variáveis hemodinâmicas importantes para o manejo dos pacientes.[1,3,5]

Fisiopatologia

A fisiopatologia do choque cardiogênico pós-IAM está intrinsecamente relacionada à lesão celular dos cardiomiócitos em virtude da isquemia decorrente da obstrução coronariana. A depender da artéria obstruída, de sua importância anatômica, da parede ventricular acometida, da presença de circulação colateral, de alterações de ritmo, bem como de outros aspectos e condições prévias, como função sistólica e diastólica, podem ocorrer diferentes graus de comprometimento hemodinâmico.

Cerca de 80% dos casos de choque cardiogênico pós-IAM ocorrem por falência predominante do VE, enquanto 3 a 5% apresentam falência isolada do VD. A piora progressiva do choque também reduz a perfusão coronariana, aumentando a lesão tecidual, com necrose miocárdica e perda da função contrátil.[1,2,7]

Indicações cirúrgicas

Os pacientes com choque cardiogênico pós-IAM devem ser encaminhados ao laboratório de hemodinâmica para tratamento percutâneo da artéria culpada. A inserção de balão intra-aórtico (BIA) deve ser realizada em casos de instabilidade hemodinâmica refratária ao uso de drogas vasoativas (DVA) ou com necessidade de aumento progressivo de suas doses.

A cirurgia de revascularização do miocárdio (CRM) de emergência está indicada na impossibilidade de revascularização percutânea do(s) vaso(s), naqueles pacientes com grave complexidade anatômica, ou em casos de outras complicações mecânicas do IAM associadas.[7-9]

Técnica operatória

Quando indicada CRM em caráter de emergência no contexto do choque cardiogênico pós-IAM, muitos cuidados adicionais devem ser tomados, desde a transferência do paciente para a sala de cirurgia, indução anestésica, preparo dos enxertos, instalação da circulação extracorpórea (CEC), proteção miocárdica, desmame da CEC e cuidados pós-operatórios.[3,5]

Todo cuidado deve ser oferecido no transporte desses pacientes, haja vista a grande quantidade de linhas de infusão de DVA, bombas de infusão, circuitos do BIA e, por vezes, sistemas de ventilação mecânica. Esses pacientes são extremamente sensíveis, e qualquer interrupção na infusão de fármacos vasoativos, ocorrência de hipoxemia ou perda do suporte circulatório do BIA pode precipitar uma piora grave da condição hemodinâmica.[7,9]

A indução anestésica deve ser realizada de forma personalizada, pois a redução do tônus vascular periférico advinda do uso de algumas drogas anestésicas pode precipitar grave hipotensão arterial sistêmica. Casos selecionados podem necessitar do estabelecimento de CEC por canulações arterial e venosa femoral antes da indução anestésica e da esternotomia. A CEC deve buscar um adequado fluxo sistêmico, com o intuito de manter uma ótima perfusão periférica, melhorar os índices gasométricos e reduzir lactato e acidemia.[5]

Em relação ao uso dos enxertos vasculares, há certa controvérsia e receio sobre a utilização da ATIE nos casos de choque grave, devido ao risco de espasmo, devendo esse risco ser personalizado para cada caso, a depender da condição do paciente, idade, doses de DVA, dentre outros fatores. Muitas vezes, os enxertos são dissecados com os pacientes já em CEC.

Há estudos que documentam a possibilidade técnica de CRM sem CEC nesse contexto, em casos em que não haja grave comprometimento hemodinâmico. Esse procedimento cirúrgico também pode ser realizado com CEC como assistência circulatória, mantendo-se o coração batendo, com a justificativa de evitar danos associados à parada miocárdica e ao maior manuseio da aorta. No entanto, comumente, a cirurgia é realizada sob hipotermia moderada, com clampeamento total da aorta e proteção miocárdica com cardioplegia sanguínea ou cristaloide, infundida na raiz da aorta e/ou por via retrógrada pelo seio coronário.

Em casos de falha no desmame da CEC, pode ser necessário o uso de suporte circulatório mecânico, como oxigenação por membrana extracorpórea (ECMO) e dispositivos de assistência ventricular, seja como ponte para recuperação ou até para transplante cardíaco, em alguns casos.[2,8,9]

INSUFICIÊNCIA MITRAL PÓS-IAM

Introdução

A insuficiência mitral (IMi) é uma complicação comum e clinicamente relevante em pacientes que sofrem IAM. A prevalência é variável, influenciada por fatores como a estratégia de reperfusão utilizada, a técnica de imagem empregada para diagnóstico e a evolução clínica do paciente.[2,10]

Estudos indicam que aproximadamente 76% dos pacientes com IAM apresentam algum grau de IMi leve, enquanto 21% desenvolvem IMi moderada e 3% apresentam IMi grave. Fatores como idade avançada, sexo feminino, histórico de insuficiência cardíaca, doença coronariana multiarterial e disfunção ventricular esquerda estão associados a um risco aumentado de IMi significativa.[1,2,7]

Anatomia cirúrgica

O complexo da valva mitral é composto pelo anel valvar, folheto anterior, folheto posterior, cordas tendíneas e dois músculos papilares. O músculo papilar anterolateral recebe suprimento sanguíneo de duas fontes: da artéria descendente anterior (ADA) e do ramo diagonal ou marginal da artéria circunflexa. O músculo papilar posteromedial tem um único suprimento sanguíneo, advindo da artéria circunflexa ou da artéria coronária direita, dependendo da dominância.

Nos casos de infarto do miocárdio, especialmente com envolvimento da artéria descendente posterior, o músculo papilar posteromedial está em maior risco de ruptura devido à sua irrigação por um único vaso. Esse componente anatômico é crucial na tomada de decisão cirúrgica, pois a abordagem pode variar dependendo da integridade estrutural desses elementos.

A anatomia do anel mitral e sua dilatação também contribuem para a gravidade da IMi, especialmente em casos de IMi funcional.[2,5,10]

Fisiopatologia

A IMi pós-IAM pode ser dividida em duas categorias principais: IMi com ruptura do músculo papilar e IMi sem ruptura do músculo papilar. Cada tipo possui mecanismos fisiopatológicos distintos que influenciam a apresentação clínica e a escolha da intervenção terapêutica.

A ruptura do músculo papilar (RMP) é uma causa rara, porém devastadora, de IMi grave pós-IAM. Ocorre em cerca de 0,05% dos casos de IAM, mas é responsável por uma alta mortalidade, que pode chegar a 42%. Ocorre tipicamente nas primeiras 24 a 48 horas após o IAM, quando a necrose do tecido é mais pronunciada. A ausência de circulação colateral significativa e o tipo de infarto transmural são fatores de risco que aumentam a probabilidade de ruptura.

A RMP leva a uma elevação súbita das pressões do átrio esquerdo e da artéria pulmonar, resultando em edema pulmonar agudo. Essa condição exige intervenções emergenciais, incluindo suporte inotrópico e ventilatório, sendo a cirurgia valvar corretiva frequentemente necessária. A ruptura completa do músculo papilar leva a regurgitação mitral maciça, resultando em edema pulmonar agudo e colapso hemodinâmico. Em casos de ruptura parcial, o paciente pode ter um período de estabilidade clínica, o que permite tempo para intervenções planejadas. A estabilização hemodinâmica inicial e o manejo médico intensivo são cruciais, sendo que a cirurgia precoce é, na grande maioria das vezes, necessária.[5,10]

A IMi sem RMP é mais comum do que a IMi com RMP. Esse tipo de IMi resulta de uma combinação de fatores que incluem disfunção da musculatura do papilar, encurtamento e retração das cúspides da válvula mitral, dilatação do anel mitral, remodelamento ventricular esquerdo e deslocamento lateral dos músculos papilares. A regurgitação é causada pela falha das cúspides mitrais em coaptarem adequadamente. Esse processo geralmente se inicia uma semana após o infarto e está associado a isquemia miocárdica recorrente e remodelamento ventricular progressivo.

Fatores de risco como idade avançada, doença coronariana multiarterial e infartos prévios aumentam a suscetibilidade para IMi funcional. Essa condição é clinicamente desafiadora devido à sua baixa tolerância a intervenções medicamentosas, levando a episódios repetidos de edema pulmonar e, em casos graves, ao desenvolvimento de choque cardiogênico.[1,3,10]

Na IMi aguda, o aumento súbito no volume de regurgitação mitral gera um impacto hemodinâmico significativo. O aumento do fluxo regurgitante para o átrio esquerdo, que é um compartimento de baixa complacência, provoca uma elevação rápida da pressão atrial esquerda. Isso leva a um aumento da pressão capilar pulmonar e subsequente edema pulmonar agudo.

Inicialmente, o VE tenta compensar aumentando o volume sistólico. No entanto, com a IMi aguda, o ventrículo de tamanho normal não consegue gerar um fluxo anterógrado suficiente para compensar o volume de regurgitação. Isso resulta em uma redução do DC, hipotensão e, potencialmente, choque cardiogênico.[1,2]

CONSIDERAÇÕES DIAGNÓSTICAS

Comumente, os pacientes com IMi acometidos por IAM evoluem subitamente com piora hemodinâmica e aparecimento de um sopro sistólico novo do tipo regurgitativo, mais audível em foco mitral, com irradiação para a axila e o dorso.

O exame mais adequado para a avaliação da insuficiência mitral é o ecocardiograma transtorácico com Doppler, que permite analisar, dentre uma série de achados, o grau da insuficiência mitral, a função do VE e do VD, anormalidades segmentares da contratilidade, bem como outras possíveis CMI.

Para uma avaliação mais detalhada ou em casos de má visualização, a ecocardiografia transesofágica (ECOTE) é preferida, especialmente quando há indicação de intervenção cirúrgica ou percutânea. A ressonância magnética cardíaca pode ser indicada para avaliar o miocárdio viável e a extensão do infarto.[6,10]

História natural

A IMi pós-IAM pode se manifestar de maneira variada, desde sintomas leves de insuficiência cardíaca até colapso cardiovascular total. Os sintomas mais comuns incluem dispneia aguda, ortopneia e edema pulmonar. Em casos de ruptura completa do músculo papilar, a apresentação clínica é de emergência, com colapso hemodinâmico.

A estratificação de risco é essencial para o manejo adequado da IMi e inclui quatro categorias principais:

- Tipo 1: pacientes em choque cardiogênico com edema pulmonar grave, frequentemente levando à parada cardíaca.
- Tipo 2: pacientes com insuficiência cardíaca grave e edema pulmonar, mas que mantêm a pressão arterial, embora o índice cardíaco possa estar reduzido.
- Tipo 3: pacientes com congestão pulmonar aguda menos severa, apresentando um prognóstico relativamente melhor.
- Tipo 4: pacientes com sintomas leves a moderados de insuficiência cardíaca, apesar de apresentarem IMi grave.[5,7,10]

Abordagens terapêuticas

O tratamento dessa afecção é variável, dependendo da gravidade da insuficiência valvar, da função ventricular esquerda, da presença de sintomas e da resposta ao tratamento médico inicial. As abordagens incluem tanto o tratamento conservador quanto intervenções invasivas.[7,9,10]

A estratégia de reperfusão imediata no IAM, seja por ICP primária ou trombólise, é fundamental para minimizar o dano isquêmico e prevenir o desenvolvimento de complicações. A revascularização precoce é eficaz em estabilizar a regurgitação mitral e em reduzir o remodelamento ventricular adverso. Em pacientes com IMi grave e choque cardiogênico, a ICP pode ser combinada com suporte circulatório mecânico.

O manejo clínico inicial da IMi aguda envolve o controle da congestão pulmonar e a estabilização hemodinâmica. O uso de diuréticos para reduzir a sobrecarga de volume, ventilação mecânica não invasiva ou intubação, e agentes inotrópicos e vasopressores, como dopamina e norepinefrina, são frequentemente necessários para melhorar a perfusão e o DC.

Vasodilatadores, como nitroprussiato de sódio, podem ser utilizados para reduzir a pós-carga e diminuir o volume regurgitante, embora seu uso seja restrito em casos de hipotensão significativa.[7,9,10]

Indicação cirúrgica

A IMi aguda grave pós-IAM é uma emergência cirúrgica que requer avaliação imediata e, frequentemente, suporte circulatório mecânico temporário antes da cirurgia. A substituição da valva mitral é geralmente preferida devido à previsibilidade e durabilidade. No entanto, apenas uma parte dos pacientes é submetida à cirurgia de válvula mitral, pois fatores como idade avançada, comorbidades e instabilidade clínica influenciam essa decisão.

Em pacientes jovens, válvulas mecânicas podem oferecer melhor sobrevida a longo prazo do que válvulas biológicas. Em casos de doença coronariana não tratada de forma percutânea, a CRM deve ser considerada como procedimento associado. Estudos sugerem que buscar a revascularização miocárdica completa durante a substituição da válvula mitral pode melhorar os resultados, reduzindo a necessidade de suporte como ECMO no pós-operatório e a mortalidade.[7-11]

A cirurgia é indicada em pacientes com IMi grave que não respondem ao manejo médico ou em casos de RMP. As opções incluem o reparo valvar mitral, quando possível, devido à melhor preservação da função ventricular e ao menor risco de complicações tromboembólicas, e a substituição da válvula mitral. A escolha entre reparo ou substituição depende de fatores como a viabilidade das cúspides da válvula, o grau de calcificação do anel mitral e a experiência do cirurgião.[8,10]

A técnica percutânea de reparo valvar mitral é uma opção emergente para pacientes de alto risco cirúrgico com IMi grave. Essa técnica consiste em aproximar as cúspides da válvula mitral para melhorar a coaptação e reduzir o volume regurgitante. Pode proporcionar uma rápida estabilização hemodinâmica e melhorar os sintomas, especialmente em pacientes com contraindicações para cirurgia aberta. No entanto, o sucesso do procedimento depende de uma avaliação anatômica detalhada e de uma equipe multidisciplinar experiente.[9,10]

Resultados e complicações

Cirurgias para correção de IMi pós-IAM apresentam altas taxas de complicações, especialmente em casos de RMP. A mortalidade operatória gira em torno de 18%, com uma sobrevida em cinco anos de 65% e ausência de insuficiência cardíaca em 52%. Pacientes tratados clinicamente tiveram os piores resultados em comparação com intervenções cirúrgicas ou percutâneas.

A mortalidade hospitalar foi maior em pacientes submetidos à correção cirúrgica (16%) em comparação com aqueles tratados com técnicas percutâneas

(6%). As complicações pulmonares são uma causa significativa de mortalidade após IMi aguda.

Em termos de resultados a longo prazo, a cirurgia permanece a primeira linha de tratamento, mas o tratamento percutâneo pode se tornar mais proeminente devido ao seu perfil de risco/benefício favorável.[9,10]

Perspectivas

O manejo da IMi pós-infarto do miocárdio exige uma abordagem multidisciplinar e individualizada. A escolha entre tratamento conservador, intervenção cirúrgica ou percutânea depende da gravidade da IMi, da estabilidade hemodinâmica, da função ventricular esquerda e da presença de comorbidades.

A avaliação precoce e o manejo agressivo podem melhorar significativamente o prognóstico. A contínua evolução nas técnicas de imagem, estratégias de suporte mecânico e intervenções transcateter oferece novas oportunidades para melhorar os desfechos desses pacientes complexos.[2,7,10]

COMUNICAÇÃO INTERVENTRICULAR PÓS-IAM

Introdução

A comunicação interventricular (CIV) é uma das graves complicações mecânicas associadas ao IAM, sendo também conhecida como ruptura septal ventricular ou defeito do septo ventricular (DSV). Essa complicação, embora rara, ocorre mais comumente poucos dias após o infarto agudo do miocárdio (IAM), particularmente em infartos transmurais extensos que envolvem a parede anterior ou inferior do septo interventricular.[7,12]

Essa afecção tem incidência relativamente baixa após IAM, inferior a 0,3%, sobretudo devido ao emprego de estratégias de revascularização precoce. Contudo, as taxas de mortalidade ainda são altas (80%) em pacientes que não tiveram o defeito corrigido precocemente, ou seja, em menos de 30 dias. O surgimento da CIV habitualmente ocorre entre 3 e 5 dias após o IAM, com um espectro de apresentações que varia desde o achado de sopro incidental até o desenvolvimento de choque cardiogênico.[2,5,13]

Anatomia cirúrgica

O tipo de CIV mais frequente (70%) é a anterior e apical, causada por infartos no território da ADA, enquanto a CIV posterior (29%) é causada por infartos inferiores no território da artéria coronária direita, podendo também ser acompanhada de insuficiência da valva mitral.

A oclusão aguda da coronária direita proximal pode acarretar isquemia e infarto do ventrículo direito, sendo mais uma causa de CIV pós-IAM.[1,2,5]

Considerações diagnósticas

Os sintomas da CIV pós-IAM podem incluir dispneia e ortopneia, e o exame clínico frequentemente revela hipotensão, pele fria e oligúria atribuíveis ao baixo DC, bem como a presença de um novo sopro pansistólico, comumente na borda esternal esquerda inferior, acompanhado de sinais de congestão venosa pulmonar.

Estudos apontam que idade avançada, sexo feminino, reperfusão tardia, elevação do segmento ST, infarto da parede anterior, doença arterial coronária de vaso único e ausência de circulação colateral são os principais fatores de risco.[5,13]

Para o diagnóstico da CIV, utiliza-se o ECG de 12 derivações para identificar isquemia em andamento, infarto do miocárdio em evolução, onda Q no território afetado (anterior ou inferior) e arritmias ventriculares associadas.[1,2]

O ecocardiograma, principalmente o transtorácico, agrega os dados de Doppler como a melhor técnica para avaliar o tamanho e a localização de um *shunt* da esquerda para a direita ao nível do septo interventricular, a função biventricular e algum grau de regurgitação mitral.

O cateterismo cardíaco esquerdo, frequentemente realizado durante a apresentação isquêmica inicial, orienta a revascularização concomitante e comumente mostra uma obstrução coronária completa sem circulação colateral.[6,13]

Indicações cirúrgicas

A cirurgia de emergência é indicada para pacientes com choque cardiogênico e edema pulmonar refratário ao suporte circulatório mecânico. A menor mortalidade é relatada quando a cirurgia pode ser adiada por uma semana após o diagnóstico.

A justificativa para postergar a cirurgia em pacientes hemodinamicamente mais estáveis ou que respondem adequadamente ao suporte farmacológico e mecânico com BIA é evitar o grande risco de sangramento aumentado no pós-operatório, com necessidade de transfusão maciça de hemocomponentes, devido à dupla antiagregação plaquetária. Além disso, a espera permite operar em uma fase em que o defeito no septo esteja em uma condição menos friável para a correção cirúrgica.

Uma série de relatos de casos vem demonstrando sucesso na adoção de uma estratégia inicial com o uso de ECMO associada ao BIA para melhor estabilização clínica em pacientes mais graves acometidos por CIV pós-IAM, permitindo a realização da cirurgia em um segundo tempo.[9,11-13]

Técnica operatória

A CIV já foi considerada uma condição inoperável, mas, em 1957, o Dr. Denton Cooley realizou com sucesso o primeiro reparo cirúrgico dessa afecção. Desde então, várias técnicas foram propostas, utilizando diferentes abordagens dependendo da localização e do tipo de ruptura.

Para a cirurgia de reparo do septo interventricular, primeiro são realizadas as anastomoses coronarianas distais para facilitar a proteção miocárdica e minimizar o manuseio do coração após o reparo da CIV.[9,13]

Como abordagem cirúrgica disponível, podem-se citar as técnicas de Daggett, que bem definiu a condução de casos de aneurismas apicais, e as técnicas de exclusão do infarto, bem documentadas e padronizadas por David et al (Figuras 1 e 2).[12,13]

A técnica cirúrgica preconizada por Daggett aborda as CIVs anteriores, realizando uma incisão na superfície infartada do VE anterolateral, paralelamente à DA, onde geralmente o defeito septal está localizado imediatamente abaixo da incisão. O fechamento do defeito septal é feito com um remendo de pericárdio bovino ou *Dacron*, fixado por suturas protegidas com *pledgets* no lado do ventrículo direito, em miocárdio não infartado, de modo que todo o aspecto do VE do septo seja excluído, desde o anel mitral até a parede anterolateral do VE.

Nessa técnica, o remendo está voltado para dentro da cavidade do VE, enquanto os *pledgets* estão voltados para a cavidade do ventrículo direito, oferecendo melhor sustentação às pressões dessas câmaras. Geralmente, a síntese da ventriculectomia esquerda é realizada com suturas reforçadas com pericárdio ou feltro, seguidas de suturas contínuas e do uso de colas biológicas.[12,13]

As CIVs apicais verdadeiras podem ser reparadas e fechadas por meio da amputação do ápice. Já as CIVs posteriores são abordadas por meio de uma ventriculotomia na parede posterior do VE infartada, paralela à artéria coronária descendente posterior. Nesses casos, um remendo é anexado ao aspecto do VE do septo não infartado, com fechamento do remendo, fechamento primário ou exclusão do infarto, dependendo da extensão da parede ventricular livre infartada.[12,13]

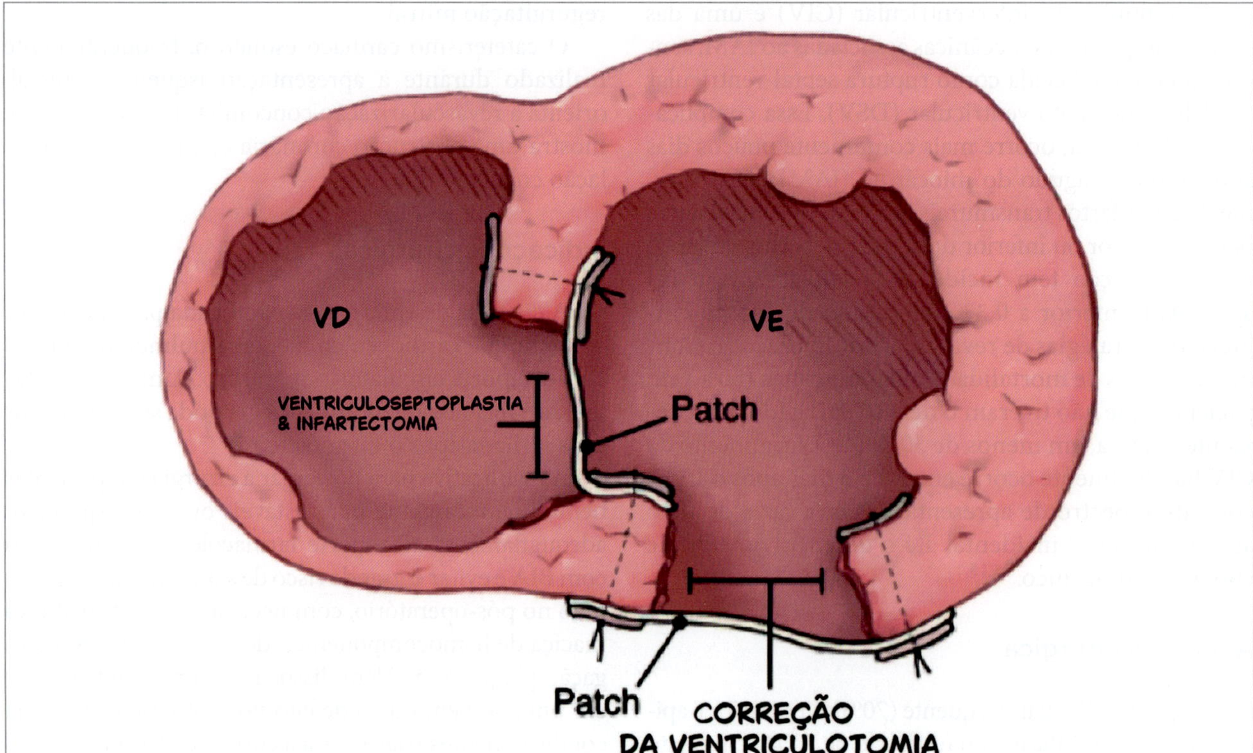

FIGURA 1.
Correção Cirúrgica da CIV pós-IAM pela técnica de Dagget.

A mortalidade nessas técnicas operatórias ainda é alta, em torno de 40%. Apesar dos avanços nos procedimentos, a função ventricular deprimida, a deterioração do estado cardiovascular, o choque cardiogênico, o IAM inferior, o suporte inotrópico e a oclusão total da artéria relacionada ao infarto são os principais fatores associados a um mau prognóstico após a cirurgia.

A disfunção ventricular direita, a função residual do VE após o fechamento cirúrgico e a classe funcional da New York Heart Association (NYHA) são fatores determinantes para a sobrevivência a longo prazo.[4,5,12,13]

Perspectivas

Em alguns casos, podem estar indicadas técnicas de reparo transcateter percutâneo para o fechamento do septo interventricular. O procedimento é realizado sob anestesia geral, guiado principalmente por ECO-TE para dimensionamento e posicionamento do dispositivo.

Nessa técnica, a CIV é cruzada por um fio hidrofílico do VE para o VD no tronco pulmonar. O fio é enlaçado e exteriorizado através do acesso venoso (femoral ou jugular). Sobre esse fio-guia, um oclusor é direcionado para fechar o septo interventricular.

Uma diversidade de dispositivos de fechamento transcateter *off-label* foi usada anteriormente para esse propósito. Atualmente, o Amplatzer Post-Infarction Muscular Ventricular Septal Defect Occluder (Abbott Vascular, Inc.) é o dispositivo projetado especificamente para CIV. Em centros médicos de referência, as taxas de sucesso do procedimento giram em torno de 89% (variação de 80% a 100%), mas a mortalidade hospitalar permanece excessivamente alta, e complicações do procedimento são comuns. Essas complicações incluem embolização do dispositivo, arritmia, hemólise e falha da oclusão completa da CIV, exigindo reparo cirúrgico.[2,13,14]

Por fim, a CIV continua sendo uma complicação desafiadora no contexto do IAM, com prognóstico ainda desfavorável, mesmo com os avanços no tratamento. Apesar das inúmeras técnicas de intervenção médica para a correção do septo interventricular, os estudos ainda apontam maiores taxas de mortalidade do que de sobrevivência.

Assim, somente com o esforço de equipes multidisciplinares que priorizem intervenções protocoladas precoces e bem estruturadas em centros de referência terciários será possível melhorar ainda mais os resultados para essa condição.

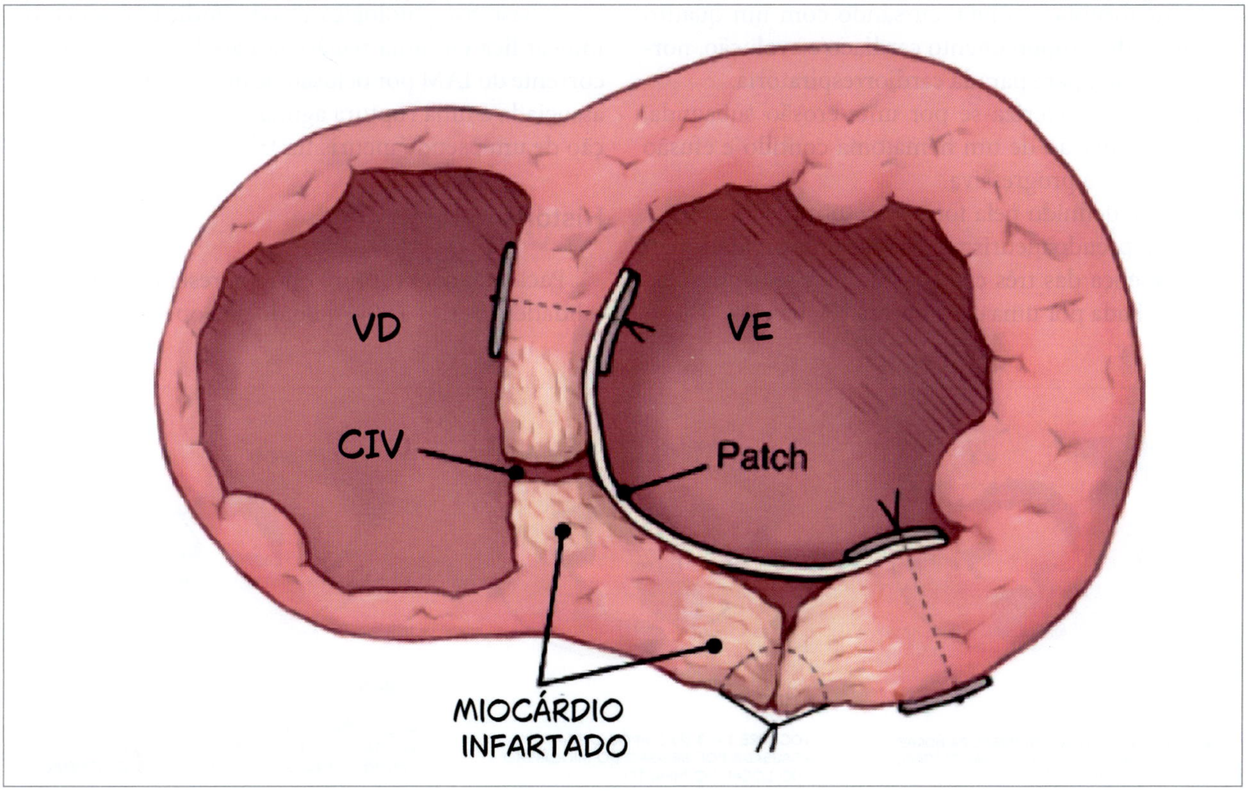

FIGURA 2.
Correção Cirúrgica da CIV pós-IAM pela técnica de David.

RUPTURA DA PAREDE LIVRE DO VE

Introdução

William Harvey, em 1647, foi o primeiro a descrever a ruptura da parede livre do VE após um IAM. A primeira correção bem-sucedida dessa complicação foi realizada por Hatcher et al. em 1970.

Embora seja uma complicação rara, é, de acordo com várias casuísticas, caracterizada como a terceira causa de morte em pacientes hospitalizados com IAM, ficando atrás apenas do choque cardiogênico e da insuficiência cardíaca congestiva (ICC).

Na era pré-trombolítica, sua ocorrência era de aproximadamente 4% após IAM, enquanto atualmente ocorre em cerca de 0,2% dos pacientes com síndromes coronarianas agudas. Normalmente, manifesta-se por volta do quinto dia após o IAM.[1,2,15]

Anatomia cirúrgica

Comumente, a ruptura ocorre na parede anterior ou lateral do VE. Existem diversas classificações para os tipos de ruptura, sendo a proposta por Becker a mais adequada do ponto de vista didático e prático.

- Tipo 1: um rasgo em forma de fenda ocorre de maneira abrupta e súbita, cursando com um quadro agudo de tamponamento cardíaco e evolução, normalmente, para parada cardiorrespiratória.
- Tipo 2: caracteriza-se por uma erosão subaguda, com formação de um hematoma contido e efusão pericárdica progressiva.
- Tipo 3: definido pela formação subaguda a crônica de um pseudoaneurisma, ou seja, uma cavidade sem a presença das três camadas da parede ventricular, delimitada por uma capa fibrosa (Figura 3).[5,9,15]

Considerações diagnósticas

Normalmente, a ruptura tipo 1 se apresenta com choque grave do tipo obstrutivo, decorrente do tamponamento cardíaco. Pode ser observada a presença da Tríade de Beck, que envolve hipotensão, turgência jugular e abafamento de bulhas cardíacas. Caso não haja possibilidade de uma terapia cirúrgica imediata, normalmente heroica, o paciente evolui rapidamente para óbito.

Os pacientes com os tipos 2 e 3, formas mais subagudas ou crônicas, podem se manifestar com sintomas de dor torácica, dispneia, atrito pericárdico e sinais e sintomas de ICC, podendo também apresentar arritmias ventriculares e fenômenos embólicos.

O ecocardiograma transtorácico é, usualmente, o exame de eleição, permitindo identificar o local da ruptura, o grau do derrame pericárdico, dentre outros achados de importância.

O ECOTE, bem como a angiotomografia e a ressonância magnética cardíaca, pode auxiliar na diferenciação entre um pseudoaneurisma e um aneurisma verdadeiro do VE, além de direcionar para o melhor tipo de intervenção, seja cirúrgica aberta ou percutânea.[5,6]

Fisiopatologia

A base fisiopatológica dessa condição é a necrose miocárdica em uma região da parede ventricular, decorrente do IAM por oclusão de uma artéria coronária, associada a uma ruptura aguda, subaguda ou à formação de um pseudoaneurisma.[1,2,7,15]

História natural

Pacientes com ruptura tipo 1 apresentam uma mortalidade superior a 90% quando não operados. Eviden-

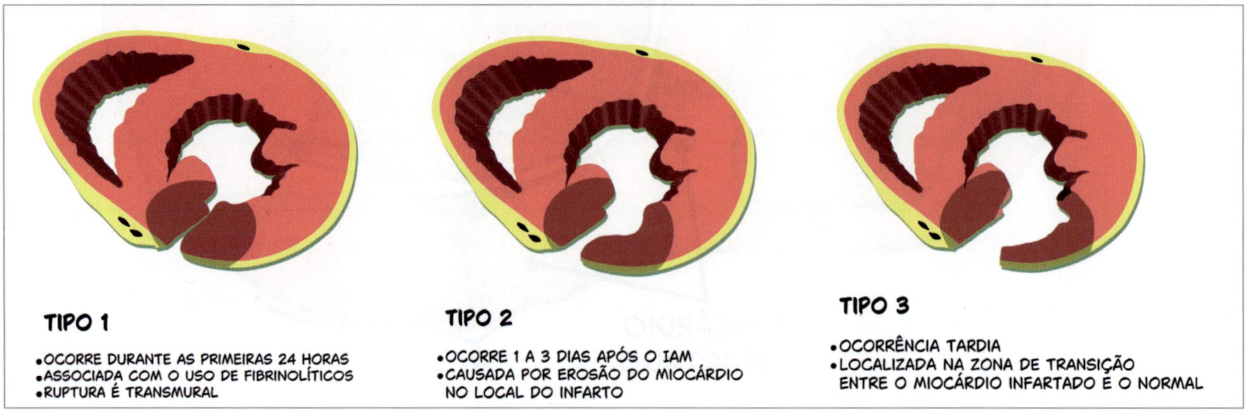

FIGURA 3.
Classificação da ruptura da parede livre do VE segundo Becker

temente, os 10% restantes são pacientes que apresentam algum grau de ruptura contida por coágulo, o que possibilita uma intervenção adequada.[1,2]

Indicações cirúrgicas

Intervenções estão indicadas nas três formas da ruptura. No tipo 1, um procedimento cirúrgico emergencial pode ser realizado quando houver condições estruturais e equipe disponível imediatamente no momento do diagnóstico.

Nas formas mais subagudas ou crônicas, a conduta mais indicada é o reparo cirúrgico, com uso de CEC e parada do coração. Esse procedimento é caracterizado por infartectomia e sutura com reforço da parede ventricular, ancorada em tecidos de *Dacron*, politetrafluoretileno (*PTFE* ou *teflon*) ou pericárdio bovino, associado ao uso de colas biológicas e hemostáticos.

Por vezes, pode ser necessário o uso de suporte circulatório mecânico temporário no pré e/ou pós-operatório. Pacientes com pseudoaneurismas podem ser candidatos ao tratamento percutâneo com uso de próteses do tipo *Amplatzer*, a depender das características anatômicas do colo, dentre outros aspectos peculiares de cada caso.[8,9,14,15]

Manejo perioperatório

Há um risco aumentado de sangramento no pós-operatório, bem como de recorrência da ruptura. Deve-se evitar aumentos excessivos dos níveis pressóricos no pós-operatório imediato.[4,14]

ANEURISMA DO VENTRÍCULO ESQUERDO

Introdução

O aneurisma do VE pós-IAM é uma complicação relativamente rara de um infarto transmural, caracterizada pela expansão de um segmento ou parte do VE associada à área infartada. Essa estrutura mantém as três camadas da parede ventricular, porém apresenta transformações histológicas, morfológicas e funcionais evidentes.

O aneurisma ventricular resulta do processo cicatricial subsequente à morte celular e à necrose miocárdica decorrentes da isquemia, levando à fibrose tecidual e a fenômenos de adaptação das demais zonas da parede ventricular, em resposta à acinesia ou discinesia da região aneurismática.

Na era pré-trombolítica, a incidência dessa complicação variava entre 7% e 19%. Estimativas mais recentes indicam uma prevalência de aproximadamente 0,2% nos EUA.[2,5,7]

Anatomia cirúrgica

Cerca de 90% dos aneurismas de VE ocorrem na região anterior, estando relacionados a IAM transmurais com envolvimento da ADA. Aproximadamente 25% ocorrem na região apical ou próximo ao ápice.

O remodelamento e a progressiva dilatação da cavidade ventricular resultam em queda da função do VE, além de estarem associados à assincronia ventricular, arritmias ventriculares decorrentes de cicatrizes e ao desenvolvimento de IMi funcional. Esta última ocorre devido à dilatação do anel mitral e ao repuxamento ou deslocamento dos músculos papilares.[2,5,6]

Considerações diagnósticas

Pacientes podem apresentar sintomas de ICC, angina, arritmias e, mais raramente, episódios de embolia sistêmica. Os exames mais indicados para rastreio e/ou confirmação diagnóstica são o ECG, ecocardiografia, ressonância magnética nuclear (RNM) e angiotomografia cardíaca.[2,5,6]

Indicações cirúrgicas

A aneurismectomia do VE deve, geralmente, ser acrescentada à CRM em pacientes com classe funcional III e IV da NYHA, na presença de grandes aneurismas de VE, na presença de trombo significativo ou quando o aneurisma for origem de arritmias ventriculares significativas. Esse procedimento tem classe de indicação IIa segundo diretrizes europeias.[2,5,8,9,14]

Técnica operatória

A cirurgia para correção de aneurisma do VE é, geralmente, realizada por esternotomia mediana com CEC.

A técnica adotada inicialmente por Cooley et al. em 1958 envolve uma sutura linear ancorada em tecidos sintéticos ao nível do colo do aneurisma, promovendo sua exclusão. Essa abordagem é mais simples, altamente reprodutível e ainda amplamente utilizada. Diversos estudos demonstram que os resultados dessa técnica são quase equivalentes, a curto, médio e longo prazo, quando comparados a técnicas mais sofisticadas de reconstrução da geometria ventricular.

Jatene introduziu o conceito de reconstrução geométrica do VE, utilizando uma sutura circular na zona de transição do aneurisma, associada à sutura de um *patch* circular, evitando, dessa forma, reduções excessivas da cavidade ventricular que podem ocorrer com a sutura linear (Figura 4).

A evolução técnica proposta por Dor, conhecida como endoaneurismoplastia, guarda semelhança com a técnica de Jatene e aprimora a reconstrução geométrica do VE.[5,9,14]

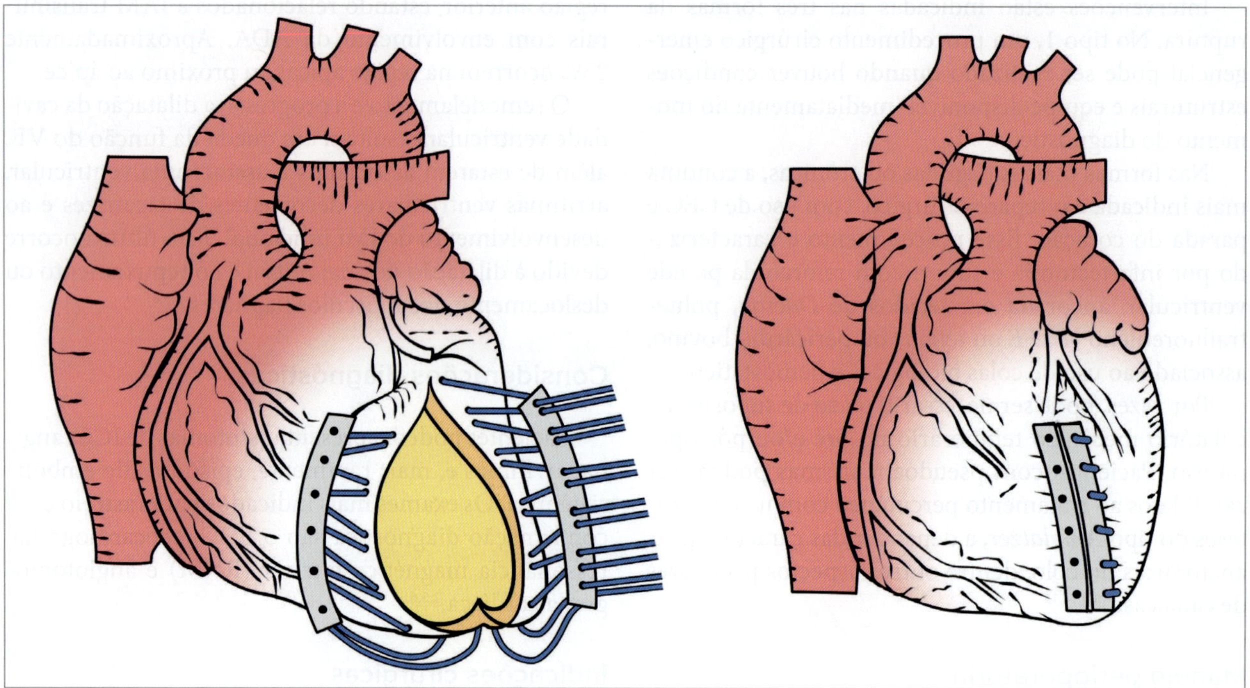

FIGURA 4.
Reconstrução geométrica do VE proposta por Jatene.

REFERÊNCIAS

1. Durko AP, Budde RPJ, Geleijnse ML, Kappetein AP. Recognition, assessment and management of the mechanical complications of acute myocardial infarction. Heart. 2018;104:1216-23.
2. Gong FF, Vaitenas I, Malaisrie SC, Maganti K. Mechanical complications of acute myocardial infarction: a review. JAMA Cardiol. 2021;6:341-9.
3. Samsky MD, Morrow DA, Proudfoot AG, Hochman JS, Thiele H, Rao SV. Cardiogenic shock after acute myocardial infarction: a review. JAMA. 2021;326:1840-50.
4. Soares PR, de Carvalho T, Torres Leal A, de Oliveira Silva Junior JR, Machado Correia V, LentiniHerling de Oliveira L. Choque cardiogênico e complicações após infarto agudo do miocárdio. Rev Soc Cardiol Estado São Paulo. 2022;32. doi: 10.29381/0103-8559/20223203318-32.
5. Vricella DDYLA. Johns Hopkins Textbook of Cardiothoracic Surgery. 2nd ed. New York: McGraw-Hill; 2014. p. 119-45.
6. Zhang RS, Ro R, Bamira D, Vainrib A, Zhang L, Nayar AC, et al. Echocardiography in the recognition and management of mechanical complications of acute myocardial infarction. Curr Cardiol Rep. 2024;26:393-404.
7. Damluji AA, Van Diepen S, Katz JN, Menon V, Tamis-Holland JE, Bakitas M, et al. Mechanical complications of acute myocardial infarction: a scientific statement from the American Heart Association. Circulation. 2021;144:E16-35.
8. Neumann FJ, Sousa-Uva M, Ahlsson A, Alfonso F, Banning AP, Benedetto U, et al. 2018 ESC/EACTS guidelines on myocardial revascularization. Eur Heart J. 2019;40:87-165.
9. Sánchez-Luna JP, Amat-Santos IJ. Interventional management of mechanical complications in acute myocardial infarction. Rev Esp Cardiol (Engl Ed). 2023;76:362-9.
10. Estévez-Loureiro R, Lorusso R, Taramasso M, Torregrossa G, Kini A, Moreno PR. Management of severe mitral regurgitation in patients with acute myocardial infarction: JACC focus seminar 2/5. J Am Coll Cardiol. 2024;83:1799-817.
11. Sanchez-Jimenez E, Fanne RA, Levi Y, Saada M, Kobo O, Roguin A. Predictors, outcomes and impact of mechanical circulatory support of patients with mechanical complications after acute myocardial infarction. Cardiovasc Revasc Med. 2023;52:23-9.
12. Ronco D, Matteucci M, Kowalewski M, De Bonis M, Formica F, Jiritano F, et al. Surgical treatment of postinfarction ventricular septal rupture. JAMA Netw Open. 2021;4:e2128309.
13. Cubeddu RJ, Lorusso R, Ronco D, Matteucci M, Axline MS, Moreno PR. Ventricular septal rupture after myocardial infarction: JACC focus seminar 3/5. J Am Coll Cardiol. 2024;83:1886-901.
14. Henry TD, Tomey MI, Tamis-Holland JE, Thiele H, Rao SV, Menon V, et al. Invasive management of acute myocardial infarction complicated by cardiogenic shock: a scientific statement from the American Heart Association. Circulation. 2021;143:E815-29.
15. Lorusso R, Cubeddu RJ, Matteucci M, Ronco D, Moreno PR. Ventricular pseudoaneurysm and free wall rupture after acute myocardial infarction: JACC focus seminar 4/5. J Am Coll Cardiol. 2024;83:1902-16.

25

Aneurisma de ventrículo esquerdo

Renato Tambelini Arnoni
Daniel Chagas Dantas
Almiro Ferro Júnior
Janayna Thainá Rabelato
Ana Beatriz Silva Barbosa

INTRODUÇÃO

O aneurisma do ventrículo esquerdo (VE) é considerado uma das complicações mecânicas do infarto. Ocorre quando há uma dilatação da parede ventricular em dissincronia com a contração ventricular.

ANATOMIA

O estudo da anatomia ventricular se iniciou em 1660, quando Lower descreveu um vórtice apical com uma configuração em espiral das fibras cardíacas internas movendo-se externamente. Borelli, em 1680, acabou comprovando essa teoria fisiologicamente.[1]

A análise posterior de Torrent-Guasp foi revolucionária em virtude da caracterização de *looping* basal ventricular circundado por uma hélice formada por fibras ascendentes e descendentes, garantindo as contrações cardíacas da forma que conhecemos na atualidade.[2]

A cavidade do ventrículo direito pode ser dividida em uma porção posterior de entrada, contendo a valva tricúspide, e a parte anterossuperior de saída, contendo o tronco pulmonar. Essas duas partes são divididas por uma crista muscular proeminente, incluindo a banda parietal, a crista supraventricular, a banda septal e a trabécula septomarginal (banda moderadora).[3]

A parede da porção de entrada do ventrículo direito é ricamente trabeculada, particularmente na região apical. A porção de saída do ventrículo direito contém algumas trabéculas, formando o infundíbulo.[4]

Uma série de músculos papilares fixam as partes livres da valva tricúspide à parede do ventrículo direito, por meio de delgados feixes fibrosos, constituindo as cordas tendíneas. Os músculos papilares medial e anterior geralmente são constantes em sua posição, mas variam em tamanho e forma. Os outros músculos papilares são variáveis em todos os aspectos. Aproximadamente onde a crista supraventricular se une à banda do septo, um pequeno músculo papilar medial recebe as cordas das válvulas anterior e septal. O músculo papilar anterior origina-se da trabécula septomarginal e recebe cordas tendíneas das válvulas anterior e posterior da valva tricúspide.[3]

A irrigação é proveniente da artéria coronária direita, que emite ramos para a parede anterior do ventrículo direito. O tronco principal da artéria coronária direita segue ao longo da margem aguda do coração. Emite o ramo descendente posterior, suprindo o terço superior do septo interventricular. A parte diafragmática do ventrículo direito é amplamente suprida pela ventricular posterior e ramos oriundos da artéria marginal.[3]

O VE apresenta forma ovoide, e as valvas mitral e aórtica estão separadas somente por uma banda fibrosa. A espessura média da parede do VE é cerca de três vezes maior do que a espessura do ventrículo direito.[1,3]

Normalmente, existem dois músculos papilares robustos, o anterolateral e o posteromedial. A irrigação dos papilares é distinta e importante para avaliação nos casos de complicações mecânicas após infarto agudo do miocárdio. O músculo papilar anterolateral recebe irrigação das artérias coronárias descendente anterior e circunflexa, já o músculo papilar posteromedial recebe irrigação apenas da coronária direita, tornando possível um quadro de insuficiência mitral aguda após interrupção dessa coronária.[3]

O septo ventricular é composto por uma camada fina no lado do ventrículo direito e uma camada espessa ao lado do VE. As principais artérias septais tendem a seguir entre essas duas camadas.[3,4]

CONSIDERAÇÕES DIAGNÓSTICAS

No exame físico, a palpação do *ictus cordis* demonstra um impulso sistólico apical difuso e sustentado.

Na ausculta, geralmente estão presentes uma terceira bulha cardíaca e frequentemente uma quarta bulha (atrial). Pode haver um sopro pansistólico apical se houver regurgitação mitral. Nos casos mais avançados, podem ocorrer taquicardias ventriculares ou sinais de congestão com edema de membros inferiores e crepitações finas na ausculta pulmonar.[3]

Quanto aos exames complementares, o eletrocardiograma pode apresentar ondas Q, juntamente com elevação persistente do segmento ST. A radiografia de tórax pode mostrar aumento do VE e cardiomegalia, mas esse exame não é específico para aneurisma de VE.[5]

A ventriculografia realizada no cateterismo é o padrão-ouro (Figura 1). O diagnóstico é feito demonstrando uma área de discinesia, geralmente nas paredes ântero-septal-apical. Ocasionalmente, a ventriculografia esquerda também pode demonstrar trombo mural.[5]

O ecocardiograma transtorácico é um método sensível e específico de diagnóstico. Pode detectar trombo mural ou regurgitação da valva mitral, e muitas vezes possibilita distinguir o falso aneurisma do verdadeiro aneurisma, demonstrando um defeito na parede ventricular verdadeira.[5]

Além da função ventricular, a detecção de infarto e viabilidade miocárdica é a principal aplicação atual da ressonância magnética cardiovascular na avaliação de doença coronariana na atualidade. Ao utilizar as técnicas de realce tardio miocárdio, é possível fazer uma visualização precisa de áreas de infarto recentes ou antigas e até mesmo microinfartos sem alterações contráteis, além de trombos murais. Outra vantagem dessa técnica, assim como na sequência de perfusão, é a caracterização da transmuralidade das lesões miocárdicas, sendo possível classificá-las de acordo com o percentual de envolvimento da parede ventricular ou conforme o padrão predominante de distribuição (subendocárdico ou transmural).[6]

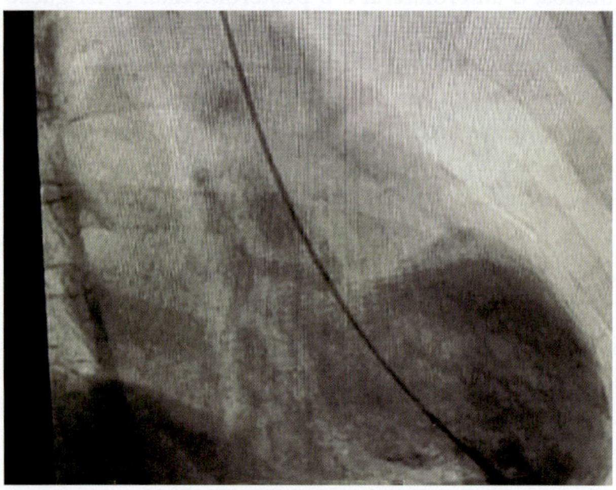

FIGURA 1.
Ventriculografia com imagem de aneurisma apical.
Fonte: acervo pessoal do autor.

HISTÓRIA NATURAL

Aproximadamente 10 a 30% dos pacientes que sobrevivem a um infarto agudo grave desenvolverão aneurisma de VE. Esse número vem se reduzindo ao longo dos anos pelo maior acesso às terapias de reperfusão.[7]

Os estudos demonstram que a maioria dos aneurismas é assintomática e apresenta sobrevida de 90% em 10 anos, mas quando passam a apresentar sintomas, a sobrevida cai para 46,3%.[8]

FISIOPATOLOGIA

O fator primordial para o desenvolvimento do aneurisma de VE é a ocorrência do infarto transmural em pacientes com poucas artérias colaterais, levando a uma necrose extensa da parede e formação posterior de cicatriz fibrosa.

Em 90% dos casos, o aneurisma se localiza na parede anterior do coração e apenas 10% têm localização posteroinferior. Este fato pode ser explicado pelo fato de o suprimento sanguíneo da parede anterior ser altamente dependente da artéria descendente anterior, enquanto a parede posteroinferior recebe irrigação tanto da artéria coronária direita quanto da circunflexa.[9]

Existem dois mecanismos principais para a formação do aneurisma:[10]

- **Expansão inicial:** ocorre logo após o evento agudo, com o afinamento da área infartada. Haverá uma migração de células inflamatórias que contribuirão para a lise dos miócitos necróticos, que, junto com a ruptura das fibras de colágeno, formarão o nadir da baixa resistência à tração do miocárdio, tornando sua ruptura mais fácil.
- **Remodelação final:** ocorre cerca de quatro semanas após o infarto, com o aparecimento de tecido de granulação altamente vascularizado. Ele será substituído por tecido fibroso e, à medida que isso ocorre, há diminuição da espessura da parede ventricular decorrente da perda de miócitos.

Essas alterações resultam no surgimento de uma área discinética, ou seja, a área afetada distende durante a sístole, alterando o formato e o tamanho da cavidade ventricular, além de modificar a direção das fibras musculares, que implica perda da eficiência de contração e dilatação progressiva. De acordo com a lei de Laplace, o aumento da cavidade ventricular resulta em maior tensão para suportar determinada pressão. Isto impõe maior estresse sobre o músculo residual normal, o que pode diminuir ainda mais o encurtamento sistólico e aumentar as necessidades de oxigênio muscular.

A mesma lei de Laplace explica o mecanismo pelo qual os pacientes se beneficiam da reconstrução ventricular. A redução do raio da cavidade ventricular diminui o estresse na parede, reduzindo o consumo de oxigênio, aumentando a eficiência miocárdica e melhorando a orientação dos miócitos e, portanto, a eficiência contrátil.[11]

INDICAÇÃO CIRÚRGICA

A correção cirúrgica é indicada para pacientes que apresentem os seguintes sintomas: angina, insuficiência cardíaca congestiva, arritmias ventriculares ou embolização sistêmica. Para esses pacientes, a operação oferece melhores resultados do que a terapia médica. O tratamento cirúrgico apresenta melhores resultados quando a cirurgia é feita com base na classificação de Di Donato:

- **Tipo I (aneurisma verdadeiro):** aneurisma definido geometricamente por dois bordos na sístole, observando-se uma abrupta modificação na curvatura de negativa para positiva e de positiva para negativa.
- **Tipo II (intermediário):** aneurisma com apenas um bordo entre miocárdio normal e tecido cicatricial, ao contrário dos dois bordos observados no tipo I.
- **Tipo III (cardiopatia dilatada isquêmica):** neste último, o formato do VE na sístole não apresenta bordos, estando a curvatura aplainada ao longo do contorno do perímetro ventricular.

TÉCNICA OPERATÓRIA

Quando a cirurgia é combinada com a revascularização do miocárdio, o procedimento é iniciado com uma esternotomia mediana e uma pericardiotomia em T invertido. Em seguida, são preparados os enxertos venosos e arteriais. A circulação extracorpórea é iniciada após a heparinização e a canulação da aorta ascendente e do átrio direito/bicaval. Resfria-se a temperatura do paciente até 32 °C e a cardioplegia é administrada.

Se necessário, é realizado o mapeamento epicárdico. A dissecção das aderências entre o VE e o pericárdio é adiada até que a aorta seja pinçada, a fim de evitar deslocamento e embolização do trombo mural. As artérias coronárias a serem enxertadas são identificadas. O VE é inspecionado para identificar uma área apropriada de parede ventricular afinada. É feita uma ventriculotomia vertical linear. O VE é aberto, todos os trombos murais são cuidadosamente removidos e a correção do aneurisma pode ser feita por meio das técnicas descritas a seguir.

Plicatura

É a técnica mais simples, indicada para aneurismas pequenos que não contenham trombos em seu interior. O reparo é realizado sem a necessidade de abrir o aneurisma. Consiste em uma sutura dupla utilizando tiras de feltro em ambos os lados do aneurisma, com o objetivo de restaurar a forma normal do ventrículo.

Técnica de Cooley (sutura linear)

Trata-se da técnica mais usada para o fechamento ventricular. Sua maior desvantagem é que a aproximação das paredes septal e lateral pode levar a um decréscimo no tamanho funcional da cavidade ventricular e distorcer a geometria natural do VE, além de não excluir o movimento paradoxal quando o aneurisma é septal.

Para sua realização, deve-se fazer uma incisão na parede aneurismática do ventrículo, de modo que no fechamento o ventrículo seja o menos distorcido possível. Após a abertura, uma sutura de suporte é colocada em cada extremidade da linha de fechamento. Se o aneurisma for pequeno, o fechamento do ventrículo pode ser realizado com duas fileiras de sutura contínua com polipropileno 2-0.

Mais frequentemente, o fechamento é realizado com suturas simples em "U" horizontal com polipropileno n. 2-0, incorporando tiras de feltro de politetrafluoretileno (PTFE) ou pericárdio bovino em cada lado da parede ventricular. Concluída essa linha de sutura, ela é reforçada com pontos contínuos de polipropileno 2-0, posicionados em cada extremidade da incisão, colocados através do feltro e pelas bordas do miocárdio superficial às suturas horizontais, e amarrados entre si (Figura 2).

Fechamento com *patch* circular

Na impossibilidade da realização de um reparo linear pela necessidade de ressecção de uma grande área aneurismática, que impeça o fechamento por aproximação simples, um *patch* de Dacron® ou pericárdio bovino pode ser incorporado na área do defeito.

Aneurismas inferiores ou posteriores geralmente requerem esse tipo de correção. Após a abertura do aneurisma, um retalho de Dacron® é cortado com diâmetro 2 cm maior que a abertura ventricular. Suturas em "U" horizontal de polipropileno 0 são colocadas através da borda da ventriculotomia e depois através do Dacron®, deixando *pledgets* dentro e fora da cavidade ventricular. As suturas são amarradas e podem ser feitas suturas adicionais para melhor controle de hemostasia.

Técnica de Jatene

Após a realização de ventriculotomia na área aneurismática e sua ressecção, uma linha de sutura em bolsa é realizada na transição do miocárdio viável e fibrótico, para reduzir concentricamente o orifício. Essa redução previne a distensão ao aproximar os bordos da área de fibrose. Após o procedimento de redução circular, se a cavidade ventricular tiver alcançado o tamanho desejado, pode-se utilizar a técnica de fechamento linear para concluir o procedimento. O importante é evitar a linha de sutura longa e reta, que deforma o coração. Se a cavidade ventricular permanecer aumentada, um *patch* de pericárdio bovino ou Dacron® é suturado junto ao orifício da ventriculotomia. A sutura endoventricular reduz a extensão da área aneurismática da cavidade ventricular recém-formada. A sutura do *patch* pode ser realizada tanto pela utilização de pontos em "U" horizontal nas barras de Teflon® como por sutura contínua (Figura 3).[11]

Técnica de dor (endoventriculoplastia)

A técnica de dor ou endoventriculoplastia com exclusão septal é realizada a partir da abertura ventricular no centro da área aneurismática. Deve-se identificar a transição entre a área de cicatriz e o miocárdio viável do aneurisma. Em seguida, realiza-se a exclusão de áreas discinéticas da parede livre do VE através de uma sutura circular em bolsa, com polipropileno 3-0, entre o tecido fibroso e as bordas contrateis, de forma reduzir o orifício aneurismático. Um *patch* é implantado na base da cerclagem anterior para exclusão das porções não contráteis do VE e do septo. Em seguida, é realizada uma sutura em U" horizontal, com polipropileno 3-0, pontos separados e reforço de feltro para o fechamento das bordas ventriculares. Uma segunda camada de sutura continua pode ser feita para reforço hemostático.[12]

A técnica de dor se diferencia da técnica de Jatene no posicionamento das suturas em bolsa em relação ao septo. Na técnica de Jatene, as suturas são colocadas mais proximalmente na parede livre do VE e no septo. Em contraste, na técnica de dor, as suturas são posicionadas um pouco mais distalmente sobre a parede livre ventricular. Além disso, a técnica de Jatene mantém a posição apical da cavidade ventricular inalterada em

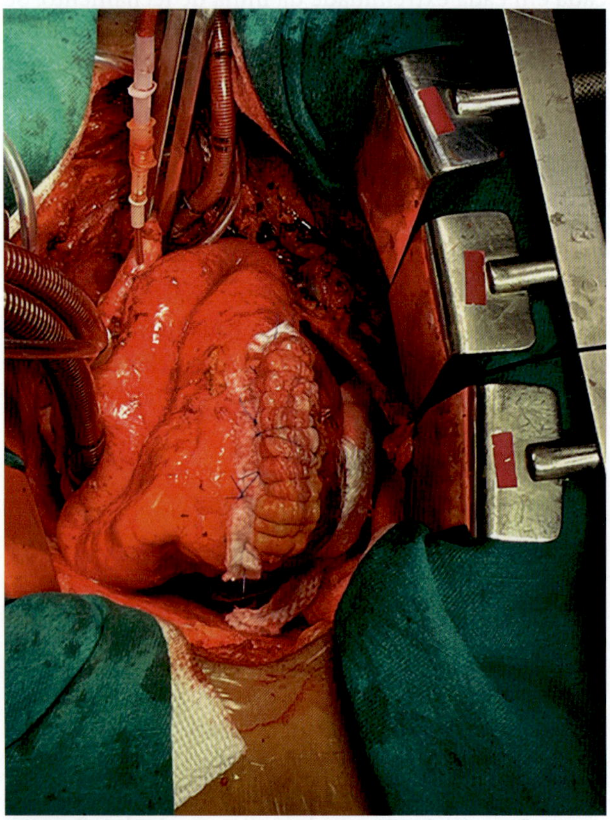

FIGURA 2.
Ventriculorrafia. Técnica linear com reforço de feltro.

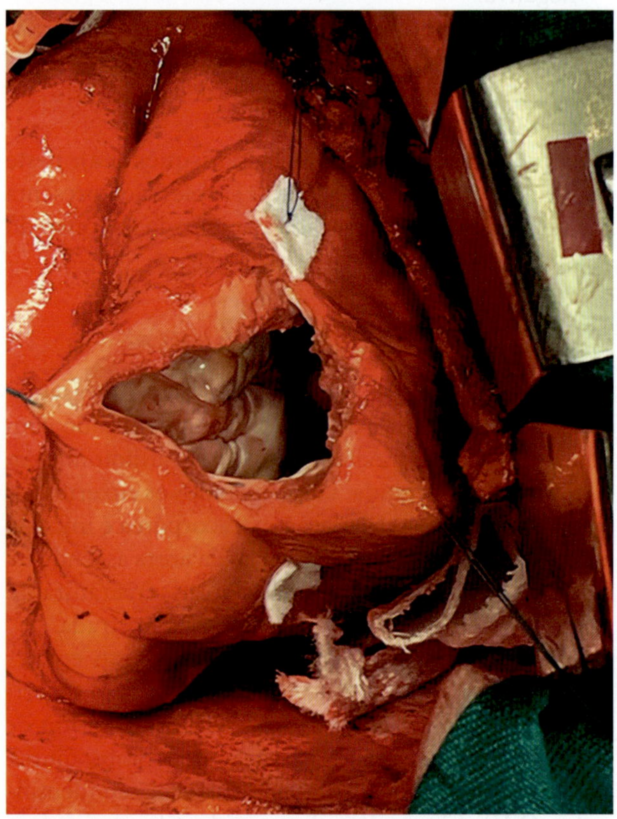

FIGURA 3.
Cerclagem da área fibrótica.

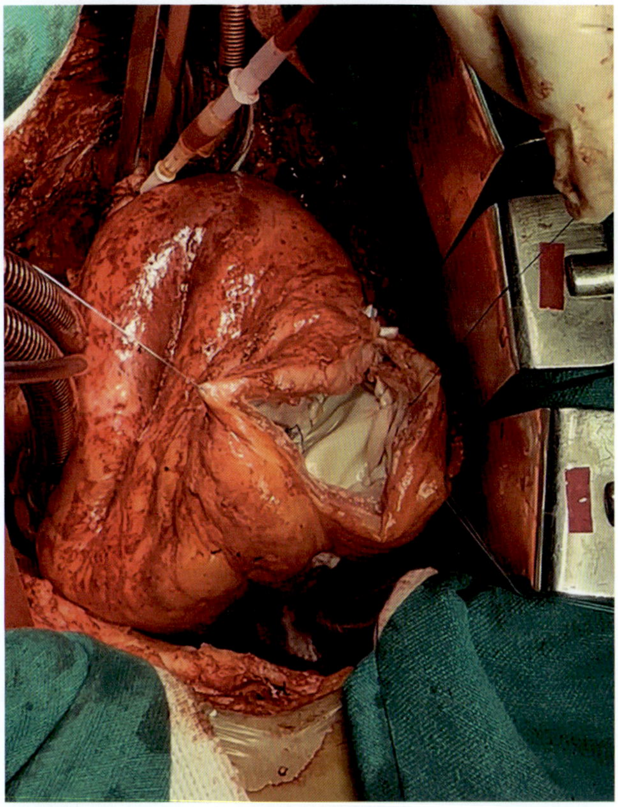

FIGURA 4.
Patch de pericárdio bovino suturado no orifício da ventriculotomia.

relação ao septo, enquanto a técnica de dor desloca o ápice da cavidade ventricular para uma posição mais lateral em relação ao septo (Figura 4).[8]

Alternativas de abordagem para pacientes com alto risco cirúrgico

Revivent TC™

A reconstrução cirúrgica do VE pode não ser a melhor opção para pacientes com alto risco cirúrgico. Nesses casos, o sistema de âncoras Revivent TC™ surge como uma alternativa eficaz, proporcionando benefícios como a melhoria da fração de ejeção ventricular e a redução do volume ventricular esquerdo.

O Revivent TC™ é utilizado para plicar de forma linear o tecido cicatricial e excluir o aneurisma, mas é restrito a aneurismas ântero-septo-laterais. Esta abordagem híbrida combina uma minitoracotomia esquerda com uma técnica percutânea, oferecendo uma solução menos invasiva para esses pacientes.[13]

Bandagem circular

Consiste em uma técnica que utiliza bandagens de tiras de Dacron® colocadas na transição entre o colo aneurismático e o tecido muscular saudável. O objetivo é isolar a área aneurismática, o que contribui para a redução do volume ventricular e o aumento da fração de ejeção.[14]

MANEJO PÓS-OPERATÓRIO

Um achado comum nesses pacientes é alteração eletrocardiográfica decorrente de incisão e manipulação cirúrgicas, não devendo ser confundida com lesão isquêmica nova. À admissão na UTI, deve ser providenciado exame de referência que servirá de comparativo.

O ponto mais crítico do pós-operatório do paciente submetido à correção cirúrgica de aneurisma de VE está na manutenção da homeostase do sistema cardiovascular. O paciente provavelmente trabalhava no pré-operatório nos limites de sua reserva, com o coração apresentando disfunção contrátil e volumes aumentados; assim, será necessário prover um débito cardíaco mínimo para a condição aguda de recuperação.

Volemia, pré-carga e pós-carga, frequência cardíaca, níveis de hemoglobina, oxigenação, ventilação e temperatura são todos fatores que devem estar bem controlados para um ajuste adequado da condição. Se for necessário o uso de estimulação elétrica, é preferível o modo atrioventricular, visto que consegue um incremento no débito cardíaco, muitas vezes já débil.

Monitorização com cateter de átrio esquerdo ou Swan-Ganz pode auxiliar no diagnóstico e manejo de droga vasoativa e volume, assim como atualmente o ecocardiograma à beira-leito traz muita informação de maneira ágil e pouco invasiva. Evolução desfavorável de casos com síndrome de baixo débito pode requerer o uso de dispositivos como balão intra-aórtico ou outros métodos de assistência ventricular.

Arritmias ventriculares não são esperadas rotineiramente, visto que a abordagem cirúrgica é seu tratamento. Apesar de haver ventriculotomia, a técnica operatória e os cuidados adequados não devem deixar margem para sangramento, porém pode acontecer.[7]

RESULTADOS E COMPLICAÇÕES

Historicamente, o STICH *trial* teve sua participação no assunto por ter sido um estudo multicêntrico e randomizado cujos resultados foram negativos, ao não mostrarem benefício em desfechos além da redução do volume do ventrículo. Diversas críticas, discussões, releituras e outros estudos vieram, mudando conceitos e condutas. Mais de 150 publicações no PubMed citaram esse trabalho original.

Todos os trabalhos apontam para uma redução nos volumes ventriculares, o que é claro pela proposta cirúrgica. Também há melhora na fração de ejeção, apresentado em uma meta-análise como incremento de 30 para 40%. Desfechos importantes e buscados são a melhoria dos sintomas, alcançados de maneira positiva em diversas séries.

A mortalidade cirúrgica gira em torno de 4%, com uma clara melhora conforme a evolução nos cuidados cirúrgicos, anestésicos e pós-operatórios. A mortalidade tardia ainda é alta, no amplo levantamento de Ferrel et al., foi de 7.685 pacientes, média de 19% em seguimento de 27,5 meses.[15]

REFERÊNCIAS

1. Buckberg GD. Rethinking the cardiac helix--a structure/function journey: overview. Eur J Cardiothorac Surg. 2006;29 Suppl 1:S2-3.
2. Torrent-Guasp F, Ballester M, Buckberg GD, Carreras F, Flotats A, Carrio I, et al. Spatial orientation of the ventricular muscle band: physiologic contribution and surgical implications. J Thorac Cardiovasc Surg. 2001;122:389-92.
3. Conti CR. Coleção Netter de ilustrações médicas, sistema cardiovascular. 2. ed. Rio de Janeiro: Elsevier; 2015.
4. Mori S, Tretter JT, Spicer DE, Bolender DL, Anderson RH. What is the real cardiac anatomy? Clin Anat. 2019;32(3):288-309.
5. Cacciapuoti F, Tirelli P, Cacciapuoti F. Left ventricular postinfarction pseudoaneurysm: diagnostic advantages of three-dimensional echocardiography. J Cardiovasc Echogr. 2017;27(2):74-6.
6. Pan J, Ng SM, Neubauer S, Rider OJ. Phenotyping heart failure by cardiac magnetic resonance imaging of cardiac macro- and microscopic structure: state of the art review. Eur Heart J Cardiovasc Imaging. 2023;24(10):1302-17.
7. Kirklin J, Kouchoukos N, Blackstone E, et al. Cardiac surgery. 4. ed. Philadelphia: Elsevier Saunders; 2013.
8. Ruzza A, Czer LSC, Arabia F, Vespignani R, Esmailian F, Cheng W, et al. Left ventricular reconstruction for postinfarction left ventricular aneurysm: review of surgical techniques. Tex Heart Inst J. 2017;44(5):326-35.
9. Cardoso MB, Azevedo CHNF, Teixeira CO, Teixeira MAB. Aneurisma de ventrículo esquerdo pós infarto do miocárdio: correlação da semiotécnica complementar com os achados anatomopatológicos: relato de quatro casos com necropsia. Rev Ciências Med. 2001;10(1):31-5.
10. Sattar Y, Alraies MC. Ventricular Aneurysm. [Updated 2023 Apr 3]. In: StatPearls [Internet]. Treasure Island (FL): StatPearls Publishing; 2024 Jan-. Disponível em: https://www.ncbi.nlm.nih.gov/books/NBK555955/.
11. Jatene AD. Left ventricular aneurysmectomy: resection or reconstruction. J Thorac Cardiovasc Surg. 1985;89:321-31.
12. Dor V, Saab M, Coste P, Kornaszewska M, Montiglio F. Left ventricular aneurysm: a new surgical approach. Thorac Cardiovasc Surg. 1989;37(1):11-9.
13. Brinza C, Cinteza M, Popa IV, Burlacu A. Safety and efficacy of less--invasive ventricular enhancement procedure with the transcatheter Revivent TCTM system in patients with left ventricular aneurysm: a systematic review. Rev Cardiovasc Med. 2021;22(2):445-52.
14. Chen L, Qiu Z, Hu Y, Shen Y, Fang G, Lu H, Wu Q, et al. An off-pump repair technique for postinfarction apical left ventricular aneurysm. Ann Thorac Cardiovasc Surg. 2024;30(1):23-00131.
15. Ferrell BE, Jimenez DC, Ahmad D, Malkani K, Rosen JL, Gaw G, et al. Surgical ventricular reconstruction for ischemic cardiomyopathy-a systematic review and meta-analysis of 7,685 patients. Ann Cardiothorac Surg. 2022;11(3):226-38.

26

Substituição cirúrgica da válvula aórtica

Rui Manuel de Sousa Sequeira Antunes de Almeida
Filipe Tomasi Keppen Sequeira de Almeida

INTRODUÇÃO

Dos estudos anatômicos de Leonardo Da Vinci, no século XV, ao desenvolvimento do implante percutâneo de prótese valvar aórtica (TAVI) por Alan Cribier, no início do século XXI, a válvula aórtica sempre foi tema de fascínio para cirurgiões cardíacos em todo o mundo.

As primeiras tentativas de correção das doenças da válvula aórtica ocorreram mesmo antes do desenvolvimento da circulação extracorpórea (CEC). Hufnagel, em 1951, desenvolveu a primeira prótese aórtica, com mecanismo valvular em bola e inserção na aorta descendente, para tratamento da insuficiência aórtica grave, com resultados modestos, porém promissores.

Com o advento da CEC, foi possível realizar a aortotomia e acessar a válvula para a retirada de porções calcificadas ou implantação de próteses valvares, ampliando as opções de tratamento. As décadas seguintes foram marcadas por importantes avanços tecnológicos, com a criação da prótese de bola e gaiola, seguida das próteses de disco e das cirurgias de implante de homoenxertos e autoenxertos.

As décadas de 1970 a 1990 foram marcadas pelo aperfeiçoamento dos materiais protéticos, tornando o uso de válvulas de tecido animal ou material sintético o padrão para o tratamento cirúrgico das valvopatias aórticas por anos. Foram desenvolvidos diferentes modelos, com melhoras progressivas dos perfis hemodinâmicos, maior durabilidade do material e facilitação de colocação, sendo desenvolvidas válvulas de rápido implante e até mesmo opções sem suturas.

Em 2002, inaugura-se uma nova era do tratamento das doenças valvares com a realização do primeiro TAVI, ampliando as opções de tratamento, em especial para pacientes de risco alto ou proibitivo.[1]

Apesar do grande arsenal terapêutico disponível, a incidência elevada e crescente das doenças da válvula aórtica, acompanhada de suas altas morbidade e mortalidade, mostra-se um desafio ao tratamento dessas doenças.

No Brasil, a alta prevalência das valvopatias aórticas ocorre por dois fatores. O aumento da expectativa de vida ocasiona a elevação das doenças de etiologia degenerativa na população idosa, um fenômeno observado por todo o mundo, que representa aproximadamente 80% dos casos de estenose aórtica. Porém, pela alta incidência de febre reumática nos países em desenvolvimento, a insuficiência aórtica de etiologia reumática apresenta grande importância em nosso país.

Assim, o cirurgião deve compreender a anatomia da válvula aórtica e sua relação com as estruturas adjacentes, a história natural das doenças aórticas, seu diagnóstico e manejo pré-operatório, para poder executar a substituição da válvula por prótese, compreendendo as técnicas cirúrgicas e os diferentes materiais disponíveis.

ANATOMIA CIRÚRGICA

A válvula aórtica é a estrutura que separa a via de saída do ventrículo esquerdo (VSVE) da aorta ascendente. Sua anatomia é composta por três cúspides, três seios de Valsalva e três anéis.

As cúspides são estruturas fibrosas em formato de cúpula invertida, aderidas no anel valvar aórtico, com seu ponto mais baixo na via de saída ventricular. Cada cúspide possui uma margem livre que será empurrada contra a parede aórtica durante a sístole, permitindo a passagem do sangue, e que se coapta com as demais cúspides durante a diástole, impedindo o refluxo. A porção medial da borda livre de cada cúspide possui uma nodulação fibrosa mais espessada, chamada de nódulo de Arantii, e o corpo fibroso é denominado lunana.

Os seios de Valsalva são dilatações da raiz aórtica que ancoram as cúspides e de onde se originam os óstios coronarianos direito e esquerdo. A relação entre os óstios, os seios e as cúspides permite a nomeação dessas estruturas como coronariana direita, coronariana esquerda e não coronariana. O ponto de encontro entre as cúspides em cada seio forma três comissuras.

As três inserções dos folhetos representam a linha de limite hemodinâmico que separa a VSVE do sistema arterial. Cada folheto aórtico, por sua linha semilunar, é caracterizado por um nadir posicionado na porção mais distal do VSVE e um zênite que sobe e se junta à junção sinotubular (JST). Vale ressaltar que a JST, também conhecida como crista supra-aórtica, é a parte superior do anel aórtico. Esse anel hemodinâmico, representado pelas inserções dos folhetos, é diferente da linha de limite anatômica que separa a VSVE do sistema arterial. Este limite anatômico é evidente na junção ventrículo-aórtica (JVA), o verdadeiro lócus anatômico onde a VSVE se junta aos tecidos aórticos.

Três anéis compõem a válvula aórtica: anel comissural, anel ventriculoarterial e anel basal virtual (Figura 1). O anel comissural, também chamado de junção sinotubular, é uma estrutura virtual que corresponde ao ponto mais alto de ancoramento das cúspides aórticas, demarcando o término do seio de Valsalva e início da aorta ascendente. O anel ventriculoarterial é uma estrutura funcional e virtual, onde se ancoram os pontos de articulação da base dos folhetos na aorta, delimitando o diâmetro do anel da prótese durante a cirurgia. O anel basal corresponde ao nadir das cúspides, sendo o ponto mais baixo de inserção.[2]

Além da estrutura da própria válvula aórtica, existem relações desta com as estruturas adjacentes. A região comissural nos lados direito e esquerdo da cúspide não coronariana está relacionada ao esqueleto fibroso cardíaco, formando um trígono de cada lado. Abaixo da comissura entre as cúspides coronariana esquerda e não coronariana encontra-se a continuidade mitroaórtica, em que a metade do folheto anterior da válvula mitral segue em continuidade direta com a região comissural aórtica. Entre as cúspides coronariana direita e não coronariana está a porção membranosa do septo ventricular, estrutura que contém o sistema de condução atrioventricular, composto pelo feixe de His e pela porção proximal do ramo esquerdo. Entre as cúspides coronariana direita e esquerda encontra-se a porção muscular do septo ventricular.

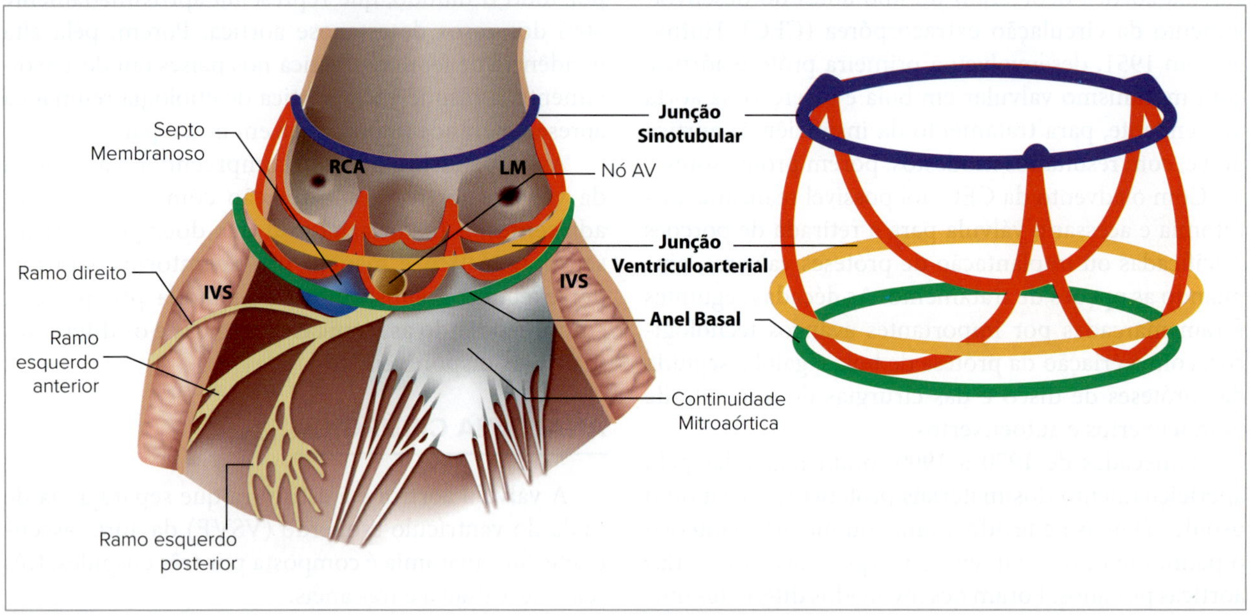

FIGURA 1.
Representação do anel aórtico funcional. É composto por: junção sinotubular (linha azul), que representa a parte mais alta do anel aórtico, e uma linha de limite entre a raiz e o trato tubular da aorta ascendente; fixação dos folhetos aórticos (linha vermelha), caracterizada por um formato de coroa começando da junção sinotubular, onde forma as três comissuras, até a porção superior do trato de saída do ventrículo esquerdo (é considerado o anel hemodinâmico porque representa os limites entre as pressões ventricular e aórtica); a junção ventriculoarterial (linha amarela) é uma linha quase circular através do terço inferior dos folhetos aórticos e tem uma contrapartida anatômica específica constituída por crescentes musculares do septo interventricular, o septo membranoso e a cortina mitroaórtica; o anel basal (linha verde) é uma linha funcional formada pela união do nadir dos três folhetos, e é comumente considerado o anel aórtico ecocardiográfico.[3]

CONSIDERAÇÕES DIAGNÓSTICAS

O diagnóstico das valvopatias aórticas é realizado por meio de anamnese e exame físico, somados aos exames complementares e de imagem, e tem por objetivo diferenciar os quadros de insuficiência da estenose, graduando a gravidade da valvopatia e fornecendo informações para um possível planejamento cirúrgico.[4]

O ecocardiograma transtorácico é o padrão-ouro para diagnóstico, sendo um exame preciso, barato e amplamente disponível. Ele pode confirmar a doença avaliando as características da válvula, o grau de acometimento, o diâmetro do anel e informações cardíacas como a função ventricular e o acometimento da raiz aórtica.

Outros exames, como radiografia de tórax, eletrocardiograma, ecocardiograma de estresse com dobutamina, ressonância magnética cardíaca, teste ergométrico, tomografia computadorizada e cateterismo cardíaco podem auxiliar nos casos em que não foi possível realizar o diagnóstico pelo ecocardiograma convencional.

Estenose aórtica

Deve-se suspeitar de estenose aórtica em pacientes com história clínica de insuficiência cardíaca, evidenciada pelos sintomas de dispneia, ortopneia e intolerância ao exercício físico, associada a quadros de angina ou síncope.

A ausculta cardíaca pode revelar sopro sistólico ejetivo em foco aórtico, com irradiação para carótidas e fúrcula esternal, de aspecto rude ou em diamante crescendo-decrescendo. Pode haver ausculta de sopro em ápice cardíaco, semelhante ao da insuficiência mitral, que ocorre por reverberação do turbilhonamento aórtico pelo tecido muscular, conhecido como fenômeno de Gallavardin.[4]

O diagnóstico é feito pelo ecocardiograma transtorácico, que tem por objetivo delimitar a gravidade da estenose aórtica, o grau de calcificação da válvula e a função do ventrículo esquerdo (VE), e calcular a área valvar (cm^2), o índice da área valvar (cm^2/m^2), o gradiente médio VE/aorta (mmHg) e a velocidade do jato aórtico (m/s).

Assim, define-se estenose aórtica (EAo) importante nos casos de área valvar aórtica $\leq 1{,}0$ cm^2 e/ou área valvar indexada $\leq 0{,}6$ cm^2/m^2, concomitantemente a um gradiente médio VE/aorta ≥ 40 mmHg ou velocidade máxima do jato aórtico $\geq 4{,}0$ m/s.[4]

Entretanto, pacientes com disfunção ventricular, evidenciada por fração de ejeção do ventrículo esquerdo (FEVE) < 50%, podem não apresentar débito cardíaco suficiente para a formação de gradiente importante, sendo diagnosticados com estenose aórtica grave de baixo fluxo e baixo gradiente (área valvar $\leq 1{,}0$ cm^2, volume ejetado indexado < 35 mL/m^2 e gradiente VE/Ao < 40 mmHg). Nesses casos, a realização de ecocardiograma com estresse por dobutamina se torna necessária para a caracterização da estenose aórtica verdadeira, que apresenta reserva contrátil (aumento de $\geq 20\%$ no volume ejetado ou > 10 mmHg no gradiente médio), sem alteração da área valvar (manutenção da área ou aumento $\leq 0{,}2$ cm^2).

A tomografia de tórax com escore de cálcio valvar aórtico também pode ser utilizada para a avaliação de estenose aórtica, sendo sugestiva de estenose importante em casos de resultado acima de 1.300 AU em mulheres e 2.000 AU em homens. O exame também tem utilidade nos casos de estenose aórtica de baixo fluxo e baixo gradiente, com fração de ejeção (FE) reduzida sem reserva contrátil, ou nos casos com FE preservada.

Além dos critérios diagnósticos, os fatores complicadores da estenose aórtica importante também devem ser levados em consideração. No ecocardiograma consideram-se como complicadores presença de disfunção de VE, área valvar < 0,7 cm^2, velocidade máxima do jato aórtico > 5,0 m/s e gradiente médio VE/aorta > 60 mmHg.

Em pacientes assintomáticos, o teste ergométrico também pode auxiliar no diagnóstico e, em casos de valvopatia grave, pode evidenciar ausência de reserva inotrópica, baixa capacidade funcional, hipotensão arterial durante esforço e/ou presença de sintomas em baixas cargas.

Insuficiência aórtica

A insuficiência aórtica (IAo) pode se apresentar de forma crônica ou aguda. Em ambos os perfis de pacientes ocorrem sintomas de insuficiência cardíaca e baixo débito, como dispneia, síncope ou lipotimia. Entretanto, nos casos agudos o quadro tem progressão rápida e pode evoluir com hipotensão ou choque.

O exame físico tem propedêutica rica pelo fato de que a insuficiência da válvula aórtica ocasiona uma grande diferença entre as pressões arteriais sistólica e diastólica, causando a pulsação de diferentes partes do corpo e o tradicional pulso de Corrigan em martelo d'água.

O fenômeno de pulsação foi descrito por diversos médicos, gerando sinais semiológicos com epônimos conhecidos como: Musset (pulsação da cabeça), Quincke (pulsação do leito ungueal), Müller (pulsação da úvula), Landolfi (pulsação da pupila), Gerhard (pulsação do baço), Rosenback (pulsação do fígado), Hill (pressão sistólica nos membros inferiores maior que nos membros superiores), Duroziez (ausculta de sopro com a compressão da artéria femoral), entre outros.

O diagnóstico é feito pelo ecocardiograma, que deve avaliar o tamanho do VE e sua função, bem como parâmetros do jato regurgitante. Assim, define-se a insuficiência aórtica como grave nos casos que apresentam *vena contracta* > 0,6 cm, largura do jato > 0,65 cm, área do jato ≥ 60%, fração regurgitante ≥ 50%, volume regurgitante ≥ 60 mL/batimento, área efetiva do orifício regurgitante ≥ 0,30 cm^2.

No caso de pacientes assintomáticos, também deve ser avaliada a presença de complicadores no ecocardiograma e na ressonância magnética, sendo a redução da FE o principal complicador e o que apresenta pior prognóstico. Os complicadores ecocardiográficos são FEVE < 50%, diâmetro diastólico do VE > 70 mm (em casos não reumáticos) e > 75 mm (em casos reumáticos), diâmetro sistólico do VE > 50 mm (em casos não reumáticos) e > 55 mm (em casos reumáticos) ou diâmetro sistólico indexado do VE > 25 mm/m^2. No caso da ressonância, são complicadores a presença de fibrose miocárdica (realce tardio), fração regurgitante > 33% e volume diastólico final do VE > 246 mL.[5,6]

FISIOPATOLOGIA

As manifestações macroscópicas da EAo calcificada são resultado de processos patológicos celulares que afetam a valva aórtica e o miocárdio circundante.

Inicialmente, a doença valvar é de difícil detecção. Nessa fase subclínica, a esclerose aórtica causa o espessamento da valva sem impedir o fluxo sanguíneo, o que a médio prazo pode se tornar um movimento valvar restrito com obstrução hemodinâmica. O grau de deposição de cálcio é visualizado por tomografia computadorizada (TC), embora a gravidade clínica seja mais frequentemente determinada com ecocardiograma. Com isso, há um aumento da pós-carga miocárdica, precipitando a má adaptação morfológica do ventrículo. As forças de Frank-Starling demonstram que a estenose aumenta a pós-carga e, subsequentemente, maiores pressões ventriculares são necessárias para manter o débito cardíaco. Como resultado, há hipertrofia concêntrica compensatória do miocárdio do VE. A hipertrofia, quando instalada, pode contribuir para a disfunção diastólica, por consequência da fibrose e da morte dos miócitos. Essa redução na função ventricular é responsável pelo quadro de insuficiência cardíaca, que é o principal fator de resultados adversos. A ressonância magnética (RM) pode identificar a fibrose, que, quando presente, também definirá uma piora no prognóstico.

O fechamento incompetente da válvula aórtica resulta de doença intrínseca dos folhetos, cúspide, doenças da aorta ou trauma. O refluxo diastólico através da válvula aórtica leva à sobrecarga de volume do VE. O aumento no volume sistólico e a baixa pressão aórtica diastólica produzem uma pressão de pulso aumentada. Os sinais clínicos da IAo são causados pela diferença de fluxo de sangue anterógrado e retrógado, através da válvula aórtica, levando ao aumento do diâmetro ventricular.

Na IAo aguda, o VE não tem tempo para se adaptar em resposta à carga de volume, enquanto na IAo crônica o VE pode sofrer uma série de alterações adaptativas. Na IAo aguda grave há ao aumento do volume sanguíneo no VE durante a diástole. O VE desadaptado causa um aumento da pressão diastólica final, que causa um aumento na pressão venosa pulmonar e altera a dinâmica do fluxo coronariano, levando à isquemia miocárdica. À medida que a pressão aumenta em todo o circuito pulmonar, o paciente desenvolve dispneia e edema pulmonar. A intervenção cirúrgica precoce deve ser considerada, particularmente se a IAo for devida à dissecção da aorta ascendente, caso em que a cirurgia deve ser realizada imediatamente.

A IAo crônica causa sobrecarga gradual do volume do VE, levando a uma série de alterações compensatórias, incluindo seu aumento e hipertrofia excêntrica. A dilatação do VE ocorre por meio da adição de sarcômeros em série (resultando em fibras miocárdicas mais longas), bem como pelo rearranjo das fibras miocárdicas. Como resultado, o VE se torna maior e mais complacente, com maior capacidade de fornecer um grande volume sistólico que pode compensar o volume regurgitante. A hipertrofia resultante é necessária para acomodar o aumento da tensão e do estresse da parede resultante da dilatação do VE (lei de Laplace). Durante a fase inicial da IAo crônica, a FEVE é normal ou até mesmo aumentada. Os pacientes podem permanecer assintomáticos durante esse período. À medida que a IAo progride, a FE cai a níveis subnormais, o volume sistólico final do VE aumenta, sendo um indicador de disfunção miocárdica progressiva. O VE gradualmente se transforma de uma configuração elíptica para esférica.[7]

HISTÓRIA NATURAL

Pacientes com EAo grave assintomática têm um prognóstico melhor do que aqueles com EAo grave sintomática; no entanto, cinco anos após receber o diagnóstico, aproximadamente dois terços dos pacientes com EAo tratados conservadoramente assintomática desenvolverão sintomas, e 75% terão morrido ou serão submetidos a tratamento cirúrgico. A taxa de progressão hemodinâmica da EAo grave é variável e imprevisível.

O aumento médio anual na velocidade do jato aórtico foi estimado em 0,3 m/s, e a diminuição anual na área valvar aórtica foi estimada em 0,1 cm^2. Os preditores para a rápida progressão hemodinâmica incluem tabagismo, dislipidemia, sexo masculino, *diabetes mellitus*, hipertensão, doença renal crônica e doença arterial coronariana, porém com contribuição ainda não bem estabelecida. No entanto, a carga de cálcio da válvula aórtica é o preditor mais poderoso da rápida progressão da estenose.[8]

A Figura 2 mostra a evolução dos pacientes com EAo, e, após se iniciarem os sintomas, a sobrevida média é de dois, três ou cinco anos, se os primeiros sintomas forem, respectivamente, insuficiência cardíaca, síncope ou angina.

A história natural da IAo vai depender da gravidade dos sintomas. Muitos pacientes permanecem assintomáticos por décadas e a sua progressão é dependente da etiologia e da hemodinâmica. Para isso, exames periódicos devem ser realizados para avaliar sua progressão, bem como o aparecimento de sintomas. Após o diagnóstico, há uma taxa de sobrevivência é de 75% em cinco anos e 50% em dez anos.

A taxa de progressão de pacientes com IAo assintomática e função VE normal, para disfunção sistólica do VE, é em média de 4,3% ao ano. No entanto, 25% dos pacientes ou pode vir a morrer ou desenvolver disfunção sistólica antes do início dos sintomas. O acompanhamento de longo prazo (dez anos) revela que aproximadamente 75% dos pacientes morrem ou são submetidos à correção cirúrgica. Quando os sintomas de insuficiência cardíaca congestiva aparecem, a sobrevivência do paciente está muito comprometida e, sem tratamento, a morte ocorre dentro de dois anos após o início da insuficiência cardíaca.[10]

Os preditores independentes do resultado incluem desenvolvimento dos sintomas, idade do paciente, FE em repouso e dimensões sistólicas finais do VE. Estes são fatores cruciais na previsão do momento da cirurgia.

INDICAÇÕES CIRÚRGICAS

As indicações cirúrgicas levam em consideração a clínica do paciente, o exame ecocardiográfico e o diagnóstico de estenose ou insuficiência aórtica.[11]

Além da clínica, apresentada anteriormente, o ecocardiograma transtorácico é, sem dúvida, o exame que vai definir a indicação de tratamento cirúrgico da valvopatia aórtica na grande maioria dos pacientes (o diagnóstico por cateterismo cardíaco não tem sido tão usado pela alta acurácia da ecocardiografia). A angiotomografia de coronárias tem sido a primeira escolha para avaliação de doença arterial coronariana (DAC), em pacientes jovens e naqueles sem história ou sintomatologia de DAC.

O exame ecocardiográfico, além da avaliação global, incluindo FE e espessura das paredes do VE, tem de fornecer dados de: velocidade do jato, gradiente médio, área valvar e área valvar indexada para a estenose aórtica; no caso da insuficiência, é preciso ter dados qualitativos como grau angiográfico, a largura do

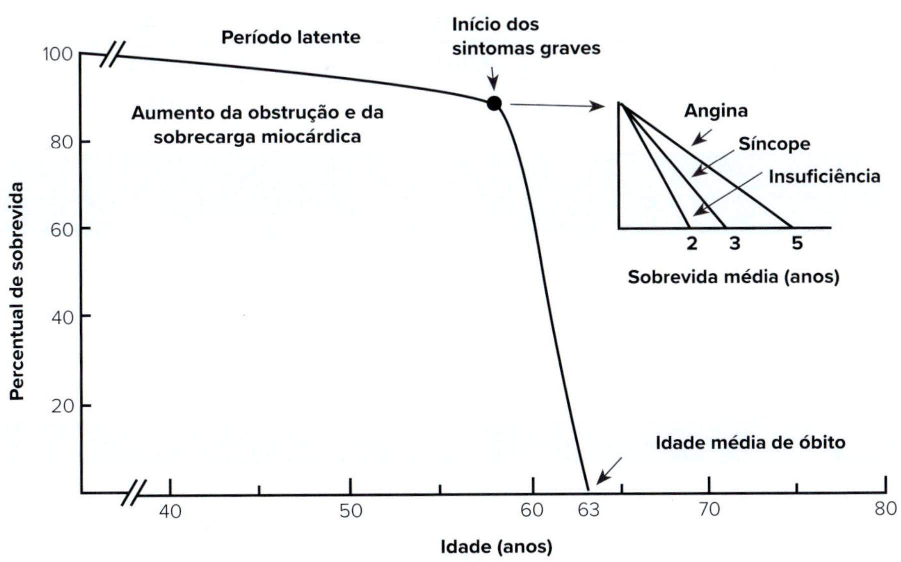

FIGURA 2.
História natural da estenose aórtica e sobrevida média após o aparecimento de sintomas, com a tríade clássica dos sintomas.[9]

jato colorido e da *vena contracta* no Doppler e dados quantitativos como volume regurgitante, fração regurgitante e área do orifício regurgitante.

Pelo ecocardiograma, pode-se classificar a estenose valvar aórtica em leve, moderada e grave. Para tal, usam-se os parâmetros da Tabela 1. Destaca-se que, quando usados os gradientes valvares para estimar a gravidade da estenose valvar, deve-se conhecer o débito cardíaco ou o fluxo anterógrado através da válvula.

Os parâmetros do ecocardiograma e/ou do cateterismo cardíaco usados na insuficiência aórtica são de grande importância, visto que a maioria desses pacientes pode não apresentar uma clínica exuberante.

Pelas diretrizes da European Association for Cardio-Thoracic Surgery (EACTS) e European Society of Cardiology (ESC), a intervenção é recomendada como Classe I, em pacientes com estenose aórtica:

1. Sintomáticos com estenose aórtica grave e de alto gradiente (gradiente médio ≥ 40 mmHg, velocidade de pico ≥ 4,0 m/s e área da válvula ≤ 1,0 cm^2 ou ≤ 0,6 cm^2/m^2).
2. Sintomáticos com baixo fluxo grave (índice de volume sistólico ≤ 35 mL/m^2), estenose aórtica de baixo gradiente (< 40 mmHg) com FE reduzida (< 50%) e evidência de reserva de fluxo contrátil.
3. Assintomáticos com estenose aórtica grave e disfunção sistólica de ventrículo esquerdo (FEVE < 50%) sem outra causa.
4. Submetidos à cirurgia de revascularização miocárdica (CRM) ou intervenção cirúrgica na aorta ascendente ou em outra válvula.

Nos casos de insuficiência aórtica, as recomendações para intervenção de Classe I são pacientes:

1. Sintomáticos, independentemente da função do VE.
2. Assintomáticos com diâmetro de VE > 50 mm ou diâmetro de VE > 25 mm/m^2 de área de superfície corporal (em pacientes com tamanho corporal pequeno) ou FEVE em repouso ≤ 50.
3. Sintomáticos ou assintomáticos com regurgitação aórtica grave submetidos à CRM ou cirurgia da aorta ascendente ou de outra válvula.

TOMADA DE DECISÃO PRÉ-OPERATÓRIA

Tipos de válvula

A decisão do tipo de prótese a ser usada em um dado paciente é dependente de uma série de fatores e, na maioria dos pacientes, de sua própria escolha.

TABELA 1 Parâmetros ecocardiográficos e angiográficos para caracterização do grau de disfunção valvar aórtica.

Estenose aórtica			
Indicador	**Leve**	**Moderada**	**Grave**
Velocidade do jato (m/s)	< 3,0	3,0-4,0	> 4,0
Gradiente médio (mmHg)	< 25	25-40	> 40
Área valvar (cm^2)	> 1,5	1,0-1,5	< 1,0
Área valvar indexada (cm^2/m^2)			0,6
Insuficiência aórtica			
Qualitativa	**Leve**	**Moderada**	**Grave**
Grau angiográfico	1+	2+	3+ a 4+
Largura do jato em relação ao diâmetro da VSVE (Doppler)	Jato central – largura < 25% da VSVE	Maior que o leve, mas sem sinais para grave	Jato central – largura > 65% da VSVE
Vena contracta (Doppler)	< 0,30	0,30-0,60	> 0,60
Quantitativa (Cate ou Eco)	**Leve**	**Moderada**	**Grave**
Volume regurgitante (mL/batimento)	< 30	30-59	≥ 60
Fração regurgitante (%)	< 30	30-49	≥ 50
Área do orifício regurgitante (cm^2)	< 0,10	0,10-0,29	≥ 0,30

VSVE: via de saída do ventrículo esquerdo.

A principal escolha faz-se entre próteses mecânicas e biológicas.

No caso das próteses mecânicas, as de maior uso na atualidade são as de duplo folheto, porém outras opções que existem são as de folheto único e as de bola. Dentre as biológicas existem xenoenxertos (pericárdio bovino ou porcinas), homoenxertos e autoenxertos, bem com as válvulas com e sem *stent*. Há ainda as próteses biológicas de rápida implantação para indicações específicas, em que há a necessidade de diminuir os tempos cirúrgicos pela associação de múltiplos procedimentos. Para que se possa realizar a escolha da melhor prótese para cada paciente, há que se levar em conta as características de cada uma delas.[11]

As próteses mecânicas têm como vantagem uma maior durabilidade e como desvantagens trombose e alto risco de tromboembolismo, o que obriga, portanto, à realização de anticoagulação; esta pode, se não bem controlada, levar a sangramentos ou disfunção da prótese.

No caso das próteses biológicas, a vantagem é não haver a necessidade de anticoagulação, podendo ser usada temporariamente nos primeiros 3 a 6 meses. Como desvantagens, apresentam durabilidade limitada e inferior às próteses mecânicas, com maior grau de degeneração estrutural, podendo apresentar desgaste, ruptura, fibrose ou calcificação do folheto e fratura ou deformação do *stent*.

Dentre os diversos fatores a serem considerados quando da escolha da prótese, além da escolha do paciente, estão idade, comorbidades (cardíacas e não cardíacas), expectativa de vida do paciente, desfecho a longo prazo da prótese, habilidade cirúrgica, mulheres em idade gestacional e a incompatibilidade prótese/paciente, com gradientes transvalvares altos, em função do orifício efetivo.[12]

Por esses fatores, a indicação do tipo de prótese deve ser uma decisão compartilhada. No entanto, alguns pontos são importantes e podem auxiliar na tomada de decisão:

- Pacientes acima de 60 a 65 anos com fibrilação atrial ou outros fatores de risco para tromboembolismo – uso de prótese mecânica.
- Pacientes acima de 60 a 65 anos sem fatores de risco para fibrilação atrial ou outros fatores de risco para tromboembolismo, expectativa de vida menor que 10 a 12 anos, contraindicação para anticoagulação, que não queiram ou não possam usar ou com um risco de sangramento aumentado – uso de bioprótese.
- Pacientes abaixo de 60 anos com fibrilação atrial ou outros fatores de risco para tromboembolismo – uso de prótese mecânica.
- Pacientes abaixo de 60 anos sem fibrilação atrial ou outros fatores de risco para tromboembolismo, expectativa de vida menor que 10 a 12 anos, contraindicação para anticoagulação, que não queiram ou não possam usar ou com um risco de sangramento aumentado e mulheres em idade gestacional – uso de prótese biológica.

TÉCNICA OPERATÓRIA

A técnica é convencional para esternotomia mediana, sendo a CEC iniciada com hipotermia moderada, de 32 a 34 °C, usando-se uma cânula venosa de dois estágios no átrio direito, e uma arterial na aorta ascendente. Uma cânula para infusão de cardioplegia é posicionada na aorta ascendente (cardioplegia anterógrada), ou uma cânula de perfusão é colocada do seio coronário através de uma bolsa no átrio direito (cardioplegia retrógrada). É possível realizar a cardioplegia através da sua infusão direta nos óstios coronarianos, após a entrada em CEC, clampeamento da aorta e aortotomia, se houver regurgitação aórtica. A temperatura do perfusato é reduzida e ajustada para 30 a 32 °C.

A artéria pulmonar é dissecada da aorta para a colocação da pinça de clampeamento, na aorta. A aorta ascendente é clampeada e uma cânula é colocada na veia pulmonar superior direita. É realizada a aortotomia e a incisão é estendida transversalmente, ou para o meio do seio não coronário de Valsalva, ou para dividir a aorta acima da JST. A finalidade de qualquer dessas extensões é ter a melhor visão para colocar a prótese escolhida em posição subcoronariana.

A excisão das cúspides valvares aórticas é realizada ao longo da linha entre as cúspides e a aorta, sendo realizada cuidadosamente para não lesar as estruturas adjacentes. Retiram-se todos os depósitos de cálcio, tanto das cúspides como do ânulo aórtico e da aorta com instrumental apropriado. Nestes casos, usualmente é colocada uma gaze enrolada na VSVE para evitar que caia cálcio no VE. Um fio de material sintético, com ou sem feltro, é colocado em cada comissura para uma melhor mensuração do ânulo com os medidores específicos da prótese a ser usada. A prótese é solicitada e tratada de acordo com as especificações do fabricante.

Existem três principais técnicas que podem ser realizadas para fixar a prótese. Na técnica de suturas interrompidas, vários fios são passados ao longo do ânulo aórtico esquerdo e continuadas no sentido horário, seguida de sua passagem no anel de sutura da prótese. Depois a prótese é baixada até a junção do anel de sutura com o ânulo aórtico e cada sutura é unida individualmente.

Na técnica de sutura contínua, os fios de sutura reforçados com feltro são colocados através do ânulo aórtico como o ponto de feltro horizontal no ponto médio de cada seio coronário. O ponto é passado através do anel de sutura da prótese. Os três fios de sutura são colocados através do ânulo aórtico e do anel de sutura entre o ponto inicial e a comissura. A sequência de fixação é primeiro o seio coronariano direito, seguido do esquerdo e, por último, o não coronariano. A tensão é dada puxando as laçadas até a aproximação completa do anel de sutura até o ponto mais profundo dos seios de Valsalva. As suturas são unidas nas comissuras.

No caso das válvulas *stentless*, são passados apenas três pontos, um em cada nadir das cúspides, e a prótese e baixada até junção ventriculoarterial. A depender do tipo de prótese, faz-se uma dilatação com um balão e retiram-se os fios de sutura usados ou, após a dilatação com o balão, os três pontos são amarrados.

Após o reconhecimento de que a prótese está bem colocada, realiza-se a aortotomia com uma sutura simples, em um ou dois planos (sendo o primeiro em barra grega e o segundo simples). Em ambas as técnicas, o início da sutura é nos dois ângulos finais da aortotomia. O coração é preenchido por sangue e o ar é retirado pela cânula de cardioplegia, posicionada na aorta descendente, e pela cânula em veia pulmonar superior direita, sendo esta retirada e a bolsa fechada a seguir. A pinça que ocluía a aorta é aberta com o paciente em posição de Trendelenburg. Os procedimentos sequenciais são os mesmos de qualquer outra cirurgia com CEC.[13]

MANEJO PÓS-OPERATÓRIO

O cuidado pós-operatório após cirurgia de válvula aórtica em adultos é geralmente o mesmo após outros tipos de cirurgia cardíaca. Pacientes que recebem uma prótese mecânica começam a terapia anticoagulante com varfarina sódica por toda a vida após a retirada do dreno de tórax.

A intensidade da anticoagulação deve ser específica para a prótese e para o paciente. A razão normalizada internacional (RNI) para tempo de protrombina de 2,5 é considerada adequada para prevenir trombose valvar na ausência de condições intracardíacas anormais.

A fibrilação atrial sozinha não aumenta a necessidade de anticoagulação, a menos que o átrio esquerdo esteja aumentado ou a função do VE esteja prejudicada. Esses fatores de risco adicionais determinam o aumento da intensidade da anticoagulação para um RNI de 3,0 a 4,0.

Algumas evidências indicam que adicionar ácido acetilsalicílico (AAS, 81 mg diariamente) reduz ainda mais o risco de tromboembolismo. AAS em níveis mais altos (200 mg/d) reduz eventos tromboembólicos totais, mas aumenta a morbidade associada ao sangramento. Estudos sobre os novos antagonistas plaquetários ainda não demonstraram serem capazes de substituir os cumarínicos.

Biopróteses (humanas ou xenoenxerto) na posição aórtica de *design* montado em *stent* ou sem *stent* não requerem anticoagulação com varfarina. Deve-se notar que os protocolos de gerenciamento ideais para prevenir tromboembolismo durante os primeiros meses após a implantação de válvulas aórticas bioprotéticas permanecem controversos.

Antagonistas plaquetários mais novos não foram completamente avaliados como adjuvantes à terapia com varfarina. As indicações para vasodilatadores e/ou betabloqueadores dependem do grau de disfunção ventricular e da presença de distúrbios do tecido conjuntivo que podem afetar a aorta.

RESULTADOS E COMPLICAÇÕES

A mortalidade para troca de válvula aórtica isolada é de 2,6 a 3,3% aos 30 dias de pós-operatório. Muitos fatores provavelmente contribuem para isso, incluindo a possível natureza paliativa da operação, regressão incompleta da remodelação do VE após a substituição da válvula, controle ruim da anticoagulação crônica em pacientes recebendo próteses mecânicas, reoperação para deterioração estrutural da válvula de biopróteses e outras morbidades relacionadas a próteses. A sobrevida tardia é semelhante para os dois tipos de prótese. Insuficiência cardíaca e infarto do miocárdio são as principais causas de morte após as cirurgias para substituição da válvula aórtica.

A morte súbita ocorre com frequência, podendo resultar de tromboembolismo em alguns pacientes. As causas de morte relacionadas ao dispositivo incluem tromboembolismo e trombose prostética e hemorragia relacionada à anticoagulação (próteses mecânicas), falha da prótese por degeneração (prótese biológica) e endocardite em qualquer tipo de prótese.

Podem-se considerar fatores de risco para mortalidade: idade, estado funcional (NYHA), morfologia do VE e sua função, sexo, angina, fibrilação atrial, doença arterial coronariana concomitante, associação com aneurisma de aorta ascendente e tempo de isquemia cirúrgica.[13]

Em relação a complicações decorrentes dessa cirurgia, os principais são:

- **Bloqueio atrioventricular:** consequência da lesão do feixe de His após a retirada de cálcio na região abaixo da comissura entre a cúspide direita e a não coronariana.

- **Lesão valvar mitral:** consequência da passagem de pontos ou retirada de cálcio da região da continuidade mitroaórtica entre os folhetos coronariano esquerdo e não coronariano.
- **Déficits neurológicos:** decorrentes de doença arterosclerótica cerebral ou da possível embolização de fragmentos de cálcio.
- **Hemólise:** decorrente do tipo de prótese.
- **Tromboembolismo:** decorrente de uma anticoagulação ineficaz.
- **Vazamento paravalvar:** relacionado a problemas técnicos ou endocardite infecciosa.

PERSPECTIVAS

O futuro do tratamento cirúrgico da válvula aórtica está ligado a vários fatores. No entanto, o principal está relacionado às válvulas, para cirurgia convencional, minimamente invasiva ou transcateter.

Na cirurgia convencional, as próteses biológicas têm melhorado sua durabilidade ao longo dos anos, que diminui uma das suas desvantagens, porém ainda não há estudos com sua evolução a longo prazo e em adultos jovens. As mecânicas também melhoraram nas suas desvantagens com a obtenção de uma prótese metálica com baixa necessidade de anticoagulação.

Nas últimas duas décadas, a substituição de válvula aórtica pela técnica "minimamente invasiva" tem sido cada vez mais usada. O procedimento minimamente invasivo ideal seria aquele que reduzisse significativamente os efeitos colaterais da circulação extracorpórea, isquemia miocárdica e manipulação aórtica. No entanto, as técnicas atualmente usadas não atendem ou mesmo não abordam essas expectativas. Exceto pelo acesso cirúrgico, todas as outras etapas do procedimento (CEC, isquemia miocárdica, manipulação aórtica) são semelhantes às da cirurgia convencional.[14]

Por último, a TAVI tem se mostrado uma alternativa em casos com indicação precisa, em pacientes de alto risco e inoperáveis e em casos selecionados de risco intermediário. Porém, o seguimento a longo prazo ainda não mostra resultados superiores aos da cirurgia convencional em pacientes de baixo risco e jovens.[15]

REFERÊNCIAS

1. Angioletti C, Moretti G, Manetti S, Pastormerlo L, Vainieri M, Passino C. The evolution of TAVI performance overtime: an overview of systematic reviews. Cardiovasc Disord. 2024;24(1):314. doi: 10.1186/s12872-024-03980-2.PMID: 38907344
2. De Paulis R, Salica A. Surgical anatomy of the aortic valve and root implications for valve repair. Ann Cardiothorac Surg. 2019;8(3):313-21. doi: 10.21037/acs.2019.04.16.PMID: 31240175.
3. Hahn RH, Nicoara A, Kapadia S, Svensson L, Martin R. Echocardiographic imaging for transcatheter aortic valve replacement. J Am Soc Echocardiogr. 2018;31(4):405-33. doi: 10.1016/j.echo.2017.10.022.
4. Vahanian A, Beyersdorf F, Praz F, Milojevic M, Baldus S, Bauersachs J, et al.; ESC/EACTS Scientific Document Group. 2021 ESC/EACTS Guidelines for the management of valvular heart disease. Eur Heart J. 2022;43(7):561-632. doi: 10.1093/eurheartj/ehab395.
5. Tarasoutchi F, Montera MW, Ramos AIO, Sampaio RO, Rosa VEE, Accosi TAD, et al. Atualização das Diretrizes Brasileiras de Valvopatias – 2020. Arq Bras Cardiol. 2020;115(4):720-75.
6. Otto CM, Nishimura RA, Bonow RO, Carabello BA, Erwin JP 3rd, Gentile F, et al. 2020 ACC/AHA guideline for the management of patients with valvular heart disease: a report of the American College of Cardiology/American Heart Association Joint Committee on Clinical Practice Guidelines. J Thorac Cardiovasc Surg. 2021;162(2):e183-e353. doi: 10.1016/j.jtcvs.2021.04.002.
7. Joseph J, Naqvi SY, Giri J, Goldberg S. Aortic stenosis: pathophysiology, diagnosis, and therapy. Am J Med. 2017;130(3):253-63. doi: 10.1016/j.amjmed.2016.10.005.
8. Généreux P, Stone GW, O'Gara PT, Marquis-Gravel G, Redfors B, Giustino G, et al. Natural history, diagnostic approaches, and therapeutic strategies for patients with asymptomatic severe aortic stenosis. J Am Coll Cardiol. 2016;67(19):2263-88. doi: 10.1016/j.jacc.2016.02.057.
9. DozeNews – Cardiologia pela Doze por Oito [Internet]. Disponível em: https://news.dozeporoito.com?utm_source=navbar&utm_medium=we.
10. Heart valve disease presenting in adults: investigation and management. London: National Institute for Health and Care Excellence (NICE); 2021 Nov 17. (NICE Guideline, No. 208.). Disponível em: https://www.ncbi.nlm.nih.gov/books/NBK577831/.
11. D'Onofrio A, Cibin G, Tessari C, Lorenzoni G, Luzi G, Manzan E; INTU-ITA And RES-ITA Investigators. Multicenter, propensity-weighted comparison of stented, rapid-deployment and new-generation aortic valves. Int J Cardiol Heart Vasc. 2024;54:101487 doi: 10.1016/j.ijcha.2024.101487.
12. Coisne A, Lancellotti P, Habib G, Garbi M, Dahl JS, Barbanti M, et al.; EuroValve Consortium. ACC/AHA and ESC/EACTS Guidelines for the Management of Valvular Heart Diseases: JACC Guideline Comparison. J Am Coll Cardiol. 2023;82(8):721-34. doi:10.1016/j.jacc.2023.05.061.
13. Kouchoukos NT, Blackstone EH, Dolly DB, Hanley FL, Karp RB. Kirklin/Barratt-Boyes cardiac surgery: morphology, diagnostic criteria, natural history, techniques, results, and indications. 4. ed. Philadelphia: Churchill Livingstone; 2003. p.542-643.
14. El-Andari R, Fialka NM, Shan S, White A, Manikala VK, Wang S. Aortic valve replacement: is minimally invasive really better? A contemporary systematic review and meta-analysis. Cardiol Rev. 2024;32(3):217-42. doi: 10.1097/CRD.0000000000000488.
15. Gomes WJ, Almeida RMS, Petrucci O, Antunes MJ, Albuquerque LC. The 2020 American College of Cardiology/American Heart Association (ACC/AHA) Guideline for the Management of Patients with Valvular Heart Disease. Should the world jump in? Braz J Cardiovasc Surg. 2021;36(2):278-88. doi: 10.21470/1678-9741-2021-0953.

27

Substituição da valva aórtica transcateter

Jose Honório Palma
Ciro Vinícius Rezende dos Reis
Diego Gaia
Gabriel Palma
Felipe Reale Cividanes

INTRODUÇÃO

A substituição da valva aórtica transcateter (TAVI, do inglês *Transcatheter Aortic Valve Implantation*) é uma técnica inovadora que revolucionou o tratamento da estenose aórtica severa, especialmente em pacientes considerados de alto risco para a cirurgia aberta tradicional (Figura 1). Esse procedimento minimamente invasivo permite a implantação de uma valva aórtica protética sem a necessidade de esternotomia, reduzindo significativamente a morbidade e o tempo de recuperação. Desde sua aprovação inicial, a TAVI expandiu suas indicações e agora é uma opção viável para uma ampla gama de pacientes.

ANATOMIA CIRÚRGICA

A valva aórtica está situada na junção do ventrículo esquerdo com a aorta ascendente, desempenhando um papel crucial na manutenção do fluxo unidirecional de sangue do coração para a circulação sistêmica. Anatomicamente, a valva aórtica é composta por três cúspides semilunares: a cúspide coronária direita, a cúspide coronária esquerda e a cúspide não coronária. A estrutura da raiz aórtica inclui o anel aórtico virtual, os seios de Valsalva, a junção sinotubular e a aorta ascendente. A compreensão detalhada dessas estruturas é essencial para o planejamento e execução bem-sucedida da TAVI.

Os seios de Valsalva são bolsas anatômicas localizadas na base da aorta ascendente e desempenham um papel importante na dinâmica do fluxo sanguíneo. As artérias coronárias emergem dos seios de Valsalva esquerdo e direito, fornecendo suprimento sanguíneo ao miocárdio. O anel aórtico é uma estrutura fibrosa, formada pela junção de uma estrutura virtual circular baseada em pontos no *nadir* das cúspides, servindo de âncora para as cúspides valvares e representando o local de implantação da valva protética durante a TAVI. A tomografia computadorizada (TC) é frequentemente utilizada para avaliar a anatomia da raiz aórtica, ajudando a determinar o tamanho apropriado da valva e a identificar qualquer calcificação significativa que possa influenciar o procedimento.

CONSIDERAÇÕES DIAGNÓSTICAS

O diagnóstico preciso da estenose aórtica é fundamental para a seleção adequada dos pacientes candidatos à TAVI. A ecocardiografia transtorácica (ETT) é a modalidade de imagem primária utilizada para avaliar

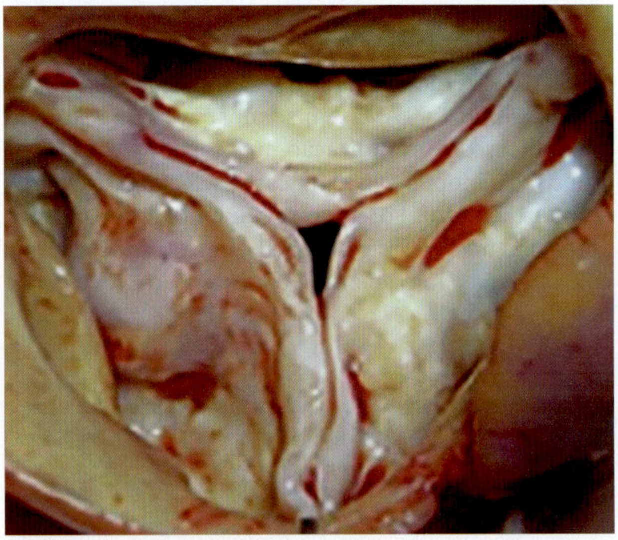

FIGURA 1.
Estenose aórtica grave de etiologia senil sem fusão de comissuras.

a gravidade da estenose aórtica, fornecendo medições do gradiente de pressão transvalvar, da área valvar e da função ventricular esquerda. A ecocardiografia transesofágica (ETE) pode ser empregada para obter imagens mais detalhadas da valva aórtica e avaliar a presença de calcificações ou outras anomalias estruturais.

A tomografia computadorizada (TC) desempenha um papel crucial no planejamento da TAVI, permitindo a avaliação precisa da anatomia da raiz aórtica, do diâmetro do anel aórtico e da extensão da calcificação. Além disso, a TC é fundamental para avaliar a adequação das vias de acesso vasculares, como as artérias femorais, subclávias e aorta ascendente. A ressonância magnética (RM) pode ser utilizada como modalidade complementar para avaliar a função cardíaca e detectar possíveis complicações associadas à estenose aórtica (Figura 2).

FISIOPATOLOGIA

A estenose aórtica é caracterizada pelo estreitamento do orifício valvar aórtico, resultando em obstrução ao fluxo sanguíneo do ventrículo esquerdo para a aorta ascendente. Essa condição é geralmente causada pela calcificação progressiva das cúspides valvares, levando à rigidez e à perda de mobilidade. Como consequência, o ventrículo esquerdo precisa gerar pressões mais altas para ejetar sangue através da valva estenosada, aumentando a pós-carga e resultando em hipertrofia ventricular esquerda.

A hipertrofia ventricular esquerda é uma resposta adaptativa inicial ao aumento da carga de trabalho, mas, com o tempo, pode levar à disfunção diastólica e

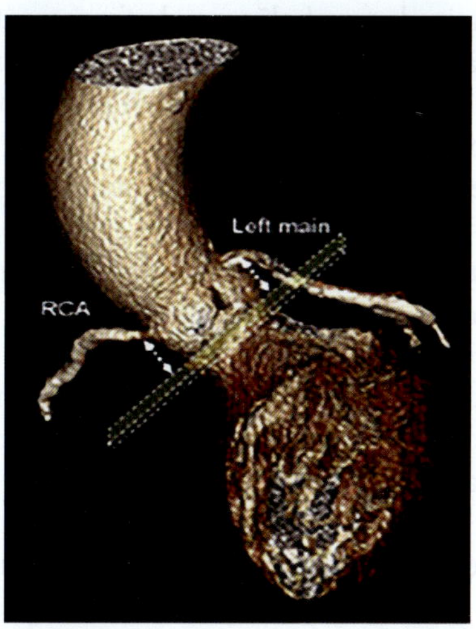

FIGURA 2.
Angiotomografia protocolo TAVI. Fundamental para o planejamento, onde se calcula, entre outras medidas, o tamanho da prótese e altura das coronárias.

à insuficiência cardíaca. A redução do fluxo sanguíneo através da valva aórtica também pode causar isquemia miocárdica, mesmo na ausência de doença arterial coronariana obstrutiva. Pacientes com estenose aórtica severa podem apresentar sintomas como dispneia, angina, síncope e insuficiência cardíaca.

A TAVI busca aliviar a obstrução valvar, restaurando o fluxo sanguíneo normal e melhorando a hemodinâmica cardíaca. A implantação da valva transcateter expande o orifício valvar, reduzindo o gradiente de pressão e aliviando a carga sobre o ventrículo esquerdo. Estudos demonstram que a TAVI melhora significativamente os sintomas e a qualidade de vida dos pacientes, além de reduzir a mortalidade associada à estenose aórtica severa.

HISTÓRIA NATURAL

A história natural da estenose aórtica severa não tratada está associada a uma alta mortalidade, especialmente após o início dos sintomas. Estudos históricos indicam que pacientes com estenose aórtica sintomática apresentam uma taxa de mortalidade anual de aproximadamente 25% a 50%. A sobrevida média após o início dos sintomas é de cerca de dois a três anos, o que ressalta a importância da intervenção precoce.

Antes do advento da TAVI, a substituição cirúrgica da valva aórtica era a única opção terapêutica definitiva. No entanto, muitos pacientes, particularmente os idosos e aqueles com comorbidades significativas, eram considerados inaptos para a cirurgia devido ao alto risco associado. A introdução da TAVI trouxe uma nova alternativa para esses pacientes, oferecendo um procedimento menos invasivo com benefícios clínicos comparáveis aos da cirurgia convencional.

INDICAÇÕES CIRÚRGICAS

As indicações para a TAVI evoluíram ao longo do tempo, inicialmente focadas em pacientes considerados inoperáveis ou de alto risco para cirurgia aberta. As diretrizes atuais, emitidas por entidades como o American College of Cardiology (ACC), a European Society of Cardiology (ESC) e a Sociedade Brasileira de Cardiologia (SBC), recomendam a TAVI para pacientes com estenose aórtica severa sintomática que apresentam risco proibitivo para cirurgia aberta. No entanto, essa indicação baseada exclusivamente no risco operatório tem sido progressivamente substituída por uma abordagem que leva em conta a expectativa de vida do paciente e um planejamento estratégico ao longo do tempo.

A avaliação do risco cirúrgico envolve múltiplos fatores, incluindo idade, comorbidades, fragilidade e função cardíaca. Inicialmente indicada para pacientes de alto risco, a TAVI passou a ser recomendada também para pacientes de risco intermediário e, em alguns casos, até mesmo de baixo risco, com base em estudos clínicos que demonstraram a segurança e eficácia do procedimento nesses grupos.

A decisão final sobre a modalidade de tratamento deve ser tomada por uma equipe multidisciplinar, composta por cirurgiões cardíacos, cardiologistas, radiologistas e outros especialistas relevantes, levando em consideração as características individuais de cada paciente. Estudos mais recentes, como o AVATAR, demonstram uma tendência crescente de tratar a estenose aórtica antes que ocorram alterações estruturais e funcionais significativas no miocárdio, reforçando a importância da abordagem precoce para melhores desfechos clínicos.

TOMADA DE DECISÃO PRÉ-OPERATÓRIA

A tomada de decisão pré-operatória para a TAVI é um processo complexo que exige uma avaliação abrangente do paciente. Essa avaliação inclui exames de imagem detalhados, testes de função cardíaca e uma revisão completa do histórico médico e das comorbidades. A ecocardiografia transtorácica (ETT) e a tomografia computadorizada (TC) desempenham um papel fundamental na análise anatômica, permitindo a avaliação precisa do diâmetro do anel aórtico, altura das coronárias, presença de calcificações, estrutura dos seios de Valsalva, além da condição do sistema ilíaco-femoral, das artérias subclávias e carótidas. Esses fatores são determinantes para o planejamento e a viabilidade do implante da valva transcateter.

A escolha da via de acesso é um dos aspectos mais críticos do procedimento. A via transfemoral é a preferida devido à sua menor invasividade e melhores desfechos clínicos. No entanto, em casos em que essa via não seja adequada devido a limitações anatômicas ou calcificações extensas, outras abordagens alternativas, como as vias transaxilar, transapical ou transaórtica, devem ser consideradas.

Ferramentas de estratificação de risco, como o STS (Society of Thoracic Surgeons) e o EuroSCORE (European System for Cardiac Operative Risk Evaluation), embora não sejam especificamente desenvolvidas para a população candidata à TAVI, são amplamente utilizadas para quantificar o risco cirúrgico e auxiliar na tomada de decisão. Esses escores levam em conta fatores como idade, função ventricular esquerda, presença de doença pulmonar e renal, além de outras comorbidades significativas, auxiliando na definição da melhor estratégia de tratamento para cada paciente.

TÉCNICA OPERATÓRIA

A TAVI pode ser realizada por diferentes abordagens, cada uma com indicações e considerações técnicas específicas. As principais incluem:

- **Transfemoral:** é a abordagem mais utilizada e menos invasiva, acessando a valva aórtica através da artéria femoral. Essa técnica é preferida na maioria dos casos, devido à redução expressiva no diâmetro dos dispositivos de entrega ao longo dos anos, tornando o procedimento mais acessível e seguro.
- **Transubclávia/axilar/carotídea:** utilizada quando o acesso femoral não é viável, essa abordagem exige uma análise detalhada do grau de calcificação, tortuosidade e calibre dessas artérias.
- **Transapical:** envolve o acesso direto ao ápice do ventrículo esquerdo por meio de uma pequena incisão torácica. É indicada para pacientes com doença vascular periférica significativa que inviabiliza o acesso transfemoral ou outras vias arteriais alternativas.
- **Transaórtica:** o acesso é feito diretamente pela aorta ascendente, geralmente por uma mini toracotomia. É uma alternativa quando todas as outras abordagens são contraindicadas.

Outras vias, como a transcaval e transseptal, já foram exploradas, mas não fazem parte das rotinas atuais.

O procedimento de TAVI inicia-se com a introdução de um cateter pela via de acesso escolhida. Esse cateter é guiado até a posição da valva aórtica nativa. A valva transcateter é então posicionada e expandida, seja por meio de um balão ou de forma autoexpansível, deslocando as cúspides calcificadas e garantindo a fixação da nova valva, que se ancora no substrato calcificado do anel e das cúspides.

Para referência do posicionamento fluoroscópico da prótese em relação ao anel valvar nativo, utiliza-se um cateter *pigtail* posicionado no seio não coronariano, além da própria calcificação do anel e folhetos como guias anatômicos (Figura 3).

Durante o procedimento, é essencial a monitorização por ecocardiograma transesofágico ou transtorácico para avaliar:

1. Presença de tamponamento cardíaco, que pode ser venoso (durante a passagem do marcapasso) ou arterial (quando da introdução do fio-guia de suporte no ventrículo esquerdo).
2. Função valvar, garantindo um bom posicionamento e funcionamento da prótese.

3. Interação entre os dispositivos e as estruturas cardíacas, prevenindo complicações mecânicas.
4. Função ventricular, assegurando que o débito cardíaco não seja comprometido.

A TAVI é realizada, geralmente, com estimulação cardíaca artificial de alta frequência (180–200 BPM) para reduzir a pressão arterial nos momentos em que há obstrução temporária da via de saída do ventrículo esquerdo, tanto em próteses balão-expansíveis quanto em autoexpansíveis.

O procedimento tem se tornado progressivamente menos invasivo. Alternativas como o uso de sedação e anestesia local, em vez de anestesia geral, e a substituição do ecocardiograma transesofágico pelo transtorácico, são opções viáveis em pacientes devidamente selecionados, favorecendo uma recuperação mais rápida. No entanto, a escolha da técnica menos invasiva deve sempre garantir uma detecção precoce de possíveis complicações intra ou pós-operatórias imediatas.

MANEJO PÓS-OPERATÓRIO

O manejo pós-operatório dos pacientes submetidos à TAVI inicia-se no momento do implante e é crucial para garantir uma recuperação bem-sucedida, bem como para identificar e tratar precocemente possíveis complicações. Durante esse período, o paciente é monitorado continuamente para avaliação da função cardíaca, estabilidade hemodinâmica, alterações eletrocardiográficas e estado neurológico.

- **Monitoramento hemodinâmico:** a pressão arterial, a frequência cardíaca e o débito urinário são monitorados constantemente para detectar sinais de instabilidade hemodinâmica, que podem indicar complicações cardíacas ou vasculares.
- **Ecocardiografia:** exames ecocardiográficos são frequentemente realizados no intraoperatório e no pós-operatório imediato para avaliar a função da nova valva, a presença de regurgitação paravalvar e a função ventricular esquerda. Além disso, a ecocardiografia auxilia no monitoramento da ocorrência de tamponamento cardíaco e de outras disfunções estruturais.
- **Anticoagulação e antitrombose:** a anticoagulação pós-operatória é um aspecto fundamental para a prevenção de eventos tromboembólicos. A terapia antitrombótica geralmente inclui aspirina e clopidogrel por um período de três a seis meses, seguida de terapia com aspirina em longo prazo. A decisão sobre o regime anticoagulante deve ser individualizada, considerando o risco de sangramento e trombose de cada paciente.
- **Gerenciamento de complicações:** as complicações pós-operatórias podem incluir insuficiência renal aguda, bloqueio cardíaco com necessidade de implante de marcapasso, sangramentos e eventos cerebrovasculares. A vigilância rigorosa e a intervenção precoce são essenciais para o manejo eficaz dessas complicações, reduzindo a morbimortalidade associada ao procedimento.
- **Reabilitação cardíaca:** a reabilitação cardíaca é altamente recomendada para todos os pacientes após a TAVI. Esse processo inclui exercícios supervisionados, educação sobre estilo de vida saudável e manejo de fatores de risco cardiovascular. A reabilitação contribui significativamente para a melhora da capacidade funcional, da qualidade de vida e da adesão ao tratamento médico de longo prazo.

RESULTADOS E COMPLICAÇÕES

Resultados

A TAVI tem demonstrado excelentes resultados em termos de alívio dos sintomas, melhoria da qualidade de vida e aumento da sobrevida dos pacientes. Estudos clínicos, como os PARTNER (Placement of Aortic Trans-

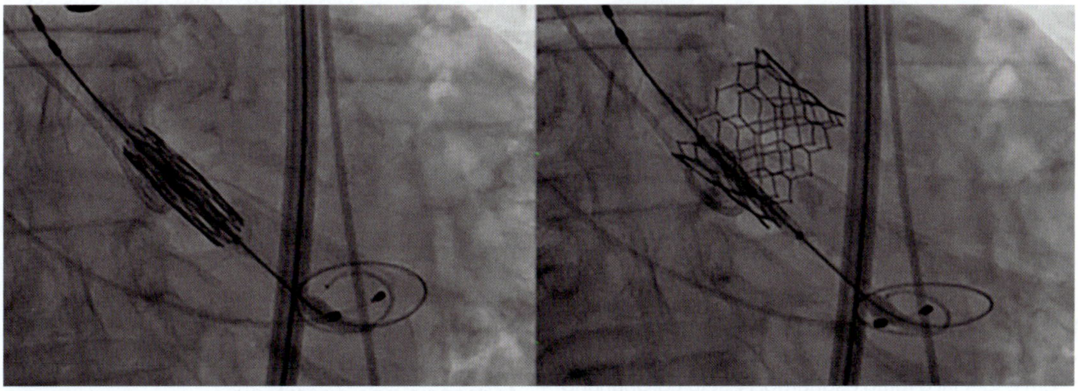

FIGURA 3.
Prótese balão-expansível sendo implantada pré e pós insuflação do balão.

catheter Valves) 1, 2 e 3, SURTAVI, EVOLUT LOW RISK, NOTION, entre outros, mostraram que a TAVI é superior ou não inferior à cirurgia aberta em pacientes de alto, intermediário e baixo risco. Isso se aplica especialmente a pacientes acima de 70 anos ou àqueles com risco cirúrgico proibitivo, independentemente da idade.

Complicações

Apesar dos benefícios, a TAVI está associada a algumas complicações potenciais, tais como:

- **Regurgitação paravalvar:** uma complicação relativamente comum, a regurgitação paravalvar ocorre quando há vazamento ao redor da prótese valvar. A gravidade pode variar e, em casos severos, pode exigir intervenção adicional.
- **Bloqueio cardíaco e necessidade de marcapasso:** a proximidade da válvula aórtica ao sistema de condução pode resultar em bloqueio atrioventricular, exigindo o implante de um marcapasso permanente em alguns pacientes. Esse risco é maior em pacientes com bloqueio do ramo direito prévio, pois, caso o ramo esquerdo (localizado no septo membranoso, abaixo da interseção dos folhetos não coronariano e coronariano direito) seja lesionado, pode ocorrer bloqueio atrioventricular total (Figura 4).
- **Complicações vasculares:** o acesso vascular pode resultar em hematomas, pseudoaneurismas ou dissecção arterial. O uso de técnicas de imagem no pré-procedimento e a escolha adequada da via de acesso são cruciais para minimizar esses riscos.

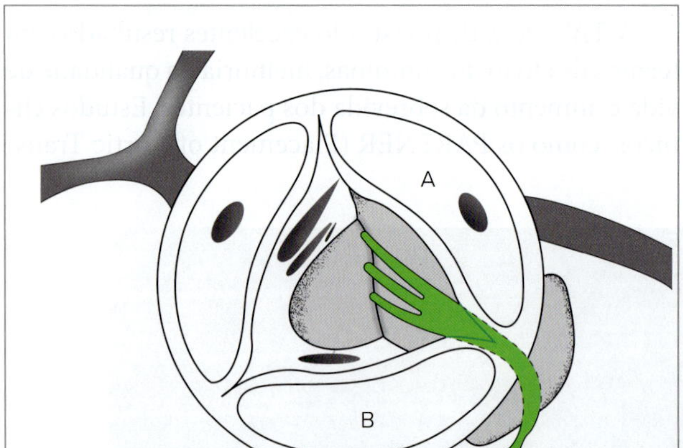

FIGURA 4.
Correlação anatômica da válvula aórtica com o sistema de condução, em especial o ramo esquerdo. A: seio coronariano direito. B: seio não coronariano. Em verde o ramo esquerdo.

- **Eventos cerebrovasculares:** embora a incidência de AVC tenha diminuído com a experiência e as melhorias nos dispositivos, essa complicação ainda é uma preocupação significativa. Filtros de proteção cerebral são utilizados em algumas abordagens para reduzir esse risco.

PERSPECTIVAS

Inovações em dispositivos

A evolução contínua dos dispositivos TAVI está focada na melhoria da durabilidade das válvulas, na redução do perfil dos cateteres e na minimização das complicações. Novos materiais e designs valvares estão sendo desenvolvidos para aprimorar a performance e a longevidade das próteses.

Expansão das indicações

A TAVI está sendo estudada em populações de pacientes de baixo risco, com resultados promissores. Estudos como o PARTNER 3, o Evolut Low Risk e o NOTION demonstraram que a TAVI é segura e eficaz em pacientes com baixo risco cirúrgico, o que pode levar à expansão de suas indicações.

Estratégias de imagem avançadas

Técnicas de imagem, como a tomografia computadorizada com planejamento tridimensional e a ecocardiografia avançada, estão aprimorando o planejamento pré-procedimento e a precisão da implantação valvar. Essas tecnologias ajudam a otimizar o dimensionamento da válvula e a escolha da via de acesso.

Abordagens personalizadas

A medicina personalizada está ganhando destaque na cardiologia intervencionista. A análise detalhada dos fatores de risco individuais, da genética e da resposta ao tratamento permitirá abordagens mais personalizadas para a TAVI, melhorando os resultados e reduzindo as complicações.

Pesquisa e desenvolvimento

A pesquisa contínua é essencial para compreender melhor os mecanismos subjacentes à estenose aórtica e para desenvolver terapias inovadoras. Ensaios clínicos futuros se concentrarão na comparação de diferentes tipos de válvulas, abordagens de implante e estratégias de manejo pós-operatório.

REFERÊNCIAS

1. Smith CR, Leon MB, Mack MJ, et al. Transcatheter versus surgical aortic-valve replacement in high-risk patients. N Engl J Med. 2011;364(23):2187-98. doi: 10.1056/NEJMoa1103510.
2. Leon MB, Smith CR, Mack MJ, et al. Transcatheter or surgical aortic-valve replacement in intermediate-risk patients. N Engl J Med. 2016;374(17):1609-20. doi: 10.1056/NEJMoa1514616.
3. Mack MJ, Leon MB, Thourani VH, et al. Transcatheter aortic-valve replacement with a balloon-expandable valve in low-risk patients. N Engl J Med. 2019;380(18):1695-705. doi: 10.1056/NEJMoa1814052.
4. Reardon MJ, Van Mieghem NM, Popma JJ, et al. Surgical or transcatheter aortic-valve replacement in intermediate-risk patients. N Engl J Med. 2017;376(14):1321-31. doi: 10.1056/NEJMoa1700456.
5. Søndergaard L, Steinbrüchel DA, Ihlemann N, et al. Transcatheter aortic valve replacement versus surgical valve replacement in patients with severe aortic valve stenosis: one-year results from the all-comers NOTION randomized clinical trial. J Am Coll Cardiol. 2015;65(20):2184-94. doi: 10.1016/j.jacc.2015.03.014.
6. Popma JJ, Deeb GM, Yakubov SJ, et al. Transcatheter aortic-valve replacement with a self-expanding valve in low-risk patients. N Engl J Med. 2019;380(18):1706-15. doi: 10.1056/NEJMoa1816885.
7. Banovic M, Jelenc M, Milicic D, et al. Aortic valve replacement versus conservative treatment in asymptomatic severe aortic stenosis: the AVATAR trial. Circulation. 2022;145(9):648-58. doi: 10.1161/CIRCULATIONAHA.121.056152.
8. Tarasoutchi F, Montera MW, Ramos AI, et al. Diretriz Brasileira de Valvopatias – 2020. Arq Bras Cardiol. 2020;115(3):720-75. doi: 10.36660/abc.20201047.
9. Vahanian A, Beyersdorf F, Praz F, et al. 2021 ESC/EACTS guidelines for the management of valvular heart disease. Eur Heart J. 2021;42(5):554-646. doi: 10.1093/eurheartj/ehaa964.
10. Otto CM, Nishimura RA, Bonow RO, et al. 2020 ACC/AHA guideline for the management of patients with valvular heart disease: a report of the American College of Cardiology/American Heart Association Joint Committee on Clinical Practice Guidelines. J Am Coll Cardiol. 2021;77(4):e25-e197. doi: 10.1016/j.jacc.2020.11.018.
11. Søndergaard L, Ihlemann N, Capodanno D, et al. Durability of transcatheter and surgical bioprosthetic valves in patients at low surgical risk. J Am Coll Cardiol. 2020;75(13):1496-508. doi: 10.1016/j.jacc.2020.01.039.
12. Makkar RR, Thourani VH, Mack MJ, et al. Long-term outcomes of transcatheter aortic valve replacement in high-risk patients. J Am Coll Cardiol. 2018;71(4):392-402. doi: 10.1016/j.jacc.2017.11.075.
13. Brown ML, Thourani VH, Webb JG, et al. Postoperative care and anticoagulation strategies following TAVR. Circulation. 2021;143(4):302-14. doi: 10.1161/CIR.0000000000000847.
14. Green P, Babaliaros VC, Pislaru SV, et al. Management of paravalvular leak after TAVR. J Thorac Cardiovasc Surg. 2021;161(4):1135-46. doi: 10.1016/j.jtcvs.2020.08.108.
15. Wang A, Brennan JM, Guimarães PO, et al. Long-term follow-up and valve durability in TAVR. J Am Heart Assoc. 2022;11(8):e023658. doi: 10.1161/JAHA.121.023658.

28

Plastia da valva aórtica

Acrisio Sales Valente
Marcos Aurélio Barboza de Oliveira
Aloísio Sales Barbosa Gondim
Valdester Cavalcante Pinto Júnior

INTRODUÇÃO

A doença da valva aórtica tem importância significativa devido à sua alta incidência e prevalência. Quando a disfunção valvar se torna grave e sintomática, tratando-se de um problema mecânico, a intervenção cirúrgica se faz necessária para a plastia valvar ou a substituição por uma prótese. O tratamento da estenose valvar simples pode envolver dilatação ou implante de próteses transcateter, além da cirurgia para comissurotomia com eventual necessidade de desbastamento das cúspides. Nos casos de regurgitação, a abordagem predominante atualmente é a cirurgia com acesso direto à valva para implante de prótese ou, idealmente, plastia valvar. Essa última abordagem frequentemente envolve técnicas elaboradas sobre os folhetos aórticos, com ou sem estabilização do anel valvar, exigindo profundo conhecimento da anatomia e da mecânica de funcionamento valvar.

A recente evolução dos métodos diagnósticos tem possibilitado uma melhor compreensão dos aspectos funcionais e anatômicos da regurgitação aórtica, permitindo identificar com maior precisão anormalidades como prolapso ou retração de cúspides, o que possibilita técnicas de recuperação da valva. O implante de próteses, ainda a conduta predominante, apresenta maior mortalidade quando comparado à população geral, principalmente em jovens e adultos de meia-idade. As próteses estão em constante evolução e apresentam bom desempenho, mas persistem desafios, como o desgaste precoce das biopróteses em pacientes jovens e a necessidade de anticoagulação contínua nas próteses mecânicas.

Por outro lado, os avanços na plastia da valva aórtica e os bons resultados dessa abordagem vêm sendo amplamente documentados em estudos recentes.[1] Este capítulo explorará essa alternativa, abordando as principais técnicas de plastia valvar na insuficiência aórtica, com foco nas intervenções sobre os folhetos aórticos.

ANATOMIA CIRÚRGICA

A eficiente e duradoura plastia da valva aórtica depende da compreensão da anatomia, do funcionamento e da interação entre os folhetos e a raiz aórtica. Assim, algumas estruturas e suas medidas normais devem ser conhecidas (Figura 1).

- **Anel aórtico basal:** é um círculo virtual que conecta o nadir de cada cúspide aórtica. Apresenta um formato de coroa em composição com as três cúspides aórticas e comissuras, formando três espaços triangulares abaixo destas, conhecidos como triângulos subcomissurais. Esses espaços são dinâmicos e se expandem na sístole, sendo fundamentais para a função valvar.[2,3] Em adultos, o anel basal é de 10% a 15% menor que a junção sinotubular, medindo entre 20 e 31 mm (13±1 mm/m^2).
- **Junção ventrículo-arterial (JVA)**: também conhecida como junção aórtico-arterial, é um círculo localizado ligeiramente acima do anel basal. O anatomista considera a JVA como a verdadeira junção entre a parede aórtica e o miocárdio ventricular esquerdo. Suas dimensões médias são 23±2 mm em mulheres e 26±3 mm em homens, com valores indexados de 13±1 mm/m^2 para ambos os gêneros. Alguns autores abordam a JVA, o anel basal e o ânulo valvar como um mesmo conceito prático.
- **Junção sinotubular (JST):** é a região da aorta ascendente onde ocorre a transição do seio aórtico para o segmento tubular, sendo o limite entre a raiz

aórtica e o segmento ascendente. Suas dimensões médias variam entre 22 e 36 mm (15±1 mm/m^2).

- **Raiz aórtica:** consiste no anel aórtico, nas cúspides aórticas, nos seios de Valsalva e na junção sinotubular.
- **Comissura:** é o ponto mais alto onde duas cúspides se encontram, localizada imediatamente abaixo da junção sinotubular.
- **Nódulo de Arantius**: é uma estrutura fibrosa localizada no centro de cada borda livre de uma cúspide.

Considerações sobre a valva aórtica bicúspide (VAB):

A valva aórtica bicúspide é a malformação cardíaca congênita mais comum, estando presente em 0,5% a 2% da população. Nesta condição, a valva aórtica não apresenta três, mas duas cúspides. Na maioria das apresentações, observa-se a presença de uma comissura subdesenvolvida ou ponte fibrosa, denominada rafe. O mecanismo de abertura da valva com uma cúspide a menos pode resultar em maior tensão sobre os folhetos, evoluindo com espessamento, calcificação e/ou alongamento das cúspides, levando à disfunção valvar. Além disso, pode haver um complexo de alteração histológica tecidual associado, cursando com dilatação da aorta.

Sievers et al. classificaram a valva aórtica bicúspide em três categorias principais, dependendo do número de rafes: a forma pura, sem rafe (Tipo 0); a forma mais comum, com uma única rafe (Tipo 1); e a forma unicúspide, com duas rafes (Tipo 2).[4]

É frequente a fusão das cúspides coronárias esquerda e direita, com presença de uma rafe e redundância da cúspide, resultando em prolapso. A linha de inserção da cúspide não coronária é relativamente longa, o que também pode levar ao prolapso e/ou reduzir a mobilidade da cúspide.

CONSIDERAÇÕES DIAGNÓSTICAS

A ecocardiografia é o exame de escolha para a identificação e quantificação da lesão valvar, bem como para a definição de seu mecanismo. Na regurgitação da valva, a avaliação ecocardiográfica deve determinar o número e o aspecto das cúspides, identificar se o jato regurgitante é central ou excêntrico e verificar a presença de dilatação do anel valvar. Essa avaliação morfofuncional permite uma estimativa prévia da viabilidade da preservação da valva ou da necessidade de implante de uma prótese, orientando o planejamento cirúrgico pré-operatório. A análise das demais valvas cardíacas e da função ventricular também é fundamental.

A ecocardiografia 3D introduz novos parâmetros e proporciona imagens mais detalhadas, auxiliando o cirurgião na compreensão da disfunção valvar. A avaliação dos diâmetros e volumes cardíacos, associada à função ventricular esquerda e à quantificação da dis-

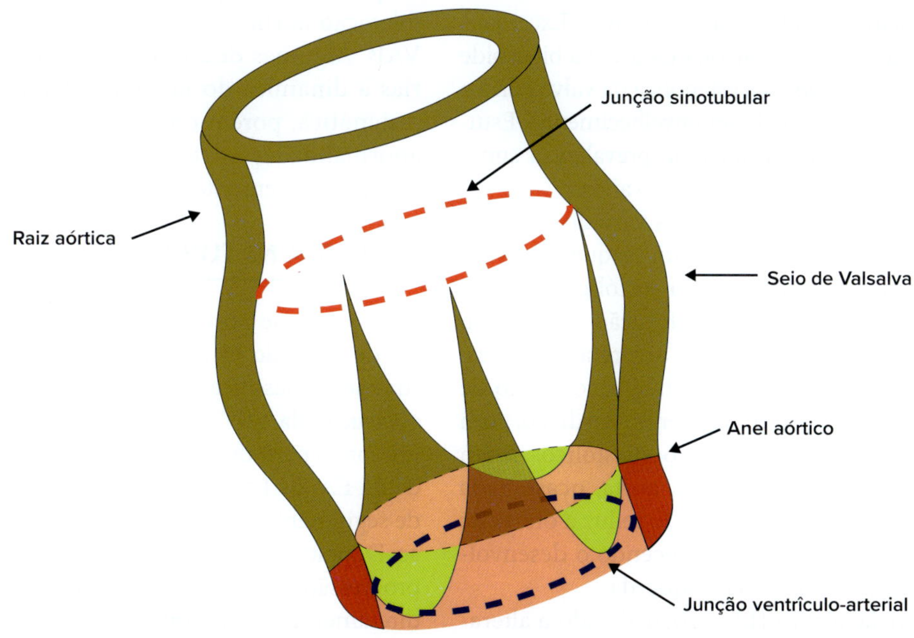

FIGURA 1.
Anatomia da valva aórtica.

função, determina a indicação cirúrgica, que pode ser mais desafiadora em pacientes assintomáticos.

A avaliação transoperatória da plastia valvar por meio da ecocardiografia transesofágica é mandatória na cirurgia para tratamento da disfunção valvar, especialmente para a verificação do resultado nos casos de preservação da valva, permitindo a realização de eventuais ajustes no mesmo tempo cirúrgico.

A ressonância magnética (RMN) é um exame complementar útil para avaliar a fração regurgitante em casos de dúvida diagnóstica ou quando há incompatibilidade entre os achados ecocardiográficos e a clínica do paciente. Além disso, é empregada na avaliação da função do ventrículo direito.

A tomografia computadorizada (TC) é recomendada na presença de dilatação da aorta, devendo fornecer as medidas do anel valvar e dos diversos segmentos do vaso. Esse exame é essencial para embasar a indicação cirúrgica de aneurismas associados e para o acompanhamento a longo prazo. A TC sem contraste também desempenha um papel importante na avaliação do grau de calcificação da aorta, orientando as estratégias de canulação e aortotomia.

FISIOPATOLOGIA

A fisiopatologia da doença valvar aórtica é definida pela alteração etiológica que acomete seus folhetos (cúspides), resultando em estenose e/ou insuficiência.

A estenose aórtica (EA) tem como principais causas etiológicas a valva bicúspide congênita, a febre reumática e a estenose calcífica do idoso (degenerativa). Excetuando-se as estenoses severas relacionadas à valva bicúspide no grupo pediátrico, a doença estenótica da valva aórtica está intimamente relacionada ao envelhecimento. Estudos populacionais demonstram uma prevalência superior a 3% em indivíduos com mais de 75 anos.

A progressão da EA leva a graus variados de obstrução da via de saída do ventrículo esquerdo (VE), ocasionando aumento da pressão sistólica, prolongamento do tempo de ejeção e elevação da pressão diastólica do VE. Essas alterações acarretam aumento da massa ventricular esquerda, maior consumo de oxigênio e diminuição do desempenho cardíaco, com comprometimento do enchimento diastólico. Além disso, a menor pressão na raiz da aorta, ocasionada pela obstrução da via de saída do VE, reduz a oferta de oxigênio aos cardiomiócitos, favorecendo o desenvolvimento de falência ventricular esquerda.

A insuficiência aórtica (IA) ocorre devido a alterações primárias dos folhetos aórticos e/ou modificações na raiz aórtica. As principais causas de acometimento primário das cúspides incluem degeneração calcificada, endocardite infecciosa, febre reumática, trauma da aorta ascendente com rotura e defeito septal ventricular com prolapso de folheto. Outras causas mais raras envolvem diversas enfermidades do colágeno.

Nos últimos anos, as alterações associadas à dilatação da raiz aórtica têm se destacado como causa importante da IA. Diversas patologias estão relacionadas a essas modificações anatômicas, incluindo a síndrome de Marfan, dissecções aórticas, aortite sifilítica, dilatação por doenças autoimunes, hipertensão, envelhecimento e valva aórtica bicúspide. Quando a dilatação do anel aórtico se torna significativa, interferindo na coaptação das cúspides, instala-se o refluxo valvar.

A regurgitação valvar acarreta aumento do volume de ejeção, da pressão sistólica e do volume do VE, concomitante à redução da pressão diastólica e do volume de ejeção efetivo. Como consequência, há aumento do tempo de enchimento ventricular e diminuição do tempo de enchimento diastólico, que, em associação com os mecanismos fisiopatológicos iniciais, resultam em desbalanço entre a oferta e a demanda de oxigênio. Caso não haja intervenção nesse cenário, a insuficiência ventricular esquerda se instala.

Especificamente em relação à valva aórtica bicúspide (VAB), cuja relevância decorre de sua alta prevalência, a regurgitação pode ocorrer devido a uma rafe calcificada restritiva, resultando em mobilidade reduzida da cúspide ou defeito do tecido na margem livre. Dessa forma, na cirurgia de plastia valvar, essa rafe pode necessitar de ressecção. Além disso, os folhetos frequentemente apresentam redundância e prolapso. A dilatação aórtica ocorre em até 50% dos adultos com VAB. Algumas dessas alterações podem ser secundárias à dinâmica do fluxo, na chamada dilatação pós-estenótica, porém estudos recentes demonstram que anormalidades estruturais ocorrem em nível celular, independentemente da lesão hemodinâmica.

HISTÓRIA NATURAL

A estenose aórtica, com consequente obstrução da via de saída do ventrículo esquerdo (VSVE), é consensualmente classificada como leve, moderada ou severa. A obstrução da VSVE progride lentamente, resultando em um longo período assintomático. O aumento da gravidade da EA, de leve a severa, leva a alterações nos exames de seguimento, incluindo aumento da velocidade do jato ao Doppler (>4 m/s) e redução da área valvar, além da progressão dos sintomas. O surgimento de sintomas está diretamente correlacionado a um pior prognóstico.

As principais manifestações clínicas incluem dispneia aos esforços, angina pectoris, síncope, sintomas de insuficiência cardíaca e morte súbita. Eventualmente, pode ocorrer sangramento gastrointestinal devido a malformações vasculares, especialmente no cólon direito. A dispneia ao exercício decorre da incapacidade do coração de aumentar seu débito cardíaco para atender à demanda de oxigênio dos tecidos. A precordialgia está associada a um desequilíbrio entre a oferta e a demanda de oxigênio pelos cardiomiócitos ou à presença de doença arterial coronariana concomitante. Os episódios sincopais podem estar relacionados à redução da perfusão cerebral durante atividades diárias ou a alterações nos barorreceptores aórticos.

A insuficiência aórtica (IA) pode se instalar de forma aguda ou crônica, levando a diferentes desfechos clínicos, e é classificada como leve, moderada ou severa. A IA crônica está associada a longos períodos assintomáticos, podendo os sintomas surgir apenas na quinta ou sexta década de vida. Quando os sintomas aparecem, o prognóstico piora significativamente, manifestando-se por edema pulmonar, sintomas de insuficiência cardíaca e risco aumentado de morte súbita. A sobrevida média em quatro anos após o início da sintomatologia é de apenas 30%. Alguns sinais clínicos característicos da IA crônica incluem os sinais de Musset, Quincke, Corrigan e Müller, além da pressão arterial divergente.

Diferentemente da instalação crônica da IA, na forma aguda não há tempo para o desenvolvimento de mecanismos adaptativos. O VE não está preparado para lidar com a sobrecarga volumétrica regurgitante súbita, associada ao influxo normal proveniente do átrio esquerdo, o que resulta em taquicardia, hipotensão e choque cardiogênico. O paciente geralmente apresenta-se taquicárdico, sudoréico, vasoconstrito, cianótico e, em casos graves, chocado. Outras apresentações podem ocorrer, dependendo da etiologia da IA, como trauma, endocardite infecciosa e dissecções aórticas.

INDICAÇÕES CIRÚRGICAS

As principais indicações de intervenção (reparo/troca valvar cirúrgica ou procedimento por cateter) em portadores de valvopatia aórtica são bem estabelecidas em diretrizes nacionais e internacionais e são resumidas a seguir.[5]

As indicações de intervenção cirúrgica na estenose aórtica assintomática incluem:

- Estenose aórtica severa com fração de ejeção do ventrículo esquerdo (FEVE) < 50%, excluindo-se outras causas (Classe I).
- Estenose severa em indivíduos que apresentam sintomas em testes provocativos.
- Estenose severa em indivíduos com FEVE < 55% (Classe IIA).
- Estenose severa em indivíduos que apresentam queda da pressão arterial > 20 mmHg em teste de exercício.
- Indivíduos com FEVE > 55% com os seguintes achados: gradiente > 60 mmHg, velocidade de fluxo > 5 m/s, calcificação extensa na tomografia computadorizada cardíaca e níveis persistentemente elevados de BNP (> 3x), sem outras causas prováveis.
- Troca ou reparo da valva aórtica em portadores de estenose severa submetidos a cirurgia de revascularização miocárdica, procedimentos na aorta ascendente e/ou procedimentos em outras valvas.

As indicações de intervenção em indivíduos portadores de EA sintomática são:

- Indivíduos com gradiente médio VE-Ao > 40 mmHg, velocidade de pico > 4 m/s e área valvar aórtica < 0,6 cm^2/m^2.
- Indivíduos com fluxo reduzido (35 ml/m^2) e gradiente baixo (< 40 mmHg) com FEVE < 50% que tenham reserva contrátil.
- Indivíduos com estenose de baixo fluxo e gradiente com fração de ejeção normal, após avaliação que confirme a estenose grave.
- Indivíduos com EA de baixo fluxo e gradiente com FEVE reduzida, sem reserva contrátil, e tomografia computadorizada cardíaca demonstrando severa calcificação.

As indicações de intervenção em pacientes portadores de insuficiência aórtica severa são:

- Indivíduos sintomáticos, independentemente da fração de ejeção do VE.
- Indivíduos assintomáticos com diâmetro sistólico final do VE > 50 mm ou 25 mm/m^2 de superfície corporal e FEVE < 50%.
- Indivíduos sintomáticos ou assintomáticos que serão submetidos a cirurgia de revascularização miocárdica, cirurgia na aorta ascendente ou cirurgia em outras valvas.
- Substituição da raiz aórtica com preservação da valva aórtica em pacientes jovens nos seguintes casos: diâmetro > 55 mm, síndrome de Marfan e valva aórtica bicúspide > 50 mm.

TOMADA DE DECISÃO PRÉ-OPERATÓRIA

O entendimento da anatomia cirúrgica dos portadores de insuficiência aórtica (IA) é essencial, pois há diferentes técnicas de reparo que podem ser utilizadas. Três tipos de situações têm sido descritas:

- Aorta ascendente e raiz normal.
- Dilatação da raiz aórtica.
- Dilatação da aorta ascendente.

Carpentier classificou a IA considerando o mecanismo responsável pela insuficiência de coaptação dos folhetos aórticos, o que pode orientar previamente as técnicas de reparo que mais provavelmente poderão ser empregadas:[6]

- **Tipo I**: cúspides normais associadas à dilatação da raiz ou da aorta ascendente, ocasionando jato regurgitante central ou perfuração de cúspide.
- **Tipo II**: prolapso da cúspide, resultando em jato excêntrico.
- **Tipo III**: retração de cúspide, levando a jato central e/ou jatos excêntricos.

Além da compreensão pré-operatória do mecanismo da disfunção valvar, o cirurgião precisa ter conhecimento prévio da superfície corpórea do paciente e das dimensões esperadas para o anel valvar e a aorta ascendente. A maioria dos autores considera como ponto de corte para definição da técnica a ser adotada o diâmetro anular aórtico de 25 mm em adultos.

Em pacientes com raiz e aorta ascendente normais (< 40-45 mm) e anel aórtico abaixo de 25 mm, a plastia valvar pode se restringir aos folhetos ou ser associada a uma anuloplastia subcomissural para estabilização anular. Nos pacientes com anel aórtico acima de 25 mm, a correção pode ser realizada por meio de anuloplastia subcomissural associada à plastia da junção sinotubular.

Indivíduos com dilatação da raiz acima de 45 mm e anel aórtico menor que 25 mm podem ser tratados com técnicas de remodelamento, como a proposta por Yacoub.[7] Já aqueles com dilatação da raiz e anel maior que 25 mm são melhor tratados com técnicas de reimplante, como a de David, ou remodelamento com anuloplastia.[8]

Todas essas possibilidades e apresentações devem ser previamente estudadas por meio de ecocardiografia e tomografia computadorizada, permitindo um planejamento adequado da cirurgia e a disponibilização dos materiais necessários para a execução otimizada da técnica.

TÉCNICA OPERATÓRIA

A necessidade de troca da raiz da aorta com preservação valvar apresenta duas possibilidades de abordagem: as técnicas de reimplante e as técnicas de remodelamento. O reimplante envolve a ressecção da raiz da aorta com desinserção dos óstios coronarianos, seguido do implante de um enxerto tubular com fixação da valva nativa em seu interior e reimplante das coronárias. Já o remodelamento consiste na sutura de um enxerto tubular nos seios de Valsalva e reimplante das coronárias, podendo ser associado ou não à anuloplastia com fita protética ou sutura circular subvalvar com fio de politetrafluoretileno. Essas técnicas, também denominadas *valve-sparing*, serão abordadas em capítulo específico.

As técnicas de plastia a nível dos folhetos são diversas, sendo algumas das principais descritas a seguir.

Correção de prolapso de folhetos

O processo inicia-se com a identificação da cúspide redundante. Pontos de polipropileno 6-0 devem ser passados individualmente nos nódulos de Arantius dos folhetos e, por meio de delicados movimentos de tração lateral, as cúspides são comparadas. Deve-se estabelecer uma coaptação adequada entre as cúspides sem comprometer sua mobilidade. O nível ideal de coaptação das cúspides aórticas deve situar-se no ponto médio da altura dos seios aórticos, sendo superior a 8 mm após o reparo. Outro parâmetro importante é o comprimento da borda livre do folheto, que deve ser aproximadamente 1,5 vezes maior que o diâmetro da válvula para garantir coaptação adequada. A altura da cúspide, medida da inserção aórtica no nadir do seio até o nódulo de Arantius, deve ser de 16 mm em válvulas aórticas tricúspides e 19 mm em válvulas aórticas bicúspides para reparos eficazes.[9]

Algumas formas de simetrização das cúspides são descritas, sempre considerando as medidas mencionadas. O encurtamento da margem do folheto prolapsado pode ser realizado próximo às comissuras por meio de uma plicatura simples ou contra a parede aórtica, como proposto por Trusler. Entretanto, essa técnica apresenta a desvantagem de concentrar o estresse nas áreas paracomissurais da margem livre da cúspide durante a diástole, o que pode comprometer sua durabilidade. Carpentier propôs a excisão triangular do tecido redundante do folheto, seguida da reaproximação das partes restantes.[10] No entanto, essa abordagem exige um alto nível de julgamento quanto à quantidade de tecido a ser removida, afetando a reprodutibilidade da técnica.

Outra opção para correção da cúspide redundante é o reforço da margem livre com uma camada simples ou dupla de sutura fina de politetrafluoretileno (PTFE), aplicada ao longo da margem livre de uma comissura à outra (Figura 2).

A técnica mais utilizada, no entanto, é a plicatura central, que consiste no encurtamento do comprimento da borda livre do folheto prolapsado, adjacente ao nódulo de Arantius, por meio de suturas simples de polipropileno 5-0 ou 6-0. Para definir a extensão da plicatura, contrapõe-se o folheto redundante ao folheto normal por meio de tração com sutura no nódulo de Arantius, marcando-se o ponto médio do folheto normal sobre o folheto redundante. Essa manobra é realizada a partir de cada comissura, resultando em um ponto de marcação em cada lado do nódulo, delimitando a zona de excesso (Figura 2) O folheto alongado e por vezes fenestrado pode ser estabilizado por sutura de PTFE 6-0 (Figura 3).

Retração ou perfuração de folhetos

Fenestrações podem ser fechadas com pericárdio autólogo. Retrações significativas, quadro comum nas apresentações reumáticas, podem ser corrigidas com a extensão da cúspide por meio de tecido autólogo. O objetivo final é restaurar relações adequadas de coaptação entre as cúspides, conforme descrito anteriormen-

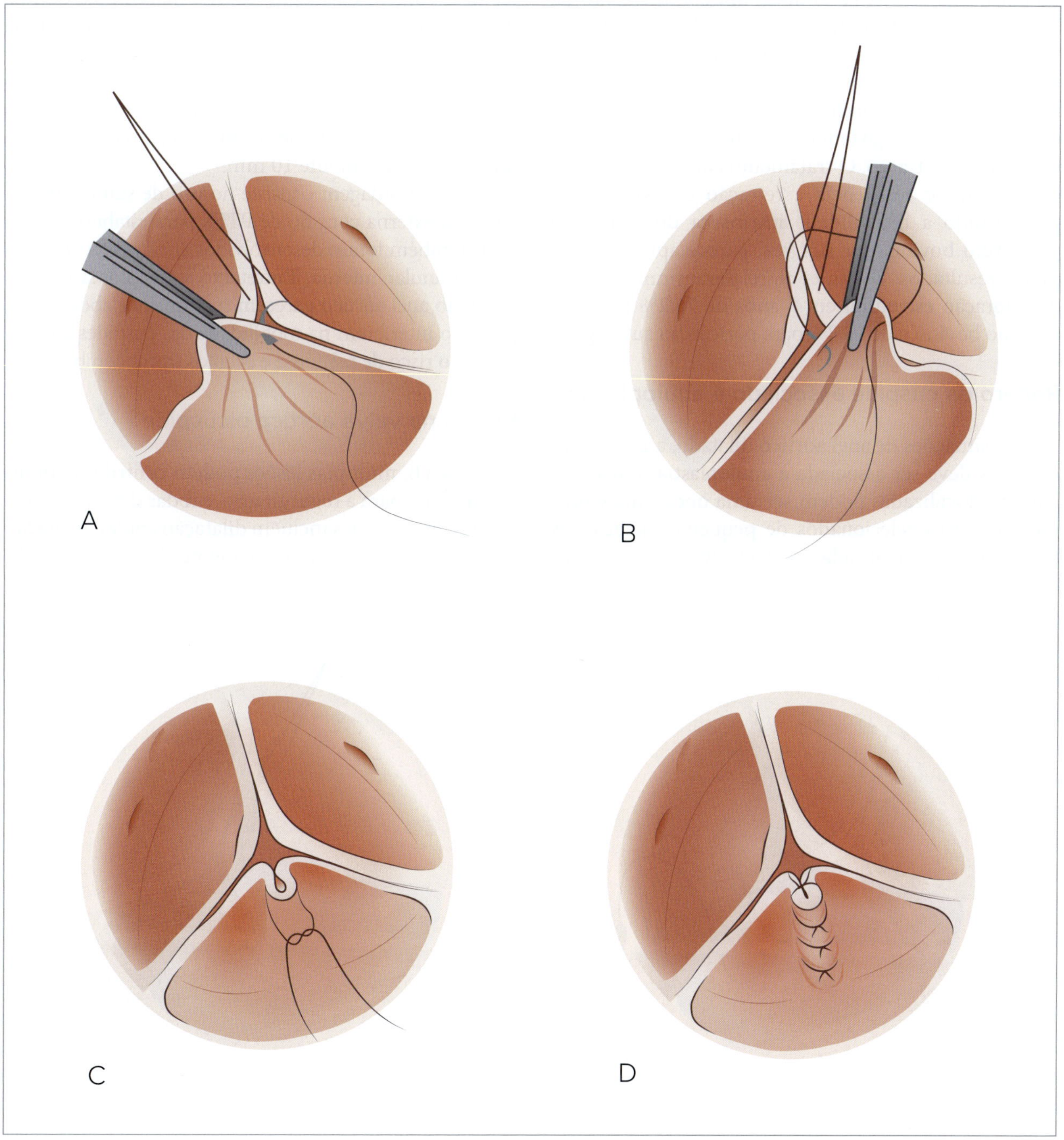

FIGURA 2.
Plicatura central do folheto aórtico alongado. Uma sutura nos nódulos de Arantius é utilizada para a mensuração dos folhetos.

te. Embora algumas experiências tenham mostrado bons resultados, a técnica apresenta desafios. A linha de sutura entre os tecidos pode evoluir com espessamento, interferindo na mobilidade da cúspide. Outro aspecto relevante é a escolha do material e o formato do *patch* a ser utilizado, uma vez que a forma inadequada do enxerto pode comprometer o resultado funcional. Além disso, há relatos de maior predisposição à endocardite, com incidência de até 10,8% em alguns estudos.[11] Rankin et al. recomendam que o desenho do *patch* seja amplo, garantindo um comprimento da borda livre do folheto de 2,25 vezes o diâmetro anular na valva aórtica bicúspide (VAB) e 1,5 vezes na valva tricúspide.[12]

Em relação ao material para a extensão da cúspide, o pericárdio autólogo tende a evoluir com espessamento precoce e retração. O tratamento com glutaraldeído confere maior resistência à retração e degeneração, preservando a flexibilidade intrínseca do tecido. O pericárdio bovino, por sua vez, parece apresentar os piores resultados. Duran et al. relataram uma taxa de deterioração estrutural em 8 anos de 76,2% para pericárdio bovino e de 96,8% para pericárdio autólogo.

Reparo da cúspide associado à anuloplastia

Em situações de anel aórtico dilatado, a plastia das cúspides deve ser associada à anuloplastia. Plicaturas anulares localizadas podem ser uma opção mais simples em casos selecionados de pequena dilatação. A sutura pode ser realizada ao nível subcomissural, nos seios de Valsalva ou nos triângulos interfolhetos. Para maior estabilização do anel e em casos de dilatações mais acentuadas, técnicas de anuloplastia circunferencial completa são as opções mais indicadas.

As abordagens mais comuns envolvem o uso de tiras externas de politetrafluoretileno (PTFE) ou Dacron®, fixadas com pontos em "U" ao longo do anel, abaixo dos seios de Valsalva. O anel protético deve ser amarrado contra um dilatador Hegar do diâmetro desejado para a correção do anel valvar (Figura 4). Essas técnicas exigem dissecção externa mais ampla da raiz da aorta abaixo do plano valvar. Na valva tricúspide sem dilatação da raiz aórtica, essa dissecção pode ser menos profunda, pois o anel basal se localiza próximo à junção ventrículo-arterial (< 4 mm). No entanto, na VAB, essa distância pode ser mais acentuada, chegando a aproximadamente 10 mm.

Outra abordagem consiste no uso de sutura circunferencial externa com fio de PTFE para estabilização do anel. Também foram desenvolvidos anéis protéticos para fixação anular interna. Entretanto, as anuloplastias externas ao anel aórtico parecem ser a melhor abordagem, pois não interferem na mobilidade das cúspides e minimizam o risco de hemólise e eventos tromboembólicos.

Plastia na valva aórtica bicúspide

Na VAB, múltiplas lesões podem contribuir simultaneamente para a regurgitação, e todas devem ser corrigidas. Essas lesões incluem dilatação anular, dilatação da junção sinotubular, alargamento do triângulo sub-

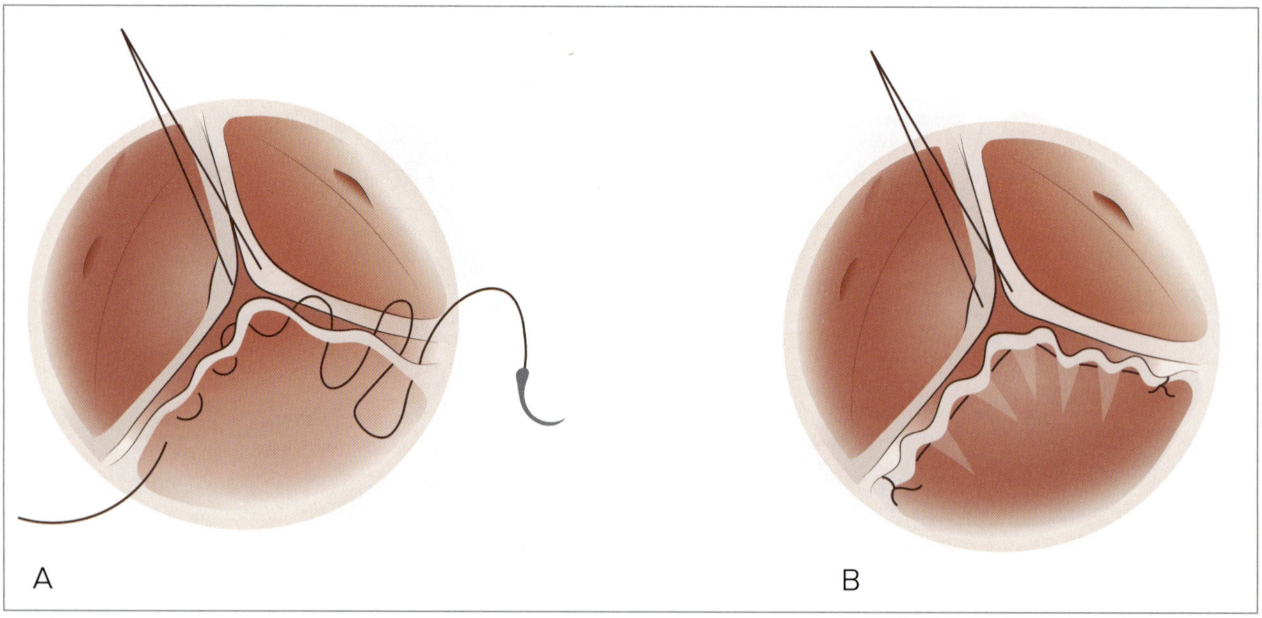

FIGURA 3.
Estabilização de folheto aórtico alongado por sutura contínua de PTFE 6-0.

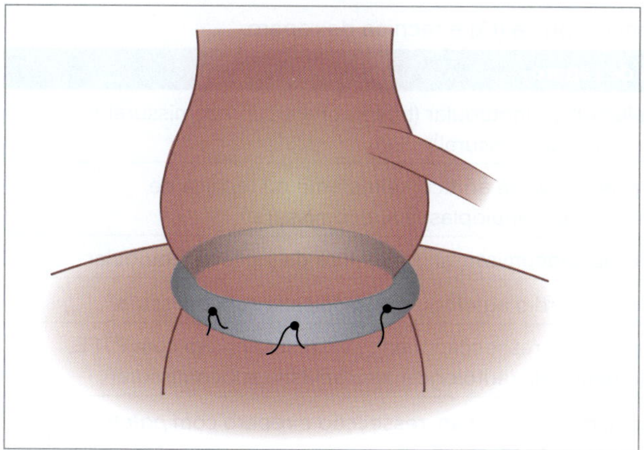

FIGURA 4.
Estabilização do anel aórtico com tiras de PTFE.

comissural e prolapso de uma ou ambas as cúspides. Para esta última condição, o reparo consiste na plicatura do segmento central da margem livre, envolvendo o nódulo de Arantius, conforme descrito anteriormente. É fundamental que a plastia não encurte o folheto nem resulte em uma forma rasa, o que poderia comprometer a mobilidade e a coaptação adequada.

Quando a rafe é restritiva ou calcificada, a abordagem cirúrgica inclui uma ressecção triangular desse tecido. Na ausência de tecido adequado, um remendo triangular de pericárdio tratado com glutaraldeído é a melhor alternativa para restaurar a cúspide. Valvas unicúspides apresentam maior complexidade, sendo a estratégia mais descrita a separação das comissuras fundidas, com eventual necessidade de aumento da cúspide, criando uma valva bicúspide.

A anuloplastia frequentemente se faz necessária para estabilização do anel. Em pacientes com aneurisma da raiz da aorta, a substituição por uma prótese tubular pode ser indicada.

A sistematização do reparo da valva aórtica, baseada na classificação funcional da insuficiência aórtica, pode ser resumida na Tabela 1.[13]

MANEJO PÓS-OPERATÓRIO

O manejo pós-operatório de um paciente submetido à plastia valvar aórtica não difere significativamente das demais cirurgias valvares. A qualidade do reparo valvar já deve ter sido confirmada por meio da ecocardiografia transesofágica ainda na sala de operação. Cuidados específicos devem ser tomados para evitar picos hipertensivos, que podem comprometer a integridade da plastia, e a monitorização rigorosa do sangramento pelos drenos é essencial. No mais, o seguimento deve ser baseado em protocolos institucionais estabelecidos. Um ecocardiograma transtorácico antes da alta hospitalar costuma ser realizado para avaliação final do resultado da plastia.

RESULTADOS

A plastia valvar aórtica tem evoluído significativamente nas últimas duas décadas, impulsionada pelo aprimoramento dos métodos diagnósticos, que possibilitam uma melhor compreensão da anatomia e fisiopatologia da valvopatia aórtica. Para garantir resultados duradouros, alguns fatores preditivos de falência da plastia devem ser observados:

- **Dilatação anular**: na presença de dilatação anular ($\geq$ 26 mm), a realização de uma anuloplastia circunferencial completa ao nível do anel basal é essencial. O diâmetro final da anuloplastia deve ser ajustado conforme a superfície corpórea do paciente, o diâmetro anular pré-operatório e o grau da regurgitação valvar. Anuloplastias insuficientes estão associadas à falência precoce da plastia.
- **Prolapso de cúspide residual**: a simetrização das cúspides é fundamental, sendo necessário um cuidadoso balanceamento das medidas comparativas entre elas. O objetivo principal é obter uma adequada zona de coaptação, o que pode ser alcançado pela plicatura central da margem livre.
- **Retração de cúspide residual**: as cúspides devem apresentar um comprimento adequado para garantir uma zona de coaptação suficiente. Após a mobilização adequada, a distância entre a margem livre central e a base da cúspide deve ser em torno de 10 mm nas valvas tricúspides e superior a 20 mm nas VABs. Caso esses parâmetros não sejam atingidos, a viabilidade da plastia deve ser reconsiderada.
- **Assimetria comissural**: na VAB, a orientação das comissuras desempenha um papel crítico na durabilidade da plastia. O ângulo entre as comissuras deve situar-se entre 160° e 180°, podendo ser corrigido com técnicas de plicatura do seio.
- **Utilização de remendos**: o uso de materiais para alongamento ou reconstrução das cúspides está associado a uma maior incidência de disfunção precoce da plastia, devendo ser evitado sempre que possível.

Quando esses fatores são devidamente controlados, os resultados a longo prazo da plastia valvar aórtica são satisfatórios, com taxas de sobrevida livre de reoperação superiores a 80% em 10 anos. Os resultados são pouco inferiores quando uso de pericárdio ou em VAB.[14,15]

TABELA 1 Correlação da classificação funcional da insuficiência aórtica (IA) e técnica de reparo.

Classificação funcional da IA	Técnica de reparo
Tipo 1a - Dilatação da junção sinotubular e aorta ascendente	Remodelamento sinotubular (troca aórtica supracomissural + anuloplastia subcomissural[1])
Tipo 1b - Dilatação dos seios de Valsalva e junção sinotubular	Preservação de valva aórtica: reimplante ou técnica de remodelamento + anuloplastia subcomissural[1]
Tipo 1c - Dilatação da junção aorto-ventricular	Anuloplastia subcomissural[1] + plicatura da junção sinotubular
Tipo 1d - Perfuração de cúspide	*Patch* de pericárdio autólogo + anuloplastia subcomissural[1]
Tipo II - Prolapso de cúspide	Plicatura central, ressecção triangular, resuspensão com PTFE, *patch* de pericárdio autólogo + anuloplastia subcomissural[1]
Tipo III - Mobilidade da cúspide reduzida	Raspagem, descalcificação, ressecção e reparo com *patch* + anuloplastia subcomissural[1]

[1] A técnica de anuloplastia subcomissural consiste na plicatura anular com Teflon reforçado em "U" no nível de cada trígono intercomissural (Ponto de Cosgrove).

PERSPECTIVAS

A evolução contínua do tratamento conservador da valva aórtica, com foco na preservação valvar, está diretamente relacionada à maior reprodutibilidade das técnicas cirúrgicas e ao desenvolvimento de materiais avançados para a reconstrução das cúspides. A engenharia genética deverá desempenhar um papel importante na bioengenharia de tecidos valvares, possibilitando alternativas mais duráveis para o reparo valvar. Além disso, o progresso dos exames complementares contribuirá para um entendimento mais aprofundado da fisiopatologia das afecções valvares, permitindo abordagens cirúrgicas cada vez mais personalizadas e eficazes.

REFERÊNCIAS

1. Price J, De Kerchove L, Glineur D, et al. Risk of valve-related events after aortic valve repair. Ann Thorac Surg. 2013;95:606–13.
2. Sutton JP, Ho SY, Anderson RH. The forgotten interleaflet triangles: a review of the surgical anatomy of the aortic valve. Ann Thorac Surg. 1995;59:419–27.
3. Lansac E, Lim HS, Shomura Y, et al. A four-dimensional study of the aortic root dynamics. Eur J Cardiothorac Surg. 2002;22:497–503.
4. Sievers HH, Schmidtke C. A classification system for the bicuspid aortic valve from 304 surgical specimens. J Thorac Cardiovasc Surg. 2007;133:1226–33.
5. Tarasoutchi F, Montera MW, Ramos AIO, et al. Atualização das Diretrizes Brasileiras de Valvopatias – 2020. Arq Bras Cardiol. 2020;115(4):720–75.
6. Lebehn M, Vahl T, Kampaktsis P, Hahn RT. Contemporary evaluation and clinical treatment options for aortic regurgitation. J Cardiovasc Dev Dis. 2023;10:364.
7. Yacoub MH, Gehle P, Chandrasekaran V, et al. Late results of a valve-preserving operation in patients with aneurysms of the ascending aorta and root. J Thorac Cardiovasc Surg. 1998;115:1080–90.
8. David TE. The aortic valve-sparing operation. J Thorac Cardiovasc Surg. 2011;141:613–5.
9. Schäfers HJ, Schmied W, Marom G, Aicher D. Cusp height in aortic valves. J Thorac Cardiovasc Surg. 2013;146:269–74.
10. Carpentier A. Cardiac valve surgery: the French correction. J Thorac Cardiovasc Surg. 1983;86:323–37.
11. Al Halees Z, Al Shahid M, Al Sanei A, Sallehuddin A, Duran C. Up to 16 years follow-up of aortic valve reconstruction with pericardium: a stentless readily available cheap valve? Eur J Cardiothorac Surg. 2005;28:200–5.
12. Rankin JS, Nöbauer C, Crooke PS, Schreiber C, Lange R, Mazzitelli D. Techniques of autologous pericardial leaflet replacement for aortic valve reconstruction. Ann Thorac Surg. 2014;98:743–5.
13. El Khoury G, Glineur D, Rubay J, et al. Functional classification of aortic root/valve abnormalities and their correlation with etiologies and surgical procedures. Curr Opin Cardiol. 2005;20(2):115–21.
14. Lansac E, Di Centa I, Sleilaty G, et al. Remodeling root repair with an external aortic ring annuloplasty. J Thorac Cardiovasc Surg. 2017;153:1033–42.
15. Yanagawa B, Mazine A, El-Hamamsy I. Predictors of aortic valve repair failure. Innovations. 2019;14(3):199–208.

29

Manejo da valva aórtica bicúspide e das aortopatias associadas

Valquíria Pelisser Campagnucci
Marcela da Cunha Sales
Felipe Machado da Silva
Henry Eiji Toma

INTRODUÇÃO

A válvula aórtica bicúspide (VAB) é a doença cardíaca congênita mais comum. Acomete mais frequentemente sexo masculino (3:1), e é encontrada em 1 a 2% da população geral. Apresenta-se como anomalia isolada ou associada a outras malformações, como coarctação da aorta, hipoplasia do coração esquerdo ou defeitos do septo ventricular. Sua importância clínica se estabelece não só pelas complicações relacionadas à válvula (disfunção, endocardite infecciosa), mas também pela sua associação com aortopatias. A dilatação da aorta torácica é observada em aproximadamente 20 a 40% dos pacientes em centros de referência.[1] O risco de emergências aórticas, mais comumente dissecção, é maior em portadores de VAB do que na população geral. O momento em que o risco da estratégia conservadora excede o risco operatório determina a intervenção cirúrgica.

ANATOMIA CIRÚRGICA

Os aspectos anatômicos de interesse cirúrgico baseiam-se na gravidade da disfunção valvar (insuficiência, estenose ou dupla lesão) e na classificação morfológica. Várias classificações foram propostas com base no número de cúspides, presença e localização da rafe e orientação das comissuras. A proposta por Sievers, mais citada na literatura, considera: VAB tipo 0 ou verdadeira, quando há dois folhetos, duas comissuras e nenhuma rafe; VAB tipo 1, definida pela presença de uma rafe fundindo dois folhetos; e VAB tipo 2, caracterizada pela presença de uma comissura e duas rafes. Nessa classificação, há ainda subcategorias determinadas pela variação do posicionamento das cúspides e rafe. Mais recentemente, nova nomenclatura foi proposta considerando aspectos anatômicos, clínicos e prognósticos. Nessa proposta, a VAB foi classificada em três grupos: VAB com fusão (*fused type*), VAB com dois seios aórticos (*2-sinus*) e VAB com fusão parcial (*partial fusion*).[2]

Além da importância da anatomia valvar nas intervenções cirúrgicas ou percutâneas, há que se considerar a presença ou não de aortopatia, classificada como "fenótipo de raiz" (15-20% dos casos, com dilatação prevalente no nível dos seios), "fenótipo ascendente" (70-75%, com dilatação prevalente no trato tubular) ou "fenótipos estendidos" (5-10%), dilatação da raiz com extensão significativa no trato tubular ou dilatação tubular envolvendo também o arco proximal. Há evidências de que, quando a dilatação é predominantemente ao nível dos seios de Valsalva, a aortopatia tem progressão mais rápida e com pior prognóstico.[1]

FISIOPATOLOGIA

A distinção da VAB através de fenótipos morfológicos elucida as diferentes apresentações hemodinâmicas[3] (Figura 1). Entretanto, a relação fenotípica entre a disfunção valvar e a aortopatia ainda não está bem estabelecida. Na VAB com duas cúspides e dois seios (*2-sinus*), observa-se menor incidência de disfunção valvar. Identificando-se fusão entre as cúspides (*fused type*), estabelece-se um espectro de valvas aórticas deformadas, com duas cúspides funcionais e mecanismo valvar com menos de três zonas de aposição paralelas entre as cúspides. No fenótipo valvular mais comum (70-80% dos casos), observa-se fusão dos folhetos coronários direito e esquerdo, resultando em uma abertura da válvula no sentido anteroposterior. Menos frequentemente (20-30%), ocorre fusão do folheto coronário direito e folheto não coronário, resultando em abertura laterolateral. Na variante mais rara há fusão do folheto coronário esquerdo e do folheto não coronário. Comparativamente às valvas tricúspides, o movimento assimétrico e ponto de coaptação mais alto dos folhetos aumenta a tensão de cisalhamento através da válvula, levando a um processo de enrijecimento, fibrose e calcificação precoce.[4] Além disso, a assimetria entre as cúspides facilita o prolapso e a regurgitação valvar. A apresentação clínica mais comum é a estenose aórtica calcificada (EAo), que se manifesta geralmente entre a 5ª e a 7ª décadas de vida. Em contraste, a insuficiência aórtica (IAo) tende a ocorrer em pacientes mais jovens, do sexo masculino, e representa 10 a 15% dos casos.

Padrões distintos de aortopatia associada têm sido observados na EAo *versus* IAo. Diferenças histopatológicas sugerem etiopatogênese diferenciada para essas apresentações. No entanto, tais associações não são absolutas, tendo sido observada heterogeneidade dentro de subgrupos de disfunção valvular.[5] Observam-se diferentes tipos de dilatação aórtica.[2] A Figura 2 ilustra os fenótipos, possíveis padrões de evolução da aortopatia, aspectos epidemiológicos e clínicos. O tipo mais comum envolve dilatação da aorta ascendente, com marcada assimetria ao longo da convexidade, com ou sem dilatação da raiz. Esse tipo de dilatação é frequentemente observado em indivíduos mais idosos com estenose valvar e está associado ao padrão de fusão

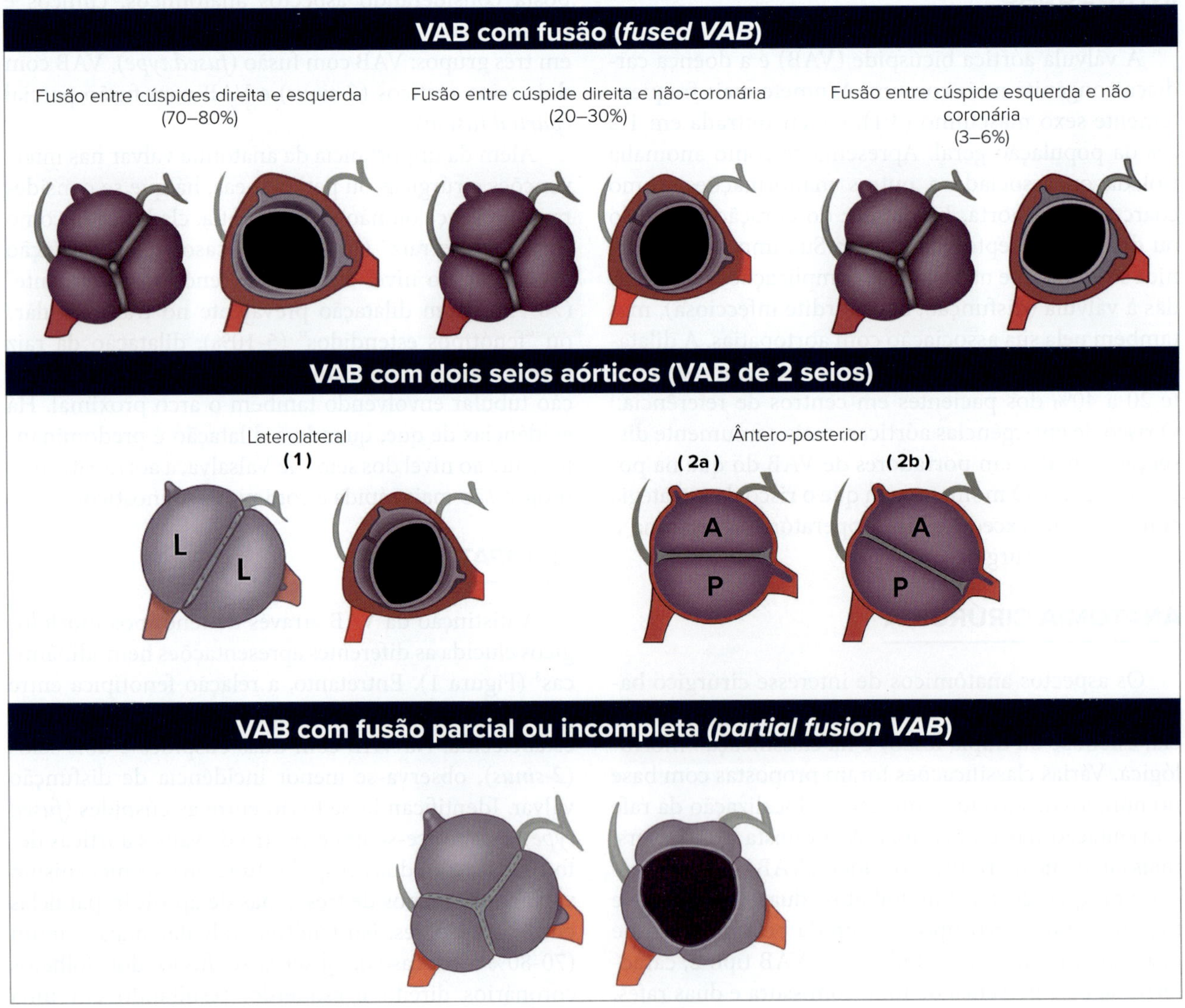

FIGURA 1.
Morfologia da valva aórtica bicúspide.
Fonte: adaptada das Diretrizes da ESC 2024.[3]

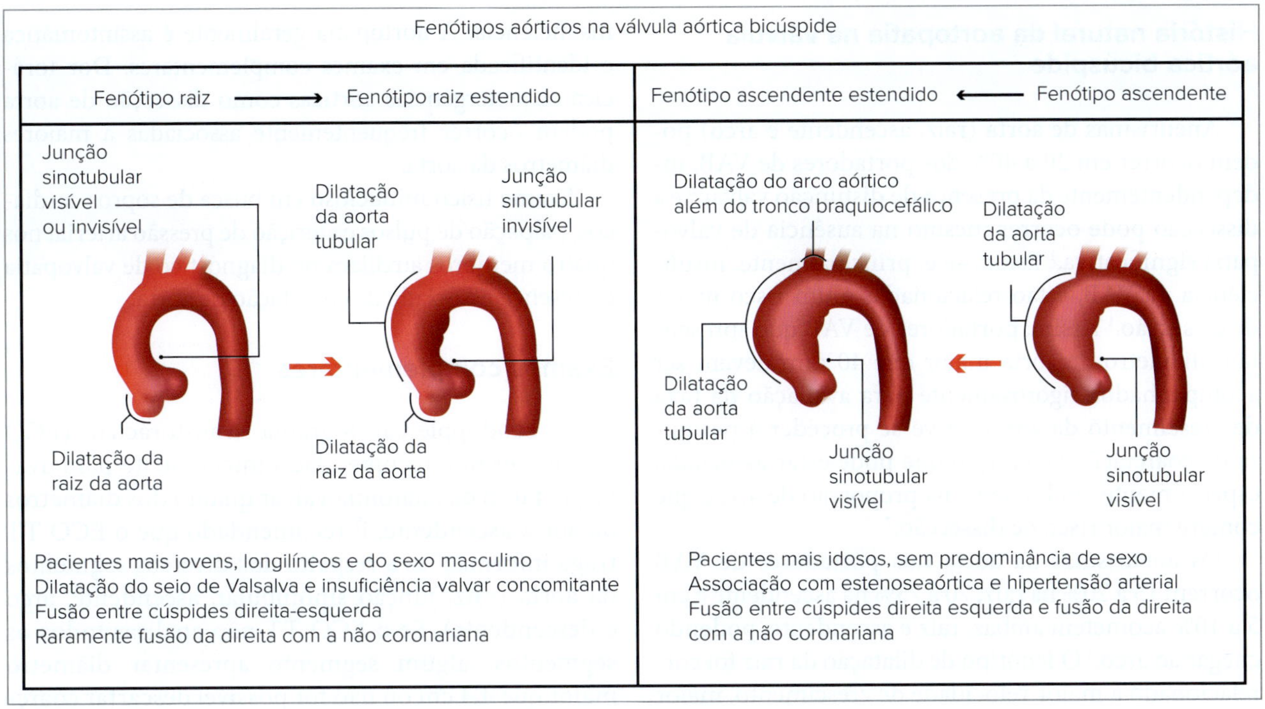

FIGURA 2.
Representação esquemática dos fenótipos aórticos na valva aórtica bicúspide.
Fonte: adaptada da Diretriz da EACTS 2024.[2]

dos folhetos coronários direito e esquerdo. A dilatação uniforme da aorta proximal e/ou do arco (com pouca ou nenhuma dilatação da raiz) está frequentemente associada à fusão dos folhetos coronários direito e não coronário. Já o chamado de "fenótipo raiz" é visto em indivíduos mais jovens, associado a regurgitação valvar e maiores taxas de complicações.[5] A origem da aortopatia tem sido um tópico de muita discussão. Seria resultado de um defeito genético na parede do vaso ou da hemodinâmica/reologia alterada (ou de ambos?). A dilatação aórtica observada em pacientes com VAB de funcionamento normal tem sido usada como argumento para defender a origem genética. Diversos genes relacionados a embriogênese e diferenciação celular foram associados à aortopatia, mas explicam menos de 5% dos casos. Modelos experimentais e estudos de ressonância magnética demonstram que mesmo as VABs com funcionamento normal estão associadas a fluxo transvalvar excêntrico e aumento assimétrico do estresse de cisalhamento na aorta proximal. A dilatação aórtica em VABs com funcionamento normal ocorre mais frequentemente na porção tubular da aorta ascendente e tem uma história natural quanto a taxa de dilatação e ocorrência de eventos aórticos, semelhante à VAB com algum grau de disfunção.

HISTÓRIA NATURAL

História natural da valvopatia na válvula aórtica bicúspide

A maior parte dos portadores de VAB evolui de forma assintomática. Dentre os que evoluem com doença valvar isolada ou associada à aortopatia, 47 a 64% apresentam algum grau de IAo, 13 a 32% apresentam IAo moderada ou importante, 12 a 37% cursam com estenose aórtica moderada ou importante e 2 a 5% com endocardite infecciosa.[6,7] Nos portadores de VAB com fusão, o risco de evolução para valvopatia significativa é maior. Apesar de a história natural da VAB poder cursar com valvopatia e/ou aortopatia, estudos recentes têm mostrado sobrevida idêntica dos portadores de VAB comparados à população geral.[1] De qualquer forma, estudos de seguimento (média de 2 a 17 anos) de pacientes portadores de VAB corroboram a importância do acompanhamento desses indivíduos, uma vez que cirurgia valvar é realizada em 16 a 68% deles e a cirurgia de aorta em 3,3%, e essas intervenções levaram a uma redução do risco relativo de 56% de morte ou dissecção.[7]

História natural da aortopatia na válvula aórtica bicúspide

Aneurismas de aorta (raiz, ascendente e arco) podem ocorrer em 20 a 40% dos portadores de VAB, independentemente da presença de disfunção valvar,[6] e a dissecção pode ocorrer mesmo na ausência de valvopatia significativa.[1] Estenose e, principalmente, insuficiência da VAB, estão relacionadas a um risco maior de dissecção.[1] Assim, portadores de VAB que apresentam diâmetro de aorta maior que 40 mm devem ser acompanhados rigorosamente para avaliação da taxa de crescimento da aorta. Deve-se proceder à pesquisa de coarctação,[6] condição que pode estar associada, especialmente em homens, na proporção de 4:1, e que confere maior risco de dissecção.[7]

Os aneurismas da aorta nos portadores de VAB ocorrem 15 a 20% na raiz, 70 a 75% na ascendente e em 5 a 10% acometem ambas, raiz e ascendente, podendo chegar ao arco.[5] O fenótipo de dilatação da raiz foi correlacionado a maior velocidade de crescimento, maior risco de síndrome aórtica aguda em pós-operatório de cirurgia valvar e maior probabilidade de dissecção de aorta.[2] A diretriz da European Association for Cardio-Thoracic Surgery (EACTS 2024) considera dois fenótipos de aortopatia relacionada à VAB, de acordo com suas possíveis evoluções e características dos pacientes (Figura 2).[2]

Em portadores de VAB e aortopatia, a aorta ascendente apresenta crescimento de 0,2 a 0,6 mm por ano, enquanto em portadores de aortopatia com valva aórtica tricúspide (VAT), em formas não sindrômicas, de 0,1 a 0,3 mm ao ano.[2]

Pacientes submetidos à cirurgia da valva aórtica, quando bicúspide, continuam sob risco aumentado de desenvolver aneurisma de aorta e precisam ser acompanhados, principalmente se o diâmetro da aorta for maior ou igual a 4,0 cm.[6] Portadores de VAB submetidos à troca valvar aórtica, acompanhados por 15 anos, estiveram 89% livres de eventos (dissecção, aneurismas > 5 cm ou cirurgia para aneurisma); entretanto, dentre eles, os operados por regurgitação aórtica tinham evolução menos favorável, menor ainda quando, além de regurgitação, apresentavam dilatação (4,0 a 5,0 cm) da raiz da aorta, quando eventos relacionados à aorta ocorreram em até 34% deles.[8]

CONSIDERAÇÕES DIAGNÓSTICAS

Quadro clínico

Sintomas, quando presentes, relacionam-se à progressão da valvopatia, tanto por estenose quanto por insuficiência. A aortopatia geralmente é assintomática e identificada em exames complementares. Dor torácica ou emergências aórticas como dissecção de aorta podem ocorrer frequentemente associadas a maiores diâmetros da aorta.

Exame físico minucioso em busca de sopros cardíacos, palpação de pulsos e aferição de pressão arterial nos quatro membros auxiliam no diagnóstico de valvopatia e presença associada de coarctação de aorta.

Exames complementares

O ecodopplercardiograma transtorácico (ECO TT) é o exame recomendado inicialmente para avaliação tanto da anatomia valvar quanto dos diâmetros da aorta ascendente. É recomendado que o ECO TT traga informações a respeito dos diversos segmentos da aorta (raiz, junção sinotubular, ascendente, arco e descendente). Se o ECO TT não analisar todos os segmentos, algum segmento apresentar diâmetro maior que 4,4 cm ou não for possível descartar coarctação, a angiotomografia (TC) ou angiorressonância (RM) está indicada. Além disso, caso o paciente tenha indicação cirúrgica pela valvopatia, e ao ECO TT o diâmetro da aorta seja > 4,0 cm, estão indicadas TC e RM.[1] Na presença de coarctação de aorta, é indicada pesquisa de aneurisma cerebral,[1] uma vez que hemorragia intracraniana é uma complicação relacionada a esses aneurismas nos portadores de coarctação de aorta independentemente de VAB.[1] Além do ECO TT, quando a visualização da morfologia e função da valva não é satisfatória, pode ser realizado ecodopplercardiograma transesofágico, tomografia ou ressonância cardíaca.[6]

Além disso, como a VAB é uma doença congênita com componente genético, recomenda-se o rastreamento de familiares de primeiro grau por meio de ecocardiograma, para a busca ativa de diagnósticos. Observa-se ocorrência em 9 a 15% de VAB e/ou aortopatias nesse grau de parentesco.[1,6]

A VAB é herdada sob padrão autossômico dominante, com penetração incompleta e expressão variável. Apesar de ocorrer em algumas síndromes genéticas e cardiopatias congênitas complexas, a maioria dos casos é isolada e não sindrômica. Mutações de um único gene não explicam esse fato.[9] Não há indicação de realização de painel genético para pesquisa de alterações relacionadas à VAB ou à aortopatia associada, exceto em pacientes com características sindrômicas, histórico familiar de doença aórtica, aneurismas ou dissecções de artérias de médio porte que não sejam a aorta torácica. No fenótipo raiz, tal pesquisa pode ser considerada.[2]

INDICAÇÕES CIRÚRGICAS

Valvopatia aórtica bicúspide isolada

As indicações de cirurgia, tanto na estenose quanto na insuficiência, obedecem às recomendações das diretrizes nacionais e internacionais da mesma forma que para uma válvula aórtica trivalvular, descritas em outros capítulos deste manual.

Aortopatia e valvopatia aórtica bicúspide

Para a indicação de cirurgia, será importante considerar o diâmetro dos segmentos da aorta ascendente, taxa de crescimento, história familiar, coexistência de coarctação, fenótipo do aneurisma, comprimento da aorta ascendente, características do paciente e suas expectativas, bem como as características e os resultados do centro no qual ele será atendido.[8] Diretriz recente da European Society of Cardiology (ESC) 2024[3] atualizou as recomendações do manejo da VAB e aortopatia relacionada, sintetizadas na Tabela 1.

TOMADA DE DECISÃO PRÉ-OPERATÓRIA

Ao longo dos últimos anos, o modelo do *Heart Team* tem sido cada vez mais expandido, tendo confirmada sua importância. Da mesma forma, para o tratamento da VAB e da aortopatia, recomenda-se tratamento em centros especializados, com equipes multidisciplinares.

A maioria dos pacientes com VAB requer cirurgia para estenose ou insuficiência aórtica em vez de cirurgia para aortopatia associada. A decisão de substituir qualquer ou todos os segmentos aórticos proximais no momento da cirurgia da válvula aórtica varia com o grau de dilatação e alongamento da aorta ascendente, a espessura da parede arterial, a idade do paciente e o tipo de válvula implantada. O diâmetro da aorta ascendente tem sido o principal determinante da substituição. O algoritmo de tomada de decisão em VAB deve integrar não apenas dimensões aórticas, mas também função da válvula, taxa de crescimento, histórico familiar e fatores do paciente, além da experiência específica do centro em opções invasivas e não invasivas para permitir excelentes resultados para o paciente (Tabela 1).

TABELA 1. Recomendações do manejo da VAB* e aortopatia relacionada.[2]

Recomendações	Classe	Nível de evidência
Diante do diagnóstico de VAB, avaliação pelo ETT dos diâmetros da aorta em seus diversos segmentos	I	B
Tratamento cirúrgico se diâmetro máximo da aorta seja raiz e/ou ascendente ≥ 5,5 cm	I	B
Tratamento cirúrgico se fenótipo raiz com diâmetro máximo ≥ 5,0 cm	I	B
Realização de angio-TC ou RM de aorta total diante do diagnóstico inicial de VAB e diâmetro da aorta > 45 mm ou quando há discrepância em ETT controle em acompanhamento subsequente	I	C
Rastreamento com ETT de parentes de primeiro grau em portadores de VAB com insuficiência isolada e/ou aortopatia fenótipo raiz	I	C
Seguimento com ETT seriados em pacientes com diâmetro aórtico > 4,0 cm tanto sem indicação cirúrgica quanto no pós-operatório de troca valvar isolada, após 1 ano e se diâmetros estáveis a cada 2 ou 3 anos	I	C
Rastreio com ETT para parentes de primeiro grau dos portadores de VAB	IIa	B
Tratamento cirúrgico se fenótipo ascendente com diâmetro máximo > 5,2 cm e risco cirúrgico baixo	IIa	C
Fenótipo ascendente com diâmetro máximo > 5,0 cm, com baixo risco cirúrgico, se algum fator de risco** presente	IIa	C
Deve ser considerada cirurgia da aorta, em pacientes submetidos à troca valvar, se raiz ou ascendente ≥ 4,5 cm	IIa	C

Angio-TC: angiotomografia; ETT: ecocardiograma transtorácico; RM: ressonância magnética; VAB: válvula aórtica bicúspide.
* Adaptada da Diretriz ESC 2024.[3]
** Idade < 50 anos, estatura entre 1,50 e 1,69 m, comprimento da aorta ascendente > 11 cm, crescimento do diâmetro da aorta > 3 mm/ano, história familiar de síndrome aórtica aguda, coarctação da aorta, hipertensão refratária, desejo de engravidar e cirurgia cardíaca não valvar aórtica concomitante.

Embora seja importante a ênfase em uma abordagem de equipe na tomada de decisão, ainda há considerável heterogeneidade de prática e limites entre cirurgiões na mesma instituição. Portanto, pode ser prudente que cada centro adote uma abordagem mais padronizada, específica do centro ou programática para o cuidado desses pacientes em comparação com cirurgiões individuais. De fato, pesquisas com cirurgiões mostraram que alguns tendem a ser muito agressivos apesar das diretrizes e isso se relaciona com sua opinião de que a aortopatia associada à VAB é um distúrbio genético.

Dada a heterogeneidade nos fenótipos de VAB, pesquisas futuras que se concentrem em biomarcadores circulantes e/ou de imagem são necessárias para ajudar a definir os padrões específicos que podem estar associados com progressão acelerada e complicações. Além disso, são necessários ensaios randomizados de terapia farmacológica para avaliar abordagens potenciais para reduzir a progressão aórtica na aortopatia da VAB.[5]

TÉCNICA OPERATÓRIA

Pacientes com VAB que apresentam comprometimento de insuficiência ou estenose com indicação de cirurgia devem ser submetidos à correção valvar convencional ou, mais recentemente, à correção percutânea transcateter, assunto que será abordado oportunamente neste manual.

A cirurgia de troca valvar aórtica (TVAo) em pacientes com VAB pode ser complicada por anomalias coronárias, que são muito mais comuns do que em pacientes com válvula aórtica tricúspide. A anomalia coronária mais comum é a de uma artéria coronária direita não dominante, que pode ter implicações para a proteção miocárdica durante a cirurgia de TVAo. A posição dos óstios coronários também é mais variável em pacientes com VAB, estando frequentemente posicionados diretamente adjacentes a uma comissura da válvula aórtica. Essas anomalias devem ser observadas no pré-operatório e podem fazer com que o cirurgião adote uma abordagem menos agressiva para o reparo da raiz aórtica quando necessário.

O tipo de válvula implantada no momento da TVAo pode influenciar a extensão do reparo aórtico em pacientes com VAB. Em pacientes com dilatação moderada da raiz aórtica (ou seja, de 4,5 a 5,0 cm), que optaram por uma válvula mecânica, a substituição completa da raiz é razoável. Nos pacientes jovens com dilatação moderada da raiz da aorta que optarem por prótese valvar aórtica biológica, a troca valvar aórtica isolada é preferível devido à dificuldade da retroca da raiz da aorta no futuro.

A maioria dos pacientes submetidos a TVAo não requer cirurgia de substituição da raiz aórtica. De fato, a incidência de dilatação significativa da raiz aórtica após TVAo em pacientes com VAB é baixa, semelhante a pacientes com doença da válvula aórtica tricúspide. No entanto, a substituição da raiz é recomendada em pacientes com VAB cujo diâmetro da raiz aórtica exceda 4,5 cm. A substituição da raiz é frequentemente necessária em pacientes com VAB apresentando dissecção aórtica aguda, porque a raiz proximal é frequentemente envolvida no processo de dissecção. No entanto, pode ser prudente realizar a substituição da aorta ascendente sozinha e deixar uma raiz modestamente dilatada se a válvula estiver intacta em pacientes de muito alto risco, nos quais uma operação rápida pode diminuir a mortalidade operatória.

Outra forma de apresentação é a dilatação da aorta ascendente e a de um seio, em geral o não coronário. Nesses casos, podem ser efetivamente tratados com uma operação de remodelamento modificada com uma extensão de enxerto para o seio não coronário. Essa abordagem poupa o paciente da complexidade adicional e do risco aumentado associado a uma operação completa de substituição da raiz, e está associada a uma baixa taxa de eventos aórticos subsequentes.

Pacientes com aortopatia bicúspide e cúspides aórticas relativamente normais com boa mobilidade podem ser considerados para a cirurgia de substituição da raiz aórtica com preservação da válvula (operação de David) em centros selecionados. No entanto, as indicações para reparo aórtico devem ser as mesmas que para pacientes submetidos a formas mais convencionais de cirurgia. Com cuidadosa seleção de pacientes, estudos de centros de alto volume mostraram que a substituição da raiz aórtica com preservação da válvula pode ser realizada em pacientes com VAB sem aumentar o risco de reoperação ou regurgitação aórtica recorrente quando comparada a pacientes com válvula aórtica tricúspide. Dado que a substituição da raiz aórtica com preservação da válvula é mais desafiadora tecnicamente em pacientes com VAB, tais operações devem ser realizadas em centros de referência, por cirurgiões com experiência clínica substancial com a operação de David.[1] Se houver comprometimento valvar e dilatação da raiz aórtica, o procedimento de eleição é a cirurgia de Bentall-de Bono modificada utilizando enxertos valvulados mecânicos ou biológicos pré-montados de fábrica ou montados na hora, durante a cirurgia.

Naqueles casos em que a VAB é associada à dilatação da porção tubular da aorta, mas sem dilatação de seios, está indicada a troca da aorta ascendente por tubo de Dacron, preservando-se os seios de Valsalva. A troca valvar vai depender do funcionamento da válvula, assim como a extensão desse enxerto até o arco vai depender da extensão da dilatação da aorta comprometendo ou não o arco.

Portanto, em resumo, pode-se dizer que, assim como as formas de apresentação dessa patologia são inúmeras, as alternativas de tratamento cirúrgico também o são. Cabe ao cirurgião atentar para os diversos detalhes relativos à válvula e à aortopatia para definir a melhor escolha que permita o melhor resultado a curto e longo prazo, minimizando a chance de necessitar de nova intervenção.[5]

MANEJO PÓS-OPERATÓRIO

O manejo pós-operatório de pacientes com VAB submetidos à intervenção cirúrgica ou transcateter da valva, bem como à troca da raiz e/ou da aorta ascendente, é semelhante ao de pacientes com VAT e aortopatias de outras etiologias. No entanto, atenção especial deve ser dada à dilatação da raiz da aorta e da aorta ascendente. O objetivo do exame pós-operatório é criar uma base para comparações futuras e detectar complicações como pseudoaneurismas. Segundo o consenso da American Association for Thoracic Surgery (AATS),[1] a angiotomografia computadorizada é o método de primeira escolha para esse seguimento. A RM e o ecocardiograma podem ser alternativas para reduzir a exposição à radiação ionizante. A frequência dos exames deve ser individualizada, considerando a doença tratada, o procedimento realizado e a presença de segmentos nativos em risco. Na ausência de doença residual, o consenso sugere exames a cada 3 a 5 anos.[1] Para pacientes submetidos à troca valvar aórtica isolada, o consenso da ESC de 2024 recomenda seguimento com ecocardiograma transtorácico para aqueles com diâmetro da aorta superior a 40 mm, realizado um ano após a cirurgia (Tabela 1). Caso o diâmetro permaneça estável, o exame deve ser repetido a cada 2 a 3 anos.[3]

RESULTADOS E COMPLICAÇÕES

O estudo da evolução de pacientes com VAB submetidos à troca valvar aórtica tem atraído interesse pela associação com aortopatias e pelo risco de complicações graves, como dissecção de aorta. Embora não haja estudos prospectivos randomizados sobre a evolução desses pacientes quando submetidos à cirurgia, diversos estudos retrospectivos foram publicados. Em artigo de 2021, Glaser et al. avaliaram a sobrevida de 865 pacientes com VAB submetidos à cirurgia valvar aórtica na Suécia. Desses, 71% apresentavam estenose aórtica, 22% apresentavam insuficiência e 6,5%, dupla lesão. A sobrevida relativa em 10 e 12 anos foi de 99 e 95%, respectivamente, quando ajustada por idade e sexo. Os resultados são compatíveis com os encontrados em estudos semelhantes.[10]

A dilatação da aorta ascendente é uma preocupação comum nessa população e, frequentemente, alvo de abordagem concomitante. Neste contexto, Haunschild et al. estudaram 827 pacientes submetidos à cirurgia de Bentall modificada, 258 deles em situação de urgência. Dos casos eletivos, 44% tinham VAB, enquanto nos casos de urgência a prevalência foi de 15%. Não houve diferença na mortalidade em 30 dias entre os grupos. No entanto, nos casos de dissecção, a incidência de orifícios de entrada na raiz da aorta foi maior em pacientes com valva bicúspide.[11]

Em resumo, pacientes com VAB submetidos à troca valvar aórtica e/ou da aorta ascendente, conforme as diretrizes mais recentes, apresentam sobrevida comparável àqueles com VAT, bem como à população geral. Além disso, a troca valvar isolada não parece aumentar a incidência de dilatação aórtica após o procedimento. Mesmo em cirurgias de urgência por síndrome aórtica aguda, a mortalidade entre os grupos foi similar. No entanto, pacientes com VAB são operados mais jovens e tendem a ter menos comorbidades, o que implica maiores expectativa de vida e preocupação com a durabilidade das próteses biológicas e transcateter.

Considerando esse cenário, parece promissor o desenvolvimento tecnológico voltado para próteses mecânicas que permitam doses mais baixas de anticoagulantes, bem como para próteses biológicas com maior durabilidade. Outra possibilidade é o reparo da valva aórtica. A técnica para pacientes com VAB e insuficiência aórtica se mostra viável, embora tecnicamente desafiadora. Svenson, um dos pioneiros nessa técnica, relatou uma baixa mortalidade hospitalar (0,41%) e uma taxa de 78% de sobrevida livre de reoperação em 10 anos.[12] Contudo, a técnica ainda não está amplamente disseminada.

A aplicação do implante transcateter de válvula aórtica (TAVI, do inglês *transcatheter aortic valve implantation*) em pacientes com VAB é área de grande interesse. Embora seja recomendada como primeira escolha para pacientes com VAT acima de 75 anos, os estudos que baseiam essa recomendação excluíram pacientes com VAB. Ullah et al.[13] relataram taxas de complicações semelhantes entre pacientes com VAT e VAB submetidos ao TAVI, exceto por uma maior necessidade do uso de marca-passo definitivo no grupo com VAB.[13] Chan et al. conduziram uma metanálise de 13 estudos, apontando ausência de diferença de mortalidade, embora tenha sido observada uma maior incidência de refluxo paravalvar em pacientes com VAB.[14]

A morfologia da VAB pode influenciar o risco de complicações. Yoon et al. encontraram maiores mortalidade e incidência de refluxo paravalvar em pacientes com calcificação excessiva da rafe e dos folhetos submetidos ao TAVI com prótese autoexpansível ou balão expansível de nova geração.[15] Husso et al. relataram maior incidência de refluxo em pacientes com morfologias Sievers I N-L e Sievers II L-R e R-N.[16]

PERSPECTIVAS

O estudo de pacientes com VAB submetidos a intervenções terapêuticas continua a apresentar diversas questões não resolvidas. Novas pesquisas sobre fatores genéticos e hemodinâmicos associados à patofisiologia, à evolução da dilatação da aorta e aos fatores de risco para complicações permitirão uma abordagem cada vez mais individualizada para esses pacientes.[1]

Apesar de vários estudos retrospectivos, incluindo metanálises com grandes amostras, já terem sido publicados, é fundamental lembrar que pacientes submetidos a qualquer procedimento podem sofrer viés de seleção, uma vez que a indicação do tratamento depende da avaliação do cirurgião responsável. Contudo, é inegável que a ampliação do uso de TAVI em indivíduos cada vez mais jovens com estenose aórtica aumentará o número de pacientes com VAB buscando tratamento percutâneo, o que justifica a necessidade de estudos prospectivos e randomizados comparando o uso de válvulas transcateter com a cirurgia de troca valvar nesse grupo específico.

Em pacientes com insuficiência aórtica, o desenvolvimento de novas próteses mais biocompatíveis e técnicas de reparo valvar – isoladas ou associadas à cirurgia de raiz da aorta – mostra-se promissor. Medidas que aumentem a reprodutibilidade dessas técnicas serão essenciais para garantir uma intervenção duradoura, especialmente para pacientes mais jovens. A adoção de novas tecnologias, como a cirurgia robótica, oferece uma alternativa minimamente invasiva para o tratamento cirúrgico, otimizando a recuperação pós-operatória na troca valvar aórtica e, possivelmente, facilitando o reparo valvar, como observado na plastia da válvula mitral.

REFERÊNCIAS

1. Borger MA, Fedak PWM, Stephens EH, Gleason TG, Girdauskas E, Ikonomidis JS, et al. The American Association for Thoracic Surgery consensus guidelines on bicuspid aortic valve-related aortopathy: full online-only version. J Thorac Cardiovasc Surg. 2018;156(2):e41-e74. doi: 10.1016/j.jtcvs.2018.02.115.
2. Czerny M, Grabenwöger M, Berger T, Aboyans V, Della Corte A, Chen EP, et al.; EACTS/STS Scientific Document Group. EACTS/STS Guidelines for diagnosing and treating acute and chronic syndromes of the aortic organ. Eur J Cardiothorac Surg. 2024;65(2):ezad426.
3. Mazzolai L, Teixido-Tura G, Lanzi S, Boc V, Bossone E, Brodmann M, et al. 2024 ESC Guidelines for the management of peripheral arterial and aortic diseases: developed by the task force on the management of peripheral arterial and aortic diseases of the European Society of Cardiology (ESC) Endorsed by the European Association for Cardio-Thoracic Surgery (EACTS), the European Reference Network on Rare Multisystemic Vascular Diseases (VASCERN), and the European Society of Vascular Medicine (ESVM). Eur Heart J. 2024;45(36):3538-700.
4. Perrin N, Ibrahim R, Dürrleman N, Basmadjian A, Leroux L, Demers P, et al. Bicuspid aortic valve stenosis: from pathophysiological mechanism, imaging diagnosis, to clinical treatment methods. Front Cardiovasc Med. 2022;8:798949.
5. Verma R, Cohen G, Colbert J, Fedak PW. Bicuspid aortic valve associated aortopathy: 2022 guideline update. Curr Opin Cardiol. 2023;38(2):61-7.
6. Barbanti M, Costa G. Highlights from the 2020 ACC/AHA guidelines on valvular heart disease: review of 2020 AHA/ACC VHD guidelines. EuroIntervention. 2021;16(16):1303.
7. Masri A, Svensson LG, Griffin BP, Desai MY. Contemporary natural history of bicuspid aortic valve disease: a systematic review. Heart. 2017;103(17):1323-30.
8. Beckman JA, Members WC. 2022 ACC/AHA Guideline for the diagnosis and management of aortic disease. J Am Coll Cardiol. 2022;80(24):e223.
9. Bravo-Jaimes K, Prakash SK. Genetics in bicuspid aortic valve disease: where are we? Prog Cardiovasc Dis. 2020;63(4):398-406.
10. Glaser N, Jackson V, Eriksson P, Sartipy U, Franco-Cereceda A. Relative survival after aortic valve surgery in patients with bicuspid aortic valves. Heart. 2021;107(14):1167-72.
11. Haunschild J, Dietze Z, van Kampen A, Magomedov K, Misfeld M, Leontyev S, et al. Aortic root replacement in bicuspid versus tricuspid aortic valve patients. Ann Cardiothorac Surg. 2022;11(4):436.
12. Svensson LG, Al Kindi AH, Vivacqua A, Pettersson GB, Gillinov AM, Mihaljevic T, et al. Long-term durability of bicuspid aortic valve repair. Ann Thorac Surg. 2014;97(5):1539-48.
13. Ullah W, Zahid S, Muhammadzai H, Khalil F, Kumar A, Minhas AMK, et al. Trends, predictors, and outcomes of transcatheter aortic valve implantation in patients with bicuspid aortic valve related disease: insights from the Nationwide Inpatient Sample and Nationwide Readmission Database. Catheter Cardiovasc Interv. 2022;100(6):1119-31.
14. Chan JSK, Singh S, Eriksen P, Tsui LH, Harky A. Transcatheter aortic valve implantation in bicuspid aortic valve with aortic stenosis: a meta-analysis and trial sequential analysis. Braz J Cardiovasc Surg. 2021;37:88-98.
15. Yoon SH, Kim WK, Dhoble A, Milhorini Pio S, Babaliaros V, Jilaihawi H, et al. Bicuspid Aortic Valve Stenosis Transcatheter Aortic Valve Replacement Registry Investigators. Bicuspid aortic valve morphology and outcomes after transcatheter aortic valve replacement. J Am Coll Cardiol. 2020;76(9):1018-30.
16. Husso A, Airaksinen J, Juvonen T, Laine M, Dahlbacka S, Virtanen M, et al. Transcatheter and surgical aortic valve replacement in patients with bicuspid aortic valve. Clin Res Cardiol. 2021;110:429-39.

30

Cirurgia minimamente invasiva da valva aórtica

Sérgio Lima de Almeida
Rodrigo Villanova Brasil

INTRODUÇÃO

A estenose aórtica é uma das principais cardiopatias estruturais, sendo especialmente comum entre idosos. A prevalência é de aproximadamente 2 a 4% em indivíduos acima de 65 anos e chega a 12 a 13% em pessoas com mais de 75 anos. Em pessoas mais jovens, a estenose aórtica pode estar relacionada a malformações congênitas, como a válvula aórtica bicúspide. A história natural da doença é progressiva e, sem intervenção, pode levar a complicações graves, como insuficiência cardíaca e morte súbita. A substituição valvar, por técnicas cirúrgicas convencionais ou minimamente invasivas, é a única terapia efetiva, sendo indicada principalmente para pacientes sintomáticos. Nos últimos anos, o implante de válvula aórtica transcateter (TAVI, do inglês *transcatheter aortic valve implantation*) emergiu como uma alternativa promissora para pacientes de alto risco cirúrgico. No entanto, a cirurgia valvar aórtica permanece o padrão-ouro, especialmente para pacientes mais jovens e de baixo risco. [1,2]

CIRURGIA DE TROCA VALVAR AÓRTICA

A esternotomia convencional ou completa (SAVR, do inglês *surgical aortic valve replacement*) é tradicionalmente o padrão-ouro nas abordagens cirúrgicas da valva aórtica. Hoje, a taxa de mortalidade para troca cirúrgica de valva aórtica varia entre 2 e 4% para pacientes de baixo risco, de acordo com o registro da Society of Thoracic Surgeons (STS). As principais complicações da SAVR são acidente vascular cerebral (AVC), com uma taxa de 1 a 3%; insuficiência renal, com incidência de 3 a 9%; sangramento maior, definido como aquele que leva à transfusão ou requer intervenção cirúrgica para controle, de 5 a 7%; e fibrilação atrial, que chega a ocorrer entre 25 e 35% dos casos. Todas essas complicações levam a internações prolongadas, altos custos e aumento da mortalidade. Nos últimos anos, com o racional teórico de reduzir as complicações e a morbidade e mortalidade relacionadas à cirurgia, a substituição minimamente invasiva da valva aórtica (MIAVR, do inglês *minimally invasive aortic valve replacement*) tornou-se uma alternativa viável e bem estabelecida ao acesso convencional. Apesar de ser definida pela American Heart Association e pela STS como "cortes menores evitando esternotomia", tem um conceito mais subjetivo e global, intimamente relacionado ao protocolo ERAS (do inglês *Enhanced Recovery After Surgery*). [1-3]

O objetivo da MIAVR é reduzir o trauma cirúrgico, com consequente redução das complicações relacionadas auxiliando na recuperação mais rápida do paciente. Na cirurgia da válvula aórtica, existem várias abordagens minimamante invasivas, desde as várias formas de esternotomia parcial (em "J", "L" ou "T", transversa, hemiesternotomia inferior) até toracotomia totalmente endoscópica e robótica, incluindo toracotomia anterior e transaxilar. Todas têm o mesmo princípio fundamental de reduzir o trauma tecidual, proporcionar menos manipulação das estruturas cardíacas e manter a integridade da caixa torácica, com menos dor e preservação da função pulmonar. Vários estudos mostraram que a MIAVR reduz fibrilação atrial (FA) pós-operatória, sangramento, transfusões e dor pós-operatória, além de permitir internações hospitalares mais curtas e recuperação mais rápida, o que apresenta relação direta com o custo cirúrgico. Além disso, ainda apresenta uma taxa menor de complicações da ferida cirúrgica e melhor resultado estético. Por outro lado, na maioria dos estudos não houve mudança nos desfechos duros, especialmente AVC e mortalidade. [4,5]

Ao refinar a busca dos resultados utilizando a abordagem pela toracotomia anterior direita (RAT, do inglês *right anterior thoracotomy*), observa-se o mesmo comportamento de redução das complicações, principalmente FA pós-operatória, sangramento e transfusões, menor tempo de ventilação mecânica, internações em unidade de terapia intensiva (UTI) e hospitalar. Todos esses benefícios são claros, apesar do maior tempo de circulação extracorpórea (CEC) e pinçamento aórtico. Igualmente às outras técnicas minimamente invasivas de troca valvar aórtica, não há alteraçào nos desfechos de mortalidade e AVC.

Neste capítulo, serão abordadas as duas principais técnicas de cirurgia minimamente invasiva: a miniesternotomia (MS) e a RAT. [2-5]

MINIESTERNOTOMIA

Vantagens

- Abordagem muito semelhante à da esternotomia completa, exigindo menor curva de aprendizado.
- Não requer material específico, podendo ser realizada com material cirúrgico convencional.
- Canulação convencional e CEC anterógrada.
- Discreto aumento nos tempos de clampeamento aórtico e CEC.
- Boa visualização da valva aórtica e aorta ascendente, permitindo inclusive cirurgia de aorta ascendente combinada.
- Preservação da artéria torácica interna direita.

Desvantagens

- Apesar de manter a maior parte da estrutura torácica, é necessário serrar o esterno. [4,5]

TORACOTOMIA ANTERIOR DIREITA

Vantagens

- Não há necessidade de serrar o esterno, que por si só é uma das principais fontes de sangramento e dor pós-operatória. A preservação da estrutura torácica no pós-operatório ajuda na recuperação mais rápida, principalmente pela manutenção da função pulmonar e da menor dor.
- Pouca manipulação das estruturas cardíacas além da aorta e a cirurgia é feita com uma pequena abertura do pericárdio, que geralmente é aproximada (fechada) ao final do procedimento. Isso é especialmente importante quando se leva em consideração a cirurgia em pacientes mais jovens, dentro de um planejamento de longo prazo. Uma reabordagem, no caso de reoperação, torna-se mais fácil após uma primeira cirurgia por RAT.
- Boa visualização da aorta e da valva aórtica (quando respeitados os critérios anatômicos da tomografia computadorizada, discutidos a seguir), sem a necessidade de assistência por vídeo.
- Dor pós-operatória reduzida. Embora seja um dado subjetivo, de difícil quantificação, os pacientes usam menos analgésicos e se queixam menos de dor. [5,6]

Desvantagens

- Abordagem com maior dificuldade técnica, na maioria das vezes necessitando de curva de aprendizado e proctoria.
- Requer material específico (*long shafted*) na maior parte do tempo, apesar de eventualmente permitir a realização com material convencional.
- Na maioria das vezes necessita de canulação periférica para CEC.
- Procedimento com CEC e clampeamento aórtico mais longos.
- Ligadura da artéria torácica interna direita.
- Planejamento pré-operatório com avaliação de angiotomografia de aorta. [6,7]

SELEÇÃO DE PACIENTES

O objetivo da MIAVR é reduzir traumas e complicações. Se não houver condições adequadas para um procedimento seguro, a chance de complicações aumenta e a finalidade principal é perdida. Na seleção de pacientes, levam-se em consideração aspectos funcionais e anatômicos, bem como risco cirúrgico. Dentro desse contexto, a seleção dos pacientes leva a uma ou outra abordagem.

Na obesidade mórbida, além de existir dificuldade no campo operatório, por dificuldade de visualização e exposição, há uma desproporção entre os vasos para canulação periférica e o fluxo adequado à demanda metabólica do paciente. Em pacientes obesos, essa equação é muitas vezes difícil de equilibrar. Dessa forma, para essa população são mais adequadas a miniesternotomia ou a esternotomia convencional, sendo contraindicação relativa para a toracotomia anterior. As reoperações também consistem em um complicador técnico em razão das aderências, especialmente pela chance de lesão de estruturas durante a dissecção, com pouca capacidade de correção pela via minimamente invasiva (RAT ou MS). Com a curva de aprendizado sendo vencida, a abordagem minimamente invasiva também pode ser utilizada em reintervenções, à medida que se ganha experiência com a técnica.[8]

Os procedimentos combinados também podem ser realizados por essas técnicas minimamente invasivas, como dupla troca e plastia valvar mitral associada e alargamento do anel aórtico, bem como nos casos de aneurismas envolvendo a aorta ascendente, estes com melhor abordagem por MS. As doenças aortoilíacas, com severo comprometimento ateromatoso, estão associadas a maiores riscos de complicação pela canulação periférica, favorecendo a indicação de MS. Porém não consistem em contraindicação à RAT, pois se pode lançar mão da canulação central em casos selecionados e com anatomia favorável. Doenças pleuropulmonares e intervenções prévias no hemitórax direito, especialmente aderências pleuropulmonares, contraindicam a RAT e favorecem a MS, em que não interferem. Anatomia desfavorável do posicionamento da aorta por tomografia (aorta mais deslocada para a esquerda) pode ser uma contraindicação à RAT.[9-11]

AVALIAÇÃO ANATÔMICA PELA TOMOGRAFIA COMPUTADORIZADA

Além da adequada seleção dos pacientes, é importante levar em consideração os aspectos anatômicos que favorecem a abordagem da valva aórtica por RAT ou MS, os quais são avaliados na angiotomografia da aorta torácica. Apesar de aortas mais centralizadas favorecerem a MS, não há um achado específico que determine sua escolha. As principais características avaliadas na tomografia computadorizada (TC) que favorecem a RAT são:

- Mais da metade da aorta ascendente à direita da linha paraesternal direita no eixo axial.
- Distância da aorta à pele (ao nível da bifurcação da artéria pulmonar) inferior a 10 cm.
- Ângulo entre a linha média e o eixo da aorta maior que 45°.
- Ângulo entre o plano da valva aórtica e a linha entre esse plano e o espaço intercostal (2º ou 3º) de aproximadamente 90°. Essa medida ajuda a escolher o melhor ponto de entrada no peito (2º ou 3º espaço intercostal direito): quanto mais próximo de 90°, melhor. Isso também pode ser avaliado na tomografia, pela posição do apêndice atrial direito. A posição ideal de entrada é no ápice do apêndice atrial direito.[12]

TÉCNICA OPERATÓRIA: MINIESTERNOTOMIA

Anestesia e preparação

O paciente é submetido à anestesia geral, com acesso venoso central. Associa-se anestesia locorregional, com bloqueio do plano transverso torácico, para controle da dor pós-operatória. A intubação é feita com tubo orotraqueal simples. Realiza-se passagem da sonda para o ecocardiograma transesofágico intraoperatório, que consiste numa ferramenta fundamental para monitoramento contínuo da função ventricular e da válvula aórtica, bem como auxílio na canulação e retirada de ar. Colocam-se as pás do desfibrilador na escápula direita e na região submamária esquerda, para possíveis necessidades intraoperatórias.[4]

Posicionamento e marcações anatômicas

O paciente é posicionado em decúbito dorsal, com um coxim sob as escápulas, de forma que o esterno esteja elevado. As marcações incluem fúrcula esternal, ângulo de Louis, xifoide e do 2º ao 4º espaço intercostal à direita, além das linhas média e de incisão.[5]

Incisão e exposição

A incisão cutânea mede aproximadamente 5 a 6 cm, indo do 2º ao 4º espaço intercostal (Figura 1); divulsiona-se bem o subcutâneo para que se possa ter acesso ao manúbrio para a incisão óssea. Esta é realizada com uma serra reta, estendendo-se do manúbrio ao 3º ou 4º espaço intercostal (Figura 2). A incisão lateral no osso confere à abertura o aspecto de um "J", preservando grande parte do esterno. É importante ressaltar que essa abordagem lateral no osso deve ir até sua borda, evitando-se entrar com a serra no espaço intercostal, prevenindo assim a lesão da artéria torácica interna direita. O pericárdio é aberto longitudinalmente e são realizadas de 6 a 8 suturas de reparo com tração em direção à pele, melhorando a exposição da aorta e da válvula aórtica. Sugere-se a utilização de CO_2 contínuo na cavidade mediastinal, entre 2 a 3 L/min, para prevenir embolia aérea.[4,5]

Canulação e circulação extracorpórea

A canulação da aorta e do átrio direito é realizada pela própria via de acesso, colocando-se a cânula arterial o mais alto possível na aorta ascendente. Em casos de aneurisma da aorta ascendente, pode ser necessário realizar a canulação arterial por via femoral. A canulação venosa é realizada próxima à auriculeta direita, podendo ser utilizadas cânulas de duplo ou triplo estágio. Após o estabelecimento da CEC e a drenagem de todo o coração, sugere-se que, pela incisão do dreno, feita logo abaixo do apendice xifoide, seja passada uma pinça até o mediastino e com esta se capte o fio que amarra a cânula atrial (fio de fixação do garrote

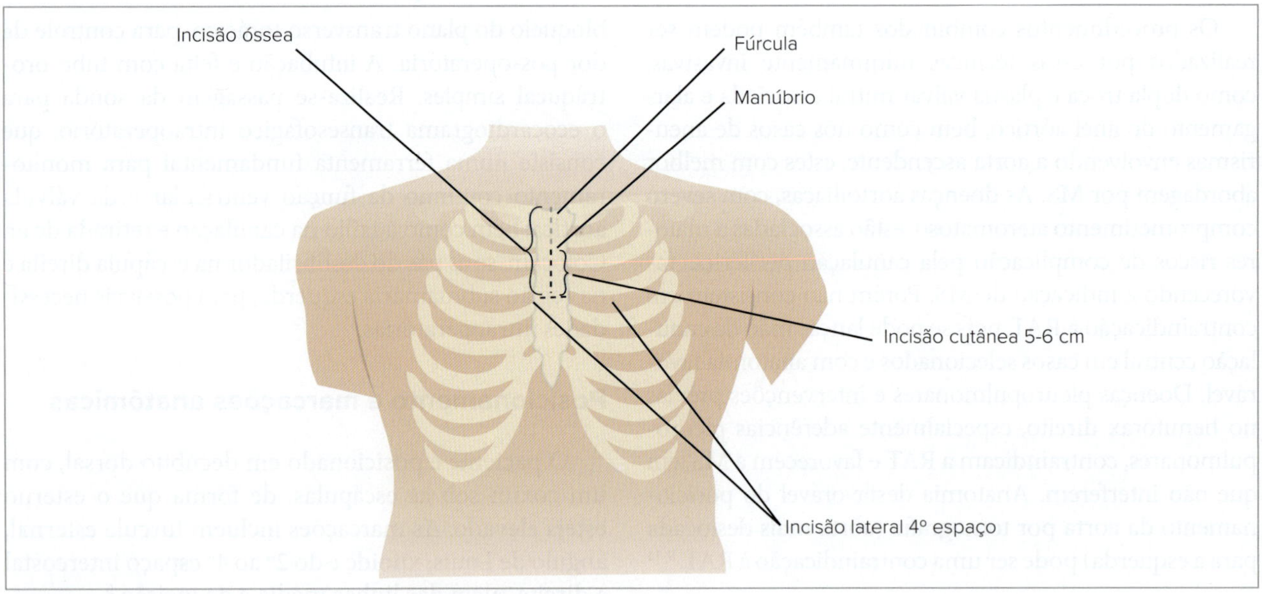

FIGURA 1.
Incisões para miniesternotomia e minitoractomia.

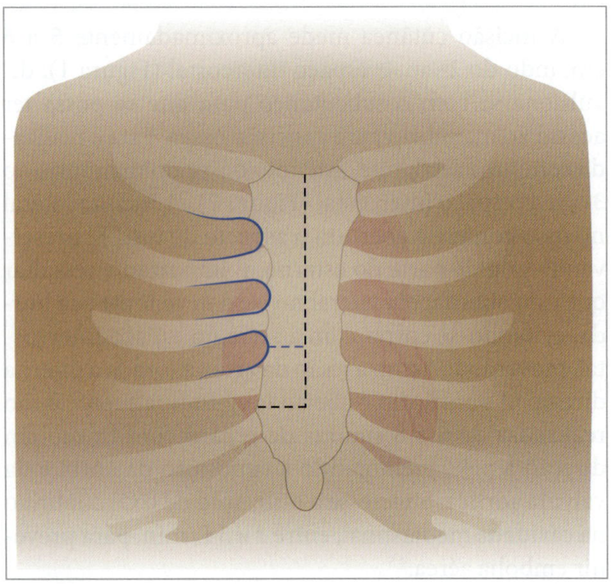

FIGURA 2.
Incisão para miniesternotomia.

da cânula do átrio direito). Uma vez que esse fio é exteriorizado pela incisão do dreno, ao ser tracionado, ele desloca a cânula atrial direita no sentido inferior, produzindo uma melhor exposição da raiz da aorta, o que facilita muito a abordagem valvar. Essa manobra fica clara nos vídeos (disponíveis via QR code). Para aspirar o ventrículo esquerdo, utiliza-se uma sonda 14 F ou 16 F, introduzida pela veia pulmonar superior direita. Em casos em que esse acesso não é possível, uma alternativa é a colocação dessa sonda na artéria pulmonar, embora a aspiração seja menos eficaz nessa posição. O clampeamento aórtico e a administração de cardioplegia são realizados de maneira convencional.

Acesse o vídeo por meio do QR code.

Troca valvar

A troca valvar aórtica é realizada de maneira habitual, em face da confortável exposição que esta via de acesso proporciona. A excisão valvar e a descalcificação do anel são realizadas de maneira convencional. Não há necessidade de nenhum instrumental específico, podendo ser utilizados todos os habitualmente disponíveis na cirurgia convencional. A prótese é fixada de maneira convencional, com pontos separados ancorados ou não, ou poderão ser utilizadas próteses de rápido implante, que consistem em um facilitador técnico na cirurgia minimamente invasiva. A aortorrafia é realizada com dupla camada de polipropileno 4-0.[10]

Drenagem mediastinal e colocação dos fios de marca-passo

A drenagem mediastinal e a colocação dos fios de marca-passo no epicárdio do ventrículo direito devem ser realizadas com o coração ainda parado e totalmente drenado. Um dreno mediastinal flexível (silicone) é colocado no orifício criado junto ao apêndice xifoide, permitindo a drenagem eficaz da região anterior e posterior do coração. O dreno passa pela região anterior do ventrículo direito e continua pela frente da artéria pulmonar, indo até a região posterior do ventrículo esquerdo. Assim, com apenas uma drenagem ambas as faces do coração são drenadas, reduzindo o risco de tamponamento cardíaco no pós-operatório em um paciente no qual o pericárdio não se encontra totalmente aberto.

Saída da circulação extracorpórea

Antes do desclampeamento da aorta, a deaeração é guiada pelo ecocardiograma transesofágico. Após o desclampeamento e o retorno dos batimentos cardíacos, a CEC é descontinuada de forma habitual. As cânulas são removidas sob visão direta. A heparina é revertida com protamina e a hemostasia é revisada minuciosamente.

Fechamento

A síntese óssea é realizada de forma convencional, utilizando fios de aço, porém em menor quantidade do que na esternotomia convencional.

TORACOTOMIA ANTERIOR DIREITA

Anestesia

Procede-se à anestesia geral com acesso venoso central jugular. A intubação é realizada com tubo orotraqueal simples – o afastamento do pulmão na abordagem inicial/pré-CEC é feita mecanicamente por compressas úmidas, o que não requer intubação seletiva. A anestesia locorregional é realizada com o bloqueio do plano subpeitoral menor (PECS II). Essa estratégia proporciona excelente analgesia em toda a parede anterior do hemitórax, com resultados comparáveis aos do bloqueio do eretor da espinha. Assim como na MS, é fundamental o uso do ecocardiograma transesofágico intraoperatório, para os mesmos propósitos já citados. Finaliza-se com a colocação das pás do desfibrilador na escápula direita e submamária esquerda. [7,13]

Posicionamento e marcações anatômicas

O paciente é posicionado em decúbito dorsal, com um coxim inflável sob a escápula direita, mantendo um leve decúbito lateral esquerdo e uma leve extensão da coluna. As marcações anatômicas necessárias são: fúrcula esternal, ângulo de Louis, xifoide, espaços intercostais (2º, 3º e 4º a direita), linha média e linha de incisão da toracotomia. Também se realiza marcação do orifício de drenagem e da entrada da pinça aórtica. O ideal é que a marcação dos pontos de referência anatômicos seja feita antes do posicionamento do paciente em decúbito lateral.

Canulação e circulação extracorpórea

Rotineiramente, a canulação é periférica, através da dissecção dos vasos femorais, geralmente à direita. A avaliação dos pulsos é feita clinicamente e com ecodoppler. A avaliação por TC dos segmentos abdominal, pélvico, ilíaco e femoral é feita somente se houver história de doença arterial ou alteração clínica ao exame (realizado na avaliação clínica pré-operatória). Utilizam-se cânulas femorais venosas de múltiplos estágios, na maioria 25 F, e arterial 19 ou 21 F, conforme o calibre arterial e a necessidade de fluxo. Realiza-se a canulação periférica guiada pelo ecocardiograma, com posicionamento da extremidade da cânula venosa na entrada da veia cava superior e arterial femoral, aproximadamente 5 a 7,5 cm.

Incisão e exposição

A toracotomia anterolateral direita é realizada na borda superior da 3ª costela, com 4 a 6 cm até a borda esternal direita. Os vasos torácicos internos direitos (veia e artéria mamária) são isolados e clipados. A 3ª costela é separada do esterno, o que previne sua fratura durante o afastamento e permite boa visualização. Coloca-se o afastador de tecidos moles e instila-se o CO_2 na cavidade torácica a um fluxo de 2 L/min. Rotineiramente, usamos o afastador de costelas (Finochietto) porque trabalhamos com visão direta, sem o auxílio de vídeo. A gordura pericárdica é ressecada, facilitando a visualização do pericárdio e melhorando o campo operatório. O pericárdio é aberto longitudinalmente, o mais alto possível, evitando lesão do nervo frênico, e reparado com suturas pela parede lateral do tórax, manobra que mantém o pulmão fora do campo de trabalho/visão do cirurgião.[13]

Circulação extracorpórea

Realiza-se entrada em CEC com drenagem ativa com vácuo (até -40 mmHg) e resfriamento a 34 °C. O clampeamento aórtico é realizado com *clamp* de Chitt-wood pelo 2º, 3º e 4º espaço intercostal direito na linha axilar anterior, de acordo com o tamanho do *clamp* e sua curvatura. Também é possível realizar o clampeamento diretamente pela incisão, se for utilizado o *clamp* de Cosgrove. A aspiração do ventrículo esquerdo (*vent* do VE) geralmente é colocada através da veia pulmonar superior direita e exteriorizada através da incisão. Utiliza-se habitualmente uma sonda 14 ou 16 F. A cardioplegia geralmente é realizada na raiz da aorta ou óstios coronários, de acordo com a doença valvar.

Troca valvar

Após a cardioplegia, procede-se à aortotomia oblíqua (*hockey stick*) e reparam-se as bordas da aorta para exposição valvar. A excisão valvar e a descalcificação do anel são realizadas de maneira convencional. Embora muito facilitado pelo uso de materiais específicos (*long shafted*) para troca valvar, eventualmente materiais convencionais podem ser usados. A troca valvar é realizada do mesmo modo descrito na MS, podendo ser utilizadas as mesmas próteses (Figura 3).[9,13]

Colocação dos fios de marca-passo

O implante dos fios de marca-passo provisório é realizado no epicárdio do ventrículo direito, com o coração parado e descomprimido, da mesma maneira que na MS.

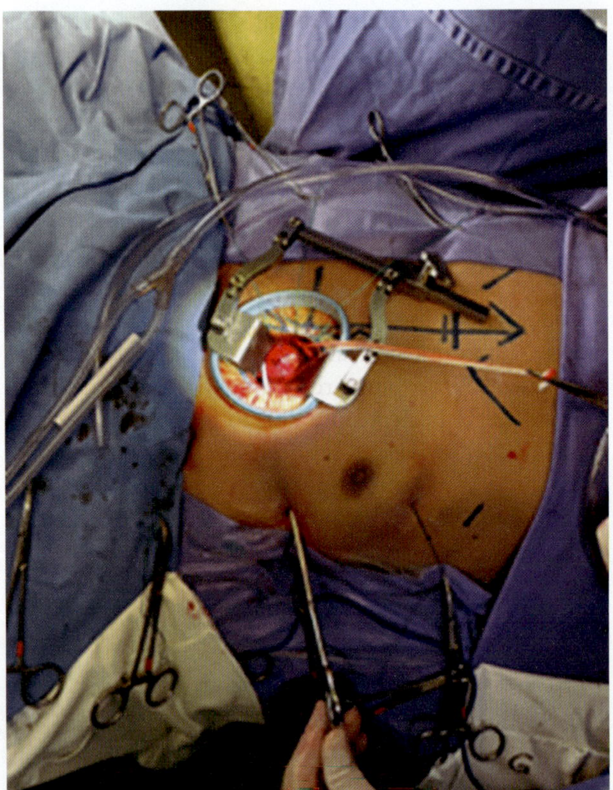

FIGURA 3.
Setup da RAT com *clamp* colocado, incisão e visualização da aorta.

Saída de circulação extracorpórea

Após a retirada do ar guiada pelo ecocardiograma transesofágico, como na MS, a aorta é desclampeada e o *vent* do VE é removido. Após o reaquecimento do paciente, é realizado o desmame/saída da CEC de forma habitual. A descanulação é realizada sob visão direta dos vasos femorais. Procede-se à reversão da heparina com protamina e revisa-se a hemostasia.

Fechamento

Após hemostasia minuciosa, é realizada a aproximação parcial do pericárdio (eventualmente é deixado um dreno laminar – de Blake – intrapericárdico). Coloca-se o dreno torácico, geralmente pelo sexto espaço intercostal direito, na linha axilar anterior, posicionando-o posteriormente na pleura. Precede-se ao fechamento da toracotomia por planos, com reinserção da terceira costela com um ponto de fio absorvível (poliglactina) n. 1, em forma de 8.[14,15]

REFERÊNCIAS

1. Brown ML, McKellar SH, Sundt TM, Schaff HV. Ministernotomy versus conventional sternotomy for aortic valve replacement: a systematic review and meta-analysis. J Thorac Cardiovasc Surg. 2009;137(3):670-9.
2. Cosgrove DM, Sabik J.F. Minimally invasive approach for aortic valve operations. Ann Thorac Surg. 1996;62(2):596-7.
3. Detter C, Deuse T, Boehm DH, Reichenspurner H, Reichart B. Midterm results and quality of life after minimally invasive vs. conventional aortic valve replacement. Thorac Cardiovasc Surg. 2002;50(6):337-41.
4. Hlavicka J, Janda D, Budera P, Tousek P, Maly M, Fojt R, et al. Partial upper sternotomy for aortic valve replacement provides similar mid-term outcomes as the full sternotomy. J Thorac Dis. 2022;14(4):857-65.
5. Kirmani BH, Jones SG, Malaisrie SC, Chung DA, Williams RJ. Limited versus full sternotomy for aortic valve replacement. Cochrane Database Syst Rev. 2017;4:CD011793.
6. Lamelas J. Minimally invasive aortic valve replacement: the "Miami Method". Ann Cardiothorac Surg 2015;4(1):71-7.
7. Li H, Castro M, Haigron P, Verhoye JP, Ruggieri VG. Decision support system for the planning of minimally invasive aortic valve replacement surgery. Int J Comput Assist Radiol Surg. 2018;13(8):1245-55.
8. Martens S, Sadowski J, Eckstein FS, Bartus K, Kapelak B, Sievers HH, et al. Clinical experience with the ATS 3f Enable® sutureless bioprosthesis. Eur J Cardiothorac Surg. 2011;40(3):749-55.
9. Phan K, Xie A, Di Eusanio M, Yan TD. A meta-analysis of minimally invasive versus conventional sternotomy for aortic valve replacement. Ann Thorac Surg. 2014;98(4):1499-511.
10. Raja SG, Benedetto U, Amrani M. Aortic valve replacement through J-shaped partial upper sternotomy. J Thorac Dis. 2013;5(Suppl 6):S662-8.
11. Stoliński J, Fijorek K, Plicner D, Grudzień G, Kruszec P, Musiał R, Andres J. Perioperative outcomes of minimally invasive aortic valve replacement through right anterior minithoracotomy. Thorac Cardiovasc Surg. 2016;64(5):392-9.

12. Stoliński J, Plicner D, Grudzień G, Kruszec P, Fijorek K, Musiał R, Andres J. Computed tomography helps to plan minimally invasive aortic valve replacement operations. Ann Thorac Surg. 2016;101(5):1745-52.
13. Vohra HA, Salmasi MY, Mohamed F, Shehata M, Bahrami B, Caputo M, et al. Consensus statement on aortic valve replacement via an anterior right minithoracotomy in the UK healthcare setting. Open Heart. 2023;10(1):e002194.
14. Walther T, Falk V, Metz S, Diegeler A, Battellini R, Autschbach R, Mohr FW. Pain and quality of life after minimally invasive versus conventional cardiac surgery. Ann Thorac Surg. 1999;67(6):1643-47.
15. Welp HA, Herlemann I, Martens S, Deschka H. Outcomes of aortic valve replacement via partial upper sternotomy versus conventional aortic valve replacement in obese patients. Interact Cardiovasc Thorac Surg. 2018;27(4):481-6.

31

Cirurgia da valva mitral minimamente invasiva

Wanewman Lins Guedes de Andrade
Evandro Carlos Ribeiro Lopes
Milton de Miranda Santoro
Ricardo Adala Benfatti
Rodrigo Oliveira Rosa Ribeiro de Souza

INTRODUÇÃO

Após a publicação, em 1996, da primeira cirurgia da valva mitral assistida por vídeo realizada por Carpentier e das séries antes publicadas por nomes como Mohr, Cosgrove, Chitwood e Cohn nos anos 1990, com abordagens para cirurgia mitral por toracotomia lateral, essa modalidade cirúrgica começou ter mais destaque. Ao longo das últimas duas décadas, a cirurgia cardíaca minimamente invasiva (CCMI) tem se estabelecido como uma modalidade terapêutica segura e eficiente. Novas ferramentas para análise dos pacientes e desenvolvimento de materiais específicos, além do incremento e da melhoria das técnicas cirúrgicas, têm projetado resultados adequados, eficiência na realização e na segurança comparados aos métodos de tratamento convencionais. Nesse período, um maior interesse dos cirurgiões e a adoção das técnicas minimamente invasivas têm determinado uma modificação na abordagem desses pacientes. Em alguns países, como a Alemanha, mais de 55,7% de todas as cirurgias mitrais foram realizadas por técnica minimamente invasiva nos últimos anos. A CCMI tem sido equipada nos últimos anos com instrumentos como o videotoracoscópio com visão 3D e a tecnologia robótica para a realização desses procedimentos. Somada a tudo isso, houve a evolução das técnicas de drenagem venosa assistida a vácuo na circulação extracorpórea (CEC), canulação periférica dos vasos, utilização do ecocardiograma transesofágico em sala de cirurgia (Figura 1) e proteção miocárdica cada vez mais segura e eficiente.

Contudo, ainda é uma técnica de difícil aprendizado e que necessita de um treinamento contínuo e demorado, com materiais caros e muitas vezes de difícil aquisição em nosso meio.

Nos últimos anos, novos conceitos de treinamento foram introduzidos, como simulação realística e cursos específicos, focados nas diversas técnicas utilizadas para realização dessa modalidade terapêutica. Essas inovações permitiram a assimilação de novas habilidades com rapidez e segurança.

HABILIDADES A SEREM DESENVOLVIDAS

Neste caso, o cirurgião cardiovascular já treinado nas abordagens tradicionais para realização dos mais diversos procedimentos cirúrgicos precisa desenvolver habilidades como:

- Estabelecer maior intimidade com a utilização de cateteres não só no tratamento percutâneo de

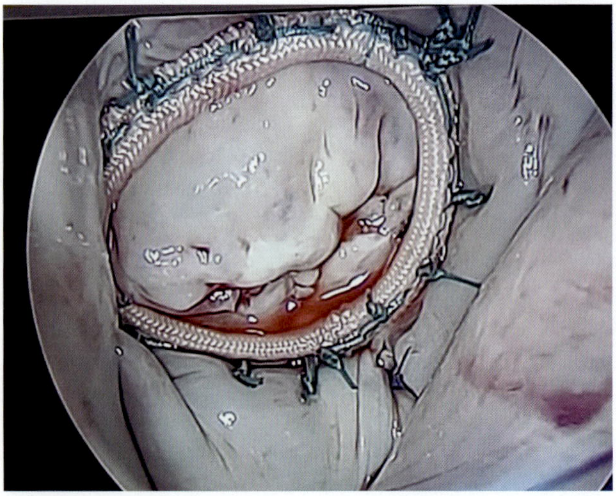

FIGURA 1.
Visão endoscópica da válvula mitral durante procedimento de plastia valvar.
Fonte: acervo Dr. Wanewman Andrade.

doenças cardíacas, mas também na canulação para estabelecer CEC e para a utilização de dispositivos oclusores (Perclose ProGlide, Abbott Vascular International – Diegem, Belgium). Esses conhecimentos permitirão a colocação das cânulas, assim como sua retirada com segurança.

- Reconhecimento das imagens ecocardiográficas necessárias durante os procedimentos realizados sobre as valvas cardíacas, principalmente no cenário das plastias mitrais e a perfeita alocação das cânulas para CEC, e estratégias a serem aplicadas na execução das canulações em sítios alternativos, como as artérias axilares.
- Criar intimidade com os exames de imagem. Em especial, é extremamente necessária a perfeita interpretação das angiotomografias dos grandes vasos reconhecendo a anatomia vascular adequada, suas obstruções e variações anatômicas, assim como das câmaras cardíacas. Isso será necessário para utilização das cânulas e para abordagem adequada sobre a anatomia do tórax, alcançando as estruturas a serem tratadas de forma correta com as mínimas incisões, respeitando sempre a anatomia muscular, vascular e nervosa do tórax.

CONSIDERAÇÕES DIAGNÓSTICAS

Quando se fala em preparo para uma CCMI, é necessário ter em mente algumas considerações:

- O resultado dessa cirurgia em nenhum momento poderá ser comprometido ou inferior a um procedimento convencional.
- A cirurgia deverá seguir todo protocolo de diagnóstico de um paciente valvar e sua completa avaliação para uma cirurgia convencional. Descartar sempre doença coronariana associada, doença pulmonar obstrutiva crônica e diagnósticos prévios de dissecção da aorta em quaisquer dos segmentos.
- Soma-se a essa avaliação a investigação de traumas torácicos prévios, cirurgias que tenham invadido a cavidade torácica (mesmo as videoassistidas), doenças infecciosas como pneumonias complicadas, pneumotórax, pleurites e doenças oncológicas.
- Avaliação da capacidade respiratória e espirometria completa com atenção especial a limitações e diminuição da capacidade respiratória, o que incrementa riscos com aumento da morbidade e mortalidade trans e pós-operatória.
- Angiotomografias (Figura 2) sempre envolvendo os vasos cervicais, a aorta torácica e abdominal e os vasos ilíacos e pélvicos, para quantificar danos arteriais e determinar os calibres das artérias para perfeita escolha do calibre das cânulas a serem utilizadas para CEC. Quaisquer alterações como hematomas na parede dos vasos, sinais de dissecção, obstruções intravasculares e calcificações devem ser analisadas com muita atenção. as complicações ser podem inúmeras e, dentre as piores estão a dissecção retrógrada da aorta e síndromes compartimentais, que podem pôr a perder todo o procedimento e seus benefícios.
- Toda avaliação laboratorial deverá ser seguida de forma muito atenta. Nenhum detalhe, como função renal, hepática ou crase sanguínea poderá ser desconsiderado.
- Quadros neurológicos prévios deverão ser investigados para que a CEC com fluxo retrógrado possa ser realizada com segurança.
- Os dopplers vasculares deverão seguir a rotina costumeira de avaliação de fluxo dos vasos utilizada nas cirurgias cardíacas convencionais.

AMBIENTE CIRÚRGICO

Basicamente a sala de cirurgia a ser utilizada se aproxima muito do que estamos acostumados, mas algumas modificações precisam ser realizadas:

- Utilização do ecocardiograma transesofágico, instrumento de grande importância na doença da patologia a ser tratada. É empregado na alocação das cânulas para CEC e na revisão do ato operatório como análise da função ventricular, implante das próteses cardíacas e das plastias realizadas.
- Introdução do sistema de imagens, aparelhos óticos para procedimentos endoscópicos convencionais ou na plataforma tridimensional (3D), geral-

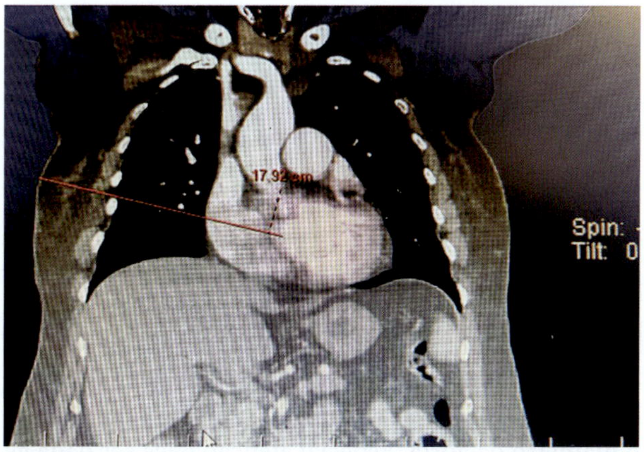

FIGURA 2.
Angiotomografia da aorta em planejamento para cirurgia valvar mitral.
Fonte: acervo Dr. Evandro Carlos Ribeiro.

mente com telas acessórias para a visão de todos os membros da equipe.

- Novo posicionamento da máquina de CEC para minimizar a distância a ser percorrida pelos tubos do dispositivo.

Essas pequenas modificações para adequações vão garantir conforto para toda a equipe envolvida no procedimento.

MATERIAIS A SEREM UTILIZADOS

Para a realização da CCMI, são necessários materiais específicos, de alto custo e muitas vezes de difícil aquisição em nosso meio. São eles: afastadores específicos com *design* adequado para minimizar danos sobre os arcos costais, *clamps*, tesouras, empurradores de nós, sistemas para segurar as óticas e afastadores especiais utilizados para exposição das valvas cardíacas. Também é necessário reportar os descartáveis, como afastadores de tecidos moles, cânulas especiais para infusão da cardioplegia e aspiradores intracardíacos. Alguns desses itens podem até não serem utilizados, porém, se liberados, são um grande conforto para a realização dos procedimentos.

INDICAÇÕES CIRÚRGICAS

As indicações cirúrgicas e técnicas realizadas para correção das doenças da valva mitral são consagradas e utilizadas pela grande maioria dos cirurgiões cardiovasculares. Basicamente, o que vai mudar é a via de acesso, o que facilitará não só a execução do procedimento pela perfeita visualização da valva, mas também a mobilização das estruturas a serem tratadas, incluindo as subvalvares.

TÉCNICA OPERATÓRIA

Deve-se realizar uma investigação adequada, com as imagens dos grandes vasos determinando o calibre dos vasos ilíacos e femorais e a confirmação de que estes permitem uma perfeita abordagem para colocação das cânulas. Verifica-se o calibre da aorta ascendente, principalmente atentando para possíveis doenças envolvendo a válvula aórtica, pois a insuficiência valvar pode causar problemas na administração da solução cardioplégica na raiz da aorta. Sempre se deve levar em consideração o peso e a altura do paciente para indexar o diâmetro da aorta. Especial atenção deve ser dada às aortas com diâmetro igual ou superior a 45 milimetros. O ecocardiograma será sempre um instrumento necessário em sala de cirurgia para reavaliar o diagnóstico estabelecido e auxiliar na perfeita alocação das cânulas ou outros cateteres a serem utilizados, como o *endoclamp* para clampeamento da aorta (hoje não utilizado em nosso meio por seu alto custo).

CANULAÇÃO DOS VASOS

A canulação femoral (CF) poderá ser realizada por dissecção ou por punção. O auxílio do ecocardiograma transesofágico será essencial para a localização dos fios-guias nas veias cavas e na aorta ascendente.

A técnica de exposição da artéria e veia femoral por dissecção poderá ser realizada seguindo os seguintes passos:

1. Identificação dos vasos por meio de ultrassom/ Doppler e marcação com caneta 2 cm acima da prega inguinal.
2. Abertura por planos até visualizar os vasos e exposição da face anterior.
3. Confecção da sutura em bolsa dupla ou simples, a critério do cirurgião, com polipropileno 5-0 na artéria e 4-0 na veia.
4. Após heparinização plena, realização da punção da artéria femoral e introdução do fio-guia 0,035 teflonado ou hidrofílico, com técnica de Seldinger, e dilatação progressiva até introdução da cânula femoral arterial.
5. Técnica semelhante para a punção da veia femoral, com identificação da extremidade distal da cânula posicionada na desembocadura da veia cava superior ou inferior, dependendo da estratégia de dupla canulação ou não. Uma observação interessante é sempre canular a estrutura vascular que estiver mais abaixo para sempre poder trabalhar com maior visibilidade e conforto.

Em pacientes com superfície corpórea maior que 2,0 m^2, uma cânula adicional deverá ser utilizada com a punção da veia jugular direita. A utilização do vácuo na linha venosa é mandatória na maioria dos casos. Em virtude do fluxo arterial retrógrado, recomenda-se a utilização de fluxos mais elevados, entre 2,6 e 3,0 L/m^2 e lembrar sempre que a parada do ventilador pelo anestesista só deve ser realizada após pelo menos 5 minutos de CEC, para que a perfeita oxigenação por fluxo retrógrado esteja estabelecida. Em casos de contraindicação da canulação arterial femoral, a artéria axilar ou até mesmo a canulação central poderá ser estabelecida com segurança e excelentes resultados.

Em relação à seleção das cânulas, utiliza-se a avaliação da área de superfície corpórea dos pacientes (BSA). Se BSA $< 1,8$ m^2, pode-se optar pela canulação arterial: 15F ou 17F (Medtronic), 16F ou 18F (Edwards) e canulação venosa: 23F ou 25F (Medtronic), 24F ou 26F (Edwards). Se BSA > 1,8 m², deve-se optar pela canulação arterial com cânulas 19F ou 21F (Medtronic), 20F ou 22F (Edwards) e canulação venosa: 25F (Medtronic), 26F ou 28F (Edwards). É importante lembrar que, para obter a perfeita oferta de sangue e irrigação adequada dos órgãos durante a CEC, deve-se levar em conta o diâmetro dos vasos femorais identificado na angiotomografia somado à BSA.

Sempre atentar para possíveis complicações, como dissecção da aorta, acidente vascular cerebral, lesões arteriais em membros inferiores e/ou venosas com possíveis síndromes compartimentais, seroma e/ou infecção na área de dissecção dos vasos femorais.

PROTEÇÃO MIOCÁRDICA

Em CCMI mitral, preconiza-se a utilização da proteção miocárdica com administração de soluções cardioplégicas de longa duração (Custodiol® ou Del Nido) após o clampeamento da aorta.

No Brasil, o *clamp* de aorta mais utilizado é o de Chitwood. Nos Estados Unidos e na Europa o *endoclamp* também é utilizado.

A solução cardioplégica de Del Nido, com 20% de sangue homólogo, oferece 90 minutos de parada com o paciente mantido em hipotermia de 32° C antes que uma nova dose seja necessária (metade da dose inicial) para proteção por mais 30 minutos. A solução cardioplégica de Custodiol® poderá oferecer proteção ainda mais longa, geralmente em torno de 180 minutos com o paciente mantido em uma hipotermia entre 32 e 34 °C. A solução cardioplégica de Del Nido tem um teor de potássio mais baixo e não é um produto à base de glicose, portanto, é considerada mais adequada para pacientes portadores de insuficiência renal e para aqueles com diabetes de difícil controle clínico.

Em reoperações de CCMI mitral, a fibrilação ventricular hipotérmica poderá ser a proteção miocárdica de escolha em virtude de dificuldades técnicas para dissecção das aderências e adequado isolamento aórtico e pulmonar para o clampeamento, evitando o risco de lesões nas estruturas cardíacas ou enxertos coronarianos pérvios realizados. Com esta técnica, essencialmente utilizam-se adesivos condutores para desfibrilação transcutânea após o procedimento.

ABORDAGEM POR TORACOTOMIA LATERAL DIREITA COM VISÃO DIRETA

A cirurgia valvar mitral com acesso axilar e toracotomia lateral direita é também conhecida hoje como "Miami Method" ou cirurgia cardíaca sem cicatrizes visíveis, em razão das modificações introduzidas nessa metodologia de abordagem pelo Dr. Joseph Lamelas. Essa técnica não é simplesmente uma incisão cirúrgica, mas um conceito que pode ser denominado de um acesso para tudo. Através desse acesso é possível realizar cirurgias da valva mitral, plastia ou substituição valvar, valva aórtica, valva tricúspide, comunicação interatrial, tumores intracardíacos e cirurgias valvares combinadas. Sua grande vantagem é a possibilidade de realizar todo o procedimento sob visão direta com boa exposição da aorta para o clampeamento e a infusão da cardioplegia, com ótima visualização do aparato valvar mitral. A curva de aprendizado é rápida e o número de passos até alcançar o alvo cirúrgico é menor comparado aos procedimentos endoscópico ou robótico. Outro benefício dessa técnica é que o acesso axilar evita a necessidade da esternotomia, preservando a integridade do tórax e minimizando o trauma musculoesquelético. Isto resulta em menor dor pós-operatória, menor uso de analgésicos, rápida recuperação e resultado estético superior ao da cirurgia convencional, aumentando a satisfação do paciente. A preservação da estabilidade torácica e manutenção estrutural do tórax é de grande benefício para pacientes idosos ou com comorbidades que aumentem o risco de complicações relacionadas à esternotomia, garantindo breve recuperação e retorno às atividades diárias.

Os pacientes são posicionados em decúbito lateral direito a 40 graus com um coxim sob a escápula direita, com o membro superior direito sobre a cabeça e apoiado em um suporte. Atenção especial deverá ser dedicada a esse posicionamento, para evitar lesão vasculonervosa do membro.

Nos homens, realiza-se uma incisão arciforme de 3,5 a 5 cm, entre a linha axilar média e o bordo lateral do mamilo direito. Esse acesso é feito tendo como ponto de referência a projeção da linha média do osso esterno, que normalmente coincide com o 3º ou 4º espaço intercostal direito. Já nas mulheres a incisão de 3,5 cm é feita no bordo lateral da mama direita (linha axilar média) e o acesso torácico também é realizado seguindo a projeção da linha média do osso esterno. Uma variação técnica da original consiste na preservação do músculo peitoral. Esta abordagem reduz a dor e o músculo permanece funcional.

Após a toracotomia e colocação do afastador de tecidos moles, é realizada a compressão ativa do pulmão direito, com o uso de compressas cirúrgicas embebidas com solução salina fria para preparo sem o auxílio de CEC, o que também poderá ser feito com ventilação monopulmonar ou já com o paciente em CEC, pois o preparo é rápido e pode ser realizado enquanto se estabelece a drenagem e o resfriamento do paciente. Através de um equipo introduzido na cavidade torácica ou através de um jelco puncionado sobre a parede do tórax, inicia-se a infusão de dióxido de carbono com um fluxo de 2 litros por minuto durante toda a cirurgia. Este procedimento é essencial para a diminuição da possibilidade de embolia aérea durante a cirurgia. A abertura do pericárdio é realizada paralela e anterior ao nervo frênico, respeitando sempre uma distância de pelo menos 4 a 5 cm desse nervo. Pontos sequenciais de tração do pericárdio permitem aproximar o coração da incisão cirúrgica. Com eletrocautério e dissecção romba, libera-se a aorta do ramo pulmonar direito atentando sempre para trabalhar nessa região com pressão arterial média próxima de 60 mmHg e utilizando baixa energia no bisturi elétrico. Esse será o local para aplicação do *clamp* aórtico de Chitwood. Uma pequena sutura em bolsa de polipropileno 4.0 é realizada na face lateral da aorta para receber a punção da cânula ou agulha de cardioplegia. A heparinização e canulação do paciente sempre deve respeitar o diâmetro dos vasos e a BSA dos pacientes. A hipotermia é moderada (de 32 a 34 °C).

Após iniciada a CEC através de uma plataforma femoral, clampeamento aórtico e infusão da cardioplegia, aplica-se um ponto de tração próximo ao sulco de Sondergaard para tração do átrio direito e, com o eletrocautério em baixa energia, separa-se o átrio direito do esquerdo, o que permite posicionar o bisturi em posição mais vertical para realizar a atriotomia esquerda. A lâmina do afastador para o átrio esquerdo é então posicionada e conectada a uma haste introduzida no tórax por um acesso percutânea e no mesmo espaço intercostal da incisão realizada (lembrar sempre da posição da artéria e veias mamárias para evitar lesões desses vasos, que sempre causam perdas de tempo desnecessárias). Nesse momento é obtida a completa visualização da valva mitral. Vale salientar que, apesar da proximidade da valva mitral da incisão, a realização da cirurgia necessitará de equipamentos especiais com hastes longas, porta-agulhas, pinças, abaixador de nós e tesouras. É importante sempre dedicar algumas horas do dia em simuladores, já disponíveis no mercado, para adquirir proficiência no manejo desses instrumentais e aplicação dos nós cirúrgicos.

A exposição do aparato subvalvar poderá ser feita com a utilização de lâminas flexíveis, autoexpansíveis, ou utilizando-se medidores de próteses valvares. Após a correção da valva mitral ou sua substituição por prótese, remove-se o afastador e inicia-se a atriorrafia esquerda, preferencialmente utilizando dois fios de Prolene 4.0 em dois planos de sutura. É fundamental aplicar os fios de marca-passo temporário antes da abertura do *clamp* da aorta.

As manobras para retirada do ar das câmaras cardíacas convencionais não poderão ser realizadas pelo acesso axilar, portanto, será importante verificar sempre se o dióxido de carbono foi instilado corretamente na cavidade torácica durante todo o procedimento. A correta instilação de CO_2, o orifício da punção da agulha ou a manutenção da cânula de cardioplegia e aspiração serão suficientes para a completa retirada do ar e proteção contra acidentes embólicos.

Após a interrupção da CEC, reposição volêmica, verificação ecocardiográfica das correções realizadas, retirada das cânulas, neutralização da heparina e revisão da hemostasia, drena-se a cavidade pleural direita, geralmente com dreno de Blake de calibre 24 French ou um dreno tubular de calibre 32 ou 36. Habitualmente o pericárdio é deixado aberto, podendo também ser aproximado com pontos de fios Ethibond 00, deixando espaço amplo entre os pontos para evitar acúmulo de líquidos na cavidade pericárdica. Os arcos costais são aproximados com um ponto em "X", tomando sempre cuidado para não encostar os arcos costais ou exercer pressão exagerada entre eles, fazendo compressão dos nervos intercostais. Reinsere-se o músculo peitoral após reexpansão pulmonar e completa-se o fechamento da ferida operatória.

CIRURGIA VALVAR MITRAL VIDEOASSISTIDA E TOTALMENTE ENDOSCÓPICA

Com essa abordagem, consegue-se organizar o tratamento cirúrgico da valva mitral assistido por sistema ótico ou totalmente endoscópico e realizar os mais complexos e variados tratamentos, como troca valvar com implante de prótese biológica ou mecânica, plastias as mais diversas com abordagem e realização de todas as técnicas conhecidas e o implante de anel valvar mitral, o que talvez tem sido o maior campo de atuação da CCMI. Segue-se a mesma abordagem anatômica da cirurgia por visão direta com uma toracotomia no 4º espaço intercostal direito e agora com a introdução de um sistema ótico que poderá ser de 10 ou 5 mm, sempre com uma angulação de 30°. Seguindo preferencialmente uma normativa, a incisão, o sistema ótico e a haste do afastador do átrio esquerdo estarão, na grande maioria das vezes, alinhados no mesmo espaço intercostal. É interessante lembrar que, quanto mais anterior é a incisão para trabalho, mais o cirurgião vai depender da câmera para a realização do procedimento. A visão excepcional conquistada com o uso de sistemas óticos, inclusive com visão em 3D, associada à magnificação das imagens das estruturas da valva e do seu aparelho subvalvar, incrementou a definição da imagem em posição anatômica. Essas imagens sem distorções têm transformado essa abordagem na primeira opção de escolha nos centros de excelência em tratamento cirúrgico da valva mitral (Figura 3).

As cirurgias mitrais endoscópica e videoassistida têm sido uma nova e ousada fronteira que vem ganhando espaço nos centros de referência em CCMI, diminuindo ainda mais o trauma associado ao procedimento cirúrgico, em virtude da não utilização de afastadores mecânicos e de uma incisão de trabalho ainda menor. A CCMI totalmente endoscópica se diferencia da cirurgia videoassistida pela utilização única de afastadores de tecidos moles e do mínimo manuseio da musculatura do tórax e dos arcos costais, o que permite aproximar os resultados da cirurgia mitral totalmente endoscópica dos da cirurgia robótica, com a vantagem de diminuir gastos, afetando a análise dos custos e do benefício do tratamento das doenças da valva mitral. Diversos centros europeus optaram por avanças na CCMI totalmente endoscópica, por não encontrarem benefícios adicionais na inclusão da plataforma robótica. O desafio da técnica endoscópica na cirurgia da valva mitral está relacionado à limitação do acesso, já que o portal principal será de aproximadamente 4 cm, definido na maioria das vezes pelo tamanho do anel e prótese que deverá ser implantado. Assim, permite-se a entrada de instrumental próprio de CCMI, exigindo grande *expertise* do cirurgião e de toda equipe para essa modalidade de procedimento.

Normalmente essa minitoracotomia é realizada no 4º espaço intercostal direito e deve ser cuidadosamente planejada com análise da angiotomografia prévia realizada para estar em perfeita harmonia com o plano do anel valvar mitral, já que não será possível efetuar manobras amplas de movimento para a realização do procedimento. Nos casos em que haja necessidade de movimentos mais angulados para realizar o procedimento cirúrgico ou manobra específica, um portal de 5 mm assessório poderá ser criado, em geral no 2º ou 3º espaço intercostal direito, para realizar a triangulação dos instrumentos e facilitar as manobras cirúrgicas. Em alguns casos, o cirurgião endoscópico pode lançar mão de instrumentos de diferentes tamanhos para evitar o conflito das empunhaduras e aumentar a margem das manobras necessárias para a realização do procedimento. O conjunto ótico deve oferecer a melhor qualidade de imagem possível, o que habitualmente se consegue com a ótica de 10 mm e angulação de 30 graus, posicionada distante do portal de acesso com o objetivo de minimizar o conflito dos instrumentos, na maioria dos casos no 2º espaço intercostal direito na linha axilar anterior. Vale salientar a importância do posicionamento adequado do paciente, conforme descrito anteriormente. Nos casos totalmente endoscópicos, a mobilidade da ótica não pode sofrer influência ou limitação determinada pela posição anatômica do ombro direito, já que é a única forma de visualizar a válvula através da imagem endoscópica. A cirurgia endoscópica é, portanto, um estágio diferenciado para os cirurgiões que transitam pela cirurgia cardíaca videoassistida e deve ser o último degrau dessa plataforma de evolução técnica antes da cirurgia robótica, aplicando todos os recursos e avanços que a indústria biomédica possa disponibilizar, como suturas mecânicas, próteses valvares sem suturas e autofixação tecidual. Dessa forma, a CCMI totalmente endoscópica representa um estágio técnico muito diferenciado do cirurgião cardiovascular e da indústria biomédica, permitindo restaurar com menor trauma e com excelentes resultados quando comparada à plataforma das cirurgias cardiovasculares robóticas.

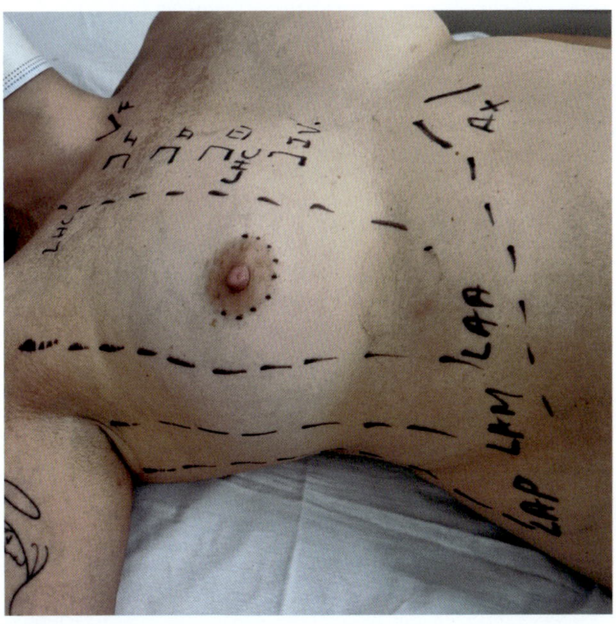

FIGURA 3.
Linhas de demarcação do tórax + imagem do campo operatório.
Fonte: acervo Dr. Wanewman Andrade.

CONCLUSÃO

Nos últimos anos, o conjunto de inovações das técnicas cirúrgicas utilizadas, novas habilidades adquiridas, conceitos terapêuticos e inovações da indústria biomédica tem permitido uma evolução rápida e segura dos procedimentos minimamente invasivos. Esperamos que esse crescimento se mantenha constante. facilitando ainda mais o crescimento da cirurgia cardíaca minimamente invasiva e a aplicação dessa tecnologia para o tratamento das mais diversas doenças cardiovasculares.

REFERÊNCIAS

1. Mohr FW, Falk V, Diegeler A, Walther T, van Son JA, Autschbach R. Minimally invasive port-access mitral valve surgery. J Thorac Cardiovasc Surg. 1998;115:567-74; discussion 574.
2. Carpentier A, Loulmet D, Aupecle B, Kieffer JP, Tournay D, Guibourt P, et al. Computer assisted open heart surgery. First case operated on with success. C R Acad Des Sci III. 1998;321:437-42.
3. Chitwood WR, Elbeery JR, Chapman WH, Moran JM, Lust RL, Wooden WA, Deaton DH. Video-assisted minimally invasive mitral valve surgery: the "micro-mitral" operation. J Thorac Cardiovasc Surg. 1997;113:413-4.
4. Lamelas J, Aberle C, Macias A, Alnajar A. Cannulation strategies for minimally invasive cardiac surgery. Innovations (Phila). 2020;15(3):261-9. doi: 10.1177/1556984520911917.
5. Lamelas J. Minimally invasive concomitant aortic and mitral valve surgery: the "Miami Method". Ann Cardiothorac Surg. 2015;4(1):33-7. doi: 10.3978/j.issn.2225-319X.2014.08.17.
6. Wilbring M, Arzt S, Alexiou K, Matschke K, Kappert U. Surgery without visible scars-double valve surgery using the right lateral access. Ann Cardiothorac Surg. 2020;9(5):424-6. doi: 10.21037/acs.2020.03.16.
7. Rao A, Tauber K, Szeto WY, Hargrove WC, Atluri P, Acker M, et al. Robotic and endoscopic mitral valve repair for degenerative disease. Ann Cardiothorac Surg. 2022;11(6):614-21.
8. Lamelas J, Williams RF, Mawad M, LaPietra A. Complications associated with femoral cannulation during minimally invasive cardiac surgery. Ann Thorac Surg. 2017;103:1927-2.
9. Vollroth M, Seeburger J, Garbade J, Borger MA, Misfeld M, Mohr FW. Conversion rate and contraindications for minimally invasive mitral valve surgery. Ann Cardiothorac Surg. 2013;2:853-4.
10. Ailawadi G, Agnihotri AK, Mehall JR, Wolfe JA, Hummel BW, Fayers TM, et al. Minimally invasive mitral valve surgery I: patient selection, evaluation, and planning. Innovations. 2016;11:243-50.

32

Operação de Ross

Francisco Diniz Affonso da Costa
Andrea Dumsch de Aragon Ferreira
Claudinei Colatusso
Daniele de Fátima Fornazari Colatusso

INTRODUÇÃO

A operação de Ross consiste na substituição da valva aórtica nativa pela valva pulmonar (autoenxerto pulmonar) do próprio paciente, e a reconstrução da via de saída do ventrículo direito é usualmente feita pela interposição de um homoenxerto pulmonar criopreservado ou descelularizado (Figura 1).

Diversos estudos recentes demonstraram que a operação de Ross está associada com melhores resultados tardios quando comparada com o uso de próteses valvares convencionais.[1] Apesar disso, a operação de Ross ainda é pouco utilizada, e sua indicação ainda é bastante controversa e motivo de muitas críticas.[2] Neste capítulo, serão analisados os conceitos e princípios envolvidos nessa operação. Também serão discutidas as eventuais indicações e contraindicações para o procedimento, assim como serão detalhados aspectos da técnica operatória.

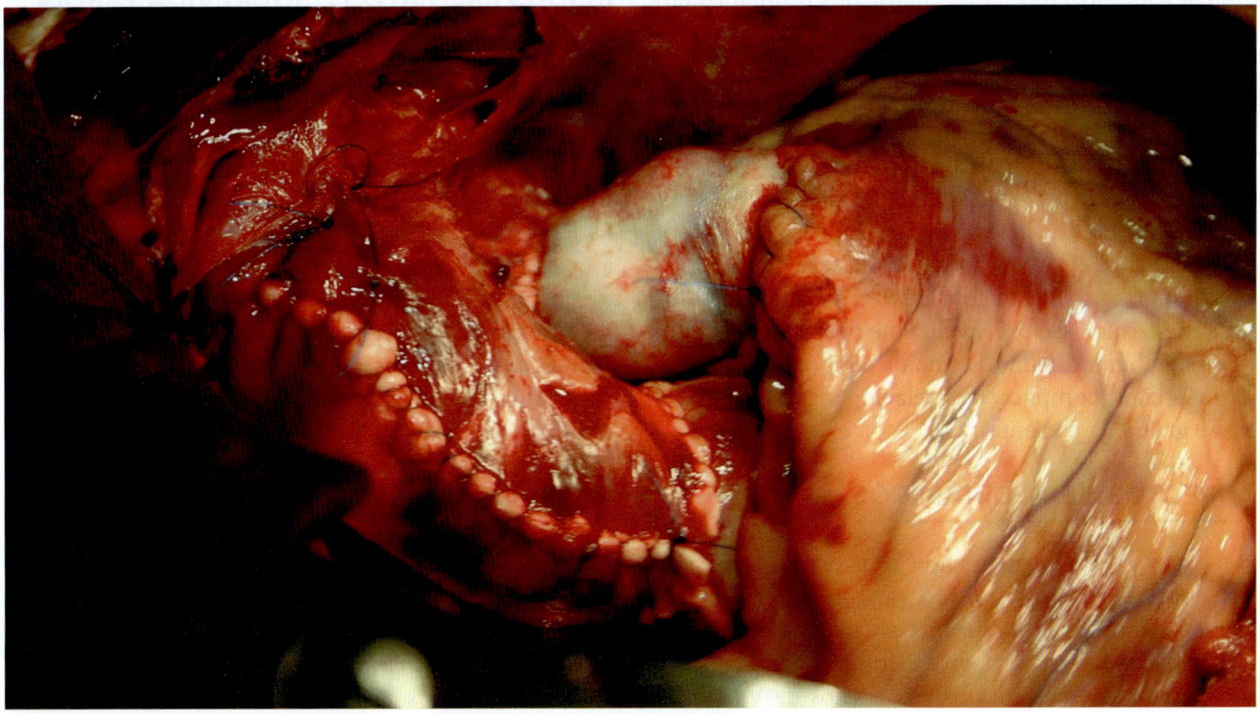

FIGURA 1.
Aspecto final da operação de Ross. A raiz aórtica é constituída pelo autoenxerto pulmonar. A via de saída do ventrículo direito é reconstruída com homoenxerto pulmonar descelularizado. A aortoplastia é realizada para reduzir o diâmetro da aorta ascendente.

ESCOLHA DO SUBSTITUTO VALVAR EM PACIENTES JOVENS

A escolha do melhor substituto valvar aórtico para crianças, adolescentes e adultos jovens ainda é problemática e controversa. Nesse subgrupo de pacientes, a indicação mais frequente tem sido de próteses mecânicas porque elas são duráveis e tecnicamente fáceis de implantar. Entretanto, requerem anticoagulação permanente, expondo esses pacientes ao risco continuado de complicações hemorrágicas e tromboembólicas.[3] Já as próteses biológicas e/ou homoenxertos aórticos dispensam o uso de anticoagulantes, porém estão associadas a uma elevada incidência de disfunção estrutural primária, deixando os pacientes com a perspectiva de uma ou múltiplas reoperações.[1] Mais recentemente, próteses biológicas têm sido empregadas com maior frequência em pacientes jovens de meia-idade (40-60 anos), com a premissa de que futuras reintervenções possam ser adequadamente tratadas com o implante percutâneo de próteses transcateter. Cumpre-se ressaltar que, embora a terapia percutânea para tratar próteses aórticas disfuncionantes seja bastante atrativa, seu emprego de forma rotineira ainda não pode ser recomendado com base nas melhores evidências científicas.[4] Um aspecto muito relevante a ser considerado durante a escolha do substituto valvar em pacientes jovens está na análise dos resultados tardios observados após o implante dos diferentes tipos de próteses aórticas disponíveis. É bem documentado que pacientes com próteses biológicas e/ou mecânicas convencionais não terão restaurada a expectativa de sobrevida tardia normal quando comparados com a população sadia pareada para sexo e idade. Esse excesso de mortalidade é inversamente proporcional à idade do paciente na época da operação, ou seja, quanto mais jovem for o paciente, maior será esse "excesso" de mortalidade tardia. Isso provavelmente decorre pela maior demanda hemodinâmica e maior tempo de exposição a potenciais complicações relacionadas às próteses nesse grupo de pacientes.[4]

ASPECTOS HEMODINÂMICOS

A valva aórtica nativa não é uma estrutura passiva que abre e fecha em resposta a variações do fluxo sanguíneo. Na verdade, a raiz aórtica (ou aparelho valvar aórtico) é uma estrutura viva e complexa, constituída de anel aórtico, cúspides valvares, seios de Valsalva e junção sinotubular que, em conjunto, formam uma unidade funcional que se deforma fisiologicamente durante o ciclo cardíaco, minimizando o estresse nas cúspides valvares, promovendo fluxo laminar durante a sístole, aumentando a reserva de fluxo coronariano durante a diástole e contribuindo para a contração normal da musculatura do ventrículo esquerdo.[5] Próteses valvares convencionais impedem a contração anular normal e são inerentemente obstrutivas, especialmente em pacientes com anel aórtico pequeno. Em contraste, o autoenxerto pulmonar é o único substituto valvar capaz de mimetizar a raiz aórtica nativa, com desempenho hemodinâmico fisiológico, fluxo laminar, áreas valvares semelhantes à das valvas aórticas nativas e gradientes consistentemente baixos, tanto em repouso como durante o exercício. Este aspecto passa a ter bastante relevância em pacientes jovens que desejam ter um nível de atividade física mais intensa, e idealmente necessitam de um substituto valvar que seja durável e com propriedades hemodinâmicas que permitam um estilo de vida bastante ativo e com excelente qualidade.[5] Muitos pacientes jovens com valva aórtica bicúspide apresentam anel aórtico pequeno, e o emprego do autoenxerto, mesmo nesses casos, resulta em hemodinâmica normal no pós-operatório. Em casos extremos de hipoplasia do anel aórtico, a operação de Ross-Konno pode ser realizada com mais facilidade que a operação de Konno original, visto que a ressecção da raiz aórtica e a retirada da valva pulmonar facilitam a ampliação do anel aórtico na região septal.[4]

RISCOS IMEDIATOS E SOBREVIDA TARDIA

A operação de Ross é criticada por muitos por envolver dupla troca valvar em pacientes com lesão valvar única. Por ser uma operação tecnicamente mais complexa, existe o receio de que os riscos de mortalidade operatória sejam maiores quando comparada com o uso de próteses valvares convencionais. De fato, a operação de Ross necessita de treinamento específico por parte da equipe cirúrgica e envolve uma curva de aprendizado mais prolongada. Entretanto, quando realizada em centros de referência, a operação pode ser realizada com segurança e risco de mortalidade imediata na faixa de 1%, semelhante ao reportado para próteses valvares convencionais.[4]

Um dos maiores argumentos em favor da operação de Ross baseia-se nos resultados tardios reportados por diversos centros, demonstrando que sobrevida tardia com até 20 a 25 anos de evolução se assemelha à da população normal pareada para sexo e idade.[6] Estudos recentes com avaliações de longo prazo demonstraram resultados superiores da operação de Ross quando comparados ao de cirurgias convencionais de troca valvar aórtica e diversos autores passaram a sugerir recomendação de maior destaque nas diretrizes europeias e norte-americanas.[4] O estudo realizado por

Buratto et al. reportou os resultados com até 25 anos de evolução de 275 pacientes pareados por escore de propensão submetidos a operação de Ross e troca valvar convencional com prótese mecânica e demonstrou que o uso do autoenxerto pulmonar esteve associado a melhor sobrevida tardia.[7] Mazine et al. realizaram metanálise comparando a operação de Ross com próteses mecânicas. Os autores demonstraram menor incidência de óbito por causa cardíaca ou valvar com a operação de Ross, com o excesso de mortalidade associado a próteses mecânicas decorrentes principalmente de complicações valvares ou causas cardíacas.[8]

DESEMPENHO HEMODINÂMICO

Conforme já descrito neste capítulo, o autoenxerto pulmonar está associado com gradientes significativamente menores quando comparado a outros substitutos valvares. Esses achados são potencialmente importantes, visto que gradientes baixos reduzem a chance de insuficiência cardíaca persistente ou recorrente e promovem melhor regressão da massa ventricular esquerda. O desempenho hemodinâmico do autoenxerto pulmonar é fisiológico, tanto em repouso como em exercício, o que torna seu uso bastante atrativo em pacientes jovens cujo estilo de vida inclua atividades esportivas de alta *performance*.[4]

Apesar de homoenxertos aórticos também apresentaram desempenho hemodinâmico fisiológico imediatamente após a operação, a degeneração cálcica faz com que muitos pacientes apresentem gradientes elevados na evolução tardia. Já o autoenxerto pulmonar raramente apresenta qualquer grau de calcificação, com manutenção dos gradientes consistentemente baixos no seguimento tardio.[4] No único estudo randomizado comparando os resultados tardios da operação de Ross com os de homoenxertos aórticos, pode-se observar que, embora os gradientes iniciais tenham sido semelhantes em ambos os grupos, em um seguimento tardio de até 13 anos os gradientes dos autoenxertos permaneceram baixos (5 mmHg), enquanto nos homoenxertos aumentaram de forma significativa para 30 mmHg. Pode-se especular que a disfunção estrutural progressiva e o consequente aumento dos gradientes transvalvares observados nas próteses biológicas e/ou homoenxertos estejam diretamente implicados na diminuição de expectativa de vida de pacientes jovens com doenças aórticas.[9]

COMPLICAÇÕES TROMBOEMBÓLICAS, HEMORRÁGICAS E ENDOCARDITE

Outra grande vantagem da operação de Ross é sua baixa trombogenicidade, com incidências linearizadas de complicações tromboembólicas em torno de 0,3 a 0,4% por paciente/ano. Desta forma, dispensam totalmente o uso de anticoagulantes e suas eventuais complicações hemorrágicas. Em comparação, estudos de longo prazo com próteses mecânicas reportaram incidências linearizadas de complicações tromboembólicas entre 1,1 e 4,5% por paciente/ano, mesmo na vigência de anticoagulação com varfarina.[4] Apesar de as próteses biológicas convencionais também dispensarem o uso rotineiro de anticoagulantes, a incidência de tromboembolismo não é desprezível, sendo estimada entre 1 e 1,5% por paciente/ano. Ademais, dados mais recentes sugerem que a trombose subclínica em próteses biológicas é mais frequente do que se supunha, podendo estar associada com complicações neurológicas e eventualmente com degeneração mais precoce do tecido protético.[4]

Essa baixa trombogenicidade do autoenxerto pulmonar torna a operação de Ross bastante atrativa no caso de mulheres jovens que contemplam a gravidez, visto que o risco de trombose em próteses mecânicas é aumentado durante a gestação. Já as próteses biológicas não são duráveis nessa faixa etária, e potencialmente estão sujeitas à degeneração precoce durante a gravidez.[6]

Outra vantagem aparente do emprego do autoenxerto pulmonar é a baixa incidência de complicações infecciosas tardias, com taxas linearizadas menores que 0,5% por paciente/ano.[6]

INDICAÇÕES PARA A CIRURGIA

Os candidatos ideais para a operação de Ross são pacientes com idade inferior a 50 anos com diagnóstico de estenose aórtica e anel aórtico de tamanho normal ou reduzido. Nestes pacientes, o autoenxerto pulmonar tem demonstrado ser uma solução duradoura, com baixa incidência de disfunção tardia, e a operação tem sido capaz de restaurar a sobrevida tardia comparável à da população geral pareada para sexo e idade, com excelente qualidade de vida e baixa taxa de complicações relacionadas à valva.[4,6]

Já os pacientes com diagnóstico de insuficiência valvar, especialmente aqueles com dilatação anular, estão mais suscetíveis a dilatação aneurismática do autoenxerto e insuficiência valvar progressiva.[6,10] Entretanto, esses pacientes são normalmente tratados com técnicas conservadoras de plastia valvar aórtica. Em casos em que a valva não seja reparável, a operação de Ross ainda pode ser considerada superior às próteses valvares convencionais, especialmente em crianças, adolescentes e adultos mais jovens. Atualmente, técnicas de reforço e sustentação do autoenxerto têm sido empregadas com sucesso para evitar a dilatação tardia do autoenxerto pulmonar.[4]

Com o aumento da experiência e observação de resultados tardios satisfatórios, o emprego da operação de Ross tem sido estendido para pacientes entre 50 e 65 anos de idade, desde que sejam pacientes em boas condições clínicas, com ausência de outras morbidades e com expectativa de vida superior a 15-20 anos. Este subgrupo é fundamentalmente constituído por pacientes com valva aórtica bicúspide e estenose por calcificação, geralmente com diâmetro do anel aórtico preservado.[4]

Os resultados obtidos com a operação de Ross são fundamentalmente baseados em pacientes com valva aórtica bicúspide ou doenças degenerativas, havendo pouca informação quanto à evolução tardia em pacientes com valvopatia reumática. Alguns estudos demonstraram que o autoenxerto implantado em posição aórtica é suscetível de envolvimento em surtos recorrentes de atividade reumática, podendo estar associado a uma maior necessidade de reoperações precoces em decorrência de disfunção estrutural primária do autoenxerto por valvopatia inflamatória recorrente. Recentemente, os autores deste capítulo fizeram um estudo comparativo analisando a durabilidade do autoenxerto em pacientes reumáticos *versus* pacientes com valva bicúspide, e pôde-se observar que a durabilidade do autoenxerto foi semelhante em ambos os grupos. Em 147 pacientes reumáticos observados por até 25 anos de evolução, o envolvimento reumático só foi observado em três ocasiões em pacientes com idade inferior a 30 anos. Deve-se levar em consideração que frequentemente os pacientes reumáticos têm envolvimento multivalvar, e a operação de Ross só deve ser realizada quando a valva mitral for reparável e com bom prognóstico de durabilidade tardia.[11]

Da mesma forma, pacientes jovens com endocardite infecciosa aguda podem ser adequadamente tratados pela operação de Ross, desde que não apresentem destruição extensa da raiz aórtica.[4]

São contraindicações para o uso do autoenxerto pulmonar: doença do tecido conectivo (Marfan, Ehlers-Danlos), doenças autoimunes e aortopatia familiar.[4]

EVOLUÇÃO TARDIA DO HOMOENXERTO DA VIA DE SAÍDA DO VENTRÍCULO DIREITO

Uma das críticas sobre a operação de Ross é a necessidade de intervir sobre duas valvas em paciente com lesão valvar única. Habitualmente a reconstrução da via de saída do ventrículo direito é feita pela interposição de um homoenxerto pulmonar. Alternativamente, pode-se utilizar um homoenxerto aórtico ou xenoenxertos valvados porcinos ou de pericárdio bovino, porém esses enxertos estão sujeitos à degeneração mais precoce quando comparados com o homoenxerto pulmonar.[12] Os homoenxertos mais frequentemente utilizados são criopreservados, porém, mais recentemente, homoenxertos descelularizados passaram a ser empregados em alguns centros, com resultados tardios mais favoráveis. A tecnologia de descelularização torna os homoenxertos menos imunogênicos e mais resistentes à degeneração cálcica progressiva.[13]

A durabilidade dos homoenxertos está diretamente correlacionada com a idade do paciente e com o diâmetro do conduto. Crianças e adolescentes estão mais sujeitos à estenose por calcificação, entretanto, mesmo nessa faixa etária a necessidade de reoperações é baixa nos primeiros 10 anos de evolução. Em pacientes > 40 anos, os enxertos são bastante duráveis, e a necessidade de reintervenções nos primeiros 20 a 30 anos é inferior a 10%.[13]

Como os homoenxertos tendem a sofrer discreta retração após o implante, existe a recomendação de implantar condutos supradimensionados, com diâmetros de 25-26 mm ou maiores, sempre que disponíveis.[12]

Mais recentemente, quando indicada uma reintervenção, passou-se a tratar homoenxertos disfuncionantes com terapias percutâneas, evitando ou protelando a necessidade de nova toracotomia.[12]

A técnica de implante do homoenxerto também parece estar relacionada com os resultados tardios. Os autores deste capítulo têm feito a extensão circular cônica do homoenxerto com um segmento de pericárdio homólogo descelularizado (Figura 2), sendo possível observar menores gradientes tardios e diminuição da incidência de insuficiência valvar significativa.

TÉCNICA OPERATÓRIA

A avaliação pré-operatória inclui a realização de ecocardiograma para avaliar a morfologia da valva nativa, assim como as dimensões do anel aórtico, dos seios de Valsalva, da junção sinotubular e da aorta ascendente. A valva pulmonar também é mapeada para se certificar de que ela é competente ou que apresenta apenas jato trivial de insuficiência central.

A circulação extracorpórea é realizada com canulação distal da aorta ascendente ou arco aórtico e de ambas as veias cavas. A canulação no arco aórtico permite maior flexibilidade no manuseio da aorta ascendente, assim como facilita a ressecção do autoenxerto pulmonar e a exposição para a anastomose distal do homoenxerto pulmonar. De forma rotineira, emprega-se hipotermia moderada de 32 °C e proteção miocárdica com solução de Del Nido a cada 45 minutos diretamente nos óstios

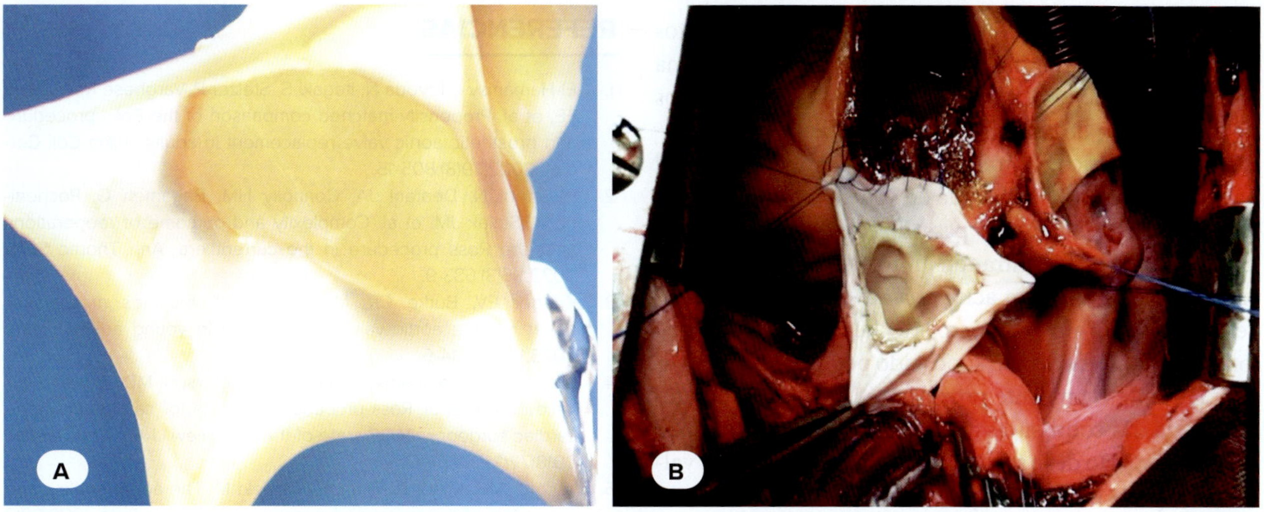

FIGURA 2.
A: homoenxerto com extensão circular cônica realizada com pericárdio homólogo descelularizado. B: aspecto operatório do implante de homoenxerto com extensão circular.

coronarianos. Em alguns pacientes com dilatação acentuada da aorta ascendente, realiza-se hipotermia profunda com um breve período de parada circulatória total para realizar anastomose distal aberta de um tubo de Dacron junto ao arco aórtico. Antes do clampeamento aórtico, a aorta ascendente é extensivamente dissecada do tronco da artéria pulmonar em toda a sua extensão.

Após o clampeamento aórtico, a aorta ascendente é transectada circunferencialmente de 0,5 a 1 cm acima da junção sinotubular, e três pontos de reparo são colocados acima das comissuras para exposição da valva aórtica. A valva é ressecada e o anel, amplamente debridado de todo cálcio anular. É importante notar a distribuição geométrica das comissuras/rafes para realizar um adequado implante simétrico para evitar distorção e prolapso das cúspides do autoenxerto. O anel aórtico é medido e, quando houver desproporção superior a 3-4 mm entre os diâmetros do autoenxerto e do anel aórtico, será necessário fazer a redução circunferencial do anel antes da anastomose proximal. Por outro lado, quando o anel aórtico for hipoplásico, geralmente será necessário fazer uma ampliação septal com a técnica de Konno.

Os óstios coronarianos são amplamente mobilizados para evitar qualquer grau de tensão ou acotovelamento por ocasião de seu reimplante. A parede do seio não coronário e o pilar da parede aórtica na região entre a comissura direita-esquerda são preservados para futuro suporte externo do autoenxerto pulmonar.

O tronco da artéria pulmonar é seccionado de 3 a 5 mm abaixo da origem do ramo direito da artéria pulmonar e a valva pulmonar é inspecionada para descartar qualquer anormalidade ou presença de fenestrações acentuadas nas cúspides valvares. Inicialmente, a artéria pulmonar é liberada posteriormente fazendo-se a dissecção com cautério e tomando cuidado para não lesar o tronco da coronária esquerda e a artéria descendente anterior, que estão muito próximas da parede posterior da artéria pulmonar. Na sequência, faz-se uma incisão longitudinal no infundíbulo do ventrículo direito, tomando o cuidado para não lesar a cúspide anterior da valva tricúspide ali inserida. Essa incisão é continuada circunferencialmente com o auxílio de uma tesoura e deixando uma borda muscular inferior de apenas 3 a 5 mm no autoenxerto. Durante essa dissecção, deve-se tomar extremo cuidado para não lesar a artéria descendente anterior e o primeiro ramo septal, que por vezes é bastante superficial e de grande calibre. Uma vez completada a ressecção do autoenxerto, faz-se injeção de cardioplegia no óstio da coronária esquerda para identificar vasos sangrantes e realizar cuidadosa hemostasia com cautério ou mesmo ligaduras, pois o acesso a essa região pode ser difícil ao final do procedimento.

A via de saída do ventrículo direito é então reconstruída pela interposição de um homoenxerto pulmonar, com suturas contínuas de fio monofilamento 4-0 ou 5-0, tanto proximal como distalmente. Na sutura distal, coloca-se uma vela de Hegar com diâmetro de 23 a 25 mm, através da anastomose, para evitar um estreitamento por efeito de sutura em bolsa.

A musculatura remanescente do autoenxerto é então mais uma vez seccionada de forma a contornar as cúspides valvares na região dos triângulos subcomissurais, deixando-se apenas de 2 a 3 mm de musculatura residual. Essa ressecção é importante, pois permite que o autoenxerto seja implantado de forma intra-anular na via de saída do ventrículo esquerdo.

A sutura proximal do autoenxerto é feita com pontos separados de fio multifilamento 4-0, o que permite uma distribuição geométrica perfeita. Os pontos são passados no anel aórtico de cima para baixo, entrando 1 mm acima do anel aórtico e saindo de 2 a 3 mm abaixo do anel na musculatura da via de saída do ventrículo esquerdo. Já no autoenxerto, os fios são passados de dentro para fora, de forma tangencial, entrando junto da base das cúspides valvares e saindo 2 mm acima na adventícia do autoenxerto. Dessa forma, o autoenxerto ficará implantado de forma intra-anular, sendo suportado pelo anel aórtico nativo. Durante o implante proximal, é importante manter a simetria das comissuras a cada 120 graus, sabendo que essa distribuição deve ser adaptada em pacientes com valvas bicúspides e/ou unicúspides assimétricas.

Na sequência, os óstios coronarianos são reimplantados de forma término-lateral nos seios de Valsalva correspondentes. Uma vez que os óstios tenham sido amplamente mobilizados, seu reimplante é feito com sutura contínua de fio monofilamento 6-0, sempre abaixo da junção sinotubular do autoenxerto pulmonar.

Uma vez feito o reimplante das coronárias, todo o excesso de tecido da artéria pulmonar acima da junção sinotubular é ressecado, para evitar futuras dilatações aneurismáticas. A sutura distal é feita com sutura contínua de fio monofilamento 5-0. Toda vez que houver alguma desproporção de calibre entre a aorta ascendente e o diâmetro do autoenxerto, deve-se fazer uma aortoplastia redutora ou a substituição da aorta ascendente por um tubo de Dacron com diâmetro apropriado.

A aorta é então desclampeada e, após revisão de hemostasia, a parede aórtica do seio não coronariano e o pilar da comissura direita-esquerda é fixado superiormente, dando suporte e evitando futuras dilatações do autoenxerto.

O Vídeo 1 (disponível via QR Code) demonstra passo a passo os detalhes da operação de Ross.

Acesse o vídeo por meio do QR code.

VÍDEO 1.
Valva aórtica unicúspide. Neste caso, havia aneurisma da aorta ascendente, sendo necessária a substituição por tubo de Dacron, utilizando parada circulatória total para a anastomose distal. O anel aórtico era bastante dilatado, sendo reduzido de forma circunferencial. Ao final, o autoenxerto é recoberto pela parede aórtica nativa do seio não coronariano e pelo pilar aórtico da comissura direita-esquerda.

REFERÊNCIAS

1. El-Hamamsy I, Toyoda N, Itagaki S, Stelzer P, Varghese R, Williams EE, et al. Propensity-matched comparison of the Ross procedure and prosthetic aortic valve replacement in adults. J Am Coll Cardiol. 2022;79(8):805-15.
2. El Sherif N, Dearani JA, Connolly HM, Bagameri G, Pochettino A, Stulak JM, et al. Complexity and outcome of reoperations after the Ross procedure in the current era. Ann Thorac Surg. 2023;115(3):633-9.
3. Krieger EV, Burke CR, McCabe JM. Sometimes mechanical, never routine: aortic valve replacement in young adults. Heart. 2023;109(11):814-6.
4. Mazine A, El-Hamamsy I, Verma S, Peterson MD, Bonow RO, Yacoub MH, et al. Ross procedure in adults for cardiologists and cardiac surgeons: JACC state-of-the-art review. J Am Coll Cardiol. 2018;72(22):2761-77.
5. Yacoub MH, Kilner PJ, Birks EJ, Misfeld M. The aortic outflow and root: a tale of dynamism and crosstalk. Ann Thorac Surg. 1999;68(3 Suppl):S37-43.
6. David TE, Ouzounian M, David CM, Lafreniere-Roula M, Manlhiot C. Late results of the Ross procedure. J Thorac Cardiovasc Surg. 2019;157(1):201-8.
7. Buratto E, Shi WY, Wynne R, Poh CL, Larobina M, O'Keefe M, et al. Improved survival after the Ross procedure compared with mechanical aortic valve replacement. J Am Coll Cardiol. 2018;71(12):1337-44.
8. Mazine A, David TE, Rao V, Hickey EJ, Christie S, Manlhiot C, et al. Long-term outcomes of the Ross procedure versus mechanical aortic valve replacement: propensity-matched cohort study. Circulation. 2016;134(8):576-85.
9. El-Hamamsy I, Eryigit Z, Stevens LM, Sarang Z, George R, Clark L, et al. Long-term outcomes after autograft versus homograft aortic root replacement in adults with aortic valve disease: a randomised controlled trial. Lancet. 2010;376(9740):524-31.
10. da Costa FD, Takkenberg JJ, Fornazari D, Balbi Filho EM, Colatusso C, Mokhles MM, et al. Long-term results of the Ross operation: an 18-year single institutional experience. Eur J Cardiothorac Surg. 2014;46(3):415-22; discussion 22.
11. Rea A, Affonso da Costa FD, Adam EL, El-Hamamsy I, Balbi Filho EM, Oliveira CL, et al. Long-term results of the Ross operation in rheumatic valve disease. Eur J Cardiothorac Surg. 2022;62(5).
12. Chauvette V, Bouhout I, Tarabzoni M, Pham M, Wong D, Whitlock R, et al. Pulmonary homograft dysfunction after the Ross procedure using decellularized homografts-a multicenter study. J Thorac Cardiovasc Surg. 2022;163(4):1296-305 e3.
13. da Costa FDA, Etnel JRG, Charitos EI, Sievers HH, Stierle U, Fornazari D, et al. Decellularized versus standard pulmonary allografts in the Ross procedure: propensity-matched analysis. Ann Thorac Surg. 2018;105(4):1205-13.

33

Substituição da valva mitral

Carlos Manuel de Almeida Brandão
Renato Abdala Karam Kalil
Vinicius José da Silva Nina
José Teles de Mendonça

INTRODUÇÃO

Por várias décadas, a comissurotomia mitral fechada era a única opção viável para o tratamento da estenose mitral (EM). O advento da circulação extracorpórea tornou possível a cirurgia intracardíaca e alavancou o tratamento das doenças da valva mitral à era moderna. Em 1957, Lillehei et al. relataram sua experiência com a abordagem aberta para tratamento da insuficiência mitral (IM) e, nos anos subsequentes, Carpentier, Duran e outros contribuíram para avanços técnicos da plastia da valva mitral.[1] A substituição da valva mitral também passou por um avanço tecnológico considerável após a implantação da primeira válvula mitral protética por Braunwald em 1960. As pesquisas atuais sobre a substituição da valva mitral têm como objetivos melhorar a durabilidade das biopróteses a longo prazo, reduzir a trombogenicidade das válvulas mecânicas e aprimorar o desenvolvimento das tecnologias transcateter.[2]

AVALIAÇÃO DIAGNÓSTICA

A ecocardiografia é a base para o diagnóstico da valvopatia mitral e o planejamento operatório. As modalidades transtorácica e transesofágica são utilizadas para avaliação de EM e IM.[3,4]

Estenose mitral

O desenvolvimento de um gradiente de pressão mensurável através da valva mitral ocorre quando a área do orifício valvar é inferior a 2,5 cm^2. A EM é considerada leve quando a área valvar é maior que 1,5 cm^2 ou o gradiente transvalvar médio é menor que 5 mmHg. A EM é considerada grave quando a área valvar mitral é inferior a 1,0 cm^2 ou o gradiente transvalvar médio é superior a 10 mmHg.[3]

Clinicamente, esses pacientes costumam ser assintomáticos em repouso. Os sintomas se manifestam com qualquer aumento no fluxo através da valva mitral ou com a diminuição do tempo de enchimento diastólico, como ocorre durante o exercício.[3,4]

Insuficiência mitral

Pacientes com IM importante assintomáticos devem ser periodicamente reavaliados quanto ao desenvolvimento de alterações anatômicas e/ou funcionais secundárias à doença valvar. A IM primária crônica é considerada grave na presença de dois ou três dos seguintes critérios: área do jato regurgitante ≥ 40% da área do átrio esquerdo ou fração regurgitante ≥ 50% ou volume regurgitante ≥ 60 mL/batimento ou *vena contracta* ≥ 0,7 cm ou área efetiva do orifício regurgitante (ERO) ≥ 0,40 cm.[4]

O principal sintoma apresentado pelos pacientes com IM anatomicamente importante é a dispneia, a qual deve ser valorizada mesmo que ainda não limite as atividades habituais (classe funcional [CF] II).[3,4]

INDICAÇÕES PARA SUBSTITUIÇÃO DA VALVA MITRAL

Estenose mitral

As indicações de cirurgia na estenose da valva mitral dependem da etiologia e da gravidade da doença (área valvar < 1,5 cm^2). Desse modo, são candidatos à cirurgia os pacientes com:

- EM reumática CF III-IV com contraindicações à valvoplastia mitral por cateter-balão (VMCB).

- EM reumática com fatores complicadores (hipertensão pulmonar com pressão sistólica da artéria pulmonar [PSAP] ≥ 50 mmHg em repouso ou PSAP ≥ 60 mmHg ao esforço ou fibrilação atrial [FA] de início recente), não elegíveis para VMCB.
- EM degenerativa refratária ao tratamento clínico.

A troca valvar por prótese biológica ou mecânica deverá ser considerada quando houver comprometimento valvar muito significativo, sem a possibilidade de comissurotomia com manutenção da valva nativa.[3,4]

Insuficiência mitral

Os fatores anatômicos e patológicos que favorecem a substituição valvar incluem: presença de IM reumática, depósitos calcificados, encurtamento isquêmico de cordas ou músculos papilares, dilatação anular isquêmica acentuada e extensa destruição infecciosa das estruturas valvares.

Assim, são candidatos à cirurgia os pacientes com:

- IM reumática sintomática (CF ≥ II).
- IM reumática assintomática com complicadores: disfunção sistólica do ventrículo esquerdo (FE entre 30 e 60%) e/ou dilatação do VE (diâmetro sistólico do ventrículo esquerdo [DSVE] ≥ 40 mm) ou hipertensão pulmonar (PSAP ≥ 50 mmHg) ou FA de início recente.
- IM degenerativa sintomática (CF ≥ II), com anatomia desfavorável à plástica valvar.
- IM degenerativa assintomática, com anatomia desfavorável à plástica valvar e complicadores: disfunção sistólica do ventrículo esquerdo (FE entre 30 e 60%) e/ou dilatação do VE (DSVE ≥ 40 mm) ou hipertensão pulmonar (PSAP ≥ 50 mmHg) ou FA de início recente.

A principal indicação para a substituição em vez do reparo da valva mitral usando uma prótese tecidual ou mecânica é quando o reparo não é possível por uma patologia valvar específica que proíba a plastia, tentativas fracassadas de plastia ou experiência do cirurgião.[3,4]

ESCOLHA DA PRÓTESE

A escolha da prótese varia de paciente para paciente, e cada produto disponível apresenta vantagens e desvantagens. Fatores relacionados à válvula e ao paciente (ou seja; idade, *status* cognitivo e social e expectativa de vida) influenciam a decisão de usar uma válvula mecânica ou biológica. De acordo com as atuais diretrizes, em pacientes com menos de 65 anos sem contraindicação à anticoagulação é razoável implantar uma prótese mecânica, enquanto em pacientes com mais de 65 anos é razoável implantar uma prótese biológica.[3]

Para todos os pacientes que necessitam de substituição valvar, a escolha da válvula deve ser baseada em um processo de tomada de decisão compartilhada que leve em conta os valores e as preferências do paciente e inclua uma discussão sobre as indicações e os riscos da terapia anticoagulante, além da potencial necessidade e os riscos associados à reintervenção valvar. Qualquer paciente com contraindicação à anticoagulação permanente deve receber bioprótese, independentemente da idade. Pacientes com válvula mitral mecânica devem manter razão normalizada internacional (RNI) entre 2,5 e 3,5. O risco de complicações tromboembólicas com uma bioprótese mitral é de aproximadamente 0,7% ao ano, com alguma elevação do risco durante os primeiros três meses após o implante.[5] Portanto, pacientes com bioprótese devem receber terapia anticoagulante por pelo menos três meses após a operação ou mais, dependendo de outras indicações.

TÉCNICA CIRÚRGICA

Vias de acesso

Existem diversas abordagens para a valva mitral, incluindo esternotomia mediana, toracotomia direita, miniesternotomia, minitoracotomia direita ou cirurgia toracoscópica videoassistida.[6] A toracotomia direita através do 4º espaço intercostal é útil em pacientes com múltiplas esternotomias prévias e que não necessitam de procedimentos cardíacos concomitantes. Entretanto, na troca da valva mitral com revascularização miocárdica ou troca valvar aórtica concomitante, a esternotomia mediana deve ser o acesso de escolha.[7,8]

Estratégia de canulação e de circulação extracorpórea

A abordagem cirúrgica escolhida para a substituição da valva mitral determina a estratégia de canulação. A esternotomia mediana convencional utiliza canulação aórtica ascendente e canulação venosa bicaval ou, alternativamente, uma única cânula venosa multiestágio. Nas abordagens por toracotomia direita normalmente utiliza-se canulação arterial através da artéria femoral.

A canulação venosa é feita através da veia femoral, e uma canulação jugular interna direita também pode ser obtida para drenagem adicional. A proteção miocárdica para a substituição da valva mitral é obtida por meio de cardioplegia anterógrada ou por uma combinação de cardioplegia anterógrada e retrógrada. O coração é descomprimido por aspiração da raiz da aorta e/ou do VE através da veia pulmonar superior direita, separada ou concomitantemente.[8]

Abordagem da valva mitral

A valva mitral pode ser abordada por meio de várias técnicas, incluindo a atriotomia esquerda através do sulco de Sondergaard (Waterston), por meio da abordagem transeptal, ou ainda através da cúpula atrial esquerda. A abordagem mais comumente empregada é através do sulco interatrial.

O sulco é desenvolvido mobilizando os tecidos imediatamente anteriores às veias pulmonares superior e inferior direitas. Isso separa o átrio direito da superfície do átrio esquerdo. A seguir, é feita uma atriotomia esquerda medial às veias pulmonares direitas. A incisão é então estendida superior e inferiormente, afastando-se do corpo do átrio direito e evitando os óstios das veias pulmonares. A mobilização da face posterior da veia cava superior (VCS) do átrio esquerdo pode liberar espaço adicional para estender a incisão até o teto do átrio esquerdo.[9]

A abordagem transeptal é útil em pacientes com anatomia desfavorável (átrio pequeno, tórax profundo, tecido friável), ou naqueles que necessitam de procedimentos concomitantes (isto é, plastia da valva tricúspide), ou nas reoperações da valva mitral. A canulação bicaval e o cadarçamento das cavas são necessários nessa abordagem. Uma atriotomia direita é feita e estendida posteriormente em direção ao apêndice e ao átrio.[10] Uma incisão no septo interatrial é feita na face posterior do átrio direito, próximo às veias pulmonares. Esta incisão é então estendida inferiormente, parando no final da fossa oval. Superiormente, a incisão é realizada na porção muscular entre os átrios esquerdo e direito, próximo à entrada da VCS. Com a retração anterior do septo, obtém-se excelente visualização da valva mitral, pois essa incisão fica mais próxima do cirurgião que a incisão convencional.[10]

A abordagem da cúpula atrial esquerda é realizada incisando diretamente o teto do átrio entre a VCS e a aorta. Essa abordagem proporciona uma excelente visão da valva mitral, mas é um pouco menor, dadas as restrições de espaço. O fechamento meticuloso desse tipo de atriotomia é fundamental, pois o sangramento por essa incisão é de difícil visualização pela sobreposição da aorta e da VCS.[9]

Substituição da valva mitral

A excisão da valva mitral é iniciada pelo folheto anterior. A incisão é feita cerca de 4 mm de distância do anel para evitar deslocamento e consequente obstrução da via de saída do ventrículo esquerdo (VSVE) (Figura 1). Quando possível, o aparelho subvalvar e as cordas devem ser preservados. A preservação do folheto posterior e de seu aparelho subvalvar protege contra disjunção do sulco atrioventricular e perfuração do ventrículo esquerdo e ajuda a manter a função ventricular esquerda.[11-13]

As suturas são colocadas de forma circunferencial, tendo em mente as estruturas circundantes que podem ser lesadas em vários locais do anel (Figura 2).

A utilização de suturas evertidas minimiza possíveis vazamentos valvulares e evita que o tecido remanescente interfira na excursão dos folhetos da válvula mecânica; entretanto, se for utilizada uma prótese biológica ou se houver calcificação grave do anel, podem ser utilizadas suturas não evertidas (supra-anulares). A técnica de sutura supra-anular facilita a colocação de uma prótese maior em comparação à técnica intra-anular porque traz a válvula ainda mais para dentro do átrio. A desvantagem dessa técnica é a incapacidade de visualizar um bom assentamento da válvula e dos *pledgets*, uma vez que ficam por baixo da prótese.[11,13]

As suturas são então passadas através do anel de sutura da prótese. Se utilizada uma bioprótese, os postes da válvula são normalmente orientados nas posições 1, 5 e 9 horas para evitar obstrução da VSVE. A válvula é então baixada para a posição e fixada. Assim que a válvula estiver assentada, a mobilidade dos folhetos deve ser avaliada para garantir que não haja interferência de estruturas subjacentes ou comprometimento da VSVE. Um pequeno espelho dentário pode ser inserido suavemente através da bioprótese para confirmar que os postes estão dentro do ventrículo e que nenhuma sutura foi aprisionada por eles (Figura 3).[12]

Em caso de prótese mecânica, deve-se utilizar suturas evertidas (intra-anulares), posicionando os *pledgets* na superfície atrial.[11] Um testador plástico delicado deve ser usado para avaliar a mobilidade dos folhetos, garantindo que a válvula esteja abrindo e fechando perfeitamente (Figura 4).[10] Alternativamente, as próteses mecânicas e biológicas podem ser implantadas com sutura contínua de polipropileno. Essa técnica contínua, com apenas dois nós invaginados, tem como vantagens o implante mais rápido e a menor probabilidade para deposição de trombos pela menor quantidade de material de sutura exposta ao sangue.

Calcificação do anel mitral

Diante da calcificação anular, também conhecida como MAC (do inglês *mitral annulus calcification*), deve-se ter cautela para evitar a disjunção do sulco

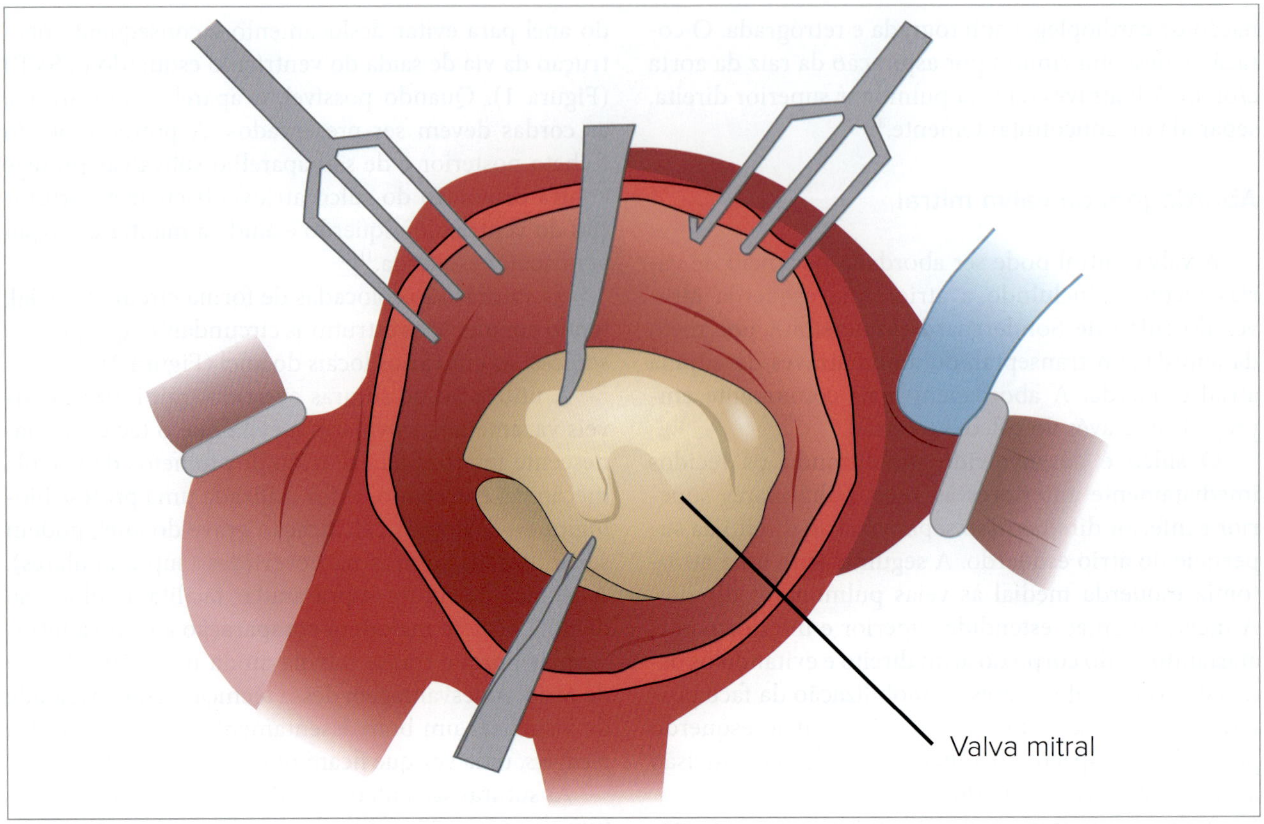

FIGURA 1.
Excisão da valva mitral por atriotomia esquerda.

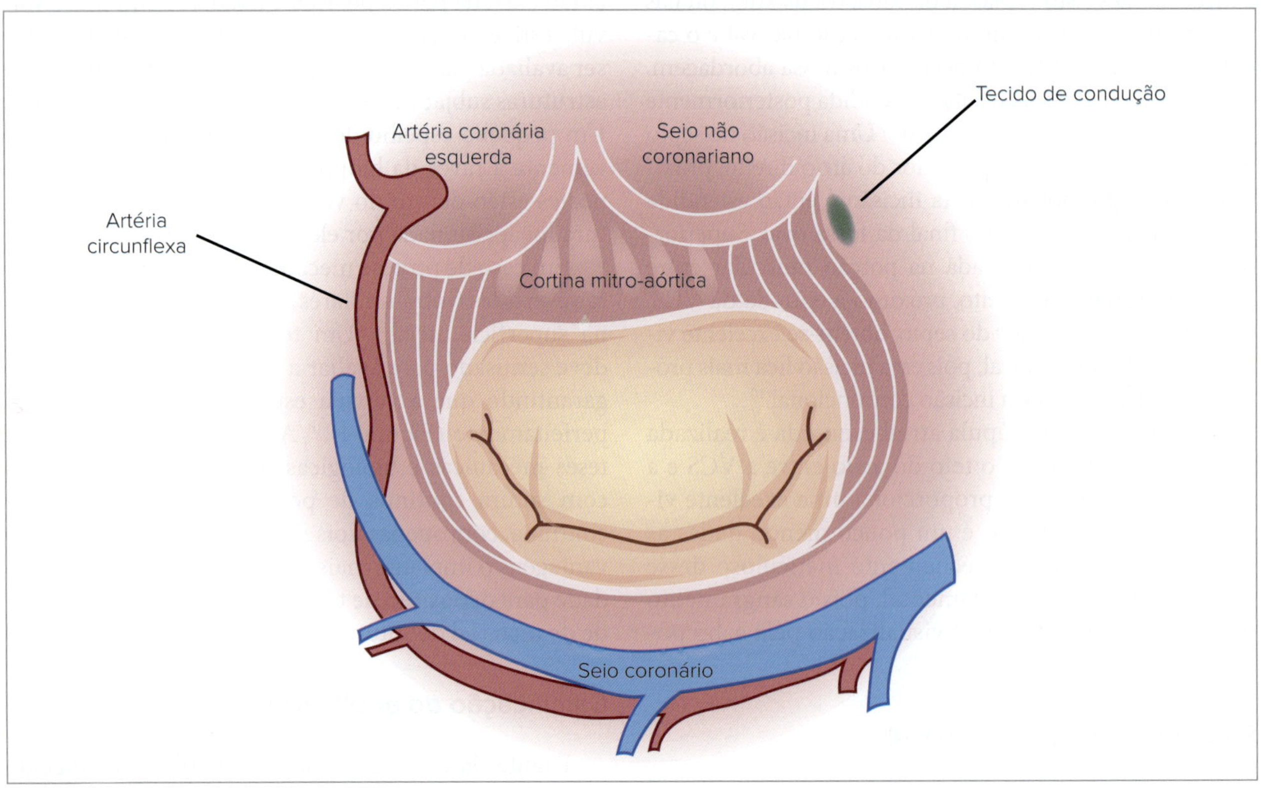

FIGURA 2.
Relações anatômicas do anel mitral.

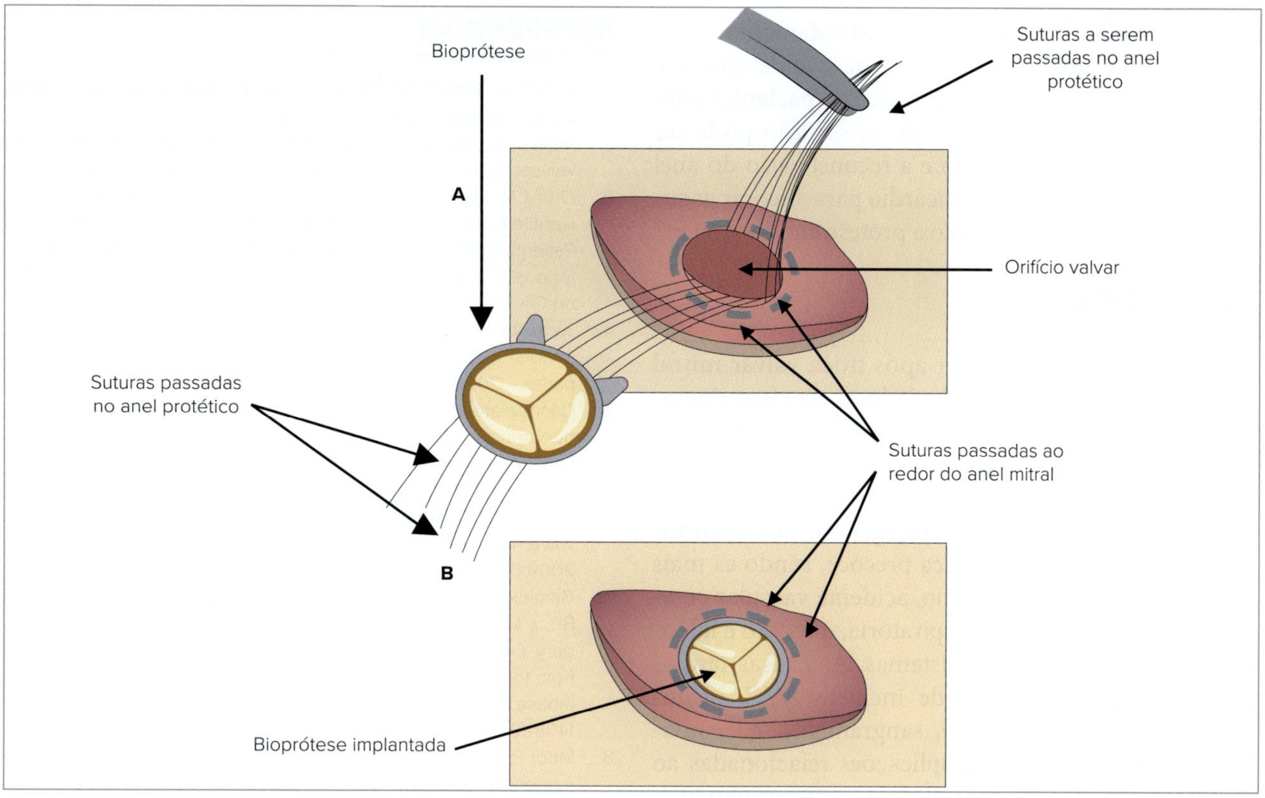

FIGURA 3.
Implante de prótese biológica.

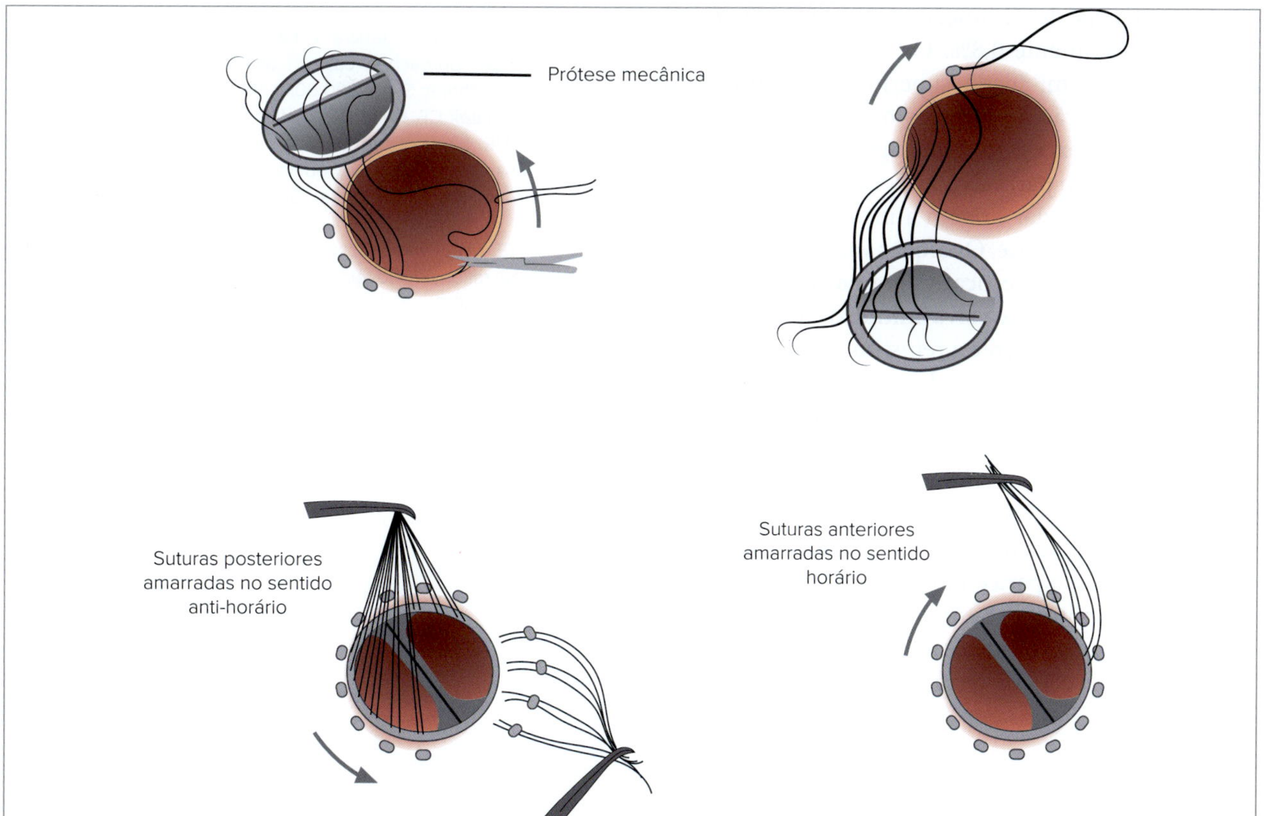

FIGURA 4.
Implante de prótese mecânica.

atrioventricular. É realizado um desbridamento mínimo e cuidadoso para permitir a colocação de suturas e o assentamento seguro da prótese. Em pacientes com extensa calcificação anular, a única solução pode ser a retirada da barra de cálcio e a reconstrução do anel posterior com retalho de pericárdio para ancorar as suturas com *pledgets* que fixarão a prótese em posição.[12,13]

RESULTADOS

A mortalidade hospitalar após troca valvar mitral isolada varia de 2 a 7%. Calculadoras de risco operatório podem ser usadas para ajudar a orientar a avaliação do paciente. Os preditores de maus resultados incluem idade avançada, mau estado funcional, estado pré-operatório e cirurgia de emergência.[14] Existem várias causas de morte cirúrgica precoce, sendo as mais comuns: infarto do miocárdio, acidente vascular cerebral (AVC), insuficiência respiratória, infecção e falência de múltiplos órgãos e sistemas. As causas tardias de morbidade e mortalidade incluem AVC, insuficiência cardíaca persistente, sangramento relacionado a anticoagulantes e complicações relacionadas ao tromboembolismo. As complicações técnicas têm uma contribuição importante para os resultados precoces e tardios.

A incidência de disjunção atrioventricular é baixa, aproximadamente 0,8%. Os fatores de risco para disjunção incluem: idade superior a 60 anos, sexo feminino, ressecção do folheto posterior, reoperação e desbridamento excessivamente agressivo do anel mitral. O vazamento paravalvular pode causar IM persistente, o que pode dar origem a insuficiência cardíaca persistente ou hemólise. Qualquer vazamento paravalvular importante no ecocardiograma intraoperatório após a substituição da valva mitral deve ser prontamente corrigido mediante a reinstituição da circulação extracorpórea. O risco de endocardite valvular é maior nos três primeiros meses após o implante da válvula mitral. As válvulas mecânicas apresentam um risco ligeiramente maior em comparação às válvulas biológicas. O risco de endocardite valvar precoce é de 1% e depois cai para cerca de 0,2% por paciente a cada ano. Os fatores de risco para endocardite protética incluem contaminação intraoperatória, cateteres intravenosos, cateteres urinários de demora, outros procedimentos invasivos e infecções de feridas.[3,4,7,15]

REFERÊNCIAS

1. Cohn LH, Soltesz EG. The evolution of mitral valve surgery: 1902-2002. Am Heart Hosp J. 2003;1(1):40-6.
2. Manji RA, Lee W, Cooper DKC. Xenograft bioprosthetic heart valves: past, present and future. Int J Surg. 2015;23(Pt B):280-4.
3. Otto CM, Nishimura RA, Bonow RO, Carabello BA, Erwin JP 3rd, Gentile F, et al. 2020 ACC/AHA Guideline for the Management of Patients with Valvular Heart Disease: A Report of the American College of Cardiology/American Heart Association Joint Committee on Clinical Practice Guidelines. Circulation. 2021;143(5):e72-e227.
4. Tarasoutchi F, Montera MW, Ramos AIO, Sampaio RO, Rosa VEE, Accorsi TAD, et al. Atualização das Diretrizes Brasileiras de Valvopatias – 2020. Arq Bras Cardiol. 2020;115(4):720-75.
5. Cannegieter SC, Rosendaal FR, Wintzen AR, van der Meer FJ, Vandenbroucke JP, Briët E. Optimal oral anticoagulant therapy in patients with mechanical heart valves. N Engl J Med. 1995;333(1):11-7.
6. Kidane AG, Burriesci G, Cornejo P, Dooley A, Sarkar S, Bonhoeffer P, et al. Current developments and future prospects for heart valve replacement therapy. J Biomed Mater Res B Appl Biomater. 2009;88(1):290-303.
7. Gammie JS, Zhao Y, Peterson ED, O'Brien SM, Rankin JS, Griffith BP. J. Maxwell Chamberlain Memorial Paper for adult cardiac surgery. Less-invasive mitral valve operations: trends and outcomes from the Society of Thoracic Surgeons Adult Cardiac Surgery Database. Ann Thorac Surg. 2010;90(5):1401-8, 1410.e1; discussion 1408-10.
8. Modi P, Hassan A, Chitwood WR. Minimally invasive mitral valve surgery: a systematic review and metaanalysis. Eur J Cardiothorac Surg. 2008;34(5):943-52.
9. Pezzella AT, Effler DB, Levy IE. Operative approaches to the left atrium and mitral valve apparatus. Tex Heart Inst J. 1983;10(2):119-23
10. Deloche A, Acar C, Jebara V, Fabiani JN, Carpentier A. Biatrial transseptal approach in case of difficult exposure to the mitral valve. Ann Thorac Surg. 1990;50(2):318-9.
11. Yun KL, Sintek CF, Miller DC, Pfeffer TA, Kochamba GS, Khonsari S, Zile MR. Randomized trial comparing partial versus complete chordal-sparing mitral valve replacement: effects on left ventricular volume and function. J Thorac Cardiovasc Surg. 2002;123(4):707-14.
12. David TE. Mitral valve replacement with preservation of chordae tendinae: rationale and technical considerations. Ann Thorac Surg. 1986;41(6):680-2.
13. David TE, Armstrong S, Sun Z. Left ventricular function after mitral valve surgery. J Heart Valve Dis. 1995;4 Suppl 2: S175-80.
14. Jin R, Furnary AP, Fine SC, Blackstone EH, Grunkemeier GL. Using Society of Thoracic Surgeons risk models for risk-adjusting cardiac surgery results. Ann Thorac Surg. 2010;89(3):677-82.
15. Deniz H, Sokullu O, Sanioglu S, Sargin M, Ozay B, Ayoglu U, et al. Risk factors for posterior ventricular rupture after mitral valve replacement: results of 2560 patients. Eur J Cardiothorac Surg. 2008;34(4):780-4.

34

Plastia da valva mitral

Carlos Manuel de Almeida Brandão
Gustavo Ieno Judas
Fabrício José Dinato
Elinthon Tavares Veronese
Pablo Maria Alberto Pomerantzeff

INTRODUÇÃO

A plastia da valva mitral é a técnica de escolha para o tratamento da insuficiência mitral, por apresentar melhores resultados em longo prazo e menor risco operatório. Para correção desse refluxo, pode-se atuar no anel valvar, nas cúspides, nas cordas tendíneas e nos músculos papilares. O objetivo do reparo da valva mitral é restaurar uma boa superfície de coaptação para garantir sua função satisfatória. No artigo dos 10 mandamentos de Gillinov,[1] fica claro que a plástica preserva a fisiologia normal da valva mitral, a mortalidade operatória é menor, a expectativa de vida é maior e que, na maioria das vezes, as cirurgias são menos invasivas na atualidade.

A prevalência da insuficiência mitral vem aumentando nas últimas décadas, principalmente nos países desenvolvidos e em desenvolvimento, como o nosso. No entanto, observa-se, a partir dos anos 2000, um aumento no risco operatório da população portadora de insuficiência mitral, constituída cada vez mais por pacientes mais idosos e com múltiplas comorbidades. No entanto, publicação dos Estados Unidos observou uma melhora nos resultados cirúrgicos nesse mesmo período, apesar de um maior risco operatório dos pacientes.[2]

Também está claro na literatura que os bons resultados de plástica mitral dependem da experiência do cirurgião e do número de procedimentos realizados na instituição. Esse número não deve ser inferior a 50 plásticas mitrais por ano.

TÉCNICA CIRÚRGICA

O objetivo da plástica mitral segue os princípios descritos por Carpentier: restaurar a mobilidade das cúspides, remodelar e estabilizar o anel mitral e criar uma adequada superfície de coaptação entre as cúspides posterior e anterior.[3] Nesse sentido, é de grande utilidade a tríade descrita por Carpentier: a etiologia, a lesão (a alteração estrutural responsável pela disfunção valvar) e a disfunção das cúspides (alterações da mobilidade causadas pela disfunção valvar). Uma vez que o prognóstico em longo prazo está relacionado com a etiologia, a estratégia cirúrgica dependerá de qual seja a disfunção valvar e a técnica cirúrgica será individualizada de acordo com a lesão valvar predominante.

As técnicas utilizadas para a restauração do prolapso das cúspides incluem a ressecção do segmento acometido ou a utilização de cordas artificiais. A ressecção quadrangular foi a primeira técnica descrita e ainda é considerada padrão-ouro para a correção dos prolapsos da cúspide posterior. Após a ressecção em formato "quadrangular" do segmento prolapsado, faz-se uma plicatura localizada do anel posterior e a subsequente sutura borda a borda da cúspide posterior (Figura 1). Na técnica de ressecção triangular, procede-se à ressecção em formato "triangular" do segmento prolapsado, com o potencial benefício de não ser necessária a plicatura segmentar do anel mitral posterior para se faça a sutura borda a borda da cúspide posterior. Com o intuito de minimizar o risco de movimento sistólico da cúspide anterior (SAM) e manter a geometria da valva mitral, quando o segmento prolapsado é muito extenso e exige uma ampla ressecção da cúspide posterior, utiliza-se a técnica de *sliding*, que consiste na desinserção de toda a cúspide posterior junto do anel mitral e sua posterior ressutura aproximando-se os bordos remanescentes da porção mais central do anel mitral posterior. Em todas as técnicas, após a correção da cúspide posterior, a maioria dos autores realiza o implante do anel protético com o intuito de reduzir e sustentar o anel mitral e aumentar a superfície de coaptação entre ambas as cúspides.

Diante de prolapsos da cúspide anterior, a plástica mitral torna-se mais complexa e desafiadora. A escolha da técnica a ser utilizada depende do grau de prolapso e do tipo de lesão (cordas alongadas ou rotas), bem como da experiência do cirurgião, pois frequentemente é necessária a combinação de múltiplas técnicas para alcançar um resultado adequado. A ressecção triangular, o encurtamento de cordas tendíneas, o reposicionamento de músculos papilares, a transferência de cordas e o implante de cordas artificiais são alternativas para a correção. Esse grupo de pacientes é o que mais se beneficia da utilização de cordas artificiais, pois amplia a possibilidade de realização da plástica da valva mitral. Neocordas de politetrafluoretileno (PTFE) para o reparo da valva mitral em adultos foram relatadas pela primeira vez por David em 1989.[4] Como o tecido do folheto é o componente primário da superfície de coaptação, preservá-lo restabelecendo sua posição anatômica pela confecção de neocordas pode representar uma técnica bastante eficaz em garantir uma superfície de coaptação maior. Também foi demonstrado experimentalmente que, ao preservar o tecido do folheto posterior, juntamente com o uso de cordas artificiais, as relações anatômicas e dinâmicas são mantidas, permitindo a distribuição fisiológica de forças e tensões nos componentes da válvula e no ventrículo esquerdo.

Existem diversas formas de confecção de neocordas. Basicamente, elas se diferenciam quanto ao uso de cordas de PTFE pré-fabricadas ou confeccionadas com fios de PTFE avulsos, ajustados durante o implante. Nas técnicas com o uso de fios de PTFE ajustáveis, após exposição e posicionamento da valva mitral com os próprios fios de anuloplastia, é realizada a fixação em alça dupla dos fios avulsos de PTFE no topo do músculo papilar correspondente, sempre respeitando a regra da linha média já comentada. A inserção da neocorda no folheto deve ser realizada no sentido da face ventricular para a face atrial, também em dupla laçada, com ambas as pontas dos fios. O folheto com as cordas transfixadas deve ser colocado próximo à posição da superfície de coaptação, permitindo a realização do teste com solução salina que indicará a necessidade de um ajuste fino, realizado por meio da tração ou do relaxamento dos fios.

As cordas pré-fabricadas podem ser confeccionadas no próprio ato operatório, em conjuntos compostos por três ou quatro *loops* com tamanhos próximos às medidas sugeridas pelo ecocardiograma (Figura 2). Nas técnicas com o uso de cordas pré-fabricadas, através de um dispositivo do tipo paquímetro, é realizada a medição da distância do músculo papilar específico e a borda livre do folheto, preferencialmente em um local não acometido por doença degenerativa, permitindo a escolha do comprimento adequado das neocordas (Figura 3). A base dos *loops* é fixada no músculo papilar correspondente e as alças livres, fixadas na região prolapsada dos folhetos; para tal, pode-se utilizar uma sutura adicional de PTFE para cada laço ou apenas transfixar as agulhas no folheto no caso das cordas de prateleira.

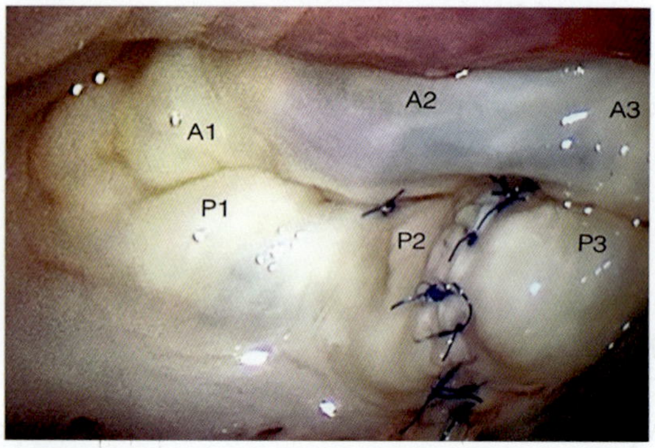

FIGURA 1.
Plástica mitral: ressecção quadrangular do segmento P2 da cúspide posterior (minimamente invasiva videoassistida).

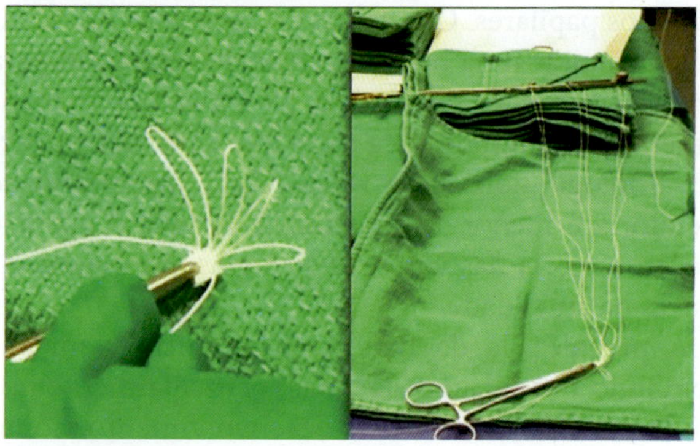

FIGURA 2.
Confecção de cordas artificiais no ato operatório.

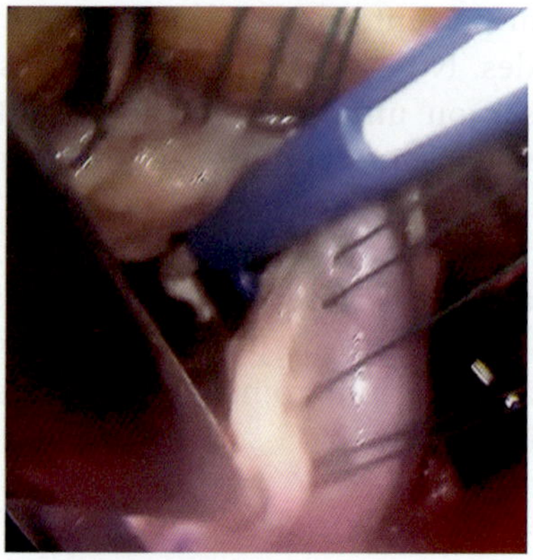

FIGURA 3.
Medição da distância do músculo papilar até a borda livre da cúspide da valva mitral.

O local de fixação da corda no folheto é de extrema importância, uma vez que as cordas apresentam tamanhos fixos preestabelecidos e, portanto, a distância da borda livre determinará a altura da coaptação dos folhetos. O objetivo é corrigir o prolapso transformando o folheto posterior em um contraponto liso, regular e vertical paralelo à parede posterior do ventrículo esquerdo, contra o qual o folheto anterior entrará em aposição. Outro ponto de atenção é não cruzar a linha média do folheto mitral anterior e posterior com as cordas, ou seja, as cordas do músculo papilar anterolateral devem suportar as áreas A1, P1 e A2 e P2 até a linha média e as cordas do músculo papilar posteromedial devem suportar as áreas do folheto P2, A2 da linha média e P3, A3. Quando há o acometimento de ambas as cúspides ou da região comissural, é fundamental a combinação de múltiplas técnicas para a correção das lesões valvares. No entanto, alternativas cirúrgicas como a comissuroplastia (sutura direta do tecido comissural anterior e posterior) e a duplicação do orifício mitral com a sutura direta entre a porção central de ambas as cúspides, podem corrigir de maneira fácil o refluxo valvar, sem impacto direto na complexidade da plástica mitral.

Existem discussões sobre a utilização de rotina ou não de anéis protéticos para realização da plástica da valva mitral. Sabe-se que a valva mitral tem formato de sela de cavalo (*saddle shape*), portanto, tem uma configuração tridimensional, e que ocorre contração do anel mitral durante o ciclo cardíaco. Esta observação tem respaldo na transformação dos anéis protéticos produzidos hoje em dia para a reconstrução valvar mitral, que se tornaram mais flexíveis e fisiológicos.

A anuloplastia com sutura pode ser utilizada em situações específicas, quando se pretende plicar segmentos isolados do anel valvar para a correção de lesões assimétricas das cúspides. A utilização de anéis protéticos continua sendo o método de anuloplastia mais utilizado e, embora existam diversos dispositivos (bandas flexíveis, anéis completos e incompletos, rígidos e semirrígidos), não há superioridade comprovada dentre os modelos de anéis disponíveis.[5]

RESULTADOS

A plastia da valva mitral, quando possível, é considerada o procedimento de escolha para os pacientes com insuficiência mitral importante degenerativa, sendo fortemente recomendada pelas diretrizes atuais.[6] A plástica mitral tem sido descrita com uma mortalidade operatória inferior a 1%, uma sobrevida em longo prazo equivalente à da população em geral, uma taxa de reoperação de cerca de 5% e uma baixa taxa de recorrência de 12,5% entre os 15 e 20 anos de seguimento.[7]

Atualmente, mesmo em pacientes assintomáticos com insuficiência mitral importante e função ventricular preservada, a cirurgia tem sido considerada se a plástica é altamente provável e o risco cirúrgico, baixo. Essa indicação precoce tem sido justificada pelos bons resultados da plástica em oferecer um reparo estável por um longo período. Iyengar et al.[8] demonstraram recentemente sua experiência com a plastia mitral em 138 pacientes assintomáticos, descrevendo uma mortalidade hospitalar de 0,7% e um tempo médio de internação hospitalar de 6 dias, com sobrevida de 91% e taxa de recorrência de insuficiência mitral maior ou igual a moderada de 7,2% nos 10 anos de seguimento do estudo.

Os diferentes tipos de anéis para anuloplastia ainda se constituem em um tema controverso. Ao comparar a utilização de anel completo semirrígido com a banda posterior flexível associado à técnica do duplo orifício, não foi observada diferença nos resultados entre os dois dispositivos. A ausência de insuficiência mitral residual na alta hospitalar parece ser mais determinante para a longa durabilidade da plastia mitral do que o tipo de dispositivo utilizado na anuloplastia.[9]

Em virtude dos resultados inferiores relatados em diversos estudos, a plastia do prolapso da cúspide anterior é menos realizada mesmo em centros de referência em plástica mitral. Contudo, publicação recente descreveu grau de insuficiência mitral residual, necessidade de reoperação e sobrevida em 15 anos semelhantes entre os casos submetidos à plástica mitral da cúspide posterior isolada e aqueles que receberam tratamento isolado ou concomitante da cúspide anterior, sugerindo que, quando bem executada, a plástica mitral possui boa durabilidade e deve ser sempre realizada, independentemente do segmento valvar acometido.[10]

As técnicas de ressecção e de implante de neocordas são as mais comumente empregadas para a realização da plastia e estudos de longo prazo comparando as duas técnicas foram recentemente publicados. O grupo de Leipzig comparou a abordagem de ressecção com a utilização de neocordas pela técnica do *loop* e observou que o implante de neocordas associou-se a menos insuficiência mitral residual significativa antes da alta hospitalar, com taxa de reoperação semelhante e tendência a melhor sobrevida em 10 anos de seguimento.[11] Vários estudos têm relatado resultados bons e estáveis a médio e longo prazos para reparo da valva mitral usando a técnica de implante de neocordas. Apesar de apresentarem vantagens como maior superfície de coaptação, facilidade de execução e possibilidade de reversão e ajuste, não há evidências de que o reparo valvar com uso de neocordas seja superior às técnicas clássicas de ressecção propostas por Carpentier.[12]

Enquanto na doença degenerativa as vantagens da plastia mitral sobre a troca valvar estão bem estabelecidas, o papel da cirurgia reconstrutora da valvopatia mitral reumática ainda é controverso. Entretanto, alguns grupos descrevem bons resultados comparativos entre o reparo mitral utilizando diversas técnicas e a substituição valvar, com a cirurgia conservadora apresentando menores mortalidade e incidência de complicações relacionadas à valvopatia, além de um risco de reoperação semelhante ao da troca valvar. Séries publicadas comparando a cirurgia de reparo com a substituição valvar em pacientes reumáticos demonstraram maior incidência de reoperação, apesar da menor mortalidade com a técnica reconstrutora. Metanálise publicada descreveu mortalidade em 30 dias de 1,9%, assim como uma sobrevida no longo prazo de 97%. Além disso, em 97,5% dos casos não houve complicações relacionadas à valvopatia e a taxa livre de reoperação foi de 93,6%.[13]

A respeito das diversas técnicas de reparo, como comissurotomia, desbastamento e extensão de cúspide, não há consenso sobre superioridade entre elas, mas sim sobre a necessidade de tornar o tecido maleável independentemente da abordagem. A durabilidade do reparo parece se relacionar mais com a complexidade da lesão valvar, com resultados imediatos subótimos e manutenção do processo inflamatório reumático após a cirurgia. De qualquer forma, a maioria dos estudos descreve a cirurgia reparadora sendo realizada em casos de anatomia favorável, com boa mobilidade da cúspide anterior e ausência de calcificação exuberante ou acometimento subvalvar excessivo, sugerindo que a cirurgia reconstrutora da valvopatia mitral reumática é uma alternativa interessante à troca valvar em pacientes selecionados.

No nosso serviço, temos utilizado uma técnica sem a utilização de anel, denominada Duplo Teflon, descrita por Pomerantzeff et al. com bons resultados em longo prazo, com sobrevida actuarial livre de reoperação de 99,2 ± 0,8% em 10 anos.[14] No nosso meio, Kalil et al. publicaram recentemente um artigo, com bons resultados a longo prazo, sobre algumas técnicas de plástica da valva mitral sem a utilização de anéis protéticos, como a ressecção quadrangular com anuloplastia parcial e a anuloplastia de Wooler. Os autores identificaram o EuroSCORE II como preditor de mortalidade tardia e o tamanho do átrio esquerdo como preditor de reoperação.[15]

Enquanto na doença degenerativa as vantagens da plastia mitral sobre a troca valvar estão bem estabelecidas, o papel da cirurgia reconstrutora da valvopatia mitral reumática ainda é controverso. De fato, o reparo valvar na doença mitral reumática é frequentemente mais desafiador, principalmente em lesões complexas. Além disso, existe dúvida sobre a durabilidade do reparo no longo prazo, visto que a doença reumática pode progredir com o tempo. Ainda no que se refere aos eventos adversos relacionados à valvopatia, a plastia mitral associa-se com menor ocorrência de complicações no pós-operatório tardio, incluindo endocardite e tromboembolismo.

REFERÊNCIAS

1. Gillinov M, Burns DJP, Wierup P. The 10 commandments for mitral valve repair. Innovations (Phila). 2020;15(1):4-10.
2. Zhou S, Egorova N, Moskowitz G, Giustino G, Ailawadi G, Acker MA, et al. Trends in MitraClip, mitral valve repair, and mitral valve replacement from 2000 to 2016. J Thorac Cardiovasc Surg. 2021;162:551-62.
3. Coutinho GF, Antunes MJ. Mitral valve repair for degenerative mitral valve disease: surgical approach, patient selection and long-term outcomes. Heart. 2017;103(21):1663-9.
4. David TE. Replacement of chordae tendineae with expanded polytetrafluoroethylene sutures. J Card Surg. 1989;4:286-90.
5. Khamooshian A, Buijsrogge MP, De Heer F, Gründeman PF. Mitral valve annuloplasty rings: review of literature and comparison of functional outcome and ventricular dimensions. Innov Technol Tech Cardiothorac Vasc Surg [Internet]. 2014 [citado 04 mar. 2025];9(6):399-415. Disponível em: http://journals.sagepub.com/doi/10.1177/155698451400900603.
6. Tarasoutchi F, Montera MW, Ramos AIO, Sampaio RO, Rosa VEE, Accorsi TAD, et al. Atualização das Diretrizes Brasileiras de Valvopatias – 2020. Arq Bras Cardiol. 2020;115(4):720-75.
7. David TE, David CM, Tsang W, Lafreniere-Roula M, Manlhiot C. Long-term results of mitral valve repair for regurgitation due to leaflet prolapse. J Am Coll Cardiol 2019;74(8):1044-53. doi: 10.1016/j.jacc.2019.06.052.
8. Iyengar A, Weingarten N, Rekhtman D, Song C, Shin M, Helmers MR, et al. Outcomes and quality of life in patients receiving mitral surgery for asymptomatic disease. JTCVS Open. 2024;18:43-51. doi: 10.1016/j.xjon.2024.01.015.
9. Del Forno B, Carino D, Bisogno A, Rizzello A, Lapenna E, Ascione G, et al. Mitral repair with complete rings or posterior bands in Barlow disease: long-term results. Ann Thorac Surg 2023;115(2):421-7. doi: 10.1016/j.athoracsur.2022.06.015. Epub 2022 Jun 30.
10. Brescia AA, Watt TMF, Rosenbloom LM, Murray SL, Wu X, Romano MA, Bolling SF; Michigan Mitral Research Group. Anterior versus posterior leaflet mitral valve repair: a propensity-matched analysis. J Thorac Cardiovasc Surg. 2021;162(4):1087-1096.e3. doi: 10.1016/j.jtcvs.2019.11.148. Epub 2020 Mar 5.
11. Pfannmueller B, Misfeld M, Verevkin A, Garbade J, Holzhey DM, Davierwala P, et al. Loop neochord versus leaflet resection techniques for minimally invasive mitral valve repair: long-term results. Eur J Cardiothorac Surg. 2021;59(1):180-6. doi: 10.1093/ejcts/ezaa255.
12. Falk V, Seeburger J, Czesla M, Borger MA, Willige J, Kuntze T, et al. How does the use of polytetrafluoroethylene neochordae for posterior mitral valve prolapse (loop technique) compare with leaflet resection? A prospective randomized trial. J Thorac Cardiovasc Surg. 2008;136(5):1205.
13. Liao YB, Wang TKM, Wang MTM, Ramanathan T, Wheeler M. Meta-analysis of mitral valve repair versus replacement for rheumatic mitral valve disease. Heart Lung Circ 2022;31(5):705-10. doi: 10.1016/j.hlc.2021.11.011. Epub 2022 Feb 1.
14. Brandão CMA, Guedes MAV, Silva MF, Vieira ML, Pomerantzeff PMA, Stolf NAG. Plástica da valva mitral com a técnica do "Duplo Teflon"; resultados de 10 anos. Rev Bras Cir Cardiovasc. 2007;22(4):448-53.
15. Kalil RAK, Belli KC, Mattos MOT, Sffair RCE, Santos SCS, Fagundes VR, et al. Valvuloplasty without prosthetic ring or band in patients with degenerative mitral regurgitation: long-term results and predictive factors for outcomes. Braz J Cardiovasc Surg 2021;36(4):476-83.

35

Tratamento cirúrgico da valva mitral na insuficiência cardíaca

Gustavo Calado de Aguiar Ribeiro
Clèdicyon Eloy da Costa
Maurício Marson Lopes
Eduardo Toshimitsu Watanuki

INTRODUÇÃO

A regurgitação mitral secundária (RMS), também chamada de funcional, moderada ou severa, está presente em cerca de um terço dos pacientes com síndrome de insuficiência cardíaca e em 0,6 a 1,2% da população geral, contribuindo para deterioração clínica, progressão dos sintomas e desfechos desfavoráveis.[1] Sua repercussão clínica depende de três itens: grau de regurgitação mitral, dilatação e disfunção atrial e ventricular.

A RMS é definida como a perda da competência valvar mitral estruturalmente normal, decorrente de remodelamento e disfunção atrial ou ventricular.[2]

A correção cirúrgica nesse cenário é um desafio, pois os resultados são inferiores quando comparados com o tratamento cirúrgico da doença primária; entretanto, nos últimos cinco anos, inúmeras publicações e diretrizes foram publicadas, enfatizando a melhora do tratamento clínico, o desenvolvimento de técnicas percutâneas e principalmente um melhor entendimento do espectro da doença.

ANATOMIA CIRÚRGICA

Um quinto dos pacientes após infarto agudo do miocárdio (IAM) apresentam adverso remodelamento ventricular, com disfunção regional ou global do ventrículo esquerdo, o que causa alterações na movimentação dos folhetos mitrais e leva à falha de coaptação.[3] Também pode haver aumento anular secundário à dilatação atrial ou ventricular conjuntamente com remodelamento, resultando em impedimento das forças de fechamento dos folhetos mitrais (*tethering forces* – Figura 1). Com base na classificação de Carpentier,[4] a RMS pode ser estratificada em dois tipos: tipo I, dilatação anular com movimentação normal dos folhetos; e tipo IIIB (*tethering*), com restrição das movimentações dos folhetos. O tipo I está relacionado à RMS atrial e o tipo IIIB, à RMS ventricular (Tabela 1). Alguns fatores mecânicos estão relacionados aos diferentes fenótipos (atrial e ventricular).

CONSIDERAÇÕES DIAGNÓSTICAS

O diagnóstico inicial é realizado pela história e exame clínicos com ajuda do ecocardiograma transtorácico. Os achados ecocardiográficos mais comuns são aumento do átrio esquerdo e ventrículo esquerdo dilatado com redução funcional. Entretanto, os critérios de definição de severidade (volume regurgitante e área de orifício regurgitante efetivo) são discordantes entre as sociedades americana e europeia. A diretriz europeia define como severos o volume regurgitante (VolREg) $\geq$ 30 mL/batimento e a área de orifício re-

TABELA 1 Mecanismo diferencial entre os fenótipos atrial e ventricular.

	Forma atrial	Forma ventricular
Classificação de Carpentier	Tipo I	Tipo III B
Relação dos folhetos mitrais com anel e aparelho subvalvar	Mantida	Distorcida
Mecanismo de regurgitação	Dilatação anular	Relacionado com disfunção e dilatação ventricular

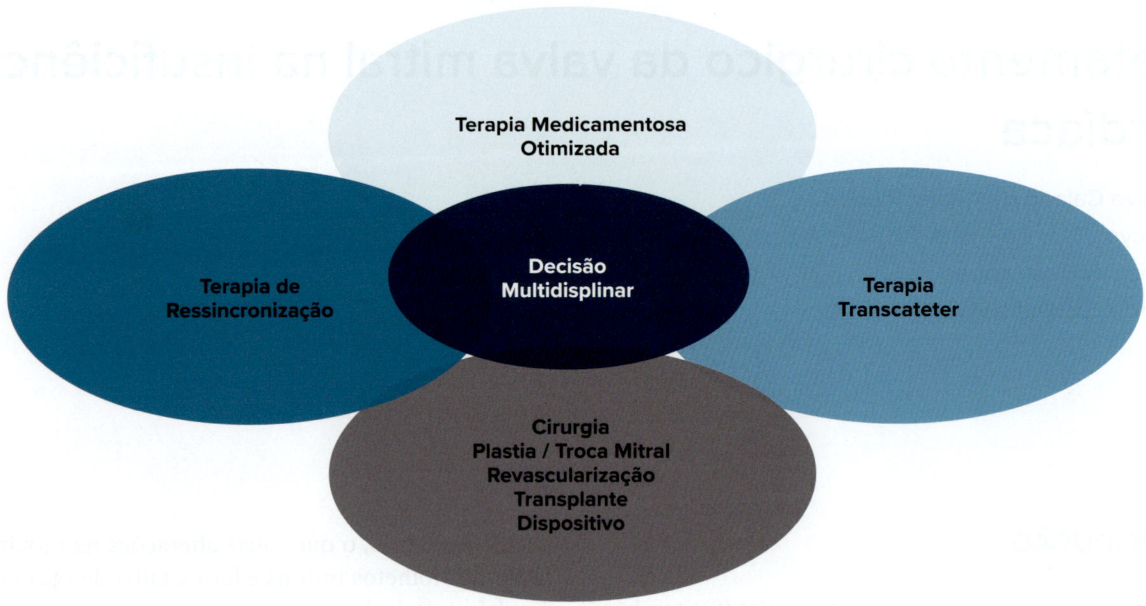

FIGURA 1.
Decisão multidisplinar.

gurgitante efetivo (ERO, do inglês *effective regurgitant orifice*) ≥ 20 mm², enquanto a sociedade americana define como severos o VolREg ≥ 60 mL/batimento e a ERO ≥ 40 mm². É necessário enfatizar que a análise quantitativa é altamente dependente do operador e apresenta pouca acurácia na presença de ERO elíptico ou múltiplos jatos. Para mitigar erros podem ser usados parâmetros como vena contracta e PISA (do inglês *proximal isovelocity surface area*).[5,6]

FISIOPATOLOGIA

Os mecanismos envolvidos na RMS são dinâmicos e envolvem os componentes valva mitral e aparato subvalvar. A insuficiência mitral em pacientes com disfunção miocárdica ventricular, forma fenotípica ventricular, é consequência da dilatação ventricular e anular mitral, somada à redução das forças e comprimento da coaptação de ambos os folhetos mitrais, causando deslocamento lateral do músculo papilar, que induz o *tethering* nas bordas dos folhetos. Um terceiro componente é a dilatação atrial, que causa dilatação anular, forma atrial, concomitantemente à fibrilação atrial.

A identificação do fenótipo da RMS é um fator crucial para o entendimento da doença e sua correção. As cardiomiopatias isquêmicas e não isquêmicas estão associadas a fenótipos diferentes por apresentarem remodelamentos distintos (assimétrico e simétrico). Para o entendimento da doença, alguns fatores devem ser considerados: o nível de disfunção global ou regional, assim como da dilatação anular mitral; a presença e extensão de área de fibrose ventricular esquerda; o grau de dissincronia dos músculos papilares; e a avaliação do *tethering* no aparelho subvalvar.

A forma assimétrica ocorre após um evento isquêmico (fibrose, miocárdio hibernante) e apresenta um deslocamento mais posterior do folheto mitral posterior, levando a um pseudoprolapso do folheto anterior com jato regurgitante excêntrico. A dilatação anular se desenvolve na direção septo-lateral com comprometimento assimétrico no segmento P3 do folheto mitral. Diferentemente, a forma simétrica é causada por disfunção global do miocárdio, ocasionando um remodelamento na forma esférica com dilatação anular mitral. O deslocamento do músculo papilar é igualmente apical e médio-lateral, com restrição sistólica de ambos os folhetos e pronunciado deslocamento do ponto de coaptação mitral. O jato regurgitante é usualmente central, refletindo o *tethering* em ambos os folhetos.[7]

HISTÓRIA NATURAL

A forma ventricular da RMS está associada à síndrome de insuficiência cardíaca com reduzida fração de ejeção, enquanto o fenótipo atrial se expressa com fração de ejeção preservada com ou sem fibrilação atrial. A história natural será mediada pela resposta clínica à terapia farmacológica otimizada, em que os pacientes que não apresentam remodelamento reverso e/ou diminuição da regurgitação mitral serão potenciais candidatos a intervenção percutânea ou cirúrgica.

Recentemente, foi descrito o conceito de proporcionalidade entre a severidade da regurgitação mitral (ERO) e o volume diastólico final (VDF) do ventrículo esquerdo. A RMS proporcional é consequência da disfunção e dilatação global do ventrículo esquerdo com subsequente distorção da anatomia mitral e aumento da regurgitação mitral com o aumento da dilatação ventricular.[8] Esses pacientes são mais propensos a uma resposta razoável ao tratamento medicamentoso, com remodelamento reverso e redução da regurgitação mitral. Os pacientes com RMS na forma desproporcional apresentam maior regurgitação mitral e menor dilatação ventricular, com assimetria do *tethering* ou dissincronia. Esse conceito de proporcionalidade é bastante debatido em dois importantes estudos com terapia percutânea, em que a forma proporcional com disfunção global do ventrículo esquerdo apresentou melhor resposta clínica à terapia medicamentosa e menor benefício com a terapia invasiva (estudo MITRA-FR). No outro espectro, a forma desproporcional mostrou melhor resposta com a terapia invasiva (estudo COAPT).

Outra importante contribuição dos estudos recentes é a interpretação do envolvimento cardíaco extramitral na evolução natural desses pacientes, principalmente o envolvimento do ventrículo direito e hipertensão pulmonar. Pacientes com disfunção biventricular significativa têm, ao final de dois anos, uma mortalidade de cerca de 50%, a despeito de qualquer terapia invasiva.[9]

INDICAÇÕES CIRÚRGICAS

As diretrizes brasileira, americana e europeia de valvopatias têm discrepâncias e inconsistências quanto às indicações de terapia invasiva na RMS, com forte recomendação para a tomada de decisão ser realizada por uma equipe multidisciplinar.

Para pacientes com cirurgia de revascularização do miocárdio concomitante com fração de ejeção > 30%, a recomendação europeia é mais forte que a americana e a brasileira. Para pacientes com cardiomiopatia dilatada, há consistência entre as diretrizes, com indicação para pacientes sintomáticos (NYHA III-IV) e fração de ejeção < 50%; entretanto, ainda faltam dados para avaliar o benefício da anuloplastia/troca mitral a médio e longo prazos.

TOMADA DE DECISÃO PRÉ-OPERATÓRIA

A seleção do paciente deve passar por alguns passos: confirmação da severidade da regurgitação mitral; confirmação de que o paciente está sob terapia medicamentosa otimizada e apresenta sintomas moderados ou severos; confirmação de que os sintomas são relacionados à regurgitação mitral; evolução do risco cirúrgico; e impacto das comorbidades.

Um bom parâmetro para a aplicação de critérios de inclusão é seguir os critérios adaptados do estudo COAPT (Tabela 2).

TABELA 2 Critérios adaptados dos parâmetros de inclusão no estudo COAPT.

Parâmetro	COAPT adaptado	Sugestão para minimizar riscos
Grau de RMS	> 3	
Classe funcional da NYHA	> 2	2,3 (NYHA 4 somente se for por período curto de história)
Fração de ejeção do VE	> 20%	> 30%, preferência > 50%
Diâmetro sistólico final do VE	< 70 mm	< 65 mm
TAPSE	≥ 15 mm	≥ 15 mm
Regurgitação tricúspide	< 3+	< 3+
Pressão sistólica pulmonar	< 70 mmHg	< 50 mmHg
Fração de ejeção do VD	-	> 40%

NYHA: New York Heart Association; RMS: regurgitação mitral secundária; TAPSE: excursão sistólica do anel tricúspide; VD: ventrículo direito; VE: ventrículo esquerdo.

Além desses parâmetros clínicos, é fundamental a análise ecocardiográfica do pleno entendimento funcional da valva mitral, considerando grau de regurgitação e direção dos jatos regurgitantes, assim como a quantidade de jatos, mecanismo da falha valvar mitral (anel e folhetos), restrição da movimentação dos folhetos e avaliação de normalidade (Figura 2).

TÉCNICA OPERATÓRIA

Não existe uma evidência conclusiva sobre qual a melhor abordagem; alguns estudos randomizados e observacionais sugerem que a anuloplastia restritiva cursa com menor mortalidade perioperatória utilizando-se anéis completos rígidos ou semirrígidos me-

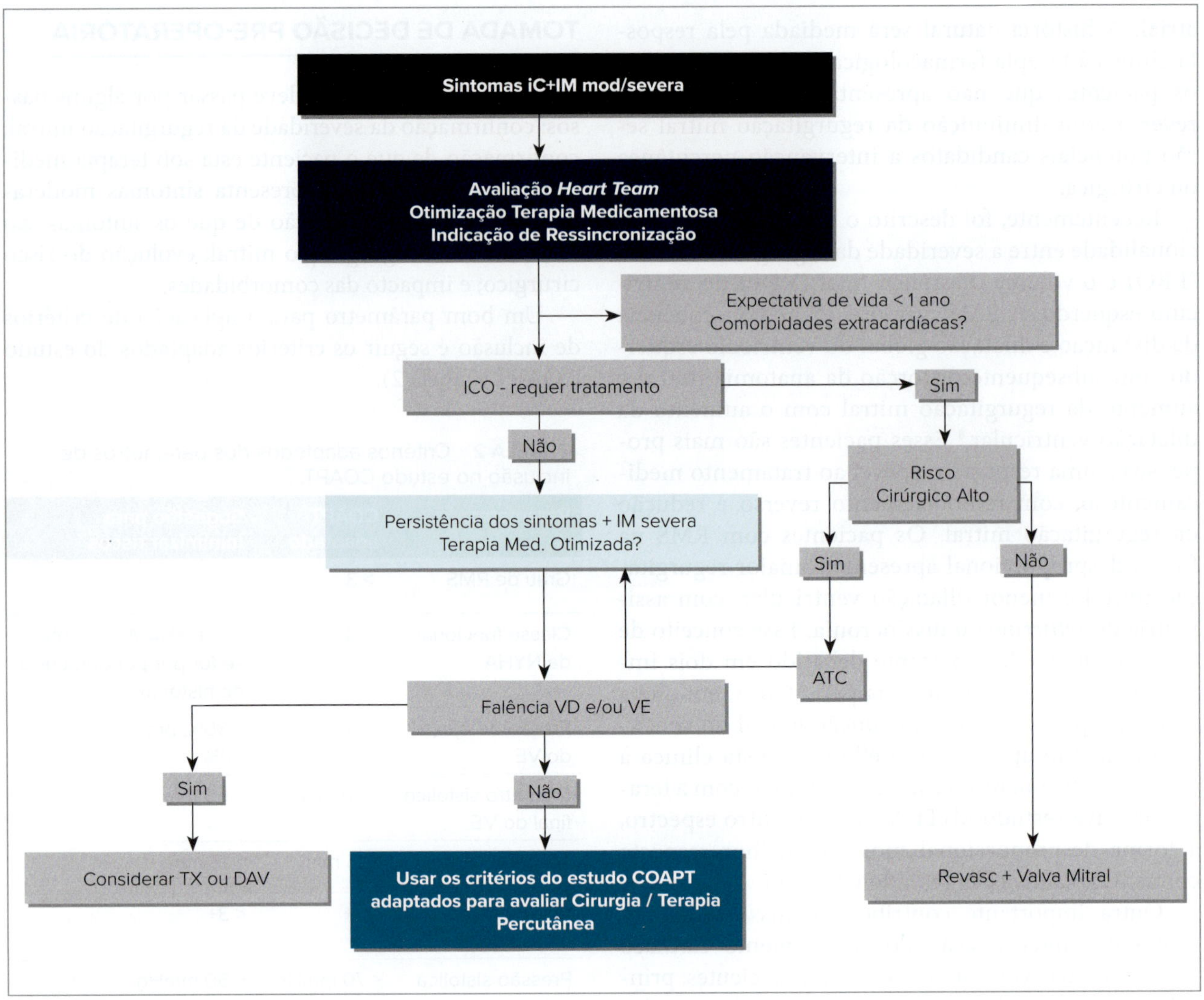

FIGURA 2.
Algoritmo prático para tomada de decisão. *Heart Team* deve ser composto por cardiologista, cirurgião e intervencionista. ICO: insuficiência coronariana; TX: transplante; DAV: dispositivo de assistência ventricular; VD: ventrículo direito.

nores com a finalidade de reduzir o diâmetro anular. Metanálise publicada em 2017, envolvendo cinco estudos e 397 pacientes, aponta para superioridade da combinação de implante de anel com reparo subvalvar, reduzindo a recorrência de regurgitação moderada e significativa, melhorando a geometria ventricular e proporcionando remodelamento reverso.[10]

Em uma revisão na literatura,[11] é possível identificar as principais técnicas cirúrgicas com diferentes abordagens:

- **Relocação do músculo papilar:** originalmente consiste em utilizar uma sutura dupla na porção fibrosa do músculo papilar posterior (MPP) com Prolene 3.0 e fixá-la no anel mitral no trígono fibroso direito. Esta técnica foi expandida para ambos os músculos papilares com a utilização de fios de Gore-Tex® 4-0. A anuloplastia é associada, mas nem todos os autores defendem a anuloplastia restritiva.
  - **Vantagens:** técnica reprodutível, reduz a tensão nos folhetos e melhora a coaptação, reduz o *tethering* posterior, promove melhor remodelamento.
  - **Desvantagens:** maior chance de estenose mitral, limitações em pacientes com grande remodelamento e maior índice de esfericidade.
- ***Sling* dos músculos papilares:** um segmento de tubo de 4 mm de politetrafluoretileno (PTFE) é circundado ao redor da base dos músculos papilares, tomando-se o cuidado para esse dispositivo não migrar para cima. Essa alça de PTFE é moldada até que ambos os músculos papilares tenham contato e o reparo mitral é concluído com anuloplastia.

  - **Vantagens:** previne o deslocamento lateral do papilar, atenua as forças de tensão, melhora a função e geometria do ventrículo.
  - **Desvantagens:** o deslocamento papilar é não totalmente corrigido e algumas vezes há dificuldade técnica para o acesso do MPP.
- **Aproximação do músculo papilar:** os músculos papilares são aproximados desde sua cabeça até a porção medial ou completa por ventriculotomia, completando-se com anuloplastia.
  - **Vantagens:** facilmente reprodutível, melhor alinhamento do aparato subvalvar com diminuição do *tethering*, restaura a geometria elíptica com melhora dos índices de esfericidade sistólica e diastólica, previne progressão da dilatação, com baixa recorrência de regurgitação mitral.
  - **Desvantagens:** a aproximação completa pode ser difícil e, em alguns casos, aumenta o ângulo de *tethering* do folheto posterior e a deiscência da sutura.
- **Anel e corda:** esta técnica utiliza anel restritivo até duas vezes menor que a medida do anel em relação à distância intertrigonal. A técnica original é realizada por aortotomia com exposição do folheto anterior mitral, duplo fio de Gore-Tex® 3-0 suturado na cabeça do MPP, exteriorizando-se entre as cúspides não coronariana e coronariana esquerda da valva aórtica. No final da circulação extracorpórea, essa sutura exteriorizada é ajustada com auxílio do ecocardiograma para que o ponto de coaptação mitral alinhe-se ao plano anular.
  - **Vantagens:** facilidade de exposição e direta visão ao anel médio-septal, facialmente reproduzível, baixa recorrência de regurgitação mitral e melhora do remodelamento.
  - **Desvantagens:** não reduz o *tethering* apical, potencial risco de lesão valvar aórtica.
- **Corte das cordas secundárias:** consiste na divisão das cordas secundárias de ambos os folhetos, principalmente as originadas pelo músculo papilar infartado, e anuloplastia com anel.
  - **Vantagens:** efetivamente reduz as forças de *tethering* nos folhetos, baixa recorrência de regurgitação mitral.
  - **Desvantagens:** seleção dos pacientes com *tethering* significativo, tecnicamente trabalhosa.
- **Corte e transferência:** divisão das cordas secundárias e transferência para posição das cordas primárias no folheto anterior com recolocação do MPP. O reparo é completado com anel, sem diminuição de tamanho.
  - **Vantagens:** efetiva redução das forças de *tethering* e alívio significativo dos sintomas.
  - **Desvantagens:** tecnicamente trabalhosa e delicada seleção dos casos.

MANEJO PÓS-OPERATÓRIO

Pacientes com baixa fração de ejeção são bastante vulneráveis para síndrome do baixo débito cardíaco no pós-operatório, especialmente os com cardiopatia estrutural com dilatação ventricular decorrente do extenso remodelamento. Muitos estudos já exploraram a associação entre fração de ejeção e prognóstico como preditor independente a longo prazo.

O manejo desses pacientes deve estar inserido em otimização pré-operatória da volemia e suspensão de fármacos que possam induzir maior resposta inflamatória no pós-operatório imediato. Esses pacientes necessitam de adequada monitorização no pós-operatório, com cateter de artéria pulmonar e disponibilização de ecocardiografia para guiar a evolução hemodinâmica, assim como ter acesso a suporte mecânico circulatório.

O tratamento otimizado e contínuo guiado pelas diretrizes de insuficiência cardíaca deve ser empregado tanto na transição da fase hospitalar da cirurgia quanto durante a evolução com as novas terapias com fármacos.

RESULTADOS E COMPLICAÇÕES

Atualmente a mortalidade perioperatória é da ordem de 2 a 5%, mesmo em pacientes com fração de ejeção < 30% ou sob suporte inotrópico. Outro ponto importante durante o período agudo de pós-operatório é a piora da função ventricular esquerda com a correção da insuficiência mitral; a estabilização da fração de ejeção pode ser vista sob a perspectiva de favorável desfecho clínico. A terceira limitação para correção cirúrgica advém da incerteza do benefício clínico, uma vez que a doença ventricular não é tratada, particularmente em doença isquêmica, somando-se a alta taxa de recorrência da insuficiência mitral (33% em 1 ano e 60% em 2 anos). Os pacientes que cursam com estabilização da fração de ejeção, diminuição do diâmetro diastólico final do ventrículo esquerdo e pressão arterial pulmonar têm melhor alívio dos sintomas e maior expectativa de vida.[8,12-14]

PERSPECTIVAS

Uma abordagem holística é necessária para o entendimento das alterações e mecanismos que desencadeiam esta síndrome e principalmente para seleção dos candidatos para as diferentes terapias. Quais as indicações mais apropriadas conjuntamente com qual tipo de procedimento entrelaçam com momento apropriado da intervenção, com a extensão da correção geométrica necessária ainda não têm respostas.

REFERÊNCIAS

1. Asgar AW, Mack MJ, Stone GW. Secondary mitral regurgitation in heart failure: pathophysiology, prognosis, and therapeutic considerations. J Am Coll Cardiol. 2015;65:1231-48.
2. Singh GK, Namazi F, Hirasawa K, van der Bijl P, van Wijngaarden AL, Vo NM, et al. Extramitral valvular cardiac involvement in patients with significant secondary mitral regurgitation. Am J Cardiol. 2022;162:143-9.
3. O'Gara PT, Mack MJ. Secondary mitral regurgitation. N Engl J Med. 2020;383:1458-67.
4. Carpentier A. Cardiac valve surgery--the "French correction". J Thorac Cardiovasc Surg. 1983;86(3):323-37.
5. Benfari G, Antoine C, Essayagh B, Batista R, Maalouf J, Rossi A, et al. Functional mitral regurgitation outcome and grading in heart failure with reduced ejection fraction. JACC Cardiovasc Imaging. 2021;14:2303-15.
6. Otto CM, Nishimura RA, Bonow RO, Carabello BA, Erwin JP 3rd, Gentile F, et al. 2020 ACC/AHA guideline for the management of patients with valvular heart disease: a report of the American College of Cardiology/American Heart Association joint committee on clinical practice guidelines. Circulation. 2021;143:e72e227.
7. Noly PE, Pagani FD, Obadia JF, Bouchard D, Bolling SF, Ailawadi G, Tang PC. The role of surgery for secondary mitral regurgitation and heart failure in the era of transcatheter mitral valve therapies. Rev Cardiovasc Med. 2022;23(3):87.
8. Packer M, Grayburn PA. Contrasting effects of pharmacological, procedural, and surgical interventions on proportionate and disproportionate functional mitral regurgitation in chronic heart failure. Circulation. 2019;140:779-89.
9. Stolz L, Doldi PM, Orban M, Karam N, Puscas T, Wild MG, et al. staging heart failure patients with secondary mitral regurgitation undergoing transcatheter edge-to-edge repair. J Am Coll Cardiol Intv. 2023;16:140-51.
10. Mihos CG, Xydas S, Yucel E, Capoulade R, Williams RF, Mawad M, et al. Mitral valve repair and subvalvular intervention for secondary mitral regurgitation: a systematic review and meta-analysis of randomized controlled and propensity matched studies. J Thorac Dis. 2017;9:S582-94.
11. Athanasopoulos LV, Casula RP, Punjabi PP, Abdullahi YS, Athanasiou T. A technical review of subvalvular techniques for repair of ischaemic mitral regurgitation and their associated echocardiographic and survival outcomes. Interact Cardiovasc Thorac Surg. 2017;25(6):975-82.
12. Koell B, Orban M, Weimann J, Kassar M, Karam N, Neuss M, et al.; EuroSMR Investigators. Outcomes stratified by adapted inclusion criteria after mitral edge-to-edge repair. J Am Coll Cardiol. 2021;78(24):2408-21.
13. Coats A, Anker SD, Baumbach A, Alfieri O, von Bardeleben R, Bauersachs J, et al. The management of secondary mitral regurgitation in patients with heart failure: a joint position statement from the Heart Failure Association (HFA), European Association of Cardiovascular Imaging (EACVI), European Heart Rhythm Association (EHRA), and European Association of Percutaneous Cardiovascular Interventions (EAPCI) of the ESC. Eur Heart J. 2021;42(13):1254-69.
14. Théron A, Morera P, Resseguier N, Grisoli D, Norscini G, Riberi A, et al. Long-term results of surgical treatment of secondary severe mitral regurgitation in patients with end-stage heart failure: advantage of prosthesis insertion. Arch Cardiovasc Dis. 2019;112(2):95-103.

36

Tratamento cirúrgico da insuficiência mitral isquêmica

Paulo Artur de Araújo Amorim
Mauro Paes Leme de Sá

INTRODUÇÃO

A insuficiência mitral isquêmica (IMI) representa um importante desafio no manejo de pacientes com cardiopatia isquêmica. Trata-se de uma complicação secundária à remodelação ventricular causada por infarto do miocárdio, na qual o ventrículo esquerdo remodelado resulta em disfunção do aparelho valvar mitral.[1,2] Esse cenário ocorre sem lesão estrutural direta das cúspides mitrais ou do aparelho subvalvar, diferenciando-se de outras causas de insuficiência mitral. A IMI está presente em até 20% dos pacientes que sobrevivem a um infarto do miocárdio e está associada a um aumento significativo na mortalidade a longo prazo e piora dos sintomas de insuficiência cardíaca.[3] O tratamento ideal da IMI permanece controverso, pela complexidade do processo patológico envolvido, com múltiplos estudos clínicos tentando determinar as melhores estratégias cirúrgicas e alcançar os melhores resultados possíveis a longo prazo.

ANATOMIA CIRÚRGICA DA VÁLVULA MITRAL

O complexo valvar mitral compreende o anel e os folhetos anterior e posterior, bem como as estruturas subvalvares que incluem as cordas tendíneas e os músculos papilares. O átrio e o ventrículo esquerdos desempenham papéis importantes, pois são a base à qual a válvula mitral é fixada. Todas as estruturas dentro do complexo valvar mitral devem funcionar em conjunto para que a coaptação dos folhetos ocorra e não resulte em regurgitação mitral.

Os limites da válvula mitral são formados pelo anel aórtico e pela cortina mitroaórtica anteriormente, bem como as inserções musculares do átrio esquerdo posteriormente na junção atrioventricular (AV). Esses limites formam a base para o formato do contorno da válvula mitral (Figura 1).

Enquanto a cortina mitroaórtica rígida, como parte do esqueleto fibroso do coração, impede o movimento do ponto de fixação do folheto anterior, foi sugerido que a dilatação do átrio esquerdo pode deslocar o folheto posterior, interrompendo a coaptação do folheto valvar, eventualmente levando à regurgitação mitral (Figura 1). Da mesma forma, dada a fixação dos folhetos valvares à parede livre do ventrículo esquerdo, mudanças na complacência ou geometria do ventrículo esquerdo podem levar a alterações na dinâmica do fluxo mitral pela fixação dos folhetos às cordas tendíneas e aos músculos papilares.

Anel valvar mitral

O anel valvar mitral é uma estrutura tangível que representa a junção AV esquerda. O perímetro anular assume a forma de um "D", com a borda linear sendo formada pela cortina mitroaórtica rígida e a borda curvilínea em conformidade com as fixações musculares altamente flexíveis do átrio esquerdo (Figura 1).

A cortina mitroaórtica é um espessamento fibroso que separa os folhetos da valva aórtica da valva mitral propriamente dita. Em cada extremidade da cortina mitroaórtica há uma junção triangular de tecido fibroso conhecida como trígonos fibrosos direito e esquerdo (Figura 1). Cordões fibroelásticos se estendem da cortina mitroaórtica, através dos trígonos fibrosos, e circundam parcialmente o folheto mitral posterior, formando o que é conhecido como anel da valva mitral. Como o anel posterior é incompleto na maioria dos pacientes, há uma tendência para dilatação anular e calcificação ocorrerem nessa área, resultando em desfiguração do orifício da valva mitral e consequente desenvolvimento de disfunção.

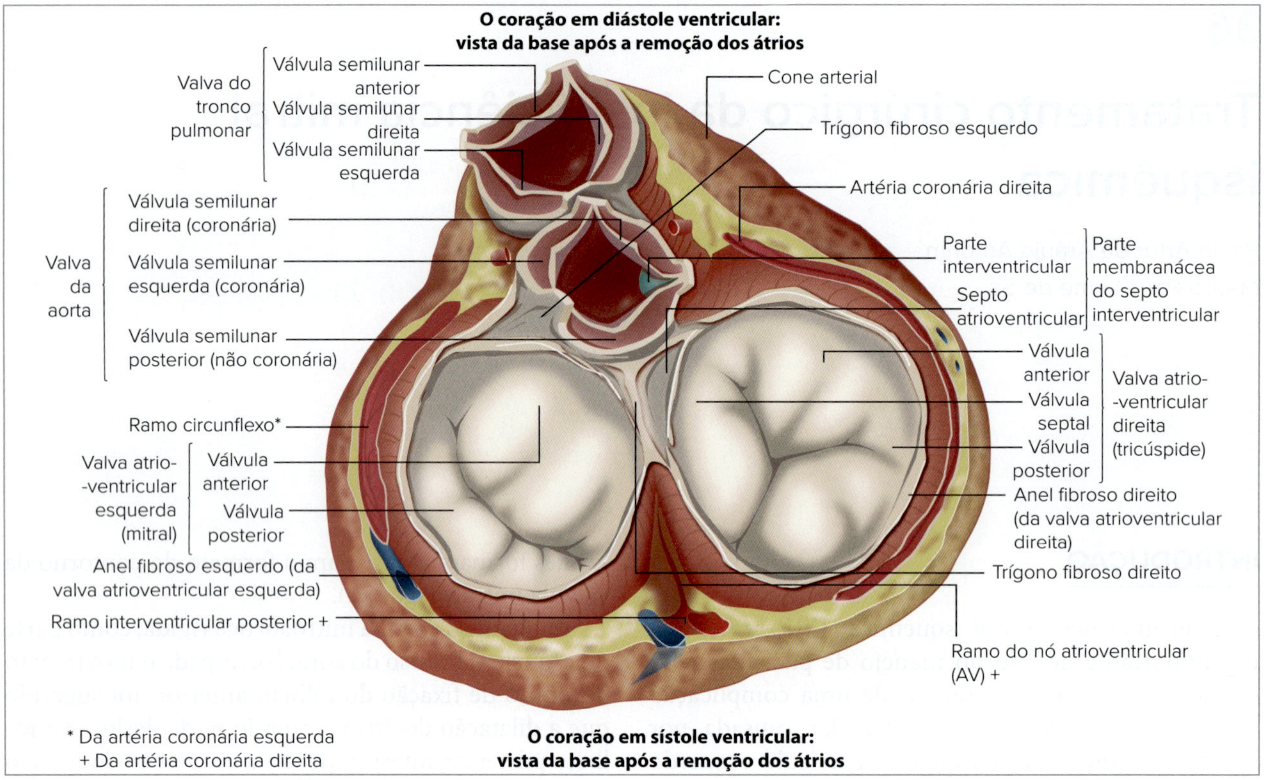

FIGURA 1.
Esquema do coração em sístole para identificação das correlações anatômicas da valva mitral.
Fonte: adaptada de Netter, 2018.[4]

Folhetos valvares mitrais

O refluxo de sangue é impedido por dois folhetos da valva mitral, que são histologicamente trilaminares e cobertos com um endotélio. Esses folhetos recebem a designação de anterior (ou aórtico) e posterior (ou mural), e são usados para descrever a posição dos folhetos da válvula mitral dentro do coração (Figura 1).

O folheto anterior, que é maior no diâmetro anteroposterior (AP) e com forma que lembra uma vela, ocupa aproximadamente um terço da circunferência do anel, enquanto o folheto posterior, que é menor no diâmetro AP e mais retangular, ocupa os dois terços restantes da circunferência. Dada a redundância do tecido da válvula mitral, cada folheto parece ter três segmentos recortados, são denominados A1, A2, A3 (folheto anterior, de lateral para medial) e P1, P2, P3 (folheto posterior, de lateral para medial). Esses segmentos redundantes são importantes para a coaptação precisa da válvula.

Nas extremidades da linha de coaptação entre o folheto das válvulas anterior e posterior, ficam as comissuras anterolaterais e posteromediais. Estas não são comissuras verdadeiras, uma vez que a linha de coaptação do folheto não se estende de fato para encontrar o anel. O tecido do folheto acessório, denominado folheto comissural, é encontrado nesse local.

Estruturas subvalvares

Os cordões tendinosos e os músculos papilares constituem as estruturas subvalvares que prendem os folhetos da valva mitral à parede livre do ventrículo esquerdo. Os músculos papilares anterolaterais, comumente supridos pela artéria descendente anterior esquerda e pela artéria circunflexa, e os músculos papilares posteromediais, comumente supridos pela artéria descendente posterior, são nomeados de acordo com as comissuras para as quais se projetam. A maioria dos pacientes tem um único músculo papilar na posição anterolateral, enquanto geralmente há dois ou três músculos papilares distintos ou um único músculo papilar com duas ou três cabeças musculares na posição posteromedial.

Os músculos papilares são fixados aos folhetos da valva mitral pelas múltiplas cordoalhas tendíneas. Estas são faixas de ramificação altamente variáveis que se inserem amplamente no lado ventricular dos folhetos da válvula. Elas são classificadas de acordo com seu local de inserção, com cordas primárias se inserindo na margem livre dos folhetos e cordas secundárias se fixando no lado ventricular dos folhetos. Para evitar o movimento anterior da válvula mitral, essas cordas, juntamente com os músculos papilares, mantêm tração posterior constante nas bordas dos folhetos da válvula mitral.

A classificação funcional de Carpentier da doença da válvula mitral descreve a disfunção da valva com base na abertura e no fechamento defeituosos dos folhetos da válvula mitral. A disfunção do tipo I ocorre pela dilatação anular ou perfuração do folheto, mas retém o movimento normal do folheto (Tabela 1). A disfunção do tipo II é resultado do alongamento ou da ruptura das cordas ou do músculo papilar e causa movimento excessivo (prolapso) do folheto. A disfunção do tipo III descreve abertura/diástole restrita (IIIa) ou fechamento/sístole restrito (IIIb). As lesões do tipo III incluem espessamento do folheto ou cordal, fusão comissural ou aneurisma ventricular causando movimento restrito da válvula.

CONSIDERAÇÕES DIAGNÓSTICAS

A avaliação diagnóstica da IMI requer uma abordagem multimodal, incorporando técnicas de imagem como a ecocardiografia, a ressonância magnética cardíaca (RMC), o cateterismo cardíaco e, ocasionalmente, a tomografia computadorizada cardíaca.

Ecocardiografia

A ecocardiografia transtorácica (ETT) é o exame inicial de escolha para avaliar a anatomia valvar mitral, a gravidade da regurgitação e a função ventricular esquerda. A ecocardiografia transesofágica (ETE) oferece melhor visualização da anatomia valvar e é particularmente útil na avaliação pré-operatória e intraoperatória para o reparo valvar mitral, se considerado.

Ressonância magnética cardíaca

A RMC fornece informações adicionais sobre a viabilidade do miocárdio, sendo útil para a avaliação da extensão da área de fibrose e sua correlação com a remodelação ventricular. É especialmente útil na tomada de decisão sobre a revascularização miocárdica associada.

Cateterismo cardíaco

O cateterismo cardíaco é indicado para determinar a presença e a gravidade de doença arterial coronariana concomitante. A avaliação cuidadosa da extensão da regurgitação mitral, da função ventricular esquerda e da viabilidade do miocárdio é essencial para planejar a estratégia cirúrgica, especialmente em casos nos quais pode ser necessária a revascularização miocárdica concomitante à abordagem mitral.

FISIOPATOLOGIA

A principal característica da IMI é a incompetência valvar mitral secundária a alterações na geometria ventricular. Essas alterações incluem dilatação do anel mitral, disfunção ou deslocamento dos músculos papilares e tração (*tethering*) das cordas tendíneas, o que prejudica a coaptação das cúspides mitrais. O infarto transmural do miocárdio, especialmente em áreas que envolvem a parede inferior ou posterior do ventrículo esquerdo, provoca distorção no aparato valvar mitral, resultando em regurgitação mitral. Existem dois tipos principais de insuficiência mitral isquêmica: insuficiência mitral aguda e crônica.

Insuficiência mitral aguda

Ocorre após um infarto do miocárdio e é caracterizada por rápida deterioração hemodinâmica. Pode resultar da ruptura ou disfunção aguda dos músculos papilares consequente à isquemia, necessitando de intervenção cirúrgica emergencial.

Insuficiência mitral crônica

Desenvolve-se ao longo do tempo, com remodelação ventricular e progressão lenta da regurgitação mitral (secundária ou funcional). É mais comum e frequentemente associada à insuficiência cardíaca crônica. Esses mecanismos fisiopatológicos subjacentes formam a base para a abordagem cirúrgica da IMI, que busca restaurar a função valvar e recuperar a geometria do ventrículo esquerdo.

A IMI crônica, na maioria dos casos, é decorrente de disfunção valvar tipo IIIb da classificação de Carpentier (Tabela 1). A restrição da mobilidade dos folhetos ocorre essencialmente na diástole, sendo mais frequente em pacientes com infarto posterior prévio (padrão assimétrico). Quando ocorre redução sistólica de ambos os folhetos, com coaptação incompleta, é decorrente de infarto prévio anterior e posterior (padrão simétrico). Menos frequentemente, a IMI é devida à fibrose e ao alongamento do músculo papilar (tipo II). Vários mecanismos foram propostos para explicar a ocorrência de IMI. O *tethering* mitral é determinado diretamente pelo deslocamento dos músculos papilares apicais e posteriores. Embora a maioria dos pacientes apresente infarto remoto e remodelamento ventricular com tração de folhetos, a isquemia aguda com anormalidades de movimento da parede regional pode levar a achados semelhantes de amarração de folhetos em pacientes selecionados. Portanto, apesar de outros fatores contribuintes, o fator fundamental é o remodelamento ventricular esquerdo adverso que ocorre após um infarto agudo do miocárdio (IAM), que desloca os papilares produzindo "tensão" nas cordas, restringindo a movimentação dos folhetos e determinando o fechamento mitral incompleto.

Embora a dilatação do anel frequentemente coexista na regurgitação isquêmica crônica, essa geralmente é uma lesão secundária. A regurgitação mitral isquêmica com movimento normal e irrestrito dos folhetos (disfunção de Carpentier tipo I) pode ocorrer no contexto de um infarto basal, mas esses casos são infrequentes (Tabela 1).

Outro cenário dificilmente encontrado no qual um músculo papilar infartado se alonga para causar prolapso do folheto (disfunção de Carpentier tipo II) também é uma forma rara de apresentação da regurgitação mitral isquêmica. Quando o prolapso é observado em pacientes com cardiopatia isquêmica, a explicação mais provável é a etiologia degenerativa, e não isquêmica.

Uma verdadeira disfunção do tipo IIIa (restrição de folhetos na sístole e na diástole) também não é observada na insuficiência mitral isquêmica. Se uma disfunção crônica do tipo II ou IIIb for observada em um paciente com cardiopatia isquêmica, o cirurgião deve considerar etiologias não isquêmicas. Essa distinção é importante, porque a terapia para regurgitação mitral isquêmica, uma anuloplastia reduzida (*undersizing*), pode ser potencialmente prejudicial se aplicada a pacientes com disfunção do tipo II ou IIIa quando classificados equivocadamente como tendo insuficiência mitral isquêmica (Tabela 1).

HISTÓRIA NATURAL

A história natural da IMI é heterogênea e amplamente determinada pela gravidade da insuficiência mitral.[5,6]

Em países desenvolvidos, a IMI é a segunda causa mais comum de regurgitação mitral (25% dos casos), depois da degenerativa (60%) e à frente da reumática (12%).[3] No Brasil, a doença reumática segue como a principal causa, seguida da doença degenerativa.[8] A prevalência da IMI tem aumentado progressivamente

TABELA 1 Esquema de classificação de Carpentier para definir mecanismos de regurgitação mitral com base em anormalidades de movimento do folheto.

	Tipo I	Tipo II	Tipo III
	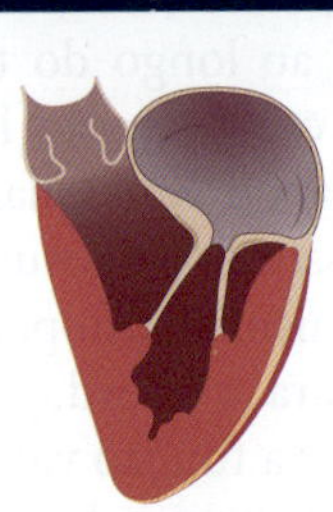	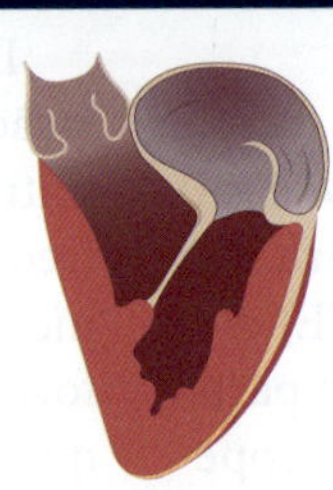	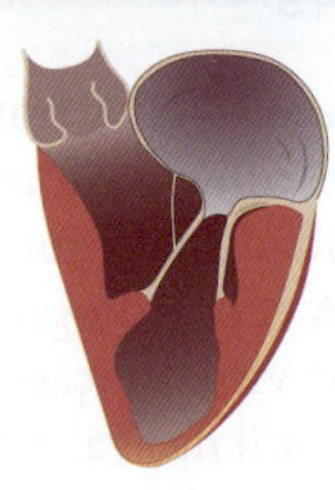
Mecanismo	Dilatação do anel	Prolapso do folheto	Restrição do folheto na sístole
Prevalência	Comum	Incomum na fase aguda após advento do cateterismo, raro na fase crônica	Mais comum
Lesões comuns	Dilatação do anel, posterior maior que anterior	Ruptura de músculo papilar (mais comum posteromedial pela irrigação única), alongamento de papilar na fase crônica	Posterior por *tethering* e deslocamento dos papilares por remodelamento ventricular
Técnicas cirúrgicas	Anuloplastia	Troca valvar Anuloplastia Reinserção de papilar (agudo) Encurtamento de papilar (crônico) Ressuspensao de folheto com neocorda	Anuloplastia Troca valvar Ampliação de folheto (*patch*) Ressecção de cordoalha (secundária) Ressuspensão de folheto com neocorda (ressecando cordoalha primária – casos severos) Realocação de papilar

Tipo I: movimento normal do folheto (dilatação anular, perfuração do folheto); tipo II: movimento aumentado do folheto (prolapso, *flail*); tipo IIIa: restrição do folheto durante a sístole e a diástole; tipo IIIb: restrição do folheto apenas durante a sístole.
Fonte: modificada de Carpentier et al., 2010.[6]

nos últimos anos. Entre 17 e 40% dos pacientes que sofreram IAM apresentam evidência clínica ou ecocardiográfica precoce de IMI. A IMI aparece em aproximadamente 20% dos casos e é muito mais provável em um IAM de localização inferior (38%) do que em um anterior (10%).[7]

Sua presença é um marcador de prognóstico adverso em pacientes com regurgitação mitral isquêmica funcional. Pacientes que desenvolvem IMI, mesmo que em grau leve, apresentam um risco significativamente aumentado de apresentar insuficiência cardíaca congestiva e morte em comparação aos pacientes que não apresentam IMI após infarto do miocárdio.[8]

INDICAÇÕES CIRÚRGICAS

As diretrizes das sociedades cardiológicas e cirúrgicas, incluindo a American Heart Association (AHA), a American Association for Thoracic Surgery (AATS), a European Society of Cardiology/European Association of Cardio-Thoracic Surgery (ESC/EACTS) e a Japanese Circulation Society (JCS), bem como a Sociedade Brasileira de Cardiologia (SBC), fornecem critérios específicos para a intervenção cirúrgica na IMI.

Todas as sociedades recomendam que, em pacientes submetidos à cirurgia por outros motivos (incluindo revascularização miocárdica), a cirurgia de válvula mitral é razoável quando a regurgitação grave está presente.[8-12] Todas as cinco diretrizes que fazem recomendações nessa área concordam que a cirurgia é razoável quando a revascularização do miocárdio está sendo realizada; no entanto, uma diretriz a defende somente quando a fração de ejeção do ventrículo esquerdo (FEVE) é ≤ 30%,[11] enquanto as demais não apresentavam tais critérios.[8-10,12] A JCS e a AATS recomendam a abordagem valvar mitral para regurgitação moderada em caso de revascularização do miocárdio.[9,11]

TOMADA DE DECISÃO PRÉ-OPERATÓRIA

A intervenção é recomendada apenas em pacientes sintomáticos apesar do tratamento clínico otimizado, no entanto, a escolha do tipo de intervenção ainda não está clara.

Quando o risco cirúrgico é baixo e a anatomia é favorável, duas diretrizes descrevem uma ligeira preferência para a plastia valvar,[8,9] enquanto outras diretrizes são imparciais quanto à escolha da abordagem valvar.[10-12]

A terapia transcateter, também descrita como *edge-to-edge repair therapy* (TEER), é considerada razoável em pacientes de alto risco, quando a anatomia valvar mitral é favorável.[8,10-12] As diretrizes da ESC recomendam TEER quando um paciente não é elegível para cirurgia e há grande chance de responder a essa terapia, enquanto as diretrizes do ACC/AHA defendem o emprego da TEER em pacientes com FEVE < 50% e anatomia favorável para o procedimento.

A TEER pode ser uma opção para regurgitação mitral sintomática moderada a grave com FEVE ≥ 30% nas diretrizes da JCS quando a cirurgia é considerada desafiadora pelo Heart Team em termos de risco.[11]

Apenas as diretrizes da JCS defendem a intervenção em pacientes sintomáticos como consequência da insuficiência mitral funcional decorrente da disfunção do átrio esquerdo,[11] considerando a cirurgia razoável para esse grupo de pacientes. A ablação de fibrilação atrial por cateter também pode ser uma opção, se há expectativa de ablação bem-sucedida.

TÉCNICA OPERATÓRIA

Reparo valvar

O reparo valvar é o procedimento de escolha para a maioria dos pacientes com IMI crônica, sempre que tecnicamente possível. O principal objetivo do reparo inclui restaurar a coaptação eficiente das cúspides para manter a competência valvar. No entanto, em pacientes com remodelação ventricular significativa, a recorrência da IMI após o reparo pode ocorrer em até 30% dos casos.[13-15]

Anuloplastia

A anuloplastia é a técnica mais comumente empregada no reparo da IMI, utilizando anéis rígidos ou semirrígidos para restaurar a geometria do anel mitral. Os anéis rígidos são particularmente eficazes em pacientes com dilatação anular significativa.

Técnicas de reposicionamento dos músculos papilares

Em casos de deslocamento significativo dos músculos papilares, técnicas de encurtamento ou reposicionamento cirúrgico são utilizadas para restaurar a função valvar mitral.

Reparos secundários

Em pacientes com prolapso da cúspide posterior, a ressecção triangular ou o implante de neocordas podem ser realizados para corrigir a regurgitação mitral.

Substituição valvar

A substituição da válvula mitral é indicada em casos de falha do reparo, quando a válvula está gravemente danificada ou se houver grave disfunção ventricular. A escolha entre prótese biológica e mecânica deve considerar a idade do paciente, a expectativa de vida e a capacidade de manter anticoagulação adequada a longo prazo, além da presença de outras comorbidades.

Escolha dos substitutos valvares

As próteses biológicas são as preferidas em pacientes idosos ou com contraindicação à anticoagulação. Apesar de sua menor durabilidade, essas próteses evitam a obrigatoriedade da anticoagulação crônica.

Já as próteses mecânicas são mais indicadas em pacientes mais jovens ou com maior expectativa de vida, por sua maior durabilidade. No entanto, exigem anticoagulação vitalícia com controle adequado.

Abordagens minimamente invasivas e percutâneas

Com o avanço das técnicas minimamente invasivas, a cirurgia mitral por minitoracotomia e o reparo percutâneo têm ganhado espaço no tratamento de pacientes de alto risco. A TEER, também conhecida como Mitra-Clip®, em particular, tem mostrado bons resultados em pacientes que não são candidatos à cirurgia convencional.[7]

MANEJO PÓS-OPERATÓRIO

O manejo pós-operatório inclui cuidados intensivos com suporte hemodinâmico, controle rigoroso da pressão arterial e anticoagulação em pacientes com substituição valvar. A reabilitação cardíaca precoce é essencial para melhorar a recuperação funcional e reduzir o risco de complicações a longo prazo.

RESULTADOS E COMPLICAÇÕES

O prognóstico pós-operatório da IMI depende de vários fatores, incluindo a técnica cirúrgica, a função ventricular esquerda pré-operatória e a extensão da doença isquêmica e do infarto pré-operatório. O reparo valvar pode estar associado a menor mortalidade perioperatória e melhores resultados a longo prazo em comparação à substituição valvar, principalmente em pacientes com função ventricular menos comprometida. Um estudo recente, o RESTOR-MV, demonstrou que o remodelamento ventricular cirúrgico proporciona melhores taxas de sobrevivência e menor incidência de eventos adversos. Isto ilustra que novos avanços tecnológicos ainda podem alterar o manejo desses pacientes.

PERSPECTIVAS

O tratamento cirúrgico da IMI evoluiu significativamente nas últimas décadas. No entanto, as técnicas minimamente invasivas poderão ser opções promissoras para pacientes de alto risco. A decisão cirúrgica continua a ser individualizada, considerando a anatomia valvar, a função ventricular esquerda, as condições clínicas do paciente e suas comorbidades, sempre buscando o equilíbrio entre eficácia e segurança.

REFERÊNCIAS

1. Asgar AW, Mack MJ, Stone GW. Secondary mitral regurgitation in heart failure: pathophysiology, prognosis, and therapeutic considerations. J Am Coll Cardiol. 2015;65:12311248.
2. Bertrand PB, Schwammenthal E, Levine RA, Vandervoort PM. Exercise dynamics in secondary mitral regurgitation: pathophysiology and therapeutic implications. Circulation. 2017;135:297314.
3. Bursi F, Enriquez-Sarano M, Nkomo VT, Jacobsen SJ, Weston SA, Meverden RA, Roger VL. Heart failure and death after myocardial infarction in the community: the emerging role of mitral regurgitation. Circulation. 2005;111:295-301. doi: 10.1161/01.CIR.0000151097.30779.04.
4. Netter FH. Netter atlas de anatomia humana. 7. ed. Rio de Janeiro: Elsevier; 2018.
5. Chan KMJ. Natural history and pathophysiology of functional ischaemic mitral regurgitation. In: Chan K. (ed.). Functional mitral and tricuspid regurgitation. Cham: Springer; 2017. doi: 10.1007/978-3-319-43510-7_2.
6. Carpentier A, Adams D, Filsoufi F. Carpentier's reconstructive valve surgery. From valve analysis to valve reconstruction. Philadelphia: Saunders Elsevier; 2010.
7. Kumar M, Thompson PD, Chen K. New perspective on pathophysiology and management of functional mitral regurgitation. Trends Cardiovasc Med. 2023;33(6):386-92. doi: 10.1016/j.tcm.2022.03.001.
8. Otto CM, Nishimura RA, Bonow RO, Carabello BA, Erwin JP, 3rd, Gentile F, et al. 2020 ACC/AHA guideline for the management of patients with valvular heart disease: a report of the American College of Cardiology/American Heart Association Joint Committee on Clinical Practice Guidelines. Circulation. 2020;143:e72-e227.
9. AATS Ischemic Mitral Regurgitation Consensus Guidelines Writing Committee; Kron IL, LaPar DJ, Acker MA, Adams DH, Ailawadi G, et al. 2016 update to the American Association for Thoracic Surgery (AATS) consensus guidelines: ischemic mitral valve regurgitation. J Thorac Cardiovasc Surg. 2017;153:e97-e114.
10. Vahanian A, Beyersdorf F, Praz F, Milojevic M, Baldus S, Bauersachs J, et al. 2021 ESC/EACTS Guidelines for the management of valvular heart disease: developed by the Task Force for the management of valvular heart disease of the European Society of Cardiology (ESC) and the European Association for Cardio-Thoracic Surgery (EACTS). Eur Heart J. 2021;ehab395. doi: 10.1093/eurheartj/ehab395. Izumi C, Eishi K, Ashihara K, Arita T, Otsuji Y, Kunihara T, et al. JCS/JSCS/JATS/JSVS 2020 Guidelines on the management of valvular heart disease. Circ J. 2020;84:2037-119.
11. Tarasoutchi F, Montera MW, Ramos AIO, Sampaio RO, Rosa VEE, Accorsi TAD, et al. Atualização das Diretrizes Brasileiras de Valvopatias – 2020. Arq Bras Cardiol. 2020;115(4):720-75.
12. Acker MA, Parides MK, Perrault LP, Moskowitz AJ, Gelijns AC, Voisine P, et al. Mitral-valve repair versus replacement for severe ischemic mitral regurgitation. N Engl J Med. 2014;370(1):23-32.
13. Nappi F, et al. Ischemic mitral valve prolapse: repair or replace? J Cardiac Surgery. 2019.
14. Fattouch K, et al. Mitral valve repair versus replacement in patients with ischemic mitral regurgitation and advanced left ventricular dysfunction. J Thorac Cardiovasc Surg. 2016.
15. Goldstein D, Moskowitz AJ, Gelijns AC, Ailawadi G, Parides MK, Perrault LP, et al.; CTSN Two-year outcomes of surgical treatment of severe ischemic mitral regurgitation. N Engl J Med. 2016;374(4):344-53.

37

Tecnologias percutâneas da valva mitral

Eduardo Keller Saadi
Ana Paula Tagliari
Marina Petersen Saadi
Rodrigo Petersen Saadi

INTRODUÇÃO

A insuficiência mitral (IM) é uma doença cardíaca valvar altamente prevalente, que acomete cerca de 10% da população mundial acima de 75 anos. Apesar de a intervenção cirúrgica ser o padrão-ouro para o manejo da IM primária grave, uma significativa parcela dos pacientes acometidos por essa doença apresenta idade avançada, fragilidade ou risco cirúrgico alto ou extremo, condições que contraindicam a cirurgia convencional. Essa inelegibilidade ao tratamento cirúrgico é mais evidente no contexto da IM secundária. Para preencher essa lacuna de manejo, as terapias transcateter da valva mitral (VM) emergiram como alternativas menos invasivas.

As técnicas de intervenção percutânea da VM, sobretudo o reparo borda a borda ou TEER (do inglês *transcatheter edge-to-edge repair*), baseiam-se na cirurgia de Alfieri, a qual consiste basicamente em unir a cúspide anterior à cúspide posterior da VM, usualmente na posição A2/P2, criando uma VM com duplo orifício.

Apesar das melhorias tecnológicas e do aumento da experiência dos operadores, nem todos os pacientes com IM grave atendem aos critérios anatômicos e clínicos para serem submetidos ao reparo da VM, fazendo com que a substituição valvar seja a técnica de escolha. Nesse cenário, a TMVR (do inglês *transcatheter mitral valve replacement*), começou a ganhar destaque, ainda que de maneira restrita a centros de alto volume e a pacientes que preenchem rígidos critérios de inclusão.

Neste capítulo, vamos abordar as diferentes tecnologias transcateter para o tratamento da VM, assim como os principais estudos que contribuíram para sua evolução.

ANATOMIA CIRÚRGICA

O aparato da VM é dinâmico e complexo, possuindo interações anatômicas com diversas estruturas adjacentes, sobretudo com a valva aórtica, na chamada cortina mitroaórtica, como pode ser observado na Figura 1.

O complexo valvar mitral compreende o anel, as cúspides, as cordas tendíneas e os músculos papilares, sendo também importante para seu funcionamento a musculatura atrial esquerda na qual se inserem as cúspides valvares e o miocárdio do ventrículo esquerdo (VE) no qual se inserem os músculos papilares.

Para procedimentos de TEER, é importante localizar e entender a anatomia da VM, tomando como ponto inicial a localização da valva aórtica, a qual deve estar posicionada às 12h na visão 3D (ou *en face view*) do ecocardiograma transesofágico (ETE), com a comissura anterolateral na posição de 9h e a comissura posteromedial na posição de 3h (Figura 2). Outra dica é identificar o apêndice atrial esquerdo para localizar os segmentos laterais e o septo interventricular para localizar os segmentos mediais.

CONSIDERAÇÕES DIAGNÓSTICAS

A IM é a doença valvar cardíaca mais comum nos Estados Unidos e afeta mais de 2% da população mundial. A prevalência da IM aumenta com a idade, afetando cerca de 10% dos adultos com mais de 75 anos.[1]

O ecocardiograma transtorácico (ETT) é a modalidade de imagem inicial, considerado padrão-ouro para o diagnóstico e a classificação da IM, sendo utilizado para avaliar a morfologia da valva, a gravidade da

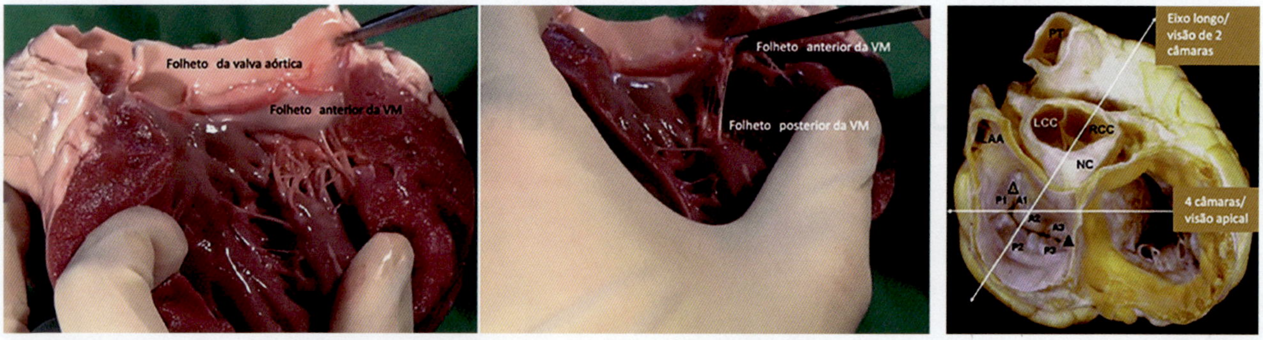

FIGURA 1.
Interação anatômica e proximidade das valvas aórtica e mitral.
Fonte: arquivo pessoal dos autores.

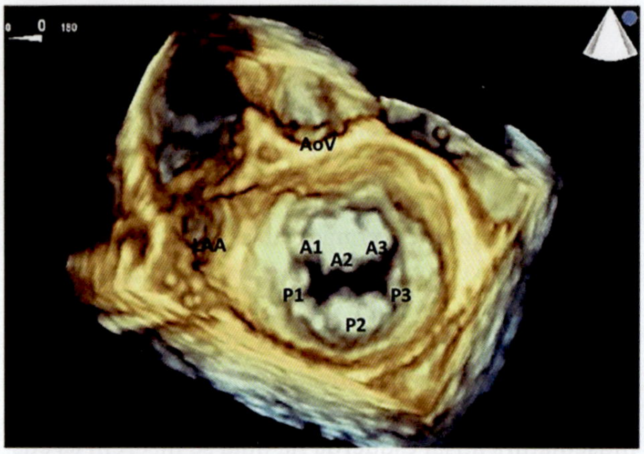

FIGURA 2.
Visão 3D da valva mitral com a valva aórtica na posição de 12h.
Fonte: arquivo pessoal dos autores.

doença e as condições anatômicas e funcionais do VE. Quando o ETT fornece informações insuficientes ou discordantes, o ETE ou a ressonância magnética (RM) cardíaca podem ser utilizados como técnicas de imagem complementares. Além disso, o ETE é fundamental e indispensável para o planejamento de procedimentos invasivos, fornecendo uma avaliação pormenorizada de gravidade, mecanismos, anatomia e factibilidade do procedimento proposto. Além da avaliação pré-operatória e de segmento, o ETE também é fundamental para guiar o transoperatório das intervenções na valva mitral, sendo considerado os "olhos" do operador.

FISIOPATOLOGIA

A IM é classificada como primária ou degenerativa, quando o aparato da VM apresenta alguma anormalidade em seus componentes (cúspides, cordas tendíneas, músculos papilares ou anel valvar) ou secundária ou funcional, quando é secundária a alterações no átrio esquerdo (fibrilação atrial) ou VE (isquêmica ou não isquêmica). A causa mais comum de IM primária é a degeneração mixomatosa dos folhetos da VM, levando ao prolapso da valva. Já a IM secundária é causada por doenças do VE ou átrio esquerdo que levam à dilatação secundária do anel mitral, deslocamento dos músculos papilares, *tethering* ou *tenting* das cúspides.

HISTÓRIA NATURAL

A IM geralmente progride de forma insidiosa. Nos estágios iniciais, o estresse da parede do VE pela sobrecarga de volume é contrabalançado pelo aumento do encurtamento fracional do VE causado pela baixa resistência ao escoamento no átrio esquerdo de baixa pressão. À medida que esse processo continua, ocorre disfunção ventricular irreversível, o que leva ao estágio descompensado da IM, com sintomas de insuficiência cardíaca e um mau prognóstico. Na presença de sintomas, a operação da VM, com reparo como técnica de preferência, resultará em melhora ou resolução dos sintomas. No entanto, essa estratégia de intervenção cirúrgica apenas na presença de sintomas é acompanhada de morbidade e mortalidade excessivas, principalmente pela insuficiência cardíaca por disfunção residual do VE. O mesmo ocorre com os pacientes operados na presença de disfunção de VE com fração de ejeção (FE) < 60% ou diâmetro sistólico final do ventrículo esquerdo (DSFVE) > 40 mm.

Quando mantidos em tratamento clínico, pacientes com 50 anos ou mais apresentam uma taxa de mortalidade anual de cerca de 3% para casos de IM orgânica moderada e cerca de 6% para IM orgânica grave. Estudos da história natural da IM primária mostraram que, em geral, 90% dos pacientes com IM grave decorrente de prolapso da VM evoluirão para óbito ou necessitarão intervenção de cirúrgica em um seguimento médio de 10 anos após o diagnóstico, com 30% deles apresentando fibrilação atrial e 63% com insuficiência cardíaca. Já o prognóstico da IM secundária é ainda mais sombrio. Quando não tratada, pode iniciar uma cascata de eventos levando a insuficiência cardíaca e morte, com uma taxa de mortalidade em um ano de até 57%.[2] Assim, idealmente, a intervenção deve ser realizada antes que ocorra o estágio avançado de IM.[3]

INDICAÇÕES CIRÚRGICAS

A Tabela 1 apresenta as indicações de intervenção transcateter da VM segundo as diretrizes mais recentes das sociedades europeia (ESC/EACTS),[4] americana (ACC/AHA)[3] e brasileira (SBC/SBCCV).[5] Destaca-se que o tratamento percutâneo já aparece como indicado em pacientes elegíveis que não são candidatos à cirurgia convencional. Esse destaque é devido principalmente ao fato de que, apesar do mau prognóstico associado à presença de IM significativa sintomática ou com disfunção ventricular, cerca de 50% dos pacientes que teriam indicação de intervenção não recebem tratamento adequado.

TABELA 1 Recomendações de intervenção transcateter na insuficiência mitral primária e secundária.

Recomendações de intervenção na IM primária		
Recomendação	Classe	Nível
ESC/EACTS 2021		
O TEER pode ser considerado em pacientes sintomáticos que atendem aos critérios ecocardiográficos de elegibilidade, inoperáveis ou com alto risco cirúrgico e para quem o procedimento não é considerado fútil	IIb	B
ACC/AHA 2020		
Em pacientes graves sintomáticos (classe NYHA III/IV) e risco cirúrgico alto ou proibitivo, o TEER é razoável se anatomia favorável e expectativa de vida > 1 ano	IIa	B
SBC/SBCCV 2020		
Clipagem percutânea da valva mitral é indicada na IM não reumática, com alto risco ou contraindicação à cirurgia, com sintomas refratários	IIa	B
Recomendações de intervenção na IM secundária		
ESC/EACTS 2021		
Em pacientes com doença arterial coronariana concomitante ou outras doenças cardíacas com indicação de tratamento: ▪ Se sintomáticos e inadequados para cirurgia convencional, a intervenção coronariana percutânea (e/ou TAVI) seguida por TEER (em caso de IM grave persistente) deve ser considerada	IIa	IC
Em pacientes sem doença arterial coronariana concomitante ou outras doenças cardíacas que necessitem de tratamento:		
▪ O TEER deve ser considerado para sintomáticos não elegíveis para cirurgia e que atendem aos critérios, sugerindo alta chance de resposta ao tratamento	IIa	B
▪ Em sintomáticos de alto risco, não elegíveis para cirurgia e que não atendem aos critérios de TEER, o *Heart Team* pode considerar TEER ou outra terapia transcateter após uma avaliação cuidadosa para assistência ventricular ou transplante cardíaco	IIb	C
ACC/AHA 2020		
Em pacientes com IM grave e disfunção sistólica do VE (FE < 50%) com sintomas persistentes (NYHA II, III ou IV) apesar do tratamento farmacológico otimizado, o TEER é razoável se anatomia apropriada, FE 20-50%, DSFVE ≤ 70 mm e PSAP ≤ 70 mmHg	IIa	B
SBC/SBCCV 2020		
Isquêmica		
▪ Sintomas refratários (CF ≥ III), com alto risco ou contraindicação à cirurgia	IIa	B
Dilatada		
▪ Sintomas refratários (CF ≥ III) com alto risco ou contraindicação à cirurgia	IIa	B

ACC: American College of Cardiology; AHA: American Heart Association; CF: classe funcional; DSFVE: diâmetro sistólico final do ventrículo esquerdo; EACTS: European Association for Cardio-Thoracic Surgery; ESC: European Society of Cardiology; FE: fração de ejeção; IM: insuficiência mitral; NYHA: New York Heart Association; PSAP: pressão sistólica da artéria pulmonar; SBC: Sociedade Brasileira de Cardiologia; SBCCV: Sociedade Brasileira de Cirurgia Cardiovascular; TAVI: implante transcateter de válvula aórtica; TEER: reparo transcateter de borda a borda; VE: ventrículo esquerdo.

TOMADA DE DECISÃO PRÉ-OPERATÓRIA

Diagnosticar e manejar a IM é desafiador e requer uma abordagem estruturada por um "*valve team*", integrando achados de história, exame físico e imagens. As decisões sobre o tipo e momento do tratamento dependem do conhecimento sobre etiologia, história natural e resultados das intervenções disponíveis. A IM grave não tratada está associada a maus desfechos clínicos pelas consequências adversas da sobrecarga de volume prolongada no VE. Por outro lado, a intervenção em momento adequado pode resultar em excelentes desfechos a longo prazo na IM primária, tornando o reconhecimento precoce, a classificação da etiologia e o momento apropriado da intervenção fatores decisivos a serem considerados em pacientes que apresentam IM grave.

TÉCNICA OPERATÓRIA

O TEER é realizado atualmente utilizando-se principalmente dois dispositivos comercialmente disponíveis, MitraClip (Abbott Structural Heart, EUA) e PASCAL (Edwards Lifesciences LLC, EUA).

O procedimento normalmente é realizado em sala híbrida ou de hemodinâmica, sob anestesia geral e guiado por ETE. A seguir estão citados os equipamentos necessários e as principais etapas do procedimento:

- Anestesia geral e passagem da sonda do ETE.
- Pressão arterial invasiva (PAM) e acesso venoso central.
- Punção venosa femoral guiada por ultrassonografia com colocação de introdutor 6 F ou 7 F.
- Incisão da pele com bisturi lâmina 11, seguida de divulsão do subcutâneo.
- Colocação de um Perclose pré-carregado e uma guia teflonada ponta J 0,032 até a veia cava superior (VCS).
- Heparina não fracionada intravenosa na dose inicial de 2.000 unidades após a punção da veia femoral, completando-se a dose (1 mg/kg) após a punção do septo interatrial (tempo de coagulação ativada > 250 s).
- Subida de uma bainha 8 F Mullins ou Swartz curva 0 ou 1 com dilatador até a junção do átrio direito com VCS.
- Retirada da guia e colocação da agulha de punção transeptal BRK 0 ou 1 com o mandril na agulha (para evitar que a agulha perfure a bainha). O mandril deve ser mantido até que a agulha esteja a cerca de 4 cm da ponta da agulha, quando deve ser retirado.
- Introduzir a agulha até que esteja a uma distância de cerca de 1 a 2 dedos da ponta da bainha.
- Rotacionar a bainha e a agulha em conjunto para a posição de 4h ou 5h realizando um movimento de *pullback*. Para uma punção mais posterior, preferir a posição de 6h.
- Sob controle de ETE em projeção bicaval e fluoroscopia em projeção AP, realizar o movimento de *pullback* até que sinta duas quedas da bainha, a primeira na junção VCS/átrio direito e a segunda quando a bainha atingir a fossa oval.
- Realizar os ajustes finos de posicionamento até que a ponta da bainha esteja fazendo *tenting* adequado junto ao septo interatrial, geralmente em uma posição posterior (relativa à aorta na visão de eixo curto do ETE) e superior ou inferior (relativa à VCS na visão bicaval). Para mover a bainha para uma posição anterior, deve-se realizar movimentos no sentido anti-horário e para uma posição posterior, movimentos no sentido horário.
- Medir a distância do ponto de *tenting* até o anel valvar mitral na visão quatro câmaras do ETE. O objetivo é uma punção cerca de 3,5 a 4,0 cm acima do anel valvar (mais alta para casos de IM primária). Em jatos de IM mediais, uma punção mais alta é melhor. Já em casos de *tethering* com coração muito grande, a punção pode ser mais baixa, mas não superior a 3,5 cm.
- Sempre observar o *tenting* no septo nas três projeções no ETE antes de puncionar.
- Realizar a punção transeptal e completar a heparinização.
- Introduzir a bainha Swartz no átrio esquerdo cerca de 2 cm, retirar a agulha e colocar a guia rígida Amplatz na veia pulmonar superior esquerda (VPSE), certificando-se de que não se encontra no apêndice atrial esquerdo. Simplesmente fazendo uma rotação posterior da bainha, a guia vai direto para a VPSE.
- Podem ser injetados 20 mL de contraste pela bainha neste momento, na posição fluoroscópica oblíqua anterior direita (OAD) 20º e cranial cerca de 10 a 20º para observar o plano do anel valvar mitral. Aí se veem o septo, apêndice atrial esquerdo e VM. A parte mais alta, próxima do apêndice atrial esquerdo, é a mais lateral na fluoroscopia. Se disponível, a fusão de imagem ajuda na punção transeptal e no posicionamento das bainhas.
- Dilatação do trajeto venoso com dilatador 18 F.
- O MitraClip possui dois componentes: SGC (Steerable Guide Catheter), que é o cateter-guia, e o CDS (Clip Delivery System), que é o sistema de entrega do clipe (Figura 3).

- Introduzir o SGC 24 F na veia femoral, inicialmente com a ponta reta (rotacionar a manopla de menos do SGC) até a entrada do átrio direito e retornar a manopla até a posição neutra para que o SGC reassuma sua posição mais curvada. Avançar o SGC até cerca de 2 a 3 cm no interior do átrio esquerdo sempre enxergando a ponta do dilatador no átrio esquerdo para não introduzir demais em direção à VPSE.
- Retirar o dilatador e a guia Amplatzer muito lentamente aspirando com uma seringa de 60 mL o ar do sistema para evitar embolia aérea.
- Introduzir o do CDS depois de definido qual tamanho de clipe será utilizado.
- Ao introduzir o clipe, alinhar bem a marcação AZUL (*blue and blue*).
- Atualmente estão disponíveis quatro tamanhos de clipes que devem ser escolhidos de acordo com a anatomia dos pacientes, conforme a Tabela 2.

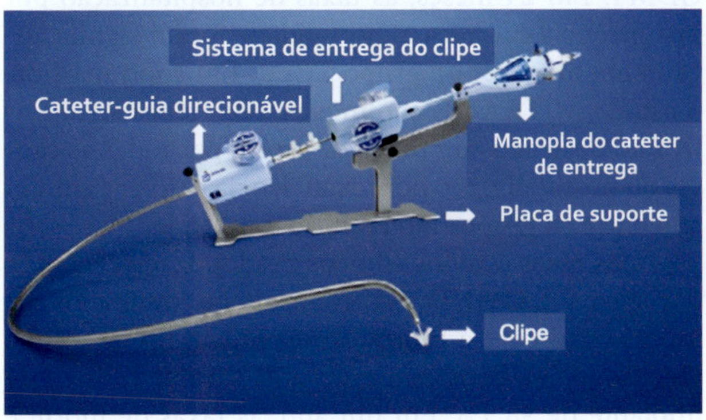

FIGURA 3.
Componentes do sistema MitraClip.
Fonte: arquivo pessoal dos autores.

TABELA 2 Escolha do clipe de acordo com a anatomia da valva mitral.

Anatomia da valva mitral	NT	NTW	XT	XTW
Comprimento da cúspide na zona de *grasping* < 9 mm	+	+		
Comprimento da cúspide na zona de *grasping* > 9 mm			+	+
Doença de Barlow			+	+
Estrutura da cúspide fina	+	+		
Tamanho de *gap* grande		+		+
Jato comissural	+	+		
Área da valva mitral < 4,0 cm²	+	+		

- Lembrar que todo o procedimento de TEER deve ser guiado por ETE e o conhecimento de imagem é fundamental para o sucesso do procedimento. As projeções mais utilizadas para são as seguintes:
  - Quatro câmaras (0º): a cúspide junto ao septo interventricular é a cúspide anterior.
  - Duas câmaras ou bicomissural (60º): onde se vê P3 (medial), P2/A2 (centrais) e P1 (lateral; próximo ao apêndice atrial esquerdo).
  - Três câmaras ou via de saída do VE (VSVE) (120-160º): onde se vê A2 (próximo à aorta) e P2 (distante da aorta).
  - 3D (*en face view*): reconstrução com a aorta posicionada às 12h.
- Avançar o CDS através do SCG tomando cuidado para que os dois sejam alinhados corretamente (*straddling*). Quando o clipe começar a ser exteriorizado, começar a retrair o SGC para deixá-lo de 1 a 2 cm dentro do átrio esquerdo.
- Posicionar o clipe acima do plano do anel valvar mitral com uma rotação posterior do SGC (sentido horário) e uma deflecção medial do CDS (manopla M). Devem ser tomados cuidados para que o clipe não interaja com o apêndice atrial esquerdo. Normalmente com essas manobras o SGC fica curvado cerca de 90º em direção à VM. A fluoroscopia ajuda a observar esse ângulo.
- Abrir o clipe até 180º e checar qual braço é o anterior e qual é o posterior. Isso deve ser feito antes de cruzar a mitral quando estiver acima do jato de IM e com a trajetória correta. Abrir o *gripper* e o clipe nesta sequência:
  - 1) abrir os *grippers*; 2) *unlock*; 3) abrir o clipe. Isso faz com que o *gripper* fique bem aberto e paralelo ao cateter de liberação.
- Com clipe aberto a 180º e acima do plano do anel valvar mitral, alinhá-lo em relação ao local de clipagem desejado. Isso é feito na visão 3D do ETE com a valva aórtica na posição de 12h. Caso se deseje implantar o clipe na posição A2/P2, este deve ser alinhado na posição conhecida como 12h-6h.
- Caso se queira movimentar o clipe, isso pode ser realizado com os seguintes movimentos: para mover o clipe no sentido medial, dar M na manopla no CDS ou retrair todo o sistema; para mover o clipe no sentido lateral, dar L na manopla no CDS ou avançar todo o sistema; para mover o clipe no sentido posterior, rotacionar o SGC no sentido horário; para mover o clipe no sentido anterior, rotacionar o SGC no sentido anti-horário.
- Com o clipe aberto acima do plano do anel, deve-se ter certeza de estar centralizado e alinhado. Isso é feito visualizando-se bem os dois braços

abertos do clipe na visão três câmaras e os braços sobrepostos na visão intercomissural com o clipe alinhado na posição 12h-6h na visão 3D. Todas as manobras devem ser feitas acima do plano da VM para reduzir o movimento do clipe dentro do VE, por causa do aparato subvalvar mitral.

- Reduzir o ângulo de abertura do clipe para 120º para cruzar a VM e posicionar o clipe no VE, logo abaixo dos folhetos da VM. Depois de cruzar a VM, conferir se o clipe não desalinhou utilizando o 3D do ETE.
- Uma vez dentro do VE, ajusta-se com muito cuidado a posição com movimentos de M ou L na visão intercomissural e movimentos de anterior e posterior na visão VSVE.
- Retrair o clipe até junto às cúspides da VM e tentar capturar as duas cúspides, observando sua redução da mobilidade nos braços do clipe na projeção VSVE. Uma vez que os dois folhetos estiverem com mobilidade reduzida e sem escapar do clipe, deve-se: 1) fechar o *gripper*; 2) fechar o clipe até 60º; 3) checar todos os parâmetros de captura (o ideal é uma captura de 6-9 mm de extensão da cúspide, dependendo do tipo de clipe escolhido); 4) acabar de fechar o clipe. O fechamento do clipe não precisa ser tão rápido pois a cúspide já vai estar fixa entre o *gripper* e o clipe.
- Com o clipe fechado, antes de liberar, analisar todos os parâmetros de redução de IM. Checar área e gradientes da VM para não gerar estenose mitral iatrogênica.
- Dependendo do resultado (grau de IM e gradiente), reposicionar ou liberar o clipe.

MANEJO PÓS-OPERATÓRIO

Como o procedimento é realizado sob anestesia geral, ao final, caso tenha decorrido sem intercorrências, pode-se acordar o paciente e conduzi-lo à unidade de terapia intensiva (UTI), onde será monitorizado pelas próximas 24 horas. É importante solicitar alguns exames de controle, como eletrocardiograma de 12 derivações, radiografia de tórax e provas laboratoriais (hemograma com plaquetas, provas de coagulação, função renal e eletrólitos). Se após 24 horas de observação o paciente evoluir adequadamente, poderá ter alta da UTI para a enfermaria. Um ecocardiograma de controle é essencial pré-alta e em 30 dias de seguimento. Como terapia antiplaquetária, a sugestão é de 1 a 6 meses de terapia dupla (ácido acetilsalicílico mais clopidogrel), seguida apenas de ácido acetilsalicílico.

RESULTADOS E COMPLICAÇÕES

TEER

O estudo EVEREST II mostrou que pacientes com IM moderada ou grave submetidos à cirurgia convencional apresentaram melhores resultados em 1 ano, incluindo desfecho composto de morte, reintervenção e IM ≥ 3+ do que pacientes que receberam MitraClip, uma diferença ocasionada principalmente pela maior necessidade de reintervenção no grupo TEER. Por outro lado, o grupo TEER experimentou menos eventos adversos maiores em 30 dias. Esses resultados foram cruciais para a aprovação comercial do MitraClip, especialmente em pacientes com alto risco cirúrgico ou inoperáveis com IM primária, que constituíram a maioria dos participantes no estudo.[6] Outros dois estudos avaliaram o papel do MitraClip no contexto da IM secundária. No estudo COAPT, pacientes com insuficiência cardíaca e IM grave foram randomizados para TEER mais terapia médica otimizada (GDMT, do inglês *guideline-directed medical therapy*) ou apenas GDMT. Em 24 meses, as taxas de hospitalização por insuficiência cardíaca e mortalidade foram significativamente menores no grupo TEER. Em contrapartida, o estudo MITRA-FR não mostrou diferença significativa no desfecho composto de morte por todas as causas ou hospitalização por insuficiência cardíaca em um ano entre os grupos intervenção e controle.[7]

Após esses estudos clínicos randomizados (ECRs), o registro EXPAND G4 analisou os resultados de mundo real com a utilização do MitraClip de última geração, o G4, demonstrando uma taxa de sucesso de implante de 98,9%. Em um ano, as taxas de morte e hospitalizações por insuficiência cardíaca foram de 14,9 e 18,9%, respectivamente. Clipes largos (W) foram usados em 87,8% dos casos e não foram associados a gradientes mais altos (4,0 ± 2,0 mmHg NTW, 3,5 ± 1,7 mmHg XTW e 3,8 ± 1,9 mmHg para todos os tipos de clipes). Em 30 dias, a IM ≤ 2+ foi observada em 98% e ≤ 1+ em 91% dos casos, com 83% dos pacientes estando em NYHA classe ≤ II. Eventos adversos maiores ocorreram em apenas 2,7% dos casos. Em um ano, a redução da IM foi mantida (92,6% com IM leve) e as estimativas de Kaplan-Meier (KM) para mortalidade e hospitalização por insuficiência cardíaca foram de 12,3 e 16,9%, respectivamente. Mesmo em pacientes com anatomias complexas, IM ≤ 1+ foi alcançada em 90,3% e mantida no seguimento de 30 dias a um ano.[8]

Em relação à durabilidade dos resultados após o TEER, dados mais recentes do estudo COAPT demonstraram benefícios sustentados ao longo de um período de acompanhamento de até cinco anos, com taxas anuais de hospitalização por insuficiência cardíaca (33,1 *vs.* 57,2% por ano; HR 0,53; IC 95% 0,4-0,68) e mortalidade (57,3 *vs.* 67,2%; HR 0,72; IC 95% 0,58-0,89) significativamente menores no grupo TEER em comparação ao GDMT. Além disso, a taxa de eventos de segurança específicos do dispositivo foi de 1,4% (todos dentro de 30 dias após o procedimento).[9]

Outro dispositivo atualmente disponível para a realização de TEER é o sistema PASCAL, cujos desfechos foram avaliados nos estudos multicêntricos CLASP e CLASP IID que comparou PASCAL com MitraClip. comparado ao MitraClip em pacientes com IM primária. Esse ECR não demostrou diferença em termos de taxa de implante bem-sucedida (98,5 *vs.* 98,9%), eventos adversos maiores em 30 dias (4,6 *vs.* 5,4%) ou IM ≤ 2+ em 6 meses de seguimento (97,9 *vs.* 95,7%) entre os dois dispositivos. Além disso, não houve diferença significativa nas taxas de IM ≤ 2+ (95,8 *vs.* 93,8%) e IM ≤ 1+ (77,1 *vs.* 71,3%) no seguimento de um ano. As taxas de sobrevida livre de mortalidade (91,2 *vs.* 91,6%; p = 0,953) e hospitalização por insuficiência cardíaca (91,9 *vs.* 96,7%; p = 0,146) também foram semelhantes entre os dois grupos.[10]

TMVR

O sistema Tendyne transapical (Abbott Structural Heart) é o dispositivo de TMVR mais utilizado comercialmente. De acordo com estudo que analisou os primeiros 100 pacientes a receberem o sistema Tendyne, a eliminação da IM foi obtida em 99 deles, resultando em sucesso técnico de 96%. Além disso, não houve casos de obstrução da VSVE, necessidade de conversão cirúrgica ou de circulação extracorpórea. Apenas um evento de sangramento apical maior foi relatado. No seguimento de dois anos, observou-se que sangramentos fatais ou com risco de vida ocorreram em 14 pacientes e óbitos, em 39,0%.[11] Subsequentemente, o estudo CHOICE-MI avaliou 400 pacientes consecutivos que receberam TMVR utilizando qualquer dispositivo. A taxa de sucesso técnico foi de 95,2% e de MI ≤ 1+, de 95,2%. O desfecho combinado de mortalidade por todas as causas ou hospitalização por insuficiência cardíaca foi de 38,5% em um ano e 49,0% em dois anos. Após esse estudo, uma análise incluindo 235 pacientes do CHOICE-MI que receberam TMVR com 411 pacientes provenientes do registro europeu EuroSMR que receberam TEER demonstrou um maior número de óbitos no grupo TMVR, tanto no seguimento de 30 dias (6,8% no grupo TMVR *vs.* 3,8% no grupo TEER; p = 0,11), quanto em um ano (25,8% no grupo TMVR *vs.* 18,9% no grupo TEER; p = 0,056). Uma análise de subgrupo sugeriu um maior benefício do TEER em pacientes ≥ 75 anos, do sexo feminino, FE ≥ 30%, sem disfunção ventricular direita e sem insuficiência tricúspide moderada e grave. Por outro lado, a TMVR apresentou redução mais eficaz da IM (IM ≤ 1+: 95,8 *vs.* 68,8%; p < 0,001) e melhora sintomática (NYHA ≤ II em 1 ano: 77,8 *vs.* 64,3%; p = 0,015).[12]

PERSPECTIVAS

A possibilidade de abordagem percutânea da VM representou um avanço significativo no tratamento das doenças cardíacas estruturais. O desenvolvimento e a aplicabilidade têm sido mais lentos em comparação ao tratamento transcateter da valva aórtica, dada a complexidade da valva mitral. Desde o primeiro MitraClip, implantado em 2003, o panorama das intervenções percutâneas na VM continua a evoluir com novas tecnologias, oferecendo esperanças para pacientes que não são candidatos ideais para abordagens cirúrgicas tradicionais. A experiência acumulada e as publicações na área destacam não apenas a viabilidade desses procedimentos, mas também seu potencial de expansão para uma gama mais ampla de complexidades anatômicas. À medida que esse campo continua a evoluir, pesquisas contínuas e a evolução tecnológica serão cruciais para refinar e otimizar os dispositivos, aperfeiçoando a técnica minimamente invasiva e melhorando os resultados.

REFERÊNCIAS

1. Wu S, Chai A, Arimie S, Mehra A, Clavijo L, Matthews RV, Shavelle DM. Incidence and treatment of severe primary mitral regurgitation in contemporary clinical practice. Cardiovasc Revasc Med. 2018;19(8):960-3.
2. Enriquez-Sarano M, Akins CW, Vahanian A. Mitral regurgitation. Lancet. 2009;373(9672):1382-94.
3. Otto CM, Nishimura RA, Bonow RO, Carabello BA, Erwin JP 3rd, Gentile F, et al. 2020 ACC/AHA guideline for the management of patients with valvular heart disease: executive summary: a report of the American College of Cardiology/American Heart Association Joint Committee on Clinical Practice Guidelines. Circulation. 2021;143(5):e35-e71.
4. Vahanian A, Beyersdorf F, Praz F, Milojevic M, Baldus S, Bauersachs J, et al. 2021 ESC/EACTS Guidelines for the management of valvular heart disease. Eur Heart J. 2022;43(7):561-632.
5. Tarasoutchi F, Montera MW, Ramos AIO, Sampaio RO, Rosa VEE, Accorsi TAD, et al. Update of the Brazilian Guidelines for Valvular Heart Disease - 2020. Arq Bras Cardiol. 2020;115(4):720-75.
6. Feldman T, Foster E, Glower DD, Kar S, Rinaldi MJ, Fail PS, et al.; EVEREST II Investigators. Percutaneous repair or surgery for mitral regurgitation. N Engl J Med. 2011;364:1395-406.
7. Obadia JF, Messika-Zeitoun D, Leurent G, Iung B, Bonnet G, Piriou N, et al. MITRA-FR Investigators. Percutaneous repair or medical treatment for secondary mitral regurgitation. N Engl J Med. 2018;379:2297-306.

8. von Bardeleben RS, Mahoney P, Morse MA, Price MJ, Denti P, Maisano F, et al. 1-year outcomes with fourth-generation mitral valve transcatheter edge-to-edge repair from the EXPAND G4 Study. JACC Cardiovasc Interv. 2023;16:2600-10.
9. Stone GW, Lindenfeld J, Abraham WT, Kar S, Lim DS, Mishell JM, et al. COAPT Investigators. Transcatheter mitral-valve repair in patients with heart failure. N Engl J Med. 2018; 379:2307-18.
10. Zahr F, Smith RL, Gillam LD, Chadderdon S, Makkar R, von Bardeleben RS, et al. CLASP IID Pivotal Trial Investigators. One-year outcomes from the CLASP IID Randomized Trial for Degenerative Mitral Regurgitation. JACC Cardiovasc Interv. 2023;S1936-8798:01358-01364.
11. Muller DWM, Sorajja P, Duncan A, Bethea B, Dahle G, Grayburn P, et al. 2-year outcomes of transcatheter mitral valve replacement in patients with severe symptomatic mitral regurgitation. J Am Coll Cardiol. 2021;78:1847-59.
12. Ludwig S, Kalbacher D, Ali WB, Weimann J, Adam M, Duncan A, et al. Transcatheter mitral valve replacement or repair for secondary mitral regurgitation: a propensity score-matched analysis. Eur J Heart Fail. 2023;25:399-410.

38

Tratamento cirúrgico e transcateter da insuficiência da valva tricúspide

Gustavo Ieno Judas
Carlos Manuel de Almeida Brandão
João Antônio Caparroz Vieira
Marco Antonio Praça de Oliveira
Lays José Moreschi

INTRODUÇÃO

A insuficiência tricúspide (IT) é uma alteração valvar cardíaca frequente que acomete cerca de 65 a 85% da população norte-americana. Essa condição faz com que o fluxo sanguíneo do ventrículo direito (VD) retorne para o átrio direito (AD) durante a sístole ventricular. Tal refluxo pode ser classificado quanto a sua etiologia em primário ou secundário e quanto a sua gravidade em discreto, moderado ou importante.

Felizmente, na maior parte dos casos sua apresentação é classificada como um refluxo leve, considerado fisiológico ou não patológico. O estudo de Framingham revelou uma prevalência de IT pelo menos moderada na população idosa de 1,5% em homens e de 5,6% em mulheres. Um estudo populacional do National Echocardiography Database da Austrália com 439.558 pacientes, todos submetidos a exame ecocardiográfico, revelou uma prevalência de IT importante de 1,8%.[1]

Pacientes com insuficiência tricúspide importante apresentam maiores morbidade e mortalidade e baixa qualidade de vida. Frequentemente exibem sintomas de insuficiência cardíaca congestiva direita, como fadiga, dispneia, edema periférico, ascite e arritmias atriais (fibrilação atrial e *flutter*). A IT secundária ou funcional é a forma de apresentação mais comum, na maioria das vezes consequência da repercussão de doenças do lado esquerdo do coração, mais comumente as doenças valvares. A regurgitação secundária é o resultado da sobrecarga de pressão e/ou volume do ventrículo direito (VD) que altera o tamanho do anel, produzindo anormalidades na dimensão e função do VD, o que acaba por tensionar (*tethering*) os folhetos da valva tricúspide alterando sua adequada coaptação e, consequentemente, seu fechamento.

A hipertensão pulmonar é a causa mais frequente de sobrecarga de pressão, especialmente no contexto de doenças da valva mitral ou, menos frequentemente, de doença pulmonar primária. Em contrapartida, a sobrecarga de volume do VD é observada em *shunts* da esquerda para a direita ou doença intrínseca do VD. É importante ressaltar que a fibrilação atrial, especialmente na sua forma crônica, pode ser outro fator etiológico importante, principalmente por meio de seu efeito na função do VD e na dilatação do anel tricúspide.[2]

Há também uma população crescente de pacientes sem comorbidades cardiopulmonares significativas que apresentam IT importante, possivelmente relacionada a eletrodos de marca-passo/desfibrilador intracardíaco. De 7 a 45% dos pacientes submetidos a implante de eletrodos intracavitários têm interferência direta no mecanismo de insuficiência. Finalmente, alguns pacientes apresentam dilatação do anel tricúspide como consequência de uma alteração degenerativa de sua estrutura fibrosa, apesar de não terem comorbidades significativas e outras causas cardíacas evidentes.

Historicamente, a valva tricúspide foi denominada a "valva esquecida". Nina Braunwald, em publicação considerada "o manifesto da valva esquecida", descreveu a IT como uma questão secundária, "raramente exigindo uma intervenção". Alguns fatores, como a crença equivocada de que a IT melhoraria após a correção cirúrgica das doenças valvares do lado esquerdo, as altas taxas de morbidade e mortalidade na abordagem cirúrgica da valva tricúspide de maneira isolada, e a adequada reposta inicial ao tratamento clínico, fizeram com que a IT permanecesse por quase 50 anos pouco estudada, subdiagnosticada e subtratada.

Atualmente está bem demonstrado que a IT importante é um fator de risco independente para desfechos clínicos negativos, o que vem levando a uma maior atenção tanto em seu diagnóstico quanto nas suas opções de tratamento.

O manejo clínico na IT é praticamente limitado a agentes diuréticos para diminuição da congestão que, apesar de levar à melhora dos sintomas, principalmente em estágios mais precoces da doença, não são capazes de modificar sua progressão. Por outro lado, o tratamento cirúrgico da IT é considerado bastante desafiador. Na abordagem isolada da valva tricúspide, boa parte dos pacientes apresentam formas avançadas da doença, com fatores de risco comumente associados a essa condição clínica, com destaque para a perda de função ventricular direita e a disfunção hepatorrenal.

Nas diretrizes da Sociedade Brasileira de Cardiologia (SBC), do American College of Cardiology (ACC) e da American Heart Association (AHA), a cirurgia da valva tricúspide tem recomendação Classe I para pacientes com IT importante concomitantemente com outras cirurgias do lado esquerdo do coração.[3] Já nas diretrizes da European Society of Cardiology (ESC) e da European Association for Cardio-Thoracic Surgery (EACTS), publicadas em 2021, também existe recomendação Classe I para os pacientes sintomáticos com IT importante primária isolada e sem disfunção grave de VD.[4] Em registros internacionais, a mortalidade operatória da cirurgia da valva tricúspide isolada variou entre 8 e 10%, embora tenham sido relatados resultados mais favoráveis em centros especializados.

TRATAMENTO CIRÚRGICO

Embora seja controverso o momento exato para a indicação do tratamento cirúrgico da valva tricúspide, mesmo em pacientes sintomáticos e com dilatação do VD, o encaminhamento mais precoce é certamente benéfico, uma vez que a mortalidade hospitalar é altamente dependente do estágio da doença.

A plastia da valva tricúspide é a cirurgia de eleição, sendo a anuloplastia a técnica mais utilizada. Várias técnicas de anuloplastia com sutura são amplamente utilizadas, dentre elas as técnicas de De Vega, de Revuelta e a bicuspidização da valva tricúspide, com bons resultados em longo prazo. A utilização de anéis protéticos para a plastia da valva tricúspide vem sendo cada vez mais difundida na prática cirúrgica, principalmente em pacientes com diâmetro do anel valvar superior a 4 cm^2, com resultados publicados apresentando menor incidência de reoperações tardias a médio prazo.[5]

A incidência de IT importante funcional tardia, após cirurgia de sucesso nas valvas mitral e aórtica, aparece em aproximadamente 7,7% dos casos e cursa com uma significativa redução na sobrevida livre de eventos em 8 anos. Idade, sexo feminino, etiologia reumática, fibrilação atrial e um elevado gradiente de pico de pressão transvalvar são os principais fatores de risco.

Atualmente existem evidências que corroboram a correção da IT de grau moderado quando associada a cirurgia da valva mitral concomitante. Esses estudos demonstram vantagens na recuperação pós-operatória e na melhora dos sintomas desses pacientes. No entanto, as publicações sobre o tema não são conclusivas, uma vez que ainda não existe nenhum ensaio clínico prospectivo randomizado publicado.

Na literatura, de 5 a 10% das cirurgias da valva tricúspide são de troca valvar e, nesses casos, a mortalidade operatória é maior que a observada nas plastias. Ambas as próteses apresentam resultados tardios de sobrevida semelhantes, no entanto as próteses biológicas apresentam maior incidência de reoperações em longo prazo. As próteses mecânicas têm maiores taxas de tromboembolismo (até 20% na presença de fibrilação atrial), devendo ser consideradas em pacientes com próteses mecânicas já implantadas no lado esquerdo.[6]

Enquanto o manejo da insuficiência tricúspide combinada está relativamente padronizado, a indicação na cirurgia da valva tricúspide isolada permanece controversa. Os pacientes que necessitam de cirurgia da valva tricúspide isolada constituem um grupo de alto risco e com baixa perspectiva de sobrevida em longo prazo e alguns escores de risco estão sendo desenvolvidos na tentativa de orientar o melhor tratamento nesses doentes. O TRISCORE identificou as seguintes variáveis preditoras de mortalidade hospitalar: idade superior a 70 anos, classe funcional III ou IV da New York Heart Association (NYHA), alta dose de furosemida, taxa de filtração glomerular inferior a 30 mL/min, nível elevado de bilirrubina, fração de ejeção do ventrículo esquerdo inferior a 60% e disfunção do ventrículo direito (Figura 1).[7]

Na falta de um método confiável para a tomada de decisão, dados de registros do mundo real, bem como a experiência local dentro do *Heart Team* institucional, devem orientar as decisões dentro de cada unidade hospitalar (Figura 2).[8]

TRATAMENTO TRANSCATETER

Avanços contemporâneos em intervenções transcateter para as valvas aórtica e mitral foram extrapolados para o campo das inovações técnicas em intervenções transcateter da válvula tricúspide (ITVT). Na estenose aórtica e na insuficiência mitral, a história natural da doença foi extensamente estudada e bem compreendida, de modo que existe um amplo conhecimento da

Parâmetro	Escore
Idade ≥ 70 anos	1
Classes III-IV NYHA	1
Sinais de insuficiência cardíaca no lado direito	2
Dose diária de furosemida ≥ 125 mg	2
Taxa de filtração glomerular < 30 mL/min	2
Bilirrubina total elevada	2
Fração de ejeção do ventrículo esquerdo < 60%	1
Disfunção moderada/grave do ventrículo direito	1
Total	**12**

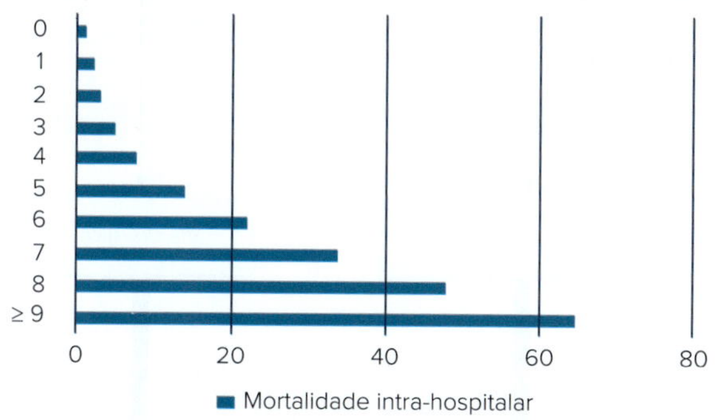

FIGURA 1.
Modelo de risco cirúrgico para mortalidade hospitalar após cirurgia de regurgitação tricúspide isolada.
Fonte: adaptada de Dreyfus et al., 2022.[7]

fisiopatologia e da anatomia valvar. Essa abrangente compreensão tem impulsionado o desenvolvimento de técnicas e dispositivos capazes de atenderem às demandas clínicas nesse cenário.

Especificamente na valva tricúspide existem diversos desafios anatômicos para o sucesso do reparo transcateter (Quadro 1); além disso, ainda não há uma compreensão completa da forma e do momento ideal para sua abordagem. Existe ainda uma escassez de dados sobre as vantagens do tratamento transcateter em relação ao tratamento clínico na abordagem de pacientes com IT importante avançada nos pacientes de alto risco.[9]

Atualmente o tratamento transcateter da IT está reservado apenas para pacientes considerados inoperáveis e de alto risco; assim, grande parte dos estudos sobre o tema é constituída por registros e séries de casos com dispositivos de reparo borda a borda. Inicialmente, o reparo transcateter tricúspide borda a borda (T-TEER, do inglês *tricuspid transcatheter edge-to-edge repair*) foi realizado na Europa de maneira *off-label*

QUADRO 1 Desafios anatômicos para o reparo tricúspide transcateter.

- Presença frequente de grandes anéis tricúspides (> 40 mm) com formato elíptico e não planar.
- Folhetos finos e mais delicados, frequentemente com grandes fendas.
- Cordoalhas com grande variação de quantidade, localização e espessura.
- Ausência de cálcio para ancoragem dos dispositivos.
- Angulação entre o anel tricúspide e as veias cavas.
- Presença frequente de cabos de dispositivos eletrônicos implantáveis.
- Proximidade de estruturas como: nó atrioventricular, ramo direito do feixe de His, artéria coronária direita, seio coronariano, veia cava e via de saída do VD.

Fonte: adaptado de Bartorelli et al., 2021.[9]

com MitraClip (Abbott Vascular Inc, Santa Clara, CA, EUA) como um complemento às intervenções mitrais. Existem hoje dois dispositivos aprovados na Europa para uso clínico, o TriClip (Abbott Vascular Inc, Santa Clara, CA, EUA), dispositivo dedicado ao reparo tricúspide borda a borda, e o PASCAL (Edwards Lifesciences, EUA), que, apesar de não ser dedicado especificamente ao reparo tricúspide, pode ser usado para ambas as valvas atrioventriculares.

O princípio do reparo tricúspide borda a borda consiste em aproximar os folhetos no local do jato de insuficiência e promover uma redução anular indireta. Os grandes desafios dessa técnica residem na complexidade anatômica da valva tricúspide, na falta de dispositivos realmente dedicados à anatomia da valva e na complexidade das imagens intraoperatórias.

A maior parte dos implantes tem como alvo a linha de coaptação anterosseptal pela maior facilidade de abordagem e visualização pelo ecocardiograma transesofágico intraoperatório. Com a intenção de maximizar a aproximação do folheto e a redução anular, um segundo dispositivo pode ser adicionado na linha de coaptação posterosseptal ("técnica do trevo"). A segurança e a eficácia do T-TEER foram demonstradas em vários registros de braço único e recentemente confirmadas em *pivotal trials*.[10]

Alguns critérios anatômicos, como a distância de coaptação entre os folhetos e a localização do jato não anterosseptal, são os principais fatores de risco para o insucesso do procedimento. Morfologias valvares complexas, com folhetos múltiplos, isolados ou em combinação com lacunas maiores, também estão associadas à insuficiência tricúspide residual. A presença de cabos

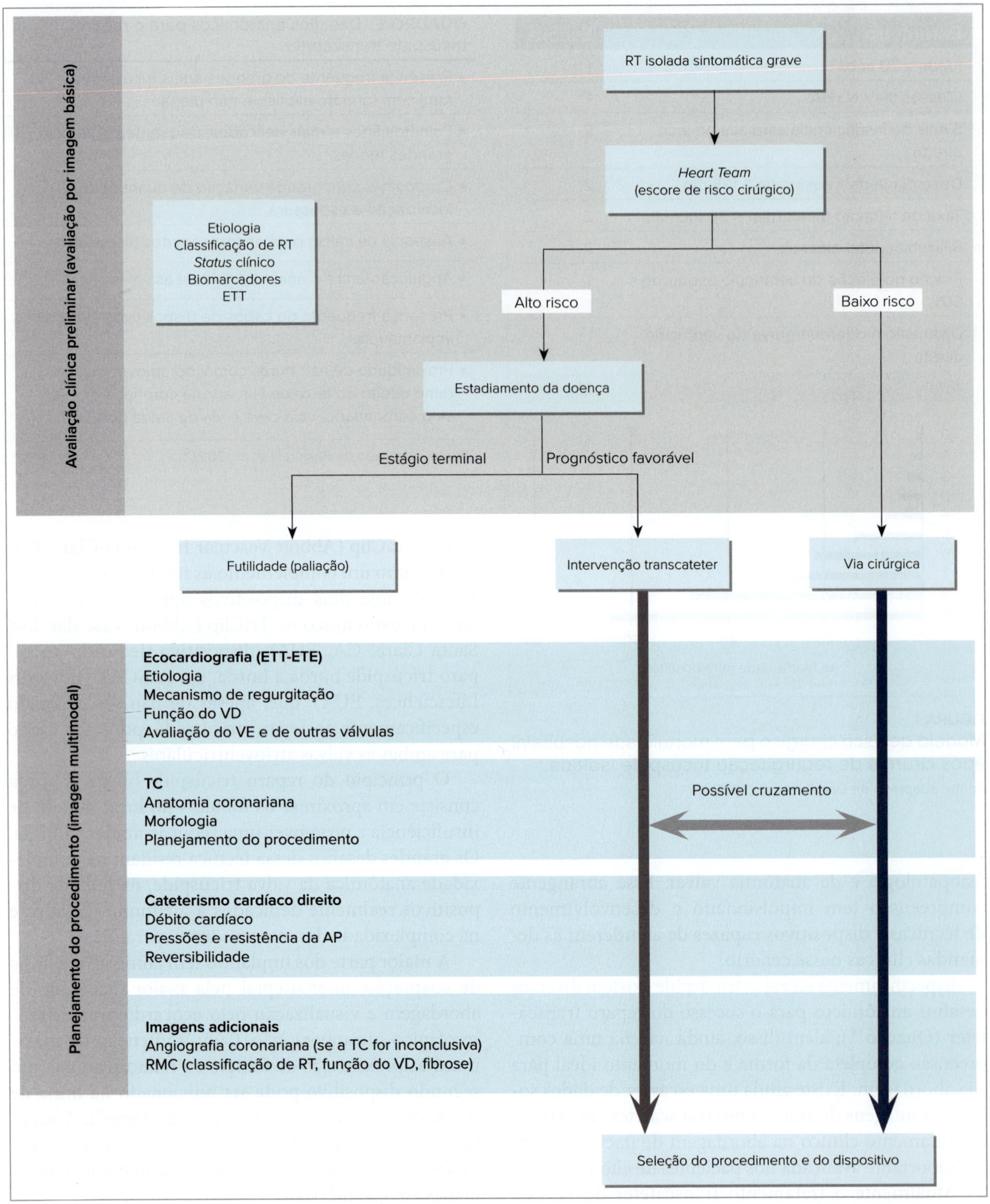

FIGURA 2.

Protocolos de imagem para triagem de regurgitação tricúspide hospitalar e planejamento de tratamento. Para pacientes com regurgitação tricúspide sintomática grave, a triagem inicial combina técnicas básicas de imagem, predominantemente ecocardiografia transtorácica e cateterismo cardíaco direito, com avaliações clínicas para estadiar a doença. Candidatos à intervenção, para abordagens transcateter ou cirúrgicas, requerem imagens multimodais abrangentes adicionais para adaptar a estratégia de tratamento ideal e dar suporte à seleção de procedimentos e dispositivos. AP: artéria pulmonar; ETE: ecocardiograma transesofágico; ETT: ecocardiograma transtorácico; RMC: ressonância magnética cardíaca; RT: regurgitação tricúspide; TC: tomografia computadorizada; VD: ventrículo direito; VE: ventrículo esquerdo.

Fonte: adaptada de Maisano et al., 2024.[8]

de eletrodos de dispositivos eletrônicos implantáveis, como marca-passos e desfibriladores, não se mostrou uma contraindicação absoluta ao T-TEER.[11]

O estudo bRIGHT, que usou o dispositivo TriClip de quarta geração, demonstra mortalidade hospitalar e taxa de eventos adversos de 1 e 2,5%, respectivamente. O sucesso do procedimento (redução da IT para ≤ 2+) foi obtido em 77% dos pacientes, com melhora precoce dos sintomas e da qualidade de vida. Da mesma forma, o estudo CLASP TR relatou uma mortalidade de 3,1% em 30 dias e redução da IT em 1 ano (86% atingindo IT ≤ 2+), associado à melhora da qualidade de vida e sintomas. Resultados comparáveis foram relatados no registro pós-comercialização PASTE, incluindo mais de 230 pacientes.[12]

Embora o reparo borda a borda seja a intervenção transcateter mais comumente realizada, a anuloplastia redutora é a técnica que mais se aproxima do reparo cirúrgico convencional. Além de apresentar resultados já conhecidos com a técnica aberta, a anuloplastia tem a vantagem de promover gradientes mínimos e não inviabilizar outras opções de abordagem. O Cardioband foi o primeiro dispositivo de anuloplastia transcateter aprovado na Europa. Totalmente ecoguiado, promove uma anuloplastia redutora pela tração entre múltiplos parafusos de ancoragem. O estudo observacional TRI-REPAIR (n = 30), em pacientes sintomáticos com IT funcional, mostrou uma redução de 16% no diâmetro anular e melhora da IT ≤ 2+ em 72% dos pacientes. Esses achados foram acompanhados de melhora da qualidade de vida em 2 anos.[13]

Em pacientes inoperáveis ou com alto risco cirúrgico, inelegíveis para as técnicas de reparo, com estágios mais avançados da doença e dilatação importante do ventrículo direito, a substituição transcateter da valva tricúspide (TTVR, do inglês *transcatheter tricuspid valve replacement*) se torna uma potencial alternativa. Tal substituição pode ser realizada de maneira ortotópica ou heterotópica (posicionamento de dispositivos próximo à desembocadura da cava superior e inferior no átrio direito).

O TTVR ortotópico é uma alternativa muito promissora para o tratamento da IT por sua capacidade de resolução completa da insuficiência. No entanto, algumas limitações anatômicas acabam excluindo muitos potenciais candidatos a essa terapia. Os critérios anatômicos de elegibilidade estão majoritariamente relacionados ao tamanho e formato do anel, tamanho do ventrículo direito, qualidade do tecido do folheto e acesso para entrega do dispositivo, como o ângulo entre a veia cava inferior e a válvula. Além disso, os pacientes considerados para TTVR devem passar por uma avaliação mais abrangente da função do VD a fim de evitar sua falência após o implante.

Um dos primeiros dispositivos ortotópicos aprovados para implante em humanos foi a LuXValve (Ningbo Jenscare Biotechnology Co., Ningbo, China), que mostrou bons resultados clínicos. Esse sistema consiste em quatro componentes: 1) uma válvula protética de três folhetos com pericárdio bovino; 2) um *stent* de nitinol autoexpansível; 3) uma âncora septal interventricular; e 4) duas pinças revestidas de politetrafluoroetileno expandido (Figura 3).[14]

Esse primeiro modelo era entregue por meio de um cateter 32 F através de uma minitoracotomia direita com abordagem transatrial sob a orientação de ecocardiografia transesofágica e fluoroscopia. Recentemente, uma segunda geração desse dispositivo passou a utilizar um sistema de entrega através da veia jugular com funções de flexão, rotação e expansão, o que permite atender aos requisitos de posicionamento coaxial da prótese em relação à valva tricúspide durante o procedimento.

O implante heterotópico de próteses biológicas autoexpansíveis nas cavas (CAVI, do inglês *caval valve implantation*) (Figura 4) é uma opção para pacientes inoperáveis ou de alto risco, sintomáticos, em estágio avançado da doença nos quais uma abordagem mais anatômica não pode ser realizada. Em comparação com outras técnicas transcateter, o CAVI tem como vantagens o menor risco de lesão a estruturas circunjacentes à valva, técnicas de implante menos complexas e não interferência com cabos de dispositivos de estimulação cardíaca.

O objetivo do CAVI é abolir o fluxo reverso nas cavas, reduzindo a congestão visceral, melhorando o manejo volêmico e, consequentemente, promovendo alívio dos sintomas e melhora da qualidade de vida. O estudo TRICUS (n = 35) mostrou uma taxa de sucesso do procedimento de 97%, além de uma melhora significativa na classe funcional e na qualidade de vida dos pacientes.[15]

PERSPECTIVAS

Apesar da crescente preocupação com a IT, o que vem levando a um aumento no número de intervenções nessa valva na última década, a cirurgia isolada da valva tricúspide ainda é pouco frequente e associada a resultados pouco encorajadores. Diante desse cenário, várias terapias transcateter, menos invasivas, estão sendo desenvolvidas com o intuito de proporcionar um tratamento adequado, principalmente aos pacientes de alto risco em estágios avançados da doença.

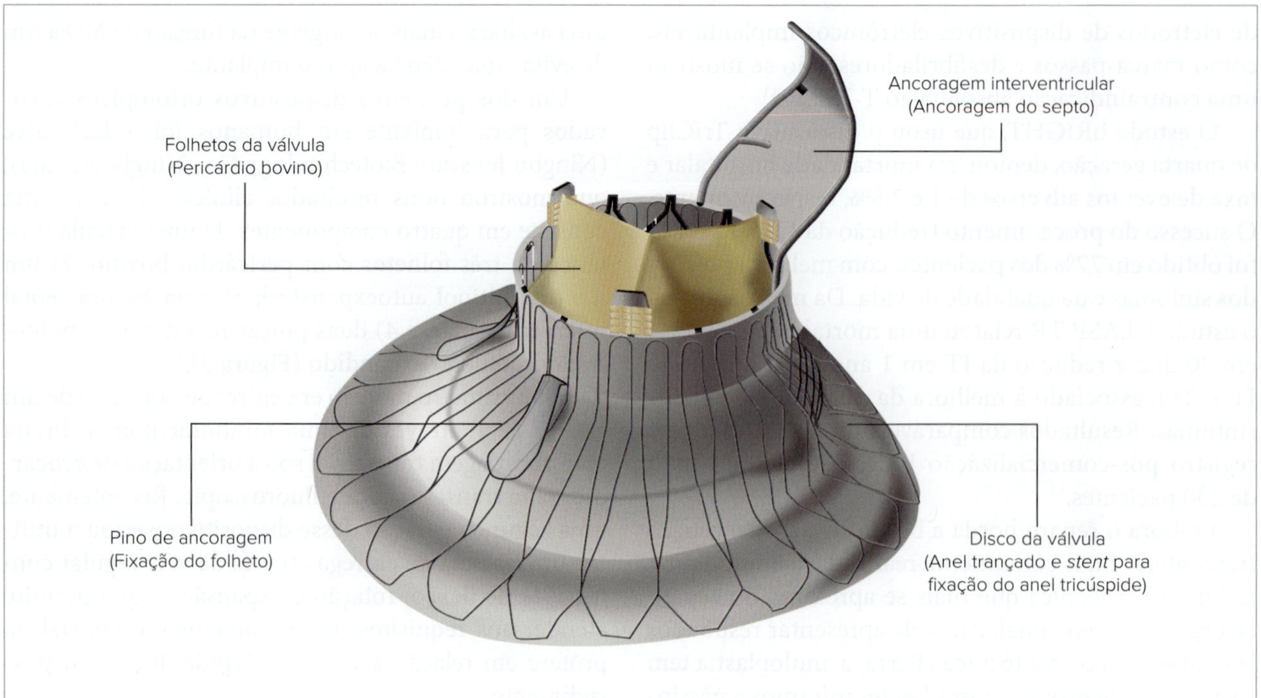

FIGURA 3.

A LuX-valve tem quatro componentes: 1) uma válvula tricúspide protética de pericárdio bovino pré-tratada; 2) um *stent* de disco guarda-chuva feito de uma liga de níquel-titânio autoexpansível, para fixação na superfície atrial ou no anel tricúspide; 3) uma ancoragem interventricular ao septo; e 4) dois pinos de ancoragem revestidos de politetrafluoroetileno expandido para fixar os folhetos e estabilizar ainda mais a ancoragem da válvula.

Fonte: adaptada de Yu et al., 2022.[14]

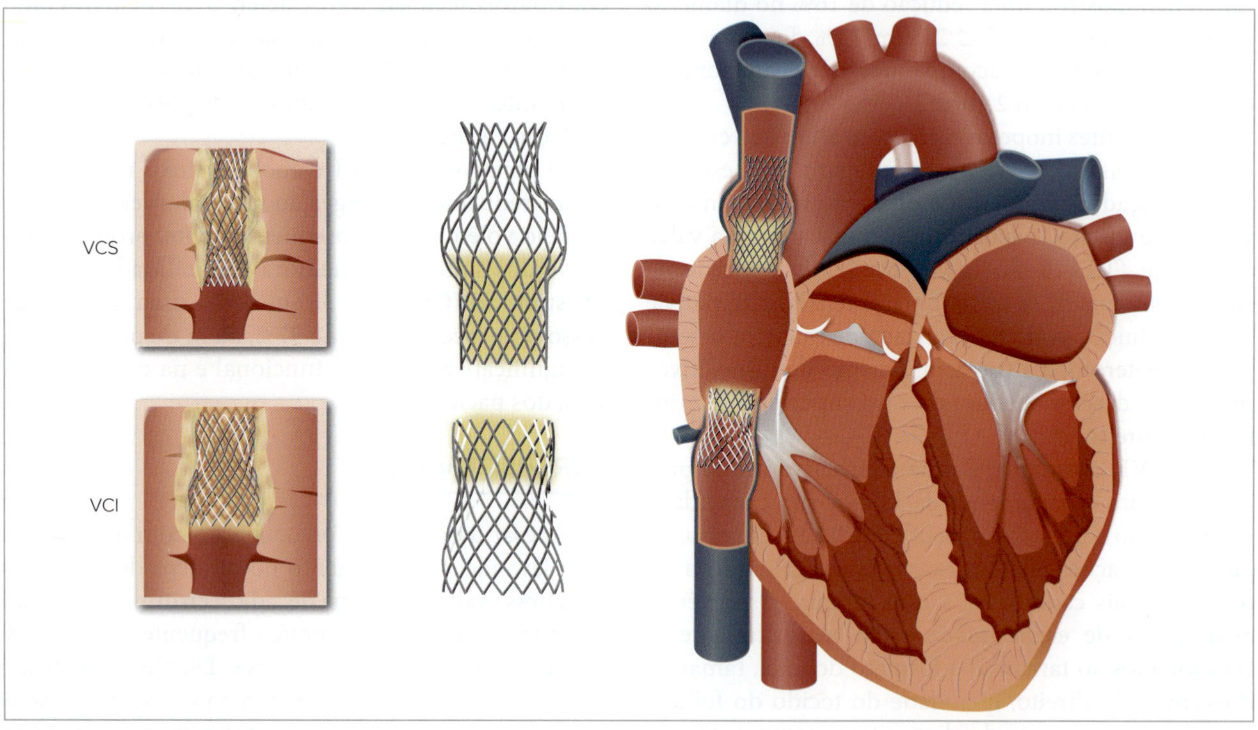

FIGURA 4.

Representação esquemática do dispositivo e posicionamento do implante heterotópico do sistema Tricvalve para insuficiência tricúspide importante. VCI: veia cava inferior; VCS: veia cava superior.

Fonte: adaptada de Estévez-Loureiro et al., 2022.[15]

Embora ainda seja o início de uma longa jornada, os resultados e o progresso das terapias transcateter para tratamento da IT são bastante animadores, principalmente em relação a viabilidade e segurança das diferentes técnicas e dispositivos. Resultados preliminares de eficácia também demonstram melhora significativa no estado funcional e na qualidade de vida dos pacientes. Algumas questões, como o melhor momento de intervenção, padronização das classificações de IT e resultados clínicos de longo prazo, são grandes desafios que contribuirão para o melhor manejo dessa grave doença.

REFERÊNCIAS

1. Offen S, Playford D, Strange G, Stewart S, Celermajer DS. Adverse prognostic impact of even mild or moderate tricuspid regurgitation: insights from the national echocardiography database of Australia. J Am Soc Echocardiogr. 2022;35:810-7.
2. Utsunomiya H, Itabashi Y, Mihara H, Berdejo J, Kobayashi S, Siegel RJ, Shiota T. Functional tricuspid regurgitation caused by chronic atrial fibrillation: a real-time 3-dimensional transesophageal echocardiography study. Circ Cardiovasc Imaging. 2017;10:e004897.
3. Otto CM, Nishimura RA, Bonow RO, Carabello BA, Erwin JP 3rd, Gentile F, et al. 2020 ACC/AHA guideline for the management of patients with valvular heart disease: a report of the American College of Cardiology/American Heart Association Joint Committee on Clinical Practice Guidelines. J Am Coll Cardiol. 2021;77:450-500.
4. Vahanian A, Beyersdorf F, Praz F, Milojevic M, Baldus S, Bauersachs J, et al.; ESC/EACTS Scientific Document Group. 2021 ESC/EACTS guidelines for the management of valvular heart disease. Eur Heart J. 2022;43:561-632.
5. Dreyfus J, Dreyfus GD, Taramasso M. Tricuspid valve replacement: the old and the new. Prog Cardiovasc Dis. 2022;72:102-13.
6. Fröjd V, Folino G, Jeppsson A, Dellgren G. Mortality after tricuspid valve procedures: a 27-year, single-center experience. J Thorac Cardiovasc Surg. 2021;161(4):1239-1248.e1.
7. Dreyfus J, Audureau E, Bohbot Y, Coisne A, Lavie-Badie Y, Bouchery M, et al. TRI-SCORE: a new risk score for in-hospital mortality prediction after isolated tricuspid valve surgery. Eur Heart J. 2022;43:654-62.
8. Maisano F, Hahn R, Sorajja P, Praz F, Lurz P. Transcatheter treatment of the tricuspid valve: current status and perspectives. Eur Heart J. 2024;45(11):876-94.
9. Bartorelli AL, Ferrari C, Olivares P, Monizzi G, Grancini L. Revival of a forgotten valve: use of the percutaneous clip for the treatment of tricuspid regurgitation. Eur Heart J Suppl. 2021;23(Suppl E):E19-E24.
10. Sorajja P, Whisenant B, Hamid N, Naik H, Makkar R, Tadros P, et al. Transcatheter repair for patients with tricuspid regurgitation. N Engl J Med. 2023;388:1833-42.
11. Taramasso M, Gavazzoni M, Pozzoli A, Alessandrini H, Latib A, Attinger-Toller A, et al. Outcomes of TTVI in patients with pacemaker or defibrillator leads: data from the TriValve registry. JACC Cardiovasc Interv. 2020;13:554-64.
12. Wild MG, Low K, Rosch S, Gercek M, Higuchi S, Massberg S, et al. Multicenter experience with the transcatheter leaflet repair system for symptomatic tricuspid regurgitation. JACC Cardiovasc Interv. 2022;15:1352-63.
13. Nickenig G, Weber M, Schuler R, Hausleiter J, Nabauer M, von Bardeleben RS, et al. Tricuspid valve repair with the cardioband system: two-year outcomes of the multicentre, prospective TRI-REPAIR study. EuroIntervention. 2021;16:e1264-71.
14. Yu PM, Wang YQ, Luo ZR, Tsang RCC, Tronstad O, Shi J, et al. Postoperative pulmonary complications in patients with transcatheter tricuspid valve implantation—implications for physiotherapists. Front Cardiovasc Med. 2022;9:904961.
15. Estévez-Loureiro R, Sánchez-Recalde A, Amat-Santos IJ, Cruz-González I, Baz JA, Pascual I, et al. 6-month outcomes of the TricValve System in patients with tricuspid regurgitation: the TRICUS EURO Study. JACC Cardiovasc Interv. 2022;15(13):1366-77.

39

Tratamento cirúrgico da endocardite infecciosa

Bruno Botelho Pinheiro
Fabrício José Dinato
Wilson Luiz da Silveira
Alfredo Inácio Fiorelli
Carlos Manuel de Almeida Brandão

INTRODUÇÃO

A endocardite infecciosa (EI) é uma doença que afeta múltiplos sistemas e resulta da infecção da superfície endocárdica do coração, acometendo principalmente as válvulas cardíacas (nativas ou protéticas), o endocárdio mural, um defeito septal ou um dispositivo cardíaco permanente.

Apesar dos avanços no tratamento, a EI continua sendo clinicamente desafiadora, com uma taxa de mortalidade geral de 30%.[1]

Entre os fatores predisponentes destacam-se as valvopatias degenerativas, as próteses valvulares biológicas e mecânicas, os dispositivos cardíacos eletrônicos implantáveis (DCEI), os cateteres de longa permanência, a hemodiálise, o *diabetes mellitus*, a imunossupressão, o uso de drogas injetáveis e as cardiopatias congênitas.[2]

EPIDEMIOLOGIA

Considerada uma doença relativamente rara, mas potencialmente fatal, apresenta taxa de incidência de 13,8 casos para cada 100.000 pessoas/ano. Acomete preferencialmente o sexo masculino, com proporções variando de 3:2 até 9:1 em comparação ao sexo feminino em diferentes estudos. Entretanto, tendências adversas de sobrevivência têm sido observadas em mulheres.[1]

Aspectos epidemiológicos têm se modificado significativamente nos últimos anos. A EI relacionada à assistência médica representa de 25 a 30% dos casos, por uma maior utilização de linhas intravenosas e dispositivos cardíacos implantáveis. O *Staphylococcus aureus* é o agente infeccioso mais prevalente de EI na maioria dos estudos, com cerca de 26% de todos os casos, seguido por estreptococos do grupo *viridans* com 18,7%, outros estreptococos com 17,5% e enterococos com 10,5%.[2]

CONSIDERAÇÕES DIAGNÓSTICAS

Habitualmente, o diagnóstico se baseia nos critérios propostos pela Universidade de Duke (EUA), originalmente descritos em 1994 e modificados em 2000, segundo os quais a identificação do agente infeccioso e os exames de imagem ecocardiográficos apresentam papel central. Em virtude das significativas mudanças na microbiologia, nos exames diagnósticos, na epidemiologia e no tratamento da EI nos últimos anos, a International Society for Cardiovascular Infectious Diseases (ISCVID) preparou uma atualização desses critérios e lançou o *2023 Duke-ISCVID IE Criteria*. Estes critérios apresentam modificações significativas, incluindo novos diagnósticos microbiológicos, exames de imagem (PET-CT com 18F-FDG, tomografia computadorizada cardíaca) e inclusão da inspeção intraoperatória como um novo critério maior.[3]

INDICAÇÕES CIRÚRGICAS

O tratamento cirúrgico permanece como padrão-ouro em aproximadamente 50 a 60% dos pacientes com EI. Sua indicação ocorre primariamente em três situações: a) insuficiência cardíaca congestiva (ICC); b) infecção descontrolada; e c) prevenção embólica, particularmente para o sistema nervoso central (SNC). Considera-se que a cirurgia de emergência deve ser realizada até 24 horas após o diagnóstico inicial e a cirurgia de urgência dentro de 3 a 5 dias, independentemente da duração do tratamento com antibióticos.[4] A Tabela 1 foi adaptada do *2023 ESC Guidelines for the management of endocarditis.*[4]

TABELA 1 Principais indicações cirúrgicas na endocardite infecciosa de valvas nativas e próteses valvulares.

Recomendação	*Status*	Classe	NE
VN e PV com insuficiência aguda grave, obstrução ou fístula causando EAP ou choque cardiogênico	E	I	B
VN e PV com insuficiência aguda grave ou obstrução causando sinais de ICC ou sinais ecocardiográficos de baixa tolerância hemodinâmica	U	I	B
Infecção não controlada (abscessos, fístulas, pseudoaneurismas, crescimento da vegetação, deiscência de PV e novo BAV	U	I	B
VN e PV com vegetação persistente ≥ 10 mm após uma ou mais embolias, mesmo com antibioticoterapia adequada	U	I	B
VN e PV com vegetação persistente ≥ 10 mm e outra indicação para cirurgia	U	I	C
EI causada por fungos ou organismos multirresistentes de acordo com as condições hemodinâmicas do paciente	U	I	C
EI com hemoculturas positivas > 1 semana ou sepse persistente, mesmo com antibioticoterapia adequada	U	IIa	B
EI em PV causada por *S. aureus* ou bactérias Gram-negativas (não HACEK)	U	IIa	C
Vegetações ≥ 10 mm sem disfunção valvar ou evidência clínica de embolia em pacientes de baixo risco	U	IIb	B

BAV: bloqueio atrioventricular; Classe: classe de recomendação; E: emergência; EAP: edema agudo de pulmão; HACEK: *Haemophilus*, *Aggregatibacter*, *Cardiobacterium*, *Eikenella*, *Kingella*; ICC: insuficiência cardíaca congestiva; NE: nível de evidência; PV: próteses valvulares; U: urgência; VN: valvas nativas.

TÉCNICA OPERATÓRIA

Endocardite em câmara esquerda

A cirurgia para EI visa remover as estruturas infectadas, para o restabelecimento da anatomia e função hemodinâmica do aparelho valvar. A coleta de amostras de tecido para análises patológicas, microbiológicas e biológicas moleculares é necessária para ajudar a orientar o tratamento com antibióticos.

A substituição da valva aórtica geralmente é necessária nos casos de EI aórtica (Figura 1A). O reparo da valva aórtica é muito incomum na situação aguda, mas pode ser realizado para regurgitação aórtica isolada após EI curada.[4]

Na valva mitral, se apenas um folheto ou segmento estiver envolvido, pode-se optar pela cirurgia conservadora. Os objetivos da plastia valvar mitral (PVMi) são remover a vegetação, restaurar a coaptação dos folhetos, reparar o folheto se perfurado e preservar o aparelho subvalvar. Pacientes com infecção ativa limitada sem destruição da valva são os melhores candidatos.[4] Danos extensos da cúspide anterior, grandes lesões envolvendo a cúspide posterior ou as comissuras da valva mitral e abscessos anulares são considerados os principais obstáculos ao reparo mitral, necessitando assim de troca valvar mitral (TVMi) (Figura 1B).

Em uma metanálise recente que incluiu 23 estudos com 11.802 pacientes, comparando os procedimentos de plastia e troca valvar mitral na EI, a PVMi foi superior em termos de mortalidade hospitalar, sobrevida a longo prazo e risco de reinfecção, sem aumento na taxa de reoperação valvar.[5] Entretanto, importantes limitações devem ser apontadas: trata-se de estudos observacionais com grande variabilidade no tamanho da amostra, nas características basais dos pacientes, na gravidade da doença, na experiência dos cirurgiões e no volume cirúrgico dos centros. Assim, são necessários estudos randomizados controlados para elucidar este tópico.

Abscesso de anel

O abscesso de anel é a complicação perivalvar mais comum da endocardite, sendo mais frequente na posição aórtica. Ele é comumente encontrado nos casos de infecção por *Staphylococcus* sp. e de endocardite de prótese, além de relacionar-se à maior mortalidade operatória e ao maior risco de recorrência. O ecocardiograma transesofágico é o exame mais recomendado para seu diagnóstico. Se não tratado, o

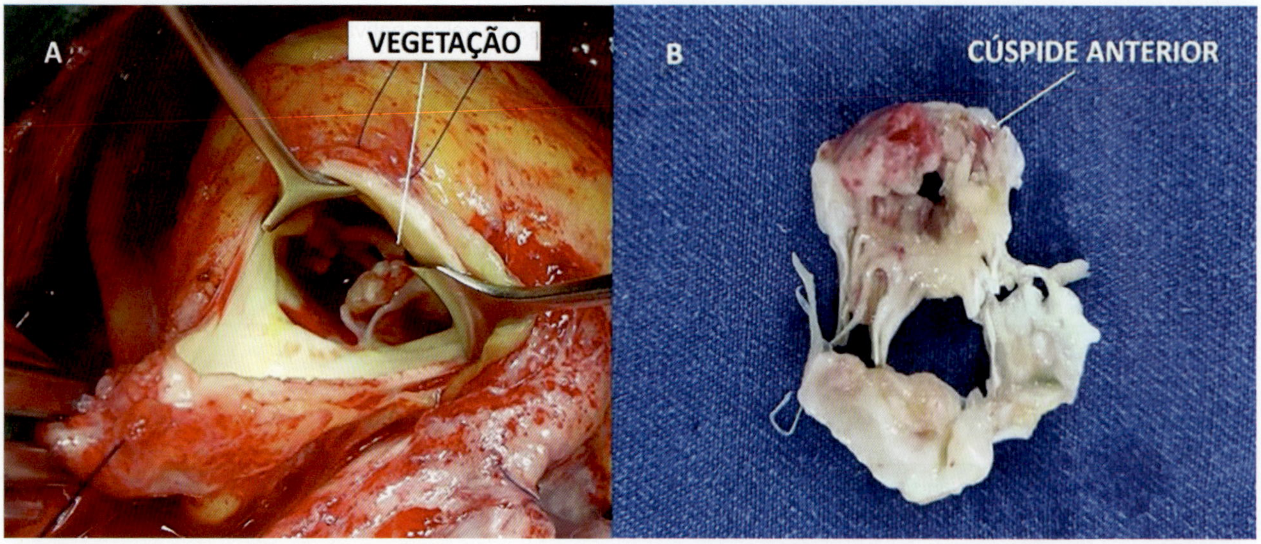

FIGURA 1.
A: endocardite em valva aórtica. B: endocardite valvar mitral com destruição da cúspide anterior (visão da face ventricular).

abscesso de anel pode causar bloqueio cardíaco, formação de pseudoaneurisma e fístula.

No que se refere à técnica operatória, é preciso efetuar o debridamento agressivo dos tecidos infectados e necróticos para em seguida realizar o fechamento da neocavidade. Para abscessos menos extensos, o fechamento direto com os próprios pontos de fixação da prótese valvar ancorados com *pledget* ou utilizando reforço com tira de pericárdio pode ser suficiente para tratá-los. Já para os casos de abscessos extensos, as abordagens mais empregadas são a reconstrução com *patch* de pericárdio (Figura 2) ou a substituição da raiz da aorta.

A reconstrução da neocavidade utilizando *patch* de pericárdio bovino ou autólogo apresenta resultados satisfatórios no curto e longo prazo, podendo apresentar mortalidade operatória de 16%, sobrevida de 43% e sobrevida livre de recorrência de 82% em 15 anos de seguimento.[6] Contudo, a abordagem utilizando *patch* de pericárdio ou sutura direta tem sido criticada por sua suposta maior recorrência, maior presença de vazamentos periprotéticos e formação de pseudoaneurisma. Por isso, a substituição da raiz da aorta é sugerida por alguns autores, especialmente nos casos de abscesso circunferencial.

Os condutos mais utilizados para a troca da raiz da aorta são o tubo valvulado, o homoenxerto e o autoenxerto pulmonar (cirurgia de Ross) e sua seleção ainda é motivo de controvérsia. O homoenxerto é proposto por vários grupos como o conduto ideal por sua maior resistência à infecção. Entretanto, estudos recentes têm questionado sua superioridade em proporcionar melhor sobrevida no longo prazo e menor chance de reoperação. Além disso, a baixa disponibilidade e o alto

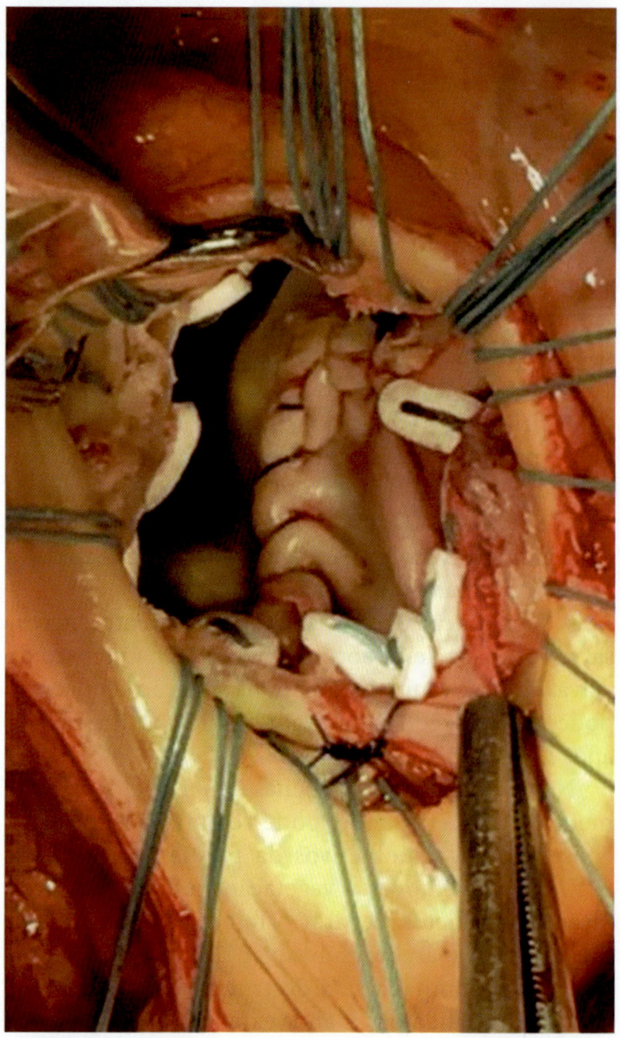

FIGURA 2.
Fechamento de abscesso de anel aórtico com *patch* de pericárdio bovino.

custo têm proporcionado um decréscimo do seu uso nos últimos anos.[7]

De qualquer forma, é consenso que a realização do debridamento radical do abscesso e dos tecidos desvitalizados adjacentes é crucial para evitar a recorrência. Vários autores consideram ser esse o fator que determina a chance de recidiva e não o tipo de reconstrução do anel.

No que se refere ao abscesso valvar mitral, apesar de poucas publicações, a ressecção e o debridamento do abscesso no anel mitral posterior e/ou do corpo fibroso intervalvar são considerados a única maneira eficiente de erradicar a infecção. A técnica mais recomendada após o debridamento é a reconstrução do anel mitral posterior com *patch* de pericárdio autólogo ou bovino. Essa estratégia diminui o risco de deiscência da prótese implantada, de disjunção atrioventricular e da formação de pseudoaneurisma.

Endocardite em próteses valvulares

A endocardite de prótese é uma condição grave de altas morbidade e mortalidade, correspondendo a 20 a 30% dos casos de endocardite e acometendo de 1 a 6% dos portadores de prótese valvular. O ecocardiograma transesofágico é mandatório para seu diagnóstico e, mais recentemente, o exame de PET-CT tem contribuído para aumentar a sensibilidade e especificidade dos critérios diagnósticos. Os agentes causadores mais comuns são do gênero *Staphylococcus* sp. Apesar de não consensual, a endocardite de prótese pode ser classificada como precoce, quando ocorre no primeiro ano após a cirurgia, ou tardia, quando ocorre após esse período. Os *Staphylococcus* coagulase-negativa são os principais microrganismos envolvidos na endocardite precoce de prótese.

O tratamento cirúrgico da endocardite de prótese está associado a maiores morbidade e mortalidade operatórias, maior taxa de recorrência e pior sobrevida no longo prazo quando comparado ao da valva nativa. Em cenários de urgência e emergência, a mortalidade operatória pode variar de 20 a 40%, e a maioria dos óbitos e complicações ocorre no primeiro ano após a cirurgia. O atraso no diagnóstico e a maior complexidade do procedimento em razão das complicações perianulares associadas justificam esses resultados. Além disso, a cirurgia frequentemente demanda procedimentos adicionais complexos, como o debridamento radical seguido da reconstrução do anel valvar, o fechamento da comunicação interventricular e/ou a troca da raiz da aorta.

De qualquer forma, a cirurgia é o tratamento de escolha, especialmente nos casos de endocardite precoce de prótese, nos pacientes com insuficiência cardíaca, disfunção com regurgitação ou obstrução da prótese, deiscência, abscesso de anel e infecção por *Staphylococcus* spp. O atraso na indicação está relacionado com aumento de complicações e desfechos desfavoráveis. A literatura recente tem demonstrado que a cirurgia proporciona melhor sobrevida que o tratamento clínico isolado.[8]

Do ponto de vista técnico, é fundamental o debridamento radical do material infectado, incluindo, além da prótese, fios de sutura, eventuais *pledgets* e os tecidos desvitalizados circunjacentes (Vídeo 1 – disponível via QR code). Com relação ao substituto ideal, trabalhos recentes têm relatado semelhança nas taxas de sobrevida, reinfecção e reoperação entre prótese convencional, bioprótese *stentless*, tubo valvulado e homoenxerto.

Acesse o vídeo por meio do QR code.

Endocardite pós-implante de prótese por cateter

A endocardite é uma temível complicação após o implante transcateter de valva aórtica (TAVI). Sua incidência varia de 0,3 a 2,0 casos por 100 pacientes/ano, sendo mais prevalente no primeiro ano após o implante. Até o momento, não há evidência robusta de que o tipo de prótese (balão ou autoexpansível) tenha influência no risco, e o papel do local de realização do implante (laboratório de hemodinâmica ou sala híbrida) ainda é controverso.

Os agentes causadores mais comuns da endocardite pós-TAVI são *Enterococcus* sp., *S. aureus* e os *Staphylococcus* coagulase-negativa. Sua frequente apresentação com sintomas inespecíficos acarreta atraso no diagnóstico e início do tratamento. A respeito das modalidades de exames de imagem, pela maior prevalência de achados inconclusivos no ecocardiograma, o PET/CT e a angiotomografia *multislice* podem auxiliar na investigação diagnóstica.

A endocardite pós-TAVI possui associação com alta taxa de complicações graves, além de elevada taxa de mortalidade intra-hospitalar, variando de 20 a 64%. Seu tratamento ideal ainda é motivo de debate e necessita ser individualizado e avaliado por um *Heart Team* de cardiopatias valvares e estruturais em centro especializado.

Nos pacientes sem risco proibitivo, considera-se cirurgia para os casos de choque cardiogênico por disfunção protética, infecção não controlada (abscesso, fístula, grandes vegetações), bacteremia persistente, infecção por fungos e embolia recorrente. Apesar dessas indicações, menos de 20% dos pacientes são operados, principalmente em razão do risco elevado pela idade avançada e comorbidades. Além disso, pela escassez de estudos comparando antibiótico isolado com cirurgia, não há recomendações específicas sobre a conduta mais adequada.

De qualquer maneira, a endocardite tem sido a principal causa de operação para explante de TAVI, com mortalidade intra-hospitalar descrita variando entre 28 e 50% (Figura 3). A presença de abscesso perivalvar, de aglomerados de cálcio e trombos na raiz da aorta e o grau de endotelização incorporando a prótese transcateter na parede da aorta nos casos mais tardios podem tornar a cirurgia para a endocardite de TAVI bastante desafiadora, exigindo, em casos extremos, técnicas de reconstrução ou substituição da aorta.[9] Apesar da complexidade, recentemente melhores resultados de morbidade e mortalidade têm sido descritos entre pacientes de risco baixo-intermediário para TAVI, demonstrando que a cirurgia é uma opção de tratamento curativa que deve ser oferecida, especialmente para esse perfil de pacientes com grau de risco mais aceitável.

Endocardite em câmara direita

A EI em câmaras direitas acomete com mais frequência a valva tricúspide (VT), sendo o acometimento da valva pulmonar (VP) uma entidade incomum e geralmente associada a complicações importantes (embolia pulmonar, regurgitação valvar grave e dilatação das câmaras direitas) (Figura 4). Além disso, costuma ser concomitante à endocardite da VT. Usuários de drogas intravenosas (UDIV) e portadores de DCEI são fatores de risco conhecidos para essa condição. O *S. aureus* é a bactéria mais prevalente encontrada, enquanto os fungos são patógenos raros.

A EI do lado direito é responsável por 5 a 10% de todos os casos de endocardite infecciosa. No entanto, tem sido relatado aumento na sua incidência pelo crescimento global de usuários de drogas intravenosas e pela utilização de cateteres venosos centrais e implantes de DCEI.[10]

A EI é mais comum em UDIV infectados com o vírus da imunodeficiência humana (HIV) do que em UDIV não infectados com o HIV (13,8 *vs.* 3,3 casos por 1.000 pessoas-ano).

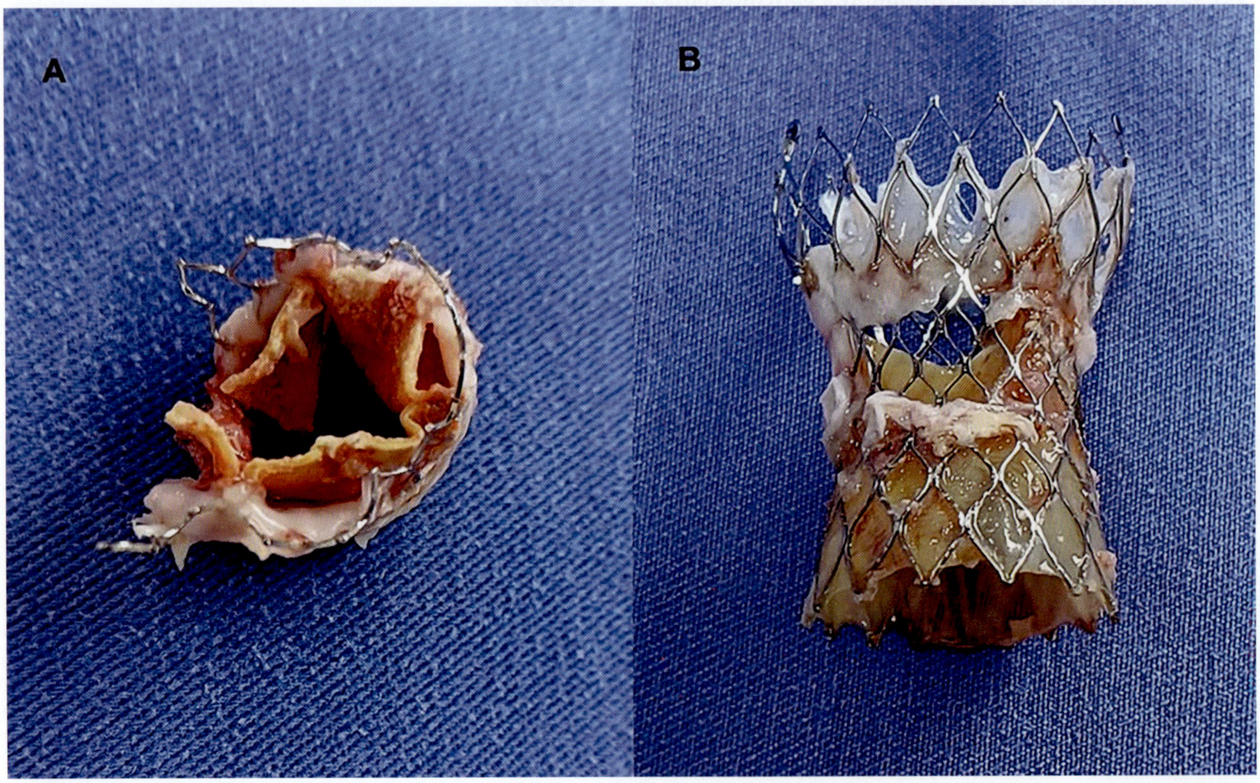

FIGURA 3.
A: bioprótese Edwards SAPIEN 3 com endocardite infecciosa. B: CoreValve® Evolut™ R com endocardite infecciosa.

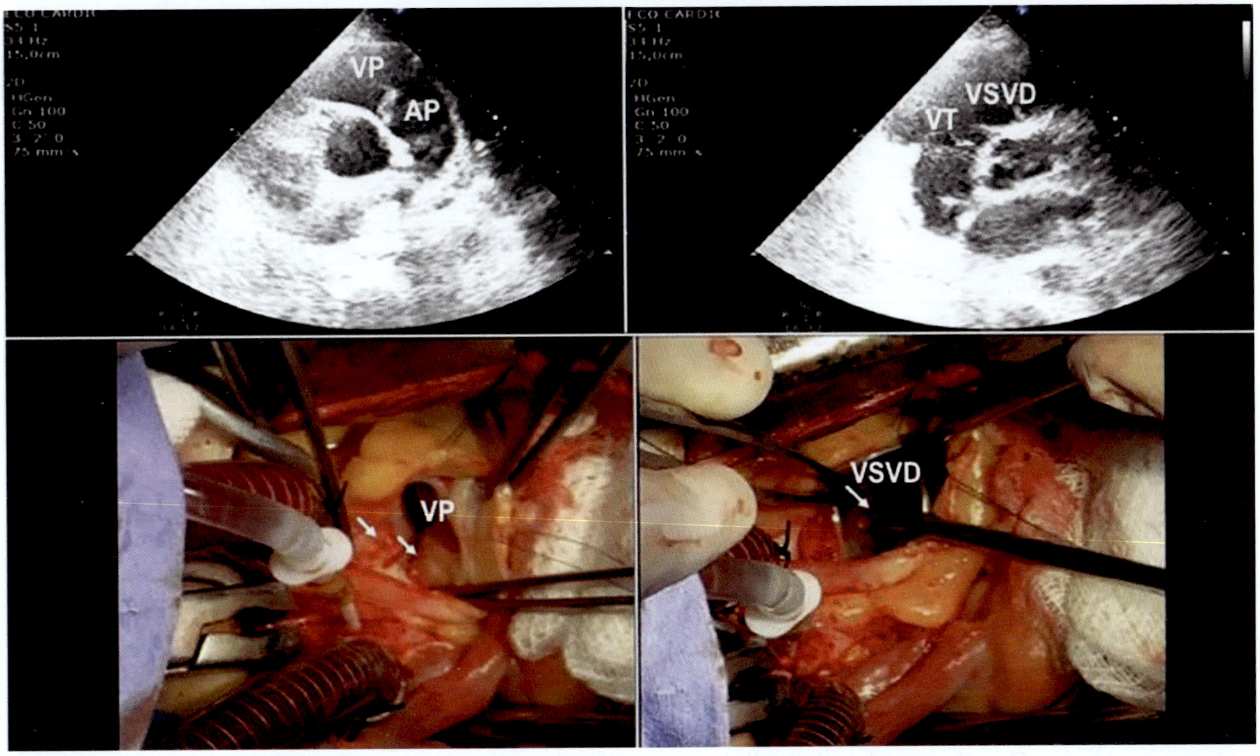

FIGURA 4.
Endocardite em valva pulmonar e VSVD.
AP: artéria pulmonar; VP: valva pulmonar; VSVD: via de saída do ventrículo direito; VT: valva tricúspide.

Na maioria dos casos de EI do lado direito, a VT (90%) está acometida, com a VP respondendo por menos de 10% da estatística.

A sensibilidade do ecocardiograma transtorácico (ETT) pode ser comparada à do ecocardiograma transesofágico (ETE) para o diagnóstico de endocardite do lado direito, com relatos de sensibilidade acima de 80% entre UDIV. Entretanto, em pacientes portadores de EI em DCEI, a dificuldade de visualizar todas as partes dos eletrodos, especialmente em áreas próximas ou dentro da veia cava superior (VCS), onde as vegetações geralmente estão localizadas, o ETE é obrigatório, pois sua sensibilidade é superior à do ETT (70-90% *vs.* 20-30%).[10]

A intervenção cirúrgica é necessária em 15 a 30% dos pacientes com EI do lado direito, com mortalidade operatória relatada em torno de 7% para pacientes com EI da VT isolada. As principais indicações para cirurgia na EI do lado direito são: vegetações muito grandes (> 20 mm de comprimento); presença de um organismo altamente resistente e/ou bacteremia persistente; êmbolos pulmonares sépticos recorrentes; etiologia fúngica; e insuficiência cardíaca direita secundária à regurgitação tricúspide grave.[10]

O reparo da VT deve ser a abordagem preferida, pois oferece menor recorrência de EI e reoperação, assim como menores taxas de implante de marca-passo definitivo. Em pacientes com risco cirúrgico muito alto, o uso de dispositivos de aspiração percutânea pode ser eficaz na remoção de grandes vegetações da VT.[10]

No contexto de EI em DCEI, além da terapia antibiótica apropriada, é necessário remover o dispositivo e todos os seus eletrodos implantados.

Endocardite em pacientes adultos portadores de cardiopatias congênitas

O risco de desenvolver EI em pacientes adultos portadores de cardiopatias congênitas (CC) é mais alto quando comparado ao risco da população em geral, apresentando-se com cerca de 1,1 caso por 1.000 pacientes ao ano, e sendo responsável por até 4% das internações desses pacientes, com uma mortalidade hospitalar de aproximadamente de 4 a 9%.[11]

Entre as razões para que as CC sejam um importante fator de risco ao desenvolvimento de EI, podem-se citar as constantes intervenções nessa população (cirurgias cardíacas, cateterismos, procedimentos vasculares e implante de próteses), os defeitos congênitos anatômicos do septo atrioventricular, a hipóxia crônica, a inflamação crônica e o comprometimento do sistema imunológico.[11]

TABELA 2 Distribuição de lesões de cardiopatia congênita e taxa de incidência de endocardite infecciosa.

Cardiopatias congênitas	Número (%)	Casos de EI (%)
Cardiopatia congênita cianótica	2.791 (9,4%)	43 (1,54%)
Defeitos endocárdicos	1.486 (5,0%)	21 (1,41%)
Defeitos no septo ventricular	7.052 (23,6%)	55 (0,77%)
Lesões no lado esquerdo	5.693 (19,1%)	118 (2,07%)
Lesões no lado direito	2.037 (6,8%)	9 (0,44%)
Defeito de septo atrial	9.903 (33,2%)	37 (0,37%)
Patência do ducto arterioso	904 (3,0%)	2 (0,22%)
Total	**29,866 (100%)**	**285 (0,95%)**

Fonte: adaptada de Myllote et al., 2017.[13]

A incidência de EI varia de acordo com o tipo de CC (Tabela 2), sendo as cardiopatias acianóticas as mais prevalentes, que incluem: defeito do septo ventricular; anomalia da valva aórtica (incluindo estenose sub/supra-aórtica, valva bicúspide ou estenótica); coarctação da aorta (com ou sem defeito do septo interventricular), anomalia da valva mitral (incluindo estenose, prolapso e fibroelastose do miocárdio); estenose pulmonar sem comunicação interventricular; e drenagem anômala de veias pulmonares.[12]

Dentre as CC, a principal malformação é a valva aórtica bicúspide (VAB). A VAB é frequente em adultos com EI de valva aórtica nativa e nesta situação incorrem em alto risco de formação de abscesso, requerendo cirurgia precoce em quase três quartos dos casos. A EI é uma complicação grave em portadores de VAB e necessita de diagnóstico e tratamento imediatos.

As cardiopatias cianóticas mais correlacionadas são: tetralogia de Fallot; o defeito do septo atrioventricular; transposição completa das grandes artérias; atresia pulmonar e comunicação interventricular; *truncus arteriosus communis*; e ventrículo único (ventrículo direito de saída dupla). As vegetações são mais frequentemente encontradas no lado esquerdo do coração (valva mitral, valva aórtica, aorta ascendente e átrio esquerdo).

Observa-se ainda que, quanto mais complexa é a CC, maior é o risco de se desenvolver EI. Para realizar essa avaliação, dividiu-se as CC em três categorias: 1) Simples: defeito do septo atrial e patência de ducto arterioso; 2) Moderadas: coarctação da aorta, tetralogia de Fallot, defeito do septo atrioventricular e defeito do septo ventricular; 3) Complexas: transposição de grandes artérias, associada ou não a defeito de septo ventricular e corações univentriculares. A incidência de EI relatada é de 0,9, 0,7 e 1,4 caso por 1.000 pacientes/ano, respectivamente (simples, moderadas e complexas).

Pacientes portadores de CC e EI apresentam alto risco cirúrgico, com taxas de mortalidade de ~40%; entretanto, a intervenção cirúrgica precoce está associada a melhor prognóstico.[11]

Endocardite em pacientes com dispositivo eletrônico implantável

Desde o primeiro implante de marca-passo, a estimulação cardíaca artificial tem se expandido com o surgimento de diferentes dispositivos. Todavia, o risco de infecção, principalmente EI, é uma preocupação constante em portadores de DCEI por promover aumento da morbidade e mortalidade, associado aos altos custos. Diferentes protocolos preventivos são aplicados desde o preparo pré-operatório, como antibioticoprofilaxia intravenosa uma hora antes do procedimento, bem como os cuidados técnicos de proteção dos eletrodos e geradores. Os avanços tecnológicos têm propiciado o surgimento de dispositivos multifunções e menos invasivos.

Os fatores de risco devem estar muito bem identificados no pré-operatório para que cuidados adicionais possam ser aplicados de forma específica. O diagnóstico precoce de infecção é um desafio para que o tratamento ocorra de forma precoce, evitando-se assim a disseminação e o agravamento dessa complicação. Nesse sentido, as diretrizes atuais têm procurado definir e classificar os processos infecciosos e identificar os patógenos, além de padronizar a forma diagnóstica e o tratamento recomendado, respeitando-se a individualidade de cada caso.

A European Heart Rhythm Association (EHRA) tem proposto ações preventivas simples para reduzir as infecções, como: confirmar indicação cirúrgica; retardar o procedimento na vigência de infecção; utilizar o local do implante em posição oposta ao da estimulação transvenosa temporária; proporcionar hemostasia adequada e evitar hematomas na loja do gerador; interromper antiplaquetários e anticoagulantes; realizar o procedimento em ambiente adequado e com profissional experiente.[14]

As infecções superficiais devem ser limpas e acompanhadas para que não atinjam os planos profundos, quando então o gerador deverá ser retirado da loja até que a contaminação esteja controlada para a extração dos eletrodos. Para auxiliar no diagnóstico, no momento da remoção deve-se colher pelo menos três amostras para hemocultura e culturas da loja.

O diagnóstico de EI na ausência de infecção da ferida operatória é muito mais desafiador e os sintomas geralmente são inespecíficos, como febre, sudorese e calafrios, podendo ocorrer em diferentes tempos pós-implante. As infecções pulmonares podem mascarar fenômenos embólicos. As manifestações a distância podem ocorrer, mas são menos frequentes. A análise da proteína C-reativa pode ser útil, embora seja inespecífica, e a da procalcitonina pode ser valiosa, especialmente se positiva (≥ 0,05 ng/mL), pela alta especificidade para infecção da loja comparada com nenhuma infecção e em caso de fenômenos embólicos e endocardite por *S. aureus*.

Recomendações para o diagnóstico de infecções por imagem

- Radiografia de tórax.
- ETT e/ou ETE.
- Cintilografia leucocitária radiomarcada.
- Tomografia computadorizada cardíaca e PET-CT 18F-FDG.

Recomendações para o tratamento

- **Infecções superficiais:** antibioticoterapia por 7 a 10 dias.
- **Agente isolado em loja com hemocultura negativa:** remoção/extração do sistema e antibioticoterapia por 10 a 14 dias.
- **Com infecção em loja e vegetação em eletrodos ou válvulas:** remoção/extração do sistema e antibioticoterapia por 4 semanas.
- **Com vegetação em eletrodos/valvas e embolia séptica:** remoção/extração do sistema e antibioticoterapia por 4 a 6 semanas e antibioticoterapia oral no seguimento por infecção secundária.[4]

Cirurgia em pacientes com complicações neurológicas pré-operatórias

O momento ideal para o tratamento cirúrgico da EI em pacientes com complicações cerebrovasculares ainda precisa ser definido e deve-se à falta de ensaios clínicos randomizados controlados. A cirurgia cardíaca expõe o paciente aos riscos da circulação extracorpórea (CEC) e da heparinização em altas doses, aumentando a preocupação com o agravamento da isquemia subjacente, hemorragia ou conversão hemorrágica de um infarto isquêmico. O risco de conversão hemorrágica pós-operatória após acidente vascular cerebral isquêmico (AVCI) pré-operatório é relatado na faixa de 2 a 7% e está associado a uma alta mortalidade pós-operatória (40%).[4]

Para pacientes com AVCI, a maioria das diretrizes apoia uma intervenção não tardia (urgente), desde que não haja hemorragia, nenhum comprometimento neurológico significativo e nenhuma sugestão de AVCI "maior" ou "grave", cabendo à equipe multidisciplinar (incluindo neurologista) a tomada de decisão.[15]

Em relação ao acidente vascular cerebral hemorrágico (AVCH), as diretrizes sugerem um atraso de 3 a 4 semanas até a cirurgia cardíaca, mas não oferecem detalhes quanto ao tamanho ou tipo de hemorragia que mereceria esse período de espera.[15]

Portanto, o risco de exacerbação neurológica durante a cirurgia precisa ser balanceado com o risco de atrasar uma operação cardíaca. Quando distúrbios hemodinâmicos estão presentes, a cirurgia deve ser realizada sem demora (urgente).[4]

Escolha do substituto valvar

Em um estudo de revisão sistemática e metanálise relatando os resultados de pacientes submetidos à substituição valvar por quadro de EI, não houve diferença significativa para a sobrevida global entre os que receberam próteses mecânicas (PM) e aqueles tratados com biopróteses (BP) [razão de risco (HR) 0,94; intervalo de confiança (IC) 95% 0,73-1,21; p = 0,62]. Também não houve diferença significativa nas taxas de reoperação entre pacientes tratados com BP e aqueles tratados com PM (HR 0,82; IC 95% 0,34-1,98; p = 0,66), assim como nas taxas de reinfecção valvular (HR 0,95; IC 95% 0,48-1,89; p = 0,89).[16]

A presença de EI por si só não deve influenciar na decisão de qual tipo de prótese valvular será implantada. Essa escolha deve ser baseada na idade do paciente, comorbidades, presença de AVC recente, risco de sangramento de início recente, complexidade do curso pós-operatório esperado e capacidade do paciente de participar da tomada de decisão, especialmente para cirurgia de emergência.[4]

REFERÊNCIAS

1. Li M, Kim JB, Sastry BKS, Chen M. Infective endocarditis. Lancet. 2024;404(10450):377-92.
2. Rajani R, Klein JL. Infective endocarditis: a contemporary update. Clin Med (Lond). 2020;20(1):31-5.

3. Fowler VG, Durack DT, Selton-Suty C, Athan E, Bayer AS, Chamis AL, et al. The 2023 Duke-International Society for Cardiovascular Infectious Diseases criteria for infective endocarditis: updating the Modified Duke Criteria. Clin Infect Dis. 2023;77(4):518-26.
4. Delgado V, Ajmone Marsan N, de Waha S, Bonaros N, Brida M, Burri H, et al. 2023 ESC Guidelines for the management of endocarditis. Eur Heart J. 2023;44(39):3948-4042.
5. Awad AK, Wilson K, Elnagar MA, Elbadawy MA, Fathy MH. To repair or to replace in mitral valve infective endocarditis? an updated meta-analysis. J Cardiothorac Surg. 2024;19(1):247.
6. David TE, Regesta T, Gavra G, Armstrong S, Maganti MD. Surgical treatment of paravalvular abscess: long-term results. Eur J Cardiothorac Surg. 2007;31(1):43-8.
7. Abdelsattar ZM, Elsisy MF, Schaff H, Stulak J, Greason K, Pochettino A, et al. Comparative effectiveness of mechanical valves and homografts in complex aortic endocarditis. Ann Thorac Surg. 2021;111(3):793-9.
8. Shrestha NK, Shah SY, Hussain ST, Pettersson GB, Griffin BP, Nowacki AS, et al. Association of surgical treatment with survival in patients with prosthetic valve endocarditis. Ann Thorac Surg. 2020;109(6):1834-43.
9. Saha S, Joskowiak D, Marin-Cuartas M, Diab M, Schwaiger BM, Sandoval-Boburg R, et al. Surgery for infective endocarditis following low-intermediate risk transcatheter aortic valve replacement-a multicentre experience. Eur J Cardiothorac Surg. 2022;62(1).
10. Shmueli H, Thomas F, Flint N, Setia G, Janjic A, Siegel RJ. Right-sided infective endocarditis 2020: challenges and updates in diagnosis and treatment. J Am Heart Assoc. 2020;9(15):e017293.
11. Carvajal V, Reyes FB, Gonzalez D, Schwartz M, Whiltlow A, Alegria JR. Endocarditis in adult congenital heart disease patients: prevention, recognition, and management. Curr Cardiol Rep. 2024;26(9):1031-45.
12. Mylotte D, Rushani D, Therrien J, Guo L, Liu A, Guo K, et al. Incidence, predictors, and mortality of infective endocarditis in adults with congenital heart disease without prosthetic valves. Am J Cardiol. 2017;120(12):2278-83.
13. Myllote D, Rushani D, Therrien J, Guo L, Liu A, Guo K, et al. Incidence, predictors, and mortality of infective endocarditis in adults with congenital heart disease without prosthetic valves. Am J Cardiol. 2017;120(12):2278-83.
14. Blomström-Lundqvist C, Traykov V, Erba PA, Burri H, Nielsen JC, Bongiorni MG, et al. European Heart Rhythm Association (EHRA) international consensus document on how to prevent, diagnose, and treat cardiac implantable electronic device infections-endorsed by the Heart Rhythm Society (HRS), the Asia Pacific Heart Rhythm Society (APHRS), the Latin American Heart Rhythm Society (LAHRS), International Society for Cardiovascular Infectious Diseases (ISCVID) and the European Society of Clinical Microbiology and Infectious Diseases (ESCMID) in collaboration with the European Association for Cardio-Thoracic Surgery (EACTS). Europace. 2020;22(4):515-49.
15. Sharma M, Davis AP. Adding fuel to the fire: infective endocarditis and the challenge of cerebrovascular complications. Curr Cardiol Rep. 2023;25(5):349-56.
16. Flynn CD, Curran NP, Chan S, Zegri-Reiriz I, Tauron M, Tian DH, et al. Systematic review and meta-analysis of surgical outcomes comparing mechanical valve replacement and bioprosthetic valve replacement in infective endocarditis. Ann Cardiothorac Surg. 2019;8(6):587-99.

40

Aneurisma da aorta ascendente e dissecção tipo A de Stanford

Renato Leal Varjão
Ricardo Ribeiro Dias

INTRODUÇÃO

A dissecção aórtica aguda (DAA) é reconhecida como um dos eventos cardiovasculares (CV) mais devastadores e urgentes que podem acometer a aorta torácica, a maior artéria do corpo humano. Esta condição, de extrema gravidade, representa um risco iminente à vida, exigindo diagnóstico e intervenção imediatos, a depender do segmento acometido e da ocorrência de complicadores.[1]

Os aneurismas da aorta torácica (AAT) predominantemente afetam a raiz da aorta, a aorta ascendente ou ambos os segmentos de forma concomitante e correspondem a aproximadamente 60% dos casos. Em seguida, temos os aneurismas da aorta descendente, que representam cerca de 30% das ocorrências e os do arco aórtico, que respondem por menos de 10% dos AAT. A etiopatogenia é diversa, englobando inúmeros distúrbios genéticos hereditários, condições congênitas, processos degenerativos multifatoriais e dissecções aórticas prévias, bem como doenças inflamatórias, reumatológicas ou infecciosas.[2]

Aproximadamente 30% dos AAT são de origem genética, embora essa estimativa possa estar subestimada pela presença de aneurismas não diagnosticados e pela falta de testes genéticos na prática clínica para a maioria dos centros. Dada a importância desse fator, é essencial que cardiologistas e cirurgiões cardiovasculares compreendam que algumas mutações já conhecidas aumentam muito o risco de DAA, inclusive para diâmetros reduzidos, o que justifica intervenções mais precoces. Essas alterações genéticas podem ser classificadas como de natureza sindrômica ou não sindrômica.[3]

As doenças da aorta torácica (DAT) representam uma fração substancial das mortes por doenças CV. Calcula-se que, em conjunto com os aneurismas da aorta abdominal, ocupem o 13º lugar entre as causas mais prevalentes de óbito nos países ocidentais, sendo responsáveis por 15 mil a 30 mil mortes anuais nos Estados Unidos. No entanto, alguns especialistas sugerem que esse número possa ser ainda mais elevado, variando entre 43 mil e 47 mil óbitos por ano.[4]

No estado de São Paulo, as DAT ceifaram quase 9.500 vidas ao longo de uma década. Destes, impressionantes 8.167 diagnósticos de óbito atribuídos às DAT foram realizados nos Institutos Médico-Legais (IML) do estado, correspondendo a 86,3% dos casos, ou seja, pacientes que morrem fora do ambiente hospitalar têm o diagnóstico da doença feito no necrotério. Nesse período, ocorreram 6.100 internações por DAT e menos de 60% desses indivíduos foram operados. Quando submetidos à cirurgia, observou-se mortalidade hospitalar elevada, principalmente quando comparada à mortalidade esperada.[4]

ANATOMIA CIRÚRGICA

A aorta torácica é subdividida em quatro segmentos distintos: a raiz da aorta, segmento que compreende o anel da válvula aórtica, os três folhetos ou válvulas aórticas e os respectivos seios de Valsalva; a aorta ascendente, que se refere à porção tubular que se inicia na junção sinotubular e se estende até a origem da artéria braquiocefálica; o arco aórtico, que começa na origem da artéria braquiocefálica e se estende até a subclávia esquerda; e, por fim, a aorta descendente, segmento que se inicia após a subclávia esquerda e se estende até o diafragma.[3]

CONSIDERAÇÕES DIAGNÓSTICAS

Diferentemente dos AAT, que na sua maioria cursam por anos de forma assintomática, as DAA têm apresentação clínica muito diversa e com sintomas muito expressivos. Mesmo assim, ainda hoje no nosso meio, o diagnóstico ainda demora para ser feito.

O sintoma mais prevalente na apresentação das dissecções é a dor torácica, independentemente de o diagnóstico definitivo ser dissecção típica, hematoma intramural ou úlcera aórtica penetrante. Essa dor é relatada por mais de 90% dos pacientes com DAA e é frequentemente descrita como intensa, comparável à pior dor já vivenciada, com um início abrupto e muitas vezes de caráter migratório. A manifestação súbita e a persistência da dor podem servir como elemento de diferenciação do infarto do miocárdio, no qual a dor tende a se desenvolver de maneira mais gradual. A natureza da dor é frequentemente descrita com uma intensidade aguda ou como uma sensação de dilaceração ou ruptura.[3]

Uma nova classificação proposta por Hans-Hinrich Sievers, apresentada na diretriz europeia de 2024, ressalta, além da importância do início do quadro (**t**emporal) e da localização tipo A, B e não A não B do orifício de entrada, a presença ou não de má perfusão (território comprometido), formando o acrônimo TEM (Figura 1). A partir deste, propõe-se o tratamento cirúrgico convencional, híbrido, endovascular e/ou medicamentoso, mais específico para cada paciente, visando melhor resultado com a intervenção proposta.[1,5]

O segmento da aorta acometido e sua extensão responde pela sua classificação e a localização da ruptura primária (ou orifício de entrada) auxilia na escolha da abordagem terapêutica a ser utilizada. DAA proximais (tipo A de Stanford) envolvem o segmento da raiz e aorta ascendente e geralmente requerem cirurgia de emergência. Já as dissecções tipo B de Stanford, que se inicia após a artéria subclávia esquerda, de início podem ser tratadas clinicamente e submetidas a intervenções endovasculares, quando não complicadas, após poucos dias ou semanas.[1]

Recentemente, classificou-se no subgrupo de pacientes com dissecção não A não B aqueles em que a delaminação do vaso se inicia no arco aórtico e se estende distalmente. As dissecções proximais (tipo A) representam de 59 a 67% dos casos de DAA, as dissecções tipo B cerca de 31%, e dissecções não A não B, entre 3 e 10%. A identificação do orifício de entrada é importante para o planejamento da intervenção, mas é a localização da delaminação que define se há ou não comprometimento de aorta ascendente, arco aórtico e/ou aorta descendente.[1]

A dissecção aórtica é ainda classificada pelo início dos sintomas:

- Aguda (até 14 dias após o início).
- Subaguda (15-90 dias após o início).
- Crônica (90 dias após o início).[1]

Diversas pesquisas têm sido conduzidas com o propósito de identificar características clínicas de elevado valor preditivo para o diagnóstico de dissecção aórtica. Com base nos resultados obtidos pelo International Registry of Acute Aortic Dissection (IRAD), foi desenvolvido um escore de risco, conhecido como Aortic Dissection Detection Risk Score (ADD-RS), que demonstra alta sensibilidade na detecção dessa condição. Esse escore é fundamentado na presença de um ou mais dos seguintes grupos de características:

- Condições de elevado risco como a síndrome de Marfan, antecedentes familiares de doenças da aorta, diagnóstico prévio de valvopatia aórtica ou aneurisma da aorta, bem como histórico de manipulação da aorta, incluindo cirurgia cardíaca prévia.
- Presença de dor torácica ou abdominal que se inicia de forma abrupta e intensa, descrita frequentemente como uma sensação de "rasgamento", é fator importante a ser considerado.
- O exame físico pode revelar sinais de déficit de perfusão, como discrepâncias nos pulsos ou na pressão arterial dos membros, déficits neurológicos focais, ou um sopro aórtico diastólico associado ou não à hipotensão.

A presença de um ou mais marcadores dentro de cada grupo confere um ponto, com um máximo acumulativo de três pontos. A contemplação da nota máxima atribui quase 96% de sensibilidade para o diagnóstico.[6]

Quando se agrega o D-dímero ao escore ADD-RS, aumenta ainda mais a possibilidade de identificação do paciente com DAA. Contudo, por sua natureza não específica, o D-dímero pode estar elevado em outras condições, como no infarto do miocárdio e no tromboembolismo pulmonar (entre outras). Ainda assim, um valor abaixo de 500 ng/mL do D-dímero tem alto valor preditivo para excluir o diagnóstico de dissecção aórtica.[6]

A angiotomografia de tórax, amplamente disponível, é o exame preferido para pacientes hemodinamicamente estáveis. Ela diagnostica a DAA, permite identificar o *flap* separando as luzes verdadeira e falsa, o orifício de entrada e pode ainda revelar complicações associadas à perfusão de órgãos ou tecidos com ou sem manifestações clínicas, além de permitir uma avaliação anatômica completa e essencial para o planejamento da intervenção. Suas principais limitações são a radiação ionizante, a nefrotoxicidade do contraste e a incapacidade de avaliar a função da valva aórtica.[1]

A angiorressonância magnética é uma alternativa para casos suspeitos em que o diagnóstico é feito mais tardiamente, oferecendo alta acurácia sem exposição à

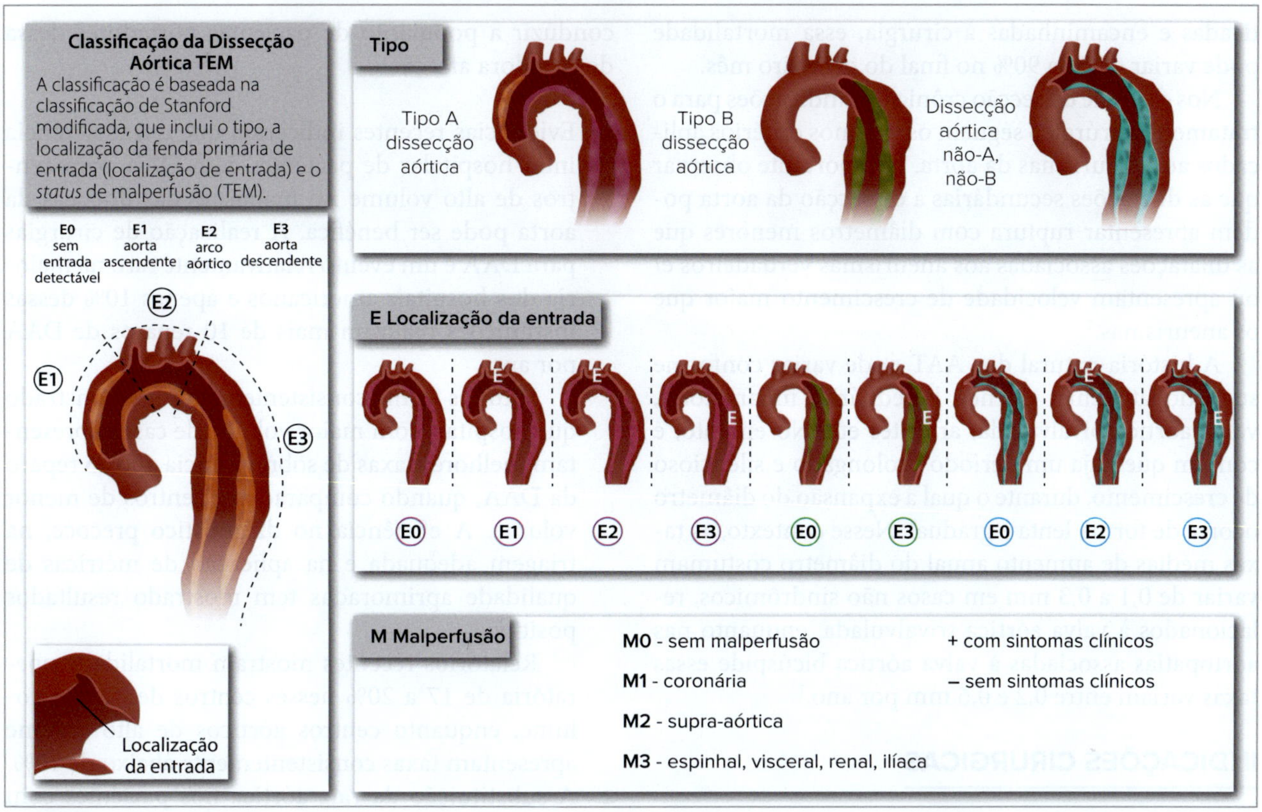

FIGURA 1.
Proposta atual de classificação anatômica e funcional das dissecções da aorta torácica.

radiação ionizante ou contraste iodado. No entanto, é demorada e menos disponível em situações de emergência.[1]

Para pacientes hemodinamicamente instáveis, o ecocardiograma transesofágico (ETE) é o exame mais recomendado, oferecendo diagnóstico rápido com altas sensibilidade e especificidade. Pode ser realizado à beira do leito, no entanto, requer intubação esofágica; a sedação pode agravar o estado hemodinâmico, além de ser dependente do operador. O ecocardiograma transtorácico é exame complementar importante à angiotomografia, por permitir avaliar a função da valva aórtica, a função ventricular e a presença de derrame pericárdico.[2]

FISIOPATOLOGIA

As DAA podem ocorrer em pacientes como complicações do aneurisma da aorta torácica ou podem acontecer de forma imprevisível em pacientes com aorta previamente não alterada. A maioria das dissecções está associada a hipertensão e/ou anormalidades na túnica média da aorta, incluindo doenças genéticas sindrômicas e não sindrômicas.[2]

A degeneração da parede aórtica, especialmente na camada medial, é a base para o desenvolvimento da dissecção aórtica. Essa condição é agravada por tensões mecânicas causadas pelo cisalhamento do fluxo sanguíneo e pela pressão arterial, como ocorre na hipertensão arterial sistêmica; pelo desequilíbrio entre a produção e a destruição de proteínas estruturais (da elastina e do colágeno); e pela ação exagerada das metaloproteinases.

Apesar de a destruição das proteínas estruturais da camada média ser o estágio final de uma longa sequência de eventos, não há dilatação arterial antes do acometimento inflamatório da adventícia.

Já os aneurismas apresentam um mecanismo complexo e multifatorial, contrariando o conceito intuitivo de uma dilatação passiva do vaso submetido ao estresse hemodinâmico e à degeneração das fibras elásticas, inerente ao processo de envelhecimento. Infelizmente, o mecanismo que produz a injúria inicial e dispara o início da inflamação e a destruição da parede arterial é o passo de mais difícil elucidação, talvez por corresponder a um processo em que múltiplos fatores, genéticos e ambientais, atuam simultaneamente.[3]

HISTÓRIA NATURAL

As DAA do tipo A de Stanford estão associadas a taxas de mortalidade de 1 a 2% por hora nas primeiras 24 a 48 horas. Caso não sejam rapidamente diagnosticadas e encaminhadas à cirurgia, essa mortalidade pode variar de 60 a 90% no final do primeiro mês.

Nos casos de dissecção crônica, as indicações para o tratamento cirúrgico seguem os mesmos critérios aplicados aos aneurismas da aorta. É importante observar que as dilatações secundárias à dissecção da aorta podem apresentar ruptura com diâmetros menores que as dilatações associadas aos aneurismas verdadeiros e/ou apresentam velocidade de crescimento maior que os aneurismas.[2]

A história natural dos AAT pode variar conforme sua etiopatogenia: doença hereditária, inflamatória, valva aórtica bivalvulada, arterites etc. No entanto, é comum que haja um período prolongado e silencioso de crescimento, durante o qual a expansão do diâmetro ocorre de forma lenta e gradual. Nesse contexto, as taxas médias de aumento anual do diâmetro costumam variar de 0,1 a 0,3 mm em casos não sindrômicos, relacionados à valva aórtica trivalvulada, enquanto nas aortopatias associadas à valva aórtica bicúspide essas taxas variam entre 0,2 e 0,6 mm por ano.[1]

INDICAÇÕES CIRÚRGICAS

Nos aneurismas da raiz da aorta e aorta ascendente, o momento mais propício para a intervenção cirúrgica leva em consideração os sintomas, o diâmetro, a velocidade de crescimento e agora a extensão da porção comprometida, para os segmentos raiz e aorta ascendente (Tabela 1). Ainda para esses segmentos proximais da aorta, algumas mutações genéticas específicas já identificadas justificam a intervenção com diâmetros ainda menores.[1]

A gravidade maior da dilatação do "fenótipo da raiz", com rápida progressão e maior risco de dissecção da aorta, foi inicialmente associada à aortopatia na valva aórtica bivalvulada. Em dois grandes estudos independentes, o risco de dissecção da aorta aumentou de 1 para 4-5% quando o diâmetro da raiz atingiu 50 mm e 52-53 mm no fenótipo aorta ascendente.[1]

Mais recentemente, a extensão do comprimento aórtico superior a 11,5 cm foi ratificada como preditor de risco de evento aórtico agudo. A medição da extensão do segmento aórtico comprometido é realizada ao longo da linha central do vaso, do início ao final da porção dilatada.[1]

TOMADA DE DECISÃO PRÉ-OPERATÓRIA

As orientações provenientes do consenso de especialistas do STS de 2021 para DAA tipo A de Stanford propõe algumas diferentes abordagens na forma de conduzir a população de pacientes portadores dessa devastadora afecção:[7]

1. Evidências recentes indicaram que a transferência inter-hospitalar de pacientes com DAA para centros de alto volume no manuseio das doenças da aorta pode ser benéfica. A realização de cirurgias para DAA é um evento relativamente raro na maioria dos hospitais americanos e apenas 10% dessas instituições realizam mais de 10 reparos de DAA por ano.

   Estudos têm consistentemente demonstrado que hospitais com maior volume de casos apresentam melhores taxas de sobrevivência após o reparo da DAA, quando comparados a centros de menor volume. A eficiência no diagnóstico precoce, na triagem adequada e na aplicação de métricas de qualidade aprimoradas tem mostrado resultados positivos.

   Relatórios recentes mostram mortalidade operatória de 17 a 20% nesses centros de menor volume, enquanto centros aórticos de alto volume apresentam taxas consistentemente abaixo de 10%.
2. A substituição da raiz aórtica nos pacientes com síndromes genéticas associadas à DAA tem sido mais fortemente recomendada mesmo sem dilatação significativa, frequentemente utilizando enxertos valvulados. Para pacientes com síndrome de Marfan e aqueles com doença da aorta torácica hereditária, a substituição da raiz aórtica tende a ser particularmente benéfica porque a reconstrução da aorta com enxerto supracoronário está associada à necessidade de reoperação subsequente em 40% das vezes.
3. A utilização da canulação femoral como linha arterial, usada frequentemente no passado e ainda hoje adotada, é preditora de mais complicações neurológicas. No entanto, isso não significa que, em situações de instabilidade hemodinâmica, esta abordagem não possa ser aplicada temporariamente até que uma via anterógrada adequada seja estabelecida.
4. A artéria axilar tem sido utilizada como uma das principais vias de acesso para fluxo arterial anterógrado e, associada a perfusão cerebral anterógrada com hipotermia moderada (25 a 28 °C), parada circulatória sistêmica e uma anastomose distal aberta (*open distal anastomosis*), apresenta melhores resultados na condução cirúrgica dessa população de pacientes.
5. Além disso, recomenda-se uma abordagem orientada para exclusão ou ressecção do orifício de entrada. A inspeção do arco aórtico e da aorta descendente proximal durante a parada circulatória hipotérmica deve ser considerada. Nesses casos, a utilização da

TABELA 1 Tabela extraída da diretriz do EACTS/STS 2024 em que é sugerido o momento ideal de intervenção para os segmentos raiz e aorta ascendente com os devidos nível de evidência e grau de recomendação.[1]

Recomendações	Classe[a]	Nível[b]
A cirurgia para um aneurisma da aorta ascendente, localizado na raiz da aorta ou na porção tubular, seja com VAT ou VAB, é recomendada quando o diâmetro máximo da aorta é ≥ 55 mm.	I	B
A cirurgia para aortopatia relacionada à VAB com "fenótipo da raiz" é recomendada quando o diâmetro máximo da aorta é ≥ 50 mm.	I	B
A cirurgia para aneurismas associados ao VAT com "fenótipo da raiz" deve ser considerada quando o diâmetro máximo da aorta for ≥ 50 mm em um cenário de baixo risco cirúrgico.[c]	IIa	B
Em pacientes com baixo risco cirúrgico[d] e dilatação do "fenótipo ascendente", tanto com VAT quanto com VAB, o tratamento cirúrgico deve ser considerado quando o diâmetro máximo da aorta for ≥ 52 mm.	IIa	C
Em pacientes com baixo risco cirúrgico e aortopatia relacionada ao VAB de "fenótipo ascendente", a cirurgia deve ser considerada em um diâmetro máximo ≥ 50 mm se qualquer um dos seguintes fatores estiver presente: ▪ Idade < 50 anos. ▪ Baixa estatura (< 1,69 m).[e] ▪ Comprimento da aorta ascendente > 11 cm.[f] ▪ Taxa de crescimento do diâmetro da aorta > 3 mm/ano. ▪ Histórico familiar de síndrome aórtica aguda. ▪ Coarctação da aorta. ▪ Hipertensão refratária. ▪ Decisão compartilhada com o paciente.[g] ▪ Cirurgia cardíaca valvar não aórtica concomitante.	IIa	C
Em pacientes com VAT não sindrômica com "fenótipo ascendente", em um cenário de baixo risco cirúrgico,[c] a cirurgia pode ser considerada em um diâmetro máximo ≥ 50 mm se qualquer um dos seguintes fatores estiver presente: ▪ Idade < 50 anos. ▪ Baixa estatura (< 1,69 m).[e] ▪ Comprimento da aorta ascendente > 11 cm.[f] ▪ Taxa de crescimento do diâmetro da aorta > 3 mm/ano. ▪ Hipertensão refratária. ▪ Decisão compartilhada com o paciente.[g]	IIb	C
A cirurgia para dilatação da aorta em pacientes com VAT submetidos à cirurgia cardíaca aórtica não valvar deve ser considerada em caso de diâmetro da raiz ou ascendente ≥ 50 mm.	IIa	C
A cirurgia para dilatação da aorta em pacientes submetidos à cirurgia valvar aórtica deve ser considerada em caso de diâmetro da raiz ou ascendente ≥ 45 mm.	IIa	C
A cirurgia para dilatação da raiz da aorta em pacientes submetidos à cirurgia para aneurisma da aorta ascendente deve ser considerada em casos de diâmetro da raiz da aorta ≥ 45 mm.	IIa	C
Em pacientes jovens, com história familiar de dissecção aguda da aorta tipo A ou DATH conhecido que estão sendo submetidos à substituição ascendente, um limite inferior a 45 mm pode ser considerado individualmente para substituição da raiz concomitante.	IIb	C

[a] Classe de recomendação.
[b] Nível de evidência.
[c] Com base nas comorbidades individuais do paciente (ver nota [d]) e na experiência da instituição com a cirurgia necessária
[d] Como o limiar de 52,5/53 mm correspondeu a um aumento no risco de eventos agudos da aorta de < 1 para 4-5%, mortalidade perioperatória prevista < 3% justifica a indicação cirúrgica.
[e] Para 1,50 m de altura, um diâmetro de 50 mm corresponde a 13 cm^2/m de relação área-altura da seção transversal ascendente, o que está associado a um aumento no risco de eventos agudos da aorta; para 1,69 m de altura, 13 cm^2/m correspondem a 53 mm.
[f] Medido com o método da linha central do plano anular aórtico até o tronco braquiocefálico usando angiografia por TC.
[g] Considerando estilo de vida do paciente, ocupação, adesão à terapia médica e vigilância, aspectos psicológicos.
DATH: doença da aorta torácica hereditária; TC: tomografia computadorizada; VAB: valva aórtica bicúspide; VAT: valva aórtica tricúspide.

técnica *frozen elephant trunk* (FET) deve ser considerada. Há ainda necessidade de cirurgia mais extensa com procedimentos híbridos nas situações de complicações isquêmicas do arco aórtico ou da aorta distal, ou para pacientes jovens, com síndrome genética e longa expectativa de vida.

A diretriz EACTS/STS 2024 propõe um algoritmo de intervenção para as DAA a partir da nova classificação por TEM (Figura 2).[1]

TÉCNICA OPERATÓRIA

O tratamento cirúrgico para os aneurismas da aorta ascendente e dissecções do tipo A que comprometem a região sinotubular, associados ou não à insuficiência da valva aórtica, envolve desde a interposição de um conduto tubular simples e as reconstruções da raiz com preservação valvar até as reconstruções com tubo valvulado e reimplante dos óstios coronários em botão no enxerto. A operação, proposta por Bentall e De Bono em 1968,[7] foi consagrada na literatura médica pela sua sistematização técnica e pelos excelentes resultados obtidos no período tanto imediato quanto tardio. Além disso, destacam-se as técnicas de *valve sparing* ou substituição radical da raiz da aorta com preservação da valva aórtica, técnicas desenvolvidas por Yacoub em 1983 (remodelamento)[8] e por Tirone David e Feindel em 1992 (reimplante).[9] A operação de Cabrol, introduzida em 1981, é uma técnica clássica que também envolve a interposição de um conduto valvulado, porém em desuso. Atualmente, essa abordagem é predominantemente utilizada em reoperações, quando, pelo risco elevado de lesão iatrogênica de estruturas adjacentes na dissecção dos óstios coronarianos, estes são inseridos no conduto valvulado a partir da anastomose laterolateral de outro tudo que uniu os óstios.[1,10]

MANEJO PÓS-OPERATÓRIO

O manejo pós-operatório ideal para pacientes em recuperação de DAA envolve, primordialmente, o rigoroso controle da pressão arterial e a realização contínua de acompanhamento radiológico ao longo da vida, com a obtenção de imagens transversais abrangendo toda a aorta. Diversos aspectos do manejo a longo prazo devem ser meticulosamente considerados. Em primeiro lugar, a terapia medicamentosa, destinada a reduzir a pressão arterial e o estresse sobre a parede

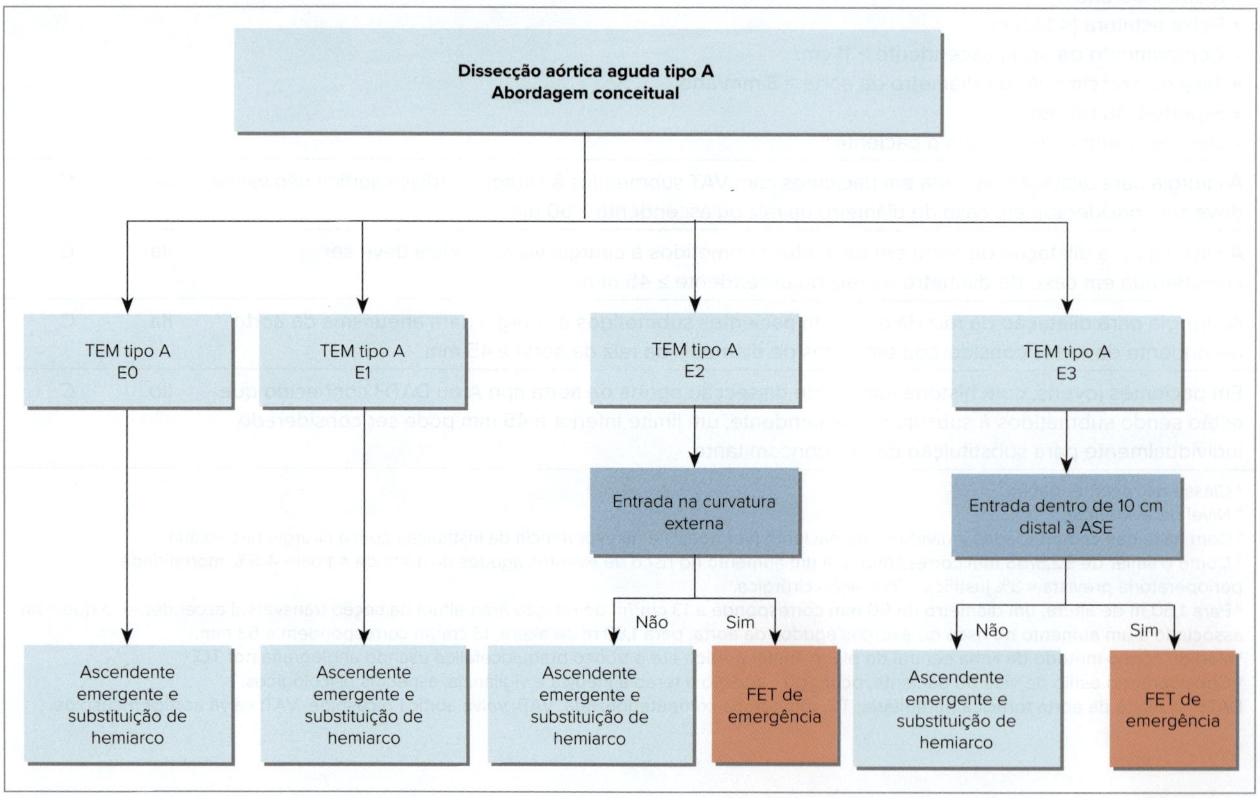

FIGURA 2.

Algoritmo de intervenção nas dissecções aórticas agudas a partir da classificação TEM, segundo a diretriz EACTS/STS 2024.[1]
ASE: artéria subclávia esquerda; FET: *frozen elephant trunk*.

aórtica, deve ser iniciada e minuciosamente explicada aos pacientes, a fim de assegurar a adesão adequada ao tratamento proposto. Em segundo lugar, a programação de exames de imagem deve ser realizada com precisão, respeitando os intervalos de tempo estabelecidos para o monitoramento eficaz.[10]

O monitoramento pós-operatório é crucial, pois eventos aórticos como ruptura e necessidade de reoperação são causas significativas de morbidade e mortalidade tardias. Pacientes com dissecções distais residuais, especialmente com falso lúmen distal patente e rasgos proximais, têm maior risco de crescimento aórtico e necessidade de reintervenção. A avaliação da valva aórtica e da função ventricular pela ecocardiografia também é essencial. Imagens transversais por angiotomografia ou angiorressonância devem ser realizadas para avaliar o crescimento aórtico e outras complicações. Recomenda-se a realização desses exames antes da alta hospitalar, após 6 meses, 1 ano e, depois, anualmente.[10]

RESULTADOS E COMPLICAÇÕES

A intervenção cirúrgica continua sendo o padrão de tratamento para as DAA. Há um grande contraste entre a mortalidade de 60 a 90% em 30 dias do tratamento medicamentoso com a mortalidade de 26% em 30 dias do tratamento cirúrgico. A cirurgia de emergência é recomendada para a maioria dos pacientes com DAA.[1]

As complicações frequentemente observadas após o tratamento cirúrgico da DAA incluem sangramento, má perfusão, isquemia miocárdica, complicações aórticas, neurológicas e falência de múltiplos órgãos. Vale ressaltar que algumas dessas complicações, quando presentes no pré-operatório, são preditores importantes de mortalidade durante o seguimento.

Nos aneurismas das porções proximais da aorta torácica é importante ressaltar que as taxas de mortalidade associadas à cirurgia isolada da aorta têm registrado redução significativa ao longo das últimas décadas, caindo de aproximadamente 3% para menos de 1,5%. Em centros de alto volume, essas taxas chegaram a ser tão baixas quanto 0,25%.[1]

PERSPECTIVAS

As perspectivas no tratamento das DAA e dos AAT estão intimamente ligadas ao aprimoramento da identificação precoce de pacientes em risco, mesmo antes de se tornarem sintomáticos. A tecnologia de imagem avançada, aliada a algoritmos de inteligência artificial, poderá desempenhar papel fundamental na detecção de alterações estruturais da aorta em estágios iniciais. A triagem mais eficiente, especialmente em populações de alto risco, permitirá a intervenção preventiva, reduzindo a incidência de eventos agudos e melhorando a sobrevida a longo prazo.

No contexto dos pacientes sintomáticos, o diagnóstico imediato durante o episódio agudo é crucial para a sobrevivência. Avanços na telemedicina e no monitoramento remoto, além de protocolos de diagnóstico mais ágeis, podem facilitar a triagem precoce de sintomas sugestivos de DAA ou AAT, permitindo uma resposta mais rápida. Esse foco na rapidez do diagnóstico pode melhorar significativamente os resultados do tratamento, reduzindo o tempo entre a apresentação dos sintomas e a intervenção cirúrgica.

O treinamento especializado das equipes médicas e paramédicas é outra área fundamental para melhorar os desfechos cirúrgicos. Investir na capacitação contínua, com ênfase em procedimentos complexos de reparo aórtico, será essencial para maximizar as taxas de sucesso. Centros de alto volume, onde esses procedimentos são realizados com maior frequência, continuarão a ser modelos de referência, com programas de treinamento que disseminem as melhores práticas para outras instituições.

A pesquisa em biomarcadores séricos e avaliação genética promete revolucionar a abordagem dessas doenças. Biomarcadores específicos poderão ser desenvolvidos para identificar a propensão à dissecção ou ruptura da aorta antes que ocorram sintomas clínicos. Paralelamente, a avaliação genética permitirá uma identificação precisa de indivíduos com predisposição hereditária para DAA e AAT, possibilitando um acompanhamento preventivo e personalizado. Essa combinação de avanços em diagnóstico, tratamento e treinamento aponta para um futuro no qual o manejo dessas condições será cada vez mais proativo e eficaz, com uma abordagem verdadeiramente personalizada para cada paciente.

REFERÊNCIAS

1. Authors/Task Force Members; Czerny M, Grabenwöger M, Berger T, Aboyans V, Della Corte A, Chen EP, et al. EACTS/STS Scientific Document Group, EACTS/STS guidelines for diagnosing and treating acute and chronic syndromes of the aortic organ. Ann Thorac Surg. 2024;118:5-115.
2. Isselbacher EM, Preventza O, Hamilton Black J 3rd, Augoustides JG, Beck AW, Bolen MA, et al. 2022 ACC/AHA Guideline for the Diagnosis and Management of Aortic Disease: A Report of the American Heart Association/American College of Cardiology Joint Committee on Clinical Practice Guidelines. Circulation. 2022;146(24):e334-e482.
3. Sellke FW, Coselli JS, Sundt TM, Bavaria JE, Sodha NR. Aortic dissection and acute aortic syndromes. Cham, Switzerland: Springer Nature; 2021. 659p.

4. Dias RR, Mejia OAV, Fernandes F, Ramires FJA, Mady C, Stolf NAG, et al. Mortality impact of thoracic aortic disease in São Paulo state from 1998 to 2007. Arq Bras Cardiol. 2013;101(6):528-35.
5. Sievers HH, Rylski B, Czerny M, Baier ALM, Kreibich M, Siepe M, Beyersdorf F. Aortic dissection reconsidered: type, entry site, malperfusion classification adding clarity and enabling outcome prediction. Interact Cardiovasc Thorac Surg. 2020;30(3):451-7.
6. Rogers AM, Hermann LK, Booher AM, Nienaber CA, Williams DM, Kazerooni EA, et al. Sensitivity of the aortic dissection detection risk score, a novel guideline-based tool for identification of acute aortic dissection at initial presentation: results from the international registry of acute aortic dissection: results from the International Registry of Acute Aortic Dissection. Circulation. 20114;123(20):2213-8.
7. Bentall H, de Bono A. A technique for complete replacement of the ascending aorta. Thorax. 1968;23(4):338-9.
8. Yacoub M. Valve-conserving operation for aortic root aneurysm or dissection. Oper Tech Card Thorac Surg. 1996;1(1):57-67.
9. David TE, Feindel CM. An aortic valve-sparing operation for patients with aortic incompetence and aneurysm of the ascending aorta. J Thorac Cardiovasc Surg. 1992;103(4):617-21; discussion 622.
10. Christopher Malaisrie S, Szeto WY, Halas M, Girardi LN, Coselli JS, Sundt TM III, et al. 2021 The American Association for Thoracic Surgery expert consensus document: surgical treatment of acute type A aortic dissection. J Thorac Cardiovasc Surg. 2021;162(3):735-58.e2.

41

Dissecção da aorta tipo B

Luciano Cabral Albuquerque

INTRODUÇÃO

A dissecção da aorta (DA) tipo B é uma condição grave, caracterizada pela separação das camadas da parede aórtica, iniciando distalmente à artéria subclávia esquerda. A progressão da coluna de sangue pela falsa luz pode resultar em ruptura da aorta ou isquemia de órgãos e medula espinhal, com risco à vida elevado. O tratamento é distinto do da dissecção tipo A, concentrando-se no controle da pressão arterial e no manejo preferencialmente endovascular.

Este capítulo abordará características morfológicas e clínicas específicas da dissecção tipo B, com ênfase nas opções de tratamento definitivo.

Enquanto a dissecção aórtica tipo A acomete pacientes de meia-idade, a dissecção tipo B é uma doença caracteristicamente de idosos, mais prevalente após os 60-70 anos. Sua correlação com doenças aórticas genéticas é rara, e a presença de insuficiência valvar aórtica é praticamente inexistente. Por outro lado, sua associação com hipertensão arterial sistêmica é extremamente alta, e é um achado comum o paciente apresentar-se hipertenso na admissão.

Embora tenha uma resposta bem mais favorável que a dissecção tipo A ao tratamento clínico, fenômenos de má perfusão carreiam altas morbidade e mortalidade, e embasam as indicações de intervenção endovascular e cirúrgica.

CLASSIFICAÇÃO

A dissecção da aorta tipo B é classificada conforme o tempo de evolução e a presença de complicações.

Tempo de evolução

- **Hiperaguda:** até 24 horas.
- **Aguda:** entre 24 horas e 14 dias.
- **Subaguda:** entre 15 e 90 dias.
- **Crônica:** maior que 90 dias.

Presença de complicações

- **Não complicada:** apresenta boa resposta ao tratamento clínico, sem risco de morte.
- **Complicada:** presença de dor persistente, alargamento progressivo de mediastino, derrame pleural hemorrágico, hipertensão de difícil controle, sinais de má perfusão visceral, medular ou de membros inferiores. Apresenta risco iminente de morte.[1]

DIAGNÓSTICO

Apresentação clínica

Dor torácica e dor dorsal súbita, em geral de intensidade máxima já em seu início, que pode ter caráter migratório de acordo com o segmento da aorta acometido. Podem ocorrer sintomas associados, como tonturas, náuseas, vômitos, sudorese.

Podem ocorrer manifestações neurológicas como síncope, sintomas focais hemisféricos, mas principalmente paraparesia ou paraplegia. Igualmente, sinais de má perfusão visceral, como anúria ou isquemia mesentérica, ou de membros inferiores, como oclusão arterial aguda, podem estar presentes e indicam alta gravidade.

A suspeição diagnóstica de dissecção da aorta é obrigatória em qualquer paciente com dor torácica e manifestações neurológicas ou assimetria de pulsos periféricos.

Exames de imagem

Apesar de a radiografia de tórax mostrar alargamento de mediastino em mais de 90% dos casos de dissecção aórtica, sua especificidade é baixa, sendo insuficiente para confirmar o diagnóstico.

A tomografia computadorizada (TC), a ecocardiografia transesofágica (ETE) e a ressonância magnética (RM) têm excelente precisão diagnóstica nas doenças da aorta torácica, e sua escolha dependerá da disponibilidade e experiência do hospital específico, bem como do estado clínico do paciente (Tabela 1).

A ETE tem como vantagens ser portátil, ágil e poder ser levada à beira do leito. Entretanto, tem limitações ao não demonstrar com precisão todos os segmentos da aorta e o estado dos troncos supra-aórticos.

A RM tem excelente precisão anatômica, mas demanda mais tempo de execução, é onerosa e não aplicável em pacientes clinicamente instáveis.

A angiotomografia computadorizada (angio-TC) é atualmente o exame recomendado como primeira linha para o diagnóstico de DA e para o planejamento de intervenções, pois está disponível em todas as emergências, tem rápida execução e excelente acurácia de imagem.

MANEJO E OPÇÕES DE TRATAMENTO

A história natural das dissecções aórticas, bem como o resultado das modalidades de tratamento, vem sendo bem documentada há mais de 50 anos, pelo International Registry of Aortic Dissection (IRAD). É bem conhecida a alta mortalidade com o tratamento clínico nas dissecções agudas tipo A, por isso a estratégia de cirurgia imediata. Entretanto, nas dissecções tipo B, o tratamento clínico baseado na "terapia agressiva anti-impulso" oferece uma mortalidade em 30 dias de apenas 10% em casos não complicados, sendo ainda atualmente o tratamento de escolha, reservando-se as intervenções para casos não responsivos ou complicados (Figura 1).

Dissecção tipo B não complicada

Nos pacientes clinicamente estáveis, o controle clínico agressivo da PA e da frequência cardíaca deve ser o tratamento preferencial e instituído imediatamente após avaliação da pressão arterial média e realização de acesso venoso central. Denominada nas diretrizes recentes como "terapia anti-impulso", a estratégia baseia-se no uso de betabloqueador (esmolol ou metropolol) intravenoso, associado ou não ao nitropussiato de sódio, com metas claras de manter a pressão arterial sistólica abaixo de 120 mmHg e a frequência cardíaca em até 60 bpm.

Dissecção tipo B complicada

Existem condições clínicas bem conhecidas que, quando presentes isoladamente ou em associação, determinam má evolução e incremento de morbidade e mortalidade nas dissecções tipo B.

Pacientes que evoluem com instabilidade hemodinâmica ou choque, sinais de ruptura aórtica (hemotórax/expansão do mediastino) ou manifestações de má perfusão (paraplegia, isquemia visceral ou de membros inferiores) devem ser prontamente levados à intervenção, preferencialmente endovascular. Igualmente, pacientes com dor persistente ou controle inadequado da hipertensão arterial devem receber intervenção imediata.[2]

Tratamento endovascular

As intervenções transcateter nas dissecções tipo B são uma realidade estabelecida, com resultados satisfatórios a curto e longo prazos. O implante de endoprótese recoberta tem o objetivo de selar a ruptura da íntima, redirecionar o fluxo à luz verdadeira e eventualmente corrigir a má perfusão com intervenções associadas. Apresenta risco muito baixo de complicações, a não ser quando utilizada na fase hiperaguda, em que pode desencadear dissecção retrógrada à aorta ascendente em até 7% dos casos.

O tratamento endovascular tem indicação classe 1C em todas as diretrizes internacionais para o manejo da dissecção complicada tipo B.

Além disso, se a angio-TC demonstrar sinais que determinem alto risco de má evolução ou ruptura da

TABELA 1 Características dos métodos de imagem para dissecção aguda de aorta tipo B.

Característica	ETE	Angio-TC	RM
Rapidez	+++	+++	+
Útil em pacientes instáveis	+++	+++	-
Reconstrução 3D	-	+++	+++
Avaliação da válvula aórtica	+++	-	+

Angio TC: angiotomografia computadorizada; ETE: ecocardiograma transesofágico; RM: ressonância magnética.

aorta (diâmetro total da aorta > 40 mm, diâmetro da falsa luz > 20 mm, lesão de entrada > 10 mm e lesão de entrada na curvatura menor da aorta), o tratamento endovascular tem indicação classe IIa nos pacientes com anatomia favorável (Figura 1).

Aspectos importantes para minimizar os riscos de paraplegia após implante de endoprótese são monitorização da pressão liquórica/drenagem de liquor e revascularização da artéria subclávia esquerda.

Na maioria das diretrizes, o acesso à pressão liquórica (PL) é sugerida quando se planeja a cobertura de mais da metade da aorta torácica descendente e em pacientes idosos, com aneurisma de aorta abdominal ou com insuficiência renal crônica. A PL deve ser mantida abaixo de 10 mmHg, devendo-se drenar o liquor a partir disso. Recomenda-se também clampear o cateter liquórico por 24 horas antes de removê-lo quando a drenagem é realizada.

Em relação à necessidade de revascularização da artéria subclávia esquerda, os critérios mais referidos pelos consensos são artéria vertebral esquerda dominante, sistema vertebrobasilar incompleto, ponte de artéria mamária esquerda, presença de fístula atrioventricular para hemodiálise em membro superior esquerdo e cobertura de mais de 20 cm da aorta descendente.[3]

Cirurgia convencional

Em razão da alta mortalidade (acima de 30%) e da alta incidência de paraplegia pós-operatória, a cirurgia aberta deve ser reservada para casos complicados, em que o tratamento endovascular não é viável ou não foi efetivo na correção da DA tipo B.[4]

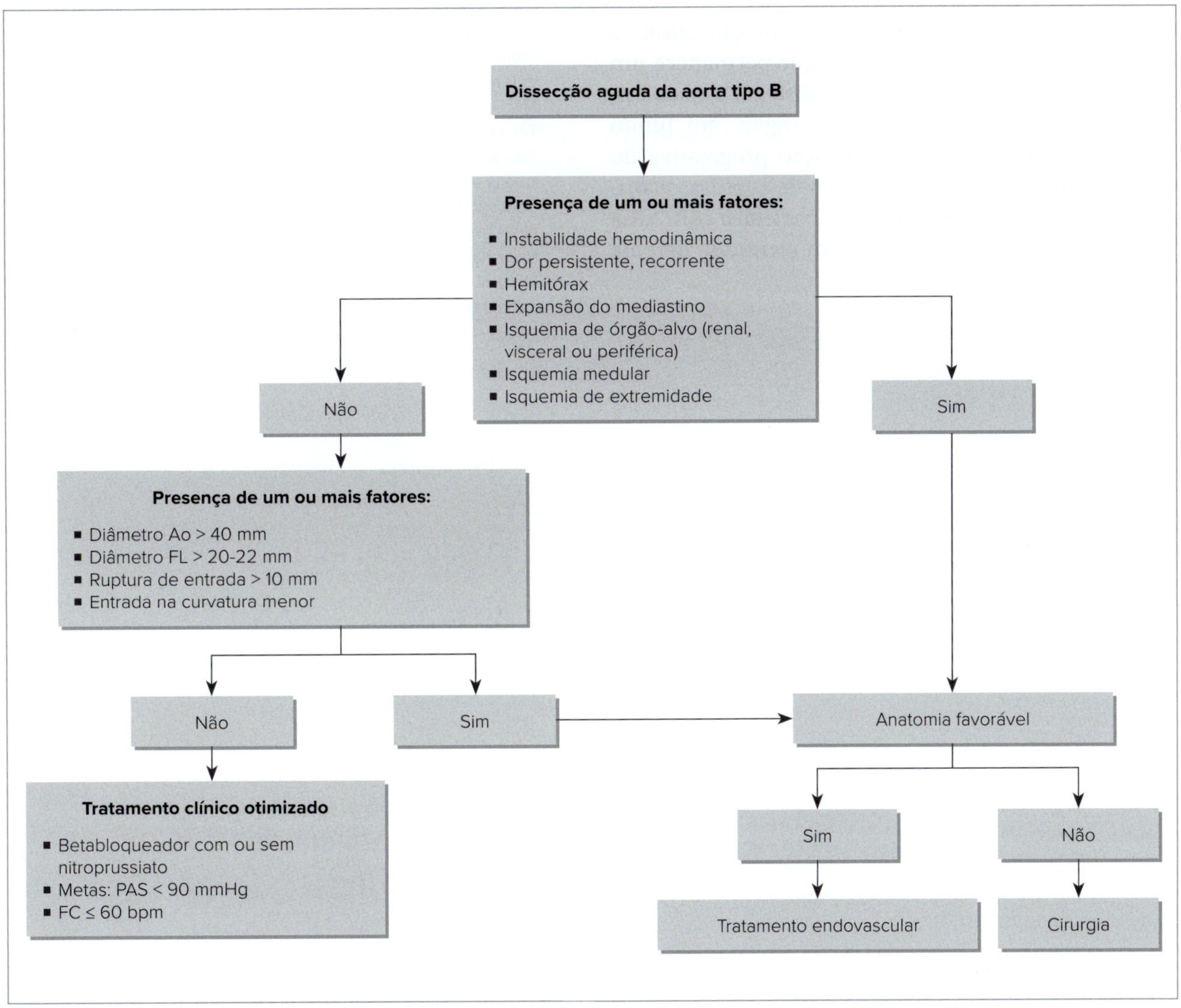

FIGURA 1.
Algoritmo para tomada de decisão terapêutica.
Ao: aorta; FC: frequência cardíaca; FL: falso lumem; PAS: pressão arterial sistólica.[5]

CUIDADOS PÓS-OPERATÓRIOS E SEGUIMENTO

Independentemente do tipo de intervenção a que foram submetidos, os pacientes com DA tipo B devem seguir um controle clínico rigoroso, sobretudo da pressão arterial e frequência cardíaca. Diversas associações de anti-hipertensivos têm sido descritas, com meta de pressão arterial ≤ 110 x 70 mmHg. Betabloqueadores e estatinas, assim como atividade física regular sem esforço máximo, também se incluem nas medidas clínicas recomendadas.

Exames de imagem para acompanhamento regular para detecção precoce de complicações, como expansão do falso lúmen ou falha da endoprótese, devem ser realizados preferencialmente por angio-TC, a cada 3 meses por 2 anos após a alta hospitalar, e a cada 6 meses após esse período.

Dentre os fatores ligados à má evolução tardia, a trombose parcial da falsa luz, em que permanece um orifício de entrada sem reentrada distal, é o mais importante. O turbilhonamento de sangue "em fundo cego" na falsa luz promove dilatação progressiva do diâmetro total da aorta e um risco de ruptura quatro vezes superior, em comparação a pacientes com falsa luz totalmente trombosada ou com reentrada livre na aorta distal.

CONCLUSÃO

A dissecção da aorta tipo B exige um manejo cuidadoso e personalizado, com base na apresentação clínica e complexidade. A maioria dos pacientes apresenta boa evolução apenas com tratamento clínico otimizado. Os avanços da técnica endovascular melhoraram significativamente os desfechos de casos complicados de DA tipo B, embora alguns poucos casos ainda necessitem de intervenção aberta. O seguimento rigoroso é essencial para otimizar o prognóstico e reduzir as complicações a longo prazo.

REFERÊNCIAS

1. Evangelista A, Isselbacher EM, Bossone E, Gleason TG, Eusanio MD, Sechtem U, et al.; IRAD Investigators. Insights from the International Registry of Acute Aortic Dissection: a 20-year experience of collaborative clinical research. Circulation. 2018;137:1846-60.
2. Vilacosta I, San Román JA, Di Bartolomeo R, Eagle K, Estrera AL, Ferrera C, et al. Acute aortic syndrome revisited: JACC state-of-the-art review. J Am Coll Cardiol. 2021;78:2106-25.
3. MacGillivray TE, Gleason TG, Patel HJ, Aldea GS, Bavaria JE, Beaver TM, et al. The Society of Thoracic Surgeons/American Association for Thoracic Surgery clinical practice guidelines on the management of type B aortic dissection. J Thorac Cardiovasc Surg. 2022;163:1231-49.
4. Bossone E, LaBounty TM, Eagle KA. Acute aortic syndromes: diagnosis and management, an update. Eur Heart J. 2018;39:739-49.
5. Mazzolai L, Teixido-Tura G, Lanzi S, Boc V, Bossone E, Brodmann M, et al. 2024 ESC Guidelines for the management of peripheral arterial and aortic diseases. Eur Heart J. 2024;45:3538-700.

42

Cirurgia de raiz aórtica com preservação valvar

Mário Issa

"Não há doença mais propícia à humildade clínica do que aneurismas da aorta"

(Willian Osler, 1900).

INTRODUÇÃO

Anatomia cirúrgica

A raiz aórtica é uma região anatômica extremamente complexa e amplamente relacionada com outras estruturas. É a região que contém a valva aórtica e os seios de Valsalva, situada entre a via de saída do ventrículo esquerdo e a aorta propriamente dita, com limites anatômicos e hemodinâmicos diferentes entre si (Figura 1).[1,2]

A valva aórtica normalmente é tricúspide e se insere na região da raiz aórtica. Os nadires das cúspides formam a delimitação caudal da raiz, o anel virtual basal (também chamado de anel aórtico, embora esse termo possa causar confusão ao também ser usado para descrever a inserção das cúspides, estrutura característica em coroa de três pontas).[1,2]

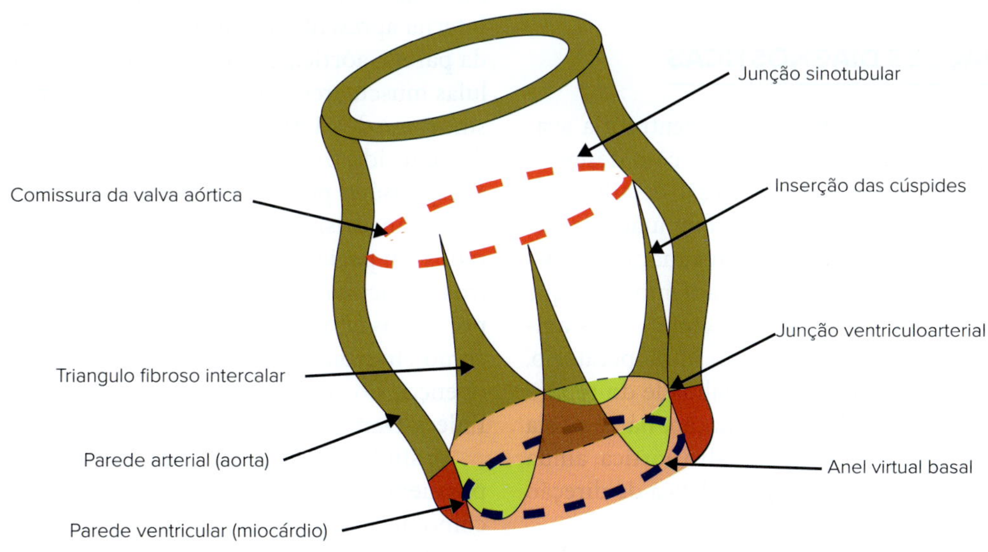

FIGURA 1.
Anatomia da raiz aórtica.
Fonte: adaptada de Kirali e Günay, 2017.[3]

Cranialmente, as linhas de inserção das cúspides encontram-se nas comissuras (as pontas da coroa). O plano que contém as comissuras é a junção sinotubular.[1,2]

Hemodinamicamente, a raiz é limitada pela extensão da inserção das cúspides em vez dos planos delimitados por suas extremidades.[3] A via de saída do ventrículo esquerdo ultrapassa o anel virtual basal em regiões triangulares lateralmente marcadas pela inserção das cúspides e de topo na comissura, os triângulos fibrosos intercalares. A aorta, por sua vez, ultrapassa a junção sinotubular e alcança o interior das cúspides, os seios de Valsalva.[1,2]

As artérias coronárias emergem da raiz aórtica e orientam a nomenclatura dos seios e das cúspides. O tronco da coronária esquerda emerge do seio esquerdo contido pela cúspide coronariana esquerda. A coronária direita emerge do seio direito contido pela cúspide coronariana direita. O remanescente é a cúspide não coronariana, que contém o seio homônimo.[1]

Anormalmente, a valva aórtica pode ter mais ou menos de três cúspides. A alteração mais prevalente é a valva aórtica bicúspide, que possui apenas duas comissuras de altura normal na junção sinotubular, enquanto a tricúspide possui três. Nessa definição, a valva bicúspide pode ter comissuras diametralmente opostas e cúspides semelhantes ou uma terceira comissura mais baixa e rafe entre as cúspides que a formam, resultando em duas cúspides diferentes. O formato da raiz aórtica também se altera, deixando uma conformação de grande simetria radial na valva tricúspide normal para um formato inconstante, mas majoritariamente assimétrico e elipsoide.[2]

CONSIDERAÇÕES DIAGNÓSTICAS

O ecocardiograma é a ferramenta central da avaliação, principalmente o transesofágico, com destaque para o 3D. Além de reforçar a visualização detalhada da anatomia realizada pela tomografia computadorizada, ele adiciona a avaliação funcional em situação de carga, com o coração em pleno funcionamento, algo que não é alcançável pelo cirurgião em campo. Mais ainda, ele se insere na sala cirúrgica, no intraoperatório, como *feedback* em tempo real da qualidade do reparo realizado. Mesmo antes da descanulação, há resposta quanto ao novo funcionamento da valva aórtica, ainda em tempo de novas correções ou mudança de direção no que diz respeito à preservação valvar.[4]

A avaliação inicia-se pelo fenótipo valvar. As valvas bicúspides começaram a ser preservadas na cirurgia da raiz cerca de 10 anos após a publicação da técnica por David em 1992, sendo inicialmente limitada a pacientes com postes comissurais diametralmente opostos.[4] A presença de rafes e a distribuição radial desigual (principalmente abaixo de 140º entre os postes) tornam o anel mais elíptico do que circular e dificultam o reimplante bem-sucedido da valva.[5]

As cúspides devem ser de boa qualidade, ter adequada mobilidade e mínima a nenhuma calcificação. Pequenas fenestrações próximas aos postes comissurais podem ser toleradas, se localizadas dentro na zona de coaptação, não causando refluxo. Este, por sua vez, confere melhores resultados quando é central e resultado da dilatação da raiz, assim como confere piores resultados quando é grave. A raiz, quando muito reduzida na cirurgia, pode resultar em excesso de tecido das cúspides em relação ao novo anel, provocando prolapso e requerendo plicatura de suas bordas livres.[4,5]

Não há regras claras que determinam a preservação valvar ou não, sendo uma decisão fácil nos casos extremos, mas que deve ser individualizada na maioria das vezes. O limiar para preservar a valva em uma paciente jovem em idade fértil como alternativa à prótese biológica é compreensivamente menor que em um paciente candidato à prótese metálica, por exemplo. Destaca-se a importância de exames pré e intraoperatórios bem-feitos e confiáveis.[5]

FISIOPATOLOGIA

A aorta é classificada como uma artéria elástica e apresenta três camadas definidas: íntima, média e adventícia. A íntima consiste em uma camada de células endoteliais repousadas em fibras de colágeno, elastina, fibroblastos e substância mucoide. A lâmina elástica interna apresenta fenestrações possíveis para nutrição da parede aórtica. A camada média é formada por células musculares lisas, sendo a camada mais afetada na síndrome de Marfan. Por fim, a adventícia é constituída de tecido frouxo formado por colágeno e elastina e é responsável por manter o diâmetro externo da aorta.[6]

Os aneurismas da raiz aórtica podem ser considerados em pacientes com dilatação acima de 5 centímetros ou acima de 50% do diâmetro normal, causada por vários fatores. A etiologia inclui causas congênitas, como síndrome de Marfan, valva aórtica bicúspide e doenças do tecido conectivo como as síndromes de Ehlers-Danlos e de Loeys-Dietz.[6,7]

A síndrome de Marfan e a valva aórtica bicúspide possuem características histopatológicas em comum, como degeneração da camada média, aumento da atividade das metaloproteinases e menores níveis de fibrinogênio na parede aórtica. Tais achados são importantes e indicam que as dilatações moderadas da raiz aórtica podem promover complicações após a troca valvar aórtica. Diante disso, inúmeros estudos promovem a discussão sobre indicação de cirurgia combinada individualmente mais precocemente.[6]

Ainda nas doenças congênitas, o aneurisma do seio de Valsalva é condição rara (0,2 a 0,9% dos casos) e a maioria dos casos é apresentada no seio coronariano direito.[7,8]

Como fatores secundários, encontram-se degenerações da valva aórtica, doença valvar reumática, infecção, trauma e hipertensão. Depois dos defeitos do tecido conjuntivo, a hipertensão arterial sistêmica é considerada o fator predisponente individual de maior importância em sua patogênese. Adicionalmente, tabagismo, dislipidemia e disfunção cardíaca podem causar a expansão da raiz aórtica.[6]

Quando a valva aórtica possui comprometimento, o fluxo sanguíneo devido à alta pressão e velocidade pode causar danos permanentes à camada íntima. Quanto maior o grau de insuficiência aórtica, maior será o impacto na parede da aorta. Adicionalmente, os mediadores inflamatórios, através de citocinas, sinalizam a alteração celular e amplificam a inflamação com as proteases destruidoras da camada extracelular, promovendo a deposição de plaquetas e a formação de placas que podem promover a ruptura da parede da aorta.[6]

Nos casos congênitos, o desenvolvimento anormal do *bulbus cordis* durante a embriogênese resulta em uma parede de aorta mais frágil, predispondo à dilatação do aneurisma da raiz aórtica ou seio de Valsalva. Tal defeito é frequentemente associado com outras anomalias cardíacas, como valva aórtica bicúspide e comunicação interventricular.[7]

Tais aneurismas são classificados em três tipos de acordo com a sua localização. O tipo 1 ocorre quando há aneurisma da aorta ascendente, com raiz de aorta e seio de Valsalva de tamanhos normais. No tipo 2 há aneurisma da raiz proximal até o arco aórtico e o tipo 3 se apresenta com aneurisma da raiz da aorta e seio de Valsalva sem dilatação da aorta ascendente.[6]

HISTÓRIA NATURAL

A raiz aórtica difere da aorta ascendente em termos de estrutura e função. Os seios de Valsalva, originados da inserção das cúspides até a junção sinotubular, possuem formato mais delgado até a ascendente. Os estudos hidrodinâmicos demonstram que esse formato característico da raiz diminui o estresse e a deformação do jato nas cúspides. Embora seja parcialmente protetor, há estudos que demonstram variações nas camadas da aorta, por variações genéticas e bioquímicas que predispõem à formação do aneurisma da raiz da aorta.[8]

Em geral, a aorta se expande gradualmente de 0,07 a 0,2 cm por ano. De acordo com a lei de Laplace, a pressão na parede da aorta é proporcional ao raio e à pressão do fluxo sanguíneo. Portanto, com a expansão da parede, o dano da parede aórtica é impactado ao fluxo sanguíneo, facilitando a progressão da doença.[6]

Como em qualquer aneurisma, a história natural está relacionada ao seu tamanho e tem se mostrado um fator de risco significativo de ruptura aórtica. Por isso, logo no início da doença, os pacientes são assintomáticos. Conforme ocorre o crescimento da aorta, podem começar a apresentar dor precordial, dispneia ou taquicardia. Se não diagnosticados ou não operados, podem evoluir até a dissecção ou ruptura da aorta.[9]

INDICAÇÕES CIRÚRGICAS

A indicação de abordagem da raiz da aorta segue as diretrizes nacionais e internacionais da doença que a acomete, seja aneurisma, seja dissecção. Historicamente, a medida de 50 mm indica abordagem da aorta, mas as diversas doenças específicas podem determinar medidas distintas de diâmetro para realizar a cirurgia, com cada paciente devendo ser adequadamente estudado e sua conduta, individualizada.

TOMADA DE DECISÃO PRÉ-OPERATÓRIA

Uma valva aórtica normal pode não permanecer assim a médio e longo prazo, uma vez que a dilatação da raiz leva a alterações hemodinâmicas que, por sua vez, afetam as cúspides e levam a alterações estruturais dessas estruturas. A cirurgia da raiz aórtica com preservação da valva requer avaliações anatômica e funcional minuciosas, uma vez que todo o arcabouço valvar do paciente é mantido e será mobilizado e reorganizado na cirurgia, afetando diretamente o resultado cirúrgico.[4,5]

Algumas medidas dessa região podem ser importantes e influenciar nas decisões cirúrgicas do tratamento da raiz e da valva aórticas. A altura da cúspide é a distância entre o ponto médio da borda livre da cúspide e o ponto médio da inserção dessa cúspide. Essa medida é originalmente utilizada na escolha do tamanho do enxerto nas cirurgias de reimplante da valva aórtica, uma vez que melhor traduz a quantidade de tecido das cúspides independentemente da dilatação da raiz.[2,10] A altura efetiva da cúspide é a altura entre o ponto médio da borda livre das cúspides ao anel virtual basal em diástole. Essa medida é usada para predizer a qualidade da coaptação da valva aórtica e, consequentemente, da plastia. Por sua vez, depende sobremaneira de outras dimensões, como o diâmetro da junção sinotubular, o diâmetro do anel virtual basal e a altura da cúspide.[2]

TÉCNICA OPERATÓRIA

Diante da necessidade de uma alternativa em razão dos problemas enfrentados por pacientes jovens submetidos à técnica de Bentall-de Bono, como sangramento, trombose e a deterioração da prótese biológica, nos anos 1990 foram criadas duas técnicas que mudaram a qualidade de vida dos pacientes. Tais técnicas foram de reimplante valvar (cirurgia de Tirone David) e remodelamento (cirurgia de Yacoub).

Embora tais técnicas necessitem de maior curva de aprendizado e sejam mais complexas, os resultados a longo prazo demonstram a preservação do resultado satisfatório sem insuficiência aórtica. Além disso, elas promovem a diminuição da hipertrofia ventricular a longo prazo.[6]

Com relação às diferenças técnicas entre as abordagens cirúrgicas, na literatura parece haver uma tendência para favorecer a abordagem de "reimplante" de David em comparação à abordagem de "remodelação" de Yacoub, provavelmente em virtude da estabilização anular fornecida pela anastomose proximal, gerando mais suporte, estabilidade e diminuindo risco de dilatação futura.[11] Além dessas duas técnicas, pode ser utilizada a Florida Sleeve, em que uma porção da aorta ascendente com a coronária correspondente é mantida e anastomosada no enxerto, e técnica Pears (do inglês *personalized external aortic root support*), em que é feito um suporte com enxerto de Dacron para conter a aorta em processo de expansão.

Além disso, há possibilidade da reconstrução do seio não coronariano, plicatura do folheto alongado para garantir o correto fechamento dos folhetos e ressuspensão da valva aórtica. Esses procedimentos devem fazer parte do arsenal de técnicas utilizadas pelo cirurgião cardiovascular. Abordaremos neste capítulo as principais técnicas utilizadas.

Cirurgia de David

A avaliação da valva aórtica é a chave para o sucesso desta técnica, além do rigor técnico para a passagem dos pontos no nadir da valva aórtica e dos postes comissurais para que não ocorram distorções nas suturas.

A avaliação valvar se inicia com ecocardiograma transesofágico, que elucida a quantidade e as características dos folhetos e a ausência de insuficiência ou estenose. Quando o diâmetro do anel aórtico for maior que 60 mm, o resultado pode ser diferente do esperado e essa técnica pode não ser uma opção para o paciente.[6]

Existem quatro tipos de cirurgia de David. O tipo I foi proposto em 1982, na tentativa de preservação da valva aórtica realizando a sutura direta do tubo de Dacron no anel aórtico, suspendendo a junção e fixando no tubo. O tipo II preserva o seio coronariano, mas ainda há possibilidade de dilatação do anel aórtico. No tipo III, foi realizado um reforço de barras de Teflon ao redor do anel para evitar a dilatação anelar. O tipo IV propõe a reconstrução do anel aórtico, garantindo uma margem de 4 a 8 mm do seio coronariano, os pontos no nadir no meio do seio coronariano garantem a sustentação e simetria da primeira sutura. Os pontos das comissuras são alinhados por dentro do tubo de Dacron garantindo a preservação da valva aórtica sem distorções. Esta técnica é permitida em valvas bicúspides, desde que respeitem o ângulo de 180 graus. No final, há o reimplante dos óstios coronarianos. O tipo V, modificado por Stanford, propõe um botão coronariano maior para facilitar o implante no tubo de Dacron (Figura 2).[5]

Cirurgia de Yacoub

Esta técnica consiste no remodelamento em torno da valva aórtica pela ressecção dos seios de Valsalva com implante e sutura do tubo de Dacron de modo a formar três novos seios com as extensões do tubo, formando o remodelamento. Por fim, realiza-se o reimplante dos óstios coronarianos na topografia dos seios de Valsalva direito e esquerdo. Vale ressaltar que, apesar de ser uma técnica mais fisiológica, caso o cirurgião opte pela técnica de Yacoub, é necessária fixação externa do anel aórtico a fim de evitar ectasia anular.[1] Outra possibilidade é realizar uma sutura interna no nadir aórtico com fio de PTFE como uma anuloplastia para garantir a fixação do anel.

Técnica de Florida Sleeve

Esta técnica permite uma abordagem simplificada nos casos de aneurisma da raiz aórtica com insuficiência leve associada nos portadores da síndrome de Marfan. A raiz da aorta é mantida intacta e o enxerto é colocado por fora da raiz. Incisões longitudinais no enxerto terminando por um orifício permitem acomodar a coronária direita e a coronária esquerda, respectivamente, sem necessidade de reimplantá-las. Além disso, o risco de sangramento é reduzido pela não ressecção dos seios de Valsalva e por não haver reimplante das artérias coronárias, visto que o tubo incorpora a região e respeita a anatomia da raiz aórtica e da origem das coronárias. Todavia, ainda há controvérsias quanto à sua durabilidade em longo prazo, estabilidade dimensional e necessidade de reoperação.[11]

Personalized external aortic root support (PEARS)

Esta técnica foi realizada inicialmente em 2004 em pacientes com síndrome de Marfan. O conceito se ba-

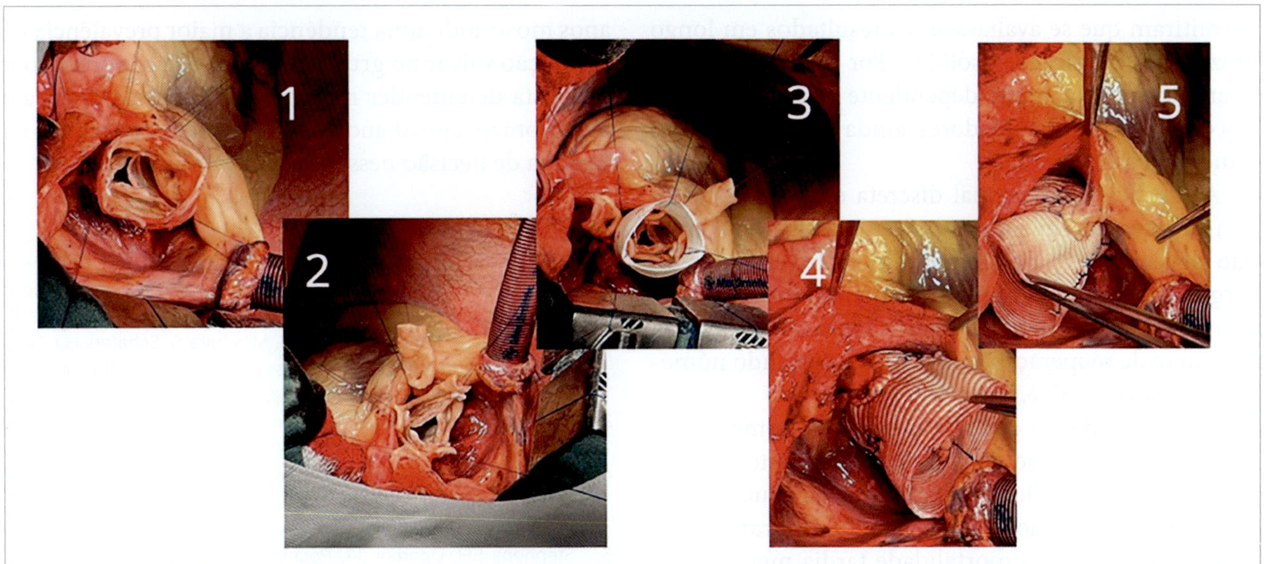

FIGURA 2.
Técnica de David tipo V (modificação de Stanford). 1: secção da raiz da aorta ao nível da junção sinotubular; 2: ressecção dos seios de Valsalva e mobilização dos óstios coronários; 3: sutura dos pontos comissurais para alinhamento da valva aórtica; 4: reimplante da coronária esquerda; 5: reimplante da coronária direita.
Fonte: acervo pessoal.

seia em um enxerto colocado por fora do aneurisma como suporte para evitar futuro crescimento aórtico. Primeiro são realizadas medições por angiotomografia de aorta e reconstrução 3D para impressão de um enxerto baseado nas medidas no anel aórtico do paciente. O enxerto é posicionado próximo ao anel aórtico e segue até a origem do tronco braquiocefálico, respeitando as artérias coronárias. Não é necessária a utilização de circulação extracorpórea. Os resultados iniciais desta técnica são animadores.[6]

MANEJO PÓS-OPERATÓRIO

Vigilância de débito cardíaco e cuidados com volemia e hemodinâmica são imprescindíveis no cuidado pós-operatório de qualquer cirurgia cardíaca, e não devem ser diferentes nesse tipo específico. Todos os sistemas – respiratório, renal, endócrino-metabólico e os demais – devem seguir os cuidados rotineiros do serviço, que normalmente está apto a tratar desse tipo específico de paciente.

É importante incluir o paciente no contexto da doença prévia: se foi uma cirurgia eletiva por um aneurisma, uma dissecção aguda de aorta ou uma endocardite. O envolvimento do arco aórtico e seu tratamento devem demandar cuidados específicos, discutidos em outro capítulo, assim como a presença de doenças e cirurgias associadas.

Como se trata de uma cirurgia de aorta, avaliação e manejo de sangramento são pontos bastante críticos. O controle pressórico rigoroso minimizará eventuais intercorrências e necessidade de reabordagem cirúrgica, mas deve ser lembrado que se pode estar diante de cirurgias prolongadas, com tempo de circulação extracorpórea aumentado, hipotermia e politransfusão, deixando os distúrbios de coagulação a serem diagnosticados e corrigidos prontamente.

O reimplante e manuseio das coronárias podem trazer alterações isquêmicas, muitas vezes já diagnosticadas no intraoperatório, no momento da recuperação da circulação extracorpórea, mas ainda é possível que ocorram em outro momento do pós-operatório. Alterações hemodinâmicas e arritmias podem ser indicativos dessa complicação.

RESULTADOS E COMPLICAÇÕES

O desenvolvimento das técnicas de tratamento de doenças da raiz da aorta com preservação da valva trouxe bons resultados em diversos aspectos para os pacientes. Desfechos relacionados ao tratamento cirúrgicos, como mortalidade, sangramento, infarto, insuficiência aórtica, complicações tromboembólicas e endocardite se mostraram favoráveis quando se optou por essas técnicas.

O tempo desde a descrição e divulgação das técnicas, inicialmente realizadas por Yacoub e posteriormente por David, permitiu que cirurgiões e centros especializados aprimorassem os cuidados com os pacientes, sua seleção e, assim, os resultados. Também permitiram que se avaliassem os resultados em longo prazo com publicações sólidas. Por e tratar de uma doença complexa, muito dependente de individualização dos casos e dos cuidadores, ainda carece de muitos estudos randomizados.

A insuficiência residual discreta é bem tolerada e tem progressão em menor percentual dos pacientes, não devendo ser considerada um mau resultado cirúrgico. Mesmo no grupo apresentando insuficiência, grande parte dos pacientes tende a ter mais de uma década livre de reoperação, com séries mostrando números maiores que 90%.

Uma metanálise de Elbatarny et al. compara cirurgia de preservação da valva com implante de tubo valvado. Os resultados precoces indicam que não há diferença em relação a mortalidade, sangramento e infarto, além de uma mortalidade tardia melhor para preservação, sendo justificada por ser associada a desempenho hemodinâmico superior, melhora do índice de massa ventricular esquerda e menor incidência de uso de marca-passo definitivo, e, por prescindir do uso de anticoagulação, menor incidência de eventos tromboembólicos. Mesmo com o risco de disfunção valvar, o desfecho tardio de reintervenção não mostrou alteração entre os grupos com significância estatística.[12]

Toh et al. levantaram trabalhos comparando as técnicas de reimplante e remodelamento, mostrando um melhor resultado quanto à insuficiência aórtica grave residual no grupo de reimplante (5%) sobre o remodelamento (8%), porém sem afetar a taxa de reabordagem.[13]

A experiência do cirurgião com essas técnicas permitiu que fossem preservadas valvas bicúspides com bom resultado, porém ainda necessitando de um olhar crítico. Zuo et al. publicaram metanálise comparando esse tipo de valva com as tricúspides, e a mortalidade e taxa de reoperação precoce foram semelhantes. Alguns estudos mostram bom resultado a longo prazo, livre de reintervenção até 15 anos de seguimento, porém ainda é um tema controverso, visto que a análise mostrou uma incidência maior de necessidade de reintervenção por insuficiência valvar.[14]

Coselli et al. elaboraram um registro prospectivo, multicêntrico, iniciado em 2005, em que acompanham mais de 300 pacientes com diagnóstico confirmado de síndrome de Marfan, submetidos a cirurgia de preservação da valva ou implante de tubo valvado. Dele já saíram diversas publicações, com os resultados em 5 anos mostrando uma tendência a maior prevalência de disfunção valvar no grupo de preservação, porém com proposta de entender melhor a evolução da doença a longo prazo, até 20 anos de evolução, para auxiliar na tomada de decisão nesse subgrupo.[15]

REFERÊNCIAS

1. Charitos EI, Sievers HH. Anatomy of the aortic root: implications for valve-sparing surgery. Ann Cardiothorac Surg. 2013;2(1):53-6.
2. Matsushima S, Karliova I, Gauer S, Miyahara S, Schäfers HJ. Geometry of cusp and root determines aortic valve function. Indian J Thorac Cardiovasc Surg. 2020;36(Suppl 1):64-70.
3. Kirali K, Günay D. Isolated aortic root aneurysms [Internet]. Aortic aneurysm. InTech; 2017. doi: 10.5772/66963.
4. Lemaire G, Vancraeynest D. Echocardiography of the aortic root: a practical approach for aortic valve-sparing surgery. Ann Cardiothorac Surg. 2023;12(3):194-212.
5. Stephens EH, Dearani JA, Pochettino A, Vricella LA, Sundt TM, David TE, et al. Valve-sparing aortic root replacement state-of--the-art review, part I: anatomy and physiology. Ann Thorac Surg. 2024;118(3):729-35.
6. Du T, Wang W, Wang Y, Piao H, Liu K. Research progress on aortic root aneurysms. Med Sci Monit. 2024;30:e943216.
7. Salameh MJ, Black JH, Ratchford EV. Thoracic aortic aneurysm. Vasc Med. 2018;23(6):573-8.
8. Chung JC, Eliathamby D, Seo H, Fan CP, Islam R, Deol K, et al. Biomechanical properties of the aortic root are distinct from those of the ascending aorta in both normal and aneurysmal states. JTCVS Open. 2023;16:38-47.
9. Urbanski PP, Hirao S, Irimie V. Root repair in patient with huge sinus Valsalva aneurysm and severe aortic regurgitation. Gen Thorac Cardiovasc Surg. 2020;68(5):530-3.
10. David TE, Feindel CM. An aortic valve-sparing operation for patients with aortic incompetence and aneurysm of the ascending aorta. J Thorac Cardiovasc Surg. 1992;103:617-22.
11. Khvan DS, Sirota DA, Zhul'kov MO, Liashenko MM, Cherniavskiĭ AM. Remote results of Florida Sleeve technique in patients with ascending aortic aneurysms and aortic insufficiency. Angiol Sosud Khir. 2020;26(4):108-18.
12. Elbatarny M, Tam DY, Edelman JJ, Rocha RV, Chu MWA, Peterson MD, et al. Valve-sparing root replacement versus composite valve grafting in aortic root dilation: a meta-analysis. Ann Thorac Surg. 2020;110(1):296-306. doi: 10.1016/j.athoracsur.2019.11.054.
13. Toh S, Ang J, George JJ, Jayawardena O, Mahbub S, Harky A. Outcomes in techniques of valve sparing aortic root replacement: a systematic review and meta-analysis. Journal of Cardiac Surgery. 2020;36(1):178-87. doi: 10.1111/jocs.15132.
14. Zuo Y, Tan R, Qin C. Outcomes of valve-sparing aortic root replacement in patients with bicuspid aortic valve and tricuspid aortic valve: a systematic review and meta-analysis. Journal of Cardiothoracic Surgery. 2023;18(1). doi: 10.1186/s13019-023-02329-8.
15. Coselli JS, Volguina IV, Nguyen L, Green SY, LeMaire SA, Moon MR. Outcomes of aortic root replacement in patients with Marfan syndrome: the role of valve-sparing and valve-replacing approaches. Ann Cardiothorac Surg. 2023;12(4):338-49. doi: 10.21037/acs-2023-avs2-0085.

43

Aneurisma e dissecção crônica do arco aórtico

João Carlos Ferreira Leal
Ricardo Ribeiro Dias
Henrique Murad

INTRODUÇÃO

Doenças no arco aórtico de forma isolada apresentam uma prevalência relativamente baixa, ocorrendo em cerca de 10 a 20% dos pacientes. A prevalência é maior em doenças mais complexas que se iniciam na aorta ascendente e se estendem para o arco aórtico, vasos supra-aórticos e aorta descendente, podendo alcançar as artérias ilíacas. A dissecção crônica no arco aórtico é o exemplo clássico, pois resulta da evolução tardia de uma dissecção aguda tipo A que foi tratada com reparo cirúrgico limitado à aorta ascendente, ou por falha no diagnóstico inicial.[1]

Os principais fatores de risco para aneurismas e dissecções do arco aórtico incluem aterosclerose, tabagismo, histórico familiar de doenças cardiovasculares, idade avançada e predisposições genéticas, como as síndromes de Marfan e Loeys-Dietz. Além disso, fatores embriológicos, como a perda da função contrátil das células musculares lisas e alterações na via do fator de crescimento transformador beta (TGF-beta), podem comprometer a integridade da parede aórtica.[1,2]

O arco aórtico origina-se de estruturas embriológicas complexas e suas anomalias geralmente decorrem da persistência ou regressão anômala de segmentos esperados para um desenvolvimento normal. Pode ser classificado em três tipos, com base na anatomia dos vasos supra-áorticos: no tipo I, todas as origens dos ramos supra-aórticos estão no mesmo plano horizontal; no tipo II, a artéria inominada surge entre os planos das curvaturas externa e interna do arco; e no tipo III, a artéria inominada se origina abaixo do plano da curvatura interna do arco. O arco aórtico tipo III está particularmente associado a um fluxo helicoidal anormal, o que pode explicar sua maior prevalência em pacientes com dissecção aguda da aorta descendente, denominada tipo B na classificação de Stanford.[3,4]

As estratégias para as intervenções no arco aórtico são determinadas com base no diagnóstico, na extensão da lesão e na fisiopatologia. Dessa forma, o diagnóstico por imagem, especialmente a angiotomografia computadorizada (angio-TC) de tórax, cervical, abdome e pelve, é essencial para a escolha do tratamento.[1]

ANEURISMAS DO ARCO AÓRTICO

O aneurisma é caracterizado como uma dilatação irreversível, podendo se apresentar de várias formas e extensão no segmento do arco aórtico. O risco de complicações, como ruptura ou dissecção, aumenta de forma linear de acordo com o diâmetro do aneurisma. Anatomicamente, por ser o segmento após a aorta ascendente, o arco aórtico pode ser acometido por extensões aneurismáticas proximais, levando em consideração os fenótipos e os tipos de válvula aórtica (bicúspide ou tricúspide). De acordo com as diretrizes, diâmetros ≥ 45 mm na raiz ou aorta ascendente são considerados aneurismas, enquanto entre 40 e 45 mm são classificados como dilatações.[1] Pacientes com essas condições requerem monitoramento frequente com exames de imagem e, em alguns casos, testes genéticos para definir o melhor momento para intervenção cirúrgica.

Estudos recentes indicam uma maior incidência de eventos agudos em aneurismas com diâmetros entre 52,5 e 57,5 mm.[5,6] A presença de outros fatores de risco é considerada importante para a decisão de condutas e incluem:[1]

- Comprimento da aorta ascendente ≥ 11 cm.
- Crescimento do diâmetro > 3 mm/ano.
- Altura < 1,69 m.
- Idade < 50 anos.
- Hipertensão arterial sistêmica.

Com o intuito de prevenir as complicações agudas, o tratamento cirúrgico é recomendado para pacientes com aneurismas da aorta ascendente e arco aórtico com diâmetros ≥ 55 mm, mesmo que assintomáticos.[1,5,6] Entretanto, o comprimento alongado da aorta ascendente (≥ 11 cm) também justifica a intervenção (classe IIa). No arco aórtico, as recomendações cirúrgicas seguem as mesmas considerações para a aorta ascendente (Tabela 1), além das indicações específicas baseadas em testes genéticos (Tabela 2).[1]

DISSECÇÕES DO ARCO AÓRTICO

As dissecções da aorta são caracterizadas pela separação das camadas da parede arterial, resultando na formação de duas luzes a partir de um orifício de entrada na camada média. A identificação do ponto de entrada no segmento proximal comprometido, assim como a presença de isquemia associada, é fundamental, pois orienta a classificação anatômica e a estratégia de tratamento.[1] A classificação clássica de Stanford distingue entre dissecções do tipo A (envolvendo a aorta ascendente) e do tipo B (envolvendo a aorta descendente), com extensões distais variáveis. Entretanto, um novo conceito foi introduzido para descrever dissecções que se iniciam no arco aórtico, denominadas "não A não B". A recomendação para intervenção baseia-se,

TABELA 1 Recomendações para indicação de tratamento cirúrgico de aneurismas do arco aórtico, conforme o *guideline* da EACTS/STS (2024).[1]

	Diâmetro	Classe de recomendação	Nível de evidência
Valva aórtica bicúspide, fenótipo raiz aórtica	≥ 50 mm	I	B
Valva aórtica tricúspide, fenótipo raiz aórtica e baixo risco	≥ 50 mm	IIa	B
Valva aórtica bi ou tricúspide, fenótipo aorta ascendente	≥ 52 mm	IIa	C
Valva aórtica bicúspide, fenótipo aorta ascendente	≥ 50 mm, < 50 anos, baixa estatura (< 1,69 m), > 11 cm, velocidade de crescimento do diâmetro > 3 mm/ano, história de dissecção aguda na família, hipertensão arterial sistêmica refratária, coarctação, compartilhamento da decisão com o paciente	IIa	C
Valva aórtica, tricúspide, fenótipo aorta ascendente	≥ 50 mm, < 50 anos, baixa estatura (< 1,69 m), > 11 cm, velocidade de crescimento do diâmetro > 3 mm/ano, história de dissecção aguda na família, hipertensão arterial sistêmica refratária, compartilhamento da decisão com o paciente	IIb	C
Troca valvar aórtica e aorta	≥ 45 mm	IIa	C

TABELA 2 Recomendações para indicação de procedimentos cirúrgicos com base em testes genéticos, conforme o *guideline* da EACTS/STS (2024).[1]

Variante genética	Diâmetro	Classe de recomendação	Nível de evidência
Loeys-Dietz, variantes TGFBR1 e TGFBR2	≥ 45 mm	I	C
Loeys-Dietz, variante SMAD3	≥ 45 mm	IIa	C
Aneurisma hereditário, variante ACTA2	≥ 45 mm	IIa	C
Aneurisma hereditário, variante PRKG1	≥ 40 mm	IIb	C
Aneurisma hereditário, variante MYLK ou MYH11	≥ 45 mm	IIb	C

portanto, no tipo de dissecção, na localização do ponto de entrada e na presença de isquemia, conceito conhecido como TEM (*type, entry tear, and malperfusion*).[1]

A classificação das dissecções em relação ao tempo considera a fase aguda até 14 dias, a fase subaguda entre 15 e 90 dias, e a fase crônica após 91 dias do início dos sintomas. Além do conceito TEM para nortear as condutas de tratamento, outras recomendações para intervenções em dissecções crônicas tipo A incluem critérios específicos, como o diâmetro da aorta e a presença de condições associadas (Tabela 3).[1]

As opções de tratamento para dissecções tipo A de Stanford que comprometem o arco aórtico incluem desde a substituição da raiz aórtica, quando necessário, e da aorta ascendente com reparo parcial do arco, utilizando enxertos simples, até o reparo total do arco com o uso de enxertos ramificados. Abordagens híbridas e a técnica *frozen elephant trunk* (FET) também são opções, assim como o tratamento endovascular total em casos especiais, embora este último ainda seja considerado *off-label*.[8,9] Vale ressaltar as vantagens imediatas e a longo prazo da FET, incluindo o remodelamento da aorta. Com base em estudos robustos sobre os benefícios da técnica FET, o Consenso da American Association for Thoracic Surgery de 2021 passou a recomendá-lo para o tratamento da doença na fase aguda.[1,9]

Ao utilizar a técnica FET ou outras que envolvam enxertos ramificados no reparo total do arco aórtico, é fundamental considerar a proteção cerebral com a técnica de Kazui, que envolve perfusão cerebral anterógrada seletiva bilateral. Além disso, estudos apontam a importância de práticas como hipotermia, monitorização ativa da coagulação e oximetria cerebral, que influenciam diretamente os resultados cirúrgicos desses pacientes.[1,8-11]

TRATAMENTO CIRÚRGICO DE ANEURISMA E DISSECÇÃO DO ARCO AÓRTICO

Manejos cirúrgicos

Como descrito anteriormente, a complexidade das lesões nas doenças do arco aórtico não se restringe apenas a essa região. Elas podem se iniciar na raiz aórtica, progredir pelo arco e estender-se até a aorta descendente ou toracoabdominal. Nesse contexto, a angiotomografia da aorta torácica, abdominal e pélvica, considerada o padrão-ouro para avaliação dessas doenças, é fundamental para o planejamento da estratégia de manejo do arco aórtico.[1]

As opções cirúrgicas para o arco aórtico estão detalhadas na Tabela 4.[1]

Convencional

Na presença de aneurisma da aorta ascendente com envolvimento proximal do arco aórtico e parâmetros que justifiquem intervenção cirúrgica, a recomendação é o tratamento cirúrgico convencional da raiz aórtica, quando necessário, assim como da aorta ascendente e do segmento proximal do arco, substituindo toda a área afetada por um enxerto simples (Figura 1). Em pacientes com comorbidades, a cirurgia convencional pode aumentar a mortalidade em razão do uso de circulação extracorpórea (CEC) e do risco de isquemia cerebral.[1,8-11]

Procedimentos híbridos

Os procedimentos híbridos, que combinam estratégias abertas e endovasculares, oferecem uma alternativa menos invasiva e mais segura para o tratamento do

TABELA 3 Recomendações para indicação de procedimentos cirúrgicos no tratamento de dissecções do arco aórtico, conforme o guideline da EACTS/STS (2024).[1]

Dissecção	Diâmetro da aorta	Classe de recomendação	Nível de evidência
Sintomática	N/A	I	C
Assintomática	≥ 55 mm	IIa	B
Assintomática e aneurisma hereditário	< 50 mm	IIa	C
Assintomática, porém quando necessário com realização de FET + TEVAR	> 50 mm	IIa	C
"Não A não B" com dissecção do arco aórtico na entrada (o FET deve ser considerado)	______	IIa	C

FET: tromba de elefante congelada (do inglês *frozen elephant trunk*); TEVAR: reparo endovascular da aorta torácica (do inglês *thoracic endovascular aortic repair*).

TABELA 4 Opções de cirurgia para arco aórtico, conforme a diretriz da EACTS/STS (2024).[1]

	Procedimento	Classe de recomendação	Nível de evidência
Aorta ascendente com arco proximal	Interposição de tubo supracoronariano	I	B
	Hemiarco extenso se o arco proximal for ≥ 45 mm	IIb	B
Arco aórtico	Enxerto ramificado	I	C
	FET	IIa	C
	TEVAR para zona 2 com reimplante da artéria subclávia esquerda	I	B

FET: tromba de elefante congelada (do inglês *frozen elephant trunk*); TEVAR: reparo endovascular da aorta torácica (do inglês *thoracic endovascular aortic repair*).

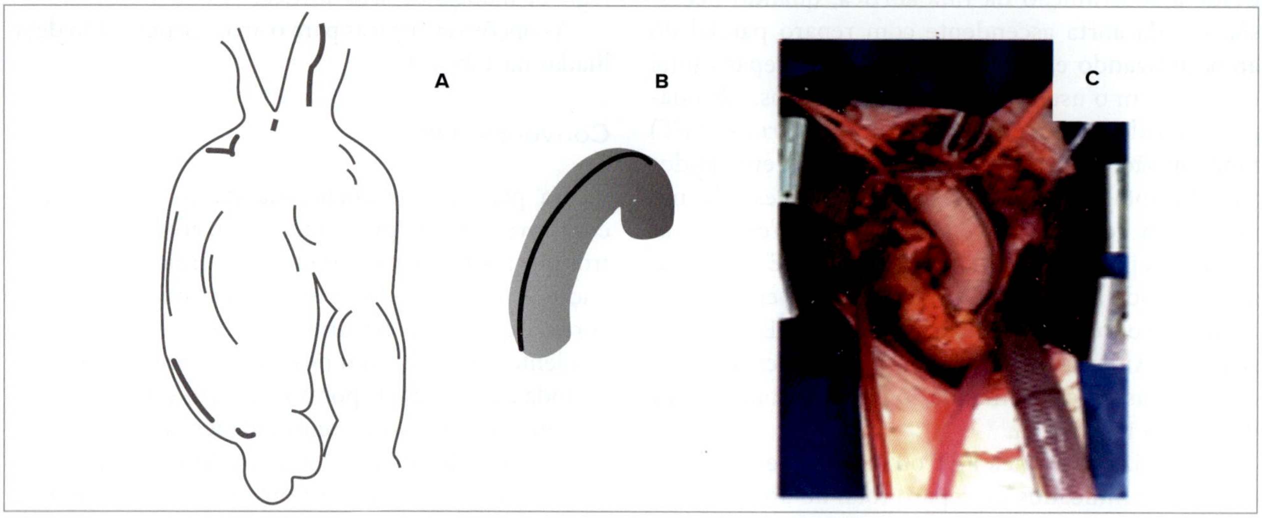

FIGURA 1.
A: esquema demonstrando o aneurisma de aorta ascendente + hemiarco direito. B: enxerto simples. C: procedimento cirúrgico de enxerto ramificado (imagem do acervo pessoal do autor).

arco aórtico. Nas últimas décadas, esses procedimentos avançaram significativamente, com vários fatores contribuindo para os bons resultados, especialmente as novas gerações de dispositivos endovasculares.[8-11]

Para determinar a melhor abordagem no manejo do arco aórtico, em 2016, Plichta et al. publicaram uma classificação das intervenções híbridas, categorizando-as em três tipos: I, II e III. Essa classificação é baseada no uso ou não da CEC e se há ou não a necessidade de parada circulatória total.[11]

Outra ferramenta fundamental é a classificação de Ishimura, que define as zonas de ancoragem das endopróteses e os locais para as estratégias de revascularizações extra-anatômicas, denominadas zonas 0, 1, 2 e 3.[1]

Intervenções híbridas tipo I

As intervenções híbridas tipo I são realizadas sem o uso de CEC, com revascularização extra-anatômica dos vasos supra-aórticos por meio de enxertos simples ou bifurcados, pinçamento parcial arterial e liberação de endoprótese até a zona 0. A revascularização extra-anatômica de dois ou três vasos supra-aórticos permite o avanço da ancoragem da endoprótese até a zona 0, sendo recomendada para casos de lesões menos complexas que acometem o arco distal e total.[1,10]

Um aspecto importante é que a aorta ascendente não pode ter um diâmetro maior que 45 mm, pois as endopróteses disponíveis no mercado são limitadas a esse tamanho. O acesso para o sistema de entrega pode ser realizado via retrógrada, pela artéria femoral, ou via anterógrada, pela aorta ascendente.[1,10]

Intervenções híbridas tipo II

As intervenções híbridas tipo II envolvem o uso de CEC, sem hipotermia ou parada cardíaca total. Assim como nas intervenções tipo I, a revascularização extra-anatômica dos vasos supra-aórticos é feita com enxertos simples ou bifurcados e a liberação da endoprótese ocorre até a zona 0, sendo realizada em um único procedimento ou em dois estágios.[1,10]

Esse tipo de intervenção é recomendado para lesões complexas, como aneurismas do arco total que se estendem além da zona 4, e para casos de aorta ascendente aneurismática que requerem suporte da CEC. Nessas situações, o arco aórtico pode ser tratado juntamente com a aorta ascendente aneurismática, com reparo do segmento proximal utilizando um enxerto simples. Isso possibilita a revascularização extra-anatômica de dois ou três vasos supra-aórticos, com liberação da endoprótese via retrógrada, pela artéria femoral, em procedimento único ou em dois estágios.[1,10]

Intervenções híbridas tipo III

As intervenções híbridas tipo III envolvem o uso de CEC, hipotermia e parada cardíaca total. Nesse tipo, utiliza-se um enxerto ramificado em associação com enxerto simples na zona 3, realizando-se uma anastomose proximal, técnica conhecida como tromba de elefante (TE), ou a liberação de endoprótese cirúrgica por visão direta na zona 3, em um único procedimento ou em dois estágios.[8-11]

As vantagens dos enxertos ramificados incluem a capacidade de tratar os ramos supra-aórticos de forma isolada e a rápida retomada da CEC por meio do ramo extra, após o reparo distal do arco.[9]

O conceito de enxerto ramificado, aliado à técnica TE, foi essencial para o desenvolvimento da prótese híbrida, que combina enxerto e endoprótese. A evolução desse dispositivo resultou na técnica FET. Ao longo do tempo, a FET demonstrou bons resultados, especialmente no remodelamento tardio da aorta, e, por essa razão, será descrita separadamente.[8-11]

Reparo endovascular total

O reparo endovascular total do arco aórtico com endopróteses ramificadas é uma técnica promissora para pacientes de alto risco, oferecendo uma alternativa menos invasiva à cirurgia aberta. Embora a viabilidade técnica e o sucesso inicial sejam altos, são preocupações significativas as complicações pós-operatórias, especialmente acidentes vasculares cerebrais (AVC), e a necessidade de reintervenções. A adequação anatômica e a durabilidade a longo prazo ainda precisam ser mais bem compreendidas por meio de estudos adicionais e seguimento prolongado.[1,12]

Técnica *frozen elephant trunk*

O conceito da técnica FET surge em 2003 com as próteses híbridas, contribuindo enormemente para as recomendações de tratamento dos aneurismas crônicos da aorta ascendente, que envolvem a parte distal do arco e o terço proximal da aorta descendente, bem como nas dissecções agudas e crônicas. Em casos de dissecções agudas do tipo A, em que o orifício de entrada está localizado no arco aórtico, pacientes jovens, síndrome de má perfusão, dissecções retrógradas e prevenção da formação de aneurismas no segmento distal por expansão do falso lúmen, a técnica FET deve ser considerada. A técnica também pode ser indicada nas dissecções agudas do tipo B, que apresentam sinais de ruptura, anatomia hostil para TEVAR e estão associadas a aneurismas na aorta ascendente e no arco aórtico.

Os argumentos favoráveis para o uso da técnica FET em lesões agudas são a expansão do lúmen verdadeiro e a obliteração das reentradas distais, revertendo rapidamente o processo de má perfusão. Nas lesões crônicas, os benefícios incluem a trombose do falso lúmen, o remodelamento aórtico e a redução da mortalidade. Na metanálise publicada por Di Bartolomeo em 2013, que incluiu 12 estudos, foi demonstrada trombose total do falso lúmen e remodelamento aórtico em 90% dos casos em todos os estudos.[7] Entretanto, o uso da técnica em pacientes idosos é controverso pelas altas morbidade e mortalidade.[8,9]

Em 2017, o mesmo autor publicou um estudo comparativo com outras técnicas de tratamento no arco aórtico, cujos resultados mencionaram vantagens da técnica FET, como o tratamento em estágio único, facilidade na intervenção em aneurismas abdominais e a redução dos riscos em cirurgias subsequentes na aorta distal. Em 2012, quando o enxerto híbrido ramificado foi introduzido na técnica FET, o tempo de parada cardíaca total reduziu e proporcionou maior facilidade no reparo dos vasos supra-aórticos.[8]

O suplemento do *European Journal of Cardio-Thoracic Surgery*, publicado em 2017, discutiu exclusivamente a técnica FET e a considerou um grande avanço no tratamento cirúrgico das doenças complexas do arco aórtico.[12] O artigo destaca que a ocorrência de lesões neurológicas, reversíveis e irreversíveis, durante a parada circulatória total com hipotermia foi reduzida com as técnicas de proteção cerebral, principalmente com o uso da técnica de Kazui, que consiste em perfusão cerebral anterógrada e seletiva bilateral, com fluxo sanguíneo de 10 mL/kg/min.[14]

Descrição (passo a passo) da técnica *frozen elephant trunk*

A técnica combina elementos de cirurgia convencional e endovascular, oferecendo uma solução abrangente para doenças complexas da aorta (Figura 2).

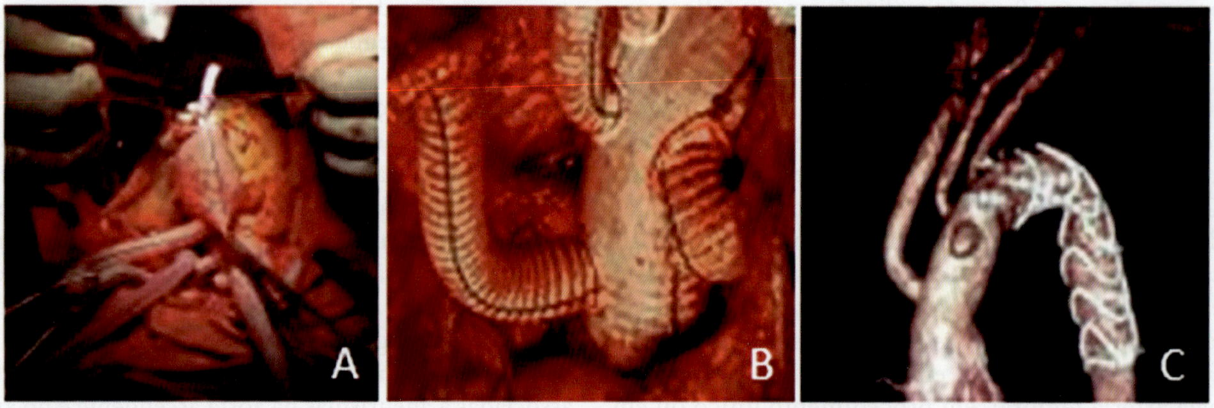

FIGURA 2.
A: início da reconstrução do arco aórtico com a técnica *frozen elephant trunk* durante a cirurgia. Observam-se a exposição do arco e o posicionamento inicial do enxerto híbrido. B: visualização intraoperatória após a implantação completa do enxerto. C: imagem pós-operatória de angiotomografia computadorizada demonstrando o resultado da reconstrução do arco aórtico.

Passos da técnica FET:

- Remoção do segmento aórtico comprometido, pelo aneurisma ou dissecção, e preparo da perfusão cerebral com canulação seletiva bilateral das carótidas comuns com fluxo 10 mL/kg/min.
- Após o início da perfusão cerebral, o coto distal da aorta é preparado. Isto envolve o fechamento da falsa luz da aorta pela aplicação de pontos cardinais em "U" com *pledgets* internos e feltro de Teflon externamente, garantindo um selamento adequado da aorta para evitar fluxo retrógrado proveniente das reentradas.
- A prótese híbrida na parte da endoprótese é avançada pela aorta descendente torácica com o auxílio de um fio-guia, que foi previamente posicionado na luz verdadeira da aorta através da artéria femoral. A parte da endoprótese com *stent* de nitinol revestida com Dacron é então expandida dentro da aorta descendente.
- Existem próteses híbridas com colar hemostático na transição do enxerto com a endoprótese já liberada; desta forma, é suturado o colar no coto distal da aorta, criando uma anastomose segura entre a prótese e a aorta nativa. Esta etapa é fundamental para que o enxerto esteja firmemente posicionado e que haja uma boa integração com o tecido aórtico.
- Após a liberação e fixação da endoprótese, os vasos supra-aórticos são reimplantados isolados ou em conjunto, dependendo do tipo de prótese híbrida. Esse passo é importante para restaurar o fluxo sanguíneo adequado para o cérebro e os membros superiores.
- Realização da anastomose proximal entre o enxerto e a aorta ascendente ou raiz aórtica para restabelecer a continuidade do fluxo sanguíneo da aorta ascendente para a prótese híbrida implantada.
- Lembrar que, após a conclusão da anastomose distal no arco aórtico, a CEC é reiniciada e o paciente é reaquecido, saindo gradualmente da hipotermia moderada induzida de 27 °C.

Recomendações para a FET:

- Saber reconstruir as imagens pelas angiografias e identificar orifícios das reentradas na aorta que possam comprometer o procedimento.
- O uso de visualização endoscópica interna da aorta descendente e ecocardiograma transesofágico ajuda a guiar o posicionamento da endoprótese; entretanto, a escopia também pode ser utilizada.
- Durante o procedimento, são tomadas medidas para evitar desproporção no tamanho do *stent* e para considerar o uso de próteses ramificadas, dependendo do envolvimento dos vasos epiaórticos.

REFERÊNCIAS

1. Czerny M, Grabenwöger M, Berger T, Aboyans V, Della Corte A, Chen EP, et al.; EACTS/STS Scientific Document Group. EACTS/STS Guidelines for diagnosing and treating acute and chronic syndromes of the aortic organ. Eur J Cardiothorac Surg. 2024;65(2):ezad426. Erratum in: Eur J Cardiothorac Surg. 2024;65(6):ezae235.
2. Martens A, Beckmann E, Kaufeld T, Umminger J, Fleissner F, Koigeldiyev N, et al. Total aortic arch repair: risk factor analysis and follow-up in 199 patients. Eur J Cardiothorac Surg. 2016;50(5):940-8.

3. Pandurangam G, Jyothi D, Anjum A, Saritha S. Anatomical organization of aortic arch variation with embryological basis and clinical application. Int J Anat Res. 2021;9:7901-4.
4. Marrocco-Trischitta MM, Sturla F. Blood flow helical pattern in type III arch configuration as a potential risk factor for type B aortic dissection. Eur J Cardiothorac Surg. 2021;61(1):132-9. doi: 10.1093/ejcts/ezab307. PMID: 34374753.
5. Yiu R, Cheng S. Natural history and risk factors for rupture of thoracic aortic arch aneurysms. J Vasc Surg. 2016;63(5):1189-94.
6. Wu J, Zafar MA, Li Y, Saeyeldin A, Huang Y, Zhao R, et al. Ascending aortic length and risk of aortic adverse events: the neglected dimension. J Am Coll Cardiol. 2019;74(15):1883-94.
7. Zafar MA, Li Y, Rizzo JA, Charilaou P, Saeyeldin A, Velasquez CA, et al. Height alone, rather than body surface area, suffices for risk estimation in ascending aortic aneurysm. J Thorac Cardiovasc Surg. 2018;155(5):1938-50. doi: 10.1016/j.jtcvs.2017.10.140.
8. Di Bartolomeo R, Murana G, Di Marco L, Pantaleo A, Alfonsi J, Leone A, Pacini D. Frozen versus conventional elephant trunk technique: application in clinical practice. Eur J Cardiothorac Surg. 2017;51(suppl 1):i20-i28.
9. Malaisrie SC, Szeto WY, Halas M, Girardi LN, Coselli JS, Sundt TM 3rd, et al.; AATS Clinical Practice Standards Committee: Adult Cardiac Surgery. 2021 The American Association for Thoracic Surgery expert consensus document: surgical treatment of acute type A aortic dissection. J Thorac Cardiovasc Surg. 2021;162(3):735-58.e2.
10. Antoniou G, Sakka K, Hamady M, Wolfe J. Hybrid treatment of complex aortic arch disease with supra-aortic debranching and endovascular stent graft repair. Eur J Vasc Endovasc Surg. 2010;39(6):683-90.
11. Plichta RP, Aftab M, Roselli EE. Current management of aortic arch lesions with hybrid procedures: a tailored approach to a progressive disease. J Cardiovasc Surg (Torino). 2016;57(3):437-47.
12. Weijde E, Heijmen R, Schaik P, Hazenberg C, Herwaarden J. Total endovascular repair of the aortic arch: initial experience in the Netherlands. Ann Thorac Surg. 2020 109(6):1858-63. doi: 10.1016/j.athoracsur.2019.09.009.
13. Peterss S, Pichlmaier M, Curtis A, Luehr M, Born F, Hagl C. Patient management in aortic arch surgery. Eur J Cardiothorac Surg. 2017;51(suppl 1):i4-i14.
14. Kazui T, Inoue N, Yamada O, Komatsu S. Selective cerebral perfusion during operation for aneurysms of the aortic arch: a reassessment. Ann Thorac Surg. 1992;53(1):109-14. doi: 10.1016/0003-4975(92)90767-x.

44

Aneurisma da aorta torácica descendente e toracoabdominal

Henrique Murad
Felipe Francescutti Murad
João Carlos Ferreira Leal

INTRODUÇÃO

Os aneurismas de aorta descendente e toracoabdominais são assintomáticos na grande maioria das vezes, mas podem ter sintomas a depender de sua expansão e da compressão de estruturas vizinhas à aorta. A expansão do aneurisma pode provocar dor e promover compressão traqueobrônquica, com atelectasia pulmonar, compressão esofágica com disfagia, compressão do nervo recorrente com disfonia e do nervo frênico com insuficiência respiratória. Eventualmente os aneurismas podem se romper, com quadro de dor forte, choque hemorrágico e alta mortalidade.

O tratamento cirúrgico dos aneurismas da aorta descendente e toracoabdominais é feito com o objetivo de tratar aneurismas sintomáticos, aneurismas rotos ou os que tenham alto risco de complicações por rotura ou dissecção aórtica, em decorrência do diâmetro aórtico aumentado.

ANATOMIA CIRÚRGICA

A aorta descendente se inicia após a artéria subclávia esquerda e vai até o diafragma. As artérias intercostais são ramos da aorta descendente e têm papel importante na nutrição da medula espinhal. As artérias intercostais e lombares dão origem à artéria espinhal anterior, responsável pela nutrição anterior da medula espinhal. A artéria radicular magna ou artéria de Adamkiewicz pode por vezes ser a única a nutrir a medula espinhal. Ela comumente tem origem entre T8 e L2, sendo importante revascularizá-la durante a ressecção de aneurismas toracoabdominais. Também são importantes fontes de nutrição para a medula espinhal as artérias intercostais, lombares, subclávias e ilíacas internas.

Na anatomia cirúrgica da aorta descendente, sempre se deve avaliar o arco aórtico, para um bom planejamento cirúrgico, quer para tratamento cirúrgico convencional, quer para implante de endoprótese. No arco aórtico tipo I, todos os ramos supra-aórticos têm sua origem no mesmo plano horizontal. No tipo II, o tronco braquiocefálico tem sua origem em um plano horizontal entre as curvaturas aórticas interna e externa. No tipo III, a origem da artéria inominada está em um plano horizontal abaixo da curvatura interna do arco aórtico e tem maior prevalência de dissecção aórtica tipo B pelo padrão de fluxo sanguíneo aórtico que provoca.

A classificação de Ishimaru divide a aorta em segmentos que indicam a extensão do aneurisma ou da disseção aórtica mostrando possíveis locais proximais e distais para o ancoramento de endopróteses ou anastomoses cirúrgicas (Figura 1).

Os aneurismas toracoabdominais podem ser classificados conforme proposto por Crawford, modificado por Safi, em cinco tipos. Para ser considerado toracoabdominal, o aneurisma deve envolver os vasos viscerais (tronco celíaco, artéria mesentérica superior, artéria renal direita e artéria renal esquerda).

O tipo I se inicia logo depois da artéria subclávia esquerda e termina ao nível das artérias renais. O tipo II acomete toda a aorta descendente e toda a aorta abdominal. O tipo III acomete a aorta torácica distal desde T6 e toda a aorta abdominal. O tipo IV é essencialmente um aneurisma de aorta abdominal que acomete os vasos viscerais. O tipo V acomete desde a aorta descendente na altura de T6 até as artérias renais (Figura 2).

O aneurisma de aorta descendente é classificado em tipo A na aorta descendente proximal até T6; tipo B na aorta descendente distal a partir de T6; e tipo C

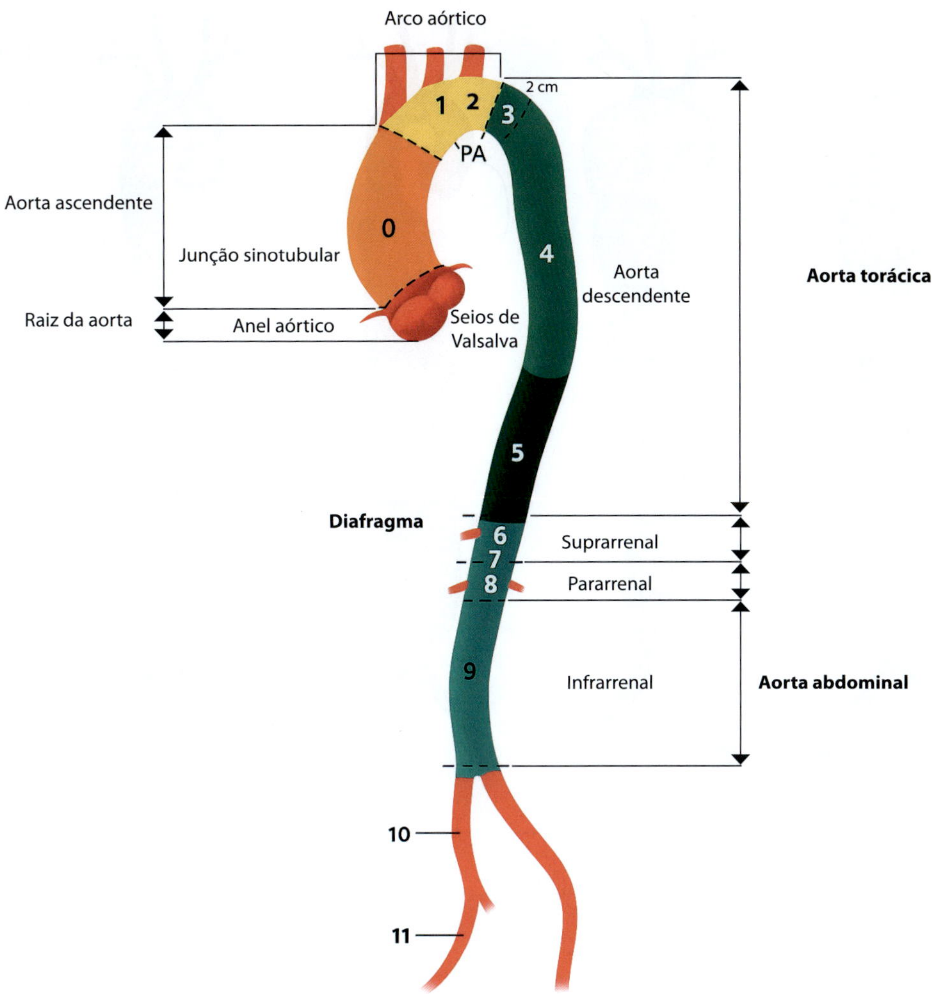

FIGURA 1.
Classificação de Ishimaru.[3]

englobando toda a aorta descendente. Essa classificação tem implicação quanto ao risco de isquemia medular pelo tratamento cirúrgico.[1]

Essas classificações devem ser utilizadas ao relatar casos cirúrgicos.[2]

CONSIDERAÇÕES DIAGNÓSTICAS

Os aneurismas de aorta descendente podem ser detectados em radiografias de tórax e ecocardiograma. Os aneurismas toracoabdominais podem ser detectados em radiografias de tórax e ultrassom abdominal.

Entretanto, o exame que dá mais informações sobre o aneurisma em aorta descendente e toracoabdominal é a angiotomografia. Ela permite avaliar a etiologia do aneurisma (pós dissecção, hereditário ou degenerativo), a extensão do aneurisma, o diâmetro da aorta em diversos segmentos, a qualidade da aorta antes e depois do aneurisma e todos os ramos da aorta. A angiotomografia é utilizada para diagnóstico e acompanhamento de aneurisma de aorta descendente e toracoabdominal.

A ressonância nuclear magnética fornece informações equivalentes à da angiotomografia, mas é problemático seu uso em emergências.

O ecocardiograma transesofágico avalia bem o aneurisma de aorta descendente, mas a área próxima ao arco aórtico é mal visualizada.

FISIOPATOLOGIA

Com o crescimento do aneurisma pode haver compressão de estruturas vizinhas, como brônquios, esôfago, nervo recorrente, nervo frênico e vértebras. Eventualmente podem se estabelecer fistulas aortopulmonares e aortoesofágicas, com alta mortalidade.

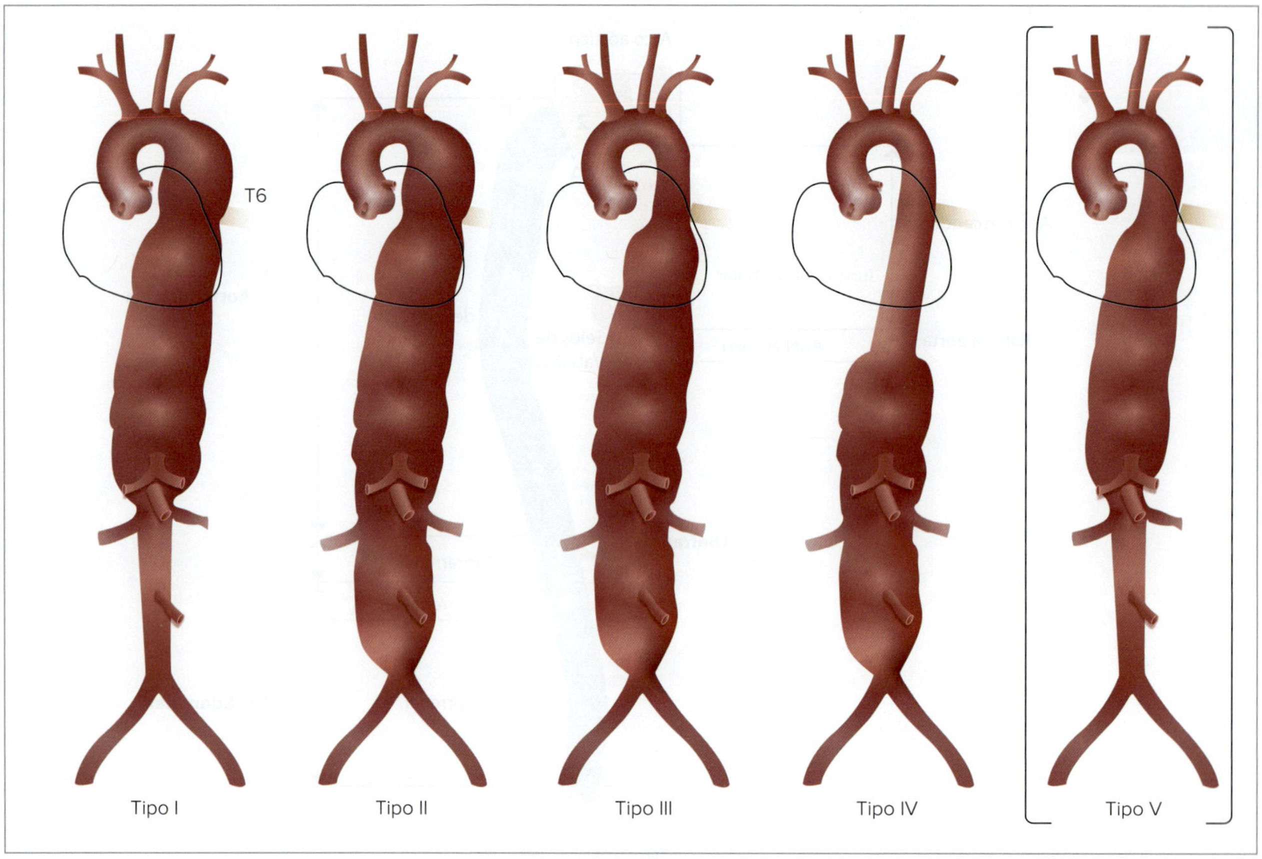

FIGURA 2.
Classificação dos aneurismas toracoabdominais.[3]

Os aneurismas crescem por ação hemodinâmica de seu próprio aumento e por alterações estruturais da parede aórtica, como alterações de fibrilina na síndrome de Marfan e de metaloproteinases nos aneurismas degenerativos.

Pela lei de Poiseuille, a pressão exercida sobre a parede do vaso é proporcional ao diâmetro do aneurisma; ou seja, quanto maior o aneurisma, maior a pressão exercida sobre sua parede e mais rápida a perda de sua estrutura.

O crescimento dos aneurismas também é proporcional a seu diâmetro. Aneurismas maiores têm maior crescimento.

O aumento do aneurisma por si só provoca dor por distensão de nervos da adventícia aórtica. A dor, que tem mau prognóstico, também pode ser causada por rotura ou dissecção aórtica.

HISTÓRIA NATURAL

Os aneurismas grandes tendem a romper com mais frequência que aneurismas menores. Nos aneurismas de aorta descendente e toracoabdominal, diâmetros aórticos acima de 6,0 cm apresentam risco de morte muito aumentado. A incidência anual de evento aórtico (dissecção ou ruptura) é de 5,5% para aneurismas de 5 cm, aumentando para 9,3% em aneurismas de 6,0 cm.[3] A rapidez com que um aneurisma de aorta descendente e toracoabdominal aumenta também é importante. Aneurismas que crescem acima de 0,5 cm por ano têm maior probabilidade de rotura.

Outro fator importante a considerar é a presença de sintomas, havendo alta correlação entre sintomas e evento aórtico.

Além do diâmetro, os seguintes fatores são considerados de alto risco em pacientes com aneurisma:

- Crescimento superior a 0,5 cm por ano.
- Aneurisma sintomático.
- Doenças aórticas torácicas hereditárias de tecido conjuntivo, sindrômicas (Marfan, Loeys-Dietz, Ehlers-Danlos, entre outras) e não sindrômicas (aneurisma familiar).
- Aneurismas saculares.
- Sexo feminino.
- Aneurismas infecciosos.

As principais etiologias para os aneurismas aórticos são: degenerativa, dissecção de aorta e defeitos hereditários do tecido conjuntivo (sindrômicos e não sindrômicos).[3,4]

INDICAÇÕES CIRÚRGICAS

A indicação cirúrgica depende essencialmente de dois fatores: sintomas e tamanho do aneurisma. Os aneurismas com menos de 5,5 cm podem ser acompanhados clinicamente, se forem assintomáticos.

Os pacientes assintomáticos com aneurismas torácicos e toracoabdominais devem ser submetidos à cirurgia se o aneurisma tiver mais de 5,5 cm de diâmetro. Pacientes com aneurismas de menos de 5,5 cm e fatores de risco altos devem ser considerados para o tratamento cirúrgico.[3,4]

Em pacientes com risco cirúrgico muito alto, tanto de morbidade quanto de mortalidade, é aceitável aumentar o diâmetro a ser considerado para tratamento cirúrgico.

Os aneurismas rotos devem ser operados imediatamente.

TOMADA DE DECISÃO PRÉ-OPERATÓRIA

Na tomada de decisão, é importante:

- Avaliar a urgência da situação.
- Avaliar o risco cirúrgico do paciente.
- Avaliar com cuidado a angiotomografia.
- Fazer um exame clínico sucinto do paciente, procurando possíveis consequências de oclusões arteriais: ausência de pulsos nos membros inferiores, oligoanúria, dor e distensão abdominal, paraplegia.

É importante explicar ao paciente e seus familiares o risco envolvido no ato cirúrgico, incluindo a possibilidade de morte e paraplegia.

Outra decisão importante é a opção de tratamento a ser feito: convencional por toracotomia ou tratamento endovascular (TEVAR, do inglês *thoracic endovascular aneurysm repair*).

São fatores que favorecem o tratamento cirúrgico: risco cirúrgico baixo, anatomia desfavorável para tratamento endovascular, etiologia hereditária do aneurisma, aneurisma inflamatório, ruptura de aneurisma toracoabdominal.

Atualmente, o tratamento endovascular é a primeira opção para aneurismas de aorta descendente e em centros especializados também é a primeira opção para aneurismas toracoabdominais. Deve ser a primeira opção se a anatomia for favorável, independentemente do risco cirúrgico do paciente, incluindo aneurismas rotos de aorta descendente e rotura traumática da aorta. O tratamento cirúrgico fica reservado para pacientes com anatomia desfavorável para tratamento endovascular, que tenham risco cirúrgico baixo e expectativa de vida de pelo menos mais 10 anos.[3,4]

Nos pacientes com aneurismas toracoabdominais de risco cirúrgico baixo ou moderado, tanto a ressecção cirúrgica como o tratamento endovascular podem ser considerados. Nos portadores de aneurisma toracoabdominal, o tratamento endovascular é realizado com próteses ramificadas (BEVAR, do inglês *branched endovascular aneurysm repair*) ou fenestradas (FEVAR, do inglês *fenestrated aneurysm repair*).[3]

Nos aneurismas toracoabdominais tipo II, a operação em dois estágios (primeiro estágio torácico e segundo estágio operação torácica distal e abdominal) mostrou menor incidência de paraplegia.[5] Para esses pacientes, uma opção melhor é uma cirurgia hibrida com TEVAR na porção torácica do aneurisma toracoabdominal e cirurgia convencional na porção torácica distal e abdominal, para ser utilizada em pacientes de alto risco e anatomia desfavorável para endopróteses fenestradas ou ramificadas (F/BEVAR). Essa conduta também pode ser empregada em pacientes com alto risco de lesão medular isquêmica, como em aneurismas tipo II de Crawford. Para esses pacientes, uma alternativa que mostrou ser vantajosa é a operação em dois estágios em períodos separados, com TEVAR em aorta descendente seguido por F/BEVAR na porção torácica distal e abdominal.[6]

TÉCNICA OPERATÓRIA

O tratamento dos aneurismas torácicos abdominais pode ser feito por cirurgia convencional ou endovascular.

O preparo pré-operatório desses pacientes precisa incluir monitorização de pressão arterial em artérias braquial e femoral, ecocardiograma transesofágico, monitorização da pressão liquórica e intubação que permita a ventilação apenas do pulmão direito, com tubo endotraqueal tipo Robertshaw. O uso de broncoscópio flexível auxilia no posicionamento correto do tubo endotraqueal na árvore brônquica para permitir a ventilação unipulmonar com colapso do pulmão esquerdo.

Autotransfusão perioperatória e avaliação da coagulação por tromboelastograma são importantes nesse tipo de operação. Monitorização neurológica, motora e sensitiva, auxilia na avaliação de possível isquemia medular, mas sua utilização nem sempre é exequível.

Para a monitorização da pressão liquórica, um cateter é introduzido no espaço raquiano na altura de

L4 no início da cirurgia. Assim, a pressão raquiana é continuamente medida em um sistema fechado que permite a drenagem liquórica toda vez que a pressão liquórica é maior que 10 mmHg. A perfusão medular é diretamente proporcional à pressão arterial e inversamente proporcional à pressão liquórica; pressão arterial baixa e pressão liquórica alta podem transformar edema medular recuperável, secundário à isquemia, em lesão medular definitiva.

TRATAMENTO CIRÚRGICO CONVENCIONAL DOS ANEURISMAS DE AORTA DESCENDENTE

As operações são realizadas por toracotomia esquerda com entrada torácica no 5º ou 6º espaço intercostal esquerdo. Para evitar a possibilidade de lesão medular, na grande maioria das vezes utiliza-se circulação extracorpórea (CEC) parcial (átrio esquerdo-femoral). Eventualmente a operação poderá ser feita pelos seguintes métodos:

- Pinçamento aórtico simples, se porventura o tempo de oclusão aórtico puder ser inferior a 20 minutos.
- Hipotermia profunda com parada circulatória total em grandes emergências ou em situações em que os cotos aórticos proximal e distal sejam difíceis de serem manipulados.
- CEC parcial femoro-femoral, quando a canulação do átrio esquerdo é difícil pela presença de adesões. Este método tem a desvantagem de necessitar da inclusão de oxigenador no circuito e heparinização plena de 4 mg/kg.

Após a abertura do tórax, o pulmão esquerdo é colabado. Utiliza-se heparina na dose de 1 mg/kg e o fluxo da bomba de CEC deve ficar em 1.500 mL/min para um adulto de 70 kg. A aorta deve ser pinçada antes de iniciar a CEC para evitar embolia cerebral retrógrada e pela mesma razão a CEC deve ser descontinuada antes do despinçamento aórtico.

Na CEC parcial átrio esquerdo-femoral, a oxigenação é mantida pelo pulmão do paciente e deve ser mantido fluxo sanguíneo constante para evitar isquemia medular. Hipotensão arterial proximal deve ser tratada com vasoconstritores e volume. Hipertensão arterial proximal deve ser tratada com drenagem sanguínea para o reservatório venoso, sem alteração do fluxo sanguíneo fornecido pela bomba de CEC.

O cateter para drenagem de átrio esquerdo deve ser colocado na veia pulmonar inferior esquerda extrapericárdica ou na veia pulmonar superior intrapericárdica e o retorno arterial pode ser feito pela artéria femoral esquerda.

A aorta é ressecada e substituída por enxerto de Dacron. O coto proximal deve ser totalmente mobilizado para evitar que uma sutura proximal atinja inadvertidamente o esôfago. As artérias intercostais entre T8 e L2 devem ser reimplantadas no enxerto com *patch* de Carrel utilizando a parede aórtica (Figura 3).

Caso a anastomose aórtica seja proximal à artéria subclávia esquerda, esta deve ser reimplantada no enxerto aórtico através de enxerto. Caso não seja possível reimplantá-la, deve-se restaurar o fluxo sanguíneo na artéria subclávia esquerda por enxerto carótido esquerda-subclávia esquerda por acesso supraclavicular. A artéria subclávia esquerda é fonte de colaterais importantes para a nutrição medular, sendo ainda mais necessária sua preservação em pacientes já submetidos à ressecção de aneurisma de aorta abdominal com interrupção do fluxo sanguíneo para as artérias ilíacas internas e ligadura de artérias lombares.

Ao fim da operação, uma hemostasia cuidadosa deve ser realizada. O pulmão esquerdo é expandido e o tórax, fechado. Dois drenos torácicos são colocados no espaço pleural esquerdo, um anterior e outro posterior, e o bloqueio intercostal é feito do 3º ao 7º espaço intercostal.

O tratamento de escolha para aneurismas da aorta descendente é endovascular, mas o tratamento cirúrgico ainda tem importante papel em casos de falha do tratamento endovascular, anatomia desfavorável e doenças do tecido conjuntivo. A cirurgia convencional é indicada em casos difíceis, como aortite infecciosa, fístula aortobrônquica, fístula aortoesofágica e infecção de enxerto ou endoprótese.

Tratamento endovascular dos aneurismas de aorta descendente

O tratamento endovascular dos aneurismas de aorta descendente é a primeira escolha, sendo na maioria das vezes feito por via percutânea e preferencialmente guiado por ultrassom.

Segundo a European Society of Cardiology (ESC), a endoprótese deve ter diâmetros de 15 a 20% maiores que a aorta nas zonas de ancoramento proximal e distal nos aneurismas degenerativos e deve ser apenas 10% maior que a aorta na zona de ancoramento proximal nos casos de dissecção de aorta, pela fragilidade da parede aórtica.

A zona de ancoramento deve ter mais de 25 mm e a parede da aorta deve ter as seguintes qualidades para que se possa esperar um bom resultado a longo prazo:

ausência de doença de tecido conjuntivo; ausência de trombo ou calcificação; ausência de hematoma intramural oi dissecção.[3,4]

Quando houver necessidade de cirurgia valvar ou coronária concomitante ou quando, apesar do enxerto carotídeo-subclávio, não se conseguir uma zona de ancoramento proximal adequada, está indicado o uso de FET (do inglês *frozen elephant trunk*), com ou sem ressecção de arco aórtico.[2]

Quando existe perspectiva de ser necessário ocluir a artéria subclávia esquerda durante o procedimento endovascular, recomenda-se revascularizar a artéria subclávia esquerda antes do TEVAR através de enxerto/reimplante carotídeo-subclávio esquerdo previamente feito ou utilizar endoprótese ramificada.

Tratamento cirúrgico convencional dos aneurismas de aorta toracoabdominal

Os aneurismas de aorta toracoabdominais são operados por toracofrenolaparotomia, com o paciente em decúbito lateral direito a 90 graus e o quadril rodado para a esquerda a 60 graus. A entrada no tórax é pelo 5º e 8º espaço intercostal esquerdo, com secção do gradil costal, nos aneurismas dos tipos I e II e no 8º espaço intercostal esquerdo, com secção do gradil costal, nos aneurismas tipos III, IV e V. O diafragma é incisado de modo circular a 1,5 cm do rebordo costal esquerdo para permitir sua ressutura posterior, evitando-se desse modo lesão do nervo frênico. O acesso abdominal é feito de modo extraperitoneal na maioria dos pacientes.

Para evitar isquemia medular, realiza-se CEC do átrio esquerdo-femoral. Caso haja perspectiva de tempo de oclusão mais demorado da artéria femoral, uma cânula é colocada para perfusão da artéria femoral distal a partir da linha arterial.

Utilizam-se preferencialmente enxertos de Dacron de malha fina pré-coagulados e ramificados (Coselli).

A aorta é pinçada de modo sequencial, sempre que possível mantendo a perfusão da aorta distal. Faz-se o pinçamento aórtico logo após a artéria subclávia esquerda e faz-se a anastomose do enxerto com a aorta proximal. A seguir, a aorta é aberta de modo longitudinal até o tronco celíaco e as artérias intercostais são ocluídas com cateteres Fogarty para evitar roubo da circulação medular. Eventualmente as artérias intercostais entre a artéria subclávia esquerda e T8 podem ser ligadas antes do pinçamento aórtico. No próximo passo, a aorta é incisada até logo depois da artéria renal, onde é pinçada, se possível, a fim de manter a perfusão de aorta abdominal distal e artérias ilíacas internas, importantes contribuintes para a perfusão medular. Caso não seja possível, a circulação distal é temporariamente interrompida.

O tronco celíaco e a artéria mesentérica superior são perfundidos com sangue vindo da bomba de CEC com fluxo contínuo normotérmico de 100 mL/min para cada ramo arterial. As artérias renais são perfundidas com 400 mL a 4 °C, e repete-se a infusão com 200 mL a cada 20 minutos, de solução de Ringer lactato, manitol (12,5 g/L) e metilprednisolona (125 mg/L), até um total de 1.500 mL, para evitar hemodiluição excessiva e hipotermia sistêmica.[7] A perfusão das artérias renais com Custodiol[8] a 4 °C tem demonstrado excelente proteção renal.

As artérias intercostais entre T8 e L2 são implantadas em orifício criado no enxerto de Dacron com *patch* aórtico tipo Carrel. As demais artérias intercostais e lombares são ocluídas por sutura.

Os ramos viscerais são suturados aos ramos individuais do enxerto, na seguinte ordem: tronco celíaco, artéria mesentérica superior, artéria renal direita e artéria renal esquerda. A artéria mesentérica inferior, quando pérvia, somente é reimplantada no enxerto com *patch* de Carrel se o seu refluxo for pequeno, com pressão arterial inferior a 50 mmHg, o que raramente ocorre.

A seguir, é feita anastomose do enxerto com a aorta distal. A CEC é descontinuada, administra-se protamina, o pulmão é expandido e as cânulas, removidas.

Uma revisão cuidadosa da hemostasia é então realizada.

Tratamento endovascular dos aneurismas de aorta toracoabdominal

O tratamento desses aneurismas com próteses fenestradas ou ramificadas (F/BEVAR) representam a primeira escolha a ser feita. BEVAR tem mais estabilidade que FEVAR quando a distância de transferência do enxerto aórtico para o ramo for maior que 5 mm.

A endoprótese aórtica é implantada por via femoral e os *stents* para os ramos aórticos são implantados por via braquial ou femoral (Figura 4).

MANEJO PÓS-OPERATÓRIO

Tratamento cirúrgico convencional de aneurismas torácicos e toracoabdominais

As maiores preocupações nessas operações são com sangramento e nutrição medular. O sangramento cirúrgico deve ser cuidadosamente revisado e discrasias devem ser controladas com o auxílio de tromboelastograma e uso judicioso de sangue e derivados. A hipotensão deve ser evitada por qualquer meio, mesmo à custa de

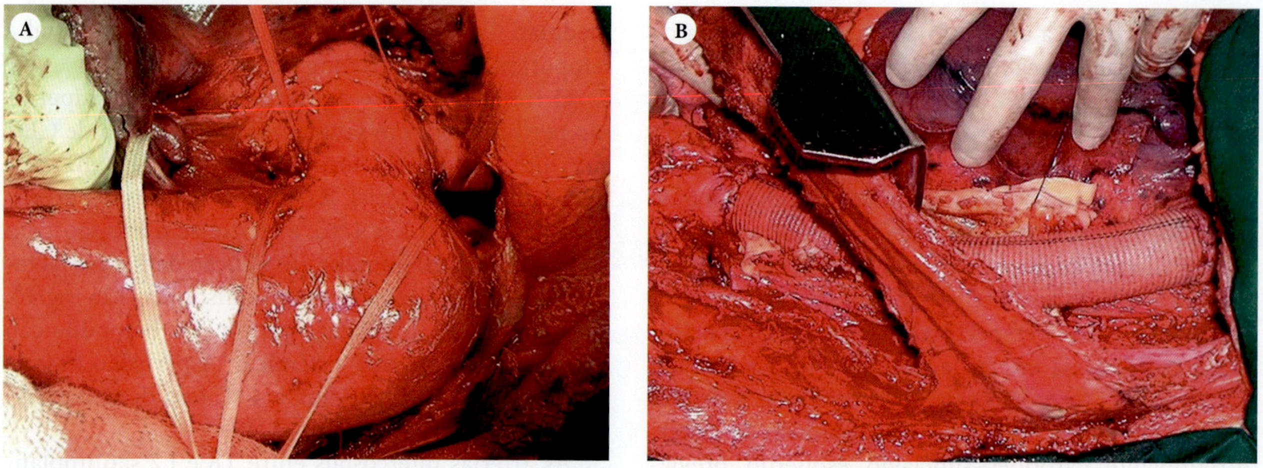

FIGURA 3.
A: aneurisma de aorta toracoabdominal tipo I com o pulmão esquerdo colabado. B: substituição do aneurisma por enxerto de Dacron desde a artéria subclávia esquerda até o tronco celíaco, com entrada torácica no leito da 5ª costela esquerda e no 8º espaço intercostal esquerdo, com secção do gradil costal, incisão circular do diafragma e reimplante de artérias intercostais.

Fonte: fotos do autor Henrique Murad.

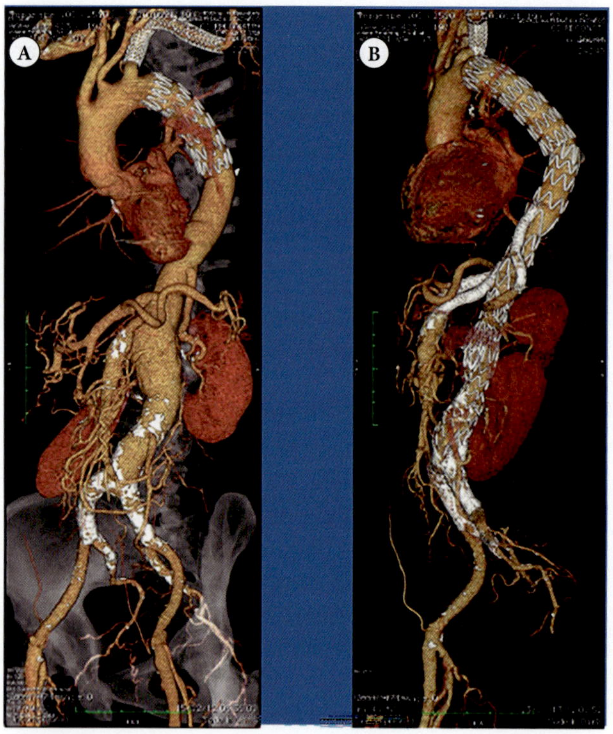

FIGURA 4.
Paciente submetida a várias operações aórticas ao longo de 15 anos. A: endoprótese para tratar volumoso aneurisma de artéria subclávia esquerda e reimplante da artéria vertebral esquerda na carótida esquerda. Endoprótese em aorta descendente para tratar dissecção aórtica tipo B. Enxerto em aorta descendente distal. Aneurisma toracoabdominal tipo IV de Crawford. B: endoprótese em toda a aorta toracoabdominal com ramos para tronco celíaco e artérias subclávia esquerda, mesentérica superior, renal direita, renal esquerda e ilíacas.

Fonte: fotos do autor Felipe F. Murad.

noradrenalina, uma vez que a nutrição medular é diretamente dependente da pressão arterial. A pressão arterial média deve ser mantida em torno de 100 mmHg, e a ideia de manter a pressão arterial baixa para evitar sangramento deve ser abolida. A drenagem liquórica contínua deve ser mantida por 48 horas, com a pressão liquórica mantida abaixo de 10 mmHg. Logo que possível, o paciente deve ser despertado para que se faça uma avaliação neurológica sumária quanto à movimentação dos membros inferiores. Os pacientes que apresentam paraparesia no pós-operatório e que não tinham drenagem liquórica instalada devem receber como primeiras medidas de tratamento a colocação de cateter para drenagem liquórica e elevação da pressão arterial.

A analgesia é muito importante e o bloqueio intercostal deve ser realizado de modo rotineiro.

Nos aneurismas toracoabdominais, uma preocupação adicional é a possibilidade de isquemia visceral e renal. Distensão abdominal e oligoanúria são sinais preocupantes, devendo ser investigados, e qualquer estenose ou obstrução deve ser corrigida.

O risco de dissecção retrógrada é de 1,4 a 3,17% e a avaliação ecocardiográfica deve ser feita à procura de dissecção em aorta ascendenwte em casos de dor torácica, instabilidade hemodinâmica ou acidente vascular cerebral.[9]

Tratamento endovascular dos aneurismas torácicos e toracoabdominais

Muita atenção deve ser dada à pressão arterial e à perda sanguínea. A pressão arterial média deve ser mantida acima de 100 mmHg e a hemoglobina, acima de 10 mg/dL, para evitar isquemia medular. Em caso de paraplegia no pós-operatório, deve-se manter a pressão arterial alta e instituir drenagem liquórica.

RESULTADOS E COMPLICAÇÕES

Os resultados e complicações devem ser separados em tratamento cirúrgico convencional e tratamento endovascular. Para os resultados, é preciso avaliar principalmente a mortalidade de paraplegia. Entre as complicações mais frequentes, deve-se analisar sangramento, insuficiências respiratória e renal, isquemia mesentérica e acidente vascular cerebral.

Pode haver complicações viscerais e ilíacas, que devem ser monitoradas.

Resultados do tratamento cirúrgico convencional

A mortalidade depende da experiencia do cirurgião, do hospital onde ocorre a cirurgia e da extensão da aorta comprometida pelo aneurisma. Ela varia de 8 a 12% em aneurismas de aorta descendente e de 9 a 25% em aneurismas toracoabdominais. Na experiência de Coselli com 3.309 pacientes de aneurismas toracoabdominais operados, a mortalidade foi de 5,9% no tipo I, 9,5% no tipo II, 8,8% no tipo III e 5,4% no tipo IV. A incidência de paraplegia foi de 3,4% no tipo I, 8% no tipo II, 7% no tipo III e 2,4% no tipo IV.[10]

Complicações do tratamento cirúrgico convencional

As complicações são proporcionais à extensão do aneurisma aórtico, sendo menores em aneurisma de aorta descendente e maiores em aneurisma toracoabdominal do tipo II. Entre as complicações estão acidente vascular cerebral, infarto agudo do miocárdio e isquemia mesentérica. No entanto, as mais frequentes são sangramento, insuficiência respiratória e insuficiência renal. A complicação mais preocupante com o tratamento cirúrgico de aneurismas de aorta torácica e toracoabdominal é a paraplegia.

Resultados do tratamento endovascular

A mortalidade e incidência de paraplegia são bem menores que no tratamento cirúrgico convencional.

Nos aneurismas toracoabdominais, o tratamento endovascular, em comparação com o tratamento cirúrgico convencional, tem menores perdas sanguíneas, complicações pulmonares, infarto do miocárdio e complicações neurológicas. Por outro lado, tem maior incidência de reintervenção, principalmente por problemas relacionados aos ramos arteriais.

Complicações do tratamento endovascular

A incidência de todas as complicações é muito menor no tratamento endovascular que no tratamento cirúrgico convencional.

Os vazamentos (*endoleaks*) são complicações próprias do uso de endopróteses. Os *endoleaks* do tipo I estão localizados na zona de ancoramento proximal (Ia) ou distal (Ib) da endoprótese. O *endoleak* tipo II se origina em ramos aórticos por fluxo sanguíneo retrógrado na área coberta pela endoprótese. O tipo III ocorre por fratura ou separação de componentes da endoprótese utilizada. O tipo IV é causado pela porosidade da endoprótese, e não mais ocorre com as endopróteses utilizadas atualmente. O tipo V ou endotensão ocorre por expansão do saco aneurismático, mesmo sem evidências de vazamentos.

Pelo alto risco de rotura, os *endoleaks* dos tipos I e III devem ser reoperados, na maioria das vezes por via endovascular, logo que o diagnóstico seja feito (classe I ESC). O tipo II também deve ser tratado de modo endovascular, com embolização de ramos aórticos, se houver crescimento do aneurisma > 10 mm. O tipo V deve ser tratado por cirurgia convencional se houve aumento de mais de 10 mm do saco aneurismático (ESC).

PERSPECTIVAS

O tratamento endovascular tem se mostrado eficiente e duradouro no tratamento dos aneurismas torácicos e toracoabdominais e sua utilização deverá aumentar expressivamente nos próximos anos. O advento de desenvolvimentos em próteses e sistemas de entrega de próteses tornarão o procedimento mais confiável, mais rápido e reprodutível. A possibilidade de fazer esses procedimentos endovasculares sem o uso de radiação ionizante está a um passo de se tornar uma rotina. O desenvolvimento de próteses ramificadas sem a necessidade de customização é outra grande perspectiva para os próximos anos. A utilização de endopróteses em doenças cardíacas hereditárias ainda causa preocupação e o desenvolvimento de próteses mais adaptáveis e com menor força radial terá papel importante nesse grupo de pacientes.

O tratamento cirúrgico convencional talvez fique restrito a doenças hereditárias da aorta e a casos de falhas ou impossibilidade de tratamento endovascular. Uma grande preocupação será a falta de cirurgiões habilitados para fazer essas operações. A criação de centros de cirurgia aórtica pode corrigir essa deficiência, que já existe no momento. É de suma importância a difusão do uso de próteses híbridas com enxerto em aorta ascendente e ramos cervicais, complementadas por endopróteses em aorta descendente, assim como o uso de *stents* e balões em vasos viscerais durante a cirurgia aberta convencional.

Por fim, salas que permitam operações hibridas em aneurismas torácicos e toracoabdominais devem ser mais difundidas para um maior número de hospitais nos próximos anos.

REFERÊNCIAS

1. Riambau V, Böckler D, Brunkwall J, Cao P, Chiesa R, Coppi G, et al. Editor's choice – Management of descending thoracic aorta diseases: clinical practice guidelines of the European Society for Vascular Surgery (ESVS). Eur J Vasc Endovasc Surg. 2017;53:4-52.
2. Rylski B, Pacini D, Beyersdorf F, Quintana E, Schachner T, Tsagakis K, et al.; EACTS Vascular Domain, EJCTS and ICVTS Editorial Committees. Standards of reporting in open and endovascular aortic surgery (STORAGE guidelines). Eur J Cardiothorac Surg. 2019;56:10-20.
3. Czerny M, Grabenwöger M, Berger T, Aboyans V, Della Corte A, Chen EP, et al.; EACTS/STS Scientific Document Group. EACTS/STS Guidelines for diagnosis and treating acute and chronic syndromes of aortic origin. Eur J Cardiothorac Surg. 2024;65(2):ezad426.
4. Isselbacher EM, Preventza O, Hamilton Black J 3rd, Augoustides JG, Beck AW, Bolen MA, et al.; Peer Review Committee Members. 2022 ACC/AHA Guideline for the diagnosis and management of aortic disease: a report of the American Heart Association/American College of Cardiology Joint Committee on Clinical Practice Guidelines. Circulation. 2022;146:e334-e482.
5. Etz CD, Zoli S, Mueller CS, Bodian CA, Di Luozzo G, Lazala R, et al. Staged repair significantly reduces paraplegia rate after extensive thoracoabdominal aortic aneurysm repair. J Thorac Cardiovasc Surg. 2010;139:1464-72.
6. Upchurch GR, Escobar GA, Azizzadeh A, Beck AW, Conrad MF, Matsumura JS, et al. Society of Vascular Surgery Clinical practice guideline of thoracic endovascular repair for descending thoracic aneurysms. J Vasc Surg. 2021(suppl):75:55S-83S.
7. Köksoy C, LeMaire AS, Curling PE, Raskin SA, Schmittling ZC, Conklin LD, Coselli JS. Renal perfusion during thoracoabdominal aortic operations: cold crystalloid is superior to normothermic blood. Ann Thorac Surg. 2002;73:730-8.
8. Kahlberg A, Tshomba Y, Baccellieri D, Bertoglio L, Rinaldi E, Ardita V, et al.; CURITIBA Investigators. Renal perfusion with histidine-tryptophan-ketoglutarate compared with Ringer solution in patients undergoing thoracoabdominal aortic open repair. J. Thorac Cardiovasc Surg. 2023;165:569-79.e5.
9. Ma T, Dong ZH, Fu WG, Guo DQ, Xu X, Chen B, et al. Incidence and risk factors for retrograde type A dissection and stent graft-induced new entry after thoracic endovascular aortic repair. J Vasc Surg. 2018;67:1026-33.e2.
10. Coselli, JS, LeMaire AS, Preventza O, de la Cruz KI, Cooley DA, Price MD, et al. Outcome of 3309 thoracoabdominal aortic aneurysm repairs. J Thorac Cardiovasc Surg. 2016;151:1323-38.

45

Lesão contusa da aorta torácica

Norman Eduardo Colina Manzano
Vinícius José da Silva Nina

INTRODUÇÃO

As lesões aórticas traumáticas são altamente letais, representando a segunda causa mais comum de morte no trauma contuso, após a lesão cerebral. A morbidade e a mortalidade dessas lesões são elevadas, causando morte súbita em 80-90% dos casos.[1]

ETIOLOGIA

As lesões aórticas podem ocorrer agudamente após traumas contusos ou penetrantes. A lesão traumática da aorta torácica (TAT) geralmente ocorre após uma desaceleração súbita, resultante de colisões frontais ou laterais em acidentes automobilísticos de alta velocidade ou quedas de grandes alturas. Lesões iatrogênicas associadas à manipulação de cateteres no arco aórtico também são uma possível causa de trauma.[1-3]

CLASSIFICAÇÃO

O local clássico da TAT é o istmo aórtico, em cerca de 55-90% dos pacientes admitidos vivos no hospital. Outras regiões da aorta torácica são menos frequentemente afetadas.[1-3]

Os TAT são classificados conforme o seguinte esquema:

- Grau I: ruptura intimal.
- Grau II: hematoma intramural.
- Grau III: pseudoaneurisma.
- Grau IV: ruptura livre.

Essa classificação é útil para determinar o momento e o tipo de tratamento, de acordo com o grau e a extensão da lesão (Figuras 1 e 2).[1-3]

Os sintomas variam desde a completa ausência de manifestações ou dor inespecífica até choque hemorrágico, dependendo da gravidade da lesão. A avaliação de risco de TAT começa com um alto índice de suspeição, com base no mecanismo da lesão.

Sinais clínicos evidentes podem incluir sangramento ativo, hematoma pulsátil ou em expansão (Figura 3), edema ou frêmito sobre uma ferida, ausência de pulsos distais ou isquemia dos membros (dor, palidez, paralisia, hipotermia). Síndrome de pseudo-coarctação, sopro sistólico ou paraplegia também podem estar presentes.[1,3]

A angiotomografia computadorizada (ATC) é o exame diagnóstico de primeira escolha para lesões traumáticas da aorta torácica. A ATC é rápida e reprodutível, com sensibilidade e especificidade próximas de 100% na identificação do trauma aórtico.

O ecocardiograma transesofágico (ETE) tem um papel limitado e baixa sensibilidade na triagem de rotina do TAT e não deve ser realizado em detrimento da avaliação rápida de outras lesões coexistentes. No entanto, a angiografia por subtração digital e o ETE podem ser usados em conjunto quando a ATC não está disponível ou é inconclusiva.[1,3]

Os achados da ATC associados ao TAT incluem: hematoma mediastinal, hemotórax, formação de pseudoaneurisma, deformidade do contorno aórtico, presença de *flap* intimal e trombo.[1,3]

As características imaginológicas consideradas de alto risco incluem:

- hematoma mediastinal posterior >10 mm;
- relação diâmetro da lesão-diâmetro da aorta normal >1,4;
- hematoma mediastinal causando efeito de massa;
- pseudo-coarctação da aorta;
- hemotórax esquerdo;

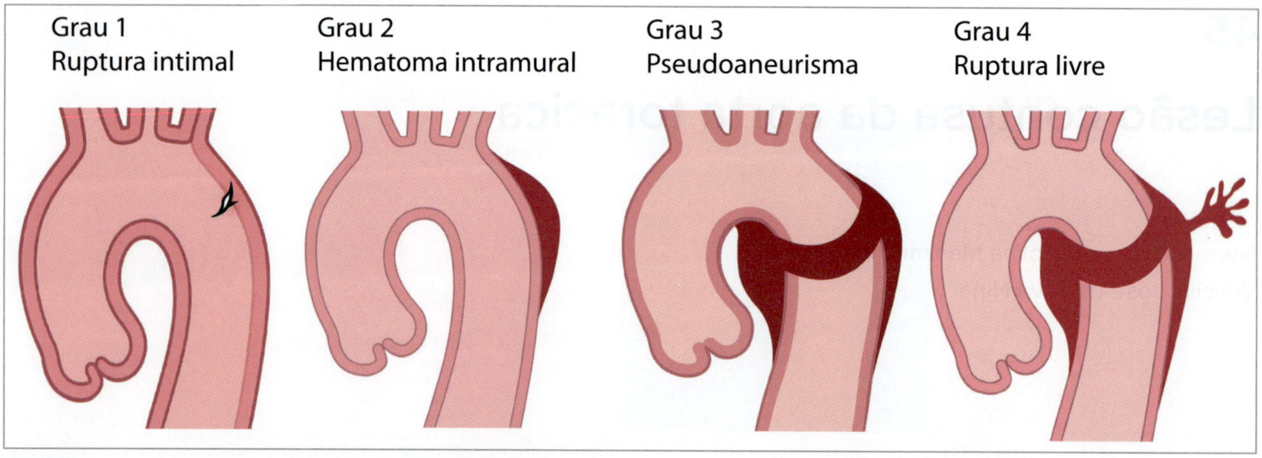

FIGURA 1.
Classificação dos TAT conforme o grau e a extensão da lesão.

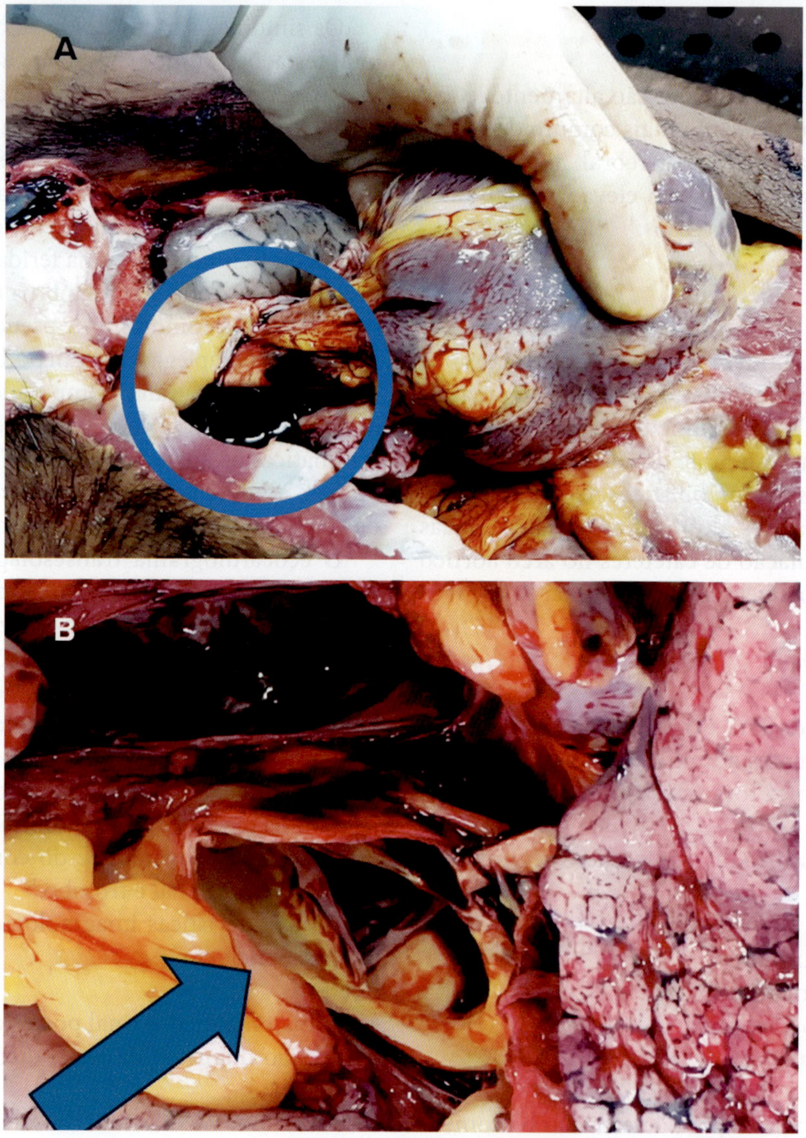

FIGURA 2.
A: Pseudoaneurisma na aorta ascendente (Lesão Grau III). B: Ruptura livre na aorta ascendente (Lesão Grau IV).
Fonte: Instituto Médico Legal do Maranhão.

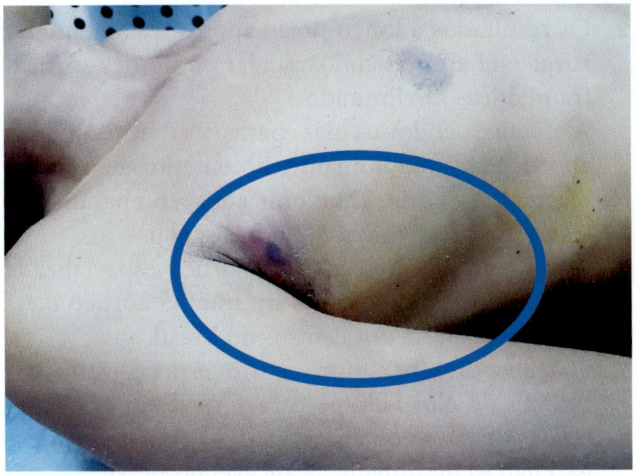

FIGURA 3.
Hematoma torácico expansivo.
Fonte: Instituto Médico Legal do Maranhão.

- envolvimento da aorta ascendente, arco aórtico ou grandes vasos;
- hematoma do arco aórtico.

Pacientes com esses achados podem evoluir para ruptura livre dentro de 24 horas.[1,3]

A presença de hematoma do arco aórtico >15 mm de espessura é preditiva de óbito.[4]

TRATAMENTO

O momento da intervenção e o tipo de tratamento dependem fortemente da presença de lesões concomitantes, como a lesão cerebral traumática. Nesses casos, o tratamento pode ser adiado (após 24 horas) até que outras lesões extensas sejam estabilizadas. Estudos mais recentes mostraram uma redução na paralisia e na mortalidade com o tratamento tardio.[1,2]

No cenário de trauma agudo, a hipovolemia pode resultar em hipotensão permissiva, evitando a necessidade de administração de medicamentos anti-impulso para diminuir o estresse na parede aórtica (betabloqueadores intravenosos, com ou sem vasodilatadores suplementares). Por outro lado, a hipotensão permissiva pode não ser tolerada em pacientes com outras lesões concomitantes, nas quais a perfusão adequada dos órgãos-alvo requer uma pressão arterial (PA) mais elevada.[4]

O manejo perioperatório ideal do paciente por uma equipe de trauma qualificada é essencial para estabelecer o momento correto e as prioridades do tratamento. A administração agressiva de fluidos deve ser evitada, pois pode exacerbar o sangramento, a coagulopatia e a ruptura. Atenção especial à PA e à frequência cardíaca é justificada devido aos seus efeitos na extensão da lesão e na ruptura. **A pressão arterial média não deve exceder 80 mmHg.**[1,4]

Quando há indicação de tratamento, a correção endovascular da aorta torácica deve ser a primeira escolha, desde que a anatomia seja adequada. A correção aberta é indicada apenas se a anatomia não for apropriada para o tratamento endovascular ou se este não estiver disponível.[3,4]

O manejo do trauma aórtico depende da gravidade da lesão e, portanto, do sistema de classificação do TAT.[3-5]

- Lesões de grau I podem ser conduzidas de maneira conservadora (por exemplo, mantendo a pressão arterial sistólica <100 mmHg e a frequência cardíaca <100 bpm) com acompanhamento frequente por exame de imagem.
- Lesões de grau II sem características de imagem de alto risco também podem ser conduzidas de maneira conservadora. Para lesões de grau II que apresentam características de imagem de alto risco, a correção endovascular da aorta torácica (TEVAR) deve ser considerada a estratégia de tratamento preferencial.
- Lesões de grau III–IV devem ser tratadas cirurgicamente com TEVAR (Figura 4).

Os *stents-grafts* devem ser supra-dimensionados em cerca de 10%, mas não excedendo 20%, pois a hipotensão pode levar a um subdimensionamento inadvertido

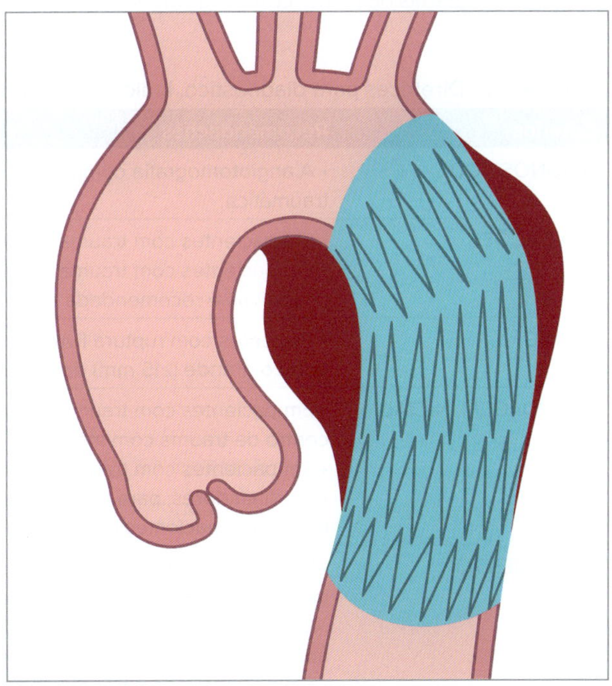

FIGURA 4.
Tratamento endovascular do trauma aórtico.

do *stent-graft*, com consequente aumento do risco de migração, *endoleak* e/ou colapso do enxerto quando a ressuscitação volêmica estiver totalmente restabelecida.[1]

SEGUIMENTO

Em pacientes com lesão aórtica torácica traumática tratados conservadoramente (grau I e grau II), o seguimento com ATC em 1 mês, 6 meses e 12 meses após o diagnóstico é recomendado e, se estável, deve ser realizado em intervalos apropriados posteriormente.[4]

Em pacientes com lesão aórtica torácica traumática submetidos a TEVAR, o seguimento com ATC nos mesmos intervalos é recomendado, podendo ser reduzido para cada 2 a 5 anos na ausência de anormalidades nos exames de imagem, ou seja, migração do *stent-graft* e/ou *endoleak*.[4]

EVIDÊNCIAS NO TRAUMA CONTUSO DA AORTA

O Quadro 1 resume a melhor evidência (Classe I) das diretrizes para o diagnóstico, indicações e tratamento do trauma aórtico. Essas evidências também são endossadas pela Sociedade Brasileira de Cirurgia Cardiovascular.

LACUNA DE EVIDÊNCIAS

1. Dados de longo prazo sobre as lesões aórticas traumáticas tratadas de forma conservadora são escassos.
2. Os resultados a longo prazo após o tratamento cirúrgico aberto ou endovascular das lesões aórticas traumáticas são limitados.
3. A terapia endovascular para TAT tornou-se a abordagem predominante; no entanto, não foram realizados ensaios randomizados comparando o tratamento aberto *versus* endovascular.
4. A presença de uma equipe aórtica especializada para a tomada de decisão no trauma aórtico é escassa na maioria dos centros do Brasil.
5. O transporte para um centro especializado em trauma de alto volume é preferível em pacientes estáveis para se obter resultados ótimos; contudo, isso não é comumente alcançável no Brasil.
6. O nível de evidência dos estudos sobre o manejo do trauma aórtico é principalmente "C", pois a casuística é baixa em muitos centros, e as séries publicadas tendem a apresentar amostras pequenas.

REFERÊNCIAS

1. Riambau V, Böckler D, Brunkwall J, Cao P, Chiesa R, Coppi G, et al. Management of descending thoracic aorta diseases: clinical practice guidelines of the European Society for Vascular Surgery (ESVS). Eur J Vasc Endovasc Surg. 2017;53(1):4-52.
2. Czerny M, Schmidli J, Adler S, van den Berg JC, Bertoglio L, Thierry C, et al. Current options and recommendations for the treatment of thoracic aortic pathologies involving the aortic arch: an expert consensus document of the European Association for Cardio-Thoracic Surgery (EACTS) and the European Society for Vascular Surgery (ESVS). Eur J Vasc Endovasc Surg. 2019;57(2):165-98.

QUADRO 1 Diretrizes para diagnóstico, indicações e tratamento do trauma aórtico.

Critérios	Recomendações
DIAGNÓSTICO	• A angiotomografia computadorizada deve ser realizada para a detecção de lesão aórtica traumática.
INDICAÇÕES	• Em pacientes com trauma aórtico contuso de grau I recomendado o manejo não operatório. • Em pacientes com trauma aórtico contuso de grau III a IV e comorbidades ou lesões não proibitivas é recomendada a intervenção aórtica.
TIMING	• Pacientes com ruptura livre de um trauma aórtico torácico contuso ou um hematoma periaórtico grande (≥15 mm) devem ser submetidos à correção de emergência.[6]
ABORDAGEM INICIAL	• Em pacientes com trauma aórtico contuso é recomendado o manejo e tratamento em um centro de trauma com instalações e *expertise* para tratar patologia aórtica. • Em pacientes com trauma aórtico, a terapia anti-impulso com betabloqueadores e vasodilatadores, para reduzir o risco de extensão da lesão e da ruptura, deve ser implementada; exceto em pacientes com hipotensão ou choque hipovolêmico.[7]
TRATAMENTO	• Em pacientes com trauma aórtico contuso de grau I é recomendado o tratamento conservador, incluindo acompanhamento frequente por exame de imagem.[8] • Em pacientes com trauma aórtico contuso que preenchem indicações para intervenção e com anatomia adequada, a correção endovascular é recomenda em vez da cirurgia aberta.[9] • Em pacientes com trauma aórtico contuso de graus III a IV e anatomia adequada é recomendada a correção endovascular.[10]

3. Czerny M, Grabenwöger M, Berger T, Aboyans V, Della Corte A, Chen EP, et al. EACTS/STS guidelines for diagnosing and treating acute and chronic syndromes of the aortic organ. Eur J Cardiothorac Surg. 2024. doi: 10.1093/ejcts/ezad426.
4. Isselbacher EM, Preventza O, Black JH 3rd, Augoustides JG, Beck AW, Bolen MA, et al. 2022 ACC/AHA guideline for the diagnosis and management of aortic disease: a report of the American Heart Association/American College of Cardiology Joint Committee on Clinical Practice Guidelines. J Am Coll Cardiol. 2022;xx:xxx-xxx.
5. Czerny M, Pacini D, Aboyans V, Al-Attar N, Eggebrecht H, Evangelista A, et al. Current options and recommendations for the use of thoracic endovascular aortic repair in acute and chronic thoracic aortic disease: an expert consensus document of the European Society for Cardiology (ESC) Working Group of Cardiovascular Surgery, the ESC Working Group on Aorta and Peripheral Vascular Diseases, the European Association of Percutaneous Cardiovascular Interventions (EAPCI) of the ESC and the European Association for Cardio-Thoracic Surgery (EACTS). Eur J Cardiothorac Surg. 2020;0:1-9.
6. Fattori R, Russo V, Lovato L, Di Bartolomeo R. Optimal management of traumatic aortic injury. Eur J Vasc Endovasc Surg. 2009;37(1):8-14.
7. Wall MJ Jr, Tsai PI, Gilani R, Mattox KL. Open and endovascular approaches to aortic trauma. Tex Heart Inst J. 2010;37(6):675-7.
8. Mouawad NJ, Paulisin J, Hofmeister S, Thomas MB. Blunt thoracic aortic injury – concepts and management. J Cardiothorac Surg. 2020;15:62.
9. Blecha M, Bunn C, Soult M, Gahtan V. Thoracic aortic trauma: who gets endovascular intervention and how to optimize outcomes. Endovasc Today. 2020;19(11):65-70.
10. Brown SR, Still SA, Eudailey KW, Beck AW, Gunn AJ. Acute traumatic injury of the aorta: presentation, diagnosis, and treatment. Ann Transl Med. 2021;9(14):1193. doi: 10.21037/atm-20.

46

Proteção cérebro-espinhal no tratamento cirúrgico dos aneurismas e dissecções da Aorta

George Ronald Soncini da Rosa

INTRODUÇÃO

As cirurgias sobre a aorta ascendente e o arco aórtico requerem um período de interrupção ou exclusão temporária da circulação cerebral durante a preparação e reconstrução dos ramos do arco aórtico. O resultado dessa operação depende da qualidade da proteção do sistema nervoso central durante esse período crítico do procedimento.

A introdução da parada circulatória hipotérmica (PCH) revolucionou o tratamento cirúrgico da patologia da aorta torácica. Devido à sua importância na aplicação dos métodos clínicos atuais de proteção cerebral, é essencial uma compreensão completa da PCH para o planejamento de uma estratégia confiável e reprodutível de proteção cerebral.[1]

PROTEÇÃO CEREBRAL

História da parada circulatória hipotérmica e proteção cerebral na cirurgia da aorta

A história da PCH e sua aplicação no adulto está intrinsecamente ligada à história e ao desenvolvimento da cirurgia do arco aórtico. A era moderna dessa cirurgia teve início com a primeira experiência clínica relatada por Cooley et al. em 1955. Desde então, a evolução dos métodos e conceitos transformou esse procedimento, outrora considerado temido e formidável, em uma operação confiável, reprodutível e segura nos dias atuais.

Fisiologia da parada circulatória hipotérmica

Metabolismo energético cerebral e fluxo sanguíneo (autorregulação e perfusão)

A taxa metabólica do cérebro em repouso é aproximadamente sete vezes maior que a do restante do corpo. Sua principal fonte de energia, o trifosfato de adenosina (ATP), é gerada predominantemente pela glicólise aeróbica. Diferentemente de outros tecidos, como músculo e fígado, a glicólise anaeróbica no cérebro não é capaz de suprir suas demandas energéticas. A persistência desse metabolismo anaeróbico e o consequente acúmulo de lactato no tecido cerebral reduzem rapidamente o pH intracelular, o que pode ser fatal para os neurônios.

Embora a glicose seja o substrato primário para a geração de energia, o cérebro não possui estoques de glicose ou glicogênio. Dessa forma, para manter seu metabolismo ativo, requer um suprimento contínuo de glicose e oxigênio, além de um fluxo sanguíneo cerebral regulado. Mudanças na demanda metabólica são atendidas por ajustes adequados no fluxo sanguíneo, um mecanismo conhecido como autorregulação do fluxo sanguíneo cerebral.

Entretanto, condições comuns em pacientes com patologia da aorta torácica, como idade avançada, diabetes e hipertensão, além de fatores relacionados à anestesia e perfusão durante essas operações, podem alterar esse mecanismo de autorregulação. Assim, as pressões de perfusão precisam ser ajustadas conforme as mudanças previstas nesse sistema, a fim de evitar subperfusão ou hiperperfusão.

Durante a hipotermia profunda, a autorregulação é mantida com pressões de perfusão tão baixas quanto 30 mmHg. Quando esse mecanismo é comprometido, o fluxo sanguíneo cerebral passa a ser exclusivamente orientado pela pressão, sem relação com a demanda metabólica. Além disso, o fluxo não pulsátil eleva progressivamente a resistência vascular cerebral, podendo exigir pressões mais altas para garantir uma perfusão eficaz ao final de longos períodos de circulação extracorpórea.[1]

Patogênese da injúria cerebral causada pela Parada circulatória hipotérmica

Tipos de lesão: acidente vascular cerebral e disfunção neurológica temporária

Existem dois mecanismos principais que levam à lesão cerebral isquêmica durante cirurgias na aorta torácica. O primeiro é o acidente vascular encefálico (AVE) localizado, causado por infarto isquêmico, geralmente de origem embólica, que pode ocorrer independentemente do método de proteção cerebral empregado. O segundo mecanismo, por outro lado, está diretamente relacionado ao método de proteção utilizado e inclui tanto o AVE quanto a disfunção neurológica temporária (DNT), resultantes de isquemia global de maior ou menor intensidade, secundária à interrupção ou insuficiência do fluxo sanguíneo cerebral.[3]

Toxicidade e apoptose de neurotransmissores

O cérebro é capaz de tolerar uma redução aguda no fluxo sanguíneo de aproximadamente 40% a 50% do normal durante a normotermia. No entanto, abaixo desse limite, ocorrem rapidamente alterações bioquímicas funcionais e celulares, iniciando-se com a depleção dos estoques de ATP e progredindo para o comprometimento do transporte de glutamato.[1]

A apoptose desempenha um papel fundamental na lesão isquêmica do sistema nervoso. A lesão celular subletal decorrente da isquemia aguda pode ativar vias apoptóticas que resultam em perda tardia de neurônios. Embora a lesão de reperfusão seja considerada uma das fases mais importantes na patogênese da lesão cerebral isquêmica, sua compreensão ainda é limitada.

Sabe-se, no entanto, que a entrada desregulada do íon Ca^{2+} na célula e a produção de radicais livres em um ambiente rico em oxigênio atuam como os principais iniciadores da lesão de reperfusão. Além disso, a infiltração de leucócitos e as reações inflamatórias mediadas por citocinas e complemento também desempenham um papel significativo nessa fase.[1,2]

Vulnerabilidade seletiva (hipocampo e função de memória)

Devido às diferentes demandas energéticas, algumas regiões do cérebro são mais vulneráveis à isquemia do que outras. É amplamente reconhecido que o hipocampo, estrutura essencial para a aquisição de novas informações, é particularmente sensível a lesões anóxicas devido à sua alta taxa metabólica. Em modelos experimentais, os primeiros sinais histopatológicos de lesão isquêmica anatômica são frequentemente identificados nessa região.

Como consequência clínica desse achado patológico, o déficit mais sutil de lesão cerebral após a PCH manifesta-se por alterações na função de memória, as quais podem ser detectadas por meio de avaliação neuropsicológica. Há uma forte possibilidade de que o comprometimento da memória observado após PCH prolongada em adultos esteja diretamente relacionado à lesão neuronal no hipocampo.

Evidências recentes indicam que a síndrome pós-operatória precoce de disfunção neurológica temporária (DNT) está significativamente correlacionada com déficits de longo prazo na memória e na função motora em pacientes submetidos a períodos prolongados de PCH.[3]

Parada circulatória hipotérmica profunda para proteção cerebral

Não há um método prático para interromper completamente a atividade funcional do cérebro a fim de reduzir suas demandas energéticas ao mínimo necessário para manter a viabilidade celular. Dessa forma, o objetivo de todos os métodos clínicos atuais de proteção cerebral é prevenir a anoxia celular e a acidose, preservando a integridade do sistema nervoso central durante a interrupção do fluxo sanguíneo cerebral.

Esses métodos evoluíram para três principais abordagens, isoladas ou combinadas. A PCH e a ausência completa de fluxo sanguíneo dependem de reduções drásticas na demanda de oxigênio, alcançadas por meio da hipotermia profunda. Já os métodos baseados na perfusão cerebral anterógrada (PCA) ou na perfusão cerebral retrógrada (PCR) contínuas visam manter um suprimento adequado de oxigênio, enquanto reduzem simultaneamente sua demanda com o auxílio de diferentes níveis de hipotermia.[3,4]

Assim, a hipotermia é o elemento central de todos os métodos modernos de proteção cerebral. Todos os demais adjuvantes foram inicialmente desenvolvidos como alternativas à parada circulatória ou como estratégias para prolongar com segurança sua duração, garantindo as melhores condições operatórias para procedimentos no arco aórtico.

Limites de segurança

O efeito protetor da hipotermia está diretamente relacionado à sua capacidade de reduzir a temperatura das reações enzimáticas intracelulares, diminuir a necessidade de fornecimento de oxigênio e, consequentemente, reduzir os requisitos de fluxo sanguíneo cerebral. Embora existam medicamentos que deprimem ativamente a função neuronal e possuam efeitos metabólicos comparáveis aos da hipotermia, estudos experimentais demonstram que a hipotermia proporciona uma proteção superior contra a anoxia cerebral.[1]

Além da supressão metabólica induzida pela redução da temperatura, a hipotermia também preserva o pH e os níveis de ATP do tecido cerebral, impede a liberação excessiva de neurotransmissores excitatórios e retarda o início da cascata bioquímica que leva à morte celular por isquemia. Assim, a temperatura cerebral durante o período de parada circulatória é o principal fator que determina o tempo seguro de interrupção do fluxo sanguíneo; quanto menor a temperatura, maior a margem de segurança.[1,2]

A literatura sobre cirurgia cardíaca pediátrica demonstra que tempos de parada superiores a 40 minutos estão associados a piores desfechos neurodesenvolvimentais. Em adultos, há uma relação direta entre a incidência de disfunção neurológica transitória (DNT) e a duração da PCH, com um declínio mensurável nos testes de função cognitiva quando a PCH ultrapassa 25 minutos. Atualmente, há consenso de que temperaturas mais baixas do que as anteriormente consideradas seguras são necessárias em casos de períodos prolongados de parada. Entretanto, mesmo em temperaturas muito baixas (12-15 °C), a duração da parada circulatória não deve exceder 30 minutos.[1]

A utilização da perfusão cerebral seletiva (PCS) ou da perfusão cerebral retrógrada (PCR) permite que a parada circulatória cerebral seja estendida com segurança para até 60 minutos ou mais. Estudos recentes indicam que, ao se utilizar PCS, não há necessidade de resfriamento tão intenso, sendo comum o uso de temperaturas nasofaríngeas entre 24 °C e 28 °C. Quando o polígono de Willis está íntegro, a PCS pode ser realizada com a perfusão de apenas uma artéria carótida, desde que a parada cerebral não ultrapasse 30 minutos. Para tempos superiores a 30 minutos, recomenda-se a perfusão dos três vasos cerebrais.

Na classificação de hipotermia de 2013, os níveis eram categorizados da seguinte forma: leve (28,1 a 34 °C), moderado (20,1 a 28 °C), profundo (14,1 a 20 °C) e extremo (abaixo de 14 °C).[1]

Com o uso da perfusão anterógrada seletiva, tornou-se possível trabalhar com temperaturas mais elevadas, o que exigiu uma nova classificação de hipotermia para padronizar as publicações. A classificação passou a ser: leve (acima de 28 °C), moderadamente alta (24,1 a 28 °C), moderadamente baixa (20,1 a 24 °C) e profunda (abaixo de 20 °C) (Tabela 1). Atualmente, a maioria das operações é realizada com perfusão cerebral anterógrada, utilizando-se a classificação moderadamente alta para casos com até 30 minutos de parada circulatória e moderadamente baixa para períodos mais prolongados.[1-3]

TABELA 1 Classificação de hipotermia 2024.

Categoria	Temperatura central (retal/bexiga)
Hipotermia profunda	≤20 °C
Hipotermia moderada-baixa	20,1–24 °C
Hipotermia moderada-alta	24,1–28 °C
Hipotermia leve	>28 °C

Monitoramento durante parada circulatória hipotérmica

Temperatura

Como a temperatura do cérebro durante a interrupção do fluxo sanguíneo é o principal fator que determina a duração segura da PCH, é fundamental que a temperatura utilizada para indicar o início e a manutenção dessa interrupção seja medida em um local que reflita com maior precisão a temperatura cerebral real.[1,4]

Em estudos experimentais, os locais mais precisos para essa medição são o tecido cerebral ou o espaço epidural. No entanto, como esses locais não são viáveis no ambiente clínico, torna-se necessário escolher entre os métodos disponíveis, como a medição na membrana timpânica, nasofaríngea, esofágica, bexiga, retal ou no bulbo venoso jugular. Dentre essas opções, as temperaturas nasofaríngea e esofágica são as mais utilizadas.

Durante o reaquecimento, as temperaturas medidas no bulbo venoso jugular tendem a ser consistentemente mais altas do que nos outros locais. Isso ocorre porque essa temperatura reflete diretamente a temperatura do sangue arterial, que é o principal fator determinante da exposição cerebral ao calor. Esse aspecto deve ser levado em consideração ao longo do reaquecimento, especialmente na definição das temperaturas-alvo do perfusato.

Na prática clínica, monitoramos rotineiramente a temperatura do perfusato arterial, pois ela indica diretamente a temperatura à qual o cérebro está exposto. Utilizamos a temperatura esofágica como referência para a temperatura cerebral sustentável, que mais se aproxima do alvo, e a temperatura da bexiga para refletir a temperatura corporal total.

A temperatura da bexiga apresenta um atraso considerável tanto no resfriamento quanto no reaquecimento, razão pela qual a temperatura esofágica é utilizada para orientar o início da parada circulatória, geralmente entre 18 °C e 20 °C. Durante o reaquecimento, a temperatura do perfusato é mantida com um gradiente de no máximo 10 °C em relação à temperatura esofágica e nunca ultrapassa 36 °C. A temperatura da bexiga é usada para determinar o fim do reaquecimento adequado, normalmente em torno de 34 °C, com o objetivo de evitar a hipotermia de rebote após o *bypass* cardiopulmonar.[5,6]

Pressão

O monitoramento da pressão de perfusão é especialmente crucial quando se utiliza a perfusão cerebral anterógrada (PCA) adjuvante. Como diretriz geral, uma taxa de fluxo inicial de 10 mL/kg/min é considerada adequada para iniciar a PCA, sendo reduzida à metade quando a perfusão é realizada exclusivamente pela artéria inominada.

Após o início da perfusão, a pressão deve ser monitorada continuamente por meio de um cateter permanente inserido em um local arterial distal, permitindo o ajuste das taxas de fluxo para manter a pressão entre 50 e 60 mmHg sob condições de hipotermia. Esse controle é essencial durante a perfusão seletiva, especialmente na perfusão uni-hemisférica de curta duração, a fim de evitar os efeitos adversos da superperfusão.

Nessas situações, utilizamos linhas de monitoramento temporárias nos vasos braquiocefálicos individuais para medir as pressões de perfusão distais, sempre que necessário, até que os locais padrão de monitoramento de pressão, como as artérias radial direita ou esquerda, possam ser restabelecidos. Desde que a autorregulação cerebral seja mantida, a perfusão guiada por pressão é um método seguro e eficaz.

Embora a incidência relatada de um círculo de Willis incompleto, com ausência total de ambas as artérias comunicantes, seja bastante baixa, durante a perfusão superseletiva exclusiva pela artéria inominada, é essencial garantir um fluxo adequado para o hemisfério esquerdo. Isso pode ser feito por meio da observação direta do refluxo nas artérias carótida esquerda e subclávia esquerda ou pela medição da pressão no coto da artéria carótida esquerda.

Além disso, a demonstração de um fluxo cerebral adequado no hemisfério esquerdo pode ser complementada por tecnologias como a espectroscopia no infravermelho próximo (NIRS) e o Doppler transcraniano da artéria cerebral média esquerda, que devem ser utilizadas como medidas adicionais de segurança.[6]

Monitoramento dos parâmetros metabólicos e funcionais e do fluxo sanguíneo

O resfriamento adequado e uniforme, aliado à demonstração da supressão da atividade metabólica cerebral por meio do monitoramento da função e do metabolismo, é fundamental antes do início da PCH. A extração de oxigênio é o parâmetro mais prontamente monitorado que reflete o estado metabólico do cérebro; rotineiramente, medimos as saturações venosas de oxigênio no bulbo jugular ($SjvO_2$) e continuamos o resfriamento até que estejam bem acima de 95%. Nesse nível, considera-se que o metabolismo cerebral está suficientemente suprimido para permitir um período seguro de pelo menos 30 minutos de parada circulatória.[6]

O monitoramento da oxihemoglobina cerebral por espectroscopia no infravermelho próximo (NIRS) demonstrou refletir de maneira precisa as mudanças no $SjvO_2$ em populações pediátricas. Sakamoto et al. demonstraram experimentalmente que o tempo nadir normalizado da oxihemoglobina derivado do NIRS é um marcador eficaz e em tempo real para a determinação da duração segura da PCH. O NIRS (medido pelo Oxímetro Cerebral INVOS™, Somanetics Corp.) tornou-se uma modalidade adicional de monitoramento do fornecimento de oxigênio ao cérebro durante o *bypass* cardiopulmonar e a PCH. No entanto, é necessário reconhecer suas limitações, pois o método reflete apenas mudanças regionais, não globais, e não detecta êmbolos. Ainda assim, por demonstrar o fornecimento regional de oxigênio, o NIRS também serve como um indicador indireto da adequação do fluxo sanguíneo hemisférico. A manutenção de uma saturação de oxihemoglobina bi-hemisférica estável aumenta a segurança durante a perfusão exclusiva da artéria inominada.[2,6]

A função elétrica cerebral e a atividade neuronal são avaliadas por meio do eletroencefalograma (EEG) e dos potenciais evocados auditivos e sensoriais, que estão entre os parâmetros funcionais mais frequentemente monitorados durante a PCH. Estudos demonstram que os potenciais evocados são um guia mais preciso do que o EEG isolado, pois requerem temperaturas cerebrais mais baixas e desaparecem de forma mais lenta. Em contrapartida, o silêncio do EEG ocorre de maneira variável, em tempos mais curtos de resfriamento e a temperaturas cerebrais relativamente mais altas. Apesar disso, o EEG é rotineiramente utilizado para determinar o resfriamento cerebral adequado antes da parada, pois é uma ferramenta mais simples e de fácil acesso em comparação ao monitoramento dos potenciais evocados. Uma evolução recente do EEG é a "eletroencefalometria topográfica auxiliada por computador" (CATEEM), que permite a identificação de alterações regionais em tempo real.

Os sinais do Doppler transcraniano são frequentemente utilizados para monitorar a carga embólica durante o *bypass* cardiopulmonar. Além disso, padrões e alterações quantitativas no fluxo sanguíneo cerebral podem ser avaliados por meio da velocidade Doppler transcraniana nos principais tributários arteriais intracranianos. Esse monitoramento demonstrou que há pouco fluxo na árvore arterial durante a perfusão cerebral retrógrada (PCR) e também permitiu a detecção de fluxo alterado ou inadequado durante a perfusão cerebral anterógrada (PCA). O Doppler transcraniano também se mostrou um complemento valioso no monitoramento do fluxo sanguíneo cerebral quando rotas não convencionais de influxo arterial são empregadas para perfusão.[1,2,6]

Monitoramento de lesões

Marcadores clínicos de lesão

A lesão cerebral evidente, manifestada por sinais neurológicos localizados ou déficits cognitivos graves, é facilmente detectável. Além dos achados clínicos óbvios, exames radiológicos de rotina invariavelmente revelam infarto focal do tecido cerebral, isquemia grave ou infartos em áreas divisórias do cérebro. Não é incomum que pacientes com histórico prévio de acidente vascular cerebral (AVC) apresentem um ressurgimento transitório ou um agravamento dos sintomas após a perfusão cerebral anterógrada (PCA). Esse fenômeno provavelmente está relacionado a alterações no fluxo sanguíneo e a mudanças funcionais reversíveis dos neurônios na área penumbral ao redor do infarto prévio.

Por essa razão, realizamos tomografia computadorizada (TC) cerebral pré-operatória em todos os casos eletivos de pacientes com histórico de AVC, a fim de diferenciar novas lesões de uma possível exacerbação de lesões antigas.

Por outro lado, alterações sutis na função e no comportamento podem ser detectadas apenas por meio da comparação detalhada de exames de imagem pré e pós-operatórios, ou por testes neuropsicológicos minuciosos antes e depois da cirurgia. No entanto, a aplicação rotineira desses estudos, que exigem grande demanda de trabalho, não é viável fora do contexto de investigações clínicas especializadas.

Mesmo com uma análise rigorosa de mudanças discretas na cognição, memória ou funções executivas, muitas vezes é difícil estabelecer uma relação causal direta com o procedimento cirúrgico.

Dada a forte correlação entre a duração da PCA e a incidência de disfunção neurológica transitória (DNT), anteriormente acreditava-se que a DNT era um marcador de lesão cerebral sutil decorrente de uma proteção cerebral subótima.[2,6]

Princípios de aplicação clínica

Canulação e vias de perfusão

Diferentes locais, incluindo a aorta e as artérias femoral, ilíaca, axilar e subclávia, têm sido utilizados como principais vias de influxo arterial durante o *bypass* cardiopulmonar. Até cerca de dez anos atrás, a artéria femoral era o local mais comum para indução do resfriamento em PCH durante o *bypass* cardiopulmonar.[7]

No entanto, essa abordagem foi associada a uma incidência significativamente maior de acidente vascular cerebral (AVC) no pós-operatório, especialmente em pacientes com doença na aorta descendente, como durante a ressecção de aneurismas dessa região sob perfusão cerebral anterógrada (PCA) por meio de toracotomia esquerda. Acredita-se que a direção reversa do fluxo sanguíneo seja a principal responsável pelo aumento do risco de AVC embólico, uma vez que o fluxo retrógrado pode deslocar material ateroembólico da aorta descendente, causando embolização cerebral.

Além disso, o fluxo retrógrado também eleva o risco de má perfusão quando a perfusão é iniciada pela artéria femoral em casos de dissecção aguda da aorta, devido ao deslocamento imprevisível dos retalhos íntimos. Diante dessas complicações, um local proximal que permita a manutenção do fluxo anterógrado tornou-se amplamente aceito como a escolha preferida para a canulação.[7,8]

A canulação direta da artéria axilar direita foi reintroduzida em 1995 pelo grupo da Cleveland Clinic. Desde 1999, essa artéria passou a ser o local preferido para canulação arterial em pacientes com doenças na aorta ascendente ou no arco aórtico, que impedem a canulação segura da aorta ascendente para *bypass* cardiopulmonar e PCA. A artéria axilar pode ser canulada diretamente com uma cânula flexível de ângulo reto reforçada de 20 Fr a 26 Fr ou por meio de um enxerto lateral de 8 ou 10 mm costurado à artéria.[8]

As principais vantagens da perfusão pela artéria axilar direita incluem a manutenção do fluxo sanguíneo anterógrado, a eliminação do risco de embolização retrógrada da aorta descendente e a redução da chance de má perfusão em dissecções agudas. Além disso, essa abordagem permite a perfusão cerebral seletiva anterógrada sem a necessidade de introduzir cânulas nos vasos braquiocefálicos no campo cirúrgico, o que reduz significativamente o tempo necessário para a PCA, mesmo em operações complexas do arco aórtico.

A falha de canulação ou a impossibilidade de perfusão por essa via ocorrem em menos de 5% dos casos e geralmente estão relacionadas à presença de doença arterial significativa, dissecção ou estenose na artéria subclávia. Para cirurgias na aorta descendente ou toracoabdominal que requerem toracotomia esquerda e PCA, além da canulação direta da artéria axilar direita, podem ser utilizadas alternativas, como a canulação direta intratorácica ou a perfusão da artéria axilar esquerda por meio de um enxerto lateral. Outras opções incluem a canulação da aorta ascendente e a perfusão bidirecional pelas artérias carótida comum esquerda e femoral, com o objetivo de preservar o fluxo anterógrado durante a circulação extracorpórea.

Na posição de decúbito lateral direito para uma toracotomia esquerda, a canulação direta da artéria axilar direita torna-se mais difícil e pode representar um risco aumentado. A canulação da aorta ascendente ou da artéria subclávia esquerda intratorácica pode ser inviável devido ao tamanho do aneurisma descendente ou contraindicada em casos de doença arterial extensa na aorta ascendente.

As complicações associadas à perfusão da artéria axilar são raras, mas podem incluir lesão do plexo braquial, linfocele e dissecção devido à ruptura de placas ateroscleróticas em artérias doentes. Há também uma possibilidade teórica de superperfusão do braço direito quando a artéria axilar é perfundida por meio de um enxerto lateral. Para evitar essa complicação, alguns autores recomendam o clampeamento da artéria distalmente ao enxerto durante a perfusão. No entanto, na ausência de estenose na artéria subclávia, a hiperperfusão do braço direito é improvável.

Monitoramos rotineiramente as pressões arteriais radiais em ambos os braços quando um enxerto lateral é utilizado para perfusão da artéria axilar e, até o momento, não observamos diferenças de pressão significativas durante a perfusão.[2,6,8]

Resfriamento

O resfriamento de superfície continua sendo uma estratégia útil em casos onde há um alto risco de entrada aórtica durante a esternotomia. Nesses cenários, essa técnica adiciona uma camada extra de segurança, permitindo a remoção de quantidades substanciais de calor corporal antes da instituição urgente da PCH. Além disso, complementa outras medidas de proteção, como a canulação arterial proximal ou distal antes da abertura do tórax.

Essa abordagem é especialmente valiosa em pacientes com regurgitação aórtica, nos quais o resfriamento rápido do núcleo corporal por meio de locais de perfusão extratorácica pode levar à fibrilação ventricular e à distensão do ventrículo esquerdo antes que seja possível realizar a descompressão cardíaca adequada ou a aplicação do grampo cruzado aórtico.

É amplamente aceito que um período muito curto de resfriamento pode resultar em danos neurológicos devido à redução irregular e inadequada da temperatura cerebral. Além disso, a prática de envolver a cabeça em gelo durante períodos prolongados de parada circulatória demonstrou melhorar os desfechos, ajudando a manter a hipotermia craniana. Para otimizar essa estratégia, a temperatura da sala cirúrgica deve ser mantida abaixo de 18 °C, e o uso de um cobertor de resfriamento sob os campos cirúrgicos auxilia na manutenção da hipotermia craniana e corporal total durante a parada.

O objetivo do resfriamento central é atingir temperaturas cerebrais que promovam a máxima supressão do metabolismo, idealmente entre 12 °C e 15 °C na temperatura esofágica. Estudos clínicos indicam que, nessas temperaturas, um período de parada circulatória de até 30 minutos é seguro.

O tempo necessário para alcançar esse nível de resfriamento em um paciente adulto geralmente é de pelo menos 30 minutos ou mais. Durante esse período, partes da operação que envolvem a raiz aórtica podem ser conduzidas, permitindo o uso eficiente do tempo de circulação extracorpórea.[8]

Isquemia cerebral

A perfusão cerebral anterógrada (PCA) proporciona condições operacionais ideais, criando um campo sem sangue bem organizado, o que permite ao cirurgião realizar reparos com precisão. No entanto, algumas patologias complexas do arco aórtico podem exigir um tempo superior aos 30 minutos de parada segura que a PCA isolada pode oferecer. Essa limitação de tempo foi o principal fator que impulsionou o desenvolvimento de outras duas estratégias principais de proteção cerebral: a perfusão cerebral retrógrada (PCR) e a perfusão cerebral seletiva (PCS).[6-8]

Ambos os métodos foram introduzidos com o objetivo de estender o período disponível para a realização da cirurgia, garantindo que o procedimento pudesse ser conduzido de forma minuciosa e sem pressa, ao mesmo tempo em que se evitava lesão cerebral.

Além do desenvolvimento dessas estratégias de proteção cerebral suplementares, avanços técnicos graduais contribuíram para tornar a substituição do arco aórtico um procedimento mais seguro e eficiente, reduzindo complicações e otimizando os resultados cirúrgicos.[1,6,8]

Isquemia de órgãos e membros inferiores

Todos os outros órgãos vitais toleram bem o período padrão de PCA que é seguro para o cérebro, sem apresentar mudanças perceptíveis em sua função. No entanto, com o advento das técnicas de PCS e a possibilidade de tempos operatórios prolongados para reconstruções complexas da aorta, incluindo o arco aórtico, torna-se essencial adotar estratégias para preservar a função dos demais órgãos.

Essa necessidade é particularmente relevante nas técnicas de PCS associadas a graus moderados de hipotermia, uma vez que essa abordagem pode deixar os órgãos vitais da parte inferior do corpo vulneráveis a danos isquêmicos, mesmo durante períodos relativamente curtos de interrupção do fluxo sanguíneo.

Os órgãos e tecidos mais sensíveis à lesão isquêmica, em ordem de maior para menor vulnerabilidade, são: medula espinhal, rins, fígado, pâncreas, intestino e músculo esquelético. As primeiras descrições da PCS sob hipotermia moderada incluíam estratégias para perfundir a parte inferior do corpo, o que exigia a oclusão da aorta descendente e, consequentemente, tornava o procedimento mais complexo.

Em um estudo multicêntrico de Di Eusanio et al., com 588 pacientes, dos quais 352 foram submetidos à substituição do arco aórtico com PCS em temperaturas um pouco mais baixas (22-26 °C), não foram observados casos de lesão medular ou insuficiência hepática, e a incidência de insuficiência renal que necessitou de diálise foi de apenas 4,6%. Nessa série, o tempo de isquemia para a parte inferior do corpo ultrapassou 60 minutos em 50% dos pacientes, sendo o maior tempo registrado de 248 minutos.

Esses achados reforçam a importância de monitoramento e estratégias adicionais para proteger os órgãos vitais durante procedimentos prolongados, garantindo melhores desfechos e reduzindo complicações pós-operatórias.[8,9]

Reaquecimento e reperfusão

Esta pode ser a fase mais crucial da perfusão. O período de reperfusão após a perfusão PCA é invariavelmente acompanhado por um intervalo de hiperemia, que normalmente não ocorre após a perfusão experimental de baixo fluxo ou a PCS clínica. A presença de vasoconstrição inapropriada na circulação cerebral nas primeiras oito horas após a PCA, conhecida como "período vulnerável", resulta em uma redução no fluxo sanguíneo cerebral. Durante essa fase, o consumo metabólico de oxigênio do cérebro ($CMRO_2$) continua elevado, enquanto os fluxos sanguíneos estão reduzidos, aumentando a extração de oxigênio para suprir a demanda. Qualquer queda adicional na oferta de oxigênio pode ser mal tolerada.[1,6]

Para a reperfusão, não alteramos drasticamente a composição do perfusato, como sugerido nos experimentos de Allen et al., mas utilizamos manitol como eliminador de radicais livres e para reduzir o edema cerebral. Além disso, pode-se usar um filtro de depleção de leucócitos LG-6 em linha arterial (Pall Corp., East Hills, NY) para remoção de leucócitos e ultrafiltração, aumentando a capacidade de transporte de oxigênio do perfusato.

Não pré-aquecemos o perfusato circulando a bomba de escorvamento e iniciamos a reperfusão em temperaturas hipotérmicas (<18 °C) e pressões relativamente baixas (30-50 mmHg). Consideramos essencial proceder lentamente com o reaquecimento, garantindo que o gradiente de temperatura entre o perfusato e a temperatura central nunca ultrapasse 10 °C, pois aumentos excessivos podem estar associados à formação de êmbolos gasosos. O aquecimento é interrompido ao atingir 36°C na temperatura esofágica ou 34 °C na temperatura da bexiga, e a temperatura do perfusato não deve exceder 36 °C.[1,2,6]

A importância do controle da temperatura do perfusato durante o reaquecimento não pode ser subestimada, pois essa é a temperatura imediata à qual o cérebro é exposto. Estudos sobre os efeitos das estratégias de temperatura cerebral pós-isquêmica após parada circulatória mostram que a hipertermia está associada à piora do prognóstico neurológico e comportamental. Modelos animais confirmaram essa associação, demonstrando deterioração persistente dos resultados neurológicos e correlacionando a hipertermia a lesões cerebrais significativas.

Por outro lado, um período inicial de perfusão hipotérmica demonstrou melhorar significativamente os resultados em comparação à hipertermia, mostrando uma tendência consistente para melhores desfechos neurocomportamentais e histológicos.

Os pacientes saem da sala de cirurgia em um estado relativamente hipotérmico, com temperaturas esofágicas equilibradas entre 34-35 °C. Na unidade de terapia intensiva, o reaquecimento superficial é conduzido de forma lenta, elevando a temperatura a níveis normotérmicos em aproximadamente 3 a 4 horas. Buscamos evitar a hipertermia a todo custo, tratando agressivamente qualquer elevação de temperatura acima de 37 °C.[1]

Gestão metabólica

Gestão do equilíbrio ácido-base

A forma ideal de controle do pH durante a perfusão para PCA continua sendo um tema controverso. À medida que o sangue é resfriado, o pH se desloca para uma direção alcalina. A adição ativa de dióxido de carbono corrige essa alteração, estratégia conhecida como pH-stat. O uso do pH-stat melhora inequivocamente a perfusão cerebral ao abolir a autorregulação cerebral. A vasodilatação induzida pelo aumento dos níveis de CO_2 favorece um resfriamento mais uniforme e provavelmente melhora a disponibilidade de oxigênio, ao neutralizar o deslocamento para a esquerda da curva de dissociação da oxihemoglobina causado pela hipotermia. Esse efeito é particularmente relevante na fase inicial do resfriamento, quando o cérebro ainda está quente e o sangue já está frio.

No entanto, o manejo pelo pH-stat também pode expor o cérebro a uma carga embólica aumentada devido à chamada "perfusão de luxo", que ocorre como consequência da vasodilatação cerebral. Além disso, essa estratégia está associada a acidose intracelular e a alterações na função enzimática durante o período de parada circulatória.

Por outro lado, o gerenciamento alfa-stat, que permite que o pH flutue naturalmente conforme a temperatura, mantém a perfusão em um pH mais elevado. Esse método preserva a autorregulação cerebral mesmo em temperaturas mais baixas e restringe o fluxo sanguíneo de acordo com a demanda metabólica reduzida pela hipotermia. O pH intracelular normalizado nesse contexto proporciona uma melhor função enzimática e evita tanto a "perfusão de luxo" quanto o risco aumentado de carga embólica.

Estudos recentes sugerem que o gerenciamento ideal pode envolver o início do resfriamento com pH-stat, seguido da transição para alfa-stat antes da parada circulatória, e o retorno ao pH-stat no início do reaquecimento. No entanto, devido à complexidade dessa estratégia de controle de pH quase ideal, continuamos a adotar exclusivamente o alfa-stat em pacientes adultos, principalmente para evitar os efeitos prejudiciais da perfusão de luxo.[6]

Hemodiluição

A hemodiluição desempenha um papel fundamental na PCAH, pois, em temperaturas extremamente baixas, a afinidade da hemoglobina pelo oxigênio determina que grande parte do fornecimento de O_2 para os tecidos ocorra por meio do oxigênio dissolvido no plasma. Dessa forma, a redução da massa de hemácias causada pela hemodiluição tem pouco impacto na capacidade efetiva de transporte de oxigênio do sangue.

Além disso, a hemodiluição previne a hemoconcentração associada à hipotermia, reduzindo o risco de formação de agregados eritrocitários na microvasculatura e favorecendo o fluxo sanguíneo. Por essa razão, a hemodiluição deliberada sempre fez parte da estratégia metabólica durante a PCAH desde sua introdução.

Entretanto, estudos experimentais recentes questionaram a segurança da hemodiluição intensa em condições hipotérmicas e indicaram que, do ponto de vista histológico, pode haver benefícios em manter níveis mais elevados de hematócrito durante a parada circulatória. A questão de saber se essa vantagem observada no manejo pelo pH-stat também se aplica ao alfa-stat ainda permanece aberta. No entanto, nossa abordagem atual visa um nível de hematócrito não inferior a 25% antes do período de parada.[8]

Metabolismo da glicose

A regulação do metabolismo da glicose também é um aspecto crítico no manejo da PCAH. A hipotermia induz a liberação de catecolaminas, enquanto a administração de esteroides pode exacerbar ainda mais a tendência à hiperglicemia nos períodos pré e pós-parada. É bem estabelecido que altos níveis de glicose no sangue têm um impacto adverso no pH intracelular e no prognóstico neurológico.

O excesso de glicose estimula a glicólise anaeróbica, levando a um acúmulo acelerado de lactato e ao desenvolvimento de acidose intracelular durante a parada circulatória. Para mitigar esse efeito, a hiperglicemia deve ser controlada de maneira agressiva antes e após a PCAH.

Nossa abordagem inclui o uso de infusão contínua de insulina intravenosa para manter a normoglicemia tanto no período intraoperatório quanto no pós-operatório imediato, reduzindo assim os riscos metabólicos associados ao procedimento.[6,8]

Gestão farmacológica

Há um vasto corpo de literatura, tanto experimental quanto clínica, sobre a manipulação farmacológica da lesão cerebral isquêmica após acidente vascular cerebral ou trauma e, por extensão, após PCAH. No entanto, uma análise detalhada da infinidade de agentes com relevância experimental ou clínica está além do escopo desta discussão.

Embora a busca por um agente clínico altamente eficaz continue, atualmente utilizamos esteroides e manitol como os principais adjuvantes durante a PCAH. Os esteroides são administrados a todos os pacientes devido ao seu efeito estabilizador de membranas e à sua capacidade de reduzir o edema cerebral. Nos pacientes com parada circulatória prevista superior a 30 minutos, administra-se 1 g de metilprednisolona antes do início da parada, com continuidade nas primeiras 48 horas pós-operatórias (125 mg a cada 6 horas nas primeiras 24 horas, seguido de 125 mg a cada 12 horas nas 24 horas subsequentes). Já em pacientes cuja parada circulatória real não ultrapassa 30 minutos, as doses pós-operatórias são omitidas.

O manitol, além de reduzir o edema cerebral e a pressão intracraniana, desempenha um papel importante como eliminador de radicais livres e é administrado em doses padrão tanto durante o resfriamento quanto no reaquecimento.

Em nossa experiência inicial, utilizamos barbitúricos como adjuvantes para a proteção cerebral, mas posteriormente abandonamos seu uso devido ao efeito depressor miocárdico nas altas doses necessárias. Além disso, há algumas evidências experimentais de que a hipotermia por si só proporciona uma reserva de energia mais eficiente do que o uso combinado com barbitúricos, sugerindo que esses medicamentos podem reduzir os benefícios da proteção induzida pela PCAH. Apesar disso, alguns centros continuam a incorporar altas doses de tiopental em seus protocolos de proteção cerebral.

A gestão da homeostase da coagulação é um aspecto crucial da PCAH, pois esse procedimento está associado a uma tendência ao aumento do sangramento. Essa predisposição decorre da coagulopatia resultante da hipotermia, do consumo de fatores de coagulação e plaquetas, da disfunção plaquetária e da fibrinólise, além da presença de múltiplas linhas de sutura vascular.

O uso de agentes antifibrinolíticos, como análogos da lisina (ácido aminocapróico ou ácido tranexâmico) ou o inibidor da serina protease aprotinina, tem se mostrado eficaz na redução da perda sanguínea após o *bypass* cardiopulmonar. No entanto, a aplicação desses agentes durante a PCAH continua controversa, principalmente devido a relatos anteriores que sugerem um possível aumento do risco de trombose e disfunção renal.

Análises subsequentes demonstraram que esse efeito pró-trombótico estava associado à sub-heparinização, quando o tempo de coagulação ativado (TCA) era medido com o reagente de celite. A aprotinina prolonga falsamente o TCA quando este é medido com celite, razão pela qual utilizamos o reagente de caulim para essa medição e garantimos que o TCA seja superior a 550 segundos antes do início do *bypass* cardiopulmonar. Além disso, ajustamos os níveis de heparina por meio de sua medição direta utilizando um dispositivo de titulação de heparina-protamina.

Implementamos diversas estratégias para minimizar a necessidade de transfusão de sangue e hemoderivados. O sangue autólogo é removido previamente ao início do *bypass*, em quantidades determinadas pelo nível desejado de hemodiluição, e reinfundido após a administração de protamina. Além disso, o uso direcionado de hemoderivados é guiado pela tromboelastografia perioperatória de rotina.

Como resultado, conseguimos manter uma taxa relativamente baixa de transfusão após PCAH: apenas 40% dos pacientes necessitam de transfusão de sangue ou hemoderivados, e essa taxa é ainda menor em casos eletivos (15%).

O fator VII recombinante foi recentemente introduzido como terapia de resgate para casos de coagulopatia grave e intratável após o *bypass* cardiopulmonar. Embora as informações sobre sua eficácia após PCAH ainda sejam escassas, tivemos um caso em que seu uso resultou em um desfecho favorável.[1,6,8]

Conclusão

A PCAH continua sendo um elemento essencial em todos os métodos contemporâneos de proteção cerebral utilizados na cirurgia do arco aórtico e na dissecção aórtica tipo A. O avanço no entendimento da fisiologia da hipotermia e da isquemia do sistema nervoso central tem sido fundamental para o aprimoramento das estratégias de proteção cerebral, permitindo intervenções mais seguras e eficazes.

A aplicação estratégica da PCAH, combinada com outros métodos complementares de proteção cerebral, contribuiu para tornar a cirurgia do arco aórtico um procedimento cada vez mais confiável. Atualmente, a perfusão cerebral seletiva anterógrada (PCS) é a técnica mais amplamente utilizada para proteção cerebral durante a parada circulatória, proporcionando uma abordagem eficiente para minimizar os riscos neurológicos associados a esses procedimentos complexos.

PROTEÇÃO DA MEDULA ESPINHAL NA CIRURGIA DA AORTA TÓRACO-ABDOMINAL

A isquemia da medula espinhal e sua consequente lesão permanecem como uma complicação devastadora na cirurgia aórtica. A lesão da medula espinhal (LME) pode se manifestar em um amplo espectro, desde alterações subclínicas detectáveis apenas em nível histológico no ambiente laboratorial, até déficits motores significativos, como paraparesia ou paralisia dos membros inferiores. Esses déficits podem ser temporários ou evoluir para paralisia completa e irreversível.

A LME impõe um impacto severo sobre os pacientes, levando a um aumento substancial da morbidade, mortalidade a curto e longo prazo e redução da qualidade de vida. Além disso, essa complicação gera um acréscimo significativo nos custos com saúde e impõe uma carga emocional e física intensa sobre os cuidadores. Estudos demonstram que uma grande proporção dos cuidadores de pacientes com LME relata níveis de sobrecarga moderados a graves.[9]

A experiência clínica tem permitido a identificação de diversos fatores de risco para LME, incluindo a presença de comorbidades, a complexidade e a extensão das operações aórticas e a destruição do fluxo colateral.

A LME ocorre tipicamente por injúria isquêmica em áreas de bacias hidrográficas, resultante de alterações no fluxo sanguíneo da medula espinhal (FSME). Esse comprometimento pode acontecer de forma intraoperatória, devido a longos períodos de pinçamento da aorta, ou no pós-operatório, em decorrência do sacrifício de vasos segmentares críticos, como as artérias intercostais, torácicas e lombares (AL). Em muitos casos, ambos os mecanismos atuam de forma combinada.

Mesmo após a restauração da perfusão e a manutenção de fontes adequadas de irrigação medular, a resposta inflamatória subsequente ao processo de reperfusão pode desencadear uma lesão secundária significativa. Além disso, em alguns cenários, a lesão isquêmica embólica pode ter um papel relevante, especialmente nos casos de reparo endovascular da aorta torácica (TEVAR), onde a manipulação do fio-guia e a implantação do dispositivo podem levar ao deslocamento de placas ateromatosas e à obstrução de ramos vasculares críticos.

Nos casos de LME embólica, a perfusão da medula espinhal muitas vezes se torna irrecuperável. Entretanto, a grande maioria das lesões está relacionada aos estados de baixo fluxo sanguíneo medular e ao fenômeno de isquemia-reperfusão.

Embora tenhamos alcançado avanços significativos na compreensão e manejo da LME, a paraplegia continua sendo uma complicação de grande impacto, representando um dos desafios mais importantes na cirurgia da aorta.[9,10]

Anatomia da perfusão da medula espinhal

A perfusão da medula espinhal é sustentada por uma rede arterial complexa, composta por artérias segmentares (AS) intercostais e lombares, que desempenham um papel essencial na nutrição da medula. Essas artérias se originam dos ramos das artérias subclávias e ilíacas internas, contribuindo para o suprimento sanguíneo da medula espinhal ao longo de sua extensão.

As artérias segmentares originam a artéria espinhal anterior, responsável pela irrigação do corno posterior da medula espinhal. Dentre essas artérias, destaca-se a artéria de Adamkiewicz, também conhecida como grande artéria medular segmentar anterior, que surge entre os níveis T8-L1 e fornece um fluxo arterial significativo para a região toracolombar da medula.

Anteriormente, a prevenção da isquemia medular estava amplamente focada na preservação dessa artéria específica. No entanto, com o avanço do conhecimento sobre a fisiologia da perfusão medular, a atenção tem se voltado para a importância de uma rede colateral abrangente, cuja integridade desempenha um papel crítico na manutenção do fluxo sanguíneo da medula espinhal.[9]

Fatores de risco para isquemia medular

Para avaliar o risco de lesão medular e tomar medidas preventivas, é fundamental reconhecer os fatores de risco que aumentam a incidência dessa complicação. Esses fatores podem ser divididos em pré-operatórios, intraoperatórios e pós-operatórios:

Fatores pré-operatórios

- sexo masculino;
- raça não branca;
- idade avançada;
- classificação ASA elevada;
- hipertensão arterial;
- doença pulmonar obstrutiva crônica (DPOC);
- qualquer doença renal;
- anemia;
- histórico de tabagismo;
- doença arterial coronariana;
- ligadura ou oclusão prévia de fontes arteriais colaterais;
- ressecção prévia de aneurisma de aorta abdominal;
- dissecção aórtica e má perfusão associada.

Fatores intraoperatórios

- procedimentos adjuntos;
- extensão do sacrifício da artéria segmentar;
- extensão da substituição ou cobertura aórtica;
- zona de aterrissagem distal 5-10;
- perda do fluxo colateral das artérias subclávia ou ilíaca;
- duração do pinçamento aórtico;
- hipotensão, hipóxia, anemia.

Fatores pós-operatórios

- hipotensão;
- hipóxia;
- anemia.

Elementos da prática clínica

Outros elementos da prática clínica são frequentemente aplicados para mitigar o risco de LME. No período pós-operatório imediato, pacientes submetidos a operações de ATD/AAT devem ser monitorados na unidade de terapia intensiva com monitoramento e manutenção hemodinâmica rigorosa, e exames neurológicos de hora em hora.

Se surgirem preocupações com lesões, elas devem ser rapidamente tratadas, por meio de metas de pressão arterial aumentadas, drenagem mais agressiva do líquido cefalorraquidiano conforme permitido pelo protocolo e consideração de estudos de imagem da coluna vertebral. Embora a preocupação com LME seja mais aparente clinicamente, os estudos de imagem podem ser um complemento útil se houver preocupações sobre a colocação do dreno lombar, especialmente se houve uma punção sangrenta na colocação, ou se houver sintomas unilaterais presentes, que são mais propensos a ser hematoma epidural do que LME isquêmica bilateral verdadeira.[9,10]

Neuromonitoramento intraoperatório

A monitorização intraoperatória neurofisiológica (NIOM) é frequentemente usada como um guia para o gerenciamento circulatório cerebral e espinhal. O NIOM utiliza eletroencefalografia (EEG), potenciais evocados somatossensoriais periféricos (SSEPs) e potenciais evocados motores (MEPs) para detectar déficits neurológicos e possível má perfusão. Quando ocorre injúria da medula espinhal (SCI) e é sugerida pelo NIOM, mais comumente há uma mudança no MEP, seguida por uma possível alteração no SSEP. O neuromonitoramento enfrenta algumas críticas, pois sua confiabilidade é influenciada por vários fatores, incluindo anestesia, hipotermia, hipotensão e manipulação cirúrgica.

Portanto, pode ser difícil determinar se os alertas se correlacionam com a SCI verdadeira. A alta taxa de falsos positivos percebida significa que, em um caso típico, não é incomum obter alertas de curto prazo ou perda de sinal que podem levar a preocupações desnecessárias. Além disso, embora o NIOM seja excepcionalmente confiável na detecção de SCI imediato, a SCI tardia pode ocorrer sem nenhuma alteração no neuromonitoramento, com um estudo recente demonstrando que até 20% das SCI tardias ocorrem sem nenhum alerta do NIOM. Sua utilidade também é limitada pelo fato de exigir uma equipe multidisciplinar para seu uso, o que pode ser difícil de obter em casos emergenciais e em centros aórticos de baixo volume.

No entanto, a maioria da literatura atual sugere que o NIOM é confiável, incluindo uma meta-análise de Tanaka et al., que descobriu que os MEPs têm uma sensibilidade resumida de 89,1% [intervalo de confiança de 95% (IC): 47,9-98,6%] e uma especificidade resumida de 99,3% (IC de 95%: 96,1-99,9%) para a detecção de SCI. Além disso, a falha dos MEPs em retornar no pós-operatório tem uma razão de chances de 15,87 para o desenvolvimento de isquemia medular imediata. Embora a literatura focada apenas em SSEPs seja escassa, as alterações de SSEP sozinhas normalmente não se correlacionam com SCI. No entanto, elas servem como um complemento útil quando pareadas com MEPs.

Importante destacar que vantagens significativas do neuromonitoramento são o fato de poder ser utilizado em pacientes anestesiados e sedados e, quando um alerta ocorre e parece correlacionar-se com uma mudança intraoperatória, permite que uma intervenção oportuna seja realizada. Como um todo, o neuromonitoramento é um complemento útil para o reconhecimento de possível SCI e possibilita uma intervenção rápida quando necessário.[9,10]

Preservação da perfusão distal

Para realizar reparos de aneurisma torácico descendente (ATD) ou aneurisma da aorta torácica (AAT) abertos, é obrigatória a cessação do fluxo sanguíneo para a medula espinhal (FSME) devido ao pinçamento aórtico e à parada circulatória. O FSME abaixo do nível de T10 é completamente ausente quando a aorta é pinçada distalmente à artéria subclávia. Nessa situação, o tempo total de isquemia é de suma importância e está diretamente correlacionado com o risco de desenvolver lesão na medula espinhal.

No entanto, esse risco pode ser mitigado estabelecendo fluxo aórtico distal através do desvio cardíaco esquerdo, que está associado à diminuição da incidência de efeitos adversos neurológicos. Embora o *bypass* cardíaco esquerdo permita um menor tempo de coagulação ativada e seja preferido por alguns, frequentemente utilizamos *bypass* completo, pois ele possibilita o uso de bombas de sucção, que auxiliam no manejo intraoperatório da perda sanguínea significativa.

Como ferramenta adicional, quando tecnicamente viável, o pinçamento aórtico sequencial pode ser empregado para manter algum nível de perfusão e minimizar a carga isquêmica.[9,10]

Manutenção da perfusão espinhal

Dado o papel significativo do fluxo sanguíneo para a medula espinhal (FSME) no desenvolvimento de lesão da medula espinhal (LME), otimizar a perfusão espinhal tanto intraoperatoriamente quanto pós-operatoriamente é de importância crítica. Além dos métodos para minimizar a duração e a extensão da isquemia, conforme discutido anteriormente, o reimplante direto das artérias lombares (AL) pode ser considerado para melhorar o FSME. Antes do foco mais amplo na colateralização, acreditava-se que o reimplante da AL era a abordagem mais eficaz para mitigar a LME. Com mais experiência clínica, percebeu-se a necessidade de uma abordagem mais criteriosa.

Se uma AL estiver facilmente visível e não apresentar evidências de sangramento de retorno, o reimplante deve ser considerado. Além disso, otimizar a pressão sistêmica e intratecal para manter a pressão de perfusão da medula espinhal (PPME) é essencial tanto no intraoperatório quanto no pós-operatório. O aumento da pressão arterial sistêmica para hipertensão permissiva após o sacrifício extensivo da AL ou sua cobertura permite tempo para que a neovascularização ocorra e para que a PPME retorne aos níveis ideais. A manipulação farmacológica da pressão arterial sistêmica é uma estratégia amplamente aceita na prevenção da LME.

A drenagem do líquido cefalorraquidiano (LCR) melhora o FSME ao reduzir a pressão intratecal, aumentando assim a PPME. No entanto, a colocação de um dreno de LCR não é isenta de riscos significativos e, por isso, geralmente é empregada profilaticamente em pacientes com alto risco de LME ou como um método de tratamento em casos com suspeita de desenvolvimento da lesão. A maioria dos centros aórticos recomenda o uso rotineiro da drenagem do LCR em pacientes de alto risco submetidos a cirurgia aberta e segue uma abordagem protocolada para otimizar a perfusão e evitar complicações relacionadas. A drenagem do LCR deve ser mantida por 24 a 48 horas, utilizando um sistema de drenagem contínua que atue quando a pressão do LCR ultrapassar 10 mmHg.[9,11]

Conclusão

A fisiopatologia da lesão da medula espinhal (LME) é complexa e multifatorial. No entanto, grandes avanços foram feitos na compreensão do problema e na mitigação do risco. A otimização da perfusão, seja diretamente ou por meio da promoção da colateralização, reduz significativamente o risco de isquemia medular espinhal (IME) e continua sendo um foco da pesquisa clínica. A prevenção da IME exige uma abordagem integrada e coesa para maximizar o fluxo sanguíneo para a medula espinhal (FSME) e promover a tolerância isquêmica. A drenagem do líquido cefalorraquidiano (LCR) e a manutenção de pressão arterial elevada no período intra e pós-operatório são medidas essenciais para a proteção medular.

REFERÊNCIAS

1. Di Mauro M, Iaco AL, Di Lorenzo C, et al. Cold reperfusion before rewarming reduces neurological events after deep hypothermic circulatory arrest. Eur J Cardiothorac Surg. 2013;43:168-73.
2. Carroll AM, King RW, Ghincea CV, Aftab M, Reece TB. Spinal cord protection for thoracoabdominal aortic aneurysm repair: from bench to bedside. Ann Cardiothorac Surg. 2023 Sep 28;12(5):438-449. doi: 10.21037/acs-2023-scp-08.
3. Ghincea CV, Ikeno Y, Aftab M, et al. Spinal cord protection for thoracic aortic surgery: bench to bedside. Semin Thorac Cardiovasc Surg. 2019;31:713-20.
4. Griepp RB, Griepp EB. Spinal cord protection in surgical and endovascular repair of thoracoabdominal aortic disease. J Thorac Cardiovasc Surg. 2015;149:S86-90.
5. Keihanian F, Kouchakinejad-Eramsadati L, Yousefzadeh-Chabok S, et al. Burden in caregivers of spinal cord injury patients: a systematic review and meta-analysis. Acta Neurol Belg. 2022;122:587-96.
6. Tanaka A, Nguyen H, Dhillon JS, et al. Reappraisal of the role of motor and somatosensory evoked potentials during open distal aortic repair. J Thorac Cardiovasc Surg. 2021;S0022-5223(21)01231-9.
7. Coselli JS, LeMaire SA. Left heart bypass reduces paraplegia rates after thoracoabdominal aortic aneurysm repair. Ann Thorac Surg. 1999;67:1931-4; discussion 1953-8.
8. Coselli JS, LeMaire SA, editors. Aortic arch surgery: principles, strategies, and outcomes. New York: Springer; 2008.
9. Lima B, Nowicki ER, Blackstone EH, et al. Spinal cord protective strategies during descending and thoracoabdominal aortic aneurysm repair in the modern era: the role of intrathecal papaverine. J Thorac Cardiovasc Surg. 2012;143:945-52.
10. Wynn MM, Acher CW. A modern theory of spinal cord ischemia/injury in thoracoabdominal aortic surgery and its implications for prevention of paralysis. J Cardiothorac Vasc Anesth. 2014;28:1088-99.
11. Czerny M, Grabenwögger M, Berger T, et al. Guidelines for diagnosis and treating acute and chronic syndromes of aortic origin. Eur J Thorac Cardiovasc Surg. 2024;65(2):ezad426.

47

Tratamento endovascular das afecções da aorta torácica

Ana Paula Tagliari
Eduardo Keller Saadi

INTRODUÇÃO

O reparo endovascular da aorta torácica, conhecido como TEVAR (do inglês *thoracic endovascular aortic repair*), tornou-se a abordagem preferencial para as doenças da aorta torácica descendente e, embora não existam ensaios clínicos randomizados comparando diretamente essa abordagem à cirurgia aberta, vários estudos sugerem que TEVAR está associado a menor morbidade por evitar uma incisão de toracotomia/esternotomia, evitar pinçamento aórtico, diminuir perda sanguínea e isquemia de órgão-alvo. Apesar desses benefícios, o TEVAR não é isento de riscos, principalmente relacionados ao acesso vascular e a eventos neurológicos perioperatórios, além de ter um papel limitado em pacientes com anatomia desfavorável (aneurisma/dissecção concomitante da aorta ascendente ou arco aórtico, ausência de zona de ancoragem e doenças do tecido conjuntivo).

Atualmente, o TEVAR tem sido utilizado com sucesso em uma variedade de doenças da aorta, sobretudo nos aneurismas da aorta torácica (AAT) descendente, dissecções agudas (DA) tipo B complicadas ou com fatores de alto risco, úlceras aórticas penetrantes (UAP) sintomáticas ou em expansão e na lesão traumática aórtica.

SÍNDROMES AÓRTICAS AGUDAS

Síndromes aórticas agudas são condições nas quais há uma ruptura na integridade da parede aórtica como ocorre na DA, no hematoma intramural (HIM) e na UAP.

Disseção aguda da aorta torácica descendente (tipo B de Stanford)

A DA tipo B representa de 30 a 38% de todas as DA e apresenta uma mortalidade hospitalar relativamente estável, em torno de 14%. Ao contrário da DA aguda tipo A, que é considerada uma emergência cardiológica tendo a cirurgia aberta como tratamento de escolha, a DA tipo B não complicada e sem características de alto risco é convencionalmente manejada de forma conservadora. Já na presença de fatores complicadores ou características de alto risco, o TEVAR tornou-se o tratamento preferencial por sua menor invasividade e eficácia em selar o sítio de ruptura primária, restaurar o fluxo no lúmen verdadeiro e favorecer o remodelamento aórtico.

Quanto ao momento do procedimento, na DA tipo B complicada, recomenda-se intervenção imediata. Já em pacientes com características de alto risco, sugere-se benefício da abordagem, preferencialmente na fase subaguda. Na DA tipo B não complicada, dois estudos demonstraram benefícios do TEVAR associada ao manejo clínico *versus* tratamento clínico isolado. No ADSORB *trial*, que avaliou 61 pacientes com DA tipo B aguda (< 14 dias), o tratamento clínico isolado apresentou mortalidade em 30 dias semelhante ao TEVAR, porém com maior taxa de *crossover* em decorrência da progressão da doença. O TEVAR foi associado a melhor remodelamento aórtico, com diferenças significativas no desfecho composto de trombose incompleta ou ausente no falso lúmen, dilatação da aorta e ruptura aórtica em 1 ano (100% grupo clínico *vs.* 50% grupo TEVAR, $p < 0,001$).[1] Já no seguimento de 5 anos do estudo INSTEAD-XL (Investigation of Stent-grafts in Aortic Dissection), o TEVAR foi superior ao tratamento clínico isolado em pacientes com DA tipo B subaguda (entre 2 e 52 semanas), associando-se a maior sobrevida específica da aorta (19,3 *vs.* 6,9%, $p = 0,04$) e menor progressão da doença (46,1 *vs.* 27%, $p = 0,04$), benefício atribuído a trombose do falso lúmen e remodelamento aórtico favorável.[2]

As recomendações para intervenção na DA tipo B, conforme as diretrizes European Association for Cardio-Thoracic Surgery/Society of Thoracic Surgeons (EACTS/STS) de 2024[3] e American College of Cardiology/American Heart Association (ACC/AHA) de 2022,[4] estão descritas na Tabela 1.

Hematoma intramural

O HIM é caracterizado por uma hemorragia localizada dentro da parede aórtica com espessura > 5 mm, que pode ocorrer com ou sem ruptura da camada íntima, localizando-se predominantemente na aorta descendente (60-70%). Enquanto no HIM tipo B agudo não complicado, o manejo clínico otimizado é o tratamento de escolha, o TEVAR deve ser considerado na maioria dos casos complicados. Uma anatomia favorável para TEVAR inclui, idealmente, aorta normal nas zonas de ancoragem proximal e distal, ou pelo menos na zona proximal, pois a tensão externa do enxerto endovascular sobre a parede aórtica anômala pode levar a novas rupturas na íntima e subsequente degeneração aneurismática ou DA. O *oversizing* não deve ultrapassar 10% e a aortoplastia com balão deve ser evitada. No caso de HIM associado a UAP ou com projeções ulceradas, o TEVAR deve ser guiado pela lesão focal, já no HIM com múltiplas projeções ulceradas, pode ser necessária maior extensão de tratamento. Em relação ao momento da intervenção, uma pequena série de casos demonstrou que TEVAR mais tardio (mediana de 5,5 dias após o diagnóstico) esteve associado a menos eventos aórticos e mortalidade quando comparado ao TEVAR de emergência (dentro de 24 horas).[5] As recomendações de intervenção no HIM são apresentadas na Tabela 2.

Úlcera aterosclerótica penetrante

A UAP é definida como uma lesão aterosclerótica dentro da parede aórtica que se origina na íntima e progride para a camada média. Localiza-se mais frequentemente na porção média ou distal da aorta torácica descendente e estima-se que represente de 2 a 7% das síndromes aórticas agudas. Pacientes com UAP costumam ser idosos (> 70 anos), do sexo masculino, com múltiplas comorbidades e doença aterosclerótica extensa e difusa. A maioria das UAP é assintomática, detectada incidentalmente durante exames de imagem e apresenta uma história natural mal definida. UAP sintomáticas ou com características de alto risco na aorta ascendente devem ser submetidas a reparo cirúrgico urgente. Já em UAP distais à zona 0, o tratamento depende da presença de complicações como ruptura, HIM ou DA, dor persistente ou derrame pleural. Apesar de o TEVAR ter emergido como a terapia de escolha em UAP de alto risco na aorta descendente, sua aplicação depende da localização, anatomia da aorta e de seus ramos, doenças associadas e comorbidades do paciente. Resultados a médio prazo após TEVAR mostram um risco de *endoleak* de 4 a 8% e um risco de 5% de formação de novas UAP. As recomendações para intervenção em UAP são apresentadas na Tabela 3.

Lesões traumáticas da aorta torácica

As lesões traumáticas da aorta torácica resultam de altas forças de desaceleração e frequentemente estão associadas a lesões concomitantes. O local mais comum de acometimento é o istmo aórtico, por ser a transição entre o arco não fixo e a aorta descendente fixa, além de apresentar relativamente menor resistência à tração. A decisão entre manejo conservador e intervenção deve incluir fatores complexos e dinâmicos, como estabilidade do paciente, lesões concomitantes e características de imagem que podem prever a estabilidade da aorta. Quando é ruptura é contida e o paciente sobrevive ao manejo inicial das demais injúrias traumáticas, o TEVAR é a terapia de escolha. As recomendações de intervenção nas lesões traumáticas da aorta torácica são apresentadas na Tabela 4 e levam em consideração a escala proposta por Estrera et al. (Figura 1) e endossada pela Society for Vascular Surgery (SVS).

DOENÇA CRÔNICA DA AORTA TORÁCICA DESCENDENTE

AAT descendentes apresentam características próprias, opostas à aorta ascendente, como contorno irregular, presença de calcificação e trombos e forte relação com aterosclerose. Além disso, tendem a ser degenerativos e a ocorrer em idades mais avançadas. Como resultado, a aorta descendente pode se romper sem DA prévia. Felizmente, embora imprevisível, a taxa de ruptura é < 10% e geralmente ocorre acima de 60 mm.

O TEVAR visa excluir o aneurisma da circulação e é associado a menor morbidade perioperatória, menor tempo de internação hospitalar e maior sobrevida livre de mortalidade relacionada ao aneurisma em comparação com o reparo cirúrgico aberto, apesar de apresentar taxas de reintervenção mais altas. Apesar desses potenciais benefícios, pacientes com distúrbios do tecido conjuntivo ou doença da aorta torácica hereditária, ou naqueles com expectativa de vida mais longa, o reparo cirúrgico aberto costuma ser o tratamento de escolha. Em AAT rotos, cobertura da artéria subclávia esquerda, tronco celíaco ou ambos pode ser necessária para garantir uma zona de selamento adequada de 2 cm. As recomendações de intervenção no AAT descendente são apresentadas na Tabela 5.

COARCTAÇÃO DA AORTA

A coarctação da aorta (CoA) é um defeito cardíaco congênito, caracterizado por um estreitamento da aorta, geralmente localizado logo abaixo da artéria subclávia esquerda, frequentemente acompanhado por um

TABELA 1 Recomendações de intervenção na dissecção de aorta tipo B de acordo com as diretrizes EACTS/STS e ACC/AHA.

Recomendação	Classe	Nível de evidência
EACTS/STS		
Em pacientes com dissecção tipo B aguda complicada com anatomia adequada, o TEVAR é recomendado	I	B
Em pacientes com dissecção tipo B aguda complicada com anatomia não adequada para TEVAR, o FET (*frozen elephant trunk*) deve ser considerado	IIa	B
Em pacientes com dissecção tipo B com características de alto risco, o TEVAR deve ser considerado na fase subaguda	IIa	C
Em pacientes com dissecção tipo B sem características de alto risco, terapia clínica otimizada, monitoramento e seguimento são recomendados	I	B
* Características de alto risco Critérios morfológicos: ▪ Ruptura primária > 10 mm ▪ Ruptura primária na curvatura interna ▪ Ruptura primária localizada < 20 mm em relação à artéria subclávia esquerda ▪ Diâmetro do falso lúmen > 22 mm ▪ Diâmetro da aorta torácica descendente >40 mm ▪ Alto volume de fluxo anterógrado sistólico no falso lúmen com fluxo retrógrado diastólico significativo avaliado por RM Critérios clínicos: ▪ Dor persistente ▪ Hipertensão arterial sistêmica não controlada		
ACC/AHA		
Em todos os pacientes com disseção de aorta tipo B não complicada, recomenda-se terapia médica como estratégia de manejo inicial	I	B
Em pacientes com dissecção aguda de aorta tipo B e ruptura ou outras complicações, recomenda-se intervenção	I	C
Em pacientes com ruptura, na presença de anatomia adequada, recomenda-se reparo endovascular com endoprótese em relação à cirurgia aberta	I	C
Em pacientes com outras complicações, na presença de anatomia adequada, a abordagem endovascular é razoável em relação ao reparo cirúrgico aberto	IIa	C
Em pacientes com dissecção aguda de aorta tipo B não complicada com características anatômicas de alto risco, o manejo endovascular pode ser considerado	IIb	B
Características de dissecção aguda de aorta tipo B complicada: ▪ Ruptura de aorta livre ou contida (incluindo hemotórax, hematoma periaórtico em expansão ou ambos ou hematoma mediastinal) ▪ Oclusão de ramos arteriais e má perfusão: oclusão parcial ou completa de um ramo maior, com ou sem evidência de isquemia clínica (incluindo ramos viscerais, renais e artérias periféricas) ▪ Extensão da dissecção: extensão do *flap* de dissecção distalmente ou proximalmente (dissecção tipo A retrógrada) ▪ Alargamento da aorta: progressivo aumento do lúmen verdadeiro, do falso lúmen ou de ambos ▪ Dor intratável ▪ Hipertensão arterial sistêmica não controlada		
* Características de alto risco Critérios de imagem: ▪ Diâmetro máximo da aorta > 40 mm ▪ Diâmetro do falso lúmen > 20-22 mm ▪ Sítio de ruptura > 10 mm ▪ Ruptura na pequena curvatura ▪ Aumento do diâmetro total da aorta > 5 mm entre os exames de imagem seriados ▪ Efusão pleural sanguinolenta ▪ Evidência de má perfusão em exame de imagem Critérios clínicos: ▪ Hipertensão refratária a despeito de > 3 diferentes classes de anti-hipertensivos na dose máxima tolerada ou recomendada ▪ Dor persistente refratária > 12h a despeito da dose máxima recomendada ou tolerada ▪ Necessidade de readmissão		

ACC/AHA: American College of Cardiology/American Heart Association; EACTS/STS: European Association for Cardio-Thoracic Surgery/ Society of Thoracic Surgeons; RM: ressonância magnética.

TABELA 2 Recomendações de intervenção no hematoma intramural tipo B de acordo com as diretrizes EACTS/STS e ACC/AHA.

Recomendação	Classe	Nível de evidência
EACTS/STS		
Em pacientes com HIM agudo tipo B complicado, recomenda-se reparo aórtico urgente	I	B
Em pacientes com HIM agudo tipo B com fatores de alto risco, o TEVAR deve ser considerado se o paciente apresenta anatomia adequada	IIa	C
Em paciente com HIM agudo tipo B sem características de alto risco, recomendam-se tratamento clínico otimizado e imagem seriada	I	B
Em paciente com HIM agudo tipo B sem características de alto risco, recomendam-se tratamento clínico otimizado, monitoramento e seguimento	I	C
* Características de alto risco ▪ Idade > 70 anos ▪ Diâmetro inicial da aorta > 45 mm ▪ Taxa de crescimento médio ≥ 5 mm/ano ▪ Espessura da parede no segmento envolvido ≥ 10 mm ▪ Efusão pleural ▪ Presença de úlcera de aorta ou projeção úlcera-*like*		
ACC/AHA		
Em pacientes com HIM agudo tipo A ou B complicado, recomenda-se reparo urgente	I	B
Em pacientes com HIM agudo tipo B não complicado, recomenda-se terapia médica inicial	I	B
Em pacientes com HIM agudo tipo B que requerem reparo do arco aórtico distal ou aorta torácica descendente (zona 2-5) e têm anatomia favorável, o reparo endovascular é razoável quando realizado por cirurgiões com *expertise* endovascular	IIa	C
Em pacientes com HIM agudo tipo B que requerem reparo do arco aórtico distal ou aorta torácica descendente (zona 2-5) e têm anatomia desfavorável ao reparo endovascular, o reparo cirúrgico aberto é razoável	IIa	C
Em pacientes com HIM agudo tipo B não complicado e características de alto risco em exames de imagem, a intervenção pode ser razoável	IIb	C
* Características de alto risco ▪ Diâmetro máximo da aorta > 47-50 mm ▪ Espessura do hematoma ≥ 13 mm ▪ Ruptura intimal focal com projeção úlcera-*like* envolvendo aorta torácica descendente se ela se desenvolve na fase aguda ▪ Efusão pleural recorrente ou aumentando ▪ Progressão para DA ▪ Aumento do diâmetro do hematoma ▪ Aumento da espessura do hematoma		

ACC/AHA: American College of Cardiology/American Heart Association; DA: dissecção de aorta; EACTS/STS: European Association for Cardio-Thoracic Surgery/Society of Thoracic Surgeons; HMI: hematoma intramural; TEVAR: reparo endovascular da aorta torácica.

segmento aneurismático além da estenose. Ocorre em aproximadamente 1 a cada 2.900 nascidos vivos, com uma razão masculino:feminino de 4:1. A apresentação mais comum em adultos jovens é a hipertensão nas extremidades superiores.

Pacientes com CoA devem realizar ecocardiograma transtorácico (ETT) para avaliação funcional e anatômica sobre o local, a estrutura e a extensão da CoA, função ventricular esquerda (VE) e presença de hipertrofia e anomalias cardíacas concomitantes. Angiotomografia é a modalidade de imagem preferida para avaliação pré-operatória, fornecendo informações como local e grau da CoA, relações com os grandes vasos e avaliação da circulação colateral.

Ao longo das últimas décadas, a abordagem endovascular ganhou força e agora é considerada o tratamento alternativo em CoA de adolescentes e adultos, com excelentes resultados. Existem diversas formas de tratamento

TABELA 3 Recomendação de intervenção em úlceras ateroscleróticas penetrantes de acordo com as diretrizes EACTS/STS e ACC/AHA.

Recomendação	Classe	Nível de evidência
EACTS/STS		
Em pacientes com UAP de alto risco localizada no arco distal ou na aorta descendente, o TEVAR deve ser considerado se anatomicamente adequado	IIa	B
Em pacientes com UAP de alto risco localizada no arco distal ou na aorta descendente e anatomia inadequada para TEVAR, o reparo cirúrgico aberto deve ser considerado após avaliação cuidadosa do risco operatório	IIa	B
* Características de alto risco ▪ Efusão pleural ▪ Presença de HIM ▪ Profundidade > 10 mm ▪ Diâmetro > 20 mm ▪ Alta taxa de crescimento ▪ Dor persistente a despeito de terapia médica		
ACC/AHA		
Em pacientes com UAP com ruptura, recomenda-se reparo urgente	I	B
Em pacientes com UAP do arco aórtico ou aorta torácica descendente associada a HIM, o reparo urgente é razoável	IIa	C
Em pacientes com UAP isolada sintomáticos e com dor persistente clinicamente correlacionada com achados radiológicos, o reparo é recomendado	I	B
Em pacientes com UAP isolada assintomáticos, mas com achados de alto risco em exames de imagem, o reparo eletivo pode ser considerado	IIb	C
Em pacientes que necessitam de reparo de UAP no arco distal (zona 2-3), na aorta torácica descendente ou abdominal, o reparo cirúrgico aberto ou endovascular é razoável, baseado na anatomia e nas comorbidades clínicas	IIa	C
* Características de alto risco em exames de imagem ▪ Diâmetro máximo ≥ 13-20 mm ▪ Profundidade máxima ≥ 10 mm ▪ Crescimento significativo em diâmetro ou profundidade ▪ UAP associada com aneurisma sacular ▪ UAP com aumento de efusão pleural		

ACC/AHA: American College of Cardiology/American Heart Association; EACTS/STS: European Association for Cardio-Thoracic Surgery/Society of Thoracic Surgeons; HIM: hematoma intramural; TEVAR: reparo endovascular da aorta torácica; UAP: úlcera aterosclerótica penetrante.

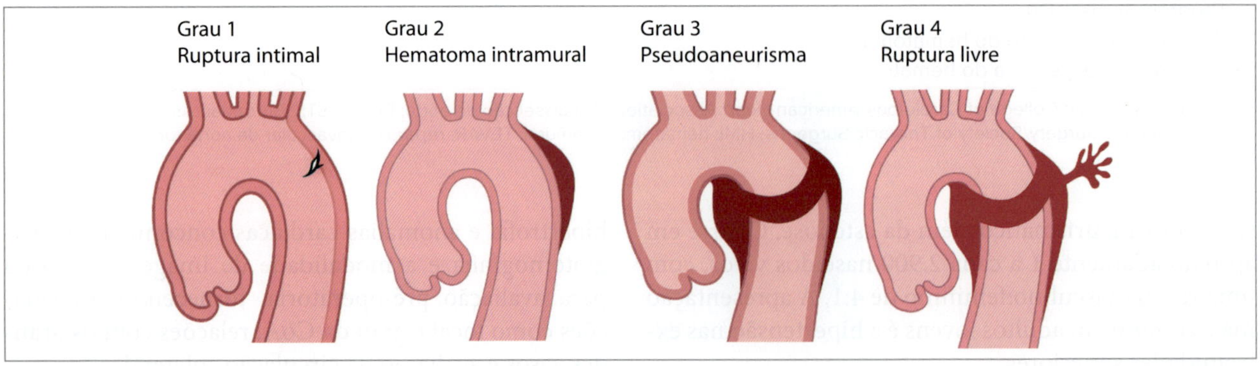

FIGURA 1.
Classificação das lesões traumáticas da aorta torácica.

Grau 1: rasgo intimal, *flap* intimal ou ambos; grau 2: hematoma intramural; grau 3: ruptura da parede da aorta com pseudoaneurisma; grau 4: ruptura da parede da aorta com ruptura livre.

Fonte: adaptada de ACC/AHA.4

TABELA 4 Recomendações de intervenção nas lesões traumáticas da aorta torácica de acordo com as diretrizes EACTS/STS e ACC/AHA.

Recomendação	Classe	Nível de evidência
EACTS/STS		
Em pacientes com BTAI grau I, recomenda-se manejo não operatório, incluindo seguimento clínico próximo	I	C
Em pacientes com BTAI grau II e características de alto risco em exames de imagem, o TEVAR deve ser considerado	IIa	C
Em pacientes com BTAI grau II sem características de alto risco em exames de imagem, manejo não operatório e seguimento próximo devem ser considerados	IIb	C
Em pacientes com BTAI graus III-IV e com anatomia adequada, o TEVAR é recomendado	I	C
* Características de alto risco ▪ Hematoma mediastinal posterior > 10 mm ▪ Razão entre diâmetro da lesão e da aorta normal > 1,4 ▪ Hematoma mediastinal causando efeito de massa ou pseudocoarctação da aorta ▪ Hemotórax à esquerda ▪ Envolvimento da aorta ascendente, arco aórtico ou grandes vasos ▪ Hematoma do arco aórtico		
ACC/AHA		
Em pacientes com BTAI, recomendam-se manejo e tratamento em centro de trauma com facilidades e *expertise* para tratar doenças da aorta	I	C
Em pacientes com BTAI, deve ser implementada terapia *anti-impulse* para reduzir risco de extensão da injúria e ruptura, exceto em pacientes com hipotensão ou choque hipovolêmico	I	C
Em pacientes com BTAI grau I, recomendam-se manejo não operatório e seguimento de imagem	I	C
Em pacientes com BTAI grau III e IV, sem comorbidades ou injúrias proibitivas, recomenda-se intervenção aórtica	I	C
Em pacientes com BTAI grau II e características de alto risco em exames de imagem, a intervenção aórtica é razoável	IIa	C
Em pacientes com BTAI grau II sem características de alto risco em exames de imagem, manejo não operatório e seguimento de imagem podem ser razoáveis	IIb	C
Em pacientes com BTAI com indicação de reparo e anatomia adequada, o TEVAR é recomendado em relação ao reparo aberto	I	B
* Características de alto risco em exames de imagem ▪ Hematoma mediastinal posterior > 10 mm ▪ Razão entre diâmetro da lesão e da aorta normal > 1,4 ▪ Hematoma mediastinal causando efeito de massa ▪ Pseudocoarctacão da aorta ▪ Grande hemotórax à esquerda ▪ Envolvimento de grandes vasos, aorta ascendente, arco aórtico ▪ Hematoma no arco aórtico		

ACC/AHA: American College of Cardiology/American Heart Association; BTAI: lesões traumáticas da aorta torácica (do inglês *blunt thoracic aortic injury*); EACTS/STS: European Association for Cardio-Thoracic Surgery/Society of Thoracic Surgeons; TEVAR: reparo endovascular da aorta torácica.

endovascular para a CoA, desde apenas dilatação com balão até implante de endopróteses autoexpansíveis ou expansíveis por balão (recobertas ou não). Para pacientes fora da fase de crescimento, deve-se dar preferência à utilização de uma prótese sem *oversizing* em relação ao tamanho nativo da aorta, já que esta vai ancorar no local mais estreito. A escolha por um *stent* recoberto e bem dimensionado evita ou reduz complicações importantes, como DA, pseudoaneurisma ou ruptura da aorta. O sucesso técnico do procedimento é avaliado de duas maneiras: anatômica, com estenose residual pós-*stent* < 30%, e hemodinâmica, com gradiente residual < 10 mmHg.

TABELA 5 Recomendações de intervenção no aneurisma da aorta torácica descendente de acordo com as diretrizes EACTS/STS e ACC/AHA.

Recomendação	Classe	Nível de evidência
EACTS/STS		
Em pacientes assintomáticos com AAT descendente com diâmetro ≥ 55 mm, recomenda-se o reparo aórtico	I	C
Em pacientes assintomáticos com AAT descendente com características de alto risco, o reparo deve ser considerado em diâmetros < 55 mm	IIa	C
ACC/AHA		
Em pacientes com AAT descendente, o reparo é recomendado quando o diâmetro é ≥ 5,5 cm	I	B
Em pacientes com AAT descendente e fatores de risco para ruptura, o reparo pode ser considerado com um diâmetro < 5,5 cm	IIb	B
Em pacientes com risco perioperatório de morbidade e mortalidade elevadas, pode ser razoável aumentar os limiares de intervenção para cirurgia	IIb	B
Em pacientes sem síndromes de Marfan, Loeys-Dietz ou Ehlers-Danlos, que têm AAT descendente com critérios para intervenção e anatomia adequada para reparo endovascular, o TEVAR é recomendado em relação à cirurgia aberta	I	B
Em pacientes com AAT descendente e critérios para reparo com TEVAR que apresentam acessos doentes ou de pequeno calibre, recomendam-se considerações para acessos alternativos	I	B
Em pacientes com AAT descendente com critérios de intervenção e anatomia não adequada para reparo endovascular, sem comorbidades significativas e com expectativa de vida de pelo menos 10 anos, o reparo cirúrgico aberto é razoável	IIa	B
* Fatores de risco para ruptura em AAT descendente ▪ Crescimento do aneurisma ≥ 0,5 cm/ano ▪ Aneurisma sintomático ▪ Síndromes de Marfan, Loeys-Dietz ou Ehlers-Danlos, ou doença da aorta torácica hereditária ▪ Aneurisma sacular ▪ Sexo feminino ▪ Aneurisma infeccioso		
* Fatores associados a eventos adversos maiores após o TEVAR ▪ Fragilidade ▪ Doença pulmonar ▪ Extensão toracoabdominal ▪ Necessidade de acesso ilíaco ▪ Implantação em zonas 1/2		

AAT: aneurisma da aorta torácica; ACC/AHA: American College of Cardiology/American Heart Association; EACTS/STS: European Association for Cardio-Thoracic Surgery/Society of Thoracic Surgeons; TEVAR: reparo endovascular da aorta torácica.

Complicações tardias após reparo cirúrgico ou endovascular da CoA podem incluir enxertos subdimensionados, estenose recorrente, aneurismas ou pseudoaneurismas e ruptura. Esses casos geralmente são tratados com procedimentos endovasculares, a menos que a anatomia exija cirurgia aberta ou híbrida. As recomendações de intervenção na CoA são apresentadas na Tabela 6.

PASSO A PASSO DO TEVAR

Para serem candidados ao TEVAR, é fundamental que os pacientes apresentem uma anatomia adequada. Para tanto, um planejamento pré-operatório minucioso guiado por angiotomografia é imprescendível (Figura 2). Dentre os principais aspectos analisados, podem-se citar: zonas de selamento (colo) proximal e distal em termos de comprimento, diâmetro, presença de calcificação ou trombos; relação com a artéria subclávia esquerda e o tronco celíaco; diâmetros transversais e longitudinais da porção de aorta doente; angulação da aorta; e vias de acesso ilíaco-femoral (diâmetro, tortuosidade, calcificação, presença de segmentos dissecados).

Uma zona de ancoragem proximal (colo proximal) em aorta "saudável" usualmente ≥ 1,5 cm é recomen-

TABELA 6 Recomendações de intervenção na coarctação da aorta de acordo com as diretrizes EACTS/STS e ACC/AHA.

Recomendação	Classe	Nível de evidência
EACTS/STS		
Em pacientes com CoA primária ou recorrente com significância clínica, o tratamento é recomendado	I	C
Pacientes com CoA assintomáticos, mas com gradiente sistólico através da estenose em repouso (> 20 mmHg) e/ou diferença de pressão sistólica > 10 mmHg combinado com insuficiência cardíaca atribuída a CoA e/ou hipertensão proximal, devem ser considerados para reparo aberto ou endovascular	IIa	C
Independentemente do gradiente de pressão, pacientes com hipertensão documentada com > 50% de estreitamento luminal em relação ao diâmetro da aorta ao nível do diafragma (baseado em RM, TC ou angiografia invasiva) devem ser considerados para tratamento	IIa	C
Para pacientes adultos com diagnóstico de CoA, a referência a um centro de aorta especializado deve ser considerada	IIa	C
Em pacientes com diagnóstico de CoA de aorta torácica nativa, bem como após reparo prévio, e anatomia adequada, o reparo endovascular deve ser considerado como alternativa ao reparo cirúrgico aberto	IIa	C
Em pacientes que necessitam de novo reparo de CoA, o *bypass* extra-anatômico da aorta ascendente para descendente pode ser considerado no tempo de reparo cardíaco concomitante	IIb	C
ACC/AHA		
Em pacientes com CoA, incluindo aqueles submetidos a reparo cirúrgico ou endovascular, recomenda-se RM ou TC como imagem inicial e de seguimento	I	B
Em pacientes com CoA, a pressão arterial deve ser medida em ambos os braços e em uma das extremidades inferiores	I	C
Em pacientes com CoA significativa nativa ou recorrente e hipertensão, o reparo endovascular ou reparo aberto é recomendado	I	B
Em pacientes com CoA, a terapia médica otimizada é recomendada para tratamento de hipertensão arterial	I	C
Em adultos com CoA, *screening* para aneurisma intracraniano por RM ou TC pode ser razoável	IIb	B

ACC/AHA: American College of Cardiology/American Heart Association; CoA: coarctação da aorta; EACTS/STS: European Association for Cardio-Thoracic Surgery/Society of Thoracic Surgeons; RM: ressonância magnética; TC: tomografia computadorizada.

dada para a exclusão bem-sucedida da doença aórtica e sucesso sustentado a longo prazo do TEVAR. Para a zona de ancoragem distal (colo distal), idealmente um segmento de aorta saudável > 1,0 cm é recomendado. Apesar dessas recomendações, sabe-se que, com a evolução dos materiais e a experiência dos operadores, atualmente cerca de 60% dos casos apresentam critérios considerados *off label* (colos curtos, correções concomitantes do arco aórtico ou de aneurismas toracoabdominais com técnicas híbridas e/ou endopróteses ramificadas).

A cobertura intencional da origem da artéria subclávia esquerda, necessária em até 40% dos casos, geralmente é bem tolerada pelo paciente com relação à isquemia da extremidade superior, mas pode aumentar o risco de complicações neurológicas, como paraplegia e acidente vascular cerebral (AVC), e deve ser individualizada. Alternativamente, a origem da artéria subclávia esquerda pode receber a porção proximal não recoberta de endopróteses (*free-flow*) ou pode-se optar por endopróteses fenestradas. Ambas as técnicas, entretanto, colocam em risco a fixação proximal adequada.

Se a artéria carótida comum esquerda ou o tronco braquiocefálico também exigirem cobertura, pode ser realizada a transposição/*bypass* anterógrado desses vasos para aorta ascendente por técnica cirúrgica aberta (abordagem híbrida). Se apenas a artéria carótida comum esquerda necessitar de cobertura, um *bypass* extra-anatômico carotídeo-carotídeo pode ser adequado.

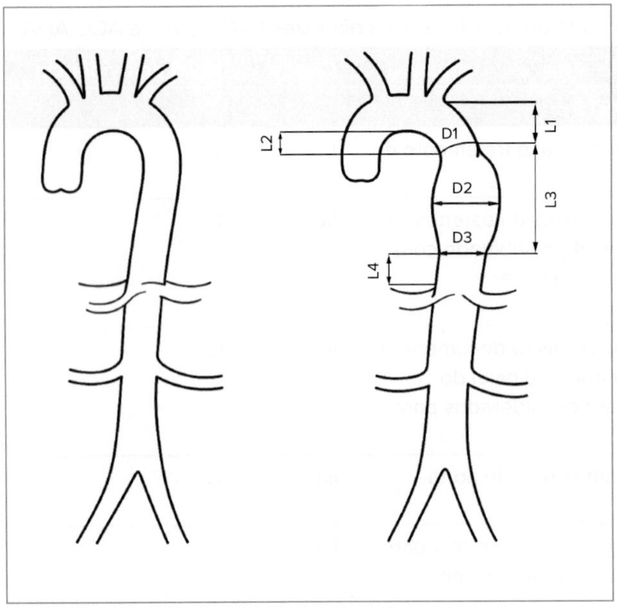

FIGURA 2.
Medidas necessárias para o planejamento da correção endovascular de um aneurisma da aorta torácica descendente em que D corresponde ao diâmetro e L, às extensões. D1 e D3 correspondem ao diâmetro da aorta saudável nas zonas de ancoragem proximal e distal e D2, ao diâmetro na zona aneurismática.

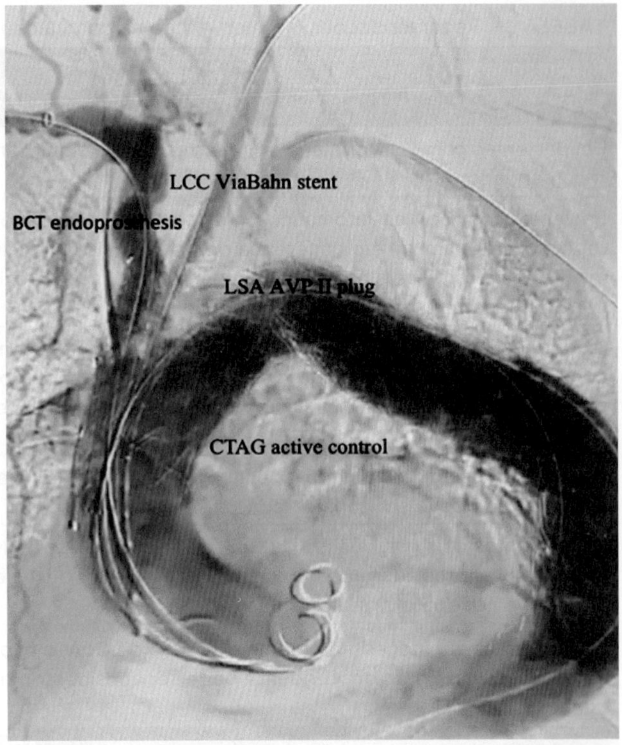

FIGURA 3.
Correção totalmente endovascular do arco aórtico e da aorta torácica descendente, utilizando-se a técnica de *stents* em chaminé para os vasos de base. *BCT endoprosthesis*: endoprótese para o tronco braquiocefálico; *CTAG active control:* endoprótese CTAG Gore; *LCC ViaBahn stent*: *stent* ViaBahn para artéria carótida comum direita; *LSA AVP II plug:* plugue AVP II para ocluir o óstio da artéria subclávia esquerda.

Uma abordagem endovascular alternativa consiste no implante de *stents* para os ramos supra-aórticos colocados em paralelo à endoprótese principal (utilizando-se as técnicas de *snorkel*, periscópio ou chaminé - Figura 3). Estas técnicas também podem ser utilizadas como resgate em caso de cobertura inadvertida de algum desses ramos durante o procedimento. Mais recentemente, dispositivos ramificados *off-the-shelf* tornaram-se uma alternativa em pacientes com anatomia adequada, por fornecerem um tratamento totalmente endovascular com zona de vedação adicional proximal à artéria subclávia.

Quanto às dimensões da endoprótese a ser utilizada, análise de angiotomografia deve ser realizada para escolha da endoprótese, utilizando-se recomendações de *oversizing* de acordo com as instruções de cada dispositivo. Em geral, em casos de AAT descendente, recomenda-se um *oversizing* de 10 a 20%, enquanto nas síndromes agudas nenhum *oversizing* costuma ser recomendado.

Quanto ao colo distal, deve-se manter em mente que suas características também são críticas para evitar *endoleak* tipo Ib. Em pacientes com zonas de ancoragem distal desfavorável, nos quais o selamento adequado só pode ser obtido com a cobertura do tronco celíaco, antes da realização do TEVAR são necessárias arteriografia seletiva e demonstração de uma artéria gastroduodenal intacta, fornecendo fluxo colateral da artéria mesentérica superior.

Obtenção do acesso vascular

Procedimentos de TEVAR são usualmente realizados em sala híbrida ou de hemodinâmica, sob anestesia geral ou anestesia local complentada por sedação. O acesso vascular principal geralmente é obtido através da artéria femoral comum direita, ficando as artérias femoral comum esquerda ou radial reservadas para a introdução do cateter de *pigtail* centimetrado através do qual serão realizadas as arteriografias de posicionamento, liberação e checagem final da prótese (injeções em bomba injetora de 18-20 mL/s de contraste, total 40 mL por injeção, 800 psi de pressão).

O acesso principal pode ser obtido através de punção vascular guiada por referências anatômicas ou por ultrassonografia com pré-fechamento utilizando dois Percloses®/ProGlides® ou através da dissecção aberta da artéria femoral. O acesso contralateral é usualmente puncionado e apenas comprimido manualmente ao final do procedimento. Após a obtenção dos acessos vasculares, realiza-se heparinização sistêmica com administração de 1-2 mg de heparina e procura-se manter o tempo de coagulação ativado (TCA) acima de 250 segundos durante todo o procedimento. Em pacientes com lesão aórtica traumática e lesões associadas (fratura pélvica, ruptura de órgãos viscerais), o TEVAR pode até ser realizado sem heparina para não aumentar o risco de sangramento. Ao término do procedimento, a reversão com protamina é realizada conforme a rotina da equipe assistente.

Posicionamento e liberação da endoprótese

Um cateter *pigtail* é avançado através do sítio de acesso contralateral até a aorta torácica ascendente navegando sobre um fio-guia teflonado 0,035" x 260 cm ponta J ou hidrofílico Roadrunner® (Cook, Bloomington, IN, EUA). Nos casos de DA torácica descendente, pode ser desafiador navegar o fio-guia para o lúmen verdadeiro estreito da aorta. Nesses casos, ecocardiograma transesofágico ou ultrassom intravascular podem ser úteis para identificar a posição correta. Além disso, avanço do *pigtail* sem fio-guia pode ajudar a manter a posição no lúmen verdadeiro. Se este não puder ser canulado, pode ser útil uma abordagem anterógrada, via artéria braquial, seguida de laçamento (*snaring*) do fio-guia e exteriorização através da artéria femoral.

Através do acesso ipsilateral, um fio-guia 0,035" x 300 cm rígido, usualmente o Lunderquist® (Cook, Bloomington, IN, EUA), é introduzido e posicionado na aorta torácica ascendente, logo acima da valva aórtica, tomando-se cuidado para não interagir com a valva.

Se houver necessidade de conferências da extensão da endoprótese, uma arteriografia pode ser realizada em oblíqua anterior esquerda com visualização desde a carótida comum esquerda e subclávia esquerda até a parte distal da aorta saudável, e então a endoprótese é introduzida navegando sobre o fio-guia rígido até a aorta torácica.

Quando a posição ideal é alcançada, a endoprótese é progressivamente liberada. Para evitar deslocamento distal da endoprótese pelo efeito de *wind sock*, a pressão arterial (PA) deve ser reduzida farmacologicamente (< 80 mmHg de PA sistólica através do uso de nitroprussiato) ou usando estimulação rápida do ventrículo direito. A estimulação rápida é particularmente recomendada para TEVAR com zona de ancoragem na aorta ascendente ou no arco. Se a zona de ancoragem for mais distal, uma redução menos rigorosa deve ser suficiente. Durante a liberação da endoprótese, devem ser obtidas arteriografias repetidas para ajuste de posição. A identificação de pontos de referências ósseos é útil para guiar o posicionamento. Embora retrair a endoprótese para uma posição mais distal ainda seja possível com o enxerto parcialmente implantado, o avanço para uma posição mais proximal não é possível. A endoprótese é finalmente liberada quando uma posição satisfatória é alcançada (Figura 4).

O cateter de *pigtail* é então retirado e reposicionado para a angiografia de controle final, que deve avaliar posicionamento e expansão final da endoprótese, *endoleaks*, perviedade de vasos próximos e complicações. Pode ser necessário o balonamento de acomodação do *stent* para melhorar a vedação proximal/distal, mas deve ser evitado na DA aguda pelo risco de ruptura da frágil membrana dissecante e porque, por suas propriedades de autoexpansibilidade e pelos processos de remodelação aórtica induzidos, o *stent* se expandirá ao longo do tempo.

Em casos de DA tipo B com má perfusão, a cobertura do sítio de ruptura primário usualmente permite a reexpansão do lúmen verdadeiro e melhora da perfusão dos órgãos afetados. No entanto, se o *flap* de disseção se estender através do ramo arterial, causando obstrução estática, pode ser necessário o implante concomitante de *stents* em ramos arteriais.

Pacientes submetidos ao TEVAR devem ser encaminhados para recuperação em Unidade de Terapia Intensiva (UTI) com monitoramento hemodinâmico e neurológico cuidadoso. A alta para enfermaria geralmente é possível no primeiro ou segundo dia de pós-operatório. Se houver alguma preocupação sobre *endoleaks*, a angiotomografia é realizada antes da alta. Caso contrário, o seguimento de imagem é recomendado após 1 mês e 12 meses e, se estável, passa a ser anual (recomendação I B). Alternativamente, acompanhamento com RM é razoável para reduzir exposição à radiação ou evitar alergia induzida pelo contraste (recomendação IIa B).[4]

Principais endopróteses comercialmente disponíveis no Brasil

A primeira endoprótese aprovada pela Food and Drug Administration (FDA) para tratamento dos AAT foi o dispositivo Gore® TAG®, constituído de politetrafluoretileno com um exoesqueleto de nitinol. Desde então, a Gore introduziu um novo dispositivo, chamado TAG conformável (cTAG), que fornece uma ampla gama de diâmetros (21-45 mm) e foi projetado para melhorar o tratamento de aortas de pequeno diâmetro, tortuosas e cônicas. Esse dispositivo foi o primeiro *stent* aprovado pela FDA para o tratamento de DA tipo B.

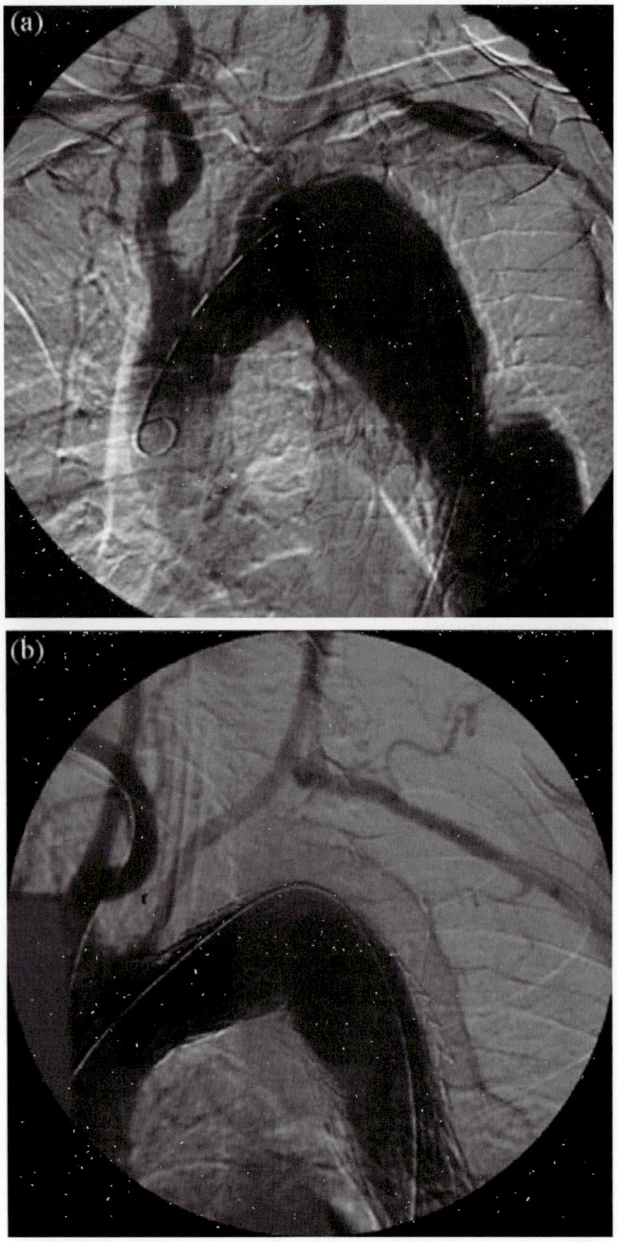

FIGURA 4.
TEVAR para tratamento de um aneurisma da aorta torácica descendente. A: angiografia de controle demonstrando a presença de um aneurisma de aorta torácica pós-dissecção com colo proximal curto. B: após *bypass* carotídeo-subclávio, houve aumento da zona de ancoragem proximal e o aneurisma pôde ser excluído com sucesso utilizando-se duas endopróteses Excluder® 200 mm.

O dispositivo Cook Zenith® TX2® (Cook Medical, Bloomington, IN, EUA) é um sistema de duas peças, com enxerto de Dacron e um exoesqueleto de aço inoxidável. O componente proximal tem fixação ativa utilizando *barbs* e o componente distal tem um *stent bare metal* para fixação acima dos vasos viscerais. Esse enxerto foi modificado com a adição de ProForm, que permite melhor conformabilidade ao arco e limita o efeito "bico de pássaro". O TX2® é aprovado para tratamento de aneurisma aórtico. Para dissecções, foi desenvolvido o Zenith Dissection Endovascular System, que possuiu um componente proximal recoberto, para cobertura do sítio de ruptura primária, e uma porção distal descoberta, para auxiliar na compressão do falso lúmen.

O dispositivo Medtronic Talent® (Medtronic, Oak Brook, IL, EUA) foi o primeiro da companhia a ser utilizado nas afecções da aorta torácica, sendo posteriormente substituído pelo dispositivo Valiant®. O Valiant® é constituído de poliéster com um exoesqueleto de nitinol e tem uma configuração de *stent* proximal descoberto modificada. A barra de conexão longitudinal da Talent® também foi removida para melhorar a flexibilidade. A adição do sistema de entrega Captivia® permite captura da ponta e implante mais controlado. É aprovada para o tratamento do aneurisma aórtico e DA tipo B.

A endoprótese nacional de aço inoxidável da Braile (Braile Biomédica, São José do Rio Preto, Brasil) foi posteriormente substituída por endopróteses autoexpansíveis de nitinol revestido de poliéster. Atualmente a endoprótese Dominus® é indicada para pacientes sintomáticos com dissecção ou AAT descendente que apresentem extensão limitada e colos proximal e distal adequados, possuindo também uma versão para tratamento de CoA (Dominus CoA®). Possui versões com modelos cônico e reto, com ou sem *free-flow*, ou com módulo parcialmente revestido com o tecido acompanhando o formato da estrutura metálica (Open-Web).

COMPLICAÇÕES

Pelas grandes dimensões da aorta torácica, o TEVAR requer o avanço de endopróteses de grande perfil (até 26 Fr), o que pode gerar complicações relacionadas ao acesso vascular. De acordo com o registro GREAT, complicações relacionadas ao acesso ocorreram em 2,8% dos pacientes, com uma maior incidência em mulheres.[6] Vasos calcificados, pequenos e tortuosos apresentam maior risco. Dor abdominal ou no flanco, perda aguda de sangue e neuropatia femoral podem indicar a presença de hematoma retroperitoneal, o que requer intervenção imediata e tratamento de coagulopatia. Quando ocorre ruptura ilíaca, a oclusão pela insuflação de um balão pode ser utilizada para controle temporário até que a artéria possa ser reparada.

Isquemia medular e AVC continuam sendo complicações devastadoras associadas ao TEVAR. O AVC perioperatório pode ocorrer em até 4 a 8% dos pacientes[7,8] e isquemia da medula espinhal, em 3 a 5,6%.[9,10]

Para prevenção de isquemia medular, a avaliação do suprimento anatômico e funcional da medula espinhal é essencial, assim como a preservação das artérias subclávia esquerda, ilíaca interna e artérias segmentares maiores, que suprem a rede intraespinal/paraespinal. A drenagem de líquido cefalorraquidiano (LCR) não é recomendada de rotina, mas deve ser considerada em pacientes de alto risco, como aqueles com fornecimento sanguíneo à medula espinhal já reduzido (após TEVAR/reparo toracoabdominal), com artéria subclávia esquerda ou artérias ilíacas internas ocluídas.

O monitoramento neurológico, incluindo potenciais evocados motores e potenciais evocados somatossensoriais, também é útil, bem como manter a PA sistólica ligeiramente mais alta (PA média de 80-90 mmHg) e níveis de hemoglobina de 10 mg/dL. Em caso de paraplegia, recomendam-se níveis mais altos de PA e drenagem de LCR imediatamente após a correção da coagulopatia. As recomendações de prevenção de isquemia medular são apresentadas na Tabela 7.

A síndrome pós-implante caracteriza-se por febre e leucocitose no período pós-operatório imediato e pode ser decorrente de ativação endotelial do enxerto do *stent*.

A presença de *endoleak* proximal tipo I (vedação proximal insuficiente) geralmente exige tratamento imediato. Em pacientes com DA aguda, a angiografia da artéria subclávia esquerda pode ser útil para excluir *endoleak* tipo II, o qual pode ser corrigido por embolização ou colocação de um plugue vascular. *Endoleak* tipo IV (causado pela porosidade do tecido) pode ocorrer, mas não requer nenhuma ação adicional, pois normalmente se resolverá espontaneamente.

RESULTADOS

Em 1994, Dake et al. relataram a viabilidade do TEVAR no tratamento de AAT descendente.[11] Desde então, vários estudos foram publicados relatando uma experiência promissora utilizando-se diferentes tipos de endopróteses com uma taxa de sucesso técnico de até 98%.[9,10]

Buffolo et al. reportaram uma taxa de sucesso utilizando *stents* nacionais recobertos (Braile Biomédica) de 91%, com mortalidade hospitalar de 10%, necessidade de conversão cirúrgica de 3% e nenhum caso de paraplegia.[12] Nesta mesma linha, Almeida et al. demonstraram que, em 255 pacientes submetidos a

TABELA 7 Recomendações para prevenção de isquemia medular de acordo com as diretrizes EACTS/STS e ACC/AHA.

Recomendação	Classe	Nível de evidência
EACTS/STS		
Para pacientes com risco aumentado de lesão da medula espinhal submetidos ao tratamento endovascular de doença aórtica torácica ou toracoabdominal, a drenagem profilática de LCR deve ser considerada	IIa	C
O conceito de 4 territórios deve ser considerado durante o planejamento, para reduzir a privação de suprimento arterial anterógrado da medula espinhal ao mínimo	IIa	C
ACC/AHA		
A drenagem de LCR em pacientes com paraplegia nova após TEVAR é recomendada	I	C
Em pacientes com AAT descendente submetidos ao TEVAR, com cobertura da artéria subclávia esquerda planejada, recomenda-se a revascularização da artéria subclávia antes do TEVAR para prevenir injúria da medula espinhal e potencialmente reduzir risco de AVC e prevenir outras complicações isquêmicas	I	B
Em pacientes com AAT descendente submetidos ao TEVAR, com cobertura da artéria subclávia esquerda e isquemia medular, que são irresponsivos ao aumento de pressão sistêmica ou à drenagem de LCR, a revascularização da artéria subclávia esquerda deve ser considerada	IIb	C

* Medidas para otimizar a perfusão da medula espinhal e dos órgãos terminais:

- Cardioversão para taquiarritmias
- Inserção de dreno de LCR quando indicado
- Aumentar a pressão arterial média para > 100 mmHg
- Transfundir para hemoglobina > 10 g/dL
- Ressuscitação de volume

ACC/AHA: American College of Cardiology/American Heart Association; AAT: aneurisma da aorta torácica; AVC: acidente vascular cerebral; EACTS/STS: European Association for Cardio-Thoracic Surgery/Society of Thoracic Surgeons; LCR: líquido cefalorraquidiano; TEVAR: reparo endovascular da aorta torácica.

TEVAR e acompanhados ao longo de 112 meses, *endoleaks* (9,8, sendo 7,1% tipo I), complicações vasculares (5,2%), insuficiência renal (3,1%) e complicações neurológicas (3,1%) foram os eventos adversos mais comuns, com aumento no número de reintervenções após 42 meses de seguimento e sobrevida livre de reintervenção em 36, 60 e 112 meses de 93,6, 82,7 e 57,2%, respectivamente.[13]

Mais recentemente, revisão sistemática e metanálise conduzida por Karaolanis et al. reportou os resultados a longo prazo do TEVAR no AAT descendente em 1.976 patientes. A sobrevida em 1, 3 e 5 anos foi de 90,1, 80,5 e 73,2%, respectivamente, com sobrevida livre de reintervenção em 1 e 5 anos de 96,5 e 85,4%, respectivamente. O *endoleak* tipo I tardio teve uma incidência de 26,7/100 pacientes-ano e o *endoleak* tipo III tardio, de 7,6/100 pacientes-ano.[14] Outra metanálise comparando TEVAR e reparo aberto em 49.972 pacientes (22.049 TEVAR e 27.923 reparos abertos) com AAT descendente demonstrou superioridade do TEVAR em termos de mortalidade pós-operatória (OR 0,57, IC 95% 0,45-0,72), morbidade, tempos de internação hospitalar e de internação em UTI. Em termos de sobrevida a longo prazo, o TEVAR foi associado com melhor sobrevida livre de eventos relacionados à aorta (HR 0,71, IC 95% 0,54-0,93), embora com maior incidência de intervenções relacionadas à aorta (HR 2,10, IC 95% 1,45-3,04). O reparo aberto apresentou melhor sobrevida geral após 16 meses (HR 1,64, IC 95% 1,53-1,75).[15]

PERSPECTIVAS

O TEVAR tornou-se a abordagem preferida para pacientes com doenças da aorta torácica descendente, tanto aguda quanto crônica, e anatomia adequada. A obtenção de um resultado satisfatório e a minimização de complicações dependem de zonas de ancoragem adequadas, planejamento pré-operatório detalhado e dimensionamento preciso do dispositivo. Abordagens híbridas e o uso de endopróteses ramificadas/fenestradas podem ampliar ainda mais o número de pacientes elegíveis para esse tratamento.

REFERÊNCIAS

1. Brunkwall J, Kasprzak P, Verhoeven E, Heijmen R, Taylor P; ADSORB Trialists; et al. Endovascular repair of acute uncomplicated aortic type B dissection promotes aortic remodelling: 1 year results of the ADSORB trial. Eur J Vasc Endovasc Surg. 2014;48(3):285-91.
2. Nienaber CA, Kische S, Rousseau H, Eggebrecht H, Rehders TC, Kundt G, et al.; INSTEAD-XL trial. Endovascular repair of type B aortic dissection: long-term results of the randomized investigation of stent grafts in aortic dissection trial. Circ Cardiovasc Interv. 2013;6(4):407-16.
3. Authors/Task Force Members; Czerny M, Grabenwöger M, Berger T, Aboyans V, Della Corte A, Chen EP, et al. EACTS/STS Guidelines for Diagnosing and Treating Acute and Chronic Syndromes of the Aortic Organ. Ann Thorac Surg. 2024;118(1):5-115.
4. Isselbacher EM, Preventza O, Hamilton Black J 3rd, Augoustides JG, Beck AW, Bolen MA, et al.; Peer Review Committee Members. 2022 ACC/AHA Guideline for the Diagnosis and Management of Aortic Disease: A Report of the American Heart Association/American College of Cardiology Joint Committee on Clinical Practice Guidelines. Circulation. 2022;146(24):e334-e482.
5. Mesar T, Alie-Cusson FS, Lin MJ, Dexter DJ, Rathore A, Stokes GK, Panneton JM. Impact of thoracic endovascular aortic repair timing on aortic remodeling in acute type B aortic intramural hematoma. J Vasc Surg. 2022;75:464-72.e2.
6. Payne D, Böckler D, Weaver F, Milner R, Magee GA, Azizzadeh A, et al.; GREAT Investigators. Five-year outcomes of endovascular treatment for aortic dissection from the Global Registry for Endovascular Aortic Treatment. J Vasc Surg. 2024;80(4):1035-44.
7. Demers P, Miller DC, Mitchell RS, Kee ST, Sze D, Razavi MK, Dake MD. Midterm results of endovascular repair of descending thoracic aortic aneurysms with first-generation stent grafts. J Thorac Cardiovasc Surg. 2004;127(3):664-73.
8. Dake MD, Miller DC, Mitchell RS, Semba CP, Moore KA, Sakai T. The "first generation" of endovascular stent-grafts for patients with aneurysms of the descending thoracic aorta. J Thorac Cardiovasc Surg. 1998;116(5):689-703, discussion 703-704.
9. Bavaria JE, Appoo JJ, Makaroun MS, Verter J, Yu ZF, Mitchell RS; Gore TAG Investigators. Endovascular stent grafting versus open surgical repair of descending thoracic aortic aneurysms in low-risk patients: a multicenter comparative trial. J Thorac Cardiovasc Surg. 2007;133(2):369-77.
10. Matsumura JS, Cambria RP, Dake MD, Moore RD, Svensson LG, Snyder S; TX2 Clinical Trial Investigators. International controlled clinical trial of thoracic endovascular aneurysm repair with the Zenith TX2 endovascular graft: 1-year results. J Vasc Surg. 2008;47(2):247-57.
11. Dake M, Miller G, Semba C, Mitchell RS, Walker PJ, Liddell RP. Transluminal placement of endovascular stent-grafts for the treatment of descending thoracic aortic aneurysms. N Engl J Med. 1994;331:1729-34.
12. Buffolo E, Fonseca JH, Souza JA, Alves CM. Revolutionary treatment of aneurysms and dissections of descending aorta: the endovascular approach. Ann Thorac Surg. 2002;74(5):S1815-7.
13. Almeida RM, Leal JC, Saadi EK, Braile DM, Rocha AS, Volpiani G, et al. Thoracic endovascular aortic repair - a Brazilian experience in 255 patients over a period of 112 months. Interact Cardiovasc Thorac Surg. 2009;8(5):524-8.
14. Karaolanis GI, Georgakarakos E, Karakosta A, Glantzounis GK, Moulakakis KG, Dorweiler B, Mylonas SN. Long-term outcomes of thoracic endovascular aortic repair for the treatment of descending thoracic aortic aneurysms: a systematic review and meta-analysis. J Cardiovasc Surg (Torino). 2024;65(2):139-46.
15. Liu J, Gou D, Xu K, Lu Z, Li P, Lei Y, et al. Comparison of short-and long-term outcomes between endovascular and open repair for descending thoracic aortic aneurysm: a systematic review and meta-analysis. Int J Surg. 2025;111(3):2662-74.

48

Tratamento cirúrgico da fibrilação atrial

Magaly Arrais dos Santos
Adnaldo da Silveira Maia
Bruno Pereira Valdigem
Jenny Lourdes Rivas de Oliveira

INTRODUÇÃO

Fibrilação atrial (FA) é a arritmia mais comum em adultos, e tem relação causal de morbidade e mortalidade aumentadas. Os três principais pilares do tratamento da FA, conhecido como ABC da fibrilação atrial, são: A para prevenção de eventos embólicos (*Avoid stroke*), B para melhor controle de sintomas (*Better symptoms control*) e C para controle de comorbidades (*Comorbidities*). O controle de comorbidades em paralelo, como apneia obstrutiva do sono, obesidade e hipertensão, junto com os outros pilares, aumenta a chance de sucesso e previne recorrências.[1]

Para tratar a arritmia de forma efetiva, seria recomendável a atuação do cirurgião cardiovascular em conjunto com o intervencionista e o clínico reforçando as estratégias de tratamento e controle. A opção pelo controle do ritmo ganhou espaço pela inferência de benefício da manutenção de ritmo sinusal em desfechos relevantes, como redução de acidente vascular cerebral, internações por insuficiência cardíaca e morte. Esse benefício veio principalmente após a minimização do uso de drogas antiarrítmicas e da necessidade de cardioversão elétrica para encerrar os episódios de FA, que por sua vez tem riscos agregados. Isso só foi possível pela adição de estratégias intervencionistas, como ablação por cateter e ablação cirúrgica.

As estratégias invasivas para o tratamento da FA partem da mesma proposta: evitar o início de fibrilação, evitando que seus "gatilhos" atinjam o átrio. Isso significa criar barreiras elétricas para que as extrassístoles (que em corações normais em cerca de 80% das vezes se originam de veias pulmonares) atinjam o restante do átrio. Essas barreiras hoje podem ser criadas, causando linhas contínuas de lesão celular envolvendo e cercando as áreas arritmogênicas, com radiofrequência, crioablação, eletroporação e outras formas de energia.

ANATOMIA CIRÚRGICA

O manejo cirúrgico da FA demanda um conhecimento completo da anatomia cardíaca. O átrio direito é composto basicamente por três segmentos: o apêndice, o vestíbulo e o componente venoso. O apêndice atrial direito possui uma forma triangular, com uma série de músculos pectíneos em seu interior. A junção do apêndice com o componente venoso atrial é anatomicamente demarcada pelo sulco terminal, uma importante referência na localização do nó sinoatrial, que se localiza lateral e à direita da junção atriocaval superior. O átrio direito recebe as veias cavas superior/inferior e o seio coronário, além de possuir outra estrutura fundamental no sistema de condução cardíaco, o nó atrioventricular. Este se localiza no triângulo de Koch, formado pelo tendão de Todaro, o folheto septal da valva tricúspide e o óstio do seio coronário, onde se encontra o nó atrioventricular. O vestíbulo do átrio direito converge em direção à valva tricúspide, com seus folhetos anterior, posterior e septal, com ampla variedade anatômica.

O átrio esquerdo possui corpo composto por paredes lisas e recebe as veias pulmonares, sem uma demarcação evidente como a crista terminal no átrio direito, além de encontrarmos em seu interior a valva mitral e o apêndice atrial, o qual se localiza à esquerda do orifício valvar na visão do cirurgião. A valva mitral é composta por dois folhetos: o anterior, que tem forma triangular e ocupa um terço do anel valvar; e o posterior de maior extensão, local de abordagem do seio coronário. Dos bordos das cúspides saem suas cordoalhas tendíneas que se direcionam para músculos papilares anterolateral e posteromedial, os quais, em consonância com o movimento de sístole e diástole do ventrículo esquerdo, permitem o movimento harmônico da valva mitral, fechando com a contração ventricular que permite a aproximação da superfície de contato das cúspides, e no relaxamento ventricular provoca a tração das cúspides com abertura valvar.

Alguns aspectos anatômicos merecem ser considerados, como a relação dos átrios direito e esquerdo com o nervo frênico que desce lateralmente em direção ao diafragma, além do esôfago em topografia posterior com íntima relação com o átrio esquerdo; e a inervação simpática e parassimpática do coração.

CONSIDERAÇÕES DIAGNÓSTICAS

A FA pode ser diagnosticada por qualquer registro contínuo eletrocardiográfico, preferencialmente com duração superior a 30 segundos. As características são ausência de ondas P em registros de eletrocardiograma e ativação atrial irregular com ciclo entre duas ondas atriais menor que 200 ms (o que significa uma frequência atrial de mais de 300 bpm).

Em registros de dispositivos implantáveis, o diagnóstico diferencial pode ser mais difícil. O termo AHRE (*atrial high-rate episodes* – ou ritmos atriais com frequência elevada) são frequentemente usados como equivalentes à fibrilação ou *flutter* atrial, e episódios com duração acima de seis minutos parecem ter relação com eventos embólicos. Episódios com duração acima de 24 horas têm indicação de tratamento semelhante ao da FA clinicamente diagnosticada, pois o risco de eventos embólicos é suficientemente elevado.

Outra classificação divide a FA em:

- Paroxística, que apresenta duração entre 30 segundos e sete dias com retorno ao ritmo sinusal.
- Persistente, com duração entre sete dias e um ano.
- Persistente de longa duração, que dura mais de um ano, mas com proposta de reversão a ritmo sinusal, significando que havia uma dificuldade maior de manutenção do ritmo sinusal.
- Permanente, quando não há perspectiva de reversão a ritmo sinusal.

Essa classificação é útil para entender a janela de oportunidade para manutenção do ritmo sinusal. Pacientes há mais de um ano em FA têm menos chance de reversão que pacientes persistentes, que por sua vez têm menos chance de sucesso que pacientes paroxísticos.

FISIOPATOLOGIA

Apesar de sua relevância e prevalência, ainda falta uma visão completa da fisiopatologia da FA. O conceito de uma desorganização da sequência de ativação atrial, em que frentes de onda elétrica colidem e se dividem e depois se somam, mais lembra o comportamento de um mar revolto. E essas ondas são frequentemente causadas por fatores diversos.

Anomalias genéticas e disfunção de canais iônicos específicos estão em análise, mas o tratamento da FA ainda se mantém focado nas estratégias macroscópicas, com a abordagem de fatores ambientais, substrato e gatilhos. O ambiente pode ser exemplificado por situações comuns, como intoxicação exógena (álcool, cocaína ou hormônios), síndrome da apneia obstrutiva do sono, acidose, sepse e distúrbios hidroeletrolíticos. Os átrios são extremamente sensíveis a impulsos externos e tendem a fibrilar mais facilmente que os ventrículos.

O substrato pode ser exemplificado por áreas de músculo onde a condução elétrica é irregular, ou está em sofrimento crônico. Ambas podem ser exemplificadas por áreas próximas a cicatrizes cirúrgicas atriais, cicatrizes isquêmicas de infartos prévios, aderências de inflamação prévia (pericardite ou miocardites) ou traumatizadas por estresse contínuo (como em portadores de insuficiência mitral). Essas áreas têm células vivas entremeadas com fibrose, facilitando a ativação elétrica anormal e microrreentradas elétricas. Essas "reentradas" podem estimular de forma anormal o tecido atrial próximo e desencadear FA.

Os gatilhos geralmente são extrassístoles atriais, originadas de substrato doente, na vigência de um ambiente propício. Parece uma estratégia imediatista, mas a melhor estratégia desenvolvida hoje se concentra na remoção ou no isolamento desses gatilhos.

A remoção cirúrgica desses gatilhos não é possível, posto que são parte do átrio. Linhas são construídas ao redor das veias pulmonares, deixando qualquer gatilho oriundo desse local restrito, mas permitindo a passagem do sangue. Para evitar arritmias secundárias como *flutter* atrial, a ablação utiliza linhas adicionais que conectam esses círculos do lado direito.

O resultado da ablação cirúrgica tem elevada taxa de sucesso (geralmente superior ao da ablação por cateter), mas sofre do viés de indicação tardia. Muitos pacientes só recebem o tratamento quando já têm átrios dilatados, fibrose extensa, múltiplas cirurgias e FA de longa duração. Para selecionar os pacientes, escapando da visão binária e criando o conceito de qual paciente se beneficiaria mais, pode-se levar em consideração o momento da indicação para o tratamento cirúrgico (Figura 1).

A seleção do paciente não deveria ser binária e o insucesso também não deveria ser marcado pela ausência total de arritmias, mas pela redução de seu tempo total. O conceito de "carga de fibrilação atrial" (*AF burden*) ganhou espaço, e pacientes com maior tempo em FA (maior carga de FA) parecem ter pior evolução.

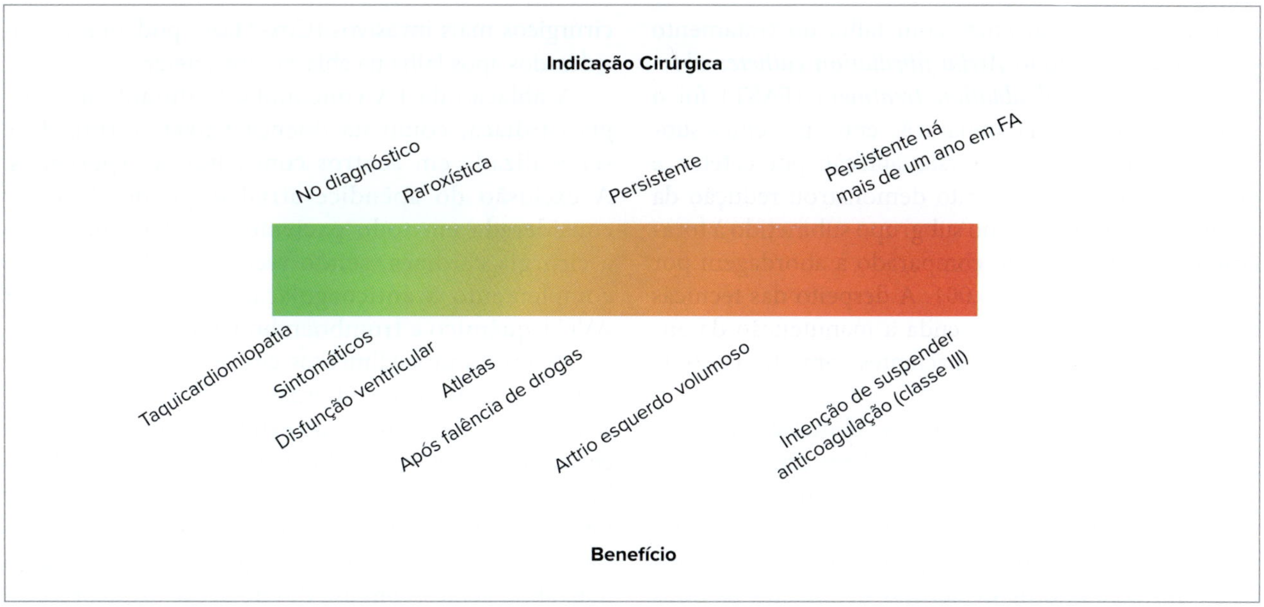

FIGURA 1.
Gráfico com momento da indicação cirúrgica, características dos pacientes e benefícios do tratamento.[2]
FA: fibrilação atrial.

Isso significa que mesmo que o paciente tenha eventos após a ablação, a redução do total de drogas, dos sintomas e do tempo de FA já deveria ser considerada um sucesso ao menos parcial.

HISTÓRIA NATURAL

A FA é a arritmia cardíaca mais comum, associada classicamente à idade e a um maior risco de eventos tromboembólicos, insuficiência cardíaca e aumento da taxa de mortalidade. De forma geral, se inicia como uma condição paroxística, por gatilhos focais ao redor das veias pulmonares, com múltiplos fatores contribuintes, entre os quais estão isquemia miocárdica, disfunção autonômica, fatores genéticos, obesidade e estresse oxidativo, que contribuem para modificações na estrutura elétrica atrial.[2]

Tais condições colaboram para o início e a manutenção da FA, posteriormente progredindo de um caráter transitório para persistente. Alterações fibróticas atriais ou até mesmo o aumento de seus diâmetros, além dos fatores preexistentes, podem predizer falha no tratamento e, portanto, a necessidade de intervenção precoce nos pacientes com adequada indicação é essencial.

INDICAÇÕES CIRÚRGICAS

As diretrizes de FA da ESC/EACTS publicadas em 2024 consolidam as mais recentes evidências acerca da temática. De modo geral, os pacientes devem ser tratados de forma holística, com avaliação de suas comorbidades, indicação precisa de anticoagulação e redução de sintomas com controle de ritmo ou frequência. Entre as opções de abordagem estão medicamentos antiarrítmicos, cardioversão, ablação por cateter ou o tratamento cirúrgico, além de procedimentos híbridos e endoscópicos e por fim, reavaliação clínica.[3]

Nesse contexto, o fechamento do apêndice atrial esquerdo é uma terapia que objetiva a redução de eventos tromboembólicos em pacientes com FA, que pode ser realizado de forma percutânea ou cirúrgica. O estudo *Left Atrial Appendage Occlusion Study* (LAAOS III) randomizou 4.811 pacientes com FA submetidos à cirurgia cardíaca, com seguimento médio de 3,8 anos. Os autores demonstraram que acidente vascular cerebral (AVC) isquêmico ou evento embólico ocorreu em 114 pacientes (4,8%) do grupo intervenção e em 168 (7,0%) do grupo controle (p = 0,001).[4]

Estudos avaliando o fechamento cirúrgico do apêndice atrial em pacientes submetidos à cirurgia cardíaca sem história de FA estão em andamento (LAACS-2 e ATLAS *trial*). Há uma potencial vantagem para a oclusão cirúrgica em relação à percutânea, especialmente em pacientes com contraindicação à anticoagulação, com a maior experiência e dados publicados com o dispositivo Atriclip.

A ablação endoscópica (por toracoscopia ou subxifóidea) e híbrida da FA constitui uma alternativa, especialmente nos pacientes com falha do tratamento percutâneo. O estudo *Atrial fibrillation catheter ablation versus surgical ablation treatment* (FAST) foi o primeiro a realizar a comparação entre pacientes submetidos à toracoscopia *versus* ablação por cateter, e em sete anos de seguimento demonstrou redução da recorrência de arritmia no subgrupo submetido à toracoscopia (56%) quando comparado à abordagem por cateter (87%), com $p < 0,001$. A despeito das técnicas adotadas, a diretriz recomenda a manutenção da anticoagulação em todos os pacientes com alto risco de evento tromboembólico.[5]

A ablação da FA em pacientes submetidos à cirurgia cardíaca possui como método bem estabelecido a cirurgia de Maze, que possui como premissa básica a realização de um conjunto de lesões transmurais, melhor descrito nas próximas seções deste capítulo. Destarte, um conjunto de evidências demonstra os bons resultados dessa abordagem, com revisões sistemáticas e meta-análises de estudos randomizados e não randomizados demonstrando a redução da recorrência de FA. Em pacientes submetidos à cirurgia da valva mitral, o tratamento concomitante pode ser realizado de forma segura, sem impacto na morbidade e mortalidade (classe de recomendação e nível de evidência I A), enquanto em pacientes submetidos à cirurgia cardíaca não mitral com FA, a ablação deve ser considerada (classe de recomendação e nível de evidência IIa B). De forma geral, a relevância do tratamento cirúrgico da FA na prevenção de AVC e eventos tromboembólicos ainda necessita de estudos randomizados. Entretanto, quando é verificada a presença de trombos no apêndice auricular esquerdo, a abordagem é indicada (classe de recomendação e nível de evidência I C).[3]

TOMADA DE DECISÃO PRÉ-OPERATÓRIA

A FA se apresenta com uma ampla variabilidade de quadros clínicos. Os pacientes devem ser cuidadosamente avaliados por uma equipe experiente multidisciplinar e os riscos e benefícios de cada um dos procedimentos para controle do ritmo devem ser discutidos explicitamente, antes de serem encaminhados para o tratamento cirúrgico.

Na FA paroxística sintomática, ablação endoscópica ou híbrida pode ser considerada, nos pacientes com falha ou intolerância à terapia antiarrítmica medicamentosa, com ou sem cardioversão elétrica, e com antecedente de falha de um ou mais procedimentos de ablação por cateter. Na FA persistente, a ablação endoscópica ou híbrida pode ser considerada como alternativa à ablação por cateter, após falha do tratamento antiarrítmico medicamentoso. Em ambos os casos, procedimentos cirúrgicos mais invasivos (Cox-Maze) podem ser considerados após falha na ablação por cateter.

A ablação da FA concomitante durante a cirurgia cardíaca, como na doença valvar mitral, deve ser realizada em centros com equipes experientes. A exclusão do apêndice atrial esquerdo deve ser considerada em todo paciente com FA submetido a cirurgia cardíaca, sendo recomendado como um complemento à anticoagulação oral para prevenir AVC isquêmico e tromboembolismo.[3,6]

Dentre os procedimentos cirúrgicos, encontram-se os procedimentos com abordagens minimamente invasivas, sem uso de circulação extracorpórea, endoscópicos como Cox-Maze totalmente toracoscópico, ablação híbrida que combina ablação epicárdica minimamente invasiva com ablação por cateter endocárdico, em um procedimento simultâneo ou sequencial, e abordagens mais abrangentes, com uso de circulação extracorpórea, como os procedimentos de Cox-Maze III ou IV, com as melhores taxas de sucesso na manutenção do ritmo sinusal no pós-operatório a longo prazo.[7,8]

Os cirurgiões devem estar familiarizados com o histórico de procedimentos para o controle do ritmo realizados no paciente, entender os mecanismos de falha e, de acordo com as características de cada paciente, oferecer a técnica cirúrgica mais efetiva, com exaustiva avaliação e discussão dos riscos e benefícios. É importante destacar que deve ser realizada a avaliação das condições pré-operatórias do paciente com FA e das doenças cardíacas preexistentes.[8,9]

Torna-se necessária a realização de estudos de imagem. O ecocardiograma é um recurso valioso para avaliação de doença cardíaca estrutural (p. ex., doença valvar ou hipertrofia ventricular esquerda), presença de trombo intracardíaco, dilatação dos átrios (esquerdo e direito) e comprometimento da função ventricular esquerda e direita. Outras modalidades de imagem cardíaca, como ressonância nuclear magnética ou tomografia computadorizada cardíaca, podem ser necessárias, para uma avaliação mais precisa da função biventricular. No mesmo sentido, a cineangiocoronariografia é fundamental para avaliação de doença arterial coronariana (quadro de maior prevalência em portadores de FA) e da anatomia das artérias coronárias, e as relações anatômicas com as estruturas-alvo do tratamento cirúrgico da FA, como o anel valvar mitral e o apêndice atrial esquerdo.[3]

Em pacientes que serão submetidos à cirurgia minimamente invasiva, e em pacientes com cirurgia cardíaca prévia, a angiotomografia computadorizada de tórax, abdome e dos vasos ilíacos e femorais é essencial para o planejamento do procedimento e das estratégias de canulação para instalação da circulação extracorpórea.[8]

Na escolha entre a realização de um procedimento minimamente invasivo, endoscópico e/ou híbrido ou a abordagem com esternotomia completa e uso de circulação extracorpórea, a factibilidade da técnica escolhida deve ser avaliada, assim como as limitações para procedimentos minimamente invasivos em reoperações pela formação de aderências, que representam um maior desafio. Em pacientes com ablação de FA concomitante a cirurgia cardíaca de outra enfermidade, como doença multivalvar, doença arterial coronariana e doença cardíaca congênita, a abordagem por cirurgia convencional é provavelmente a técnica mais apropriada. Por outro lado, nos pacientes com contraindicação para anticoagulação, uma abordagem toracoscópica com lesões epicárdicas exclusivas pode ser a melhor opção.[7]

Entre os fatores que também devem ser considerados para a escolha do procedimento a ser realizado, está o tempo de evolução da FA que caracteriza o tipo de arritmia. Nos últimos anos, a duração da FA foi reconhecida como o preditor mais importante para falha de ablação, para abordagens tanto cirúrgicas quanto por cateter.[9]

Nesse sentido, pacientes com FA paroxística têm maior taxa de sucesso quando comparados ao subgrupo de pacientes com FA persistente, considerando que, quanto maior o tempo de FA, menor a chance de o tratamento ser efetivo. Os procedimentos mais limitados, como isolamento exclusivo de veias pulmonares, especialmente naqueles que têm átrios (esquerdo ou direito) maiores ou doença cardíaca estrutural, também apresentam resultados inferiores.[7]

O tamanho atrial maior também está diretamente relacionado com o tempo de FA. Em pacientes com átrio esquerdo maior que 5,5 cm e com FA não paroxística, o procedimento a ser escolhido preferencialmente deve ser aquele que ofereça uma abordagem biatrial completa, como Cox-Maze III ou IV, com comprovada eficácia e menores taxas de falha quando comparados a procedimentos com abordagem atrial esquerda e/ou das veias pulmonares exclusiva. Assim, na FA paroxística, que está relacionada ao gatilho focal, o isolamento de áreas com alta atividade de gatilho, como as veias pulmonares e a parede posterior do átrio esquerdo, interrompe o início da FA em uma alta porcentagem de pacientes. Já nos pacientes com FA não paroxística, relacionada ao circuito de macrorreentrada e, portanto, não focal, um conjunto de lesões mais extenso é necessário para fragmentar o átrio de forma que todos os circuitos de macrorreentrada que sustentam a FA sejam interrompidos.[9]

Em relação à técnica cirúrgica escolhida, quando utilizada a técnica de ablação (crioablação ou radiofrequência), deve-se ter especial cuidado com a realização de lesões lineares contínuas, completas e transmurais, seguindo os princípios eletrofisiológicos do labirinto da cirurgia de Cox-Maze, aplicando todas as lesões, incluindo as do seio coronário epicárdico e do átrio direito, com cuidado e precisão. A utilização de fontes de energia como crioablação e radiofrequência bipolar conjunta maximiza as chances de criação de lesões completas e transmurais.

TÉCNICA OPERATÓRIA

O procedimento considerado padrão-ouro para o tratamento cirúrgico da FA foi desenvolvido pelo renomado cirurgião americano James Lee Cox no final dos anos 1980 e começo dos anos 1990. Conhecida como cirurgia de Cox ou Maze ou do labirinto, foi elaborada a partir de estudos experimentais que identificaram os principais pontos de disparo da arritmia. Após duas etapas iniciais com cirurgia de Cox-Maze I e II, a partir de 1992 a Cox-Maze III demonstrou ser a terapia curativa mais eficaz para o tratamento da FA, restabelecendo o ritmo sinusal, a contratilidade atrial e reduzindo o risco de tromboembolismo.[10]

O procedimento Cox-Maze III (Figura 2) inclui linhas de incisão e sutura na parede dos átrios. É realizado no átrio esquerdo, com isolamento das veias pulmonares, excisão ou exclusão do apêndice atrial esquerdo, em direção ao anel mitral posterior para o isolamento do seio venoso e múltiplas lesões as conectando, para interromper os circuitos reentrantes da FA. As incisões atriais direitas são realizadas no eixo entre as veias cavas ao longo da crista terminal, no istmo cavo tricuspídeo em direção ao anel tricuspídeo posterior, com excisão ou exclusão do apêndice atrial direito e a linha até anel tricuspídeo anterior. As múltiplas incisões também são realizadas conectando os átrios e produzem um labirinto para o estímulo percorrer de forma organizada o trajeto do nó sinusal até o nó atrioventricular.

Apesar dos resultados favoráveis, com baixa taxa de mortalidade e alta eficácia na reversão da FA, o procedimento, por ser complexo, teve sua adoção restrita. Com o objetivo de aumentar sua aplicabilidade, foram inseridas modificações técnicas para facilitar o procedimento e ampliar sua aplicabilidade, como a redução do número de incisões, técnica chamada de "Mini-Cox". O tratamento, principalmente nos casos de FA paroxística, é realizado somente no átrio esquerdo, em decorrência da localização dos principais focos de disparo na origem das veias pulmonares e no apêndice atrial esquerdo. As linhas de corte e sutura são substituídas por aplicação de fontes de energia, com o uso de

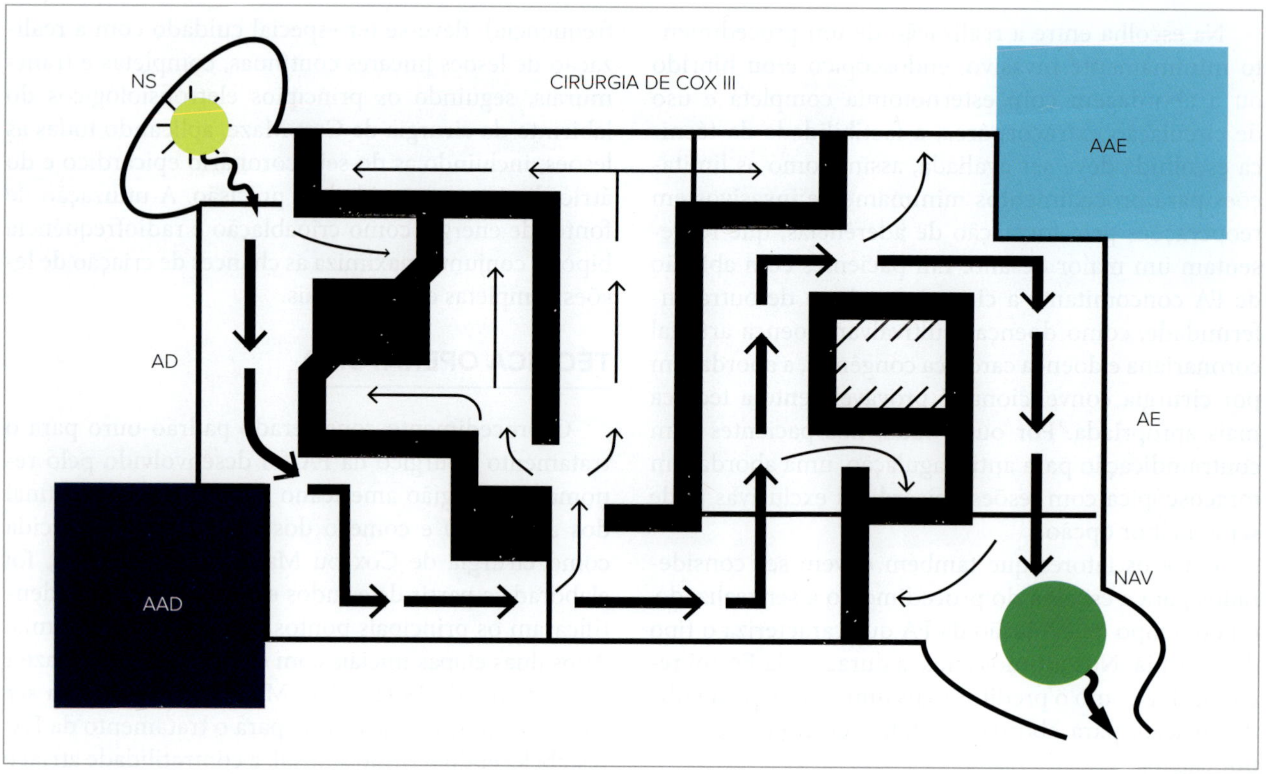

FIGURA 2.
Esquema das incisões atriais da cirurgia de Cox III.
AAD: apêndice atrial direito; AAE: apêndice atrial esquerdo; AD: átrio direito; AE: átrio esquerdo; NAV: nó atrioventricular; NS: nó sinusal.

radiofrequência, crioablação, ultrassom, micro-ondas e *laser*. A aplicação das fontes de energia ocorre por via endocárdica, epicárdica ou combinada, podendo ser unipolar ou bipolar. Os procedimentos são realizados por técnica minimamente invasiva, videoassistida e robótica, e o procedimento híbrido combina ablação por cateter e cirurgia minimamente invasiva.

O procedimento conhecido como Cox-Maze IV substituiu a maioria das incisões por linhas de ablação com dispositivos lineares de aplicação de fontes de energia ou por pinças bipolares (Figura 3). No lado esquerdo é realizado isolamento das veias pulmonares, linha de ablação de conexão inferior entre veias pulmonares na tentativa de melhor preservar e superiormente, para isolar anatomicamente todo o átrio esquerdo posterior, e conexão com o anel mitral, com exclusão do apêndice atrial esquerdo. No lado direito é realizado na crista terminal, istmo cavotricuspídeo e em direção ao anel tricuspídeo.

Os procedimentos de Cox-Maze III e IV são recomendados para os casos de cirurgia associada ao tratamento cirúrgico da FA, principalmente na abordagem da valva mitral, por meio de esternotomia ou técnicas minimamente invasivas.

Para os casos de FA isolada surgiu o procedimento híbrido, realizado com a ablação por cateter produzindo as linhas endocárdicas no átrio direito. No átrio esquerdo, realiza-se a abordagem cirúrgica minimamente invasiva, com aplicação epicárdica da fonte de energia para o isolamento das veias pulmonares e exclusão do apêndice atrial esquerdo com dispositivos de aplicação epicárdica, por meio de minitoracotomia ou totalmente endoscópico, de abordagem bilateral ou unilateral. A abordagem convergente ocorre por meio do acesso subxifoide à cavidade pericárdica, sem a necessidade de abertura das pleuras (Figura 4).

MANEJO PÓS-OPERATÓRIO

No pós-operatório imediato, o derrame pericárdico foi associado a um contribuinte fisiopatológico para a recorrência de FA, portanto, estratégias devem ser implementadas para evitar a retenção de sangue pericárdico, como adequado manejo do dreno de tórax e realização de pericardiotomia posterior para redução do derrame pericárdico residual.

É recomendada a terapia antiarrítmica pós-operatória, geralmente com administração oral de amiodarona nos 3 a 6 primeiros meses de pós-operató-

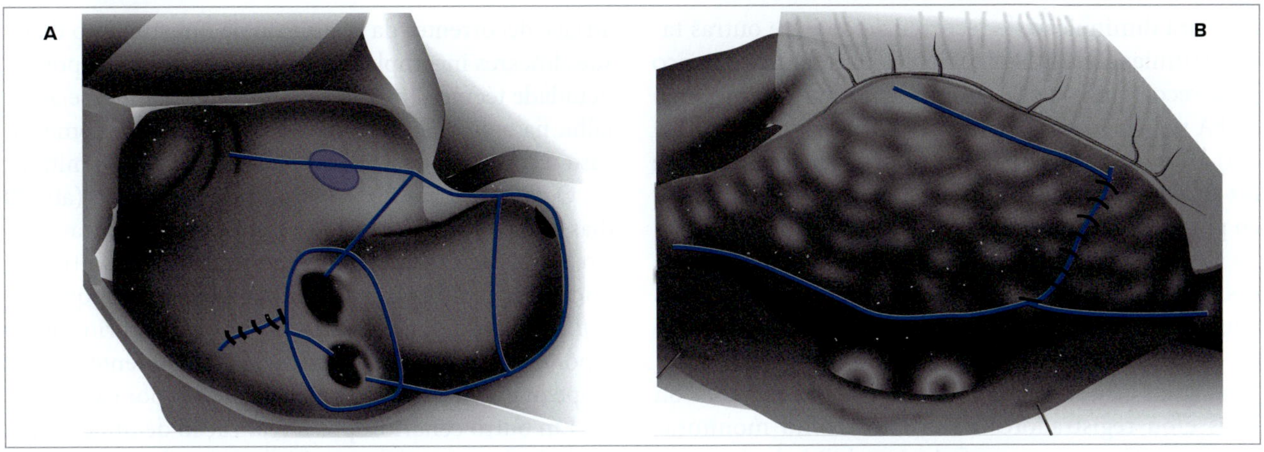

FIGURA 3.
Esquema das incisões e linhas de ablação atriais da cirurgia de Cox-Maze IV. A: linhas de ablação endocárdicas no átrio esquerdo de isolamento das veias pulmonares, conexão inferior e superior entre veias pulmonares, conexão com o anel mitral, exclusão cirúrgica do apêndice atrial esquerdo. B: no átrio direito, na crista terminal, no istmo cavotricuspídeo e em direção ao anel tricuspídeo.

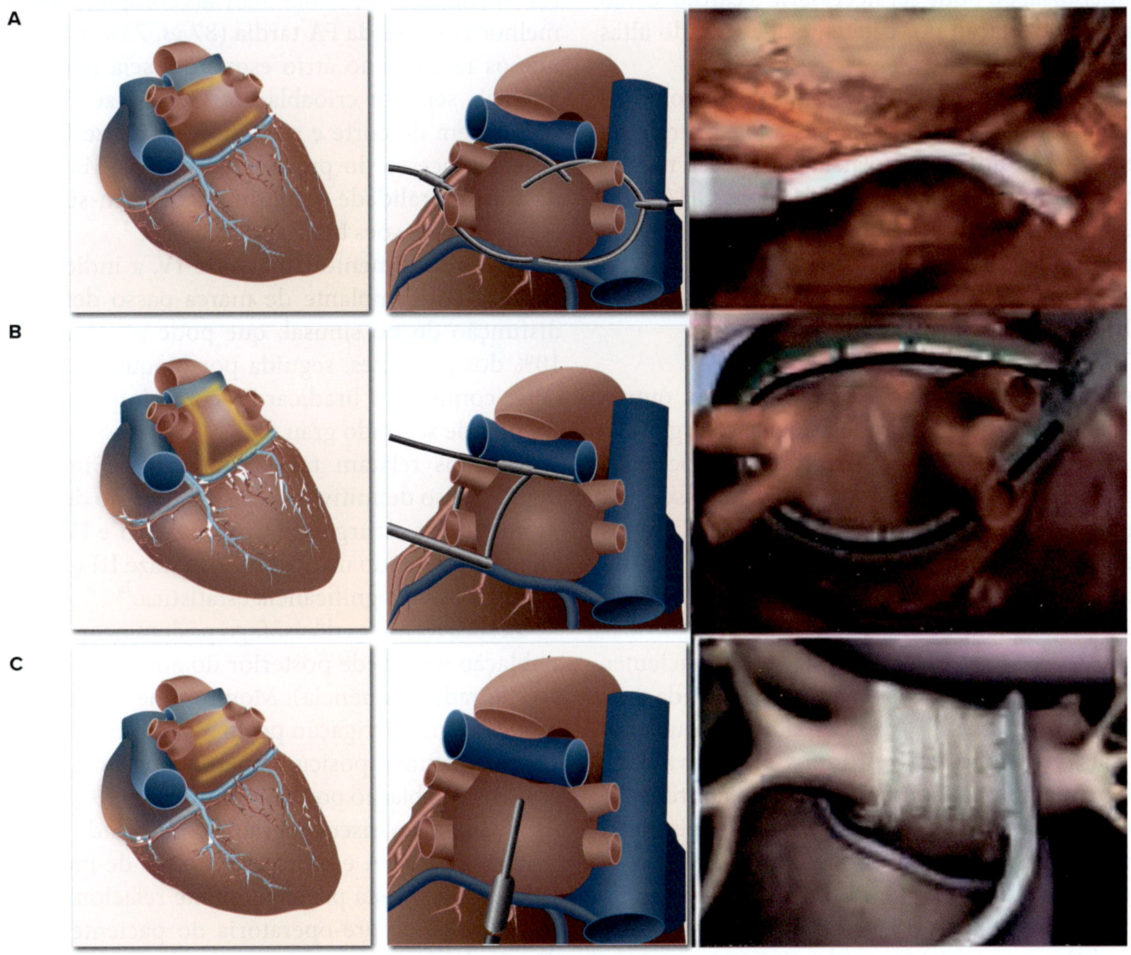

FIGURA 4.
Procedimento híbrido com linhas de ablação epicárdicas no átrio esquerdo, por minitoracoscopia bilateral ou unilateral e acesso subxifóideo. A: procedimento híbrido com toracoscopia bilateral e isolamento em bloco das veias pulmonares utilizando pinças bipolares. B: procedimento híbrido com toracoscopia unilateral e isolamento das veias pulmonares utilizando dispositivos de sucção. C: procedimento híbrido convergente com abordagem subxifóidea para isolamento das veias pulmonares utilizando dispositivos de mapeamento e ablação.

rio, para diminuição de recorrência de FA e outras taquiarritmias atriais. Nos pacientes com fatores de risco para recorrência de FA, como histórico muito longo de FA pré-operatória, maior tamanho dos átrios (> 5,5 cm) e/ou doença cardíaca estrutural concomitante, se faz razoável a manutenção do tratamento antiarrítmico pós-operatório por um período mais longo.[3]

Recomenda-se a realização de avaliações periódicas (com 3, 6 e 12 meses de pós-operatório e depois anualmente), com monitoramento do ritmo por meio de eletrocardiogramas seriados e Holter de 24 horas. Em alguns casos, recomenda-se Holter de sete dias ou mais e/ou registradores de eventos como monitoramento contínuo, para conferir a estabilidade do ritmo sinusal e necessidade de manutenção de terapia antiarrítmica de longo prazo. Em casos de períodos mais longos de arritmias atriais, com pacientes sintomáticos, a abordagem antiarrítmica pode ser inicialmente medicamentosa, ou pode ser necessária a cardioversão elétrica e nova ablação por cateter, evidenciando altas taxas de sucesso.

A terapia com anticoagulantes orais de longo prazo é recomendada a todos os pacientes após cirurgia de FA e fechamento do apêndice atrial, com base no risco tromboembólico avaliado com o escore CHA2DS-2-VA, se não contraindicado, independentemente de estar em FA ou em ritmo sinusal.

RESULTADOS E COMPLICAÇÕES

A ablação cirúrgica de FA concomitante a outros procedimentos cardíacos (particularmente cirurgia valvar mitral e cirurgia de revascularização do miocárdio) reduziu a recorrência da arritmia e não foi associada com aumento de morbidade e mortalidade. Estudos observacionais mostraram diminuição na incidência de acidente cerebrovascular em cinco anos, melhora da sobrevida e da qualidade de vida em longo prazo.

A cirurgia de Cox-Maze IV isolada, em pacientes com falha na ablação por cateter, mostrou elevada taxa de eficácia tardia (89 e 77% de liberdade de taquiarritmias atriais recorrentes em 5 e 10 anos, respectivamente), independentemente do tipo de FA ou abordagem cirúrgica (esternotomia mediana *vs.* a abordagem minimamente invasiva), sem mortalidade em 30 dias.[11]

O acompanhamento de longo prazo do ensaio clínico FAST (média de 7 anos), que incluiu pacientes com FA paroxística e persistente, evidenciou que a recorrência de arritmia era comum, mas substancialmente menor com ablação toracoscópica que com ablação por cateter (56 e 87%, respectivamente, $p < 0,001$).[5]

Entre as complicações do tratamento cirúrgico da FA se encontram o *flutter* atrial e as taquiarritmias atriais, decorrentes da realização de um conjunto de lesões lineares incompleta no átrio esquerdo, seja por dificuldade técnica em aplicar a fonte de energia, seja por falha na aplicação de uma lesão transmural, como no caso da omissão da lesão que se estende ao anel mitral.

O *flutter* atrial no pós-operatório precoce (até 30 dias após o procedimento) é frequentemente transitório, geralmente com boa resposta à terapia antiarrítmica farmacológica, e a cardioversão elétrica, quando o *flutter* atrial se apresenta no pós-operatório tardio (após 30 dias de pós-operatório), geralmente requer mapeamento eletrofisiológico e ablação por cateter.[12]

Em outro cenário, após a realização de um conjunto de lesões completo no átrio esquerdo, mas omitido no átrio direito, embora essa estratégia tenha uma incidência menor de dependência de marca-passo definitivo pós-operatório (5,4%), nos pacientes com FA persistente existe uma maior taxa de recorrência de FA. O conjunto de lesões biatriais completo resulta em melhor controle da FA tardia (87 *vs.* 73%, $p = 0,05$) do que os restritos ao átrio esquerdo, seja por radiofrequência, seja por crioablação (Cox-Maze IV) ou pela abordagem de corte e suturas (Cox-Maze III). A alta taxa de sucesso do procedimento Cox-Maze decorre da transmuralidade e continuidade bem-sucedida do conjunto de lesões biatriais completo.[12]

No procedimento Cox-Maze IV, a indicação mais comum para implante de marca-passo definitivo foi disfunção do nó sinusal, que pode acontecer em até 10% dos pacientes, seguida por bloqueio atrioventricular completo e bradicardia com bloqueio atrioventricular de segundo grau.[13]

Estudos relatam taxas similares de implante de marca-passo definitivo no pós-operatório de pacientes submetidos a cirurgia de Cox-Maze III e IV, discretamente aumentado no grupo Cox-Maze III (16 *vs.* 10%, $p = 0,43$), sem significância estatística.[14]

Lesões térmicas do esôfago podem ocorrer durante a ablação da parede posterior do átrio esquerdo (com uso de radiofrequência). Monitoramento da temperatura esofágica, irrigação profilática do espaço pericárdico e adequado posicionamento e orientação do dispositivo de ablação podem minimizar o risco de lesão.[6]

No geral, o risco operatório associado à ablação cirúrgica para FA é baixo em termos de morbidade e mortalidade e está principalmente relacionado à condição de saúde pré-operatória do paciente e à experiência da equipe cirúrgica.

PERSPECTIVAS

O efetivo tratamento cirúrgico da FA envolve a seleção adequada do paciente e a escolha da técnica adequada e do dispositivo ideal para produzir lesões na parede dos átrios capazes de promover a reorganização da condução elétrica atrial. Assim como em outras enfermidades, recomendações atuais indicam a importância de um grupo de especialistas dedicados ao tratamento da FA, com cardiologista, intervencionista, eletrofisiologista, ecocardiografista e cirurgião cardiovascular; inclui ainda neurologista, quando se trata de prevenção e tratamento de AVC de origem cardioembólica. O grupo deve participar do desenvolvimento e da implantação de protocolo de tratamento, com melhor compreensão da eficácia e das técnicas atuais de ablação cirúrgica, procedimentos minimamente invasivos e híbridos.[15]

Um conjunto de lesões biatriais apresenta maior probabilidade de sucesso no tratamento da FA, especialmente nos casos de abordagem associada na valva mitral. A exclusão ou remoção do apêndice atrial é recomendável.

O uso de tecnologias avançadas para o planejamento e a realização de um procedimento com melhores resultados e baixa taxa de complicações favorece a expansão da indicação para pacientes submetidos a outras cirurgias sem a abordagem do átrio esquerdo, nos casos de FA isolada com recidiva após ablação por cateter e nos portadores de trombo no apêndice auricular esquerdo.

Os resultados precisam ser verificados e os pacientes devem ter reavaliação em estreita colaboração com outras especialidades envolvidas no tratamento cirúrgico ou híbrido da FA.

REFERÊNCIAS

1. Valdigem BP, Almeida C, Adalaft RB. Fibrilação atrial: quando e como optar pelo tratamento farmacológico e quando indicar ablação. Rev Soc Cardiol Estado de São Paulo. 2023;33(2):132-7.
2. Saleh K, Haldar S. Atrial fibrillation: a contemporary update. Clin Med (Lond). 2023;23(5):437-41. doi: 10.7861/clinmed.2023-23.5.Cardio2.
3. Van Gelder IC, Rienstra M, Bunting KV, Casado-Arroyo R, Caso V, Crijns HJGM, et al.; ESC Scientific Document Group. 2024 ESC Guidelines for the management of atrial fibrillation developed in collaboration with the European Association for Cardio-Thoracic Surgery (EACTS). Eur Heart J. 2024:ehae176. doi: 10.1093/eurheartj/ehae176.
4. Whitlock R, Healey J, Vincent J, Brady K, Teoh K, Royse A, et al. Rationale and design of the Left Atrial Appendage Occlusion Study (LAAOS) III. Ann Cardiothorac Surg. 2014;3(1):45-54. doi: 10.3978/j.issn.2225-319X.2013.12.06.
5. Castellá M, Kotecha D, van Laar C, Wintgens L, Castillo Y, Kelder J, et al. Thoracoscopic vs. catheter ablation for atrial fibrillation: long-term follow-up of the FAST randomized trial. Europace. 2019;21(5):746-53. doi: 10.1093/europace/euy325.
6. Whitlock RP, Belley-Cote EP, Paparella D, Healey JS, Brady K, Sharma M, et al.; LAAOS III Investigators. Left atrial appendage occlusion during cardiac surgery to prevent stroke. N Engl J Med. 2021;384(22):2081-91. doi: 10.1056/NEJMoa2101897.
7. Tzeis S, Gerstenfeld EP, Kalman J, Saad EB, Sepehri Shamloo A, Andrade JG, et al. 2024 European Heart Rhythm Association/Heart Rhythm Society/Asia Pacific Heart Rhythm Society/Latin American Heart Rhythm Society expert consensus statement on catheter and surgical ablation of atrial fibrillation. Europace. 2024;26(4):euae043. doi: 10.1093/europace/euae043.
8. Ad N. Decision-making in surgical treatment for stand-alone atrial fibrillation: minimally invasive Cox Maze procedure. Innovations (Phila). 2019;14(6):487-92. doi: 10.1177/1556984519884534.
9. Weimar T, Vroomen M. How to establish a successful and sustainable surgical atrial fibrillation program: key considerations on the arrhythmia, training and treatment strategies. Ann Cardiothorac Surg. 2024;13(2):126-34. doi: 10.21037/acs-2023-afm-0165.
10. Cox JL, Schuessler RB, Boineau JP. The development of the Maze procedure for the treatment of atrial fibrillation. Semin Thorac Cardiovasc Surg. 2000;12(1):2-14. doi: 10.1016/s1043-0679(00)70010-4.
11. Damiano RJ Jr, Schwartz FH, Bailey MS, Maniar HS, Munfakh NA, Moon MR, Schuessler RB. The Cox maze IV procedure: predictors of late recurrence. J Thorac Cardiovasc Surg. 2011;141(1):113-21. doi: 10.1016/j.jtcvs.2010.08.067.
12. Grant MC, Crisafi C, Alvarez A, Arora RC, Brindle ME, Chatterjee S, et al. Perioperative care in cardiac surgery: a joint consensus statement by the Enhanced Recovery After Surgery (ERAS) Cardiac Society, ERAS International Society, and The Society of Thoracic Surgeons (STS) [published correction appears in Ann Thorac Surg. 2024 Aug;118(2):524-5. doi: 10.1016/j.athoracsur.2024.06.006]. Ann Thorac Surg. 2024;117(4):669-89.
13. MacGregor RM, Bakir NH, Pedamallu H, Sinn LA, Maniar HS, Melby SJ, Damiano RJ Jr. Late results after stand-alone surgical ablation for atrial fibrillation. J Thorac Cardiovasc Surg. 2022;164(5):1515-28.e8. doi: 10.1016/j.jtcvs.2021.03.109.
14. Mattia A, Newman J, Manetta F. Treatment complications of atrial fibrillation and their management. Int J Angiol. 2020;29(2):98-107. doi: 10.1055/s-0039-3401794.
15. Hindricks G, Potpara T, Dagres N, Arbelo E, Bax JJ, Blomström-Lundqvist C, et al.; ESC Scientific Document Group. 2020 ESC Guidelines for the diagnosis and management of atrial fibrillation developed in collaboration with the European Association for Cardio-Thoracic Surgery (EACTS): The Task Force for the diagnosis and management of atrial fibrillation of the European Society of Cardiology (ESC) Developed with the special contribution of the European Heart Rhythm Association (EHRA) of the ESC. Eur Heart J. 2021;42(5):373-498. doi: 10.1093/eurheartj/ehaa612. Erratum in: Eur Heart J. 2021;42(5):507. doi: 10.1093/eurheartj/ehaa798. Erratum in: Eur Heart J. 2021;42(5):546-547. doi: 10.1093/eurheartj/ehaa945. Erratum in: Eur Heart J. 2021;42(40):4194. doi: 10.1093/eurheartj/ehab648.

49

Tratamento cirúrgico das bradiarritmias

Paulo Roberto Slud Brofman
Maximiliano Ricardo Kuster Guimarães
Lucas do Valle Ciccozzi
Marcelo dos Reis dos Santos
Andres Di Leoni Ferrari

SISTEMA DE CONDUÇÃO DO CORAÇÃO

O sistema condutor é formado pelo nó sinusal (onde se inicia o estímulo elétrico) e deste originam-se três vias de condução preferenciais (anterior, médio e posterior) que se conectam ao nó atrioventricular, e um fascículo de condução especializado que se direciona ao átrio esquerdo (fascículo de Bachmann). Do nó atrioventricular origina-se o feixe de His, que se direciona ao septo interventricular. No septo, o feixe de His bifurca-se em ramos direito e esquerdo, que se direcionam ao ápice dos ventrículos. O ramo esquerdo também se bifurca, formando os fascículos anterossuperior e posteroinferior. Os ramos direito e esquerdo se conectam com as fibras de Purkinje que envolvem toda a musculatura ventricular.

BRADIARRITMIAS

Bradiarritmias são definidas como alterações do ritmo cardíaco que desencadeiam frequências cardíacas menores que 50 sístoles por minuto (spm) e que podem comprometer o débito cardíaco determinando sintomas desde simples escotomas à perda transitória de consciência, podendo também determinar disfunção dos ventrículos com quadro clínico de insuficiência cardíaca, intolerância ao exercício, cansaço e dispneia.

São causadas por comprometimento na geração do estímulo elétrico cardíaco por doença do nó sinusal e por distúrbios da condução do estímulo pelo sistema de condução atrioventricular. As causas etiológicas para a determinação da doença do nó sinusal e dos distúrbios de condução atrioventriculares são consideradas de origem intrínseca e extrínseca:[1]

- **Etiologia intrínseca:** degeneração idiopática associada à idade, isquemia por doença coronariana, doenças inflamatórias como amiloidose, sarcoidose a hemocromatose, colagenosas como o lúpus eritematoso ou sistêmico, artrite reumatoide e esclerose sistêmica, distrofias musculares, trauma pós-cirurgia cardíaca, doenças familiares e doenças infecciosas como a doença de Chagas e endocardite, dentre as causas mais conhecidas.
- **Etiologia extrínseca:** síncope neurogênica, hipersensibilidade do seio carotídeo, fenômenos de Valsalva como vômitos, micção e defecação, drogas como betabloqueadores, bloqueadores do canal de cálcio, clonidina, digoxina e antiarrítmicos, hipotiroidismo, hipotermia, hipertensão intracraniana e distúrbio do potássio.

A doença do nó sinusal (DNS) é reconhecida por apresentar diferentes tipos de arritmias, como a bradicardia sinusal, as pausas, o bloqueio sinoatrial e a síndrome de braditaquicardia.[2]

A bradicardia sinusal é diagnosticada por apresentar no eletrocardiograma (ECG) ritmo sinusal com frequência inferior a 50 spm e que pode causar comprometimento das necessidades fisiológicas do paciente. Essa frequência é caracterizada por diminuição da automaticidade das células P que compõem o nó sinusal.

A parada sinusal caracteriza-se por apresentar pausas maiores que 3 segundos na atividade atrial identificadas no ECG. Tendo o ritmo sinusal como base, essas pausas variam em tempo e são determinadas pela incapacidade do nó sinusal de gerar estímulos.

O bloqueio sinoatrial ou de saída do nó sinusal caracteriza-se por comprometimento do tecido perinodal, impedindo que o estímulo desencadeado pelo nó sinusal seja transmitido ao átrio. Esse bloqueio pode se apresentar como bloqueio de 1º grau, 2º grau e de 3º grau. No bloqueio de segundo grau ocorre uma pausa sistólica que é múltiplo do intervalo das ondas P de base.

A síndrome de braditaquicardia se caracteriza por apresentar alternância de ritmo entre bradicardia e taquicardia; neste caso, a fibrilação atrial é mais frequente, mas também pode se identificar o *flutter* atrial ou a taquicardia paroxística supraventricular.

Os distúrbios do sistema de condução ventricular se caracterizam por apresentar bloqueio atrioventricular (BAV) de 1º grau, BAV de 2º grau tipo Mobitz I ou Wenckebach, BAV de 2º grau tipo Mobitz II 2:1, bloqueio de 3º grau ou BAV total.

O BAV de 1º grau caracteriza-se por um prolongamento ou atraso da sístole atrial em relação à sístole ventricular (> 200 ms).

O bloqueio de 2º grau tipo Mobitz I ou Wenckenbach é caracterizado por um prolongamento progressivo da sístole atrial em relação à sístole ventricular, até que ocorra uma sístole atrial que não é transmitida aos ventrículos.

O bloqueio de 2º grau tipo Mobitz II se caracteriza por apresentar um bloqueio episódico das sístoles atriais determinando um número múltiplo e regular para uma sístole ventricular. O intervalo entre a sístole atrial que é transmitido para o ventrículo sempre é fixo.

O bloqueio de 3º grau ou atrioventricular total caracteriza-se por apresentar uma completa dissociação entre as sístoles atriais e as ventriculares. A transmissão dos estímulos elétricos atriais é bloqueada ao nível do nó atrioventricular ou no sistema condutor ventricular.

INDICAÇÃO DE MARCA-PASSOS PARA O TRATAMENTO DAS BRADIARRITMIAS

Na recente Diretriz Brasileira de Dispositivos Cardíacos Eletrônicos Implantáveis, da Sociedade Brasileira de Arritmias Cardíacas (Sobrac), Sociedade Brasileira de Cardiologia (SBC) e Sociedade Brasileira de Cirurgia Cardiovascular (SBCCV), são indicados os implantes de marca-passos cardíacos baseados em classes de recomendação (I, IIa, IIb e III) e níveis de evidência (A, B e C). Neste texto não serão descritos os critérios para os implantes não recomendados (III).[2]

Na doença do nó sinusal

- DNS espontânea, sem causa possível de tratamento ou induzida por fármacos necessários ou insubstituíveis com documentação de sintomas (síncope, pré-sincope, tontura ou cansaço/fadiga) relacionados à bradicardia: I C.
- DNS espontânea, sem causa possível de tratamento ou induzida por fármacos necessários ou insubstituíveis com documentação de sintomas (síncope, pré-sincope, tontura ou cansaço/fadiga) não documentados após investigação preconizada (diagnóstico presumido): IIa C.
- Síncope inexplicada com evidência de DNS no estudo eletrofisiológico: IIa C.
- Síncope inexplicada, quando houver documentação de pausa sinusal > 6 s em paciente assintomático: IIb C.

Nos bloqueios atrioventriculares

- BAV adquirido de 2º grau, tipo Mobitz II, bloqueios de grau avançados (define-se BAV avançado quando menos da metade das sístoles atriais é transmitida aos ventrículos) ou de 3º grau não atribuídos a causa reversível ou fisiológica, independentemente de apresentarem sintomas: I B.
- BAV adquirido de 2º grau, tipo Mobitz II, bloqueios de grau avançados ou de 3o grau ou bloqueio de ramos alternante, mesmo assintomático e persistente após pelo menos 72h de infarto agudo do miocárdio (IAM): I B.
- BAV avançado após ou bloqueio de ramo alternante após implante transcateter de válvula aórtica (TAVI), persistente por pelo menos 24 a 48 horas: I B.
- BAV avançado após IAM, persistente por mais de 5 dias: I B.
- BAV adquirido de 2º grau, tipo Mobitz II, bloqueios de grau avançados ou de 3º grau não atribuíveis a causa reversível ou fisiológica, independentemente de apresentarem sintomas: I B.
- BAV avançado sintomático, persistente após 5 dias de cirurgia cardíaca valvar, de revascularização do miocárdio ou para tratar fibrilação atrial (FA): I B.
- BAV de 3º grau congênito sintomático: I B.
- BAV de 3º grau congênito assintomático associado a fatores de risco (pausas superiores a 3 vezes o ciclo RR basal, QRS largo, QTc prolongado, arritmia ventricular complexa, frequência cardíaca média < 50 bpm e disfunção ventricular): I B.
- BAV adquirido de 2º grau Mobitz I sintomático não atribuído à causa reversível ou fármacos não essenciais: I C.
- BAV avançado ou de 3º grau, assintomático e persistente após 5 dias de cirurgia cardíaca valvar, de revascularização do miocárdio ou para tratar FA: I C.

- FA permanente de baixa resposta ventricular com sintomas atribuíveis à bradicardia: I C.
- BAV de 3º grau congênito em adultos (> 18 anos) assintomáticos: IIa B.
- Em pacientes sintomáticos, claramente em decorrência de BAV de 1º grau significativo (pseudossíndrome de marca-passo): IIa C.

No bloqueio intraventricular

- Em pacientes com síncope e bloqueio de ramo com registro de intervalo HV ≥ 70 ms ou bloqueio infranodal no estudo eletrofisiológico (EEF), sem registro de taquicardia ventricular hemodinamicamente instável: I C.
- Em pacientes com bloqueio de ramo alternante independentemente de sintomas: I C.
- Bloqueio de ramo esquerdo (BRE) novo persistente com QRS > 150 ms por mais de 48 horas após TAVI, na presença de intervalo PR (PRi) > 240 ms: I C.
- Em pacientes com bloqueio bifascicular e síncope inexplicada, sem a realização de EEF (idosos, pacientes frágeis e síncope recorrente): II B.
- BRE novo persistente com QRS > 150 ms por mais de 48 horas após TAVI, na presença de PRi normal: IIb C.

Na síndrome de hipersensibilidade do seio carotídeo e síncope vasovagal

- Síncope recorrente, em indivíduos com idade superior a 40 anos e documentação de pausa sintomática espontânea > 3 s (pausa sinusal e/ou BAV) ou pausa > 6 s assintomática: I A.
- Síncope recorrente, em indivíduos com idade superior a 40 anos e manobra de massagem do seio carotídeo com resposta cardioinibidora (pausa > 3 s associada à hipotensão arterial) na ausência de fármaco depressor do sistema excito-condutor: IIa B.
- Síncope recorrente, em indivíduos com idade superior a 40 anos e pausa sintomática > 3 s (pausa sinusal e/ou BAV) induzida em teste de inclinação: IIb B.
- Queda recorrente, inexplicada, sem pródromos, em indivíduos com idade superior a 40 anos e manobra de massagem do seio carotídeo com resposta cardioinibidora (pausa > 3 s, pausa sinusal e/ou BAV): IIb B.

Em corações transplantados

- Pacientes sintomáticos com bradiarritmias ou incompetência cronotrópica em que a resolução espontânea não é esperada ou que mesmo transitória, podendo persistir por meses: IIa C.

Recomendações para indicação de terapia de ressincronização cardíaca – *upgrade* em portadores de marca-passo convencional

- Pacientes portadores de marca-passos convencionais, com alta taxa de estimulação do ventrículo direito (> 40%), que evoluem com piora clínica e/ou redução da fração de ejeção do ventrículo esquerdo (FEVE) detectada pela ecocardiografia, mesmo em tratamento medicamentoso otimizado e afastadas outras causas de disfunção do ventrículo esquerdo (FEVE ≤ 35%): IIa B.

MARCA-PASSOS CARDÍACOS

Os marca-passos são dispositivos eletrônicos que estimulam o coração com impulsos elétricos para manter ou restaurar os batimentos cardíacos funcionais. Os marca-passos são constituídos de um gerador que alberga uma bateria e um circuito eletrônico e eletrodo ou eletrodos que o conectam ao coração.[3]

Inicialmente construídos para uso externo, transmitiam impulsos elétricos ao coração por meio de eletrodos subcutâneos. Nas décadas seguintes, com base no desenvolvimento tecnológico, os distúrbios de condução, principalmente as bradiarritmias, taquiarritmias e disfunções ventriculares, passaram a ser tratadas e monitorizadas por esses dispositivos que atualmente se caracterizam por apresentar melhor capacidade de interpretar, reconhecer e corrigir as alterações do ritmo cardíaco, ressincronizar as câmaras cardíacas quando necessário e ainda diagnosticar, por meio de algoritmos específicos, a piora da disfunção ventricular. Esses avanços resultaram ainda em diminuição de tamanho, maior durabilidade pelo uso de baterias de lítio, e passaram a ser implantados em posição subcutânea ou submuscular nas regiões infraclavicular esquerda ou direita, na área abdominal ou intracavitária. Esta evolução também foi estendida aos eletrodos, tornando-os mais finos, com melhor capacidade de fixação, com materiais que permitem menor resistência à transmissão dos estímulos elétricos e melhor sensibilidade na identificação das atividades intrínsecas do coração, com melhor revestimento e filamentos condutores que ocasionam maior durabilidade. Recentemente foi desenvolvido um marca-passo que não necessita da utilização de eletrodos (*leadless*), por ser posicionado diretamente dentro da cavidade cardíaca por meio de cateteres.

Os marca-passos construídos para estimular e monitorizar uma câmara cardíaca, átrio ou ventrículo são conhecidos como marca-passos unicameral; já os que estimulam duas câmaras cardíacas (átrio e ventrículo) são conhecidos como marca-passos bicamerais. Os que estimulam átrio e ventrículos direito e esquerdo são conhecidos como marca-passos ressincronizadores ou biventriculares.

Modos de estimulação

Os marca-passos atuais para o tratamento das bradicardias são identificados por cinco letras, com o objetivo de caracterizar internacionalmente o modo de como eles estimulam ou monitoram o coração. Essa identificação é conhecida como um código genérico denominado NBG e atualizada pela North American Society of Pacing and Eletrophisiology (NASPE) e pelo British Pacing and Eletrophisiology Group (BPEG) em 2002.[4]

A primeira letra identifica a cavidade estimulada: a letra A identifica que o átrio está sendo estimulado, a letra V significa que o ventrículo ou os ventrículos estão sendo estimulados, a letra D significa que o átrio e o ventrículo ou os ventrículos estão sendo estimulados e a letra O significa que nenhuma das cavidades cardíacas está sendo estimulada.

A segunda letra identifica a cavidade que o marca-passo monitora ou sente a atividade intrínseca para otimizar a função do gerador: a letra A identifica que o eletrodo monitora ou sente a atividade do átrio, a letra V significa que o ventrículo ou os ventrículos estão sendo monitorizados ou sentidos, a letra D significa que o átrio e o ventrículo ou os ventrículos estão sendo monitorados ou sentidos e a letra O identifica que nenhuma das cavidades cardíacas está sendo monitorada ou sentida.

A terceira letra corresponde a como o gerador responde se houver uma atividade intrínseca das câmaras cardíacas para que não ocorra competição entre o estímulo do gerador e a atividade intrínseca delas. A letra O significa que a capacidade de sentir a atividade intrínseca das câmaras cardíacas está desligada. A letra I significa que ocorre uma resposta inibitória do estímulo oriundo do gerador pelo fato de as câmaras cardíacas apresentarem atividade intrínseca. A letra T significa que o estímulo liberado pelo gerador é atraído para dentro da atividade intrínseca espontânea da câmara (deflagrada) e a letra D significa que o gerador tem a capacidade de ser inibido ou ter seu estímulo deflagrado.

A quarta letra corresponde à identificação se o marca-passo tem a capacidade, por meio de um sensor, de desencadear um aumento na frequência de estímulos. A letra O indica que ele não possui essa capacidade. A letra R significa que o marca-passo tem a capacidade de aumentar a frequência dos estímulos.

A quinta letra é caracterizada para marca-passos que tratam as bradiarritmias com a opção de realizar a estimulação multissítio. A letra O significa que o marca-passo não tem essa função, a letra A significa que ele pode estimular a cavidade atrial, a letra V indica que ele pode estimular a cavidade ventricular e a letra D, que ele poderá estimular o átrio e o ventrículo (Tabela 1).

Os modos de estimulação mais comumente utilizados são: AAI, AAIR, VVI, VVIR, DDD, DDI, DDDR e DDIR.

Escolha do modo de estimulação

Como recomendação para a escolha do modo de estimulação, deve-se avaliar se o paciente tem atividade atrial. Independentemente se seja lenta ou normal, sempre que possível essa atividade deve ser aproveitada para manter a sincronia atrioventricular.[5]

Se o paciente apresentar comprometimento da função atrial e estiver associada a arritmias atriais, como fibrilação ou *flutter* atrial e for cronotropicamente incompetente, o modo de estimulação deve ser VVIR; se for cronotropicamente competente, o modo de estimulação deve ser VVI.

Se o paciente apresentar arritmias atriais paroxísticas e for cronotropicamente incompetente, o modo de estimulação deve ser DDDR; se for cronotropicamente competente, o modo de estimulação deve ser DDD.

Se o paciente apresentar nó sinusal e sistema de condução atrioventricular intactos e se a atividade atrial for cronotropicamente incompetente, deve-se usar a estimulação em modo AAIR; se a atividade atrial for cronotropicamente competente, o modo de estimulação deve ser AAI. Como um percentual signi-

TABELA 1 Código de designação do tipo de marca-passo (NBG).

Posição	I	II	III	IV	V
Categoria	Câmara estimulada	Câmara sentida	Resposta à sensibilidade	Modulação da frequência	Antitaquiarritmia
	A: átrio V: ventrículo D: dupla (A + V)	O: nenhuma A: átrio V: ventrículo D: dupla	O: nenhuma T: deflagrado I: inibida D: dupla	O: nenhuma R: resposta de frequência	O: nenhum A: átrio V: ventrículo D: dupla

ficativo de pacientes com doença do nó sinusal poderá desenvolver doença do sistema condutor atrioventricular ao longo do tempo, o modo de estimulação poderá ser DDDR ou DDD para os distúrbios de ritmo ou de condução já citados.

Se o paciente apresentar as funções do nó sinusal e do sistema de condução ventricular comprometidas e/ou estas forem cronotropicamente incompetentes, o modo de estimulação deve ser DDDR e, nesta situação, se o nó sinusal for cronotropicamente competente, o modo de estimulação deve ser DDD (Figura 1).

Ressalta-se que, se a programação do intervalo atrioventricular AVI for excessivamente longa, com o objetivo de evitar estimulação ventricular, em pacientes com condução AV normal e BAV de 1º grau longo, isso pode determinar regurgitação mitral diastólica ou pseudossíndrome do marca-passo e/ou FA.

Formas de estimulação

Os marca-passos atualmente podem estimular de forma convencional, ressincronizando as câmaras cardíacas (TRC), e fisiológica; deve-se destacar que estas formas de estimulação não são semelhantes, mas podem ser complementares.[6]

A estimulação convencional nas bradicardias tem sido indicada para o tratamento da doença do nó sinusal, nos bloqueios atrioventriculares, nos bloqueios intraventriculares, na síndrome da hipersensibilidade do seio carotídeo, na síndrome vasovagal, na cardiomiopatia hipertrófica obstrutiva, nas doenças neuromusculares que acometem o sistema de condução do coração, na síndrome de apneia obstrutiva do sono, na síndrome do QT longo e em corações transplantados.

A estimulação para a ressincronização das câmaras cardíacas utilizada nas últimas décadas tem sido indicada para pacientes com grave disfunção ventricular, associada a um ventrículo esquerdo dilatado e com distúrbios da condução ventricular associados ou não a bradi ou taquiarritmias com resultados bastante satisfatórios, tanto na melhoria da função ventricular como na qualidade de vida e na sobrevivência.

A estimulação fisiológica recentemente utilizada corresponde à estimulação direta ou de área próxima ao sistema de condução (feixe de His ou captura transseptal do ramo esquerdo). Justifica-se a introdução dessa nova forma de estimulação pelo remodelamento e pela consequente disfunção ventricular esquerda causada por dissincronia associada à estimulação artificial do ventrículo direito quando o eletrodo está im-

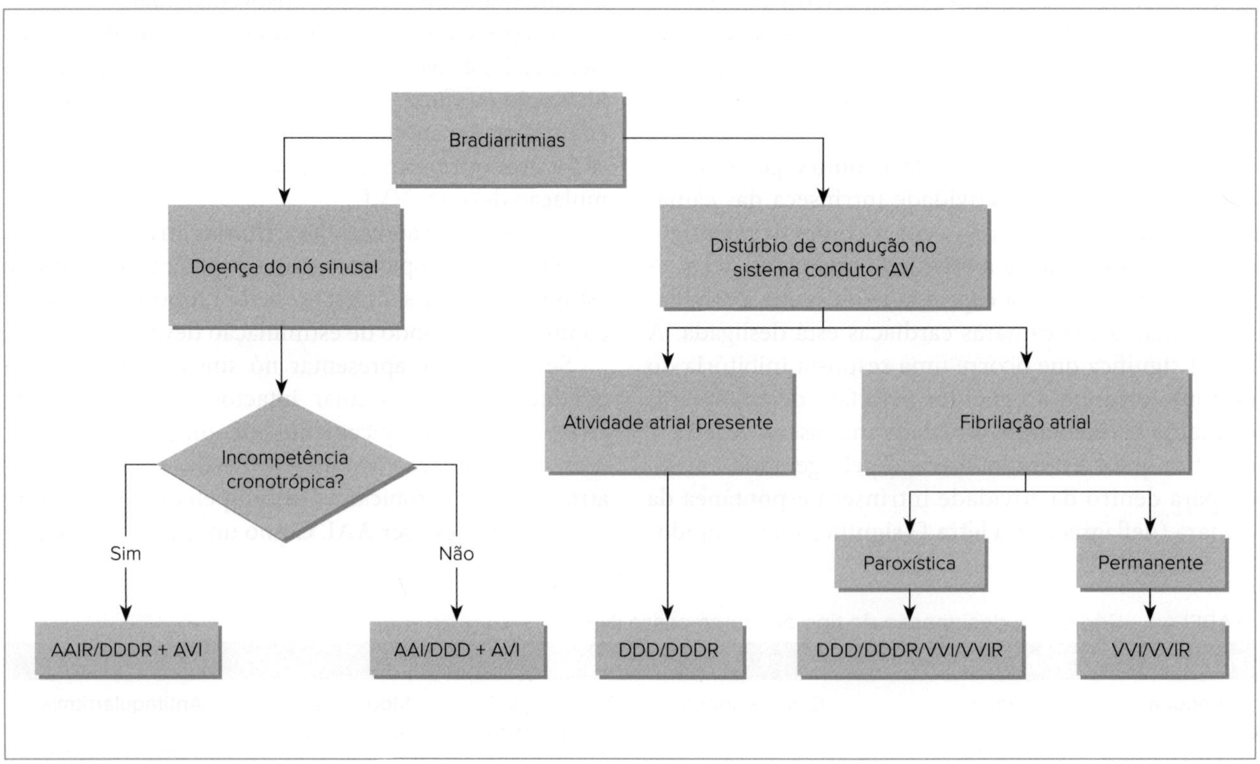

FIGURA 1.

Fluxograma para a escolha do modo de estimulação. AV: atrioventricular; AVI: intervalo atrioventricular; AAI, AAIR, VVI, VVIR, DDD, DDDR: modos de estimulação.

Fonte: adaptada de Teixeira et al., 2023.[2]

plantado em ápice dessa câmara, e quando existe uma carga de estimulação superior a 40% (Figura 2).

Técnicas cirúrgicas para implante dos marca-passos

Para escolha da tática cirúrgica, deve-se levar em consideração o local de implante do gerador de pulsos, do acesso ao coração para implante dos eletrodos (via transvenosa ou epicárdica) e a possibilidade de implante de marca-passo sem eletrodos (*leadless pacemaker*). Outras variáveis podem influenciar na escolha da estratégia cirúrgica, como o uso de marca-passo temporário e cateteres venosos, cirurgias torácicas prévias, necessidade de radioterapia, características anatômicas, infecções de pele e membro superior dominante.[2]

A região peitoral subclavicular tem sido geralmente usada para a confecção da bolsa do gerador de pulso, podendo também, em situações específicas, ser abdominal e em posição subcutânea ou submuscular. O acesso venoso é realizado por dissecção da veia cefálica ou punção de veia axilar, subclávia, jugular ou femoral. O número de eletrodos varia de acordo com o tipo de marca-passo implantado, geralmente de 1 a 3 para estimulação unicameral, bicameral e multissítio, respectivamente. Os eletrodos de fixação ativa (*screw-in*) têm sido os preferidos em relação aos de fixação passiva.

O implante de eletrodos epimiocárdicos em geral tem sido realizado por minitoracotomia esquerda por visão direta, por videotoracoscopia, por via subxifóidea ou por toracotomia transesternal em caso de associação com a realização de uma cirurgia cardiovascular. Os eletrodos epicárdicos têm sido posicionados por fixação ativa (*screw-in*) ou por sutura.

Nos implantes dos marca-passos por via endovascular, a anestesia realizada tem sido local ou local mais sedação. Para o implante dos eletrodos epimiocárdicos, é necessário que a anestesia realizada seja a geral.

Durante o procedimento cirúrgico, é fundamental aferir os limiares de estimulação, de sensibilidade e as impedâncias dos eletrodos, além do eletrograma endocavitário ou epicárdico. Nos sistemas multissítio, para o implante do eletrodo para estimulação do ventrículo esquerdo (VE) através do seio coronário, são necessários acessórios específicos, como bainhas e cateteres para venografia na escolha da melhor veia tributária para implante do eletrodo.

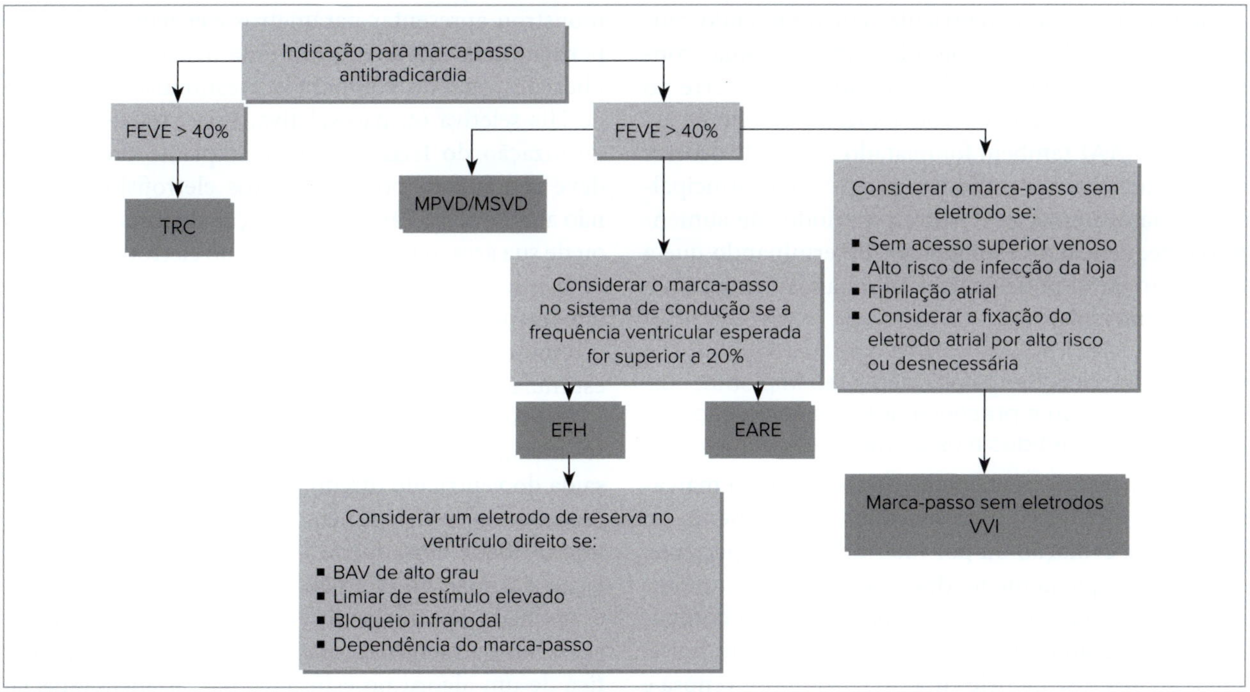

FIGURA 2.
Fluxograma para a escolha da forma de estimulação. EARE: estimulação em área do ramo esquerdo; EPH: estimulação do feixe de His; FEVE: fração de ejeção do ventrículo esquerdo; MSVS: eletrodo ventricular posicionado em área septal da via de saída do ventrículo direito; MPVD: eletrodo ventricular posicionado em ápice de ventrículo direito; TRC: terapia de ressincronização cardíaca.

Fonte: adaptada de Chick et al., 2024.[6]

Complicações

Complicações relacionadas ao modo de estimulação

Síndrome do marca-passo

A síndrome do marca-passo se caracteriza por comprometer a sincronia atrioventricular, alterando a dinâmica do coração, envolvendo alterações hemodinâmicas e neuro-hormonais que podem comprometer o débito cardíaco e por vezes causar vasoplegia. Essa síndrome é independente do modo de estimulação e pode determinar sintomas como falta de ar, fadiga, palpitações, síncopes, tonturas, dores no peito e ondas A muito pronunciadas.[5]

Inicialmente a síndrome foi identificada em pacientes que tinham o marca-passo estimulando em modo VVI ou VVIR; por apresentarem o sistema de condução ventricular íntegro, pode ocorrer condução retrógrada, determinando uma sístole atrial quase que simultânea com a sístole ventricular. Posteriormente foi também descrito que essa síndrome poderia ocorrer em pacientes com modo de estimulação em DDD, por uma contração do átrio esquerdo muito tardia, em consequência de condução interatrial aumentada determinando que ocorra a contração atrial simultânea com a sístole ventricular. A síndrome também pode ocorrer em pacientes com o modo de estimulação em DDI, em virtude de uma programação com período refratário pós-evento ventricular curto podendo causar uma estimulação retrógrada com as mesmas consequências descritas quando essa síndrome ocorre no modo de estimulação VVI ou VVIR. No modo de estimulação AAI também foi relatado que pode ocorrer um bloqueio atrioventricular progressivo, principalmente na estimulação AAIR em períodos de aumento da frequência de estimulação, determinando que a contração atrial pode ocorrer simultaneamente com a sístole ventricular.

Outras complicações relacionadas ao implante, aos marca-passos ou à presença deles na evolução em pacientes submetidos a esse tratamento cirúrgico

Complicações relacionadas ao implante do marca-passo, ao eletrodo ou aos eletrodos, pela presença do gerador na evolução ou por interferência do paciente, têm sido frequentemente descritas, como pneumotórax, perfuração cardíaca ou ruptura de seio coronariano, formação de hematoma significativo em bolsa, infecção, necrose de pele em bolsa, trombose venosa e possível obstrução de veia cava superior, deslocamento do eletrodo, fibrose no local do contato do eletrodo com o coração determinando aumento de limiar de estimulação ou perda da monitorização da sensibilidade e as complicações mecânicas do eletrodo.

NOVAS MODALIDADES DE ESTIMULAÇÃO

Estimulação do sistema de condução

A estimulação do sistema de condução tem sido uma modalidade emergente para o tratamento cirúrgico de bradiarritmias, em virtude das alterações deletérias causadas pela estimulação do ventrículo direito, com eletrodo posicionado próximo ao ápice, principalmente quando ocorre uma alta densidade de estímulos (> 40%). Os recentes conhecimentos sobre a estimulação do sistema de condução os caracterizam como estimulação fisiológica por capturar direta ou indiretamente o feixe de His ou de seus ramos (principalmente o ramo esquerdo). Em recente pesquisa realizada na Europa, demonstrou-se que mais de 60% dos centros especializados estão usando esta modalidade de estimulação. Essa preferência se baseia em resultados clínicos que demonstraram redução da largura do QRS, melhora da fração de ejeção do VE, da classe funcional da New York Heart Association (NYHA) e de parâmetros de dissincronia inter e intraventriculares avaliados pela ecocardiografia e que resultam em diminuição de internações hospitalares por disfunção ventricular e na incidência de FA na evolução dos pacientes.[7-9]

Em relação à técnica de implante, a estimulação do ramo esquerdo ou da área do ramo esquerdo demonstrou apresentar parâmetros elétricos ideais, que permanecem estáveis e com uma baixa taxa de complicações quando comparada à estimulação do feixe de His seletiva ou não seletiva. Pela característica de localização do feixe de His, o implante do eletrodo deve ser guiado por parâmetros eletrofisiológicos e não anatômicos. Para a estimulação do ramo esquerdo ou de sua área, o posicionamento do eletrodo necessita de bainha dedicada e característica específica. Recentemente tem sido descrita a possibilidade de estimular o ramo direito, que também passaria a fazer parte da estimulação do sistema de condução.

No Brasil e em outros países da América do Sul está se iniciando a estimulação da região septal da via de saída do ventrículo direito, com base em uma série de recentes artigos científicos que demonstraram a não inferioridade dessa técnica em comparação à estimulação do feixe de His não seletiva. Essa estimulação é auxiliada por meio do equipamento Synchromax® (Exo S.A., Argentina), que realiza a análise matemática de um algoritmo específico da variância espacial cruzada dos intervalos QRS com base na amplificação do sinal promediado das derivações DII e V6, permitindo interpretar, em tempo real, a sincronia produzida entre os ventrículos durante a estimulação cardíaca artificial.[10,11]

O método utilizado pelo Synchromax® pode ser uma ferramenta especialmente útil porque a análise comparativa dos registros das derivações opostas (DII e V6, respectivamente, representam expressões elétricas da parede septal e do ventrículo direito [DII], e a lateral do ventrículo esquerdo [V6]) permite estimar não apenas tempos de ativação, mas também a heterogeneidade da despolarização mecânica. Esse dispositivo analisa a direção do impulso elétrico, seu volume e a coincidência das deflexões intrinsecoides de ambas as derivações e elabora matemática e numericamente o índice de sincronia elétrica ventricular (ISEV) em tempo real. O índice 0 demonstra sincronia perfeita interventricular e, conforme o valor se move em direção a 1, a sincronia é perdida progressivamente (de 0,0 a 0,40 demonstra que os ventrículos estão adequadamente sincronizados, de 0,40 a 0,70 estão moderadamente sincronizados e acima de 0,70, estão dessincrônicos).

Esse método permite, portanto, que se busque uma estimulação cardíaca artificial mais fisiológica pela determinação da sincronia ventricular apresentada e medida durante o ato operatório e, ainda, pode ser comparativamente avaliada de forma não invasiva durante o seguimento do paciente. A avaliação dos parâmetros de sincronia pelo Synchromax® é útil para qualquer tipo de implante, seja com as ferramentas de estimulação fisiológica, seja durante a implantação dos sistemas convencionais. Em particular, para esse tipo de estimulação, dispensa-se o uso de material adicional (portanto, tem menor custo) e utiliza-se eletrodo ventricular de fixação ativa convencional mediante técnica de fio-guia moldado com uma dupla curvatura. A seleção da área em que o eletrodo deve ser fixado se baseia no valor observado do ISEV determinado pelo equipamento. O gerador a ser utilizado é convencional, podendo ser uni ou bicameral, de acordo com a estimulação selecionada.

MARCA-PASSOS SEM ELETRODOS

Os marca-passos sem eletrodos foram aprovados em 2013 e têm sido indicados como alternativa em pacientes com acesso venoso difícil, trombose de veia cava superior, das veias subclávias e outras ou em pacientes que tenham apresentado infecções recorrentes nos marca-passos implantados de forma convencional, ou que necessitam de cateteres centrais permanentes. Esses dispositivos são implantados na parede do ventrículo direito através de acesso venoso pela veia femoral. Quando comparados com os marca-passos convencionais, podem apresentar vantagens em relação a infecção de bolsa, formação de hematomas, deslocamento ou fratura de eletrodo. Como desvantagem, podem apresentar complicações relacionadas ao acesso à veia femoral ou à necessidade de reposicionamento do dispositivo e um risco moderado de perfuração cardíaca com subsequente derrame pericárdico.[12]

Os marca-passos sem fio fornecem apenas estimulação ventricular unicameral e não têm capacidade de desfibrilação. São indicados para pacientes com fibrilação atrial permanente com bradicardia ou síndrome de bradicardia-taquicardia ou aqueles que raramente precisam de marca-passo. A bateria tem uma média vida de 5 a 15 anos e, quando apresentam desgaste, esse dispositivo deve ser retirado e um novo deve ser implantado, procedimento bem-sucedido em mais de 90% dos casos que necessitaram de substituição. Não deve ser indicado em pacientes que necessitam de marca-passo de câmara dupla por determinados tipos de bloqueio cardíaco ou disfunção do nó sinusal.

REFERÊNCIAS

1. Weberndörfer V, Russi I, Kobza R. Bradyarrythmias. Cardiovasc Med. 2018;21(9):218-26.
2. Teixeira RA, Fagundes AA, Baggio-Junior JM, Oliveira JC, Medeiros PJ, Valdigem BP, et al. Diretriz Brasileira de Dispositivos Cardíacos Eletrônicos Implantáveis. Arq Bras Cardiol. 2023;120(1):e202220892.
3. Dalia T, Amr BS. Pacemaker indications. 2023 Aug 14. In: StatPearls [Internet]. Treasure Island (FL): StatPearls Publishing; 2024 Jan-.
4. Bernstein AD, Daubert JC, Fletcher RD, Hayes DL, Lüderitz B, Reynolds DW, et al. The revised NASPE/BPEG generic code for antibradycardia, adaptive-rate, and multisite pacing. North American Society of Pacing and Electrophysiology/British Pacing and Electrophysiology Group. Pacing Clin Electrophysiol. 2002;25(2):260-4.
5. Lak HM, Goyal A. Pacemaker types and selection. [Updated 2022 Dec 11]. In: StatPearls [Internet]. Treasure Island (FL): StatPearls Publishing; 2024 Jan-.
6. Chick W, Monkhouse C, Muthúmala A, Ahsan S, Papageorgiou N. Implantable cardiac devices in patients with brady- and tachy--arrhythmias: an update of the literature. Rev Cardiovasc Med. 2024;25(5):2153-74.
7. Jastrzebski M, Dandamudi G, Burri H, Ellenbogen KA. Conduction system pacing: overview, definitions, and nomenclature. Eur Heart J Suppl. 2023;25(Supplement G):G4-G14.
8. Cano O, Jover P, Vijayaraman P. An evidence-based update on physiological pacing. Curr Treat Options Cardiovasc Med. 2023;25:415-39.
9. Vernooy K, Keene D, Huang W, Vijayaraman P. Implant, assessment, and management of conduction system pacing. Eur Heart J Suppl. 2023;25(Supplement G):G15-G26.
10. Zuloaga C, Ferrari ADL. Safety and efficacy of His bundle area (Para-hisian) pacing using a mathematical cross-correlation Cardiac Synchrony Index. Cardiac Open. 2024;9(1):1-11.
11. Ortega D, Lozarga E, Barja L, Paolucci A, Mangani N, et al. Novel implant technique for septal pacing. A nonivasive approach to nonselective His bundle pacing. J Electrocardiol. 2020;6:35-40.
12. Piccini JP, Stromberg K, Jackson KP, Kowal RC, Duray GZ, El-Chami MF, et al. Patients selection, pacing indications, and subsequent outcomes with de novo leadless single-chamber VVI pacing. Europace. 2019;21(11):1686-93.

50

Terapia de ressincronização na insuficiência cardíaca

Luiz Cláudio Moreira Lima
Cláudia Madeira de Miranda
Gustavo Renaud de Oliveira Ferreira
Marcelo Braga Ivo
Susan Almeida e Andrade

INTRODUÇÃO

A estimulação cardíaca moderna avançou consideravelmente nos últimos anos e tem aplicação bem definida no tratamento da insuficiência cardíaca. Seu principal objetivo é recuperar o sincronismo perdido entre as câmaras cardíacas direita e esquerda, decorrente da dilatação do coração e dos retardos na condução elétrica ventricular esquerda, que levam ao alargamento do QRS.

Cerca de um terço dos pacientes com insuficiência cardíaca apresentam dissincronismo ventricular. Diversos modelos de estimulação são utilizados para buscar a ressincronização e reduzir a duração do QRS, como a estimulação biventricular, que consiste na colocação de um eletrodo no ventrículo direito (VD) e outro no ventrículo esquerdo (VE), via seio coronário ou epicárdico. Esse método promove melhora do débito cardíaco, redução da regurgitação mitral e melhora da qualidade de vida.

A terapia de ressincronização cardíaca (TRC) foi relatada pela primeira vez por Bakker et al.,[1] e diversos estudos foram conduzidos para avaliar seu impacto no tratamento de pacientes com insuficiência cardíaca em classe funcional III e IV da NYHA, como os ensaios MUSTIC,[2] MIRACLE,[3] MIRACLE ICD,[4] COMPANION[5] e CARE-HF[6]. Posteriormente, a TRC foi estudada em pacientes de classe funcional I e II da NYHA nos estudos REVERSE[7], MADIT-CRT[8] e RAFT,[9] visando compreender seus benefícios, riscos e limitações.

A taxa de pacientes considerados respondedores à TRC é alta, porém cerca de 25% não respondem adequadamente à terapia, o que pode estar relacionado à progressão da própria doença.

ANATOMIA CIRÚRGICA

O sistema de condução do coração é composto por estruturas responsáveis pela estimulação e contração das câmaras cardíacas, sendo elas: nó sinusal, feixes internodais, nó atrioventricular, feixe de His, ramo direito, ramo esquerdo e fibras subendocárdicas.

O nó sinusal está localizado na junção da veia cava superior com a parede atrial. Visível macroscopicamente, é constituído por fibras musculares cardíacas especializadas e recoberto por gordura, envolvendo o tecido nodal. Sua irrigação é feita pela artéria do nó sinusal, que se origina da coronária direita em cerca de 60% dos casos.

Os feixes internodais são responsáveis pela interligação entre os nós sinusal e atrioventricular, conduzindo os impulsos cardíacos. Normalmente, há três feixes: o fascículo dorsal ou posterior, o fascículo intermediário ou de Wenckebach e o fascículo ventral ou anterior.

O nó atrioventricular constitui o segundo marcapasso cardíaco, onde ocorre um retardo na condução do estímulo. Essa estrutura, também visível macroscopicamente, está localizada no lado direito da porção fibrosa do septo atrioventricular, mais precisamente no triângulo de Koch. Assim como o nó sinusal, o nó AV é composto por fibras musculares cardíacas especializadas e sua irrigação é feita por artérias septais oriundas das coronárias direita e esquerda.

O feixe atrioventricular (His) e seus ramos, juntamente com as fibras de Purkinje, são praticamente uma continuação do nó AV. Esse sistema está situado no subendocárdio, no terço inferior do septo atrioventricular, e se divide logo acima da região central da porção fibrosa do esqueleto cardíaco. A terapia de ressincronização cardíaca (TRC) segue o padrão da anatomia cardíaca no implante dos dispositivos.

CONSIDERAÇÕES DIAGNÓSTICAS

O diagnóstico de insuficiência cardíaca (IC) baseia-se na presença de sintomas e sinais, na dosagem de biomarcadores e na evidência de disfunção miocárdica. Recomenda-se a otimização da terapêutica medicamentosa utilizando as seguintes classes farmacológicas: inibidores da enzima conversora de angiotensina (IECA), bloqueadores dos receptores de angiotensina (BRA) ou inibidores dos receptores de neprilisina-aldosterona (IRNA), diuréticos, antagonistas dos receptores mineralocorticoides (ARM), betabloqueadores (BB) e inibidores do cotransportador de sódio-glicose tipo 2 (SGLT2). Na população afrodescendente, deve-se considerar o uso de hidralazina e nitratos (Figura 1).

Pacientes com insuficiência cardíaca com fração de ejeção reduzida (ICFER) que permanecem sintomáticos apesar da terapia farmacológica otimizada (TFO) e que apresentam progressão da disfunção sistólica do VE podem ter dissincronia ventricular (DV) como um dos fatores associados à baixa resposta ao tratamento. A DV pode ser tratada por meio da terapia de ressincronização cardíaca (TRC).

A duração do QRS no ECG de 12 derivações é a medida mais utilizada para avaliar a dissincronia elétrica cardíaca, embora não forneça informações sobre seu mecanismo subjacente. Por esse motivo, dá-se maior atenção à morfologia do QRS. Os critérios morfológicos de bloqueio de ramo esquerdo (BRE) são apresentados na Tabela 1.

Além desses critérios, deve-se considerar que a variação da posição elétrica do coração em relação aos eletrodos precordiais pode resultar em alterações nos parâmetros de entalhes e amplitude do QRS.[10-14]

A definição de duração do QRS ≥ 120 ms foi estabelecida com base em estudos prévios, como COMPANION[5] e CARE-HF.[6] No entanto, melhores respostas à TRC foram observadas em pacientes com BRE e duração do QRS ≥ 150 ms.

O ponto de corte de QRS ≥ 120 ms para indicação da TRC foi baseado nos critérios de inclusão dos estudos COMPANION[5] e CARE-HF.[6] Entretanto, em 2013, a publicação dos resultados do estudo ECHO-CRT[15] demonstrou um aumento da mortalidade cardiovascular no subgrupo de pacientes com QRS < 130 ms submetidos à TRC.

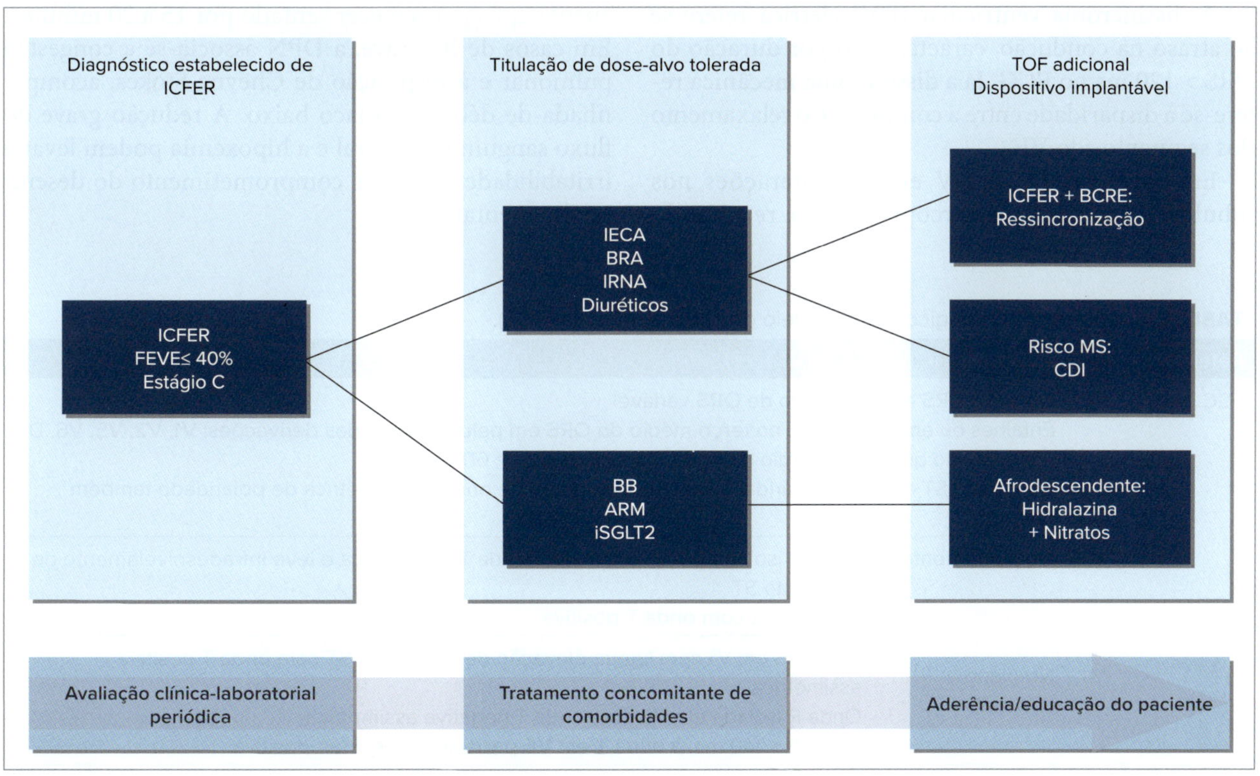

FIGURA 1.

Fluxograma de terapia farmacológica otimizada. ARM: antagonista dos receptores mineralocorticoides; BB: betabloqueadores; BRA: bloqueador dos receptores de angiotensina; BRE: bloqueio de ramo esquerdo; FEVE: fração de ejeção do ventrículo esquerdo; ICFER: insuficiência cardíaca com fração de ejeção reduzida; IECA: inibidor da enzima conversora de angiotensina; IRNA: inibidor dos receptores de neprilisina-aldosterona; SGLT2: inibidor do cotransportador de sodio-glicose tipo 2.

Esses achados foram corroborados por metanálises que demonstraram pouco benefício da TRC em pacientes com QRS < 140 ms. De fato, quanto maior a duração do QRS, melhor a resposta à TRC. Além disso, os pacientes com BRE e QRS ≥ 150 ms são os que mais se beneficiam da TRC.

FISIOPATOLOGIA

Em condições normais, a contração miocárdica depende da integridade do tecido cardíaco e do funcionamento adequado do sistema de condução elétrica do coração. Diante de um fator agressor, seja ele agudo, progressivo ou de origem genética, mecanismos compensatórios são acionados, promovendo mudanças circulatórias em resposta à disfunção cardíaca. Essas mudanças resultam em vasoconstrição periférica e expansão volêmica.

Alterações na condução elétrica cardíaca, como a presença de bloqueio de ramo esquerdo (BRE), levam a uma contração miocárdica heterogênea, comprometendo a hemodinâmica. Além da dissincronia elétrica, pode coexistir uma dissincronia mecânica causada por dano miocárdico, agravando ainda mais a performance cardíaca.

A dissincronia ventricular (DV) elétrica refere-se ao atraso na condução, caracterizado por duração do QRS > 120 ms no ECG. Já a dissincronia mecânica refere-se à disparidade entre a contração e o relaxamento dos segmentos do VE.

Em nível celular, a DV envolve alterações nos túbulos T e no retículo sarcoplasmático, resultando na interrupção dos receptores de rianodina e dos canais dependentes de voltagem.[12] Como consequência, há redução da força dos cardiomiócitos e resposta anormal ao estímulo beta-adrenérgico, mecanismos que podem ser parcialmente restaurados pela TRC.[13]

HISTÓRIA NATURAL

A IC é uma síndrome clínica complexa em que o coração é incapaz de bombear sangue de forma adequada. Pode ser causada por alterações estruturais ou funcionais cardíacas. A IC atinge mais de 26 milhões de pessoas em todo o mundo, com cerca de 900.000 novos casos diagnosticados anualmente.[10]

Na história natural da doença, os sintomas mais comuns são dispneia e fadiga, decorrentes do aumento das pressões venosas pulmonares e do baixo débito cardíaco. Em geral, a dispneia ocorre durante esforços e alivia-se com o repouso. Conforme a doença progride, pode ocorrer também em repouso e durante a noite, provocando, em alguns casos, tosse noturna.

A dispneia paroxística noturna (DPN) manifesta-se algumas horas após o paciente deitar-se e melhora apenas após permanecer sentado por 15 a 20 minutos. Em casos de IC grave, a DPN associa-se à congestão pulmonar e à respiração de Cheyne-Stokes, acompanhada de débito cardíaco baixo. A redução grave do fluxo sanguíneo cerebral e a hipoxemia podem levar a irritabilidade crônica e comprometimento do desempenho mental.

TABELA 1 Critérios morfológicos de bloqueio de ramo esquerdo (BRE).

Referência	Definição	
ESC 2021[11]	Duração QRS ≥ 120 ms; eixo de QRS variável Entalhes ou empastamento no terço médio do QRS em pelo menos 2 das derivações: V1, V2, V5, V6, D1 e aVL sendo que o pico tardio da onda R alargada seja > 60 ms Segmento ST oposto à polaridade do QRS e seguido de onda T assimétrica de polaridade também oposta.	
	No plano frontal	Onda R isolada em D1 e aVL com onda T assimétrica e leve infradesnivelamento de segmento ST QS em aVR com onda T positiva
	No plano horizontal	QS ou rS em V1 com ligeira elevação de segmento ST com onda T positiva assimétrica Onda R isolada em V6 com onda T negativa assimétrica Se QRS < 140 ms, a onda T em V6 pode se apresentar positiva
AHA[10]	QRS ≥ 120 ms Onda R entalhada/empastada em D1 e aVL, ocasiona rS em V5 e V6 Tempo até o pico da onda R > 60 ms em V5V6 e normal em V1 e V3 Ausência de concordância QRS negativa em precordiais Segmento ST discordante ao QRS	

Na insuficiência do ventrículo direito, os sintomas mais comuns são edema de tornozelos e fadiga. Os pacientes relatam sensação de plenitude, congestão hepática que pode causar desconforto no hipocôndrio direito, sensação de saciedade precoce, anorexia e distensão abdominal. Em idosos, os sintomas mais frequentes incluem confusão, delirium, quedas, declínio funcional repentino, incontinência urinária noturna e distúrbios do sono.

De maneira geral, a insuficiência cardíaca tem um prognóstico desfavorável, a menos que a causa subjacente seja corrigível. A sobrevida geral em 5 anos é de aproximadamente 35% para pacientes com IC com fração de ejeção preservada (ICFEp) ou reduzida (ICFEr), e a mortalidade depende da gravidade dos sintomas e da disfunção ventricular, podendo variar de 10% a 40% ao ano.

Fatores específicos associados a um prognóstico desfavorável incluem hipotensão, baixa fração de ejeção, presença de doença coronariana, liberação de troponina, elevação de ureia, hiponatremia e baixa capacidade funcional, evidenciada pela falha no teste de caminhada de 6 minutos.

Em geral, a insuficiência cardíaca apresenta um curso de deterioração gradual, interrompido por episódios de descompensação grave que culminam em morte. No entanto, o tratamento tem evoluído com o aprimoramento das terapias medicamentosas e o uso de estratégias modernas, como a terapia de ressincronização cardíaca (TRC). Ainda assim, a morte pode ocorrer de forma súbita e inesperada, sem uma degeneração progressiva dos sintomas.[11]

INDICAÇÕES CIRÚRGICAS

A terapia de ressincronização cardíaca (TRC) tem suas indicações baseadas em grandes *trials*, os quais evidenciam que os pacientes que mais se beneficiam dessa terapia são aqueles sintomáticos (NYHA III e IV), com fração de ejeção reduzida (≤ 35%), QRS alargado (≥ 150 ms) e/ou bloqueio de ramo esquerdo.

Por outro lado, os pacientes que apresentaram piores resultados com essa terapia incluem aqueles com bloqueio de ramo direito, pacientes NYHA I e aqueles com QRS estreito (< 130 ms). Nessas situações, a TRC é desencorajada.

Novas investigações têm levantado a hipótese sobre o momento ideal para a indicação do dispositivo de ressincronização cardíaca em concomitância com a terapia medicamentosa. Há indícios, ainda não conclusivos, de que pacientes com QRS de morfologia em bloqueio de ramo esquerdo não apresentam resposta eficaz ao tratamento medicamentoso, o que pode tornar aceitável a indicação concomitante da TRC ao tratamento clínico.

A Tabela 2 apresenta as principais recomendações para o uso da terapia de ressincronização cardíaca, baseadas na Diretriz Brasileira de Dispositivos Cardíacos Eletrônicos Implantáveis – 2023.[16]

TOMADA DE DECISÃO PRÉ-OPERATÓRIA

Para um implante seguro e bem-sucedido, é essencial um adequado preparo pré-operatório. A antibioti-

TABELA 2 Principais recomendações de uso da TRC – Diretriz Brasileira de Dispositivos Cardíacos Eletrônicos Implantáveis, 2023.

Recomendação	Classe de recomendação	Nível de evidência
TRC é recomendada para pacientes com ICFEr sintomática em ritmo sinusal, com BRE e QRS ≥ 150 ms, com FEVE ≤ 35% a despeito da TFO	I	A
TRC é recomendada para pacientes com ICFEr sintomática em ritmo sinusal, com BRE e QRS entre 130 e 149 ms, com FEVE ≤ 35% a despeito da TFO	IIa	B
TRC pode ser útil em pacientes com ICFEr com CF NYHA III ou IV ambulatorial, ritmo sinusal, com distúrbio de condução intraventricular não BRE e QRS ≥ 150 ms, com FEVE ≤ 35% a despeito de TFO	IIa	B
TRC pode ser útil em pacientes com ICFEr com CF NYHA III ou IV ambulatorial, ritmo sinusal, com distúrbio de condução intraventricular não BRE e QRS entre 130-149 ms, com FEVE ≤ 35% a despeito de TFO	IIb	B
TRC não é recomendada em pacientes com QRS < 130 ms, sem outra indicação para estimulação de ventrículo direito	III	A

TRC: terapia de ressincronização cardíaca; ICFEr: insuficiência cardíaca com fração de ejeção reduzida; BRE: bloqueio de ramo esquerdo; FEVE: fração de ejeção do ventrículo esquerdo; TFO: terapia farmacológica otimizada; NYHA: New York Heart Association; CF: classe funcional.

coprofilaxia, o estabelecimento de um campo operatório estéril e o manejo apropriado da anticoagulação no pré-operatório são passos fundamentais.

O eletrocardiograma desempenha um papel essencial na avaliação pré-implante. Ele permite a análise de bradiarritmias e a detecção de potenciais defeitos estruturais, que podem ser sugeridos por ondas Q, aumento do intervalo QT, hipertrofia ventricular esquerda, complexo QRS de baixa voltagem, duração do QRS, sua morfologia e outras anormalidades.

Para pacientes com suspeita de defeitos estruturais, exames de imagem são úteis para determinar a função ventricular e identificar condições tratáveis. O ecodopplercardiograma é o exame de imagem de escolha antes do implante de um ressincronizador cardíaco, sendo fundamental para a determinação da fração de ejeção do paciente, além de permitir a identificação de áreas de fibrose e defeitos estruturais do coração.

A avaliação da viabilidade miocárdica pode ser realizada por meio da ressonância magnética cardíaca. A carga cicatricial significativa, quando presente, se correlaciona bem com a alteração no volume sistólico do ventrículo esquerdo (VSVE) em pacientes com cardiomiopatia isquêmica. Quanto maior a carga de cicatriz, menores são as taxas de resposta à TRC.

TÉCNICA OPERATÓRIA

O implante é realizado em bloco cirúrgico com o auxílio de arco cirúrgico para a realização da radioscopia. Normalmente, o paciente é submetido à anestesia geral devido à possibilidade de conversão para toracotomia esquerda em casos de impossibilidade de cateterização do seio coronário ou anatomia desfavorável das veias cardíacas esquerdas.

São utilizadas bainhas específicas para facilitar a cateterização do seio coronário. Após o cateterismo, realiza-se a venografia para definição e escolha da veia marginal esquerda onde será implantado o eletrodo do ventrículo esquerdo.

O uso de eletrodo quadripolar no VE reduziu o número de complicações, como a estimulação do nervo frênico, necessitando menor tempo de fluoroscopia para o implante e possibilitando melhor posicionamento na veia distal, com menor limiar de estimulação.

Os eletrodos para estimulação epicárdica do VE com fixação ativa também evoluíram significativamente, apresentando queda nos limiares de estimulação. Essa técnica é uma alternativa viável quando a colocação do eletrodo no seio coronário falha (Figura 2).

A estimulação endocárdica do VE foi explorada como uma alternativa à colocação do eletrodo epicárdico ou quando a posição no seio coronário não é viável. Vários métodos para estimulação endocárdica do VE incluem uma abordagem transeptal atrial, estimulação apical transventricular cirúrgica/endocárdica híbrida e estimulação ventricular transeptal não apical. Todas as técnicas de derivação endocárdica do VE não seio coronário requerem anticoagulação sistêmica.

Por fim, realiza-se o implante do eletrodo no ventrículo direito e, posteriormente, no átrio direito. A programação do dispositivo deve ser ajustada para obter a menor duração do QRS com a melhor resposta clínica.

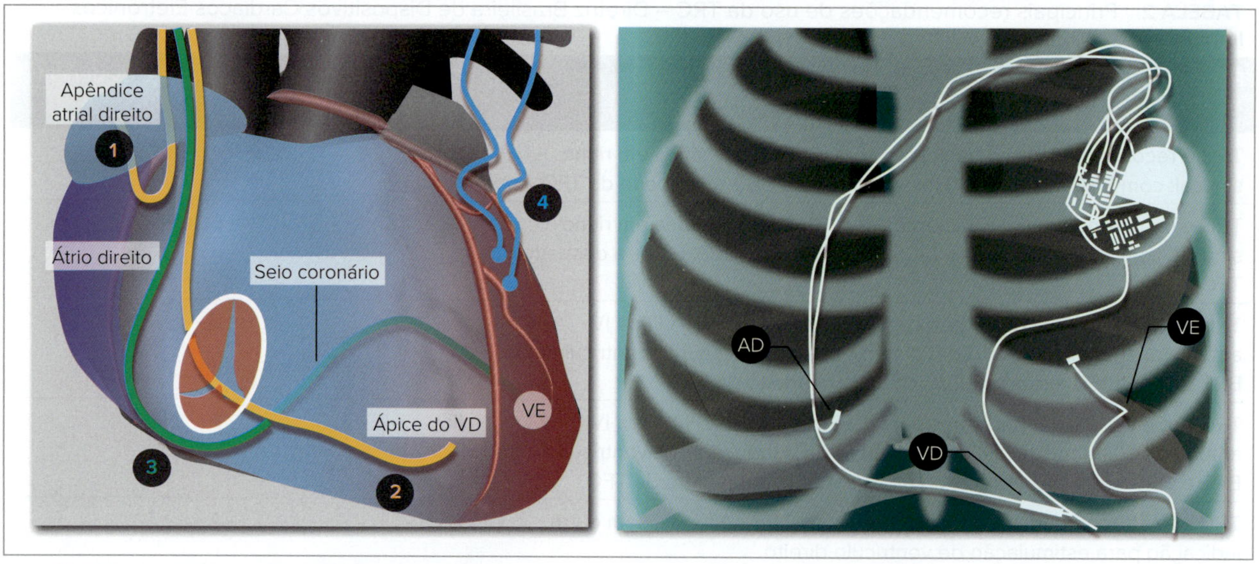

FIGURA 2.
Desenho esquemático do implante da TRC.
Eletrodo 1: em átrio direito; eletrodo 2: em ápice do VD; eletrodo 3: seio coronariano; eletrodo 4: epicárdico.

MANEJO PÓS-OPERATÓRIO

O manejo pós-operatório da terapia de ressincronização cardíaca (TRC) envolve uma abordagem multidisciplinar, incluindo o cirurgião cardiovascular e a equipe de cardiologia clínica, para otimizar os resultados a longo prazo.

A telemetria e a monitorização contínua da frequência e do ritmo cardíaco no período pós-operatório imediato devem ser realizadas antes da alta hospitalar.

A terapia farmacológica otimizada (TFO) para insuficiência cardíaca deve ser iniciada imediatamente após a implantação da TRC, em conjunto com a educação do paciente sobre a insuficiência cardíaca, o que pode contribuir para melhores resultados a longo prazo.

A reprogramação do dispositivo e o acompanhamento devem ser realizados semestralmente.

Essas práticas, fundamentadas em diretrizes e estudos clínicos, são essenciais para maximizar os benefícios da TRC e melhorar os desfechos clínicos dos pacientes.

RESULTADOS E COMPLICAÇÕES

A eficácia da terapia de ressincronização cardíaca (TRC) no tratamento da insuficiência cardíaca com fração de ejeção reduzida (ICFEr) é inegável. No entanto, a resposta ao tratamento é individualizada e influenciada pelas características clínicas do paciente. Pacientes com boa resposta à ressincronização cardíaca apresentam melhora significativa da qualidade de vida entre 3 e 6 meses após o implante e são denominados respondedores.[16]

Algumas características clínicas parecem influenciar a resposta à TRC, incluindo etiologia não isquêmica, sexo feminino, duração do complexo QRS ≥ 150 ms, padrão típico de bloqueio de ramo esquerdo (BRE), átrio esquerdo de menor volume, maior fração de ejeção basal, menores diâmetros diastólicos do ventrículo esquerdo e IMC < 30 kg/m^2[16]. O Doppler tecidual não demonstrou eficácia na identificação dos pacientes respondedores à TRC.[16]

Para que a ressincronização cardíaca seja adequada, é necessária uma estimulação biventricular superior a 95% e, idealmente, maior que 98%. Deve-se evitar ao máximo a condução intrínseca, especialmente em pacientes com fibrilação atrial.[16]

Há também pacientes que não apresentam resposta satisfatória à TRC, ou seja, não demonstram melhora dos sintomas ou remodelamento cardíaco. Esse grupo, denominado não-respondedores, representa cerca de 25% a 30% dos casos.[17]

As principais complicações cirúrgicas associadas à TRC incluem pneumotórax, hemotórax, hematoma de bolsa, contaminação, arritmias, perfuração do ventrículo direito e tamponamento cardíaco. Outras complicações possíveis são falha de captura e/ou sensibilidade, má conexão eletrodo-gerador, deslocamento do cabo-eletrodo, estimulação diafragmática e infecções.[16]

Para prevenir essas complicações, é fundamental um planejamento pré-operatório adequado, um ambiente cirúrgico apropriado e equipado, o uso de materiais adequados e a experiência do cirurgião.

PERSPECTIVAS

Novas tecnologias para a estimulação biventricular, além de novas técnicas cirúrgicas, vêm sendo amplamente estudadas para o tratamento da insuficiência cardíaca. Dentre elas, destaca-se a terapia de ressincronização cardíaca (TRC) por meio da estimulação do ramo esquerdo.

A estimulação do ramo esquerdo, em comparação com a estimulação biventricular, demonstrou uma redução na duração do QRS e um aumento expressivo na fração de ejeção do ventrículo esquerdo (FEVE). Já foi observado um impacto significativo na redução das hospitalizações por insuficiência cardíaca e na mortalidade, associado a uma maior sobrevida. Além disso, a captura do ramo esquerdo não foi associada a um aumento do tempo de procedimento ou do tempo de fluoroscopia.

Considerando os benefícios já evidenciados, a alta taxa de sucesso do procedimento e a curva de aprendizado relativamente curta, a estimulação do ramo esquerdo surge como um forte candidato na TRC.[18]

Outra perspectiva para o futuro é o uso de dispositivos *leadless*, que permitirão o implante de um pequeno dispositivo na região do ramo esquerdo, oferecendo uma abordagem menos invasiva e potencialmente mais eficiente para a ressincronização cardíaca.

REFERÊNCIAS

1. Bakker PF, Meijburg H, Dejonge N, Mechelen RV, Wittkampf F, Mower M, et al. Beneficial effects of biventricular pacing in congestive heart failure [abstract]. Pacing Clin Electrophysiol. 1994;17:820.
2. Cazeau S, Leclercq C, Lavergne T, Walker S, Varma C, Linde C, et al. Effects of multisite biventricular pacing in patients with heart failure and intraventricular conduction delay. N Engl J Med. 2001;344:873-80.
3. Abraham WT. Rationale and design of a randomized clinical trial to assess the safety and efficacy of cardiac resynchronization therapy in patients with advanced heart failure: the Multicenter InSync Randomized Clinical Evaluation (MIRACLE). J Card Fail. 2000;6:369-80.
4. Young JB, Abraham WT, Smith AL, et al. Combined cardiac resynchronization and implantable cardioversion defibrillation in advanced chronic heart failure: the MIRACLE ICD Trial. JAMA. 2003;289:2685-94.

5. Bristow MR, Feldman AM, Saxon LA. Heart failure management using implantable devices for intraventricular resynchronization: Comparison of Medical Therapy, Pacing, and Defibrillation in Chronic Heart Failure (COMPANION) Trial. J Card Fail. 2000;6:276-85.
6. Cleland JG, Daubert JC, Erdmann E, Freemantle N, Gras D, Kappenberger L, et al. Longer-term effects of cardiac resynchronization therapy on mortality in heart failure [the CArdiac REsynchronization-Heart Failure (CARE-HF) trial extension phase]. Eur Heart J. 2006;27:1928-32.
7. Linde C, Abraham WT, Gold MR, St John Sutton M, Ghio S, Daubert C. Randomized trial of cardiac resynchronization in mildly symptomatic heart failure patients and in asymptomatic patients with left ventricular dysfunction and previous heart failure symptoms (REVERSE). J Am Coll Cardiol. 2008;52:1834-43.
8. Moss AJ, Brown MW, Cannom DS, Daubert JP, Estes M, Foster E, et al. Multicenter Automatic Defibrillator Implantation Trial–Cardiac Resynchronization Therapy (MADIT-CRT): design and clinical protocol. Ann Noninvasive Electrocardiol. 2005;10:34-43.
9. Gillis AM, Kerr CR, Philippon F, et al. Impact of cardiac resynchronization therapy on hospitalizations in the Resynchronization-Defibrillation for Ambulatory Heart Failure Trial (RAFT). Circulation. 2014;129:2021-30.
10. Heidenreich PA, Bozkurt B, Aguilar D, et al. 2022 AHA/ACC/HFSA guideline for the management of heart failure: a report of the American College of Cardiology/American Heart Association Joint Committee on Clinical Practice Guidelines. Circulation. 2022;145:e876-94.
11. McDonagh TA, Metra M, Adamo M, et al. 2021 ESC guidelines for the diagnosis and treatment of acute and chronic heart failure: developed by the Task Force for the diagnosis and treatment of acute and chronic heart failure of the European Society of Cardiology (ESC) with the special contribution of the Heart Failure Association (HFA) of the ESC. Eur Heart J. 2021;42(36):3599-3726.
12. Wang SB, Foster DB, Rucker J, O'Rourke B, Kass DA, Van Eyk JE. Redux regulation of mitochondrial ATP synthase: implications for cardiac resynchronization therapy. Circ Res. 2011;109:750-7.
13. Sachse FB, Torres NS, Savio-Galimberti E, Aiba T, Kass DA, Tomaselli GF, et al. Subcellular structures and function of myocytes impaired during heart failure are restored by cardiac resynchronization therapy. Circ Res. 2012;110:588-97.
14. Veeraraghavan R, Gourdie RG, Poelzing S. Mechanisms of cardiac conduction: a history of revisions. Am J Physiol Heart Physiol. 2014;306:H619-27.
15. Ruschitzka F, Abraham W, Singh J, Bax J, Borer J, Brugada J, et al. Cardiac-resynchronization therapy in heart failure with a narrow QRS complex. N Engl J Med. 2013;369:1395-405.
16. Teixeira RA, Fagundes AA, Baggio-Junior JM, Oliveira JC, Medeiros PTJ, Valdigem BP, et al. Diretriz Brasileira de Dispositivos Cardíacos Eletrônicos Implantáveis – 2023. Arq Bras Cardiol. 2023;120(1):e20220892.
17. Andrade AJA, et al. Fatores preditores para boa resposta à terapia de ressincronização cardíaca: critérios práticos para o clínico. Relampa. 2017;30(1):9-19.
18. Liu P, Wang Q, Sun H, Qin X, Zheng Q. Left bundle branch pacing: current knowledge and future prospects. Front Cardiovasc Med. 2021;8:630399. doi: 10.3389/fcvm.2021.630399.

51

Manejo da imunomodulação no transplante cardíaco

Juan Alberto Cosquillo Mejia
Thiciane Coelho Almeida Santos

TERAPIA DE INDUÇÃO

A terapia de indução tem como objetivo modular preventivamente o sistema imunológico antes da introdução do aloenxerto. Os agentes mais utilizados são a globulina antitimocitária (ATG) e o basiliximabe, um anticorpo monoclonal antirreceptor de IL-2, ambos atuando sobre os linfócitos T.

Aproximadamente 50% dos receptores de transplante cardíaco recebem terapia de indução. No entanto, as evidências relacionadas a essa terapia são ambíguas, sem ensaios prospectivos conclusivos em transplante cardíaco. Estudos retrospectivos indicam que a ATG apresenta resultados superiores aos do basiliximabe, incluindo uma menor incidência de vasculopatia do enxerto cardíaco (CAV).[1,2]

USO OU NÃO DE TERAPIA DE INDUÇÃO

Do ponto de vista clínico, as principais vantagens da terapia de indução incluem:

- Permitir o retardo do início de inibidores de calcineurina (ICN) nefrotóxicos em pacientes com função renal comprometida preexistente ou induzida pela cirurgia.
- Proporcionar flexibilidade com relação ao desmame precoce de corticosteroides ou uso de esquemas imunossupressores sem corticosteroides após o transplante.
- Tratar pacientes sensibilizados e com maior risco de rejeição.

Apesar do uso comum (atualmente 52%) da terapia de indução por quase 30 anos, ainda não há um grande ensaio clínico randomizado prospectivo definitivo que examine a utilidade clínica de agentes de indução monoclonal ou policlonal, com exceção do daclizumabe (que não está mais em uso).[3]

Os dados permanecem inconclusivos quanto à existência de um benefício real da indução, apesar do risco de rejeição. Portanto, as desvantagens e os benefícios dessa terapia precisam ser cuidadosamente avaliados após o transplante cardíaco.[4]

PROFILAXIA DE REJEIÇÃO COM INDUÇÃO POR GLOBULINA ANTITIMOCITÁRIA

Não existem ensaios randomizados em pacientes de transplante cardíaco que avaliem as taxas de rejeição entre indução com ATG e ausência de indução. Estudos retrospectivos múltiplos comparando a indução com ATG e receptores de IL-2RA em pacientes transplantados mostraram uma redução nas taxas ou gravidade da rejeição no grupo que recebeu indução com ATG.[5]

Um ensaio prospectivo e randomizado realizado por Carrier et al. encontrou uma menor incidência de rejeição aguda comprovada por biópsia em 6 meses nos pacientes tratados com ATG em comparação aos tratados com basiliximabe (17 *vs.* 35%).[6] Uma ampla revisão de 22 ensaios controlados randomizados envolvendo pacientes submetidos a transplante cardíaco, realizada por Penninga et al., concluiu que a indução por ATG pode reduzir ainda mais as taxas de rejeição aguda quando comparada ao IL-2RA.[7]

PRORROGAÇÃO DO INÍCIO DOS INIBIDORES DE CALCINEURINA

Os ICN são conhecidos por sua nefrotoxicidade, o que pode resultar em insuficiência renal após o transplante cardíaco. De acordo com diretrizes da International Society for Heart and Lung Transplantation (ISHLT) de 2010, a utilização de agentes de indução, como ATG, pode ser benéfica para retardar a introdução dos ICN em pacientes com risco elevado de disfunção renal.[8] Estudos mostraram que atrasar o início dos ICN pode melhorar a função renal e não aumentar as taxas de rejeição.[9]

INDICAÇÕES ATUAIS DE INDUÇÃO

As principais indicações para o uso da indução incluem:

- Ponderação de ICN para recuperação renal.
- Imunossupressão sem esteroides.
- Alto risco de rejeição.
- Sensibilização.[10]

RETIRADA DOS ESTEROIDES

A terapia prolongada com esteroides é associada a diversos efeitos adversos, como hipertensão, osteoporose e intolerância à glicose.[11] Estratégias de retirada precoce e tardia dos esteroides vêm sendo investigadas, e resultados recentes mostram sucesso em até 80% dos pacientes de baixo risco, sem aumento significativo nas taxas de rejeição ou mortalidade.[12]

DESMAME E MINIMIZAÇÃO DOS INIBIDORES DE CALCINEURINA

Minimizar os efeitos nefrotóxicos dos ICN tem sido uma meta no manejo pós-transplante. Estudos focam em estratégias como a substituição dos ICN por inibidores de mTOR (sirolimo ou everolimo) após 6 meses do transplante.[13] A retirada precoce dos ICN foi associada à preservação da função renal sem comprometimento da função cardíaca.[14]

ENSAIOS CLÍNICOS DE DESTAQUE

Ensaios como o SCHEDULE e o MANDELA destacam abordagens de minimização dos ICN com o uso de everolimo, mostrando melhorias na função renal sem aumento significativo nas taxas de rejeição.[15]

MANUTENÇÃO DA IMUNOSSUPRESSÃO

Após a fase de indução, a manutenção da imunossupressão tem como objetivo prevenir a rejeição crônica do enxerto, ao mesmo tempo minimizando os efeitos colaterais associados a longo prazo. A terapia de manutenção geralmente é composta por três classes de medicamentos: ICN, antiproliferativos e corticosteroides. Cada classe de drogas tem seu próprio perfil de eficácia e toxicidade, sendo a combinação das três classes mais eficaz em reduzir a taxa de rejeição aguda. A escolha do regime ideal deve considerar fatores como risco de rejeição, comorbidades preexistentes, função renal e eventos adversos associados à imunossupressão.[1]

Inibidores de calcineurina

Os ICN, como a ciclosporina e o tacrolimo, são a base da imunossupressão de manutenção no transplante cardíaco. Esses agentes agem inibindo a transcrição de citocinas pró-inflamatórias, como a interleucina-2 (IL-2), essenciais para a ativação das células T.[2] O tacrolimo tem se mostrado superior à ciclosporina em termos de prevenção de rejeição aguda e melhora da sobrevida do enxerto, sendo frequentemente a primeira escolha.[3]

Doses comuns:

- Tacrolimo: a dose inicial geralmente é de 0,1 mg/kg/dia, dividida em duas doses, ajustada conforme os níveis séricos (meta: 8-12 ng/mL no primeiro ano e 5-8 ng/mL após o primeiro ano).[4]
- Ciclosporina: a dose inicial varia de 3 a 5 mg/kg/dia, com ajuste para manter níveis séricos entre 250 e 350 ng/mL no início, e entre 100 e 200 ng/mL a longo prazo.[5]

Antiproliferativos

Os antiproliferativos incluem a azatioprina e o micofenolato de mofetila (MMF), que inibem a proliferação de linfócitos B e T, diminuindo o risco de rejeição. O MMF substituiu amplamente a azatioprina por sua maior eficácia na prevenção da rejeição aguda e menor incidência de efeitos adversos.[6]

Doses comuns:

- MMF: geralmente administrado na dose de 1.000 mg, duas vezes ao dia.[7]
- Azatioprina: 1-3 mg/kg/dia, com ajuste conforme a contagem de leucócitos.[8]

Estudos clínicos demonstraram que o MMF reduz a taxa de rejeição aguda em comparação à azatioprina, sem aumento substancial de toxicidade.[9]

Corticosteroides

Os corticosteroides, como a prednisona, continuam sendo parte integral da imunossupressão de manutenção, especialmente nos primeiros meses após o transplante. Sua retirada gradual é frequentemente realizada em pacientes de baixo risco, pois o uso prolongado está associado a uma série de efeitos colaterais, incluindo osteoporose, hipertensão, *diabetes mellitus* e dislipidemia.[10]

Doses comuns:

- Prednisona: a dose inicial é geralmente de 0,5 a 1 mg/kg/dia, com redução gradual até uma dose de manutenção de 5 a 10 mg/dia após o primeiro ano.[11]

Inibidores de mTOR

Os inibidores de mTOR, como o sirolimo e o everolimo, são uma classe de imunossupressores que podem substituir os ICN ou serem utilizados como terapia adjuvante. Eles são indicados principalmente em pacientes que apresentam toxicidade renal associada aos ICN ou que desenvolvem vasculopatia do enxerto. Além disso, os inibidores de mTOR apresentam benefícios na redução da incidência de neoplasias pós-transplante.[12]

Doses comuns:

- Sirolimo: 2 mg/dia, com ajuste de dose para manter níveis séricos entre 5 e 10 ng/mL.[13]
- Everolimo: 0,75 mg 2x/dia, com monitoramento de níveis séricos entre 3 e 8 ng/mL.[14]

Ponderação de calcineurina

Em pacientes com disfunção renal significativa ou risco elevado de nefrotoxicidade, pode-se adotar uma estratégia de poupança de ICN, substituindo-os parcial ou totalmente pelos inibidores de mTOR. Ensaios clínicos, como o SCHEDULE, demonstraram que a introdução precoce do everolimo, juntamente com a retirada gradual dos ICN, melhora significativamente a função renal, sem comprometer a eficácia da imunossupressão.[15]

PROFILAXIA DE INFECÇÕES

Pela imunossupressão prolongada, os receptores de transplante cardíaco têm um risco aumentado de infecções, especialmente nos primeiros meses após a cirurgia. A profilaxia antimicrobiana é essencial, incluindo medidas contra infecções por citomegalovírus (CMV), *Pneumocystis jirovecii* e fungos.[7]

Esquema profilático típico:

- Citomegalovírus (CMV): valganciclovir (900 mg/dia) por 3 a 6 meses após o transplante, com ajuste de dose conforme a função renal.[8]
- *P. jirovecii*: trimetoprima-sulfametoxazol (160/800 mg) diariamente por 6 a 12 meses.[4]
- Infecções fúngicas: fluconazol (200-400 mg/dia) durante as primeiras 4 a 6 semanas após o transplante.[16]

Monitoramento terapêutico

O monitoramento dos níveis séricos de imunossupressores é essencial para ajustar as doses de forma adequada e evitar tanto a rejeição quanto a toxicidade. A monitorização deve ser rigorosa nos primeiros meses após o transplante e em situações de modificação do regime terapêutico.[11]

EFEITOS ADVERSOS DA IMUNOSSUPRESSÃO

Embora a imunossupressão seja essencial para evitar a rejeição do enxerto, o uso prolongado de imunossupressores está associado a uma série de efeitos adversos, que podem afetar significativamente a qualidade de vida e a sobrevida do paciente. Os principais efeitos colaterais estão relacionados às diferentes classes de medicamentos.

- Inibidores de calcineurina: os ICN, particularmente a ciclosporina e o tacrolimo, são conhecidos por sua nefrotoxicidade. A disfunção renal induzida pelos ICN ocorre pela vasoconstrição das arteríolas renais, causando redução do fluxo sanguíneo renal e dano progressivo aos túbulos renais.[17] Outros efeitos colaterais significativos incluem:
  - Hipertensão arterial sistêmica, associada a retenção de sódio e vasoconstrição.[18]
  - Dislipidemia, com elevação dos níveis de colesterol e triglicerídeos, aumentando o risco cardiovascular.[19]
  - *Diabetes mellitus* pós-transplante (DMPT), particularmente com o uso de tacrolimo, que prejudica a função das células beta pancreáticas e a sensibilidade à insulina.[20]
  - Neurotoxicidade, manifestada por tremores, cefaleias e, em casos graves, convulsões.[21]
- Antiproliferativos: tanto o MMF quanto a azatioprina apresentam toxicidade hematológica como principal efeito adverso. Isso inclui:
  - Leucopenia, que aumenta o risco de infecções oportunistas.[14]
  - Anemia, decorrente da supressão da medula óssea.[12]
  - Trombocitopenia, que pode predispor a sangramentos.[10]

Além disso, o MMF pode causar distúrbios gastrintestinais, como diarreia, náuseas e dor abdominal, sendo necessária a redução da dose ou, em casos graves, a troca por azatioprina.[16]

- Corticosteroides: o uso prolongado de corticosteroides, como a prednisona, está associado a uma série de complicações metabólicas e estruturais, como:
  - Osteoporose, com aumento do risco de fraturas.[22]
  - Hiperglicemia e *diabetes mellitus*, em virtude da resistência à insulina.[6]
  - Síndrome de Cushing, caracterizada por ganho de peso, face em "lua cheia", hipertensão e estrias cutâneas.[22]
  - Infecções, pelo efeito imunossupressor sistêmico.[3]
- Inibidores de mTOR: os inibidores de mTOR, como o sirolimo e o everolimo, apresentam um perfil distinto de efeitos adversos, incluindo:
  - Dislipidemia, com elevação significativa dos níveis de colesterol e triglicerídeos.
  - Proteinúria e disfunção renal, embora em menor grau que os ICN.
  - Comprometimento da cicatrização de feridas, especialmente em pacientes submetidos a cirurgias recentes, o que pode contraindicar seu uso imediato no pós-transplante.[12]
  - Trombocitopenia e leucopenia, pela supressão da medula óssea.[13]

EFEITOS NO SISTEMA IMUNOLÓGICO

O uso de imunossupressores aumenta o risco de infecções oportunistas e neoplasias malignas. Infecções graves por vírus, bactérias e fungos são mais comuns nos primeiros 6 meses após o transplante, quando a imunossupressão é mais intensa. As neoplasias, especialmente cânceres de pele e linfomas, estão relacionadas ao uso prolongado de imunossupressores, sendo os inibidores de mTOR uma opção em pacientes de alto risco.[1,2]

CONCLUSÃO

A imunossupressão no transplante cardíaco é um equilíbrio delicado entre prevenir a rejeição e minimizar os efeitos adversos a longo prazo. A combinação ideal de agentes imunossupressores deve ser individualizada, levando em consideração fatores de risco do paciente e a resposta ao tratamento. O manejo contínuo e o monitoramento dos níveis de imunossupressores são essenciais para garantir a sobrevida do enxerto e a qualidade de vida dos pacientes transplantados.

REFERÊNCIAS

1. Ansari D, Lund LH, Stehlik J, Andersson B, Höglund P, Edwards L, Nilsson J. Induction with anti-thymocyte globulin in heart transplantation is associated with better long-term survival compared with basiliximab. J Heart Lung Transplant. 2015;34:1283-91.
2. Azarbal B, Cheng R, Vanichsarn C, Patel JK, Czer LS, Chang DH, et al. Induction therapy with antithymocyte globulin in patients undergoing cardiac transplantation is associated with decreased coronary plaque progression as assessed by intravascular ultrasound. Circ Heart Fail. 2016;9:e002252.
3. Hershberger RE, Starling RC, Eisen HJ, Bergh CH, Kormos RL, Love RB, et al. Daclizumab to prevent rejection after cardiac transplantation. N Engl J Med. 2005;352(26):2705-13.
4. Flaman F, Zieroth S, Rao V, Ross H, Delgado DH. Basiliximab versus rabbit anti-thymocyte globulin for induction therapy in patients after heart transplantation. J Heart Lung Transplant. 2006;25(11):1358-62.
5. Carrier M, Leblanc MH, Perrault LP, White M, Doyle D, Beaudoin D, et al. Basiliximab and rabbit anti-thymocyte globulin for prophylaxis of acute rejection after heart transplantation: a non-inferiority trial. J Heart Lung Transplant. 2007;26:258-63.
6. Penninga L, Møller CH, Gustafsson F, Gluud C, Steinbrüchel DA. Immunosuppressive T-cell antibody induction for heart transplant recipients. Cochrane Database Syst Rev. 2013;12:CD008842.
7. Delgado DH, Miriuka SG, Cusimano RJ, Feindel C, Rao V, Ross HJ. Use of basiliximab and cyclosporine in heart transplant patients with pre-operative renal dysfunction. J Heart Lung Transplant. 2005;24:166-9.
8. Cantarovich M, Giannetti N, Barkun J, Cecere R. Antithymocyte globulin induction allows a prolonged delay in the initiation of cyclosporine in heart transplant patients with postoperative renal dysfunction. Transplantation. 2004;78:779-81.
9. Aliabadi AZ, Goekler J, Salameh O, Haberl T, Steinlechner B, Opfermann P, et al. (24)-calcineurin inhibitor (CNI) delay with ATG induction: teaching an old dog, new tricks. J Heart Lung Transplant. 2016;35:S17.
10. Rafiei M, Kittleson M, Patel J, Osborne A, Chang D, Czer L, et al. Anti-thymocyte gamma-globulin may prevent antibody production after heart transplantation. Transplant Proc. 2014;46:3570-4.
11. Keogh A, Macdonald P, Harvison A, Richens D, Mundy J, Spratt P. Initial steroid-free versus steroid-based maintenance therapy and steroid withdrawal after heart transplantation: two views of the steroid question. J Heart Lung Transplant. 1992;11(2 Pt 2):421-7.
12. Baraldo M, Gregoraci G, Livi U. Steroid-free and steroid withdrawal protocols in heart transplantation: the review of literature. Transpl Int. 2014;27(6):515-29.
13. Andreassen AK, Andersson B, Gustafsson F, Eiskjaer H, Rådegran G, Gude E, et al.; SCHEDULE investigators. Everolimus initiation with early calcineurin inhibitor withdrawal in de novo heart transplant recipients: three-year results from the randomized SCHEDULE study. Am J Transplant. 2016;16:1238-47.
14. Baran D, Zucker MJ, Arroyo LH, Camacho M, Goldschmidt ME, Nicholls SJ, et al. A prospective, randomized trial of single-drug versus dual-drug immunosuppression in heart transplantation: the tacrolimus in combination, tacrolimus alone compared (TICTAC) trial. Circ Heart Fail. 2011;4:129-37.
15. Barten MJ, Hirt SW, Garbade J, Bara C, Doesch AO, Knosalla C. Comparing everolimus-based immunosuppression with reduction or withdrawal of calcineurin inhibitor reduction from 6 months after heart transplantation: the randomized MANDELA study. Am J Transplant. 2019;19:3006-17.
16. Zarrini P, Aintablian T, Kittleson M, Chang D, Geft D, Czer L, Kobashigawa J. Anti-thymocyte globulin protects against ischemia reperfusion injury in the immediate post heart transplant period. J Am Coll Cardiol. 2016;67:1452.

17. Staatz CE, Tett SE. Clinical pharmacokinetics and pharmacodynamics of tacrolimus in solid organ transplantation. Clin Pharmacokinet. 2004;43(10):623-53.
18. Burkhalter F, Azizi M, et al. Tacrolimus versus cyclosporine for immunosuppression in pediatric heart transplantation: 10 years experience. Pediatr Transplant. 2004;8(2):197-200.
19. Dudley C, Rudge C, et al. A 6-year analysis of cyclosporin toxicity. Transpl Int. 1997;10(1):1-6.
20. Kahan BD, Keown P, Levy GA, et al. The emergence of sirolimus: a new immunosuppressant. Transplantation. 1998;66(6):855-63.
21. Woodle ES, First MR, Pirsch J, et al. A prospective, randomized, double-blind trial of daclizumab versus placebo in combination with mycophenolate mofetil, cyclosporine, and corticosteroids for the prevention of acute rejection in renal allograft recipients. Transplantation. 2001;72(5):829-35.
22. Kobashigawa JA, West LM. Monitoring and adjusting immunosuppressive regimens in heart transplantation. Circ Heart Fail. 2015;8(3):557-64.

52

Manejo de doadores

José Wanderley Neto
Diego Pereira Gregório de Andrade
Laio Cajú Wanderley

INTRODUÇÃO

A morte encefálica é uma condição que desencadeia uma complexa cascata fisiopatológica no corpo humano. A partir do momento em que essa condição se estabelece, o manejo do – agora – potencial doador é um desafio multifatorial, por vezes cultural, que exige preparação e integração das evidências científicas para a criação de protocolos padronizados que melhorem a viabilidade dos órgãos doados, minimizem o descarte de órgãos e otimizem os desfechos pós-transplante.[1]

No Brasil, o descarte de órgãos em doações autorizadas pode chegar a 16% para rins, 26% para fígado, 80% para coração, 93% para pulmão, 95% para pâncreas e 28% para córneas.[2]

Dentre os mecanismos que levam à deterioração do potencial doador, destacam-se: tempestade catecolaminérgica, disfunção endócrino-metabólica, inflamação sistêmica, vasoplegia e injúria ao endotélio vascular pulmonar, iniciados por disfunção neuro-hormonal, que juntos levam à má perfusão tecidual e disfunção de múltiplos órgãos.[3] Intervir em cada um desses aspectos com terapias baseadas em evidências contribui para interromper ou minimizar tais processos e, por conseguinte, melhorar a qualidade dos órgãos ofertados.[1,3]

Este capítulo sintetiza as recomendações das principais diretrizes nacionais e internacionais para o cuidado com o potencial doador, destacando as eventuais condutas para minimizar danos aos órgãos doados e melhorar os resultados após transplante de órgãos sólidos.

A seguir, são abordadas considerações relacionadas ao suporte: hemodinâmico, ventilatório, hormonal, metabólico, nutricional, infeccioso, transfusional e manejo de comorbidades, além de aspectos éticos relacionados ao manejo do potencial doador.

SUPORTE HEMODINÂMICO

A hipotensão persistente no potencial doador, associada ao uso de vasopressores em altas doses, tem impacto negativo no pós-operatório de transplante de órgãos sólidos,[4,5] sendo, na maioria das vezes, causada por hipovolemia,[1,3,6] e perda do tônus vascular.[1]

Alvos de pressão arterial média (PAM) ≥ 65 mmHg devem ser almejados, e a avaliação clínica da responsividade aos fluidos, junto à reposição volêmica, são as estratégias iniciais para atingir essa meta. Recomenda-se utilizar terapias guiadas por metas para maximizar a probabilidade de doação dos órgãos ofertados.[2]

Os principais alvos hemodinâmicos para doadores de coração são listados a seguir:[1,2,6]

- PAM ≥ 65 mmHg;
- PVC 8-12 mmHg;
- índice cardíaco > 2,4 L/min/m^2;
- pressão capilar pulmonar < 12 mmHg;
- resistência vascular sistêmica 800-1200 dynas.s/cm^5.

A perfusão tecidual deve ser avaliada a cada etapa do suporte hemodinâmico, medindo-se o tempo de reenchimento capilar, a temperatura da pele e o débito urinário > 0,5 mL/kg/h.[1] Uma reposição volêmica inicial com 20-30 mL/kg de cristaloide é recomendada se houver hipotensão com sinais de hipovolemia.[6]

A monitorização constante dos parâmetros macro e micro-hemodinâmicos, além da fluido-responsividade, é fundamental durante todo o processo, sobretudo nesta fase, visto que a sobrecarga volêmica também tem impacto prejudicial na qualidade dos enxertos ofertados,[1,3,6] e, nesse contexto, podem ser úteis parâmetros como débito urinário, pressão venosa central, ΔPp, GAP de CO_2, saturação venosa central de oxigênio e lactato arterial.

Em caso de não resposta à reposição volêmica, pode-se fazer uso de vasopressores adrenérgicos, sendo a norepinefrina ou a dopamina agentes que promovem desfechos clínicos semelhantes,[7] porém com diferenças quanto ao maior potencial arritmogênico da dopamina e seu efeito cronotrópico positivo, que pode ser requerido em alguns casos.

O resumo do manejo hemodinâmico está demonstrado na Figura 1.

MANEJO ENDÓCRINO-METABÓLICO

A terapia de reposição hormonal aumenta o número e a qualidade de enxertos de pacientes com morte encefálica, sendo a vasopressina um fator positivo independente para esse desfecho,[8] por sua capacidade de reduzir o uso de agentes adrenérgicos, o risco de deterioração cardiovascular e a parada cardíaca nos potenciais doadores.[1,8] Sua associação no controle da pressão arterial já na fase inicial do manejo da hipotensão é uma prática comumente recomendada,[1,3,6,8] devendo ser feita por via endovenosa na dose de 0,01 a 0,04 UI/min.

Em cerca de 80% dos casos de morte encefálica, a disfunção do eixo hipotálamo-hipofisário pode levar ao *diabetes insipidus*, por ausência do hormônio antidiurético.[9] O diagnóstico dessa condição deve ser considerado nos quadros de hipotensão e poliúria, e tem como critérios diagnósticos:[6,9]

- poliúria (> 4 mL/kg/hora);
- desidratação associada à perda de água livre (densidade urinária < 1.005);
- hipernatremia (sódio > 145 mEq/L);
- osmolaridade sérica > 30 mosM/L.

Para controle do débito urinário e manutenção da normovolemia no *diabetes insipidus*, podem ser utilizados vasopressina ou 1-deamino-8-D-arginina vasopressina (DDAVP), sendo a vasopressina o agente de escolha quando o paciente estiver em uso de vasopressores adrenérgicos.[1,9] O DDAVP pode ser utilizado por via intranasal, mas a via endovenosa é a preferida, na dose de 1-2 mcg a cada 2-4 horas até redução do débito urinário para < 4 mL/kg/h.[1,9]

Reposição volêmica agressiva também é recomendada nesses casos, reavaliando-se o débito urinário e a resposta aos fluidos a cada hora.[6]

Uso de corticosteroides

Efeitos benéficos da administração de doses baixas de corticosteroides em doadores com morte encefálica têm sido demonstrados no que se refere à função do enxerto, aumento do número de enxertos utilizáveis e sobrevida do enxerto, porém com muitos fatores confundidores, e a maioria dos benefícios demonstrados apenas em estudos observacionais, sendo os estudos randomizados, na maioria, com resultados neutros, o que limita as recomendações nesse aspecto.[1,3,10]

Apesar do baixo nível de evidência, diante do baixo risco da estratégia e do baixo custo, o uso de hidrocortisona na dose de 100 mg a cada 8 horas é recomendado por algumas diretrizes.[1,6]

Hormônios tireoidianos

O racional fisiológico da reposição de hormônios tireoidianos parte do fato de os níveis séricos dessas substâncias estarem reduzidos em pacientes com morte encefálica diagnosticada, o que poderia contribuir para a instabilidade hemodinâmica.[11]

Apesar desse racional e do resultado favorável de pequenos estudos observacionais,[12] estudos randomizados utilizando levotiroxina *versus* placebo em pacientes instáveis não demonstraram benefício para os desfechos: uso de vasopressor, fração de ejeção ao ecocardiograma e órgãos transplantados/doador,[11,13] tendo o grupo da levotiroxina mais casos de hipertensão severa e taquicardia.[13]

Assim, o uso rotineiro de hormônios tireoidianos não é recomendado para potenciais doadores com morte encefálica.[1,11,13]

MANEJO VENTILATÓRIO

Os pulmões são os órgãos com menor taxa de utilização para transplantes, sendo elegíveis em apenas 10-20% dos casos.[2,14] Isso se deve, principalmente, à frequente associação de edema pulmonar neurogênico e injúria por inflamação aguda, que pode ocorrer logo após o insulto neurológico que levou à morte encefálica, normalmente antes de o paciente ser considerado um potencial doador de órgãos.[14]

A lesão pulmonar relacionada à ventilação mecânica também tem forte impacto na redução de pulmões elegíveis para transplante.[15] Dessa forma, estratégias de ventilação mecânica protetora têm demonstrado benefício em aumentar o número de pulmões elegíveis para transplante, sendo recomendadas.[1,14,15]

Como metas básicas, destacam-se:[1,14,15]

- volume corrente 6-8 mL/kg de peso predito;
- PEEP 8-10 cmH_2O;
- menor FiO_2 para manter SaO_2 > 90%;

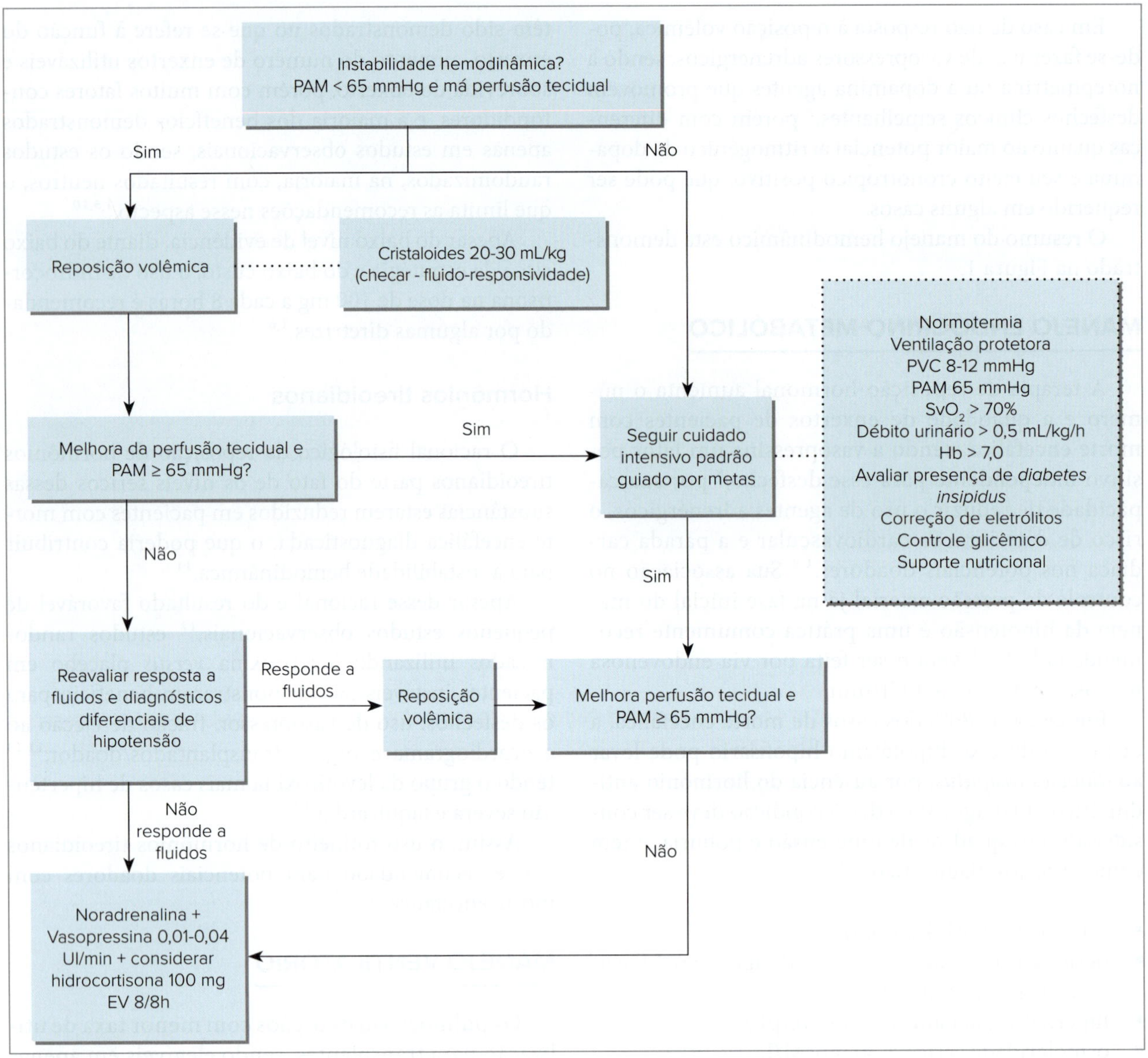

FIGURA 1.
Fluxograma do manejo hemodinâmico.
PAM: pressão arterial média; PVC: pressão venosa central; SvO_2: saturação venosa central de oxigênio; Hb: hemoglobina.

- teste de apneia com CPAP 10 cmH_2O para evitar atelectasias;
- evitar recrutamento alveolar de rotina.

SUPORTE TRANSFUSIONAL

A anemia é um achado comum em pacientes com morte encefálica, principalmente quando a etiologia é traumática, sendo agravada pela coagulopatia, presente em até 34% dos casos.[14]

É incerto o benefício da transfusão de concentrados de hemácias no aproveitamento de órgãos/doador, na sobrevida do enxerto e na redução de parada cardíaca no potencial doador.[16]

Valores de corte para transfusão de concentrados de hemácias específicos para doadores com morte encefálica não são consenso na literatura, utilizando-se, na maioria dos casos, critérios extrapolados de estudos em pacientes críticos, sem morte encefálica.[1,16]

Nesse contexto, terapias restritivas para transfusão com Hb < 7 g/dL demonstraram não inferioridade às terapias liberais (transfusão com Hb > 7 g/dL),[1,17,18] devendo-se avaliar não apenas o valor da hemoglobina, mas também a perfusão tecidual e o estado hemodinâmico do paciente.

DISTÚRBIOS HIDROELETROLÍTICOS

A hipernatremia é um distúrbio comum nos potenciais doadores, sendo, na maioria das vezes, causada por hipovolemia no *diabetes insipidus*,[14] ou pelo excesso de administração de soluções salinas.[19]

Pontos de corte para o nível sérico de sódio são divergentes na literatura quanto ao benefício na sobrevida dos enxertos e na taxa de órgãos doados. No entanto, a maioria das diretrizes práticas recomenda manter o sódio sérico em níveis normais (135-145 mEq/L),[19] apesar de algumas evidências indicarem que níveis séricos de sódio ≤ 155 mEq/L não se correlacionam com piora nos desfechos relacionados à doação de órgãos sólidos.[1,20]

Não há grandes estudos que avaliem diretamente os níveis de potássio e magnésio nos potenciais doadores, visando melhorar desfechos relacionados ao transplante.[1,14] No entanto, há forte recomendação de manter níveis dentro da normalidade desses eletrólitos para prevenir arritmias e parada cardíaca no potencial doador.[1,14]

CONTROLE DE TEMPERATURA

A hipotermia é um achado comum em pacientes com morte encefálica, devido à perda do controle termorregulador, à infusão de soluções frias e à perda de calor para o ambiente de cuidado.[14]

O controle direcionado de temperatura foi avaliado em estudos randomizados com hipotermia leve (34-35 °C) – espontânea ou induzida – *versus* normotermia (36,5-37,5 °C), sendo encontrados benefícios nos níveis de creatinina do potencial doador e na menor taxa de função retardada do enxerto após transplante renal.[21,22] No entanto, não houve impacto na mortalidade pós-transplante ou na sobrevida do enxerto.

Apesar desses benefícios, um ensaio clínico com pacientes pós-parada cardíaca demonstrou maior risco de recorrência da parada quando era induzida hipotermia com temperatura < 35 °C.[23]

Uma coorte derivada do dopamine *trial* demonstrou piores resultados na sobrevida do enxerto no transplante cardíaco quando a temperatura do doador previamente ao procedimento foi inferior a 36 °C.[24]

A despeito da divergência das evidências na literatura, as principais diretrizes de cuidado com o potencial doador sugerem manter a normotermia nos pacientes instáveis hemodinamicamente ou com parada cardíaca prévia e hipotermia leve em pacientes estáveis, sem parada cardíaca prévia.[1]

SUPORTE NUTRICIONAL

O manejo nutricional do doador cardíaco com morte encefálica é um aspecto frequentemente negligenciado, mas pode ter um impacto relevante na viabilidade e qualidade do enxerto cardíaco.

Embora a nutrição não seja o foco primário no cuidado do doador, sua manutenção pode contribuir para a estabilidade metabólica e hemodinâmica, prevenindo potencialmente a translocação bacteriana e reduzindo o risco de infecções e disfunções orgânicas que possam comprometer a viabilidade do coração para transplante.[1,25]

Apesar da escassez de referências e protocolos baseados em evidências sobre a nutrição do doador, se o objetivo é manter a estabilidade do organismo pelo maior tempo possível sem comprometer o sistema até o momento da captação, a evidência dos benefícios da nutrição enteral em pacientes críticos sem morte encefálica sugere que benefícios semelhantes podem ocorrer no doador.

Algumas sociedades científicas simplesmente recomendam que a nutrição seja mantida conforme o protocolo padrão da UTI,[25] enquanto outros protocolos sugerem a redução da ingestão calórica, considerando a diminuição do gasto energético basal no paciente com morte encefálica.[1,26]

Deve-se ter bom senso: se o processo de captação está próximo ou imediato, o manejo nutricional pode não ser prioritário; porém, se não houver previsão imediata para a captação, parece sensato manter a nutrição adequada.

OBESIDADE EM DOADORES DE CORAÇÃO

A obesidade é um problema de saúde pública global. Segundo a Organização Mundial da Saúde (OMS), trata-se de um dos desafios mais graves que enfrentamos atualmente.

No Brasil, dados da Associação Brasileira para o Estudo da Obesidade e Síndrome Metabólica (Abeso) indicam que 55,4% da população apresenta excesso de peso (IMC ≥ 25) e 19,8% são obesos (IMC ≥ 30).

Com o aumento da prevalência da obesidade na população geral, é esperado que essa condição também esteja presente entre os potenciais doadores de órgãos. No contexto do transplante cardíaco, surge a questão: qual o impacto da obesidade do doador no sucesso do procedimento?

Estudos recentes indicam que a obesidade do doador não aumenta o risco de mortalidade do receptor no transplante cardíaco. Além disso, embora corações de doadores severamente obesos tenham maior probabilidade de incompatibilidade de tamanho, não há evidências de impacto negativo na sobrevida a curto prazo.

Diante da escassez de órgãos para transplante, aceitar corações de doadores obesos pode ampliar o número de doações, reduzindo o tempo de espera e a mortalidade em lista. Mesmo em doadores com IMC ≥ 40, uma avaliação cuidadosa pode garantir a segurança do procedimento. Cada caso deve ser analisado individualmente para otimizar os resultados do transplante cardíaco.

ASPECTOS ÉTICOS NO MANEJO DO POTENCIAL DOADOR

Baseados na Lei nº 9.434/1997 e na Resolução nº 2.173/2017, alguns pontos fundamentais orientam a conduta ética na identificação e no manejo de potenciais doadores de órgãos:

Diagnóstico de morte encefálica (ME)

A legislação brasileira (Lei nº 9.434/1997 e Resolução nº 2.173/2017) define critérios específicos para o diagnóstico de morte encefálica (ME). Uma vez confirmada a ME, o médico tem respaldo ético e legal para suspender o suporte terapêutico, exceto se o indivíduo for um potencial doador de órgãos, situação em que se aguarda a retirada dos órgãos ou a recusa formal de doação.

Notificação obrigatória

Todos os serviços de saúde devem notificar o diagnóstico de ME às Centrais de Notificação, Captação e Distribuição de Órgãos (CNCDO) do seu respectivo estado.

Manutenção da dignidade do doador

Mesmo após a constatação da morte encefálica, o corpo do doador deve ser tratado com respeito e dignidade durante todo o processo de captação de órgãos.

Procedimentos invasivos devem ser restritos ao mínimo necessário para garantir a viabilidade dos órgãos sem comprometer a integridade e o respeito ao doador.

Revogação da doação

O respeito à vontade do doador deve ser prioridade. Caso tenha manifestado seu desejo em vida, sua decisão deve ser respeitada, desde que esteja dentro dos critérios legais. Nos casos em que não há manifestação prévia, a decisão recai sobre os familiares, reforçando a importância da conscientização e do diálogo sobre doação de órgãos.

Restrições à doação de órgãos

Só é permitida a retirada de órgãos ou tecidos cujo procedimento não ofereça risco à integridade física, às aptidões vitais ou à saúde mental do doador vivo, nos casos previstos em lei (órgãos duplos, partes de órgãos e tecidos).

Proibição de publicidade e compra/venda de órgãos

A identidade do doador e do receptor deve ser preservada, evitando qualquer forma de exposição pública que possa gerar constrangimento ou exploração da situação.

É vedado comprar ou vender tecidos, órgãos ou partes do corpo humano; a pena prevista é reclusão de três a oito anos, além de multa.

Campanhas de esclarecimento

Embora seja proibida a publicidade comercial sobre transplantes, campanhas educativas promovidas pelo governo e órgãos reguladores são essenciais para esclarecer a população sobre a importância da doação de órgãos.

Esses dispositivos legais e normativos visam garantir a transparência, a segurança e o respeito aos princípios éticos no processo de doação e transplante de órgãos no Brasil, protegendo tanto o doador quanto o receptor.

REFERÊNCIAS

1. Westphal GA, Robinson CC, Cavalcanti AB, et al. Brazilian guidelines for the management of brain-dead potential organ donors. The task force of the AMIB, ABTO, BRICNet, and the General Coordination of the National Transplant System. Ann Intensive Care. 2020;10(1):169. doi:10.1186/s13613-020-00787-0.
2. Bertasi RAO, Bertasi TGO, Reigada CPH, et al. Profile of potential organ donors and factors related to donation and non-donation of organs in an Organ Procurement Service. Rev Col Bras Cir. 2019;46(3):e20192180. doi:10.1590/0100-6991e-201922180.
3. Copeland H, Knezevic I, Baran DA, et al. Donor heart selection: evidence-based guidelines for providers. J Heart Lung Transplant. 2023;42(1):7-29. doi:10.1016/j.healun.2022.08.030.
4. Gruenberger T, Steininger R, Sautner T, Mittlbock M, Muhlbacher F. Influence of donor criteria on postoperative graft function after orthotopic liver transplantation. Transpl Int. 1994;7(Suppl 1):S672-4. doi:10.1111/j.1432-2277.1994.tb01470.x.
5. Santise G, D'Ancona G, Falletta C, Pirone F, Sciacca S, Turrisi M, et al. Donor pharmacological hemodynamic support is associated with primary graft failure in human heart transplantation.

Interact Cardiovasc Thorac Surg. 2009;9(3):476-9. doi:10.1510/icvts.2009.202085.
6. Bacal F, Marcondes-Braga FG, Rohde LEP, et al. 3ª Diretriz Brasileira de Transplante Cardíaco. Arq Bras Cardiol. 2018;111(2):230-289. doi:10.5935/abc.20180153.
7. von Ziegler F, Helbig S, Kreissl N, Meiser B, Becker A, Kaczmarek I. Norepinephrine versus dopamine pretreatment of potential heart donors: impact on long-term outcome. Ann Transplant. 2013;18:320-6. doi:10.12659/AOT.883960.
8. Plurad DS, Bricker S, Neville A, Bongard F, Putnam B. Arginine vasopressin significantly increases the rate of successful organ procurement in potential donors. Am J Surg. 2012;204(6):856-61. doi:10.1016/j.amjsurg.2012.05.011.
9. Westphal GA, Caldeira Filho M, Vieira KD, Zaclikevis VR, Bartz MC, Wanzuita R, et al. Guidelines for potential multiple organ donors (adult): part II. Mechanical ventilation, endocrine metabolic management, hematological and infectious aspects. Rev Bras Ter Intensiva. 2011;23(3):269-82. PMID: 23949398.
10. Dupuis S, Amiel JA, Desgroseilliers M, et al. Corticosteroids in the management of brain-dead potential organ donors: a systematic review. Br J Anaesth. 2014;113(3):346-59. doi:10.1093/bja/aeu154.
11. Macdonald PS, Aneman A, Bhonagiri D, et al. A systematic review and meta-analysis of clinical trials of thyroid hormone administration to brain dead potential organ donors. Crit Care Med. 2012;40(5):1635-44. doi:10.1097/CCM.0b013e3182416ee7.
12. Cooper LB, Milano CA, Williams M, et al. Thyroid hormone use during cardiac transplant organ procurement. Clin Transplant. 2016;30(12):1578-83. doi:10.1111/ctr.12860.
13. Dhar R, Marklin GF, Klinkenberg WD, et al. Intravenous levothyroxine for unstable brain-dead heart donors. N Engl J Med. 2023;389(22):2029-38. doi:10.1056/NEJMoa2305969.
14. Anwar ASMT, Lee JM. Medical management of brain-dead organ donors. Acute Crit Care. 2019;34(1):14-29. doi:10.4266/acc.2019.00430.
15. Teijeiro-Paradis R, Cypel M, Del Sorbo L. Protective mechanical ventilation in organ donors: a lifesaving maneuver. Am J Respir Crit Care Med. 2020;202(2):167-9. doi:10.1164/rccm.202005-1559ED.
16. Kim S, Choi K, Keum MA, Kim MS, Yoon SG, Kyoung KH. Evaluation of red blood cell transfusion threshold in the management of brain-dead organ donors. Medicine (Baltimore). 2022;101(50):e32353. doi:10.1097/MD.0000000000032353.
17. Hébert PC, Wells G, Blajchman MA, et al. A multicenter, randomized, controlled clinical trial of transfusion requirements in critical care. N Engl J Med. 1999;340(6):409-17. doi:10.1056/NEJM199902113400601.
18. Hajjar LA, Auler Junior JO, Santos L, Galas F. Blood transfusion in critically ill patients: state of the art. Clinics (Sao Paulo). 2007;62(4):507-24. doi:10.1590/s1807-59322007000400019.
19. Basmaji J, Hornby L, Rochwerg B, Luke P, Ball IM. A systematic review of donor serum sodium level and its impact on transplant recipients. Int J Organ Transplant Med. 2020;11(2):43-54.
20. Franklin GA, Santos AP, Smith JW, Galbraith S, Harbrecht BG, Garrison RN. Optimization of donor management goals yields increased organ use. Am Surg. 2010;76(6):587-94. doi:10.1177/000313481007600621.
21. Niemann CU, Feiner J, Swain S, et al. Therapeutic hypothermia in deceased organ donors and kidney-graft function. N Engl J Med. 2015;373(5):405-14. doi:10.1056/NEJMoa1501969.
22. Schnuelle P, Mundt HM, Drüschler F, et al. Impact of spontaneous donor hypothermia on graft outcomes after kidney transplantation. Am J Transplant. 2018;18(3):704-14. doi:10.1111/ajt.14541.
23. Huang FY, Huang BT, Wang PJ, et al. The efficacy and safety of prehospital therapeutic hypothermia in patients with out-of-hospital cardiac arrest: a systematic review and meta-analysis. Resuscitation. 2015;96:170-9. doi:10.1016/j.resuscitation.2015.08.005.
24. Schnuelle P, Benck U, Krämer BK, et al. Impact of donor core body temperature on graft survival after heart transplantation. Transplantation. 2018;102(11):1891-900. doi:10.1097/TP.0000000000002337.
25. Pandit RA, Zirpe KG, Gurav SK, et al. Management of potential organ donor: Indian Society of Critical Care Medicine position statement. Indian J Crit Care Med. 2017;21(5):303-16. doi:10.4103/ijccm.IJCCM_160_17.
26. Dominguez-Roldan JM, Murillo-Cabezas F, Santamaria-Mifsut JL, et al. Changes in resting energy expenditure after development of brain death. Transplant Proc. 1995;27(4):2397-8. PMID: 7652852.

53

Transplante de coração

Álvaro Monteiro Perazzo
Samuel Padovani Steffen
Fabio Antonio Gaiotto

INTRODUÇÃO

O transplante cardíaco é o tratamento padrão-ouro para portadores de insuficiência cardíaca avançada de diferentes etiologias, refratários ao tratamento medicamentoso. Esses pacientes passam por múltiplas e frequentes internações e não respondem à estimulação cardíaca artificial, bem como à utilização de assistência circulatória mecânica. Atualmente, realizam-se no mundo mais de 6 mil transplantes cardíacos por ano.[1,2] Ao longo do tempo, os grandes centros transplantadores mudaram os critérios de aceitação, aumentando a utilização de doadores antes ditos marginais e muitas vezes a longas distâncias do centro dos receptores. Isto foi possível porque o manejo da proteção miocárdica e do acondicionamento e transporte do órgão melhoraram, não só pela utilização de soluções mais seguras, mas também pela criação de melhores métodos de perfusão do órgão, que incluem modelos normotérmicos ou hipotérmicos. Isso tem levado ao aumento expressivo do número de transplante nos últimos anos, principalmente nos Estados Unidos e em alguns países da Europa.

Historicamente, o transplante cardíaco desenvolveu-se a partir de eras. O primeiro transplante cardíaco humano no mundo aconteceu em 1967, realizado pelo Dr. Christiaan Barnard, na África do Sul, e em paralelo na Stanford University, pelo Dr. Norman Edward Shumway, nos Estados Unidos. No ano seguinte, no Hospital das Clínicas da Faculdade de Medicina da Universidade de São Paulo (HCFMUSP), o Prof. Euryclides de Jesus Zerbini realizava o primeiro transplante cardíaco no Brasil. Limitações para a sobrevivência do receptor eram relacionadas ao tempo de isquemia do órgão – fazendo com que existisse a necessidade de se transplantar sala a sala – e a imunossupressão era limitada. Esses fatores caracterizaram a primeira era do transplante cardíaco. O transplante então foi abandonado, tendo em vista a baixa sobrevida pela rejeição e outras complicações, principalmente infecciosas. Após a descoberta da ciclosporina, em 1976, novos ares foram restabelecidos para o transplante, agora com melhores resultados pelo advento de novos imunossupressores (segunda era).

Atualmente, o grande desafio é a especificidade dos imunossupressores, a monitorização hemodinâmica e otimização dos receptores nos momentos pré e pós-cirúrgicos, utilização de máquinas de assistência para garantir um melhor *status quo* para o paciente pré-transplante e, por fim, o desenvolvimento de máquinas de assistência para garantir a recuperação do órgão captado em longas distâncias, aumentando cada vez mais o *pool* de doadores e facilitando a transplantação.[3,4] O conceito de *donor from cardiac death* (DCD) já se expande e é utilizado no mundo inteiro, porém no Brasil ainda utilizamos o conceito de *donor from brain death* (DBD), determinado em 1968 por Henry Beecher e pelo Comitê Ad Hoc de Harvard, estruturando as definições legais de morte, incorporando o "coma irreversível" como critério. Em 1981, o conceito de morte cerebral foi incorporado em todos os estados, levando a adoção da Lei de Determinação Uniforme de Morte.[3]

Para a realização do transplante cardíaco ortotópico, a técnica cirúrgica que se consagrou por seus menores riscos e maiores benefícios foi a técnica bicaval uniatrial esquerda. Porém, em casos selecionados, pode-se utilizar a técnica ortotópica clássica ou técnica de Shumway; a técnica bicaval-bipulmonar, a chamada técnica de Dreyfus/Blanche; e a técnica ortotópica total ou quadripulmonar, a técnica de Yacoub. Para casos de hipertensão arterial pulmonar alta e fixa, pode-se realizar o transplante heterotópico, como Bio-LVA,[4] que é uma adaptação da técnica de Copeland.

Neste capítulo, serão abordados alguns aspectos cirúrgicos relacionados às técnicas para implante do coração no receptor, assim como melhor manejo pré e pós-operatório do receptor.

ANATOMIA CIRÚRGICA

Um conhecimento detalhado da anatomia cardíaca e dos principais vasos do mediastino é essencial para o sucesso do transplante cardíaco, que envolve a captação e o implante do enxerto. Reconhecer as estruturas e escolher a técnica adequada são fundamentais para garantir um implante bem-sucedido.

Transplante ortotópico

No transplante ortotópico, o coração do receptor é removido e o do doador é implantado na cavidade torácica do receptor, utilizando técnicas cirúrgicas específicas. Este é o método mais amplamente utilizado atualmente e envolve a substituição completa do coração doente pelo um coração saudável de um doador.

Este procedimento requer um alinhamento preciso dos principais vasos sanguíneos, como a aorta e a artéria pulmonar, e a realização de anastomoses cuidadosas, especialmente do átrio esquerdo e das veias pulmonares, para garantir a restauração adequada da circulação normal. A precisão na anastomose entre os vasos do receptor e do doador é fundamental para assegurar a funcionalidade cardiovascular após o transplante.

Transplante heterotópico

O transplante heterotópico, por sua vez, envolve a implantação do coração do doador na cavidade torácica do receptor sem a remoção do coração nativo, formando uma "ponte" circulatória ao lado do coração existente (também conhecido como assistência circulatória biológica).

Este método é menos comum e geralmente é reservado para casos específicos, como quando o coração nativo ainda possui alguma função residual que pode ser vantajosa, ou quando há um risco significativo de incompatibilidade hemodinâmica. O transplante heterotópico é uma opção quando as condições clínicas do paciente impedem um transplante ortotópico, ou quando se espera uma possível recuperação do coração do receptor, como em situações de hipertensão pulmonar severa e fixa.

CONSIDERAÇÕES DIAGNÓSTICAS

Para uma abordagem abrangente do transplante cardíaco, o diagnóstico de insuficiência cardíaca avançada deve ser realizado com base nas diretrizes de 2022 do ACC/AHA/HFSA, de 2021 da European Society of Cardiology (ESC) e da Sociedade Brasileira de Cardiologia (DEIC-SBC), que oferecem orientações baseadas em evidências para o manejo da insuficiência cardíaca (IC).[5,6] Embora essas diretrizes compartilhem uma estrutura básica semelhante, há diferenças, especialmente na terapia medicamentosa e no uso de dispositivos. O ACC/AHA/HFSA destaca o uso de cardiodesfibrilador implantável em pacientes com IC com fração de ejeção reduzida (ICFER), enquanto as diretrizes da ESC e da SBC fornecem orientações adicionais para comorbidades, ajustando-se ao contexto clínico.

O diagnóstico, segundo as diretrizes, começa com avaliação clínica, medição de peptídeos natriuréticos e ecocardiografia transtorácica (ETT), seguidas pelo início do tratamento. A história clínica e o exame físico são cruciais, identificando cardiomiopatia, infarto prévio, doença arterial coronariana (DAC) e diabetes, mas sua precisão é limitada quando usados isoladamente, sendo complementados por sinais como distensão jugular e sintomas como dispneia. Exames como eletrocardiograma (ECG), radiografia de tórax e ETT classificam a IC (ICFER, ICFEr, ICFEP). O BNP/NT-proBNP, com alta sensibilidade, é útil para descartar IC em emergências, embora outras condições possam elevar seus níveis. A ressonância magnética cardíaca (RMC) é indicada quando a ETT é insuficiente, particularmente para doenças infiltrativas ou dano miocárdico. A ESC também sugere angiografia coronariana por tomografia computadorizada (TC) para angina persistente, enquanto testes de imagem de estresse, como tomografia computadorizada por emissão de fóton único (SPECT) e tomografia por emissão de pósitrons (PET), são menos enfatizados.

Para o transplante cardíaco, é necessário entender como se realiza o diagnóstico de insuficiência cardíaca avançada. A Tabela 1 apresenta os critérios utilizados para essa definição, de acordo com a diretriz da SBC.

Além disso, é importante o conhecimento do último *guideline* para o reconhecimento de fatores de gravidade, como o "I need Help", do *guideline* da International Society for Heart and Lung Transplantation (ISHLT),[7] como mostra a Tabela 2.

Duas outras classificações diagnósticas importantes para o desenvolvimento do transplante cardíaco e sua otimização em busca de melhores resultados são a definição de choque cardiogênico da Society for Cardiovascular Angiography & Interventions[8] e a do In-

TABELA 1 Critérios para definição de insuficiência cardíaca avançada.

1. Sintomas de IC persistentes e graves (NYHA III ou IV).
2. Disfunção ventricular grave definida por: ▪ FEVE < 30% ou IC direita isolada ou alterações valvares graves não operáveis ou anormalidades congênitas. ▪ Valores de BNP ou NT-proBNP persistentemente elevados e dados mostrando disfunção diastólica grave ou anormalidades estruturais do VE, de acordo com critérios de definição de ICFEp ou ICFElr.
3. Episódios de congestão pulmonar ou sistêmica que requerem altas doses de diurético intravenoso (ou combinação de diuréticos) ou episódios de baixo débito que requerem uso de inotrópicos ou fármacos vasoativos ou arritmias malignas que causem mais que uma visita não planejada à emergência ou hospitalização nos últimos 12 meses.
4. Capacidade para o exercício gravemente reduzida, com inabilidade para o exercício ou baixa capacidade no teste de caminhada de 6 minutos (TC6 min < 300 m) ou VO_2 pico (< 12-14 $mL.kg^{-1}.min^{-1}$), estimado de origem cardíaca.

BNP: peptídeo natriurético cerebral; FEVE: fração de ejeção do ventrículo esquerdo; IC: insuficiência cardíaca; ICFEp: insuficiência cardíaca com fração de ejeção preservada; ICFEr: insuficiência cardíaca com fração de ejeção reduzida; NT-proBNP: peptídeo natriurético tipo N-terminal pro-B; NYHA: New York Heart Association; VE: ventrículo esquerdo.

TABELA 2 Marcadores de alerta do portador de insuficiência cardíaca avançada.

Parâmetros		Descrição
I	Inotrópicos	Necessidade anterior ou contínua de dobutamina, milrinona, dopamina ou levosimendana.
N	Classe NYHA/peptídeos natriuréticos	Classe NYHA III ou IV persistente e/ou níveis persistentemente elevados de BNP ou NT-proBNP.
E	Disfunção de órgãos-alvo	Agravamento da função renal ou hepática no contexto da insuficiência cardíaca.
E	Fração de ejeção	FEVE muito baixa (< 20%).
D	Choques de desfibrilador	Choques recorrentes apropriados de desfibrilador.
H	Hospitalizações	Mais de 1 hospitalização por IC nos últimos 12 meses.
E	Edema/diuréticos em escalada	Sobrecarga de líquidos persistente e/ou aumento da necessidade de diuréticos.
L	Pressão arterial baixa	Pressão arterial consistentemente baixa, com pressão sistólica < 90-100 mmHg.
P	Medicação prognóstica	Incapacidade de aumentar a dose (ou necessidade de reduzir/suspender) a terapia medicamentosa guiada por diretrizes.

BNP: peptídeo natriurético cerebral; FEVE: fração de ejeção do ventrículo esquerdo; IC: insuficiência cardíaca; NT-proBNP: peptídeo natriurético tipo N-terminal pro-B; NYHA: New York Heart Association.

teragency Registry for Mechanically Assisted Circulatory Support (Intermacs), como mostrado na Tabela 3.

FISIOPATOLOGIA

A insuficiência cardíaca é caracterizada por uma incapacidade do coração de bombear sangue de maneira eficaz, resultando em um déficit na oferta de oxigênio e nutrientes para os tecidos. Essa condição pode surgir devido por série de processos patológicos que afetam tanto a estrutura quanto a função do coração.

Na IC com fração de ejeção reduzida (ICFEr), definida por uma fração de ejeção do ventrículo esquerdo (FEVE) inferior a 40%, a disfunção é primariamente sistólica. O miocárdio danificado, frequentemente por infarto do miocárdio, miocardite ou cardiomiopatia dilatada, apresenta comprometimento na sua capacidade de contração. Isso resulta em uma diminuição significativa do volume de ejeção e do débito cardíaco. Em resposta, são ativados mecanismos compensatórios, como os sistemas renina-angiotensina-aldosterona (SRAA) e nervoso simpático. Embora inicialmente benéficos para manter a perfusão, esses mecanismos contribuem para a progressão da doença ao causar retenção de sódio e água, aumento da pós-carga e remodelamento ventricular adverso.

Na IC com fração de ejeção preservada (ICFEp), a disfunção diastólica predomina, com o ventrículo es-

TABELA 3 Intermacs.

Avaliação da fragilidade	Critérios	
Intermacs perfil 1	Grave choque cardiogênico	Choque cardiogênico persistente, apesar de progressivo aumento do suporte inotrópico.
Intermacs perfil 2	Piora progressiva, apesar de inotrópicos	Disfunções orgânicas paulatinamente progressivas, a despeito do aumento de inotrópicos.
Intermacs perfil 3	Estável, porém à custa de inotrópicos	Paciente estável hemodinamicamente, porém em uso contínuo de terapia inotrópica.
Intermacs perfil 4	Terapia oral domiciliar, porém apresenta sintomas em repouso	Sintomas diários aos esforços da rotina diária ou mesmo no repouso.
Intermacs perfil 5	Intolerante ao exercício	Paciente confortável no repouso ou nos esforços mínimos da rotina diária, porém incapaz para esforços um pouco maiores.
Intermacs perfil 6	Limitação ao exercício	Consegue fazer atividades um pouco mais intensas que as da vida diária, porém tem sintomas nos primeiros minutos de esforço.
Intermacs perfil 7	NYHA III avançado	Sem sintomas no repouso ou nas atividades básicas diárias, vindo a ter dispneia aos pequenos esforços extra-habituais.

NYHA: New York Heart Association; Intermacs: Interagency Registry for Mechanically Assisted Circulatory Support.

querdo incapaz de relaxar adequadamente, resultando em aumento da pressão de enchimento e sintomas de congestão pulmonar, mesmo com fração de ejeção normal. A IC com fração de ejeção intermediária (ICFEi), com FEVE entre 40 e 49%, compartilha características tanto da ICFEr quanto da ICFEp, sendo mais semelhante à ICFEr em termos de prevalência de doença isquêmica e resposta ao tratamento, mas também apresentando aspectos da ICFEp. Para pacientes candidatos a transplante cardíaco, é essencial compreender a fisiopatologia subjacente da insuficiência cardíaca, pois orienta a seleção do paciente e o manejo pré-operatório. Pacientes com ICFEr, por exemplo, podem requerer suporte inotrópico contínuo para estabilizar hemodinamicamente antes do transplante. Além disso, pacientes com IC avançada frequentemente apresentam disfunções de órgãos-alvo, como insuficiência renal ou hepática, que podem complicar o manejo perioperatório e afetar os resultados do transplante.

A fisiopatologia da insuficiência cardíaca envolve fatores hemodinâmicos, neuro-hormonais e celulares que contribuem para a deterioração da função cardíaca e o surgimento de sintomas. A diferenciação entre ICFEr (IC com FEVE < 40%), ICFEP (IC com FEVE > 49%) e ICFEi (IC com FEVE 40-49%) ajuda a direcionar o tratamento e otimizar o manejo perioperatório, melhorando os resultados pós-transplante. Em casos de IC avançada, o transplante cardíaco é a opção definitiva, com seleção de candidatos baseada na etiologia da IC e na presença de disfunções de órgãos e comorbidades. Pacientes com ICFEr podem precisar de suporte inotrópico, enquanto aqueles com ICFEp enfrentam desafios como hipertensão pulmonar, complicando o pós-operatório.

HISTÓRIA NATURAL

A IC é uma doença de incidência global com prevalência crescente. Os fatores que impulsionam o aumento da prevalência de IC incluem o envelhecimento da população, a melhora da sobrevida após infarto do miocárdio e o aprimoramento do tratamento e da sobrevida de pacientes com IC. Como resultado, a carga de hospitalizações relacionadas à IC e os custos estão aumentando, com custos totais estimados em US$ 30,7 bilhões em 2012, dos quais mais de dois terços são atribuíveis a custos médicos diretos, e projeções sugerem um aumento de 127% até 2030. Apesar da disponibilidade de terapias eficazes, o prognóstico de pacientes com IC continua desfavorável. A IC é a principal causa de hospitalização entre adultos, e a mortalidade em um ano varia de 10 a 35% em diferentes registros populacionais, sendo muito mais alta em pacientes com IC avançada.[9]

Estágios iniciais e fatores desencadeantes

A IC frequentemente se inicia com um evento que danifica o miocárdio, como infarto, hipertensão prolongada ou doença valvular. O coração tenta compensar utilizando mecanismos como hipertrofia ventricular e ativação do SRAA e do sistema nervoso simpático, que, a longo prazo, resultam em remodelamento ventricular adverso e piora da função cardíaca.

Progressão da doença

Com a progressão da IC, os mecanismos compensatórios falham e surgem sintomas de congestão, como dispneia e edema periférico. Nessa fase, a IC é classificada em ICFEr, ICFEi e ICFEp, cada uma com diferentes características prognósticas, impactando a evolução da doença.

Complicações e fases avançadas

Nos estágios avançados, definidos pelas classificações Intermacs e da New York Heart Association (NYHA), a IC resulta em comprometimento severo da perfusão, levando a sintomas em repouso, hipotensão, insuficiência renal e hepática, e múltiplas hospitalizações. Nessa fase, complicações como arritmias malignas, tromboembolismo e falência de múltiplos órgãos aumentam a mortalidade.

INDICAÇÕES CIRÚRGICAS

Para a realização do procedimento, devem-se seguir os critérios e as indicações para transplante cardíaco do receptor.

Seleção do doador

Práticas mais flexíveis de aceitação de doadores estão sendo adotadas em virtude dos avanços na preservação de aloenxertos e no manejo perioperatório. A compatibilidade de tamanho entre doador e receptor é verificada, o que pode aumentar a aceitação de doadores. Resultados favoráveis foram observados com doadores acima de 50 anos, mesmo com comorbidades como diabetes e hipertensão. O uso de órgãos de doadores que morreram por overdose está crescendo, assim como o de doadores positivos para hepatite C, graças a terapias antivirais eficazes.[10]

Indicações de transplante cardíaco

É essencial compreender as indicações para o transplante cardíaco e garantir a referência oportuna à lista de transplantes. Isso assegura que o paciente possa sobreviver com suporte adequado até que o coração esteja disponível. Antes do encaminhamento, é fundamental verificar se o paciente não possui contraindicações para o procedimento.

Insuficiência cardíaca crônica

Pacientes com insuficiência cardíaca crônica que devem ser considerados para transplante incluem aqueles em terapia médica adequada que ainda apresentam sintomas limitantes (classe 3 ou 4 da NYHA ou estágio D do ACC), readmissões frequentes (2 ou mais em 12 meses), piora da função renal (síndrome cardiorrenal), efeitos colaterais limitantes da terapia, função ventricular direita em declínio, pressão pulmonar aumentada, arritmias ventriculares recorrentes e sinais como anemia, perda de peso, hiponatremia ou disfunção hepática.

Insuficiência cardíaca aguda

Pacientes que precisam de encaminhamento urgente para transplante cardíaco incluem aqueles com choque cardiogênico refratário a inotrópicos ou suporte mecânico, edema pulmonar resistente a diuréticos que requer ventilação mecânica e arritmias ventriculares refratárias à medicação ou a procedimentos eletrofisiológicos.

TOMADA DE DECISÃO PRÉ-OPERATÓRIA

Após a confirmação de um doador adequado, o receptor, previamente higienizado e em jejum, é levado à sala de operações, já sob regime de imunossupressão. A anestesia geral é induzida somente após a equipe de transplante aceitar o coração doado. O coração do receptor é removido antes da chegada do coração do doador, a fim de minimizar o tempo de isquemia. Com o tórax aberto, o coração e as estruturas adjacentes são cuidadosamente dissecados para iniciar a circulação extracorpórea. O procedimento é realizado sob anestesia geral, com monitoramento abrangente, incluindo atividade cerebral (espectroscopia no infravermelho próximo – NIRS), ecocardiografia transesofágica, cateter de Swan-Ganz, tromboelastograma e uso de *cell-saver* para recuperação do sangue.

TÉCNICA OPERATÓRIA

Transplante cardíaco ortotópico – técnica clássica (biatrial)

A técnica clássica de transplante cardíaco, descrita por Shumway et al. nos anos 1960, envolve a realização de quatro anastomoses, normalmente na seguinte ordem: átrio esquerdo, átrio direito, artéria pulmonar e aorta. Esta sequência pode ser alterada para reduzir o tempo de isquemia. A anastomose do átrio esquerdo é tipicamente realizada com sutura contínua utilizando fio monofilamentado inabsorvível 3.0 ou 4.0. A orientação é feita pela base da aurícula esquerda para evitar rotação, começando pela sutura da parede posterior, que pode ser invertida ou evertida, conforme a experiência da equipe cirúrgica. Essa sutura deve ser muito bem-feita, pois correções subsequentes são complexas. O teto do átrio esquerdo é suturado seguindo o septo interatrial, e pontos adicionais de reparo podem ser feitos próximos às veias pulmonares para melhor ajuste de proporções. A anastomose do átrio direito é realizada com fio monofilamentado inabsorvível 4.0 ou 5.0, devendo ser posicionada o mais distante possível da válvula tricúspide para reduzir o risco de insuficiência tricúspide. A artéria pulmonar é suturada com fio inabsorvível 5.0, atentando-se ao calibre, ao comprimento e à rotação. Em pacientes com miocardiopatia valvar e cirurgias prévias, o posicionamento da artéria pulmonar pode ser desafiador em virtude das alterações na posição dos vasos causadas pelo crescimento das câmaras cardíacas. A anastomose da aorta é feita com sutura contínua de fio inabsorvível 5.0, removendo-se a maior parte da aorta do receptor, especialmente em casos de idade avançada ou presença de placas de ateroma, utilizando a aorta saudável do doador. Com a introdução da técnica bicaval em 1991, o uso da técnica clássica diminuiu, pois está associada a uma maior incidência de arritmias atriais, formação de trombos e insuficiência tricúspide. A técnica é bem demonstrada na Figura 1, com o implante do coração doador no receptor.

Transplante cardíaco ortotópico – técnica bicaval

A técnica bicaval, descrita por Sievers et al. em 1991, é atualmente a mais utilizada, correspondendo a cerca de 70% dos transplantes realizados nos Estados Unidos. Esta técnica envolve cinco anastomoses, geralmente na seguinte ordem: átrio esquerdo, veia cava inferior, artéria pulmonar, aorta e veia cava superior, embora a sequência possa ser ajustada para otimizar o tempo de isquemia. A anastomose do átrio esquerdo é semelhante à da técnica clássica, mas não há sutura no septo interatrial, e o átrio esquerdo é suturado mais próximo às veias pulmonares, resultando em um átrio menor. Não há sutura no plano do átrio direito, pois as veias cavas são as estruturas a serem anastomosadas.

Após a anastomose do átrio esquerdo, a veia cava inferior geralmente é a próxima. Utiliza-se fio monofilamentado inabsorvível 4.0, começando pela parede posterior. Deve-se ter cuidado com o seio coronariano, que pode estar próximo à linha de sutura, e com a válvula de Thebesius, cuja posição inadequada pode obstruir a veia cava inferior. Se houver falta de tecido e risco de tensão na anastomose, podem ser usados fragmentos do coração removido ou a interposição de tubos, embora esta última opção deva ser evitada pelo risco de trombose. As suturas da artéria pulmonar e da aorta são similares às descritas anteriormente, e a veia

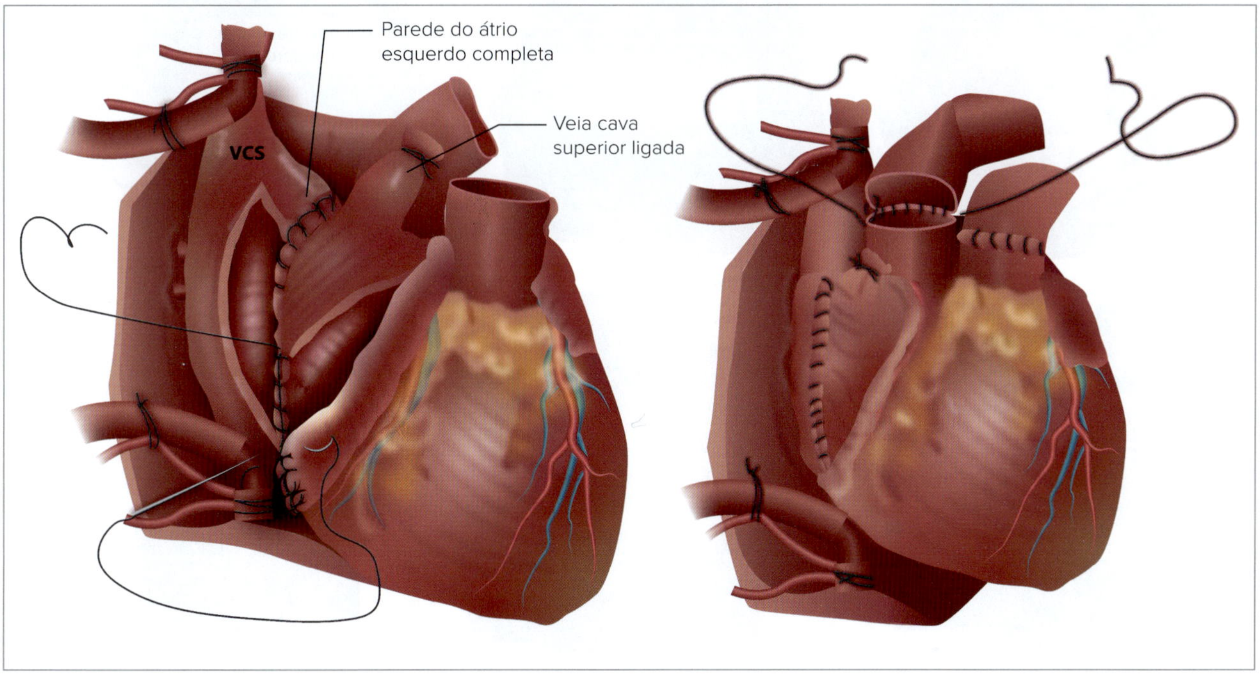

FIGURA 1.
Parede do átrio esquerdo completa.
VCS: veia cava superior.

cava superior é suturada após a reperfusão do coração. Em decorrência de sua parede fina, há risco de estenose na anastomose, o que pode dificultar procedimentos de biópsia no seguimento. A Figura 2 evidencia todas as etapas, da cardiectomia ao implante completo.

Transplante cardíaco ortotópico – técnica bicaval-bipulmonar

O transplante cardíaco com anastomose bipulmonar é similar às técnicas anteriores, diferenciando-se apenas na anastomose do átrio esquerdo. As veias pulmonares direita e esquerda são implantadas de forma unificada, com duas veias em um único retalho à esquerda e duas em um único retalho à direita. Nessa área, os tecidos são mais finos, aumentando o risco de sangramento, e são necessárias suturas mais delicadas. Esta técnica resulta em uma menor quantidade de tecido do coração doente remanescente e mantém a estrutura do átrio esquerdo do doador praticamente intacta. A técnica é demonstrada na Figura 3.

Transplante cardíaco total

Descrito por Yacoub et al. em 1990, o transplante cardíaco total envolve oito anastomoses na seguinte ordem: veia pulmonar superior esquerda, inferior esquerda, superior direita, inferior direita, veia cava inferior, artéria pulmonar, aorta e, finalmente, veia cava superior. É uma técnica mais complexa, com maior risco de sangramento e tempo prolongado de circulação extracorpórea. Por serem finas, as veias pulmonares apresentam risco de estenose nas anastomoses. Contudo, esta técnica é interessante por não preservar nenhum tecido do coração doente, mantendo o átrio esquerdo do doador intacto. Esta opção não é viável quando também se realizam transplantes pulmonares, pois as veias pulmonares do doador precisam ser mantidas unificadas para a implantação no receptor.

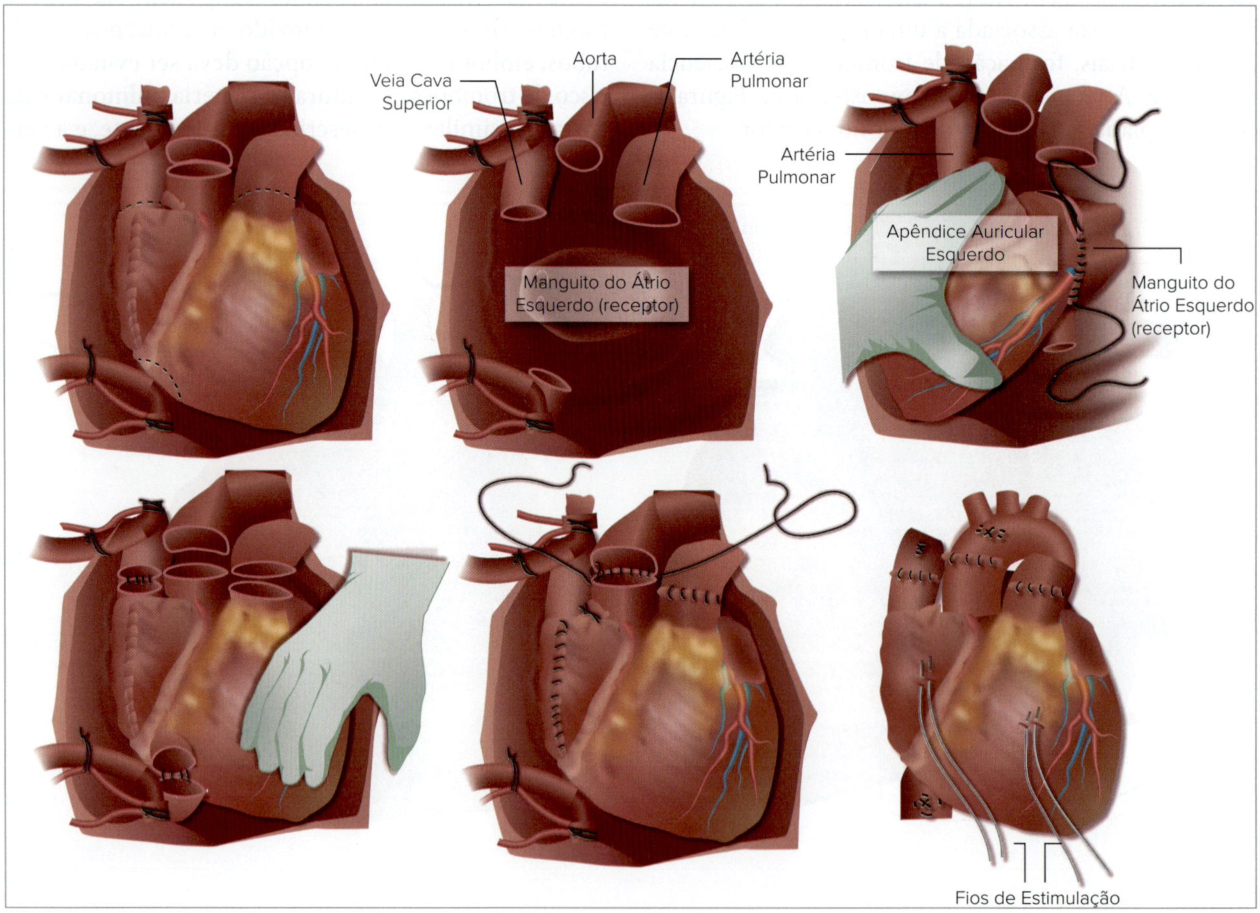

FIGURA 2.
Etapas da técnica bicaval, da cardiectomia ao implante completo.

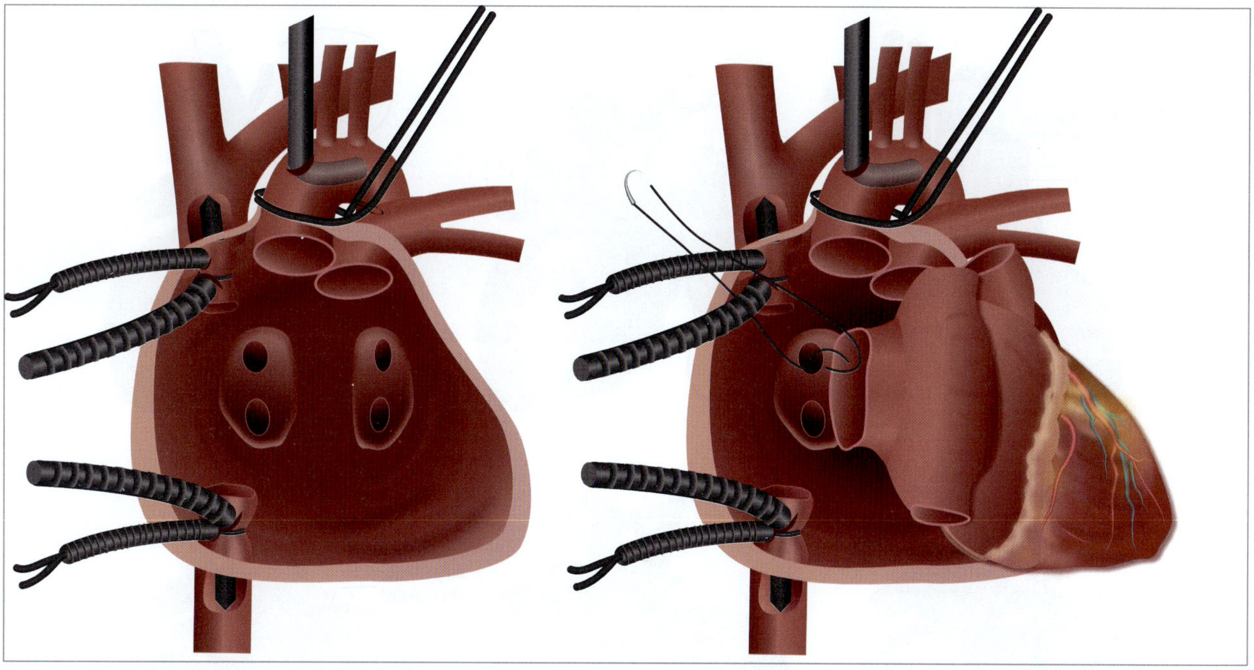

FIGURA 3.
Transplante cardíaco com anastomose bipulmonar.

Transplante heterotópico

A técnica operatória do transplante cardíaco heterotópico[11] envolve a colocação do coração do doador em paralelo com o coração nativo do receptor, preservando ambas as estruturas. Inicialmente, após a esternotomia e pericardiotomia, a veia cava inferior (VCI), a veia cava superior (VCS) e as veias pulmonares são mobilizadas e preparadas. A canulação é realizada na aorta, VCS e VCI, seguida pela administração de cardioplegia para proteger o coração do doador durante o processo de implante. O coração nativo do receptor é mantido e o coração do doador é posicionado no tórax, com anastomoses feitas entre o átrio esquerdo do doador e o átrio esquerdo nativo. A anastomose aórtica é feita de forma "lateral a ponta" entre as aortas do doador e do receptor. A artéria pulmonar do doador é anastomosada ao átrio direito do receptor para garantir o retorno venoso coronariano do doador. Além disso, a anastomose entre as VCS do doador e do receptor é realizada para possibilitar futuras biópsias cardíacas, com marcadores de metal colocados ao redor da anastomose para facilitar a visualização radiológica durante o procedimento de biópsia. Durante a fase final, as manobras de descompressão e remoção de ar, como hiperinflação pulmonar e punção das aortas do doador e do receptor para liberar bolhas de ar, são essenciais para evitar embolia gasosa e garantir a perfusão adequada. O posicionamento final do coração do doador é avaliado, junto com a função ventricular esquerda do doador e a função ventricular direita do receptor, antes da retirada completa da circulação extracorpórea.[11] Esta técnica complexa está evidenciada em todas as etapas na Figura 4.

Finalização da circulação extracorpórea e revisão de hemostasia

Antes da reperfusão do coração transplantado, deve-se remover todo o ar das câmaras cardíacas, utilizando manobras repetidas de retenção de volume e insuflação pulmonar, associadas à aspiração da aorta ascendente. Após reperfusão e finalização da anastomose da veia cava superior, inicia-se a retirada da circulação extracorpórea. Os critérios anestésicos e os procedimentos de saída são os mesmos das cirurgias cardíacas de rotina, com atenção especial ao desempenho do ventrículo direito. O suporte inotrópico é frequentemente necessário, e o uso de óxido nítrico pode ser benéfico. Em casos raros, pode ser necessária assistência mecânica para o ventrículo direito.

A revisão da hemostasia deve ser minuciosa antes de retirar o paciente da circulação extracorpórea. Distúrbios do ritmo cardíaco são comuns em razão da proteção miocárdica, do tempo de isquemia e da denervação do coração. Rotineiramente, são implanta-

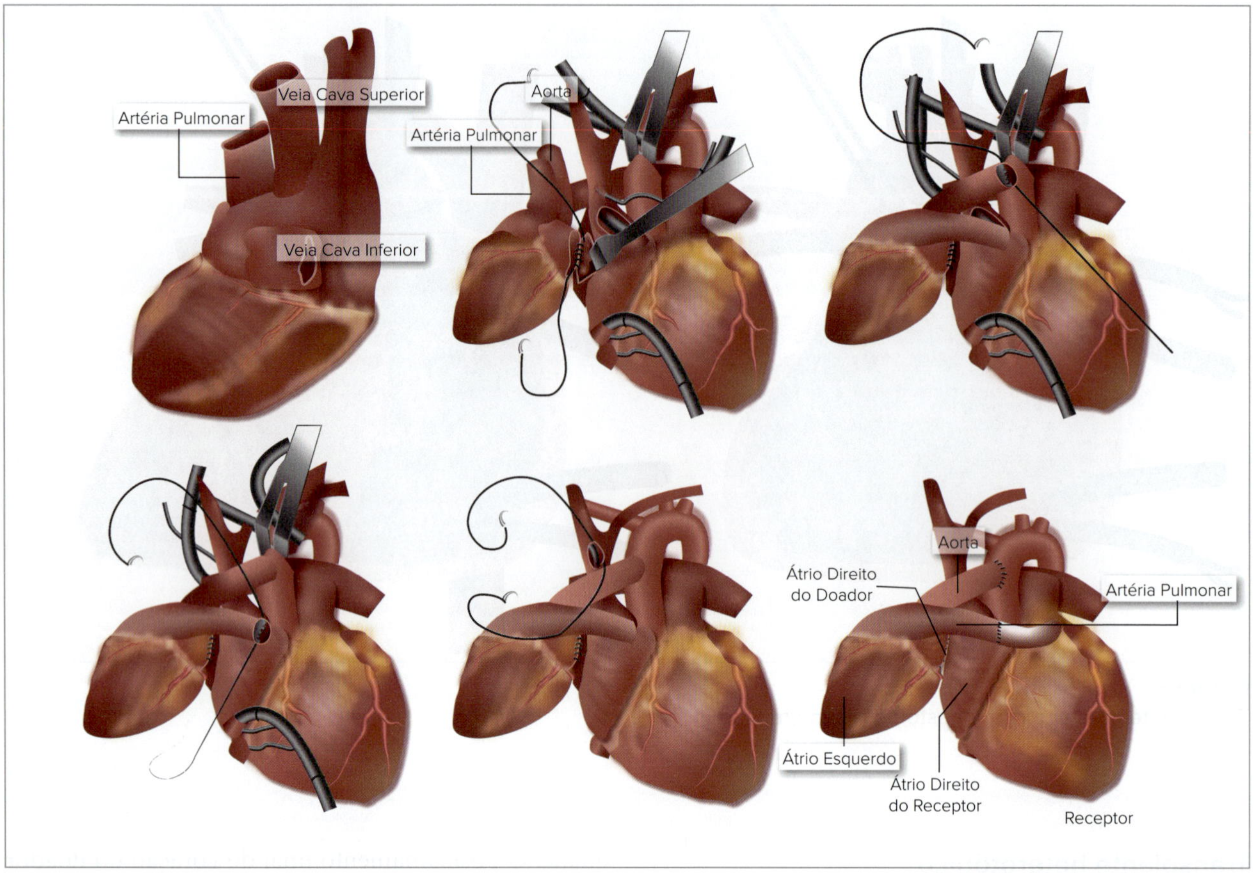

FIGURA 4.
Técnica operatória do transplante cardíaco heterotópico.

dos quatro fios de marca-passo epicárdico: dois atriais e dois ventriculares, com testes de limiar realizados na sala de operações. O fechamento esternal e a hemostasia do mediastino devem ser cuidadosamente verificados, considerando-se a imunossupressão e a possibilidade de coagulopatia.

MANEJO PÓS-OPERATÓRIO

O transplante cardíaco no pós-operatório segue critérios bem estabelecidos da cirurgia cardíaca convencional em relação ao monitoramento laboratorial e da função de órgãos. No entanto, há particularidades no manejo do transplante, como a vigilância rigorosa para sinais de rejeição e complicações relacionadas à imunossupressão. Isso inclui a realização de biópsias endomiocárdicas regulares para detecção precoce de rejeição e o monitoramento constante dos níveis de imunossupressores para evitar toxicidade. Além disso, o suporte hemodinâmico intensivo, a avaliação da função ventricular e o controle de infecções são essenciais para garantir a estabilidade do paciente e o sucesso do transplante a longo prazo.

RESULTADOS E COMPLICAÇÕES

Os resultados dos transplantes cardíacos têm mostrado avanços significativos ao longo das últimas décadas. A descoberta da ciclosporina, um imunossupressor essencial, revolucionou o campo, aumentando a sobrevida dos pacientes transplantados. Atualmente, a mediana de sobrevida após o transplante é de mais de 12 anos, com a taxa de mortalidade na lista de espera caindo consideravelmente, de 15 a 20% para 7 a 10%, pela melhora no uso de dispositivos de assistência circulatória e no manejo da insuficiência cardíaca.[12]

No entanto, complicações como disfunção primária do enxerto e vasculopatia do aloenxerto cardíaco continuam sendo desafios relevantes, assim como o desenvolvimento de malignidades e disfunções renais a longo prazo. O avanço na utilização de dispositivos de suporte circulatório, como os de assistência ventricular, tem permitido que mais pacientes sobrevivam até a cirurgia, e a ampliação dos critérios de aceitação de doadores, incluindo aqueles com infecções tratáveis como hepatite C, tem contribuído para um aumento no número de corações disponíveis para transplante.[12]

Complicações precoces

Ocorrem nos primeiros dias após o transplante. A disfunção primária do enxerto (DPE) é caracterizada pela falência do enxerto nas primeiras 24 horas, sem rejeição hiperaguda, hipertensão pulmonar ou complicações cirúrgicas. A incidência de DPE é variada, podendo ser de até 33% em alguns centros, com uma sobrevida de 44% aos 12 meses em casos graves.[13] A rejeição hiperaguda decorre da interação entre o sistema imunológico do receptor e o enxerto, podendo ser mediada por células ou anticorpos. A incidência de rejeição que requer aumento de imunossupressão caiu para 13% entre 2010 e 2014 em relação a 2004-2006, segundo resultados da ISHLT. Infecções são mais comuns no primeiro ano em decorrência de imunossupressão máxima, sendo recomendada profilaxia para *Pneumocystis jirovecii*, citomegalovírus, *Candida* e herpes, além de vacinação contra influenza e pneumococo.

Complicações tardias

Ocorrem meses ou anos após o transplante. A vasculopatia do enxerto cardíaco (VEC) é um processo que leva ao estreitamento ou à oclusão das artérias coronárias do enxerto, sendo uma causa significativa de morte tardia. A VEC resulta de insultos imunológicos e não imunológicos, caracterizados por hiperplasia da camada íntima e acúmulo de lipídios e células inflamatórias. A detecção pode ocorrer por biópsias de rotina, e o uso precoce de estatinas e rapamicina pode retardar seu desenvolvimento. Fatores de risco incluem idade avançada, hipertensão e hiperlipidemia.[14] Além disso, 10% dos transplantados desenvolvem malignidades, sendo o câncer de pele associado ao HPV o mais comum. A imunossupressão também aumenta o risco de linfoproliferação relacionada ao vírus Epstein-Barr e pode causar outras toxicidades, como doença renal e diabetes.

PERSPECTIVAS

O futuro do transplante cardíaco é promissor, com foco na ampliação do *pool* de doadores, como o uso de doadores HCV-positivos e após morte circulatória (DCD), reduzindo o tempo de espera. Tecnologias de suporte mecânico, como ventrículos artificiais e ECMO, estão melhorando a sobrevida enquanto os pacientes aguardam um órgão. Avanços no manejo da disfunção primária do enxerto, rejeição e imunossupressão visam melhorar os resultados a longo prazo. Pesquisas sobre xenotransplante e órgãos construídos por bioengenharia também têm potencial para superar a escassez de doadores, apontando para um futuro otimista no transplante cardíaco.[12]

REFERÊNCIAS

1. Bacal F, Marcondes-Braga FG, Rohde LEP, Xavier Júnior JL, de Souza Brito F, Moura LZ, et al. 3ª Diretriz Brasileira de Transplante Cardíaco. Arq Bras Cardiol. 2018;111(2):230-89.
2. Khush KK, Potena L, Cherikh WS, Chambers DC, Harhay MO, Hayes D, et al. The International Thoracic Organ Transplant Registry of the International Society for Heart and Lung Transplantation:Thirty-eighth adult heart transplantation report—2021; Focus on recipient characteristics. J. Heart Lung Transplant. 2021;40:1035-49.
3. Hess NR, Ziegler LA, Kaczorowski DJ. Heart donation and preservation: historical perspectives, current technologies, and future directions. J Clin Med. 2022;11:5762.
4. Gaiotto FA, Bacal F, Steffen SP, Marcondes-Braga FG, Seguro LFBC, Mangini S, et al. A modified heterotopic heart transplant technique to bridge patients with "fixed" pulmonary hypertension: a case report. J Heart Lung Transplant. 2022;41(8):1126-8.
5. Behnoush AH, Khalaji A, Naderi N, Ashraf H, von Haehling S. ACC/AHA/HFSA 2022 and ESC 2021 guidelines on heart failure comparison. ESC Heart Fail. 2023;10(3):1531-44.
6. Marcondes-Braga FG, Moura LAZ, Issa VS, Vieira JL, Rohde LE, Simões MV, et al. Atualização de tópicos emergentes da Diretriz de Insuficiência Cardíaca – 2021. Arq Bras Cardiol. 2021;116(6):1174-212.
7. Peled Y, Ducharme A, Kittleson M, Bansal N, Stehlik J, Amdani S, et al. International Society for Heart and Lung Transplantation Guidelines for the evaluation and care of cardiac transplant candidates—2024. J Heart Lung Transplant. 2024.
8. Naidu SS, Baran DA, Jentzer JC, Hollenberg SM, van Diepen S, Basir MB, et al. SCAI SHOCK Stage Classification Expert Consensus Update: a review and incorporation of validation studies: This statement was endorsed by the American College of Cardiology (ACC), American College of Emergency Physicians (ACEP), American Heart Association (AHA), European Society of Cardiology (ESC) Association for Acute Cardiovascular Care (ACVC), International Society for Heart and Lung Transplantation (ISHLT), Society of Critical Care Medicine (SCCM), and Society of Thoracic Surgeons (STS) in December 2021. J Am Coll Cardiol. 2022;79(9):933-46.
9. Savarese G, Stolfo D, Sinagra G, Lund LH. Heart failure with mid-range or mildly reduced ejection fraction. Nat Rev Cardiol. 2022;19:100-16.
10. Crespo-Leiro MG, Costanzo MR, Gustafsson F, Khush KK, Macdonald PS, Potena L, et al. Heart transplantation: focus on donor recovery strategies, left ventricular assist devices, and novel therapies. Eur Heart J. 2022;43(23):2237-46.
11. Copeland J, Copeland H. Heterotopic heart transplantation: the technique for left ventricular assistance. Operative Tech Thorac Cardiovasc Surg. 2017;21:269-80.
12. Awad MA, Shah A, Griffith BP. Current status and outcomes in heart transplantation: a narrative review. Rev Cardiovasc Med. 2022;23(1):11.
13. Singh SSA, Dalzell JR, Berry C, Al-Attar N. Primary graft dysfunction after heart transplantation: a thorn amongst the roses. Heart Fail Rev. 2019;24(5):805-20.
14. Merola J, Jane-Wit DD, Pober JS. Recent advances in allograft vasculopathy. Curr Opin Organ Transplant. 2017;22(1):1-7.

54

Transplante de coração-pulmão

Flávio Pola dos Reis
Samuel Lucas dos Santos
Luis Gustavo Abdalla
Lucas Matos Fernandes
Paulo Manuel Pêgo-Fernandes

INTRODUÇÃO

O transplante cardiopulmonar (TCP) é uma intervenção cirúrgica que combina o transplante de coração e pulmões, destinado a pacientes que possuem insuficiência cardíaca e pulmonar terminal concomitantemente, não sendo candidatos a outras terapias. Ao todo, já foram realizados mais de 4.100 transplantes nessa modalidade, segundo o registro de transplantes da International Society for Heart and Lung Transplantation.[1] No entanto, há uma queda no número de transplantes realizados nos últimos anos. Isto se deve, principalmente, à melhora da técnica e à otimização de recursos no transplante pulmonar e cardíaco.[2]

O TCP é uma cirurgia complexa, que exige coordenação multidisciplinar, incluindo avaliação cuidadosa do paciente, seleção criteriosa do doador e execução meticulosa da técnica.[3] Este capítulo oferece uma visão abrangente dos aspectos clínicos, cirúrgicos e de manejo associados ao TCP, proporcionando um guia prático e fundamentado para a compreensão e execução desse procedimento.

ANATOMIA CIRÚRGICA

A anatomia envolvida no TCP abrange tanto as estruturas cardíacas quanto as pulmonares. A compreensão detalhada da anatomia do coração, incluindo câmaras cardíacas, valvas, vasos coronários e grandes vasos, é essencial. Além disso, a anatomia dos pulmões, incluindo os brônquios principais, artérias pulmonares e veias pulmonares, deve ser minuciosamente entendida.

É importante ressaltar que, durante a cardiectomia e a pneumonectomia, a identificação e preservação dos nervos frênicos é crucial. O nervo é originado nos ramos anteriores de C3-C5 e atinge o mediastino através da abertura torácica superior. O nervo frênico direito percorre seu trajeto ao longo do lado direito da veia cava superior e do pericárdio, descendo próximo à veia cava inferior até perfurar o diafragma. Já o nervo frênico esquerdo cruza a face esquerda do arco aórtico, próximo ao nervo vago, e desce anteriormente ao longo da face esquerda do pericárdio até perfurar o diafragma. Deve ser tomada extrema cautela durante as dissecções e aberturas do pericárdio, especialmente anteriores ao hilo pulmonar.[4]

Durante a manipulação na janela aortopulmonar, deve-se evitar a dissecção excessiva dos tecidos, respeitando o trajeto do nervo laríngeo recorrente esquerdo, o qual passa inferiormente ao arco aórtico, lateral ao ligamento arterioso e sobe para a laringe pelo sulco entre o esôfago e a traqueia, desse modo, evitando a lesão daquele.[5]

CONSIDERAÇÕES DIAGNÓSTICAS

A avaliação diagnóstica para o TCP envolve a identificação de pacientes com insuficiência cardíaca e pulmonar terminal. As condições que levam à necessidade de TCP são frequentemente complexas e requerem uma análise multidisciplinar detalhada. A seguir, são abordadas as principais condições e os exames diagnósticos utilizados para indicar o TCP:

1. **Cardiopatias congênitas complexas:** pacientes com cardiopatias congênitas, especialmente aqueles que desenvolvem hipertensão pulmonar irreversível (como na síndrome de Eisenmenger), são candidatos primários ao TCP. Nesses casos, a avaliação diagnóstica envolve:
   - **Ecocardiograma transtorácico:** para avaliar a função ventricular e as pressões pulmonares.

- **Cateterismo cardíaco direito:** indispensável para medir diretamente as pressões pulmonares e confirmar a irreversibilidade da hipertensão pulmonar.
- **Ressonância magnética cardíaca (RMC):** utilizada para avaliar detalhadamente as estruturas cardíacas e possíveis anomalias complexas.

2. **Hipertensão arterial pulmonar (HAP):** nos pacientes com HAP idiopática ou associada a doenças do tecido conjuntivo, a decisão de indicar o TCP depende da presença de falência ventricular direita, já que muitos desses pacientes podem ser tratados com transplante pulmonar isolado. As ferramentas diagnósticas incluem:
   - **Teste de função pulmonar (espirometria):** para avaliar a gravidade da limitação ventilatória.
   - **Teste de caminhada de seis minutos (TC6M):** para mensurar a capacidade funcional.
   - **Ecocardiograma e cateterismo cardíaco:** para avaliar a função do ventrículo direito e a pressão da artéria pulmonar, essenciais na estratificação de risco.
3. **Fibrose cística e outras doenças pulmonares avançadas:** embora o transplante pulmonar isolado tenha substituído o TCP na maioria dos casos de fibrose cística, a coexistência de hipertensão pulmonar severa e falência ventricular direita pode justificar a indicação para TCP. Diagnósticos importantes incluem:
   - **Tomografia computadorizada (TC) de tórax:** para avaliar a extensão do comprometimento pulmonar e a presença de complicações como bronquiectasias.
   - **Ecocardiograma:** para detectar hipertensão pulmonar e avaliar a função ventricular direita.
   - **Gasometria arterial e testes de função pulmonar:** para determinar o grau de insuficiência respiratória e a capacidade de oxigenação.
4. **Doenças intersticiais pulmonares:** pacientes com fibrose pulmonar idiopática ou outras doenças pulmonares intersticiais que evoluem para hipertensão pulmonar e insuficiência cardíaca direita podem ser considerados para TCP quando o transplante pulmonar isolado não é suficiente. A avaliação diagnóstica para esses pacientes inclui:
   - **TC de alta resolução:** fundamental para identificar o padrão de doença intersticial.
   - **Teste de difusão pulmonar (DLCO, do inglês *diffusing capacity of the lungs for carbon monoxide*):** usado para quantificar a troca gasosa nos pulmões.
   - **Cateterismo cardíaco e ecocardiograma:** para avaliar a gravidade da hipertensão pulmonar e a função cardíaca.
5. **Avaliação geral e exames complementares:** para todos os candidatos a TCP, é essencial uma avaliação multidisciplinar, incluindo consultas com pneumologistas, cardiologistas e cirurgiões torácicos. Além disso, exames laboratoriais, como avaliação da função renal, hepática e estado nutricional, são realizados para determinar a elegibilidade do paciente para o transplante.

FISIOPATOLOGIA

As doenças que levam à necessidade de um TCP frequentemente resultam em um círculo vicioso de insuficiência cardíaca e respiratória, com agravamentos inerentes a cada uma das etiologias.

Considerando as principais indicações dessa modalidade de transplante, pode-se dividi-las essencialmente em três subgrupos: causa primária cardíaca, causa primária pulmonar e causa sistêmica com lesão primária combinada.

As causas primárias de disfunção cardíaca são, em sua maioria, representadas pelas condições presentes na síndrome de Eisenmenger associadas a defeitos cardíacos congênitos complexos, habitualmente cursando com *shunts* crônicos do tipo "esquerda-direita" decorrentes de comunicações interatriais e/ou interventriculares.[6] Tais comunicações levam ao aumento do fluxo sanguíneo no leito pulmonar, com consequentes lesões endoteliais decorrentes do alto fluxo. Este processo inicia uma cascata de eventos que culminam com remodelamento vascular das artérias pulmonares e o consequente aumento da resistência vascular.[7] Quando as lesões e o remodelamento tornam-se irreversíveis e importantes, inicia-se um regime de hipertensão arterial pulmonar, culminando com alterações pulmonares que levam à hipoxemia refratária.

As causas primárias de disfunção pulmonar, como fibrose pulmonar intersticial em estágio avançado e a hipertensão arterial pulmonar primária (HAPP), são doenças relacionadas à perda de função pulmonar que, em estágios avançados, levam ao remodelamento e à deterioração da função cardíaca. Nas fibroses pulmonares, a vasoconstrição do leito vascular pulmonar, secundária à hipóxia, e a perda do leito vascular decorrente da deposição de tecido fibrótico levam ao aumento da resistência vascular pulmonar e à hipertensão arterial pulmonar. Já na HAPP, a vasculopatia das arteríolas pulmonares, caracterizada pela proliferação e disfunção da musculatura lisa e do endotélio, associada ou não às tromboses *in situ*, resulta no aumento da resistência vascular e no consequente regime de hipertensão arterial local.[8] Após a instalação do regime hipertensivo, em ambas as doenças, ocorre o aumento da sobrecarga no ventrículo direito e posteriormente sua insuficiência irreversível, levando ao comprometimento das câmaras cardíacas esquerdas e à insuficiência cardíaca global.

Nas causas sistêmicas com lesão primária combinada, como sarcoidose ou doença pulmonar com lesão cardíaca isquêmica severa, por exemplo, ocorrem lesão pulmonar e lesão cardíaca de formas independentes, levando à coexistência de doença cardíaca grave e disfunção respiratória irreversíveis.

HISTÓRIA NATURAL

Sem intervenção, a história natural das doenças que indicam um TCP é de progressão para a morte.

As doenças cursam com hipertensão arterial pulmonar grave que, com a progressão, torna-se resistente às medicações disponíveis, levando à falência do ventrículo direito e, quando em estágios avançados, à insuficiência cardíaca das câmaras esquerdas. Desse modo, dispneia, cianose e hemoptise, entre outros, tornam-se cada vez mais recorrentes e debilitantes, resultando em óbito a despeito da terapêutica clínica empregada.

Nas cardiopatias congênitas associadas à síndrome de Eisenmenger, os pacientes habitualmente têm expectativa de vida global até 30-35 anos. Já em pacientes com hipertensão pulmonar idiopática, a expectativa de vida após o diagnóstico pode ser inferior a três anos, apesar do tratamento médico otimizado.

O TCP interrompe essa trajetória, oferecendo uma chance de sobrevivência prolongada e melhora na qualidade de vida, especialmente em pacientes cuidadosamente selecionados.

INDICAÇÕES CIRÚRGICAS

O TCP é reservado para pacientes com falência terminal de ambos os órgãos, coração e pulmão, para os quais as terapias convencionais e os transplantes isolados de coração ou pulmão não são viáveis. As indicações mais comuns para esse procedimento evoluíram ao longo do tempo, refletindo avanços nas terapias médicas e cirúrgicas. Atualmente, as principais indicações incluem:

1. **Cardiopatias congênitas complexas:** estas condições representam uma das principais indicações contemporâneas para o TCP. Pacientes com cardiopatias congênitas que evoluem com hipertensão pulmonar severa e falência ventricular direita geralmente não podem ser tratados com transplantes isolados de pulmão ou coração. Nessas situações, o TCP é uma opção terapêutica definitiva, especialmente em casos de síndrome de Eisenmenger, nos quais a reversão da hipertensão pulmonar é inviável.
2. **Hipertensão arterial pulmonar (HAP):** a HAP, particularmente a de origem idiopática ou associada a doenças do tecido conjuntivo, foi uma indicação clássica para o TCP, principalmente antes do advento de terapias pulmonares específicas. Embora o transplante pulmonar isolado tenha se tornado o tratamento preferencial para muitos pacientes com HAP, aqueles que apresentam disfunção ventricular direita irreversível podem se beneficiar do TCP.
3. **Fibrose cística:** tradicionalmente, a fibrose cística foi uma das principais causas de TCP pela coexistência de falência pulmonar e disfunção cardíaca secundária à hipertensão pulmonar. No entanto, com a introdução de novas terapias para fibrose cística e a maior eficácia do transplante pulmonar isolado, a indicação de TCP para esses pacientes tem diminuído.
4. **Doenças intersticiais pulmonares com insuficiência cardíaca:** pacientes com doenças intersticiais pulmonares avançadas, como fibrose pulmonar idiopática, que desenvolvem hipertensão pulmonar e insuficiência cardíaca direita, podem ser indicados para o TCP quando o transplante pulmonar isolado não é suficiente para restaurar a função cardíaca e pulmonar.
5. **Falência de tratamentos prévios:** pacientes que passaram por transplantes de pulmão ou coração isolados e que posteriormente desenvolvem falência do outro órgão podem se beneficiar do TCP em uma segunda intervenção. No entanto, essas situações são raras e requerem uma avaliação criteriosa.

Com os avanços no manejo clínico e cirúrgico, as indicações para o TCP têm se tornado cada vez mais restritas, refletindo o aumento da eficácia dos transplantes de órgãos isolados. Isso torna o TCP uma intervenção de exceção, utilizada apenas quando as outras opções terapêuticas falham em restaurar a função cardiovascular e pulmonar adequada.

TOMADA DE DECISÃO PRÉ-OPERATÓRIA

A decisão pré-operatória envolve uma análise detalhada dos riscos e benefícios do transplante. Devem ser realizadas discussões com a equipe médica interdisciplinar, incluindo cardiologistas, pneumologistas, cirurgiões, especialistas em cuidados intensivos e equipe multiprofissional, como fisioterapeutas, nutricionistas, enfermeiros, psicólogos e assistentes sociais. Na prática, não muda em relação aos transplantes pulmonares e cardíacos independentemente. Porém, deve-se unir esses dois times.

Além dos exames necessários para avaliação de coração e pulmões, é primordial que não haja problemas em outros sistemas e órgãos como rins e fígado. Os receptores devem ter a capacidade de ser reabilitados tanto no pré quanto no pós-operatório, sempre ponderando as limitações que os pacientes possam apresentar.

Segundo o relatório da sociedade internacional, um dado muito importante para a decisão da escolha do receptor é que não se deve usar doador menor que o receptor, com significância estatística apenas para o peso e não para a altura.

A preparação do paciente inclui a otimização das condições clínicas, com manejo rigoroso de fatores como infecção, suporte nutricional e função renal. Além disso, deve-se considerar o impacto psicológico do transplante e fornecer apoio adequado ao paciente e à família.

TÉCNICA OPERATÓRIA

O TCP é um procedimento de alta complexidade, que difere dos transplantes de coração ou pulmão isolados tanto na captação quanto no implante do bloco de órgãos. A seguir, serão detalhadas as principais etapas da técnica cirúrgica com destaque para essas diferenças.

Captação do bloco cardiopulmonar

1. **Incisão e exposição:** a captação do bloco cardiopulmonar geralmente começa com uma esternotomia mediana, permitindo acesso simultâneo ao coração e aos pulmões. Será realizada em conjunto com equipes multiviscerais, quando outros órgãos também serão retirados.[9]
2. **Avaliação do coração e pulmões:** após a abertura de pericárdio e pleuras, os órgãos são avaliados. O coração deve apresentar contratilidade homogênea, ritmo sinusal e ausência de doença aterosclerótica nas artérias coronárias. Os pulmões são inspecionados quanto à ausência de consolidações, nódulos e infartos.
3. **Perfusão e retirada do bloco:** após a dissecção dos vasos e a inserção de cânulas na aorta ascendente e no tronco pulmonar, o doador é heparinizado e a perfusão dos órgãos é iniciada. No TCP, uma solução cardioplégica (como Custodiol®) é usada para o coração, enquanto uma solução pneumoplégica (como Perfadex Plus®) preserva os pulmões. Esta é uma diferença fundamental em relação aos transplantes isolados, nos quais apenas uma solução preservativa é utilizada. Após a perfusão, o bloco é cuidadosamente removido. A drenagem deve ser na veia cava inferior e auriculeta do átrio esquerdo. Após a perfusão, deve-se ocluir os locais das inserções das cânulas (aorta e tronco da pulmonar). Não há restrições para a perfusão de Custodiol® no *backtable* e não é realizada a perfusão retrógrada pelas veias pulmonares.

Preparo do receptor

1. **Posicionamento e canulação:** o receptor é posicionado em decúbito dorsal e a canulação é feita utilizando circulação extracorpórea bicaval.
2. **Cardiectomia e pneumectomia:** as cavas e a aorta são clampeadas, iniciando a remoção do coração e dos pulmões nativos. Durante a cardiectomia, é crucial preservar estruturas importantes, como o nervo laríngeo recorrente e os nervos frênicos, para evitar complicações futuras, especialmente com a função diafragmática.

Implante do bloco cardiopulmonar

1. **Anastomoses brônquicas:** a anastomose brônquica no TCP é um dos pontos mais delicados. Nessa modalidade de transplante, a escolha preferida é realizar a anastomose nos brônquios principais, enquanto em alguns casos de transplante pulmonar isolado pode ser feita na traqueia.[10] A incisão do tipo *clamshell* facilita o acesso e permite melhor visualização para as anastomoses brônquicas, sendo o método preferido para o TCP.
2. **Anastomoses vasculares:** as anastomoses da veia cava inferior, aorta e veia cava superior são realizadas com sutura contínua de Prolene.[11] Antes da retirada da circulação extracorpórea, é fundamental realizar a deaeração adequada das câmaras cardíacas para evitar embolias aéreas.
3. **Finalização:** após a realização de todas as anastomoses, o paciente é gradualmente aquecido enquanto a circulação extracorpórea é diminuída. Drenos pleurais são posicionados para garantir a evacuação de líquidos acumulados e evitar complicações pleurais. Um marca-passo provisório também é instalado.

MANEJO PÓS-OPERATÓRIO

O manejo pós-operatório de pacientes submetidos ao TCP é complexo e exige vigilância intensiva na Unidade de Terapia Intensiva (UTI). Pela alta suscetibilidade a complicações, especialmente nos primeiros dias após a cirurgia, o foco deve ser na estabilização hemodinâmica, ventilatória e na prevenção de infecções.

Cuidados na UTI

A ventilação mecânica é essencial no período imediato pós-operatório, com desmame gradual conforme a função pulmonar do enxerto se estabiliza. O suporte hemodinâmico, muitas vezes necessário nas primeiras 24 a 48 horas, deve ser ajustado com base nos parâmetros de função ventricular e pressão arterial pulmonar. O uso de drogas vasoativas, como noradrenalina e dobutamina, pode ser necessário para manter a perfusão adequada, especialmente em pacientes com hipertensão pulmonar prévia ou disfunção do ventrículo direito.

Os cuidados com a função renal também são críticos, já que muitos pacientes apresentam insuficiência renal pré-operatória ou desenvolvem lesão renal aguda no pós-operatório imediato, o que pode exigir terapia de substituição renal temporária.

A imunossupressão no TCP geralmente segue regimes semelhantes aos do transplante pulmonar e cardíaco isolados, porém com ajustes para a combinação de órgãos. Na maioria dos casos, é utilizado um protocolo com indução à base de globulina antitimócito ou antagonistas do receptor de interleucina-2, seguidos por manutenção com tacrolimo, micofenolato de mofetila e prednisona. Ao longo do primeiro ano, a imunossupressão é monitorada e ajustada conforme a resposta do paciente, com redução gradual da dose de corticosteroides. O objetivo é evitar rejeição sem comprometer excessivamente a função imunológica, minimizando o risco de infecções graves, como citomegalovírus (CMV) e pneumonias.

Avaliação da rejeição

A rejeição, tanto cardíaca quanto pulmonar, é uma das complicações mais graves que podem influenciar a vida do enxerto após o TCP. A avaliação da rejeição é multifatorial e envolve:

1. **Biópsia endomiocárdica:** para o monitoramento de rejeição cardíaca, biópsias periódicas são realizadas nas primeiras semanas e meses após o transplante. Isso permite identificar sinais precoces de rejeição celular.
2. **Espirometria e biópsia transbrônquica:** a rejeição pulmonar é monitorada por testes de função pulmonar e, quando necessário, por biópsias transbrônquicas, para avaliar a presença de bronquiolite obliterante, uma forma crônica de rejeição.
3. **Ecocardiograma e angiografia coronária:** o ecocardiograma é usado para avaliar a função ventricular e sinais de rejeição aguda, enquanto a angiografia coronária pode ser empregada para detectar vasculopatia do enxerto, uma forma crônica de rejeição cardíaca.

RESULTADOS E COMPLICAÇÕES

Ao longo dos anos, as indicações para o TCP mudaram de forma significativa. Inicialmente, a fibrose cística e a hipertensão pulmonar eram as principais causas de falência respiratória e cardíaca que indicavam a necessidade desse procedimento. No entanto, com o avanço das terapias específicas para fibrose cística e o sucesso crescente dos transplantes pulmonares e cardíacos isolados, essa condição diminuiu como uma indicação predominante para o TCP.

Hoje, observa-se um aumento nas indicações relacionadas a cardiopatias congênitas complexas, especialmente em pacientes que desenvolvem hipertensão pulmonar grave e insuficiência cardíaca ao longo do tempo. Esses pacientes frequentemente requerem transplante de coração e pulmões como uma opção final, já que a abordagem isolada para um dos órgãos não é suficiente.

Em termos de resultados, a taxa de sobrevida em um ano após o TCP é de aproximadamente 66%, conforme evidenciado pelos estudos multicêntricos.[12] Isso reflete a complexidade do procedimento e os desafios na seleção e compatibilidade de doadores e receptores. Fatores como idade avançada do doador, sexo masculino do receptor e suporte pré-operatório com oxigenação por membrana extracorpórea (ECMO) estão associados a um aumento da mortalidade em um ano e à necessidade de retransplante.

Um aspecto importante na análise dos resultados é o impacto do volume de transplantes realizados pelos centros. Centros de alto volume (acima de 16 transplantes por ano) demonstram melhores resultados em comparação a centros de volumes médio e baixo.

PERSPECTIVAS

Nas últimas décadas, os avanços no transplante cardíaco e pulmonar individualmente transformaram esses procedimentos em alternativas terapêuticas cada vez mais eficazes para pacientes com falência cardíaca ou pulmonar terminal. Com o aprimoramento das técnicas de preservação de órgãos, o desenvolvimento de dispositivos de suporte ventricular e extracorpóreo, e a introdução de terapias imunossupressoras mais eficazes, a necessidade de TCP tem se tornado mais rara, sendo reservada para casos altamente selecionados.

O transplante pulmonar, por exemplo, tem mostrado resultados cada vez mais promissores em pacientes com hipertensão e fibrose pulmonares, doenças que anteriormente eram indicações clássicas para o TCP. A possibilidade de realizar transplantes pulmonares bilaterais, junto com melhorias nos cuidados pós-operatórios e na prevenção de complicações como a bronquiolite obliterante, permite tratar efetivamente muitos pacientes sem a necessidade de substituir o coração.

Da mesma forma, o transplante cardíaco isolado tem evoluído para tratar com sucesso uma ampla gama de cardiopatias avançadas, mesmo em pacientes com algum grau de disfunção pulmonar. A introdução de técnicas como o uso de assistência circulatória mecânica de longa duração tem permitido estabilizar pacientes que, em outro tempo, seriam candidatos ao TCP.

Consequentemente, o TCP tem se tornado uma intervenção de exceção, indicada principalmente para pacientes com disfunção concomitante grave de ambos os órgãos, em que nenhum dos procedimentos isolados é viável.

REFERÊNCIAS

1. Chambers DC, Cherikh WS, Harhay MO, Hayes D Jr, Hsich E, Khush KK, et al.; International Society for Heart and Lung Transplantation. The International Thoracic Organ Transplant Registry of the International Society for Heart and Lung Transplantation: thirty-sixth adult lung and heart-lung transplantation Report-2019; Focus theme: Donor and recipient size match. J Heart Lung Transplant. 2019;38(10):1042-55. doi: 10.1016/j.healun.2019.08.001.
2. Le Pavec J, Hascoët S, Fadel E. Heart-lung transplantation: current indications, prognosis and specific considerations. J Thorac Dis. 2018;10(10):5946-52. doi: 10.21037/jtd.2018.09.115.
3. Pêgo-Fernandes PM. Transplante cardiopulmonar: uma necessidade. J Bras Pneumol. 2020;46(3):e20190273.
4. Moore KL, Dalley AF. Anatomia orientada para a clínica. 4. ed. Rio de Janeiro: Guanabara Koogan; 2001. p.132-3.
5. Fernandes PMP, Faria GF, Reis FPD, Abdalla LG, Afonso Junior JE, Bacal F. Cardiopulmonary transplantation: when to indicate? Arq Bras Cardiol. 2021;116(2):346-8. English, Portuguese. doi: 10.36660/abc.20200536.
6. Sertic F, Han J, Diagne D, Richards T, Chavez L, Berg A, et al. Not all septal defects are equal: outcomes of bilateral lung transplant with cardiac defect repair vs combined heart-lung transplant in patients with Eisenmenger syndrome in the United States. Chest. 2020;158(5):2097-106. doi: 10.1016/j.chest.2020.05.597.
7. Arvanitaki A, Giannakoulas G, Baumgartner H, Lammers AE. Eisenmenger syndrome: diagnosis, prognosis and clinical management. Heart. 2020;106(21):1638-45. doi: 10.1136/heartjnl-2020-316665.
8. Lan NSH, Massam BD, Kulkarni SS, Lang CC. Pulmonary arterial hypertension: pathophysiology and treatment. Diseases. 2018;6(2):38. doi: 10.3390/diseases6020038.
9. Huddleston CB, Richey SR. Heart-lung transplantation. J Thorac Dis. 2014;6(8):1150-8. doi: 10.3978/j.issn.2072-1439.2014.05.11.
10. Ju MH, Je HG. Technical aspects of combined heart-lung transplantation. J Chest Surg. 2022;55(4):319-24. doi: 10.5090/jcs.22.075.
11. Aigner C, Klepetko W. Bilateral lung transplantation. Operative techniques in thoracic and cardiovascular surgery. 2012;17(3):181-93.
12. Shudo Y, Wang H, Lingala B, He H, Kim FY, Hiesinger W, et al. Evaluation of risk factors for heart-lung transplant recipient outcome: an analysis of the United Network for Organ Sharing database. Circulation. 2019;140(15):1261-72. doi: 10.1161/CIRCULATIONAHA.119.040682.

55

Oxigenação por membrana extracorpórea e suporte circulatório mecânico de curto prazo

Fernando Ribeiro Moraes Neto
Álvaro Monteiro Perazzo
Samuel Padovani Steffen
Fabio Antonio Gaiotto

INTRODUÇÃO

O transplante cardíaco é considerado o padrão-ouro para o tratamento da insuficiência cardíaca terminal.[1] No entanto, a escassez de órgãos e a alta mortalidade em lista de espera têm levado ao crescente destaque do suporte circulatório mecânico como alternativa para restaurar a função hemodinâmica e melhorar a qualidade de vida.[1]

Os avanços na tecnologia de circulação extracorpórea possibilitaram o desenvolvimento de dispositivos para o tratamento da insuficiência cardíaca avançada, expandindo sua aplicação tanto globalmente quanto no Brasil, onde desafios semelhantes são enfrentados.[2] Esses dispositivos podem atuar como pontes para transplante, promover recuperação miocárdica ou fornecer suporte de longo prazo para pacientes inelegíveis ao transplante.

Este capítulo revisa os principais dispositivos de suporte circulatório mecânico temporário em uso globalmente, avaliando sua integração e seus resultados clínicos no Brasil, além de destacar conquistas e áreas que ainda necessitam de aprimoramento.

HISTÓRIA DOS DISPOSITIVOS DE ASSISTÊNCIA MECÂNICA

Na década de 1950, Gibbon desenvolveu a “máquina coração-pulmão”, pioneira no suporte a complicações perioperatórias.[2] Em 1964, o National Institutes of Health (NIH) lançou o *Artificial Heart Program* com o objetivo de desenvolver dispositivos mecânicos para suporte circulatório.

Em 1966, DeBakey et al. implantaram o primeiro dispositivo de assistência ventricular esquerda (LVAD) pneumático, e, no ano seguinte, Barnard realizou o primeiro transplante cardíaco humano.[3] Em 1969, Cooley utilizou o primeiro coração totalmente artificial (TAH), embora sua aplicação tenha sido limitada a poucos dias devido a complicações.

Nas décadas seguintes, dispositivos mais compactos e eficientes foram desenvolvidos para oferecer suporte a pacientes até o transplante ou como terapia de destino. Em 1984, DeVries implantou o primeiro TAH funcional, permitindo a sobrevida do paciente por 112 dias. No mesmo período, Portner relatou o uso bem-sucedido de um dispositivo de assistência ventricular (VAD) para suporte em choque cardiogênico.

Em 1994, a *Food and Drug Administration* (FDA) aprovou o primeiro LVAD pneumático como ponte para o transplante, marcando a introdução de dispositivos de curto e longo prazo como ferramentas terapêuticas para insuficiência cardíaca avançada.[4]

TIPOS DE DISPOSITIVOS DE ASSISTÊNCIA MECÂNICA

Os dispositivos de assistência mecânica são classificados de acordo com a duração do uso (curto ou longo prazo), o ventrículo assistido (direito, esquerdo ou biventricular), a posição em relação ao paciente (paracorpóreo ou implantável) e a técnica de inserção (percutânea, por dissecção ou cirúrgica).

Dispositivos de curto prazo

Os dispositivos de curto prazo são utilizados por períodos inferiores a 30 dias e incluem o balão intra-aórtico (IABP), a oxigenação por membrana extracorpórea (ECMO), o TandemHeart, o Impella (diferentes modelos) e o CentriMag.[5]

- **Balão Intra-aórtico (IABP)**: amplamente disponível no Brasil, é inserido percutaneamente pela artéria femoral ou subclávia. O balão inflado na diástole oferece suporte hemodinâmico de 0,5-1 L/min para o ventrículo esquerdo.[6]

- **Impella**: inserido percutaneamente pela artéria femoral, apresenta modelos com bombas de fluxo axial contínuo. O Impella 2.5 fornece 2,5 L/min, o CP 3,7 L/min e o 5.0 até 5 L/min. O Impella RP, projetado para suporte do ventrículo direito, oferece até 4 L/min. No Brasil, os modelos disponíveis são CP, 5.0 e LD.[7,8]
- **TandemHeart**: implantado por via femoral, requer punção atrial transeptal para drenar o sangue do átrio esquerdo, devolvendo-o ao sistema arterial femoral. Proporciona até 4 L/min de suporte ao ventrículo esquerdo.
- **CentriMag e EXCOR**: dispositivos paracorpóreos disponíveis no Brasil. O CentriMag oferece fluxo centrífugo contínuo, com até 10 L/min, para suporte do ventrículo direito ou esquerdo. O EXCOR fornece fluxo pulsátil de até 10 L/min para suporte uni ou biventricular.[9]
- **ECMO (*Extracorporeal membrane oxigenation* – oxigenação por membrana extracorpórea)**: usada para suporte biventricular, implantada por via percutânea ou dissecção cirúrgica (central ou periférica). A ECMO V-A oferece suporte hemodinâmico e oxigenação, enquanto o V-V fornece apenas oxigenação, com fluxo ajustável acima de 4,5 L/min. (Figura 1).[10,11]

Indicações clínicas

Os dispositivos de assistência circulatória, sejam de curto ou médio prazo, são indicados para fornecer suporte hemodinâmico imediato em casos de alto risco de morte por insuficiência cardíaca. Eles podem ser utilizados temporariamente como ponte para transplante, recuperação cardíaca ou para decisão em situações de prognóstico neurológico incerto, equilibrando a sobrevivência com a qualidade de vida.[12]

Não há uma definição exata de quando iniciar o suporte circulatório mecânico (SCM), mas, em pacientes com choque cardiogênico e hipoperfusão persistente, apesar da otimização farmacológica da pré ou pós-carga (SCAI C, D ou E / INTERMACS 2 ou 1), a introdução precoce pode mitigar as consequências da hipoperfusão sistêmica (Figura 2 e Tabela 1).[13]

O resultado ideal envolve equilibrar o nível de suporte hemodinâmico oferecido com o risco de complicações. A escolha do suporte deve considerar o perfil clínico e laboratorial do paciente, além dos objetivos do cuidado. A experiência da equipe e da instituição também deve ser levada em conta (Figura 2).

A principal indicação clínica para o suporte circulatório mecânico é o choque cardiogênico, especialmente em pacientes com insuficiência cardíaca crônica agudamente descompensada. A decisão de utilizá-lo deve basear-se em parâmetros clínicos, laboratoriais e hemodinâmicos, evidenciados por hipotensão sustentada (pressão arterial sistólica < 90 mmHg e/ou pressão arterial média < 65 mmHg), índice cardíaco ≤ 2,2 L/min/m², pressão de oclusão da artéria pulmonar ≥ 15 mmHg e marcadores de hipoperfusão sistêmica, como diurese < 30 mL/h, alteração do nível de consciência, extremidades frias e lactato > 2 mmol/L.[14]

A seleção do suporte mecânico deve considerar as necessidades do paciente, a capacidade técnica do serviço e as contraindicações específicas de cada dispositivo.

O choque cardiogênico é uma condição clínica grave, caracterizada por hipoperfusão tecidual sistêmica decorrente de disfunção cardíaca significativa, levando a baixo débito cardíaco, hipoperfusão de órgãos vitais e hipóxia. Clinicamente, manifesta-se por hipotensão refratária à reposição volêmica, acompanhada de sinais de hipoperfusão de órgãos-alvo, necessitando de intervenções farmacológicas ou mecânicas.

O infarto agudo do miocárdio é a principal causa de choque cardiogênico, sendo responsável por aproximadamente 81% dos casos. Ensaios clínicos e diretrizes contemporâneas estabelecem critérios clínicos para a definição do choque cardiogênico, embora ainda não haja completa uniformidade entre eles (Tabela 2).

DIRETRIZES PARA O USO DE DISPOSITIVOS DE SUPORTE CIRCULATÓRIO MECÂNICO (SCM)

Organizações internacionais, como a Sociedade Brasileira de Cardiologia (SBC), a International Society for Heart and Lung Transplantation (ISHLT), a European Society of Cardiology (ESC) e a American Heart Association (AHA)/American College of Cardiology (ACC), publicaram diretrizes baseadas em evidências para auxiliar na tomada de decisão sobre o uso do suporte circulatório mecânico (SCM). Essas diretrizes abordam as indicações, contraindicações e o manejo de dispositivos de curto e longo prazo, incluindo seu uso como ponte para transplante, terapia de destino e em casos de choque cardiogênico.

Indicações

Sociedade Brasileira de Cardiologia (SBC)

- Ponte para transplante: pacientes com insuficiência cardíaca terminal na lista de espera (Classe I, Evidência B).

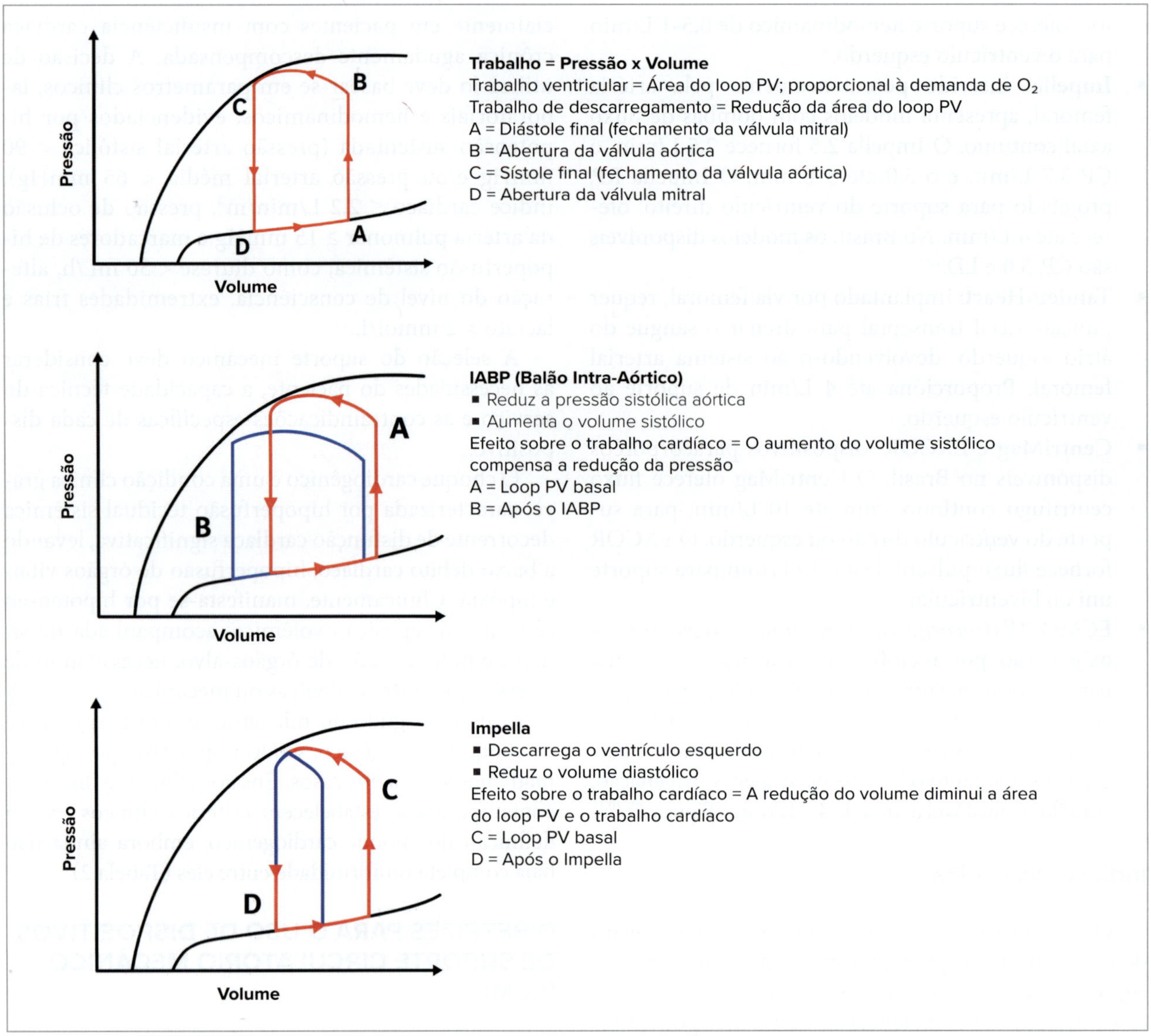

FIGURA 1.
Fisiopatologia da assistência mecânica e suas correlações com a funcionalidade.
Fonte: adaptada de Vahdatpour C. Cardiogenic shock. J Am Heart Assoc. 2019;8(8):e011991. doi: 10.1161/JAHA.119.011991.

- Ponte para recuperação: casos reversíveis, como miocardite aguda, até a recuperação ventricular (Classe IIa, Evidência C).
- Ponte para decisão: Casos de prognóstico incerto, permitindo tempo para decisões definitivas (Classe IIa, Evidência C).

ISHLT:
- Ponte para transplante: dispositivos estabilizadores hemodinâmicos para pacientes na lista de espera (Classe I, Evidência A).
- Terapia de destino: dispositivos de longo prazo para pacientes inelegíveis para transplante (Classe I, Evidência B).

ESC:
- Choque cardiogênico: uso de dispositivos de curto prazo, como ECMO ou Impella (Classe I, Evidência B).
- Insuficiência cardíaca avançada: dispositivos de longo prazo para disfunção ventricular irreversível (Classe I, Evidência B).

AHA/ACC:
- Ponte para transplante: indicado para insuficiência cardíaca avançada refratária (Classe I, Evidência B).
- Terapia de destino: LVAD para pacientes inelegíveis ao transplante (Classe I, Evidência A).

TABELA 1 Classificação de Interagency Registry for Mechanically Assisted Circulatory Support (INTERMACS).

Perfil	Descrição	Estado hemodinâmico	Tempo para intervenção
1	Choque cardiogênico grave	Hipotensão persistente, apesar do uso de inotrópicos e/ou assistência circulatória mecânica temporária, associada à disfunção orgânica	Horas
2	Declínio progressivo, apesar do uso de inotrópico	Declínio da função renal e hepática, estado nutricional e lactatemia, a despeito do uso de agentes inotrópicos em doses otimizadas	Dias
3	Estável às custas de inotrópico	Estabilidade clínica em vigência de terapia inotrópica, mas com histórico de falência do desmame	Semanas a meses
4	Internações frequentes	Sinais de retenção hídrica, sintomas ao repouso e passagens frequentes a unidades de emergência	Semanas a meses
5	Em casa, intolerante aos esforços	Limitação marcante para atividades, porém confortável ao repouso, a despeito de retenção hídrica	Urgência variável, dependente do estado nutricional e do grau de disfunção orgânica
6	Limitação aos esforços	Limitação moderada aos esforços e ausência de sinais de hipervolemia	Urgência variável, dependente do estado nutricional e do grau de disfunção orgânica
7	NYHA III	Estabilidade hemodinâmica e ausência da hipervolemia	Sem indicação

Fonte: adaptada de: Ayub-Ferreira SM. Resumo Executivo – Diretriz de Assistência Circulatória Mecânica da Sociedade Brasileira de Cardiologia. Arq Bras Cardiol 2018;111(1):4-12.

TABELA 2 Diretrizes e *Clinical Traials com* evidências modernas de CC.

Clinical trial / Guideline	Critérios para choque cardiogênico
SHOCK Trial (1999)	▪ Pressão arterial sistólica (PAS) < 90 mmHg por mais de 30 minutos ou necessidade de suporte vasopressor para manter PAS > 90 mmHg ▪ Evidências de hipoperfusão orgânica: débito urinário < 30 mL/h ou extremidades frias ▪ Critérios hemodinâmicos: índice cardíaco (IC) < 2,2 L/min/m² e pressão capilar pulmonar (PCP) > 15 mmHg
IABP-SOAP II (2012)	▪ Pressão arterial média (PAM) < 70 mmHg ou pressão arterial sistólica (PAS) < 100 mmHg, apesar de ressuscitação volêmica adequada (mínimo de 1 L de cristaloides ou 500 mL de coloides) ▪ Evidências de lesão de órgãos-alvo: alteração do estado mental, pele moteada, débito urinário < 0,5 mL/kg/h ou lactato sérico > 2 mmol/L
EHS-PCI (2012)	▪ Pressão arterial sistólica (PAS) < 90 mmHg por 30 minutos ou necessidade de inotrópicos para manter PAS >90 mmHg ▪ Evidências de lesão de órgãos-alvo: alteração do estado mental, pele moteada, débito urinário < 0,5 mL/kg/h ou lactato sérico > 2 mmol/L ▪ Aumento das pressões de enchimento cardíaco: pressão capilar pulmonar (PCP) > 15 mmHg
ESC-HF *Guidelines* (2016)	▪ Pressão arterial sistólica (PAS) < 90 mmHg, mesmo após ressuscitação volêmica adequada, acompanhada de evidências clínicas e laboratoriais de hipoperfusão orgânica ▪ Evidências clínicas de hipoperfusão: extremidades frias, oligúria, alteração do estado mental, pressão de pulso reduzida ▪ Evidências laboratoriais de hipoperfusão: acidose metabólica, lactato sérico elevado, creatinina sérica elevada
KAMIR-NIH (2018)	▪ Pressão arterial sistólica (PAS) < 90 mmHg por mais de 30 minutos ou necessidade de intervenções de suporte para manter PAS > 90 mmHg ▪ Evidências de lesão de órgãos-alvo: alteração do estado mental, débito urinário <30 mL/h ou extremidades frias

Fonte: adaptada de: Ayub-Ferreira SM. Resumo Executivo – Diretriz de Assistência Circulatória Mecânica da Sociedade Brasileira de Cardiologia. Arq Bras Cardiol 2018;111(1):4-12.

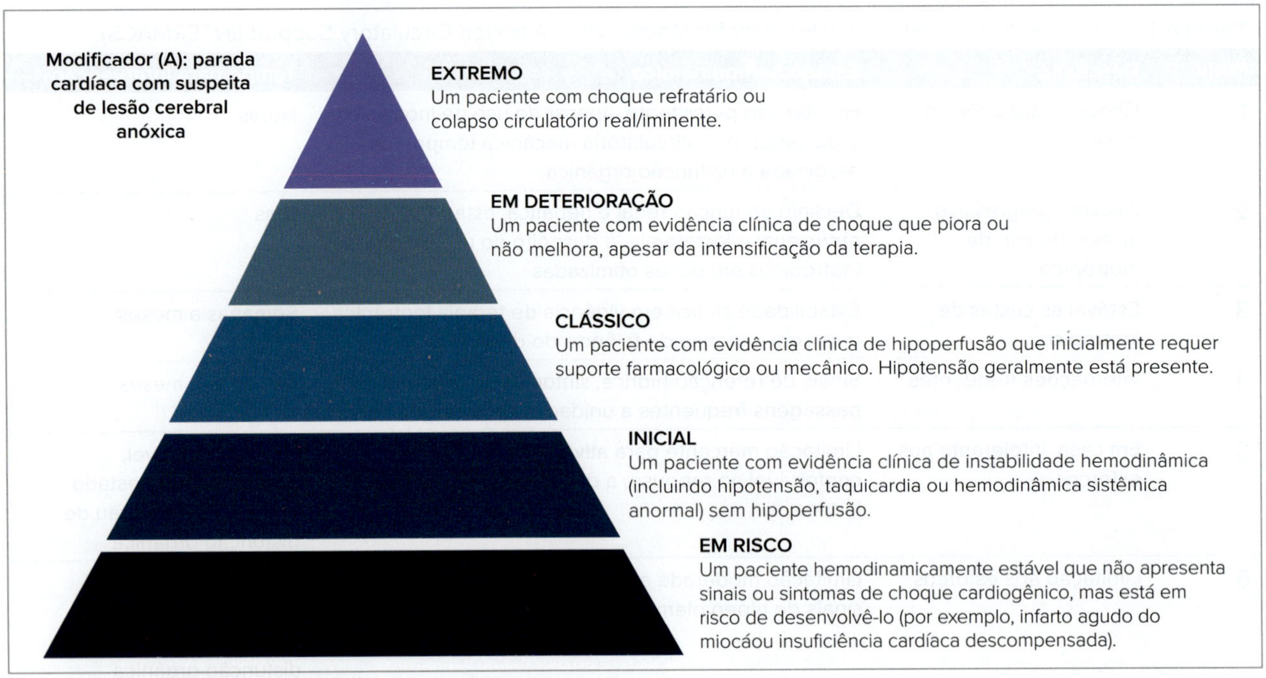

FIGURA 2.
Pirâmide atualizada da classificação SCAI SHOCK.
Fonte: adaptada de: Naidu SS, et al. SCAI SHOCK stage classification expert consensus update: a review and incorporation of validation studies. J Soc Cardiovasc Angiogr Interv. 2022;1(1):100008.

Contraindicações

As principais contraindicações incluem:

- Insuficiência aórtica severa: reduz a eficácia do dispositivo devido à sobrecarga do ventrículo esquerdo.
- Trombos intracavitários: risco elevado de embolia sistêmica e AVC.
- Dissecção aórtica: contraindicado devido ao risco de ruptura.

Contraindicações relativas incluem sepse ativa, falência multiorgânica irreversível e coagulopatias em dispositivos como ECMO. A avaliação multidisciplinar é essencial para identificar riscos antes da implantação.

TÉCNICA OPERATÓRIA

Passos essenciais operatórios para canulação central: suporte extracorpóreo veno-arterial (V-A ECLS)

Os passos essenciais para a realização da canulação central incluem o preparo das linhas e da monitorização, a indução da anestesia geral com intubação endotraqueal e o uso do ecocardiograma transesofágico. O procedimento inicia-se com uma esternotomia mediana, seguida da abertura do pericárdio e da avaliação da aorta ascendente quanto à presença de aterosclerose ou calcificação, considerando-se o uso de ultrassom epiaórtico. Em casos de aterosclerose extensa, recomenda-se uma estratégia alternativa de canulação.

Após heparinização sistêmica com dose de 50 a 100 mg/kg, procede-se à canulação arterial, geralmente na aorta, e à canulação venosa no átrio direito. Antes do início do suporte com *extracorporeal life support* (ECLS), verifica-se o tempo de coagulação ativado (TCA), que deve estar 1,5 vezes acima do valor basal.

O posicionamento das cânulas deve ser confirmado por ecocardiograma transesofágico, com avaliação da distensão do ventrículo esquerdo e da abertura da válvula aórtica. Caso necessário, pode-se posicionar um ventrículo esquerdo via veia pulmonar superior direita, artéria pulmonar ou ápice do ventrículo esquerdo. As cânulas são então fixadas, com verificação da hemostasia, colocação de fios de marcapasso epicárdico temporário e fechamento da esternotomia, que pode incluir a tunelização das cânulas ou o fechamento torácico temporário (Figuras 3, 4 e 5).

Potenciais complicações

As complicações incluem desvios da linha média durante a esternotomia, complicações associadas à canulação, como dissecção ou lesão da aorta e do átrio direito, presença de ar nas linhas do *extracorporeal life support* (ECLS), hemostasia inadequada antes do fechamento torácico, distensão ventricular esquerda e edema pulmonar agudo. Além disso, o deslocamento das cânulas pode ocorrer durante o fechamento torácico ou a mobilização do paciente, comprometendo a eficácia do suporte circulatório.

Canulação femoral cirúrgica: suporte extracorpóreo veno-arterial (V-A ECLS)

A canulação femoral cirúrgica segue uma sequência de etapas fundamentais, incluindo o preparo das linhas e da monitorização, a indução da anestesia geral com intubação endotraqueal e o uso de ecocardiograma transesofágico ou fluoroscopia. A localização dos vasos femorais é avaliada por ultrassom, seguida por incisão na região inguinal e dissecção dos tecidos até o isolamento da artéria e da veia femorais.

Após a exposição dos vasos, realizam-se pontos em bolsa com Prolene 5-0. Com a heparinização sistêmica realizada, recomenda-se, sempre que possível e se não for uma emergência, a colocação prévia de uma cânula de perfusão distal. A canulação arterial é feita utilizando um fio-guia e a técnica de Seldinger, com posterior repetição para a veia femoral. O posicionamento das cânulas é confirmado, garantindo-se a hemostasia antes do fechamento da incisão em camadas.

Potenciais complicações

As complicações potenciais incluem lesão de tecidos linfáticos, formação de hematoma, pseudoaneurismas ou fístulas arteriovenosas, presença de ar nas linhas do ECLS, deslocamento das cânulas e complicações associadas à canulação, como dissecção arterial ou lesão vascular.

Canulação percutânea femoral: suporte extracorpóreo veno-arterial (V-A ECLS)

O procedimento pode ser realizado sob anestesia geral ou local em pacientes acordados. A localização dos vasos é avaliada por ultrassom, seguida de heparinização sistêmica e inserção da cânula de perfusão distal em situações não emergenciais. A técnica de Seldinger é utilizada para a punção e dilatação dos vasos antes da inserção das cânulas. Após a confirmação do posicionamento por ecocardiograma transesofágico ou fluoroscopia, inicia-se o ECLS, garantindo a fixação das cânulas e o controle da hemostasia.

Potenciais complicações:

As complicações incluem punção incorreta, hematoma, pseudoaneurisma, fístula arteriovenosa, ar nas linhas, deslocamento das cânulas e complicações como dissecção arterial ou lesões vasculares.

Decanulação do V-A ECLS após canulação cirúrgica ou percutânea

A decanulação envolve monitorização, anestesia geral quando necessária e o uso de ecocardiograma transesofágico. No caso de canulação cirúrgica, a ferida prévia é reaberta e as cânulas são removidas após a redução progressiva do suporte ECLS. Para o fechamento, utilizam-se pontos em bolsa e, caso haja enxerto de PTFE, este é encurtado e suturado. Em algumas situações, pode ser necessária a realização de reconstruções vasculares, seguidas da administração de protamina e do fechamento em camadas.

No caso de canulação percutânea, são realizados pontos em "U" ao redor das cânulas, que são removidas após a retirada do suporte. A hemostasia é con-

TABELA 3 Características das estratégias de canulação mais utilizadas para suporte extracorpóreo veno-arterial.

Configuração	Vantagens	Desvantagens
Canulação central átrio direito – aorta	▪ Acesso direto às principais estruturas vasculares ▪ Fluxo arterial fisiológico ▪ Possibilidade de manter altos fluxos de ECMO	▪ Requer abordagem cirúrgica por esternotomia ▪ Dificuldade no manejo do paciente com esterno aberto
Canulação periférica veia femoral – artéria femoral	▪ Acesso fácil aos vasos femorais, até mesmo percutâneo ▪ Pode ser utilizada em emergências	▪ Aumento da pós-carga cardíaca ▪ Risco de complicações locais ▪ Risco de síndrome Norte-Sul
Canulação periférica veia jugular interna esquerda – artéria axilar	▪ Fluxo arterial "pseudocentral" ▪ Mobilização mais fácil do paciente	▪ O acesso à artéria axilar requer um procedimento cirúrgico que pode ser difícil em situações de emergência ▪ Síndrome de hiperperfusão do membro superior ▪ Lesão do plexo braquial

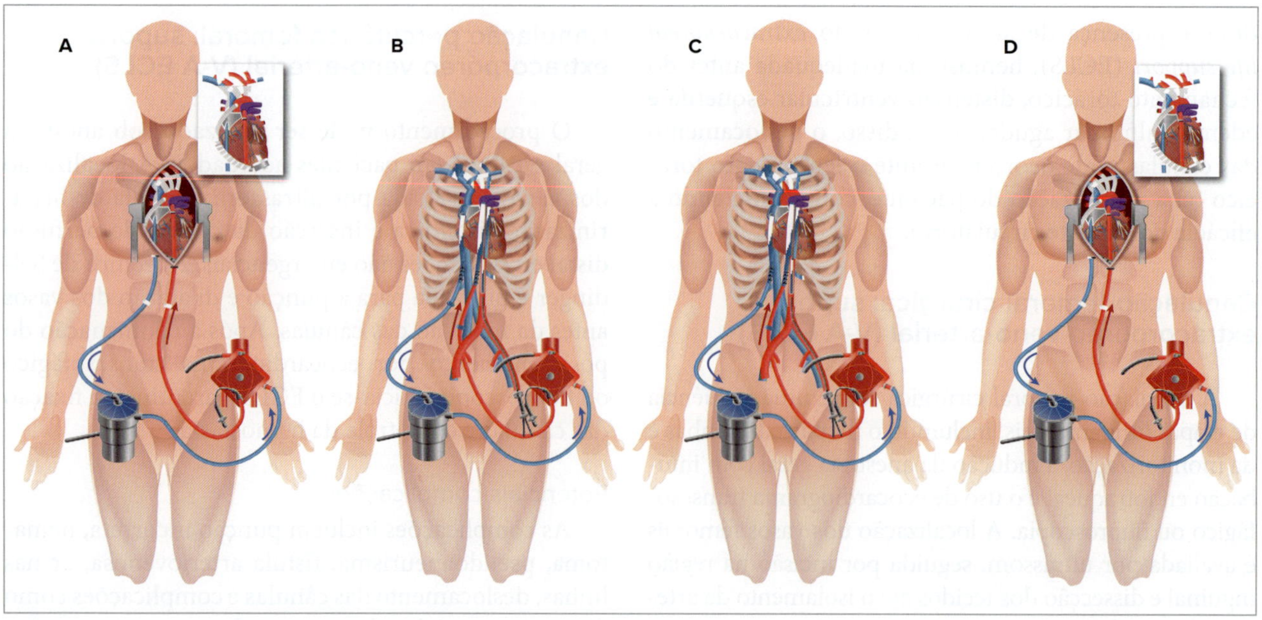

FIGURA 3.

ECMO VP utilizando configurações centrais primárias.

A: Configuração AD-AP com posicionamento direto das cânulas no AD para drenagem e na AP para retorno. B: Configuração AD-APg com posicionamento direto da cânula no AD para drenagem e da cânula em enxerto suturado à AP para retorno. C: Configuração ADg-APg com posicionamento das cânulas em enxertos suturados ao AD para drenagem e à AP para retorno. D: Configuração VD-AP com posicionamento direto das cânulas no VD para drenagem e na AP para retorno. O símbolo "-" representa o pulmão de membrana. ECMO: oxigenação por membrana extracorpórea; g: enxerto; AP: artéria pulmonar; AD: átrio direito; VD: ventrículo direito; VP: venopulmonar.

Fonte: adaptado de Brewer JM, et al, 2024

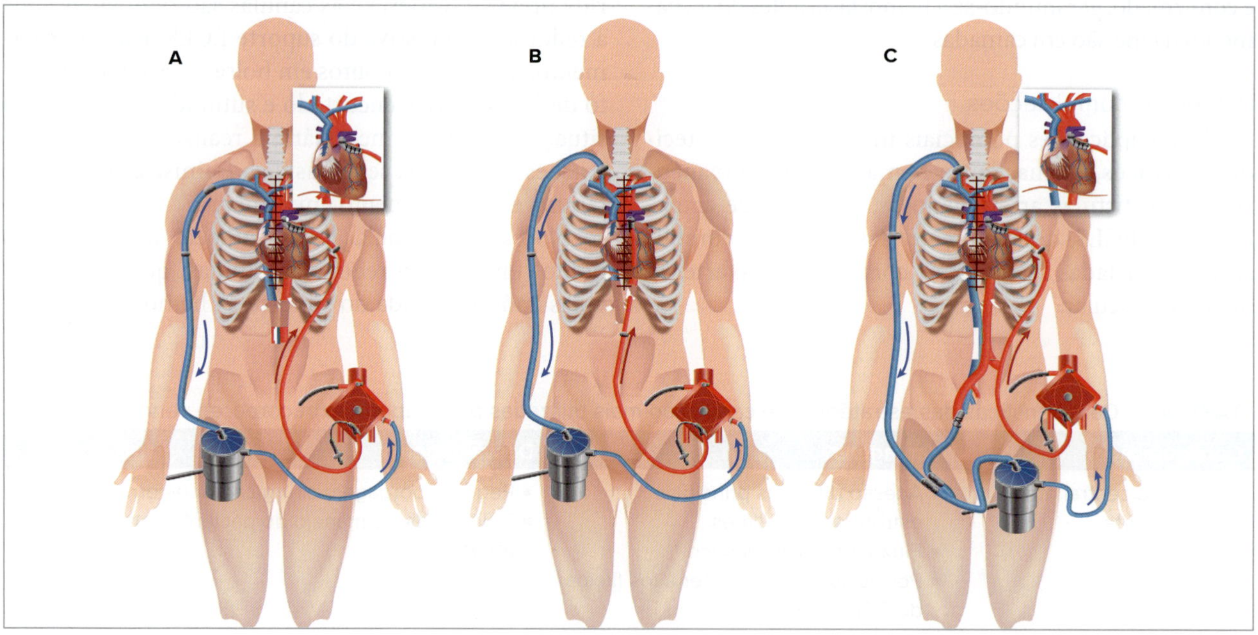

FIGURA 4.

ECMO VP utilizando uma combinação de configurações centrais e periféricas.

A: Configuração V-/APg com cânula periférica posicionada na veia subclávia direita, com a ponta na veia cava inferior para drenagem, e cânula em enxerto suturado na artéria pulmonar (AP) para retorno. B: Configuração V-/AP com cânula periférica posicionada na veia jugular interna direita, com a ponta no átrio direito para drenagem, e posicionamento direto de cânula na artéria pulmonar (AP) para retorno. C: Configuração VV-/APg com cânulas periféricas posicionadas na veia jugular interna direita, com a ponta no átrio direito, e na veia femoral comum direita, com a ponta na veia cava inferior para drenagem, e cânula em enxerto suturado na artéria pulmonar (AP) para retorno. "/" barra indica a separação entre canulação periférica e central, ou vice-versa, além de separar comprimento e diâmetro das cânulas na descrição de configuração de nível 4; "-" hífen representa o pulmão de membrana; ECMO, oxigenação por membrana extracorpórea; g, enxerto; AP, artéria pulmonar; V, venosa; VP, venopulmonar.

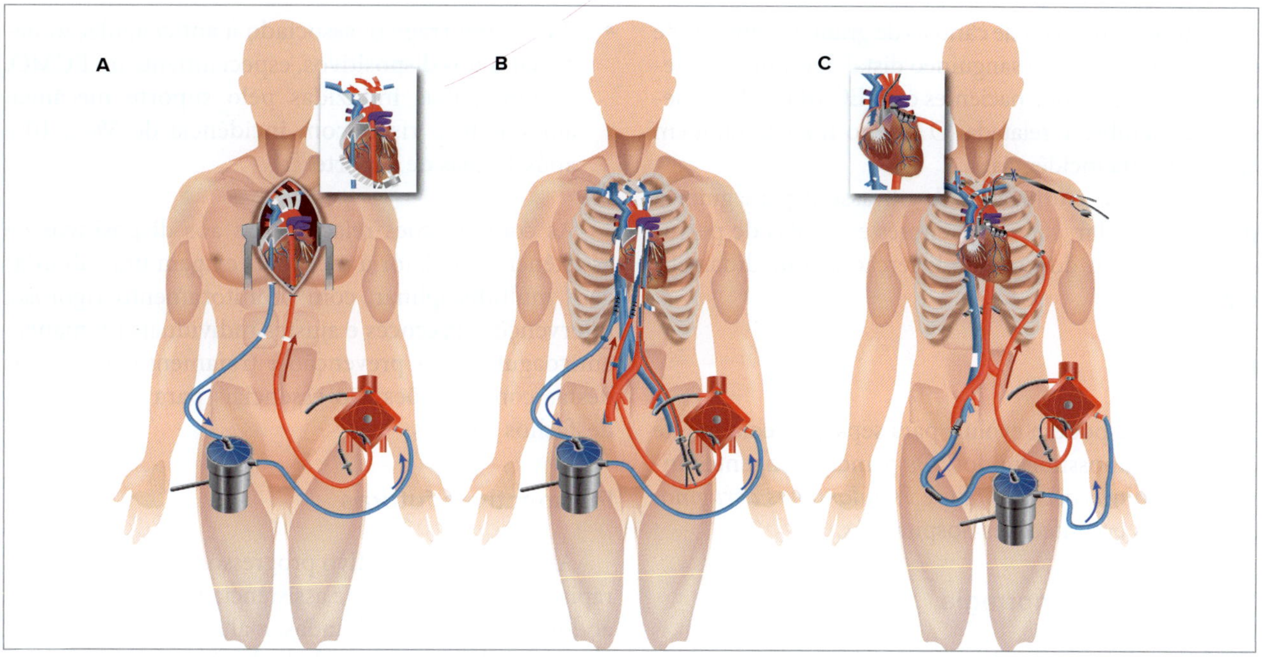

FIGURA 5.

ECMO VP em combinação com dispositivos independentes.

A: Configuração AD-AP\LVAD, com posicionamento direto das cânulas no átrio direito (AD) para drenagem e na artéria pulmonar (AP) para retorno, em combinação com um LVAD durável. B: Configuração ADg-APg\BIA, com posicionamento das cânulas em enxertos suturados ao átrio direito (AD) para drenagem e à artéria pulmonar (AP) para retorno, em combinação com um balão intra-aórtico (BIA). C: Configuração V-/APg\TVLS, com cânula periférica posicionada na veia femoral comum direita, com a ponta na veia cava superior para drenagem, e cânula em enxerto suturado na artéria pulmonar (AP) para retorno, em combinação com um *Impella* 5.5 para suporte transvalvar do ventrículo esquerdo (TVLS). A barra invertida "\" indica a separação entre dois dispositivos que funcionam independentemente; a barra "/" separa a canulação periférica da central, ou vice-versa, além de distinguir o comprimento e o diâmetro das cânulas na descrição de configuração de nível 4; o hífen "-" representa o pulmão de membrana. ECMO, oxigenação por membrana extracorpórea; g, enxerto; BIA, balão intra-aórtico; LVAD, dispositivo de assistência ventricular esquerda; AP, artéria pulmonar; AD, átrio direito; TVLS, suporte transvalvar do ventrículo esquerdo; V, venosa; VP, venopulmonar.

Fonte: adaptado de Brewer JM, et al, 2024

trolada por meio de compressão no local de inserção arterial, seguida da administração de protamina e verificação do controle do sangramento.

Potenciais complicações

As complicações incluem dissecção, estenose ou embolização vascular, além de falha na retirada do suporte.

Na Tabela 3, estão descritos os tipos mais comuns de configuração do implante do ECLS – ECMO.

MANEJO PÓS-OPERATÓRIO E COMPLICAÇÕES

Os dispositivos de assistência circulatória mecânica (DACM) estão associados a complicações diversas, geralmente dependentes do tempo de uso, que impactam significativamente o prognóstico. O monitoramento rigoroso e a intervenção precoce são fundamentais para o manejo adequado dessas complicações.

Complicações mecânicas

As complicações mecânicas são inerentes ao uso prolongado dos dispositivos e podem resultar de falhas nos componentes, posicionamento inadequado ou desgaste estrutural.

Falha do dispositivo

Mal funcionamentos comprometem a eficácia do suporte. No balão intra-aórtico (IABP), o posicionamento inadequado reduz a eficácia da contrapulsação e pode causar lesão arterial. No Impella, podem ocorrer fraturas do cateter, perfuração miocárdica e falhas no sistema rotatório.

Isquemia de membro inferior

Complicação frequente em dispositivos que requerem acesso femoral, como IABP, Impella e ECMO veno-arterial (V-A).

Causas: a inserção de cânulas de grande calibre pode comprometer o fluxo sanguíneo distal, levando à isquemia. Em até 10% dos pacientes com ECMO V-A, isquemia de membro é relatada. O uso do Impella também apresenta alta incidência.

Prevenção: a utilização de ultrassom para guiar a punção vascular, cânulas menores e cânulas de perfusão distal além do local de inserção são medidas eficazes.

Infecções

Pacientes podem evoluir para sepse, especialmente quando imunossuprimidos. Os principais agentes incluem *Staphylococcus aureus* e *Pseudomonas aeruginosa*, comuns em infecções hospitalares.

Trombose e hemorragia

O uso de anticoagulação, necessário para prevenir trombose, aumenta o risco de complicações hemorrágicas.

- Trombose: a formação de trombos ocorre tanto em dispositivos de curto quanto de longo prazo. Em LVADs, a combinação de estase sanguínea no ventrículo esquerdo com contato prolongado entre o sangue e superfícies não biológicas pode causar trombose intracavitária e embolização.
- Hemorragia: anticoagulação sistêmica em dispositivos como ECMO eleva significativamente o risco de sangramentos graves, com hemorragias intracranianas sendo as mais temidas, ocorrendo em 5% a 10% dos casos.
- Manejo: o equilíbrio entre trombose e sangramento exige monitoramento contínuo dos parâmetros de coagulação, como TCA e TTPA, com ajustes na estratégia anticoagulante de acordo com o risco do paciente.

Acidente vascular cerebral (AVC)

O AVC é uma complicação crítica, sendo uma das principais causas de morbimortalidade em pacientes com MCSDs. Pode ser isquêmico ou hemorrágico, decorrente de anticoagulação, alterações hemodinâmicas ou formação de trombos em superfícies não biológicas.[15]

- AVC isquêmico: causado principalmente pela formação de trombos no ventrículo esquerdo ou nas superfícies dos dispositivos, com embolização para o sistema arterial, levando a infartos cerebrais.
- AVC hemorrágico: associado à anticoagulação necessária nos dispositivos, especialmente no ECMO. Coagulopatias induzidas pelo suporte mecânico aumentam o risco, com incidência de 5% a 10% após 10 dias de suporte.[15]

As complicações relacionadas aos dispositivos de assistência circulatória mecânica exigem uma abordagem multidisciplinar, com monitoramento rigoroso, intervenções precoces e ajustes individuais no manejo anticoagulante. A prevenção e tratamento adequados destas complicações são essenciais para melhorar os desfechos clínicos.

Perspectivas futuras

Apesar do significativo progresso tecnológico na terapia com dispositivos de assistência ventricular (DAV) ao longo das últimas décadas, a alta taxa de complicações e a redução na qualidade de vida ainda representam desafios importantes, tornando-os longe do ideal para pacientes com insuficiência cardíaca terminal.

Metas mais ambiciosas incluem o desenvolvimento de dispositivos capazes de ajustar dinamicamente o fluxo sanguíneo e replicar padrões pulsáteis naturais, aproximando-se da fisiologia cardíaca normal. Além disso, dispositivos totalmente implantáveis, com sistemas de adaptação autônoma às necessidades fisiológicas do paciente, podem otimizar ainda mais o desempenho clínico e funcional dos DAVs.

Esses avanços, somados à inovação contínua, têm o potencial de, eventualmente, melhorar os desfechos clínicos observados no transplante cardíaco, oferecendo uma alternativa viável e eficaz para o tratamento da insuficiência cardíaca avançada.

REFERÊNCIAS

1. Bounader K, Flécher E. End-stage heart failure: the future of heart transplant and artificial heart. La Presse Médicale. 2024;53(1):104191. doi: 10.1016/j.lpm.2023.104191.
2. Gibbon JH Jr. Application of a mechanical heart and lung apparatus to cardiac surgery. Minn Med. 1954;37(3):171-85.
3. Kirklin JK, Naftel DC. Mechanical circulatory support: registering a therapy in evolution. Circ Heart Fail. 2008;1(3):200-5.
4. Goldstein DJ, Oz MC, Rose EA. Implantable left ventricular assist devices. N Engl J Med. 1998;339:1522-33.
5. Wong ASK, Sin SWC. Short-term mechanical circulatory support (intra-aortic balloon pump, Impella, extracorporeal membrane oxygenation, TandemHeart): a review. Ann Transl Med. 2020;8(13):829. doi: 10.21037/atm-20-2171.
6. Sanaiha Y, Ziaeian B, Antonios JW, Kavianpour B, Anousheh R, Benharash P. Intra-aortic balloon pump vs peripheral ventricular assist device use in the United States. Ann Thorac Surg. 2020;110(6):1997-2005. doi: 10.1016/j.athoracsur.2020.03.129.

7. Zein R, Patel C, Mercado-Alamo A, Schreiber T, Kaki A. A review of the Impella devices. Interv Cardiol. 2022;17:e05. doi: 10.15420/icr.2021.11.
8. Gilotra NA, Stevens GR. Temporary mechanical circulatory support: a review of the options, indications, and outcomes. Clin Med Insights Cardiol. 2015;8(Suppl 1):75-85. doi: 10.4137/CMC.S15718.
9. Mehta V, Venkateswaran RV. Outcome of CentriMag™ extracorporeal mechanical circulatory support use in critical cardiogenic shock (INTERMACS 1) patients. Indian J Thorac Cardiovasc Surg. 2020;36(Suppl 2):265-74. doi: 10.1007/s12055-020-01060-6.
10. Gajkowski EF, Herrera G, Hatton L, Antonini MV, Vercaemst L, Cooley E. ELSO guidelines for adult and pediatric extracorporeal membrane oxygenation circuits. ASAIO J. 2022;68(2):133-52. doi: 10.1097/MAT.0000000000001630.
11. Lorusso R, Meani P, Raffa GM, Kowalewski M. Extracorporeal membrane oxygenation and left ventricular unloading: what is the evidence? JTCVS Tech. 2022;13:101-14. doi: 10.1016/j.xjtc.2022.02.039.
12. Bacal F, Marcondes-Braga FG, et al. 3ª Diretriz Brasileira de Transplante Cardíaco. Arq Bras Cardiol. 2018;111(2):230-89. doi: 10.5935/abc.20180153.
13. Salter BS, et al. Temporary mechanical circulatory support devices: practical considerations for all stakeholders. Nat Rev Cardiol. 2023;20:263-77. doi: 10.1038/s41569-023-00790-6.
14. Geller, et al. Escalating and de-escalating tMCS in cardiogenic shock. Circulation. 2022;146:e50-68. doi: 10.1161/CIRCULATIONAHA.122.060391.
15. Schrage B, Becher PM, Bernhardt A, Bezerra H, Blankenberg S, Brunner S, et al. Extracorporeal membrane oxygenation in cardiogenic shock: results of the ECMO-CS randomized clinical trial. Circulation. 2021;144(22):1985-94. doi: 10.1161/CIRCULATIONAHA.121.056093.

56

Tromboendarterectomia pulmonar

Fabio Biscegli Jatene
Orival de Freitas Filho

INTRODUÇÃO

A hipertensão pulmonar tromboembólica crônica (HPTEC), definida como pressão de artéria pulmonar média maior que 25 mmHg, é a única hipertensão pulmonar potencialmente curável com tratamento cirúrgico. É uma condição clínica causada por único ou múltiplos eventos de embolia pulmonar, tendo como consequência obstrução ou obliteração do leito vascular. Durante sua evolução, o trombo se transforma em um tecido organizado, aderente à parede arterial, reduzindo seu leito, aumentando a resistência vascular pulmonar, aumentando a pressão da artéria pulmonar e levando à falência da função ventricular direita. Existem vários tipos de hipertensão pulmonar, classificados em termos etiológicos, clínicos e recursos diagnósticos. Dentro desse sistema de classificação, os grupos 1, 3, 4 e 5 compreendem a hipertensão pulmonar pré-capilar, enquanto a hipertensão pulmonar pós-capilar compreende o grupo 2, que contempla a hipertensão venosa pulmonar por insuficiência cardíaca esquerda.[2] Nos últimos anos foram feitas propostas na redução da pressão arterial pulmonar média (PAPm) de ≥ 25 mmHg para > 20 mmHg para definição de hipertensão pulmonar. Esse novo critério foi incluído nas diretrizes da European Society of Cardiology/European Respiratory Society em 2022. Há dois aspectos importantes a serem observados: 1) quando se fala de doença pulmonar tromboembólica crônica, não há evidências de que pacientes com PAPm < 25 mmHg evoluam para hipertensão pulmonar grave; e 2) faltam dados da história natural e mortalidade a longo prazo com ou sem hipertensão leve.[1]

Portanto, o diagnóstico de HPTEC pode ser feito se, depois de 3 meses de tratamento com anticoagulação efetiva, a PAPm for ≥ 25 mmHg e a pressão capilar pulmonar em cunha for < 15 mmHg, juntamente com pelo menos um defeito de perfusão não concordante com a ventilação na cintilografia pulmonar V/Q, angiotomografia computadorizada (angio-TC) dos vasos pulmonares ou arteriografia pulmonar.[2]

A incidência de HPTEC depois da embolia pulmonar aguda possui uma variabilidade de 0,4 a 9,1% na literatura.[2] Essa ampla variação das taxas de incidência se deve a diferenças de desenho de estudo, populações de pacientes heterogêneas, métodos e critérios de diagnósticos distintos e seguimento com tempos e métodos de avaliação diferentes. Em um estudo asiático publicado em 2015, a incidência acumulativa da HPTEC após o primeiro evento de embolia pulmonar aguda foi de 0,8% até o primeiro ano, 1,3% no segundo ano e 1,7% no terceiro ano. Nessa metanálise, mostra-se uma incidência global acumulada de HPTEC de 2,3% nos estudos incluídos. Esse número fornece uma melhor estimativa da incidência de HPTEC em um nível populacional, enquanto as incidências semelhantes a 3% nas categorias de sobreviventes podem ser relevantes para a prática clínica diária.[3]

ANATOMIA CIRÚRGICA

Abordar cirurgicamente os pacientes com HPTEC que necessitam de tromboendarterectomia pulmonar nos remete ao conhecimento da unidade cardiopulmonar. Isto significa desenvolver habilidades cirúrgicas pulmonares e cardiovasculares e usar circulação extracorpórea.

Nas habilidades cirúrgicas pulmonares há necessidade de distinguir o tronco arterial pulmonar, que surge do trato de saída do ventrículo direito e segue posterior e superiormente à esquerda e posterior à aorta. Abaixo do arco aórtico, ela se bifurca em artérias pulmonares principais direita e esquerda no nível da carina. As artérias pulmonares direita e esquerda se dividem em dois ramos lobares cada e, posteriormente, em ramos segmentares e subsegmentares. As artérias pulmonares segmentares e subsegmentares geralmente são paralelas aos brônquios segmentares e subsegmentares e são nomeadas de acordo com os segmentos broncopulmonares.[4]

Assim, a anatomia cirúrgica é de grande importância, pois permite a caracterização dos vasos pulmonares, além das demais estruturas cardíacas, como valvas, vasos coronarianos e outros. Isto, em conjunto com a circulação extracorpórea, com todas suas implicações fisiológicas, permite ao cirurgião executar a ressecção dos trombos crônicos dos vasos pulmonares com bons resultados (Figura 1).

CONSIDERAÇÕES DIAGNÓSTICAS

Apresentação clínica da hipertensão pulmonar tromboembólica crônica

Os sintomas e sinais mais comuns relatados pelos pacientes são dispneia aos esforços, tolerância diminuída aos exercícios e fadiga, sendo uma sintomatologia comum para várias outras doenças cardiopulmonares. Não há nenhum conjunto de sinais e sintomas de HPTEC, o que dificulta e torna o diagnóstico precoce dessa doença um desafio. A dificuldade de diagnosticar HPTEC foi destacada na análise do registro internacional prospectivo que revelou um retardo médio de 14,1 meses desde a apresentação inicial dos sintomas até o diagnóstico, levando à progressão da doença e a atrasos terapêuticos. Os pacientes diagnosticados com embolia pulmonar aguda com sinais de cronificação devem ser explorados para HPTEC. Podem ocorrer sinais eletrocardiográficos de sobrecarga cardíaca direita, incluindo onda P *pulmonale*, bloqueio do ramo direito, anormalidades da onda T e desvio do eixo direito.[5]

Na suspeita diagnóstica de HPTEC, é necessário realizar avaliação com cintilografia pulmonar de ventilação e perfusão, que mostrará falhas segmentares de perfusão, e ecocardiografia transtorácica, que mostrará dilatação das câmaras cardíacas direitas, insuficiência da valva tricúspide e pressão sistólica na artéria pulmonar (PSAP) estimada elevada. Após essa triagem inicial, é necessário realizar exames confirmatórios, como cateterismo cardíaco direito com medidas hemodinâmicas (PSAP, pressão diastólica da artéria pulmonar [PDAP], PAPm, resistência vascular pulmonar [RVP], índice cardíaco, débito cardíaco, pressão de oclusão da artéria pulmonar [POAP] e pressões do ventrículo direito e átrio direito) e métodos de imagem, entre eles, arteriografia pulmonar, angio-TC dos vasos pulmonares e ressonância magnética (RM). Estes métodos ajudam tanto no diagnóstico de HPTEC como no diagnóstico diferencial.

A avaliação cuidadosa da imagem é importante porque a obstrução da artéria pulmonar não é sempre devida à HPTEC. Existem outras causas, como sarcoma da artéria pulmonar, mediastinite fibrosante, doença pulmonar veno-oclusiva, estenose da veia pulmonar, compressão vascular extrínseca, vasculite pulmonar de grandes vasos e estenose congênita de vasos pulmonares, sendo estes alguns dos diagnósticos diferenciais.[6]

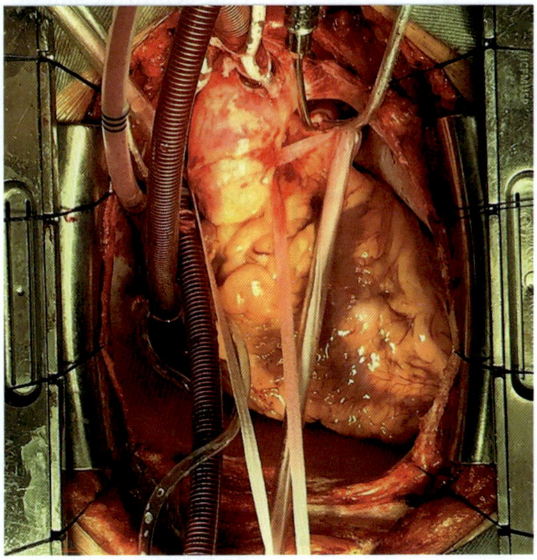

FIGURA 1.
Esternotomia mostrando a face anterior do miocárdio com as canulações de veia cava superior, veia cava inferior e aorta. As drenagens do tronco da artéria pulmonar e das cavidades cardíacas esquerdas são feitas com cateter de silicone.

Métodos complementares que auxiliam no diagnóstico

Cintilografia pulmonar

A cintilografia de ventilação e perfusão é a metodologia de imagem de escolha para a exclusão de HPTEC. Uma varredura cintilográfica normal exclui efetivamente a HPTEC com sensibilidade de 90 a 100% e especificidade de 94 a 100%. O achado cardinal em embolia pulmonar é o de ventilação preservada e ausência de perfusão dentro de um segmento pulmonar. No entanto, é bem reconhecido que tal desigualdade cintilográfica pode ocorrer em uma variedade de outras doenças, incluindo sarcoma de artéria pulmonar, vasculite, doença veno-oclusiva, mediastinite fibrosante e anomalias vasculares pulmonares congênitas (Figura 2).[7]

Ecocardiografia

Para os pacientes com história clínica sugestiva de hipertensão pulmonar ou HPTEC, ou em investigação de dispneia de origem incerta, as diretrizes atuais recomendam a ecocardiografia como o primeiro passo diagnóstico. Este exame pode avaliar indiretamente a pressão arterial pulmonar, demonstrar outras evidências de hipertensão avaliar a função ventricular direita; estas avaliações incluem estimar a velocidade máxima da regurgitação valvar tricúspide, fazer cálculo de gradientes de pressão atrioventricular e detecção de sinais indiretos de hipertensão pulmonar, como dilatação do ventrículo e átrio direito, contratilidade ventricular direita reduzida e anormalidades do fluxo de saída do ventrículo direito (Figura 3).[8]

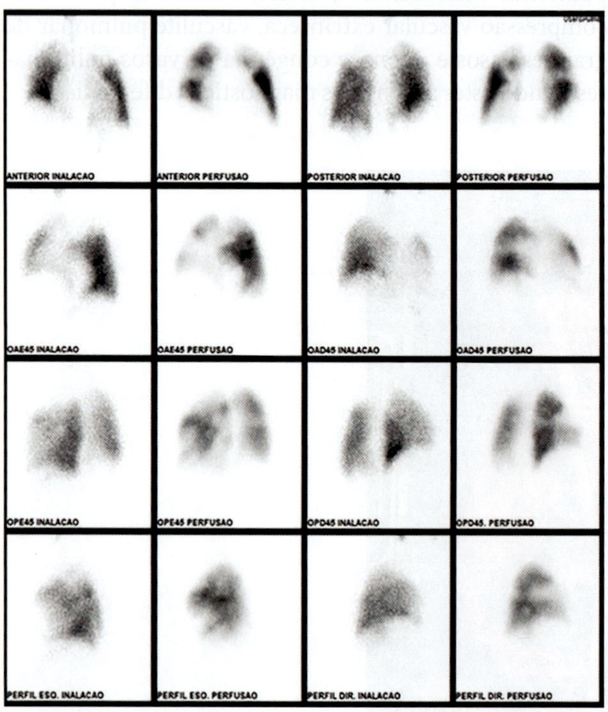

FIGURA 2.
Cintilografia V/Q mostrando falhas segmentares da perfusão.

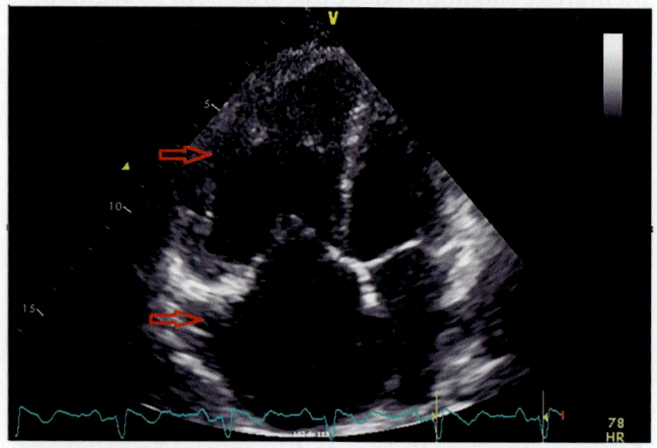

FIGURA 3.
Ecocardiograma mostrando aumento das cavidades direitas do coração.

Cateterização cardiaca direita e angiografia pulmonar

Para confirmar o diagnóstico de hipertensão pulmonar e HPTEC em particular, o cateterismo cardíaco direito é obrigatório. A medida da POAP é necessária para excluir a hipertensão pulmonar pós-capilar resultante das outras comorbidades. A angiografia pulmonar por subtração digital ainda é considerada o padrão-ouro para a avaliação da vasos pulmonares, mas seu uso rotineiro para o diagnóstico de HPTEC está sendo desafiado por avanços da tecnologia não invasiva. No entanto, deve ser enfatizado que uma vantagem da arteriografia pulmonar é a capacidade de medir a hemodinâmica arterial pulmonar durante o cateterismo cardíaco direito. Além disso, houve um ressurgimento do interesse na angiografia tradicional, pela advento da angioplastia pulmonar por balão como uma opção de tratamento viável para pacientes selecionados com HPTEC que são inelegíveis para a cirurgia (Figuras 4 e 5).[9]

Angiotomografia dos vasos pulmonares

A tomografia com multidetectores está agora amplamente disponível e permite uma rápida detecção de imagens de alta qualidade, fornecendo excelente resolução espacial e temporal da vasculatura e do parênquima pulmonar. A grande vantagem da angiotomografia de tórax é a visualização direta do tromboembolismo crônico, fornecendo uma projeção vascular de localização e extensão anatômica dos trombos. A angioto-

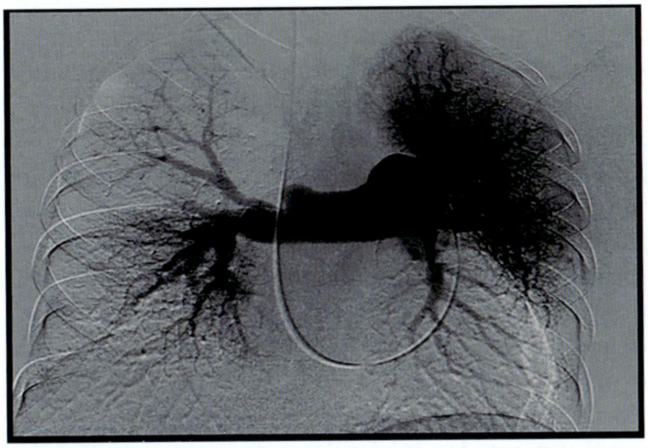

FIGURA 4.
Angiografia pulmonar na projeção panorâmica mostrando as obstruções dos vasos arteriais pulmonares do pulmão direito e do lobo inferior esquerdo, ambos sem sinais de perfusão.

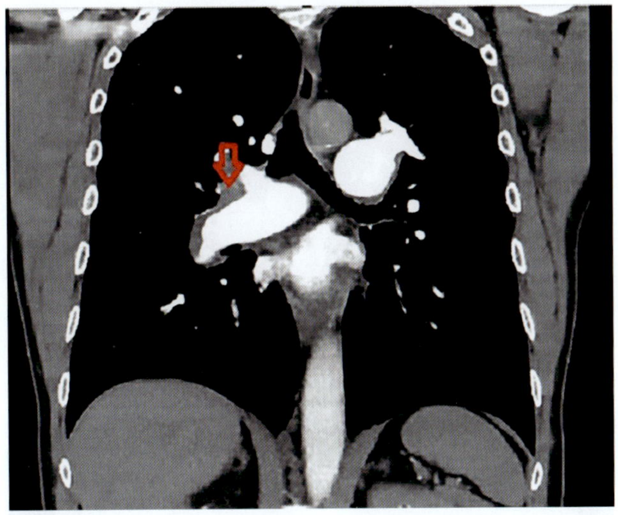

FIGURA 6.
Angio-TC de vasos pulmonares. A seta vermelha mostra trombo crônico no ramo direito da artéria pulmonar.

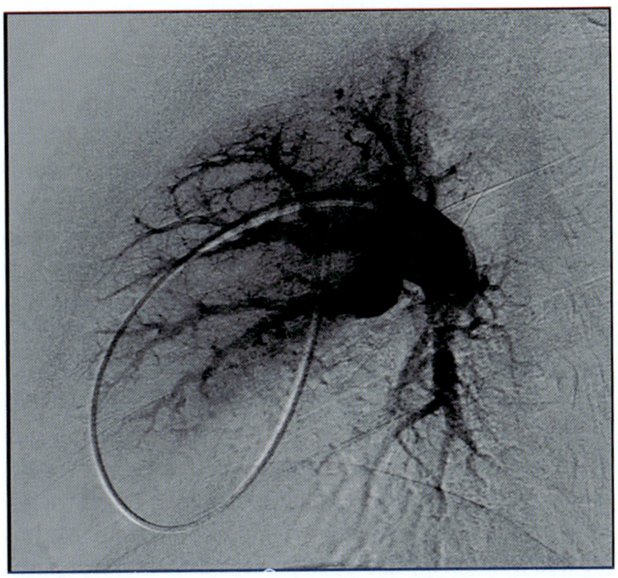

FIGURA 5.
Angiografia pulmonar de perfil esquerdo mostrando as obstruções dos vasos arteriais pulmonares do lobo inferior esquerdo, sem sinais de perfusão.

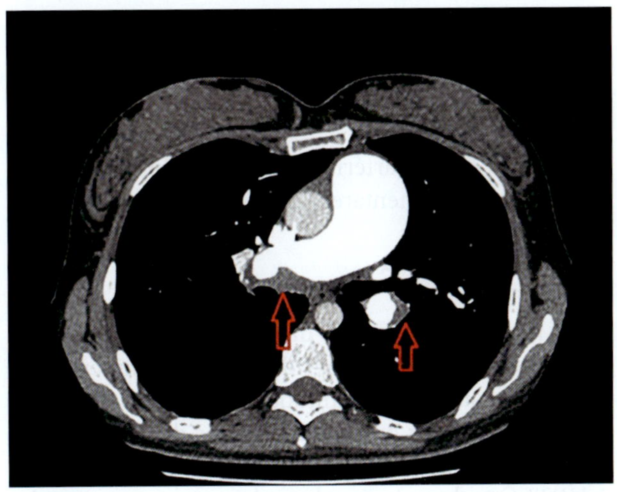

FIGURA 7.
Angio-TC de vasos pulmonares (angiotomografia de tórax para avaliar os vasos pulmonares). As setas vermelhas mostram os trombos crônicos no ramo direito e na artéria interlobar pulmonar esquerda.

mografia de tórax oferece excelente delineamento de tromboembolismo crônico proximal para avaliar a adequação e o planejamento da tromboendarterectomia pulmonar em artérias pulmonares com um diâmetro de 10 a 40 mm (Figuras 6 e 7).

As características intravasculares diretas observadas incluem defeitos do enchimento excêntrico laminado pela aderência do trombo à parede do vaso, teias/fendas/bandas na artéria pulmonar, oclusões totais crônicas (lesões em bolsa ou cônicas e vasos amputados) e trombo calcificado. A atenuação em mosaico do parênquima pulmonar é comumente encontrada na HPTEC (Figura 8).

A atenuação heterogênea do parênquima pulmonar ilustra o pulmão hipoperfundido em virtude da obstrução vascular em áreas de atenuação diminuída e perfusão normal/aumentada em áreas de atenuação normal/aumentada. A sensibilidade e a especificidade na detecção de HPTEC dependem da localização do tromboembolismo crônico e variam entre os estudos. Em uma metanálise, a sensibilidade e especificidade combinadas foram de 88 e 90% (tronco da artéria pul-

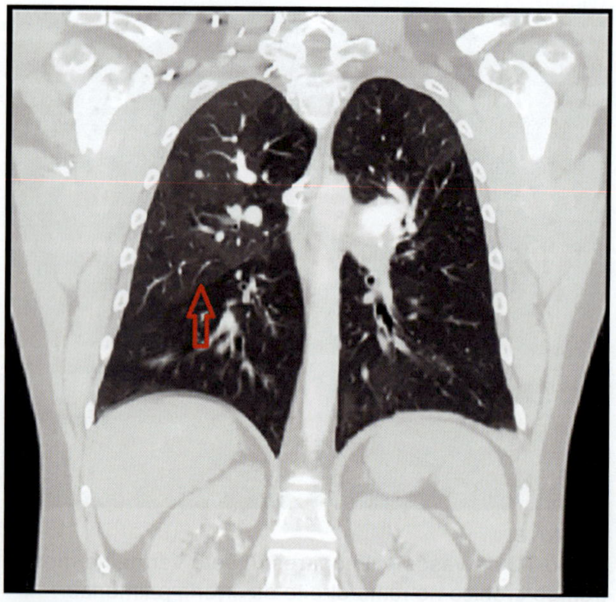

FIGURA 8.
Angio-TC dos vasos pulmonares na janela de parênquima pulmonar. A seta vermelha aponta a antenuação em mosaico de perfusão no parêquima pulmonar.

monar), 95 e 96% (artérias principais e lobares) e 88 e 89% (artérias segmentares), respectivamente.

FISIOPATOLOGIA

A manifestação inicial da HPTEC é uma embolia pulmonar aguda que progride para uma hipertensão pulmonar com uma magnitude maior que a observada na fase aguda. Por outro lado, muitos desses pacientes não apresentam os sintomas de hipertensão pulmonar. A HPTEC pode se desenvolver vários meses ou anos depois de uma embolia pulmonar aguda e em alguns casos pode ser silenciosa, apesar da anticoagulação contínua, e na falta de novos sintomas ou novos eventos agudos.

Após uma embolia pulmonar aguda, a HPTEC ocorrerá como consequência de eventos secundários dentro dos vasos pulmonares. Uma vez que a embolia não é resolvida, ocorrerão organização e fibrose do trombo, levando à obstrução vascular pulmonar e ao aumento da pressão pulmonar. A vasculatura pulmonar expressa grandes quantidades de plasmina e a fibrinólise pode ser anormal em pacientes que desenvolvem HPTEC, contribuindo para a recanalização incompleta dos vasos arteriais pulmonares. A hipertensão pulmonar persistente causa hipertrofia da camada média e hiperplasia da camada íntima da artéria pulmonar, levando ao estreitamento do lúmen vascular, aumentando ainda mais a resistência vascular. A trombose microvascular ocorre em locais em que há ruptura da íntima. As vias metabólicas da prostaciclina são interrompidas em pacientes com hipertensão pulmonar crônica, resultando em vasoconstrição pulmonar, hipercoagulabilidade e hipertrofia do músculo liso.

O aumento da expressão de endotelina-1 causa intensa vasoconstrição pulmonar e potencialização do remodelamento vascular. Os vasos arteriais pulmonares distais ao êmbolo muitas vezes permanecem inalterados enquanto a vasculatura "normal" demonstra evidência de remodelação. Esse paradoxo provavelmente ocorre porque os vasos pulmonares não afetados pelo trombo inicial são expostos a pressões arteriais pulmonares aumentadas, iniciando as alterações microvasculares características da doença. Apesar de vários mecanismos fisiopatológicos terem sido propostos para explicar o desenvolvimento da HPTEC, ainda há dúvidas porque essa condição só ocorre em uma minoria de pacientes após embolia pulmonar aguda.[10]

HISTÓRIA NATURAL

A história natural da hipertensão pulmonar tromboembólica crônica se desenvolve após um evento clínico de embolia pulmonar aguda, cujo processo evolutivo passa por um período silencioso do ponto de vista de queixa clínica e, com passar dos meses, inicia-se o quadro de dispneia. Em um terço dos pacientes que fazem a tromboendarterectomia pulmonar não há histórico prévio de embolia pulmonar aguda conhecida. Portanto, a progressão da doença pulmonar tromboembólica crônica sem intervenção terapêutica leva à falha do ventrículo direito. É importante salientar que as queixas clínicas são inespecíficas. Entretanto, na ausência de tratamento o paciente com HPTEC entra em uma progressão de doença ao longo do tempo. Muitas (se não a maioria) das doenças têm uma história natural característica, embora o período e as manifestações específicas da doença possam variar de indivíduo para indivíduo e sejam influenciadas por medidas preventivas e terapêuticas. Embora a doença não seja aparente durante o período silente, algumas alterações patológicas podem ser detectadas com métodos de imagem.[11]

O grande desafio dos pacientes com HPTEC está no diagnóstico precoce pela escassez de sintomas específicos e pela dificuldade de diferenciar a embolia aguda da HPTEC preexistente. Um detalhe que não está claro na literatura é o manejo na prática clínica de HPTEC, doença tromboembólica crônica sem hipertensão pulmonar (DTEC) e a sequela direta de embolia aguda. O tema é tão expressivo que nas últimas diretrizes sobre diagnóstico e tratamento de embolia aguda o assunto foi tratado em um capítulo exclusivamente dedicado às sequelas de longo prazo.[12]

Pacientes com DTEC e PAPm basal de 21 a 24 mmHg e apresentaram resistência vascular pulmonar (RVP) estatisticamente maior do que aqueles com PAPm ≤ 20 mmHg. As características basais foram semelhantes entre os grupos. Nenhuma coorte apresentou progressão da doença em 3 anos de acompanhamento em parâmetros não invasivos. A mortalidade ao longo do acompanhamento médio de 37 meses foi de 8%, mas principalmente atribuída a comorbidades, particularmente neoplasias malignas, um cenário totalmente diferente do observado na HPTEC.[13]

INDICAÇÃO CIRÚRGICA

Avaliação da operabilidade

Uma vez que o diagnóstico de HPTEC é confirmado, deve ser feita uma avaliação de operabilidade. Apesar da significativa morbidade e mortalidade associada, a HPTEC é potencialmente curável com a tromboendarterectomia pulmonar, portanto, todos os esforços devem ser feitos para garantir que os pacientes que se beneficiariam do procedimento possam ser identificados.

O padrão de doença tromboembólica deve ser avaliado quanto à sua acessibilidade. A localização e extensão da doença é avaliada em estudos de imagem.

Em 2004, a doença oclusiva pulmonar foi classificada em quatro tipos, segundo o grupo de San Diego, com base nos achados intraoperatórios:

- **Tipo 1:** trombo no ramo principal e nas artérias lombares pulmonares, ocorrendo em aproximadamente 20% dos casos.
- **Tipo 2:** espessamento intimal e fibrose, com ou sem trombo organizado proximal para artérias segmentares. Ocorrem em aproximadamente 70% dos casos.
- **Tipo 3:** fibrose e espessamento com ou sem trombo organizado nos vasos arteriais segmentares distais e subsegmentares, em aproximadamente 10% dos casos.
- **Tipo 4:** vasculopatia arteriolar distal microscópica intrínseca, sem trombo visível, ou doença periférica.

Mais recentemente, essa classificação foi caratecterizada em níveis anatômicos, o que pode ser observado na Tabela 1.

A doença tromboembólica de localização proximal dentro dos ramos arteriais, lobares ou segmentares pulmonares geralmente pode ser removida cirurgicamente, enquanto a doença distal, confinada aos vasos pulmonares subsegmentais, é mais difícil de dissecar e sua presença pode tornar o paciente inoperável. Em geral, a tromboendarterectomia pulmonar é mais eficaz para pacientes com doença tipo 1 ou 2; no entanto, centros de referência experientes realizam tromboendarterectomia pulmonar na doença tipo 3 beneficiando esses grupos de pacientes, embora possa haver algum grau de hipertensão pulmonar residual. Vale ressaltar que a avaliação da operabilidade com base na distribuição da doença depende da habilidade e experiência do cirurgião.[14]

TABELA 1 Classificação cirúrgica de doença tromboembólica crônica da Universidade da Califórnia em San Diego.

Níveis cirúrgicos	Localização do trombo crônico
Nível 0	Nenhuma evidência de doença tromboembólica em nenhum dos pulmões
Nível I	Trombo crônico se iniciando nos ramos arteriais principais pulmonares
Nível IC	Oclusão completa de uma artéria pulmonar principal com trombo crônico
Nível II	Trombo crônico iniciando no nível das artérias lobares ou nas principais artérias descendentes pulmonares
Nível III	Trombo crônico começando no nível das artérias segmentares
Nível IV	Trombo crônico começando no nível das artérias subsegmentares

Depois de avaliar a acessibilidade ao trombo, é importante avaliar a gravidade do comprometimento hemodinâmico correlacionando-o com a carga da doença tromboembólica. Esse comprometimento é avaliado por cateterismo cardíaco direito, analisando os dados hemodinâmicos. A maioria dos pacientes avaliados para tromboendarterectomia pulmonar apresenta anormalidades hemodinâmicas significativas como hipertensão pulmonar e resistência vascular pulmonar elevadas. É importante confirmar o grau de concordância entre a carga tromboembólica e os achados hemodinâmicos, uma vez que o comprometimento hemodinâmico fora do padrão da doença pode indicar arteriopatia periférica, o que está associado a um mau resultado cirúrgico. A extensão do comprometimento hemodinâmico também deve ser considerada, uma vez que o aumento do risco operatório foi relatado proporcional aos valores mais altos da resistência vascular pulmonar. A maior mortalidade é geralmente relatada em pacientes com resistência vascular pulmonar pré-operatória > 1.000-1.200 dyn.s.cm^{-5}. A cirurgia precoce nesses pacientes melhora os sintomas e pode prevenir o desenvolvimento de hipertensão pulmonar progressiva, justificando-se com as baixas taxas de morbidade e mortalidade relatadas nos centros com um volume cirúrgico elevado.[15]

Tomada de decisão pré-operatória

Os pacientes com diagnóstico de HPTEC devem realizar cintilografia pulmonar V/Q, arteriografia pulmonar de subtração digital, angio-TC de tórax e medidas hemodinâmicas feitas pelo cateter de Swan-Ganz que vão ajudar na avaliação da operabilidade. A discussão sobre a cirurgia é multidisciplinar, com cirurgiões cardiotorácicos, médicos pneumologistas, cardiologistas, radiologistas torácicos, anestesiologistas e intensivistas.

São informações necessárias para a discussão multidisciplinar:

- Estudos radiológicos e hemodinâmicos.
- Informações do estado funcional e comorbidades:
  - Doença pulmonar obstrutiva ou restritiva grave é uma preocupação com lesão de reperfusão e benefício mínimo esperado para restaurar a perfusão do parênquima mal ventilado.
  - Insuficiência hepática ou renal secundária à insuficiência cardíaca direita.
  - Doenças malignas são outra condição controversa, embora não o procedimento não seja absolutamente contraindicado se a expectativa for resolução com melhora da congestão venosa.
- Centros de excelência demonstraram o reparo seguro de lesões cardíacas concomitantes.

São candidatos à cirurgia os pacientes com:

- Doença tipos I e II, bem como tipo III apropriado, com material tromboembólico visível que se correlaciona com seu comprometimento hemodinâmico.
- Doença bilateral localizada nos lobos inferiores com rápida deterioração da pressão da cunha pulmonar, sendo uma boa característica prognóstica.

Pacientes inelegíveis para o procedimento cirúrgico:

- Classicamente aqueles com doença tipo IV.
- Comprometimento hemodinâmico desproporcional ao grau de material tromboembólico visível.
- RVP acentuadamente elevada associada a um padrão de doença distal.

As comorbidades usuais e a debilitação geral também devem ser consideradas antes que a cirurgia seja oferecida.[16]

TÉCNICA OPERATÓRIA

A técnica padrão utilizada na maioria dos centros foi desenvolvida na Universidade da Califórnia em San Diego (EUA), o centro que tem a maior experiência mundial. O objetivo é retirar todo o material tromboembólico organizado e tecido fibroso dos vasos arteriais pulmonares, com redução concomitante da RVP e queda da pressão arterial pulmonar, com melhora da hemodinâmica do ventrículo direito e alívio dos sintomas como consequência.[17]

Essa técnica cirúrgica possui três princípios orientadores:

- A endarterectomia deve ser bilateral, realizada por esternotomia mediana.
- A circulação extracorpórea é essencial para garantir a estabilidade cardiovascular quando a operação é realizada e para resfriar o paciente para permitir a parada circulatória.

Um campo exangue é necessário para definir um plano de endarterectomia adequado e então seguir o espécime de endarterectomia pulmonar profundamente nos vasos subsegmentares. O fluxo sanguíneo brônquico pode ser abundante nesses casos e, portanto, são necessários períodos de parada circulatória para garantir a visibilidade ideal. Os períodos de parada circulatória são limitados a 20 minutos, com restauração do fluxo entre cada parada por um mínimo de 10 minutos.

A esternotomia mediana é realizada, semelhante à cirurgia cardíaca convencional, para fornecer acesso a ambas as artérias pulmonares. Institui-se a circulação extracorpórea (CEC) com canulação da aorta ascendente e das veias cavas superior e inferior. Para garantir um campo totalmente sem sangue dentro da circulação pulmonar, há necessidade de promover hipotermia profunda e parada circulatória total. Para isso, realliza-se resfriamento do paciente após a instituição de CEC para proteger os órgãos vitais dos períodos de isquemia. O paciente é gradualmente esfriado a 18 °C durante um período de 60 a 70 minutos para garantir um esfriamento uniforme. Uma vez que o paciente está esfriado, é feita arteriotomia pulmonar direita. O plano de endarterectomia deve ser cuidadosamente identificado de modo a não ser demasiado profundo, com risco de perfuração, ou demasiado raso, o que pode resultar em dissecção incompleta (Figura 9).

A parada circulatória total é feita em hipotermia profunda, iniciada quando o sangue impede a visualização do plano de dissecção. Essa parada circulatória total pode ser feita por um período máximo de

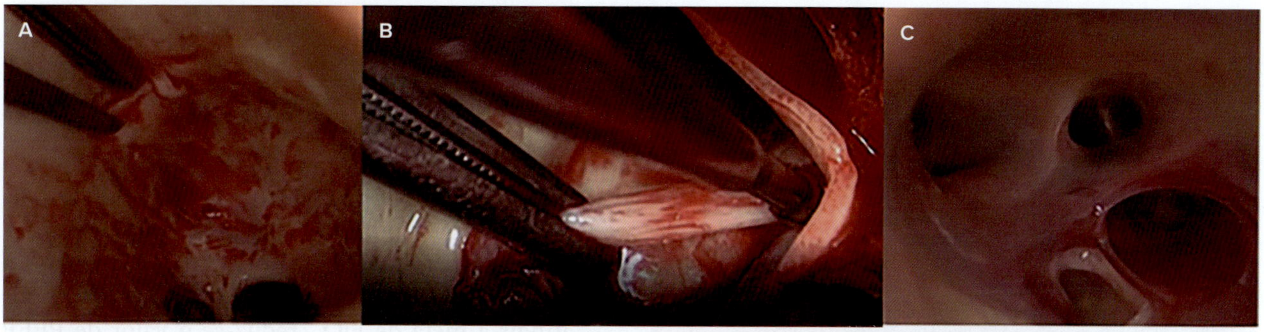

FIGURA 9.
A: trombo crônico obstruindo o lúmen dos vasos arteriais pulmonares. B: dissecção e ressecção dos trombos com movimentos de tração e contratação. C: luz da artéria pulmonar após a desobstrução.

20 minutos por vez (limitado pelo risco de isquemia cerebral). Os períodos de parada circulatória total são alternados com períodos de reperfusão de 10 minutos (Figura 10).

Após a conclusão do lado direito, o paciente é reperfundido enquanto a arteriotomia é fechada, e então o procedimento é repetido do lado esquerdo (Figura 11).

Após o término da dissecção do trombo do lado esquerdo, é feito o fechamento da arteriotomia esquerda, iniciando o aquecimento do paciente de forma controlada, progressiva e homogênea, por um período de 70 a 80 minutos. Desta forma, evitam-se as complicações neurológicas.[18] Com frequência os trombos retirados têm o formato interno da artéria pulmonar (Figura 12).

MANEJO PÓS-OPERATÓRIO

O tratamento pós-operatório de pacientes submetidos à tromboendarterectomia pulmonar é semelhante ao de outros pacientes em pós-operatório de cirurgias cardíacas e pulmonares, centrado no suporte hemodinâmico e na otimização da oxigenação e do manejo de fluidos.[19]

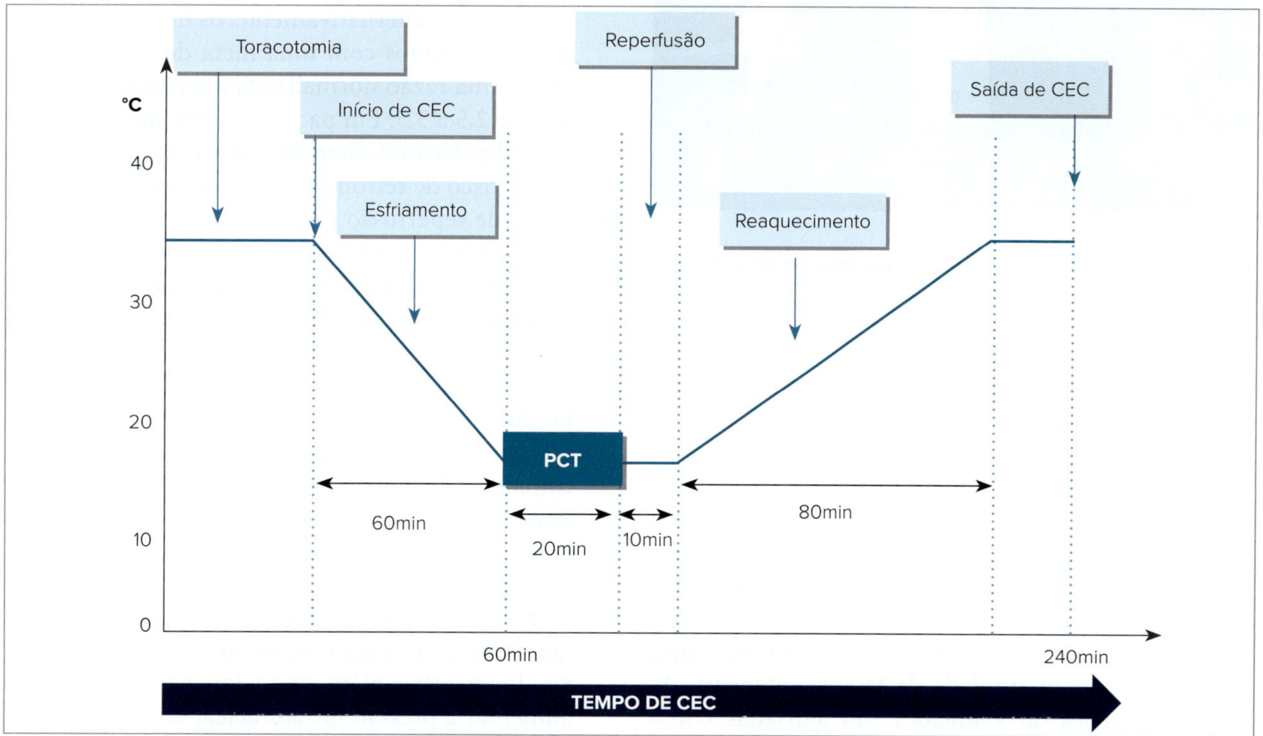

FIGURA 10.
Etapas da tromboendarterectomia pulmonar (esfriamento, parada circulatória total em hipotermia profunda e aquecimento). CEC: circulação extracorpórea; PCT: parada circulatória total.
Fonte: gráfico desenvolvido pela perfusionista Mayara Leal de Freitas.

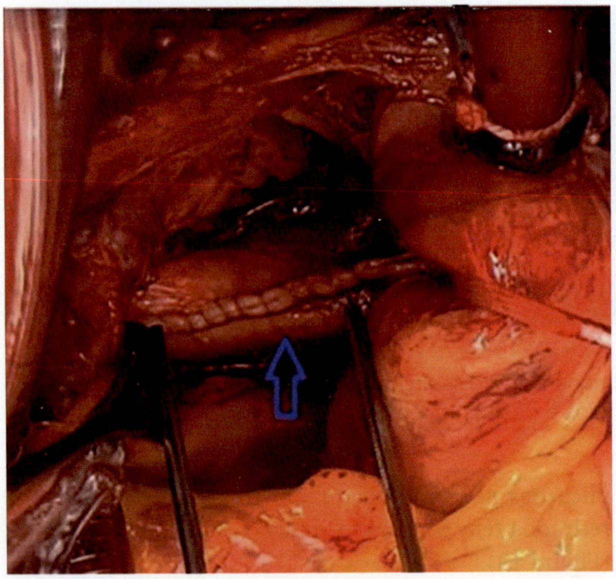

FIGURA 11.
Arteriorrafia pulmonar direita no espaço aortocaval. A seta azul mostra o ramo arterial pulmonar direito.

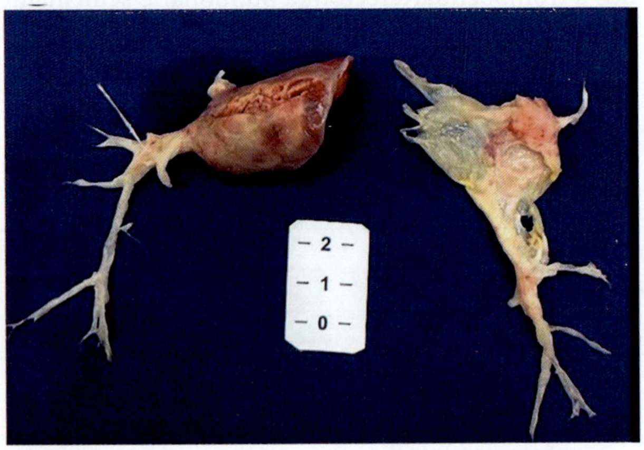

FIGURA 12.
Trombos ressecados das artérias pulmonares direita e esquerda.

Cuidados pós-operatórios da tromboendarterectomia pulmonar:

- Se possível, durante a transferência do paciente da sala de cirurgia para a unidade de terapia intensiva, deve ser usado um ventilador móvel, e a pressão expiratória final positiva (PEEP) não deve ser interrompida.
- Manutenção da ventilação mecânica no momento da admissão na unidade de terapia intensiva. As configurações do ventilador são ajustadas como FiO_2 de 60 a 80%, PEEP de pelo menos 5 e máximo de 10 cmH_2O, pressão de suporte de 12 cmH_2O, volume corrente de 6 a 8 mL/kg, frequência respiratória de 12 a 16/min. A troca gasosa desejada é alcançada obtendo pH na faixa de 7,35 a 7,45, $paCO_2$ de 4,5 a 6 kPa, paO_2 acima de 12 kPa e $SatO_2$ acima de 93% na gasometria arterial.
- Os pacientes permanecem intubados durante a noite para permitir o monitoramento cuidadoso de oxigenação, equilíbrio de fluidos e sangramento.
- Ao desmamar o paciente do ventilador, reduz-se o valor de FiO_2 em 10% a cada 1 a 2 h até 40%. Após atingir a meta de FiO_2, reduz-se o valor de PEEP em 1 a cada hora, até o máximo de 3 cmH_2O. Após o paciente começar a respirar espontaneamente, muda-se do modo SIMV para o modo de suporte espontâneo. Se todas as etapas progredirem com sucesso e os valores da gasometria arterial não piorarem, prossegue-se para a extubação.
- Os pacientes recebem suporte hemodinâmico com dopamina e estimulação atrial, com um índice cardíaco objetivo de 2 a 3 L/min/m^2, pois um índice cardíaco > 3 L/min/m^2 pode estar associado ao desenvolvimento de edema pulmonar de reperfusão.
- A anticoagulação com gotejamento de heparina é iniciada em poucas horas, desde que o sangramento seja mínimo. A terapia de anticoagulação e os níveis-alvo são ditados pela presença de uma condição hipercoagulável subjacente, bem como pelo risco de retrombose. O tempo de tromboplastina parcial (PTT) alvo é tipicamente de 60 a 80 segundos; alternativamente, os níveis de anti-Xa são monitorados com uma meta de 0,35 a 0,7 U/mL, e uma razão normalizada internacional (RNI) alvo de 2,5 a 3,5. Em pacientes com anticorpos antifosfolipídeos ou doença unilateral, que estão em maior risco de retrombose, a RNI alvo é de 3 a 4.
- Lesão de reperfusão e edema pulmonar associado estão entre as complicações mais importantes do período pós-operatório. É importante manter o balanço hídrico negativo absoluto nas primeiras 24 horas. Não se deve administrar terapia de manutenção com fluidos cristaloides. Se a reposição de fluidos for obrigatória, deve-se optar por transfusão de sangue autólogo ou reposição com fluidos coloides. O objetivo do balanço hídrico negativo deve ser alcançado com infusão de diuréticos ou doses intermitentes de diuréticos.
- Qualquer intervenção que possa levar à disfunção ventricular direita deve ser evitada; portanto, a dor que pode causar RVP, sedação insuficiente, hipóxia, hipercarbia, além de qualquer fator que possa aumentar a pressão intratorácica, devem ser minimizados.
- Na síndrome do roubo pulmonar, períodos transitórios de hipóxia ocorrem pelo aumento do fluxo

sanguíneo para as áreas recém-perfundidas. Essa complicação regride após um tempo com a remodelação do leito vascular pulmonar.

- O sangramento pulmonar é uma complicação rara, mas das mais assustadoras. As complicações de sangramento aumentam em razão da dificuldade cirúrgica, especialmente em doenças subsegmentares com alta RVP pré-operatória. Sangramentos menores regridem com tratamentos conservadores, como aumento de PEEP, vasoconstritores tópicos e correção de coagulopatias. Em hemorragias com risco à vida envolvendo áreas maiores, é necessário bloquear o pulmão sangrante e remover o sangue do pulmão saudável. O suporte de ECMO deve ser considerado para dar tempo para o trauma vascular cicatrizar.
- Hipertensão pulmonar persistente pode ocorrer como resultado dessas complicações ou pode resultar de endarterectomia cirurgicamente inadequada. Embora tratamentos conservadores sejam aplicados para esses pacientes, o suporte de oxigenação por membrana extracorpórea (ECMO) pode ser necessário.[19]

RESULTADOS E COMPLICAÇÕES

Os resultados do procedimento de tromboendarterectomia pulmonar para tratar os pacientes com HPTEC nos centros experientes melhoraram significativamente nas últimas décadas. A mortalidade pós-operatória dos procedimentos é de 2% nos centros com equipes dedicadas e rotinas multidisciplinares. A mortalidade no pós-operatório até 30 dias pode variar entre 5 e 8%, dependendo da experiência do cirurgião e do serviço clínico-cirúrgico. É importante entender a estratificação da HPTEC e sua hemodinâmica no pré e pós-operatório para dimensionar a mortalidade. Por exemplo, RVP > 500 dynas no pós-operatório terá uma mortalidade de 10 a 30%, enquanto RVP < 500 dynas no pós-operatório terá uma mortalidade de 1 a 2%. A queda da pressão pulmonar no pós-operatório tem sido relatada como preditor mais importante da sobrevida a longo prazo.

Os benefícios da sobrevivência dos pacientes com HPTEC no pós-operatório em longo prazo e na melhora da qualidade de vida são continuamente expressivos. A sobrevida geral dos pacientes em 1, 3, 5 e 10 anos foi demonstrada como 86-93%, 84-91%, 79-89% e 72-82%, respectivamente, em centros que fizeram seguimentos de longo prazo. Os pacientes com HPTEC submetidos à tromboendarterectomia pulmonar estão associados a uma grande melhora clínica e fisiológica. Após a recuperação perioperatória, a grande maioria retorna para classes funcionais I e II. A sobrevida desses pacientes em 5 anos é superior a 90%, em uso de anticoagulante via oral (Figura 13).[20,21]

Complicações pós-operatórias mais comuns:

- Lesão pulmonar de reperfusão é uma das complicações mais comuns no pós-operatório de tromboendarterectomia pulmonar, ocorrendo em 5 a 20% dos pacientes. A lesão pode ser estratificada para estabelecer estratégias terapêuticas. Em alguns casos, podem haver a necessidade do uso de ECMO.
- Hipertensão pulmonar residual, que em parte dos casos é limitada ao período inicial: é vista nos pacientes com lesão pulmonar de reperfusão ou pacientes com doença periférica ou lesão microvascular extensa.[2]
- A hemorragia das vias aéreas é uma complicação do pós-operatório da tromboendarterectomia pulmonar cujos mecanismos fisiopatológicos não estão totalmente esclarecidos. Entre os mecanismos estão: trauma cirúrgico durante dissecções complexas, friabilidade de vasos endarterectomizados, aumento da permeabilidade capilar pela perfusão restaurada e sangramento de artérias colaterais sistêmico-pulmonares. A incidência de hemorragia das vias aéreas no pós-operatório de tromboendarterectomia pulmonar é de 0,5 a 5%, com uma taxa de mortalidade associada de 50 a 70%.[23,24] A Figura 14 demonstra a experiência do nosso serviço (InCor-HCFMUSP).

PERSPECTIVAS

Os avanços na última década foram importantes para inovar as terapêuticas, dando aos pacientes a oportunidade de serem operados e melhorarem sua qualidade de vida.

São alguns dos avanços:

- A técnica cirúrgica em relação a pacientes com trombos distais. Centros com maiores números de casos conseguiram realizar o procedimento com sucesso, nesses pacientes que no passado não seriam elegíveis.
- O desenvolvimento de instrumentos cirúrgicos que permitem a visualização do trombo distal com sua ressecção.
- A nova classificação cirúrgica desenvolvida na Universidade da Califórnia em San Diego leva em conta níveis anatômicos comprometidos pelos trombos. Essa classificação facilita a estratégia cirúrgica por permitir precisão da localização.

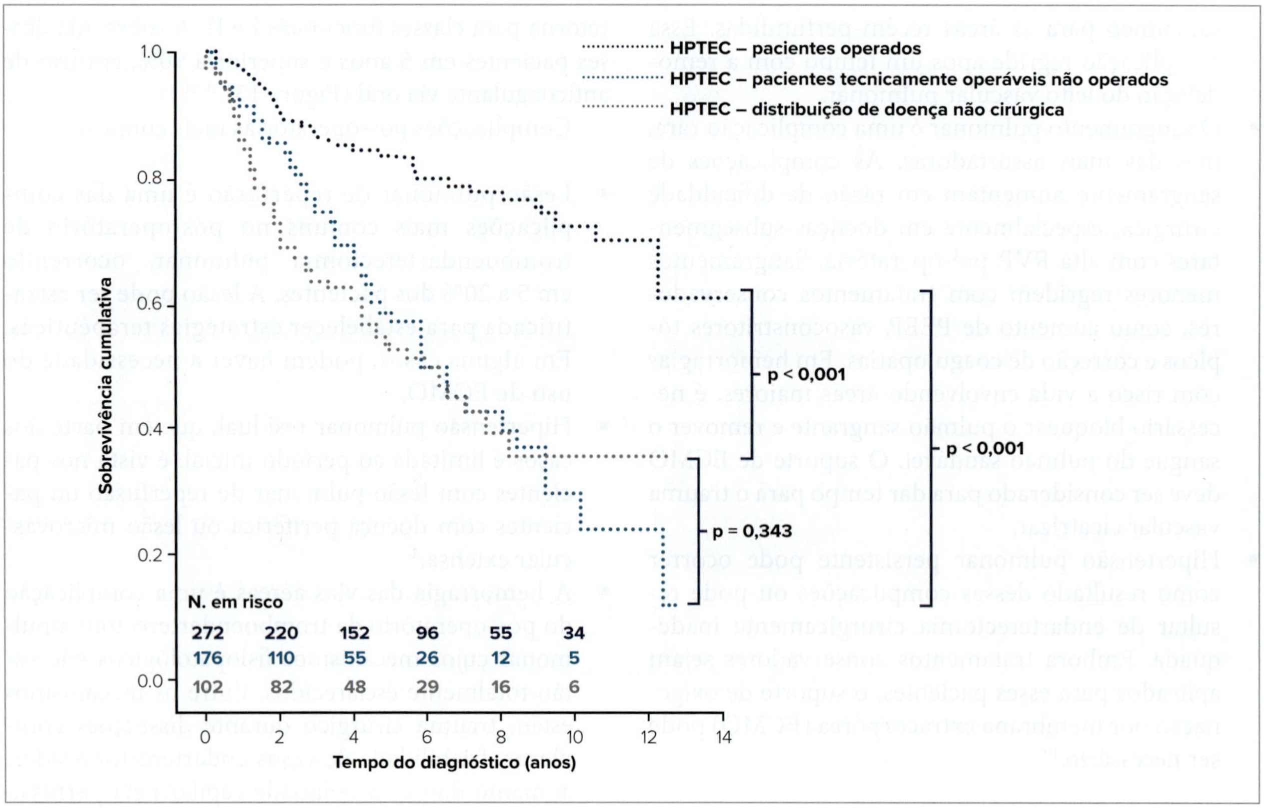

FIGURA 13.
Sobrevida dos pacientes com mais 10 anos de seguimento entre os operados e não operados. Observa-se que a sobrevida dos pacientes operados apresenta resultados significativamente melhores.
Fonte: Quadery et al., 2018.[22]

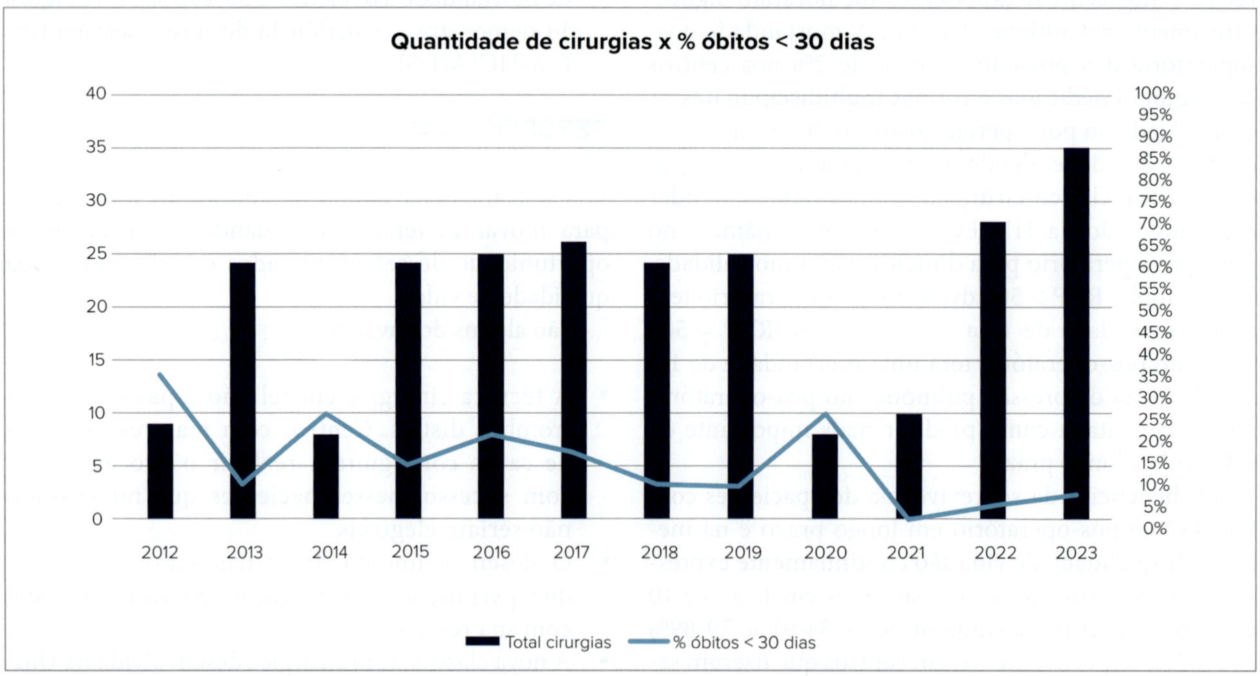

FIGURA 14.
Resultados da tromboendarterectomia pulmonar do InCor-HCFMUSP. As colunas demonstram o número de operações realizadas. A linha azul-clara demonstra a mortalidade em 30 dias, que apresentou importante redução nos últimos anos. A redução do número de operações nos anos de 2020 e 2021 ocorreu em razão da pandemia de Covid-19.

- Medicações específicas para o tratamento da HPTEC, que ajudam a melhorar a condição hemodinâmica e tornam possível a terapêutica cirúrgica.
- A aplicabilidade da terapêutica trimodal (tromboendarterectomia pulmonar, angioplastia pulmonar por balão e medicação específica para hipertensão pulmonar), que leva a estratégias específicas para cada paciente.
- Outros avanços sensíveis são no manejo pós-operatório com protocolos que visam ao entendimento da fisiopatologia da HPTEC e ao cuidado com o ventrículo direito.

REFERÊNCIAS

1. Humbert M, Kovacs G, Hoeper MM, Badagliacca R, Berger RMF, Brida M, et al.; ESC/ERS Scientific Document Group. 2022 ESC/ERS pulmonary hypertension guidelines incorporate changes and adaptations focusing on clinical management. Eur Respir J. 2022;61(1):2200879.
2. Teerapuncharoen K, Bag R. Chronic thromboembolic pulmonary hypertension. Lung. 2022;200(3):283-99.
3. Ikeda N, Chatani R, Kaneda K, Nishimoto Y, Kobayashi Y, Ikeda S, et al.; The COMMAND VTE Registry-2. Incidence of chronic thromboembolic pulmonary hypertension after pulmonary embolism in the era of direct oral Anticoagulants: from the COMMAND VTE Registry-2. J Am Heart Assoc. 2024;13(21):e035997. doi: 10.1161/JAHA.124.035997.
4. Kandathil A, Chamarthy M. Pulmonary vascular anatomy & anatomical variants. Cardiovasc Diagn Ther. 2018;8(3):201-7.
5. Moore J, Altschul E, Remy-Jardin M, Raoof S. Chronic thromboembolic pulmonary hypertension: clinical and imaging evaluation. Clin Chest Med. 2024;45(2):405-18.
6. Madani MM, Wiedenroth CB, Jenkins DP, Fadel E, Perrot M. Pulmonary thromboendarterectomy: the potentially curative treatment of choice for chronic thromboembolic pulmonary hypertension. Ann Thorac Surg. 2025;119(4):756-67.
7. Moore J, Altschul E, Remy-Jardin M, Raoof S. Chronic Thromboembolic Pulmonary Hypertension: Clinical and Imaging Evaluation,Clinics in Chest Medicine,Volume 45, Issue 2,2024,Pages 405-418
8. Ha S, Han S. The role of lung ventilation/perfusion scan in the management of chronic thromboembolic pulmonary hypertension. Nucl Med Mol Imaging. 2024;58(7):449-58.
9. Humbert M, Kovacs G, Hoeper MM, Badagliacca R, Berger RMF, Brida M, et al.; ESC/ERS Scientific Document Group. 2022 ESC/ERS Guidelines for the diagnosis and treatment of pulmonary hypertension. Eur Heart J. 2022;43:3618-731.
10. Inácio Cazeiro D, Azaredo Raposo M, Guimarães T, Lousada N, Jenkins D, R Inácio J, et al. Chronic thromboembolic pulmonary hypertension: a comprehensive review of pathogenesis, diagnosis, and treatment strategies. Rev Port Cardiol. 2025;44(2):121-37.
11. White F. Application of disease etiology and natural history to prevention in primary health care: a discourse. Med Princ Pract. 2020;29(6):501-13. doi: 10.1159/000508718.
12. Lang IM, Campean IA, Sadushi-Kolici R, Badr-Eslam R, Gerges C, Skoro-Sajer N. Chronic thromboembolic disease and chronic thromboembolic pulmonary hypertension. Clin Chest Med. 2021;42(1):81-90.
13. Reddy SA, Swietlik EM, Robertson L, Michael A, Boyle S, Polwarth G, et al. Natural history of chronic thromboembolic pulmonary disease with no or mild pulmonary hypertension. J Heart Lung Transplant. 2023;42(9):1275-85.
14. Kim NH, Delcroix M, Jais X, Madani MM, Matsubara H, Mayer E, et al. Chronic thromboembolic pulmonary hypertension. Eur Respir J. 2019;53(1):1801915.
15. Poch D, Pretorius V. Pulmonary endarterectomy: assessment of operability, surgical description, and post-op care. Advances in Pulmonary Hypertension. 2014;12(4):186-92.
16. Madani MM, Higgins JR. Pulmonary thromboendarterectomy: patient selection, techniques, outcomes, and recent advances. Advances in Pulmonary Hypertension. 2022;21(3):73-82.
17. Fernandes TM, Kim NH, Kerr KM, Auger WR, Fedullo PF, Poch DS, et al. Distal vessel pulmonary thromboendarterectomy: results from a single institution. J Heart Lung Transplant. 2023;42(8):1112-9.
18. Opitz I, Perrot M. Technique of pulmonary thromboendarterectomy. Oper Tech Thorac Cardiovasc Surg. 17(3):168-80.
19. Jenkins DP, Martinez G, Salaunkey K, Reddy SA, Pepke-Zaba J. Perioperative management in pulmonary endarterectomy. Semin Respir Crit Care Med. 2023;44(6):851-65.
20. Şimşek M, Kuplay H, Selcuk N, Timur B, Kudsioğlu T, Orhan G. Anesthesia management in pulmonary thromboendarterectomy and our single center experience. South Clin Ist Euras. 2022;33(4):366-72.
21. Vekstein AM, Nellis JR, McCartney SL, Haney JC. Surgical management of chronic thromboembolic pulmonary hypertension. Cardiol Clin. 2022;40(1):89-101. doi: 10.1016/j.ccl.2021.08.008.
22. Quadery SR, Swift AJ, Billings CG, Thompson AAR, Elliot CA, Hurdman J, et al. The impact of patient choice on survival in chronic thromboembolic pulmonary hypertension. Eur Respir J. 2018;52(3):1800589. doi: 10.1183/13993003.00589-2018.
23. Orhan G, Kuplay H, Selçuk N, Sert S, Yıldırımtürk Ö. Surgical results of chronic thromboembolic pulmonary endarterectomy in our recently developed program. Turk Gogus Kalp Damar Cerrahisi Derg. 2021;29(3):295-303. doi: 10.5606/tgkdc.dergisi.2021.21234.
24. Kabadi AA, Fernandes TM, Papamatheakis DG, Poch DS, Kim NH, Yang JZ, et al. Airway hemorrhage complicating pulmonary thromboendarterectomy: risk factors and outcomes. Ann Thorac Surg. 2023;116(1):121-8. doi: 10.1016/j.athoracsur.2022.11.003.

57

Suporte circulatório mecânico de longo prazo e coração artificial total

Luiz Fernando Kubrusly
Marcela da Cunha Sales
Fernando Antonio Lucchese

INTRODUÇÃO

As doenças cardiovasculares lideram as causas de morte em todo o mundo e, pela primeira vez na história, essa liderança independe da situação socioeconômica dos países. Considerando-se o envelhecimento da população mundial, apesar das condutas médicas e epidemiológicas, espera-se que essa prevalência se mantenha ou até aumente nas próximas décadas.[1]

Segundo dados de 2023 da Organização Mundial de Saúde (OMS), durante os anos de 2020 a 2022 houve quase 7 milhões de óbitos por Covid-19 no mundo, com a repercussão médica a que todos nós assistimos. Apenas no ano de 2019, segundo os mesmos dados da OMS, houve quase 18 milhões de óbitos por doenças cardiovasculares. Ou seja, pouco mais de 30% da população do mundo morre por doença cardiovascular, independentemente da situação socioeconômica desses países.[1]

A insuficiência cardíaca congestiva (ICC) está entre essas doenças. Nos Estados Unidos, há cerca de 6 milhões de pacientes portadores de ICC com previsão de 8 milhões para 2030. Além disso, estimam-se 400 mil óbitos por ano nos EUA e 1,5 milhão de óbitos por ano em todo o mundo.[2]

No Brasil, a cada ano, surgem 250 mil novos casos de insuficiência cardíaca. Apesar dos progressos terapêuticos, em especial na área da Farmacologia, em 8 a 10 anos esses pacientes estarão na última classe funcional (classe IV), com prognóstico de sobrevida inferior a 20% nos dois anos seguintes a esse diagnóstico, segundo o Datasus.

O tratamento ideal para esses pacientes é o transplante cardíaco (TC). O Brasil foi um dos países pioneiros no TC, lembrando que o primeiro transplante cardíaco no mundo foi realizado por Cristiaan Barnard em dezembro de 1967, na Cidade do Cabo, e apenas 5 meses após este procedimento, o Professor Euryclides de Jesus Zerbini, em maio de 1968, no Hospital de Clínicas da Universidade de São Paulo, realizava o primeiro transplante no Brasil e da América Latina.

Infelizmente, apesar dos excelentes resultados clínicos do transplante nos dias de hoje, e apesar de todo esforço no mundo para o incremento do número de doadores, há uma evidente desproporção entre o número de doadores e o de receptores. Como mencionado, apenas no Brasil são 250 mil novos casos de IC por ano e, em todo o mundo, ocorrem entre 5 e 6 mil TC, segundo dados da Society of Thoracic Surgeons (Figura 1). Infelizmente, por diversas razões esses números podem apresentar algum incremento, mas nada significativo que melhore essa relação entre número de novos pacientes com insuficiência cardíaca e o número de transplantes cardíacos no mundo.[3]

O avanço da medicina cardiovascular, incorporando novas tecnologias na área de Bioengenharia, tem permitido a criação de soluções mecânicas para pacientes com insuficiência cardíaca terminal. Entre essas inovações, o suporte circulatório mecânico de longo prazo (SCM) e o desenvolvimento do coração artificial total (CAT) se destacam, proporcionando melhorias significativas na sobrevida e na qualidade de vida desses pacientes.[4,5]

HISTÓRICO E EVOLUÇÃO

O conceito de suporte mecânico para o coração teve seus primeiros passos no início do século XX. No entanto, as primeiras tentativas de criar dispositivos de assistência ventricular (DAV) enfrentaram muitos desafios, incluindo o grande volume, a falta de biocompatibilidade e as altas taxas de complicações.[4]

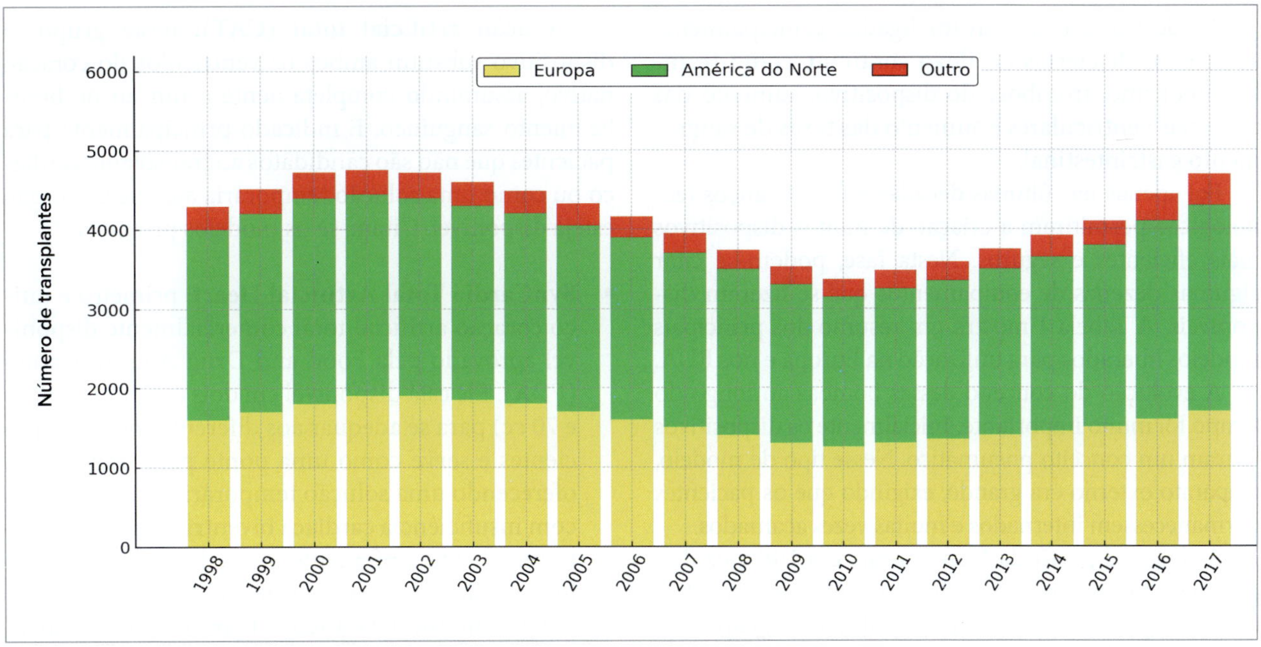

FIGURA 1.
Estatísticas relativas ao transplante cardíaco em adultos.
Fonte: adaptada de Society of Thoracic Surgeons.

Akutsu, em 1957, desenvolveu e implantou experimentalmente um coração artificial pela primeira vez em um cão. O animal sobreviveu por 90 minutos.

Em 1966, o Dr. Michael DeBakey, em Houston, implantou com sucesso o primeiro coração artificial em um humano. Tratava-se de uma paciente de 37 anos, que estava sendo submetida a uma troca valvar aórtica e não apresentava condições hemodinâmicas na saída de circulação extracorpórea quando foi implantado um dispositivo pneumático para um *bypass* átrio esquerdo – aorta descendente. A paciente foi mantida em assistência por 10 dias e, após remoção do dispositivo, recebeu alta hospitalar.

Em 1969, o Dr. Denton Cooley fez o primeiro implante de coração artificial como ponte para transplante. O dispositivo manteve o paciente vivo em condições adequadas por 64 horas, sendo então transplantado. Após 12 horas de transplante, o paciente foi a óbito com pneumonia por *Pseudomonas*.

A partir desses dois procedimentos, iniciou-se um longo processo de criação de dispositivos. O desenvolvimento de materiais biocompatíveis e a miniaturização dos componentes eletrônicos foram marcos fundamentais na evolução dos dispositivos de assistência ventricular e do coração artificial total.

A década que se seguiu a esses dispositivos iniciais de DeBakey e Cooley se caracterizou pelo uso de sistemas paracorpóreos, de dimensões grandes e que obrigavam o paciente a permanecer no leito ou deambulando dentro de hospitais. Experiências como o HeartMate elétrico e o Novacor, também elétrico, foram bastante animadoras, tendo como resultados pacientes permanecendo por até 2 anos com o dispositivo, porém de forma intra-hospitalar.

No Brasil, houve experiências exitosas com dispositivos chamados paracorpóreos. Cite-se a experiência com os dispositivos InCor, em São Paulo, o do Instituto Dante Pazzanese, e o Dispositivo BVS, do Hospital de Messejana, em Fortaleza, entre outros.

Foi em 1988 que ocorreu uma quebra de paradigma.[6] O conceito de que o enchimento sanguíneo (perfusão) orgânica deveria ser feito durante a pressão diastólica foi parcialmente desfeito quando Richard K. Wampler desenvolveu um fuso rotatório, axial e criado a partir do princípio do parafuso de Arquimedes, capaz de produzir fluxos axiais contínuos de até 4,5 L/min, com rotações elevadas de até 25 mil RPM. A bomba Hemopump era inserida dentro do ventriculo esquerdo e, através da valva aórtica, jogava o sangue na aorta ascendente. Infelizmente a quebra do cabo coaxial (que era muito longo) levou à paralisação de sua utilização. Mas o conceito estava implantado e pode-se afirmar que a partir desse conceito de bomba axial foi criada boa parte dos modelos de suporte circulatório totalmente implantáveis hoje existentes.

As vantagens dos dispositivos de fluxo contínuo foram, entre outras, reduzir as complicações dos sistemas anteriores, menor anticoagulação, aumento da durabilidade das bombas, custo mais baixo e considerável aumento da liberdade de movimento dos pacientes, tornando-os inclusive pacientes ambulatoriais.

As desvantagens estavam ligadas principalmente aos efeitos deletérios do fluxo contínuo, como tromboembolismo, trombose do dispositivo, aumento das arritmias ventriculares e aumento das taxas de sangramento gastrintestinal.

Foi apenas nas últimas décadas que os avanços tecnológicos permitiram a criação de muitos dispositivos mais eficientes e seguros. Nesta fase, podem-se citar algumas dezenas de equipamentos que se fizeram disponíveis. A Tabela 1 mostra um resumo dos principais modelos liberados para utilização na Europa e nos EUA.

A evolução do conceito dessas bombas ao longo do tempo foi muito importante. Inicialmente os dispositivos usaram um conceito pneumático. Nesse tipo de modelo, o aparato externo era grande, exigindo que os pacientes permanecessem internados e muitas vezes acamados.

A seguir, a partir da Hemopump, em 1988, os dispositivos foram desenvolvidos com o conceito totalmente implantável com fluxo axial. Neste grupo encontram-se dispositivos como HeartMate II, Berlin Incor, Jarvik 2000, Impella e outros.

Iniciou-se a tendência dos modelos de bomba com fluxo centrífugo, como o HeartWare e o HeartMate III. Recentemente a tecnologia levitacional (MagLev) trouxe uma tendência mundial para esses modelos, com menores índices de complicações de trombose ou sangramento.

CLASSIFICAÇÃO DOS DISPOSITIVOS

Dispositivos de assistência ventricular: esses dispositivos podem auxiliar o ventrículo esquerdo (DAVE), o ventrículo direito (DAVD) ou ambos (DABiv). Eles são usados como ponte para transplante, terapia de destino ou ponte para recuperação.[5,7]

- **DAVE:** os dispositivos de assistência ventricular esquerda são os mais comumente utilizados. Eles auxiliam o ventrículo esquerdo a bombear sangue para o corpo. Exemplos populares incluem o HeartMate III e o HVAD. Estes dispositivos são indicados para pacientes com insuficiência ventricular esquerda grave.
- **DAVD:** os dispositivos de assistência ventricular direita são usados para ajudar o ventrículo direito, embora sejam menos comuns que os DAVE. Eles são indicados em casos de insuficiência ventricular direita isolada ou como suporte pós-implante de um DAVE.
- **DABiv:** os dispositivos de assistência biventricular combinam suporte aos ventrículos esquerdo e direito e são usados em casos de insuficiência biventricular severa. Eles proporcionam uma solução para pacientes que necessitam de suporte completo para ambos os ventrículos.

Coração artificial total (CAT): neste grupo, o dispositivo substitui ambos os ventrículos do coração nativo, assumindo completamente a função de bombeamento sanguíneo. É indicado principalmente para pacientes que não são candidatos ao transplante cardíaco ou como uma solução temporária até que um órgão esteja disponível. Citam-se os modelos principais:[4,8]

- **SynCardia Total Artificial Heart:** primeiro e único coração artificial total comercialmente disponível aprovado pela Food and Drug Administration (FDA). Ele está disponível em dois tamanhos (50 cc e 70 cc) para se adequar aos diferentes perfis de pacientes e serve como uma ponte para transplante, oferecendo uma solução temporária para pacientes com insuficiência cardíaca biventricular em estágio terminal. Até o momento, mais de 2 mil implantes foram realizados em mais de 20 países.
- **BiVACOR Total Artificial Heart:** dispositivo idealizado e implantado pelo Texas Heart Institute, está em fase de ensaios clínicos e promete ser uma solução em longo prazo para substituir a função total do coração nativo do paciente. Atualmente, a BiVACOR está trabalhando com várias instituições e hospitais ao redor do mundo para avançar no desenvolvimento e na comercialização deste dispositivo para os próximos anos.
- **Carmat Aeson Total Artificial Heart:** da empresa Carmat, o Aeson é projetado para substituir ambos os ventrículos do coração nativo e é indicado como uma ponte para transplante em pacientes com insuficiência cardíaca biventricular em estágio terminal. Este dispositivo utiliza superfícies bioprotéticas, de material bovino e mecânico, para melhorar a hemocompatibilidade e reduzir o risco de hemorragias e coágulos. Foi aprovada na União Europeia em 2020 e em estudos clínicos na América do Norte. Uma característica que diferencia o Carmat Aeson é seu modo automático, que ajusta o fluxo sanguíneo com base nos níveis de atividade do paciente. Outro ponto bastante significativo é que ele é relativamente compacto, o que permite seu implante em pacientes com caixas torácicas menores, como mulheres.

EXPERIÊNCIA NACIONAL COM O K PUMP MACK

Desde 1997 o grupo do Instituto do Coração de Curitiba vem trabalhando no desenvolvimento de um coração artificial totalmente implantável, capaz de dar assistência circulatória de até 6 L/min com um *bypass* ventrículo esquerdo-aorta ascendente, com bomba centrífuga. O sistema é totalmente implantável, permitindo plena mobilidade do paciente (Figura 2).

Desde o final de 2023, o projeto vem sendo desenvolvido em parceria com o Instituto Mackenzie de Pesquisas em Grafeno e Nanotecnologias (MackGraphe) e com as escolas de engenharia do Mackenzie.

O grande incremento ao projeto está sendo o desenvolvimento da tecnologia 5G para o controle desses equipamentos implantados em pacientes, inclusive com a possibilidade da intervenção a distância.

A principal característica do K Pump Mack é a previsão de produção de um dispositivo de assistência circulatória mecânica, com preço compatível para utilização no Sistema Único de Saúde (SUS) no Brasil.

AVALIAÇÃO E CRITÉRIOS DE SELEÇÃO

A seleção de pacientes para suporte circulatório mecânico em longo prazo é um processo complexo, que requer uma avaliação cuidadosa de diversos fatores clínicos e prognósticos:[5,9]

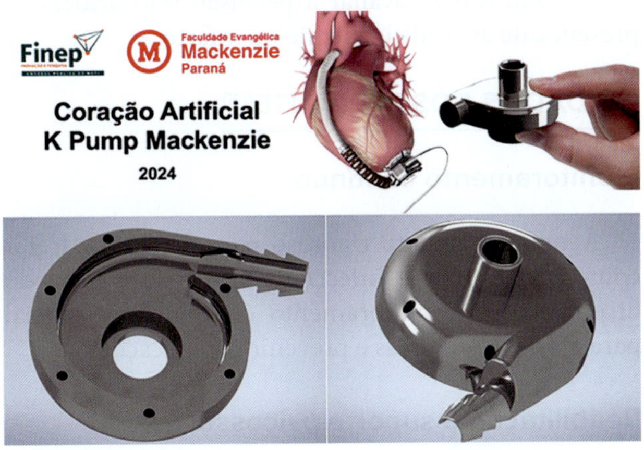

FIGURA 2.
Dispositivo de assistência ventricular K Pump Mack com fomento da Financiadora de Estudos e Projetos (Finep).

TABELA 1 Dispositivos de suporte circulatório temporário disponíveis na Europa e nos Estados Unidos.

Tipo de suporte	Pulsátil	Não pulsátil
Extracorpóreo		
Tempo curto	Não disponível	TandemHeart PTVA
Tempo prolongado	EXCOR®	CentriMag
		Abiomed Impella
Intracorpóreo		
Tempo prolongado	SynCardia	DeBakey VAD
	BiVACOR	HeartMate II LVAD
	Carmat Aeson	Jarvik 2000
		HeartWare HVAD
		HeartMate 3

Insuficiência cardíaca terminal: pacientes com insuficiência cardíaca em estágio terminal que não respondem a tratamentos convencionais são os principais candidatos para esses dispositivos.

Contraindicações ao transplante: pacientes que não são candidatos ao transplante cardíaco em virtude de idade avançada, comorbidades ou falta de doadores adequados podem se beneficiar de DAV ou CAT.

Expectativa de vida e qualidade de vida: é essencial avaliar o impacto do dispositivo na sobrevida e na qualidade de vida do paciente, considerando suas condições clínicas, suas preferências pessoais e expectativa de vida.

COMORBIDADES QUE PODEM RESULTAR EM CONTRAINDICAÇÃO

A utilização de dispositivos de suporte circulatório ou de corações artificiais totais pode ser contraindicada em pacientes com certas comorbidades em razão do aumento do risco e da redução da eficácia do tratamento. As principais comorbidades que contraindicam esses dispositivos incluem:[9]

- **Insuficiência renal crônica grave:** pacientes com insuficiência renal grave, especialmente aqueles em diálise, apresentam um risco aumentado de complicações relacionadas ao dispositivo, incluindo infecções e problemas de coagulação.
- **Insuficiência hepática grave:** doenças hepáticas avançadas podem afetar a coagulação sanguínea e a cicatrização, além de aumentar o risco de hemorragias e outras complicações pós-operatórias.
- **Doenças pulmonares graves:** condições como a doença pulmonar obstrutiva crônica (DPOC) grave e a hipertensão pulmonar severa podem limitar a capacidade de recuperação e de suporte ao paciente após a cirurgia.
- **Infecções ativas:** a presença de infecções ativas graves, como septicemia, aumenta significativamente o risco de infecção do dispositivo, o que pode ser fatal.
- **Distúrbios de coagulação:** pacientes com distúrbios graves de coagulação têm um risco aumentado de sangramento ou formação de coágulos, o que pode comprometer a função do dispositivo e a recuperação do paciente.
- **Doenças neurológicas graves:** condições neurológicas graves, como acidente vascular cerebral recente ou doenças neurodegenerativas avançadas, podem impactar negativamente a recuperação e a reabilitação pós-implante.
- **Câncer ativo:** pacientes com câncer ativo têm um prognóstico limitado e podem não ser candidatos

ideais para dispositivos de suporte circulatório ou coração artificial total em virtude do risco de disseminação do câncer e complicações relacionadas.

- **Problemas psicológicos ou psiquiátricos graves:** distúrbios mentais graves que impedem a cooperação do paciente com os cuidados pós-operatórios podem ser uma contraindicação, já que a adesão ao tratamento e a manutenção do dispositivo são essenciais.
- **Expectativa de vida limitada por outras condições:** pacientes cuja expectativa de vida é significativamente limitada por outras condições não cardíacas também podem não se beneficiar de um procedimento tão invasivo.

PROCESSO DE SELEÇÃO[9]

Avaliação multidisciplinar

Envolve cardiologistas, cirurgiões, especialistas em insuficiência cardíaca e outros profissionais de saúde para garantir uma decisão bem-informada.

Preparação do paciente

Inclui otimização do estado clínico, educação sobre o dispositivo e planejamento de suporte psicossocial. A educação do paciente e da família é crucial para garantir uma transição suave e para gerenciar expectativas em relação aos resultados obtidos com o implante do dispositivo.

CONSIDERAÇÕES CLÍNICAS E MANEJO[5,9]

Cuidados pré-implante

Preparação psicológica e educacional: envolvimento de psicólogos e educadores de saúde para preparar o paciente e a família para a vida com o dispositivo.

Avaliação médica detalhada: inclui exames de imagem, testes de função cardíaca e avaliação de comorbidades.

EXAMES DE IMAGEM[4]

Ecocardiograma

Avaliação da função ventricular e anatomia geral do coração. Em suas versões transtorácica (ETT) e transesofágica (ETE), é frequentemente realizado para obter imagens detalhadas dos ventrículos e das válvulas cardíacas.

Angiografia coronariana (cateterismo cardíaco)

Avaliação da presença de doença arterial coronariana significativa.

Tomografia computadorizada

Visualizar a anatomia torácica e vascular com alta precisão.

Ressonância magnética cardíaca

Avaliação detalhada sobre a estrutura e a função do miocárdio, incluindo viabilidade miocárdica e presença de fibrose.

Testes de perfusão miocárdica (Spect ou PET)

Utilizados para avaliar a perfusão miocárdica e a presença de áreas de isquemia ou infarto.

CUIDADOS PÓS-IMPLANTE[8,10]

Monitoramento contínuo

Acompanhamento rigoroso para detectar e tratar complicações, como infecções, trombose e falha do dispositivo. O monitoramento contínuo é essencial para ajustar as terapias e prevenir complicações.

Reabilitação e suporte psicossocial

Programas de reabilitação cardíaca e suporte psicossocial são fundamentais para ajudar os pacientes a se adaptarem à vida com o dispositivo. A reabilitação cardíaca ajuda a melhorar a capacidade funcional e a qualidade de vida do paciente.

COMPLICAÇÕES[8,11,12]

Infecções

A infecção é uma complicação significativa, especialmente no local de saída do cabo de energia dos dispositivos.

Trombose e tromboembolismo

A formação de coágulos pode ocorrer dentro dos dispositivos ou nos vasos sanguíneos, exigindo anticoagulação com monitoramento regular rigoroso.

Falha do dispositivo

Pode ocorrer pelo desgaste mecânico ou por falhas técnicas, necessitando de substituição ou transplante de emergência. Por isso a proximidade do paciente aos centros médicos de referência.

Aumento das taxas de sangramento gastrintestinal

Presente em até 20% dos casos, é uma das complicações mais frequentes do fluxo contínuo. Parece estar relacionado à anticoagulação e a uma provável síndrome de von Willebrand adquirida.

ESTRATÉGIAS DE MANEJO

Protocolos de prevenção e tratamento

Incluem antibioticoterapia profilática, anticoagulação e monitoramento regular do dispositivo.[6,8]

Suporte técnico e manutenção

A manutenção preventiva dos dispositivos e o acesso rápido a suporte técnico em caso de falha são fundamentais para garantir a segurança e a eficácia do tratamento.[6,8]

FUTURO E INOVAÇÕES

Avanços tecnológicos

O desenvolvimento de dispositivos mais duráveis, menores e com maior biocompatibilidade está em andamento. Esses avanços prometem melhorar ainda mais a eficácia e a segurança dos dispositivos.[13]

Biomateriais e engenharia de tecidos

O uso de materiais biocompatíveis e a engenharia de tecidos para melhorar a integração do dispositivo com o corpo humano são áreas de pesquisa bastante ativas na atualidade. O principal objetivo é reduzir as complicações associadas com fenômenos tromboembólicos, aumentar a vida útil dos dispositivos e melhorar a qualidade de vida dos pacientes.[13]

Dispositivos implantáveis

O desenvolvimento de dispositivos completamente implantáveis que eliminem a necessidade de cabos externos, reduzindo o risco de infecções, também é uma das linhas de pesquisa que ganharam mais atenção nos últimos anos. Dispositivos sem fios prometem melhorar a conveniência e a segurança para os pacientes, reduzindo principalmente a ocorrência de complicações resultantes de infecções.[7,13,14]

CONCLUSÃO

O suporte circulatório mecânico em longo prazo e o coração artificial total representam marcos importantes no tratamento da insuficiência cardíaca terminal. Com avanços contínuos na tecnologia e na gestão clínica, esses dispositivos representam uma fonte de esperança, melhorando significativamente a sobrevida e a qualidade de vida de pacientes que, na maioria dos casos, não possuem mais opções terapêuticas disponíveis.

A colaboração multidisciplinar e a inovação contínua serão essenciais para superar os desafios restantes e maximizar os benefícios desses dispositivos e torná-los mais acessíveis para os pacientes. O xenotransplante e o suporte circulatório mecânico podem vir a ser boas opções para pacientes com insuficiência cardíaca terminal.

REFERÊNCIAS

1. Potapov EV, Antonides C, Crespo-Leiro MG, Combes A, Färber G, Hannan MM, et al. 2019 EACTS Expert Consensus on long-term mechanical circulatory support. Eur J Cardiothorac Surg. 2019;56:230-70.
2. David CH, Lacoste P, Nanjaiah P, Bizouarn P, Lepoivre T, Michel M, et al. A heart transplant after total artificial heart support: initial and long-term results. Eur J Cardiothorac Surg 2020;58:1175-81.
3. Kuroda T, Miyagi C, Fukamachi K, Karimov JH. Biventricular assist devices and total artificial heart: strategies and outcomes. Front Cardiovasc Med. 2023;9:972132.
4. Dandel, M. Cardiological challenges related to long-term mechanical circulatory support for advanced heart failure in patients with chronic non-ischemic cardiomyopathy. J Clin Med. 2023;12(20):6451.
5. Kremer J, El-Dor A, Sommer W, Tochtermann U, Warnecke G, Karck M, et al. Long-term paracorporeal pulsatile mechanical circulatory support in adolescent and adult patients. Interact CardioVasc Thorac Surg. 2022;35(3):ivac107.
6. Wampler RK, Moise JC, Frazier OH, Olsen DB. In vivo evaluation of a peripheral vascular access axial flow blood pump. ASAIO Trans. 1988;34(3):450-4.
7. Cardiovascular diseases (CVDs). World Health Organization [Internet]. Updated June 11, 2021 [citado 13 fev. 2025]. Disponível em: https://www.who.int/news-room/fact-sheets/detail/cardiovascular-diseases-(cvds).
8. Paluszkiewicz L, Kukulski T, Zembala M, Gummert J, Morshuis M. The role of long-term mechanical circulatory support in the treatment of end-stage heart failure. Kardiol Pol. 2019;77(3):331-40.
9. Joyce LD, Joyce DL. Total artificial heart: neurological complications. Ann Cardiothorac Surg. 2020;9(2):121-3.
10. Senage T, David CH, Nanjaiah P, Roussel JC. Total artificial heart: patient selection and risk factors. Ann Cardiothorac Surg. 2020;9(2):118-20.
11. Chung JS, Emerson D, Megna D, Arabia FA. Total artificial heart: surgical technique in the patient with normal cardiac anatomy. Ann Cardiothorac Surg 2020;9(2):81-8.
12. Hetzer R, Javier MFDM, Dandel M, Loebe M, Javier Delmo EM. Mechanical circulatory support systems: evolution, the systems and outlook. Cardiovasc Diagn Ther. 2021;11(1):309-22.
13. Kubrusly LF, Martins AF, Madeira J, Savytzky S, Wollman D, Melhem A, et al. Dispositivo de assistência circulatória mecânica intraventricular de fluxo axial: estudo in vitro. Braz J Cardiovasc Surg. 2000;15(2):169-72.
14. Tsao CW, Aday AW, Almarzooq ZI, Anderson CAM, Arora P, Avery CL, et al. Heart disease and stroke statistics-2023 update: a report from the American Heart Association. Circulation. 2023;147(8):e93-e621.

58

Tratamento cirúrgico da cardiomiopatia hipertrófica

Nelson Americo Hossne Junior

INTRODUÇÃO

A cardiomiopatia hipertrófica (CMH) é uma doença genética do miocárdio, caracterizada por hipertrofia ventricular esquerda e/ou direita, normalmente assimétrica, e associada a alterações microscópicas de desarranjo e fibrose das fibras miocárdicas, acarretando contração muscular descoordenada.

A hipertrofia do septo interventricular (SIV) é o tipo mais comum de CMH, podendo apresentar-se clinicamente como forma obstrutiva ou não obstrutiva da via de saída do ventrículo esquerdo. As formas não obstrutivas são de ocorrência mais comum. As formas obstrutivas, comumente denominadas cardiomiopatia hipertrófica obstrutiva ou hipertrofia septal assimétrica, são menos prevalentes (cerca de 20% dos casos) e caracterizam-se por obstrução dinâmica subaórtica variável, acompanhada de movimento anterior sistólico (SAM, do inglês *systolic anterior motion*) anormal do folheto anterior da valva mitral. A prevalência de CMH na população geral é estimada em 1 em 500 (0,2%), com distribuição igual por sexo.

A presença de sintomas pode não estar diretamente relacionada ao grau de obstrução dinâmica na via de saída do ventrículo esquerdo (VE), possuindo apresentação muito variável, compreendendo desde pacientes assintomáticos até quadros de morte súbita.

A CMH possui herança autossômica dominante, causada por uma mutação *missense*, que consiste na alteração na sequência de DNA que resulta na substituição de um aminoácido por outro na proteína, em pelo menos um dos mais de oito genes que codificam as proteínas do sarcômero cardíaco. Entre os pacientes com CMH e uma variante patogênica do gene sarcomérico, os dois genes mais comuns são a cadeia pesada da betamiosina 7 (*MYH7*) e a proteína de ligação à miosina C3 (*MYBPC3*).[1-11]

CONSIDERAÇÕES ANATÔMICAS, MORFOLÓGICAS E FISIOPATOLÓGICAS

A localização e a gravidade da hipertrofia muscular presente no SIV e no VE, por aumento do tecido fibroso, apresentam amplo espectro anatômico e morfológico (Figura 1).

Na CMH obstrutiva clássica, a hipertrofia é máxima na porção basal do SIV, diminuindo gradativamente em direção ao ápice do VE. O ponto de espessamento máximo do SIV, caracterizado por tecido fibroso perpendicular à via de saída do VE, tem íntima relação anatômica com a borda livre do folheto anterior da valva mitral, a qual se apresenta alongada e espes-

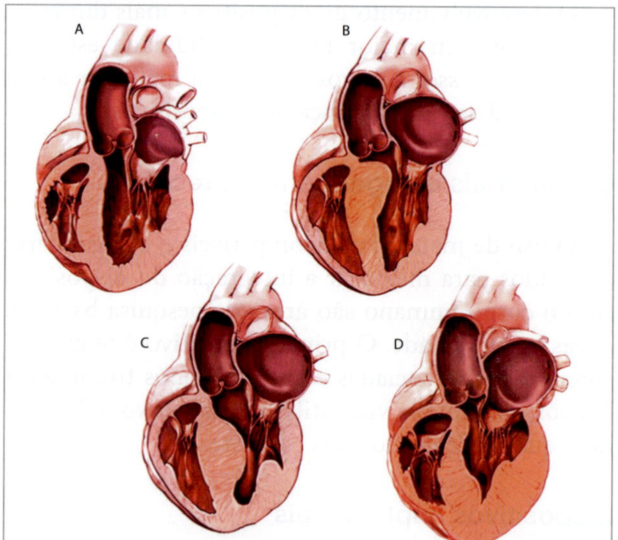

FIGURA 1.
Diferentes apresentações anatômicas da cardiomiopatia hipertrófica. A: septo normal. B: basal. C: septo médio. D: apical.
Fonte: adaptada de Said SM, et al., 2012.[12]

sada, com deslocamento anterior, em direção ao anel aórtico, ocasionando contato com o SIV hipertrofiado, denominado SAM. O grau de movimento do SAM correlaciona-se com a presença de insuficiência valvar mitral, a gravidade da obstrução e o gradiente na via de saída do VE.

O mecanismo completo do SAM é multifatorial, também relacionado ao aparelho subvalvar mitral e ao efeito Venturi do fluxo sanguíneo em alta velocidade na ejeção ventricular.

A insuficiência mitral é tipicamente sistólica, pelo deslocamento anterior da valva mitral e pela falha de coaptação das cúspides, mas pode ocorrer independentemente da presença de SAM, por doenças mitrais primárias, em cerca de 20% dos pacientes com CMH obstrutiva. Independentemente do mecanismo, a compreensão pormenorizada e detalhada dos mecanismos da insuficiência mitral é fundamental.

É importante destacar que a hipertrofia septal assimétrica *per se* não é patognomônica da CMH, podendo ocorrer também em cardiopatias congênitas. Na CMH, independentemente da forma, há hipertrofia concomitante da parede livre do VE, porém menos acentuada, levando a diminuição da cavidade do VE e fisiologia diastólica restritiva (forma de S ou sigmoide).

A hipertrofia do SIV também pode ocorrer abaixo do folheto anterior da valva mitral adjacente aos músculos papilares, produzindo CMH obstrutiva média, para a qual contribuem os músculos papilares e a hipertrofia de parede livre. Nesses pacientes, e nos casos de CMH não obstrutiva, não há SAM ou insuficiência valvar mitral. Ocasionalmente, todo o SIV pode ter hipertrofia uniforme, não assimétrica. Outras formas não obstrutivas de CMH, como a obliteração apical do VE, são muito raras.

A isquemia miocárdica está presente pelo desbalanço entre oferta e demanda metabólica miocárdica, causada pela hipertrofia miocárdica e disfunção microvascular, com diminuição da reserva de fluxo coronariano efetivo, associada a altas pressões intracavitárias no VE. A hipertrofia ventricular esquerda com redução do fluxo coronariano diastólico aumenta o risco de isquemia miocárdica e arritmias, tanto no repouso quanto no exercício.

Reduções da pré-carga ventricular esquerda por elevação das pressões intracavitárias, diminuição da complacência por hipertrofia e fibrose, isquemia e inativação tardia por recaptação intracelular anormal de cálcio também contribuem para a disfunção diastólica.

O átrio esquerdo é frequentemente dilatado e com paredes espessadas por diminuição da complacência do VE, aumento pressórico compensatório da sístole atrial e presença de insuficiência valvar mitral.

A projeção do septo hipertrofiado no ventrículo direito (VD) pode causar gradiente pressórico na via de saída do VD e hipertrofia compensatória à hipertensão pulmonar secundária, decorrente dos aumentos da pressão diastólica final do VE e da pressão atrial esquerda.

Outras anormalidades morfológicas também não são exclusivas da CMH, mas podem constituir a expressão fenotípica da doença, como músculos papilares hipertrofiados e deslocados, inserção anômala do músculo papilar diretamente no folheto anterior da valva mitral, folhetos alongados e espessados da valva mitral e ponte miocárdica.

Destarte, com implicações cirúrgicas, pacientes com CMH obstrutiva apresentam deficiência funcional do fator de von Willebrand, semelhante aos pacientes com estenose valvar aórtica, o que aumenta o risco de sangramento espontâneo e/ou perioperatório.

CONSIDERAÇÕES DIAGNÓSTICAS

A CMH não obstrutiva geralmente é assintomática, particularmente nas formas leves. Nas formas obstrutivas, a obstrução dinâmica na via de saída do VE pode ser latente (provocável com esforço ou estímulo farmacológico) ou persistente (ao repouso).

Os sintomas mais comuns incluem angina, dispneia, tontura e/ou síncope, típicos da estenose valvar aórtica. Esses sintomas podem não estar diretamente relacionados à magnitude da obstrução da via de saída do VE, reforçando a complexa interação entre gradiente da via de saída do VE, SAM/insuficiência mitral, disfunção diastólica, isquemia miocárdica e arritmias cardíacas.

Podem ocorrer palpitações, geralmente por fibrilação atrial secundária ao aumento pressórico atrial esquerdo. A ocorrência da fibrilação atrial afeta sobremaneira a qualidade de vida e o tipo funcional da New York Heart Association (NYHA). Outras causas de palpitação são taquicardias supraventriculares, extrassístoles ventriculares e taquicardias ventriculares sustentadas ou não sustentadas, as quais podem degenerar para fibrilação ventricular e consequente morte súbita.

A função ventricular esquerda encontra-se preservada nas formas obstrutivas e não obstrutivas nos estágios iniciais da CMH. Nos estágios mais avançados da forma obstrutiva, ocorre comprometimento da função sistólica biventricular e insuficiência cardíaca avançada, com congestão pulmonar, dispneia paroxística noturna e ortopneia.[1-11]

Ao exame físico, o achado mais comum é o sopro sistólico entre a borda esternal esquerda e o ápice cardíaco, com irradiação para a base, que aumenta de intensidade com a manobra de Valsalva. Em casos avançados, pode-se verificar a presença de quarta bulha cardíaca (contração atrial decorrente da disfunção diastólica do VE) e terceira bulha (insuficiência cardíaca descompensada).

A caracterização da obstrução dinâmica da via de saída do VE, incluindo a análise integral da valva mitral e sua contribuição, é um ponto crucial dos exames de imagem. A documentação da espessura máxima da parede, as dimensões da câmara cardíaca, a função sistólica e a presença de aneurisma apical do VE associam-se à gravidade da expressão fenotípica e permitem a estratificação de risco da morte súbita.

O diagnóstico clínico de CMH em pacientes adultos é confirmado com ecocardiograma ou ressonância magnética em casos selecionados, nos quais o ecocardiograma é inconclusivo, evidenciando uma espessura máxima da parede diastólica final ≥ 15 mm em pelo menos um segmento do VE, na ausência de outras causas de hipertrofia.

Para pacientes sintomáticos com CMH que não apresentam gradiente da via de saída do VE em repouso ou provocado ≥ 50 mmHg ao ecocardiograma, recomenda-se ecocardiograma com exercício físico ou estímulo farmacológico para detecção e quantificação da obstrução dinâmica septal do VE. Se os achados clínicos e os exames não invasivos forem discordantes, recomenda-se avaliação das medidas pressóricas intracavitárias através de cateterismo cardíaco.

Reitera-se, entretanto, que a presença do SAM da valva mitral e a função hiperdinâmica do VE não são patognomônicos da CMH, e não são necessários para o diagnóstico clínico.

Dada a herança autossômica dominante, na suspeita diagnóstica de pacientes com CMH, recomendam-se anamnese e exame físico familiar de três gerações como parte da avaliação diagnóstica inicial (classe de recomendação 1, nível de evidência B-NR).

HISTÓRIA NATURAL

A história natural da CMH é extremamente variável. Embora o curso clínico seja frequentemente estável por longos períodos, podem ocorrer eventos adversos como insuficiência cardíaca, síncope, morte súbita cardíaca e embolização sistêmica secundária à fibrilação atrial.

A CMH pode se manifestar em qualquer idade, desde a primeira infância até a sexta ou sétima décadas de vida. Lactentes e crianças pequenas que apresentam a forma obstrutiva da CMH sintomática representam a extremidade mais grave do espectro. A progressão da doença tende a ser mais rápida em crianças e adultos jovens.

O início súbito da insuficiência cardíaca é frequentemente precipitado pela fibrilação atrial, com aumento subsequente do risco de embolia sistêmica.

A mortalidade anual relacionada à CMH é de 4 a 6% em crianças, e de 2 a 4% em adultos. A morte súbita é comum em pacientes com CMH na forma obstrutiva, sendo a principal causa de mortalidade, principalmente nos mais jovens.

A obstrução dinâmica no SIV é um preditor independente de eventos adversos, especialmente para o desfecho combinado de morte súbita e eventos arrítmicos potencialmente letais.

INDICAÇÕES CIRÚRGICAS

Miectomia septal

O local, as características e os componentes da obstrução dinâmica da via de saída do VE devem ser identificados, uma vez que o tratamento proposto difere de acordo com a obstrução, que pode ser: dinâmica na via de saída do VE; valvar primária; subvalvar fixa ou septal média pela presença de músculos papilares hipertrofiados/anômalos; e/ou relacionada à função hiperdinâmica do VE com obliteração da cavidade sistólica.

Para pacientes com CMH que apresentam sintomas progressivos, como de insuficiência cardíaca, morte súbita abortada ou fibrilação atrial, o tratamento cirúrgico impõe-se por reduzir significativamente as taxas de mortalidade e os sintomas.

A miectomia cirúrgica oferece benefícios hemodinâmicos e sintomáticos significantemente melhores que o tratamento medicamentoso. Além disso, apresenta baixas morbidade e mortalidade perioperatórias e reduz substancialmente o risco de morte súbita.

A miectomia septal cirúrgica deve ser considerada para qualquer paciente que permaneça sintomático após terapia medicamentosa apropriada (betabloqueadores, bloqueadores do canal de cálcio e/ou disopiramida), na presença de gradiente subaórtico importante do VE (≥ 50 mmHg) em repouso ou após estímulo, causado pelo SAM da valva mitral (classe de recomendação 1, nível de evidência B-NR).[1-11]

Também deve ser indicada nos casos com doença cardíaca associada que requer tratamento cirúrgico: músculo papilar anômalo, folheto anterior da valva mitral alongado, doença valvar mitral primária, insuficiência coronariana grave, e estenose valvar aórtica (classe de recomendação 1, nível de evidência B-NR) (Tabela 1).

TABELA 1 Diretrizes e recomendações para o tratamento de pacientes sintomáticos com miectomia septal cirúrgica.

CR	NE	Recomendações
1	B-NR	Em pacientes com CMH obstrutiva que permanecem sintomáticos apesar do tratamento clínico otimizado, recomenda-se a terapia de redução septal em pacientes elegíveis, realizada em centros experientes
1	B-NR	Em pacientes sintomáticos com CMH obstrutiva e doença cardíaca associada que requer tratamento cirúrgico (músculo papilar anômalo, folheto anterior alongado, doença valvar mitral primária, insuficiência coronariana, valvar estenose aórtica), recomenda-se a miectomia cirúrgica, realizada em centros experientes

CMH: cardiomiopatia hipertrófica; CR: classe de recomendação; NE: nível de evidência; NR: estudos não randomizados.
Fonte: adaptada e modificada de Ommen, et al., 2024.[13]

O ecocardiograma transesofágico intraoperatório é imperativo para a avaliação dos resultados da miectomia septal cirúrgica, incluindo o gradiente intraventricular e a estrutura anatômica e funcional da valva mitral, imediatamente após saída de circulação extracorpórea (CEC).

A necessidade de substituição da valva mitral por prótese biológica ou mecânica é incomum, e deve ser reservada para situações específicas, como: SIV fino (< 18 mm); miectomia septal inadequada, com recorrência ou persistência da obstrução dinâmica da via de saída do VE após saída de CEC; e anormalidades estruturais e funcionais da valva mitral não passíveis de plastia.

Cardiodesfibrilador implantável

Para pacientes com CMH e documentação de morte súbita abortada prévia ou taquicardia ventricular sustentada, recomenda-se o implante do cardiodesfibrilador implantável (CDI) (classe de recomendação 1, nível de evidência B-NR), assim como para pacientes com pelo menos um fator de risco para morte súbita (classe de recomendação 2a, nível de evidência B-NR):

- Morte súbita abortada definitiva ou provavelmente atribuível à CMH em > 1 parente de primeiro grau ou próximos com idade ≤ 50 anos de idade.
- Hipertrofia ventricular esquerda grave ≥ 30 mm em qualquer segmento do VE.
- > 1 episódio recente de síncope atribuído à CMH.
- Aneurisma apical do VE com cicatriz transmural.
- Disfunção sistólica do VE (fração de ejeção < 50%).

CONSIDERAÇÕES PRÉ-OPERATÓRIAS

O tratamento clínico para os pacientes diagnosticados com CMH é recomendado nos casos sintomáticos, com ou sem evidências de obstrução dinâmica da via de saída do VE, independentemente da fração de ejeção do VE, consistindo em betabloqueadores e/ou bloqueadores dos canais de cálcio não di-hidropiridínicos (verapamil, diltiazem).

Para os pacientes com sintomas persistentes e refratários a despeito do tratamento inicial, recomenda-se a adição de um inibidor de miosina ou disopiramida, sempre considerando o tratamento cirúrgico nesse cenário, realizado em centros experientes.

Na presença da fibrilação atrial, a anticoagulação oral é recomendada com novos anticoagulantes orais de ação direta como primeira opção e antagonistas da vitamina K como segunda opção, independentemente do escore CHA2DS2-VASc.

TÉCNICA OPERATÓRIA

Miectomia transaórtica

O acesso cirúrgico convencional é a esternotomia mediana total ou parcial superior, e a CEC é estabelecida de maneira padrão após heparinização plena. A hipotermia sistêmica normalmente utilizada é leve/moderada, na dependência do grau de hipertrofia ventricular esquerda. O ecocardiograma transesofágico intraoperatório é de primordial importância e deve ser utilizado em todos os casos, por determinar com precisão a localização e a espessura do SIV hipertrofiado, auxiliando na avaliação da adequação da miectomia e correção do SAM/insuficiência mitral. Para diminuir o risco de sangramentos, a sonda do ecocardiograma deve ser posicionada antes da heparinização sistêmica.

Antes ou após o pinçamento aórtico, de acordo com a preferência do cirurgião, um cateter tipo *vent* deve ser inserido na veia pulmonar superior direita, para drenagem das câmaras esquerdas e promoção do campo operatório exangue.[1-11]

Após pinçamento transversal da aorta, a solução cardioplégica escolhida é infundida de forma anterógrada (preferencialmente na raiz aórtica, uma vez que quase a totalidade dos pacientes com CMH apresenta valva aórtica competente) ou retrógrada (no seio coronário).

A aortotomia transversa é realizada através de uma incisão oblíqua que se estende até o seio não coronário de Valsalva. Para facilitar a exposição, três suturas de reparo podem ser aplicadas nas bordas da aortotomia ou nas comissuras da valva aórtica. Com o uso de um afastador, a cúspide aórtica direita é retraída anteriormente contra a parede do SIV, o qual pode ser identificado na face anterior da via de saída do VE. Deve-se ter cuidado para evitar lesões nos folhetos aórticos, nas cordas tendíneas e no folheto anterior da valva mitral.

Uma incisão paralela ao eixo longo da via de saída do VE é feita profundamente no septo, com uma lâmina de bisturi (n. 11 ou 15), iniciando-se 2 a 3 mm inferiormente ao nadir do folheto coronariano direito (Figura 2), de forma a diminuir os riscos de lesão do sistema de condução cardíaco e bloqueio atrioventricular intraoperatório, assim como prevenir o prolapso do folheto coronariano direito e o aparecimento de insuficiência valvar aórtica na saída da CEC. Uma segunda incisão paralela no septo é feita o mais à esquerda possível, sob visão direta do cirurgião, evitando lesões à valva mitral. A pressão contra a parede livre do ventrículo direito utilizando um afastador deprime o SIV no sentido posteromedial e promove uma melhor visualização através da aortotomia (Figura 3).

É importante destacar que a miectomia septal deve ser obrigatoriamente estendida em direção ao ápice do VE, próximo à origem dos músculos papilares, percorrendo todo o SIV, com cuidado especial para evitar lesões na valva mitral ou no aparelho subvalvar (Figura 4). Nesse momento, cordas tendíneas anômalas com inserção septal ou inserção anômala de um músculo papilar diretamente no folheto anterior da valva mitral devem ser identificadas e seccionadas. Deve-se remover todos os fragmentos de músculo que inadvertidamente se desprenderam e se encontram na cavidade ventricular esquerda. Após deaeração das câmaras esquerdas e aquecimento sistêmico, a aortotomia é fechada e a CEC é descontinuada.[1-11]

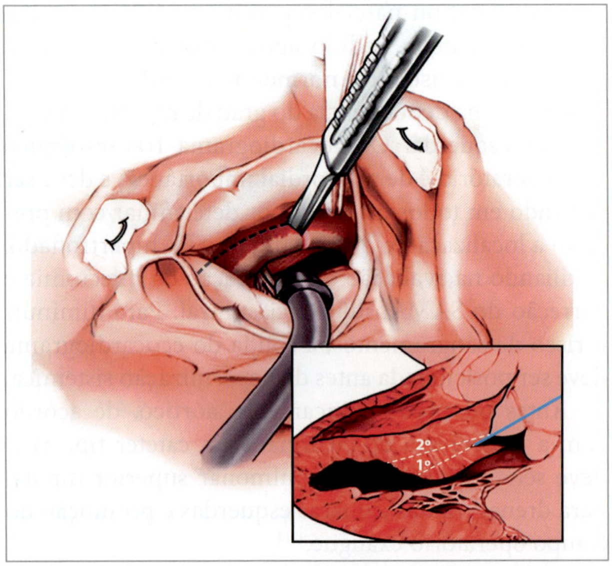

FIGURA 2.
Técnica operatória para miectomia septal. Incisão inicial abaixo do nadir do folheto coronariano direito.
Fonte: adaptada e modificada de Ward et al., 2023.[14]

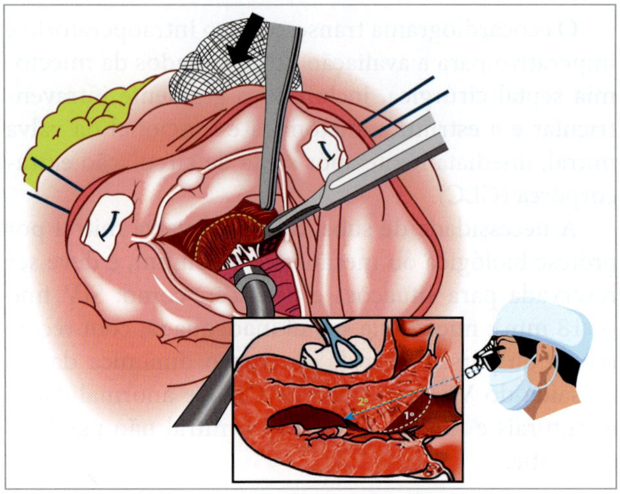

FIGURA 3.
Pressão (seta) contra a parede livre do ventrículo direito, utilizando-se um afastador que deprime o septo interventricular no sentido posteromedial e promove uma melhor visualização através da aortotomia.
Fonte: adaptada de Ward et al., 2023.[14]

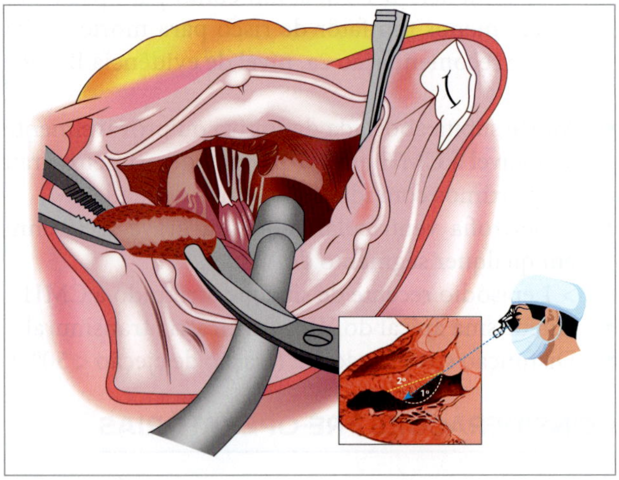

FIGURA 4.
Técnica operatória para miectomia septal. Extensão apical da miectomia.
Fonte: adaptada e modificada de Ward et al., 2023.[14]

O ecocardiograma transesofágico deve ser realizado após a descontinuidade da CEC e completa reposição do volume, avaliando-se o gradiente na via de saída do VE e a estrutura anatômica e funcional da valva mitral, além da pesquisa de eventuais lesões iatrogênicas, como perfuração do SIV e lesões nos folhetos aórticos, dentre outras.

Se a miectomia septal foi realizada de forma satisfatória, haverá pouco ou nenhum gradiente residual, SAM ou insuficiência mitral. Na presença de gradiente residual acima de 10 a 15 mmHg, a CEC deve ser restabelecida e a ressecção do SIV, ampliada em profundidade e/ou extensão apical.

Miectomia por acesso apical

A miectomia por incisão apical deve ser restrita a casos selecionados para o tratamento de pacientes sintomáticos com CMH exclusivamente apical, pacientes com obstrução septal média ou nos casos de gradiente residual intraoperatório > 15 mmHg após miectomia transaórtica.

Ampliação anterior da via de saída do ventrículo esquerdo (operação de Konno modificada)

A operação de Konno deve ser reservada aos pacientes com obstrução septal muscular mais profunda e em direção ao ápice, ou em casos com SIV fino (< 18 mm), dado o alto risco de perfuração na miectomia transaórtica.

Substituição ou plastia da valva mitral

A cirurgia concomitante da valva mitral visando exclusivamente à diminuição do gradiente dinâmico na via de saída do VE, na ausência de alterações primárias da valva ou aparelho subvalvar, não deve ser realizada (classe de recomendação 3, nível de evidência B-NR).

A anuloplastia mitral com anel deve ser evitada, para diminuir o risco de SAM pós-operatório. Se a anuloplastia for necessária, são preferíveis anéis restritos ao folheto posterior.

Se a troca valvar mitral for indicada por outros fatores, todo o folheto anterior da valva mitral deve ser retirado e todas as cordoalhas entre os músculos papilares e os folhetos da valva mitral devem ser seccionadas.

MANEJO PÓS-OPERATÓRIO

A hipertrofia do VE com consequente redução da complacência ventricular exige que se mantenham pressões atriais esquerdas mais elevadas no pós-operatório precoce, a fim de garantir pré-carga ventricular esquerda adequada. Drogas vasoativas que aumentem a contratilidade miocárdica devem ser evitadas, pois podem aumentar eventual gradiente residual na via de saída do VE. Hipovolemia e vasodilatadores venosos (nitroglicerina) também devem ser evitados, pela redução do volume diastólico final no VE. [1-11]

RESULTADOS E COMPLICAÇÕES

A mortalidade perioperatória da miectomia septal transaórtica é 3 a 4% nas séries publicadas.

A miectomia septal reduz significativamente o gradiente na via de saída do VE, reduz o índice de massa ventricular esquerda, aumenta o enchimento diastólico do VE e reduz o volume atrial esquerdo, com diminuição correspondente da gravidade da insuficiência mitral, além de reduzir o consumo miocárdico de oxigênio.

A redução ou abolição do SAM da válvula mitral ocorre na maioria dos pacientes após cirurgia. Da mesma forma, a insuficiência mitral é geralmente corrigida ou substancialmente reduzida.

A incidência de perfuração iatrogênica do SIV é baixa, podendo ocorrer em até 3% dos pacientes submetidos à miectomia transaórtica, particularmente nos pacientes com SIV finos, < 18 mm. Deve ser identificada no ecocardiograma transesofágico intraoperatório e corrigida no mesmo ato operatório.

A insuficiência valvar aórtica pode ocorrer em até 5% dos pacientes submetidos à miectomia transaórtica, inclusive com aparecimento tardio, após alta hospitalar, decorrente da perda do suporte do folheto coronariano direito como resultado da ressecção do SIV.

A fibrilação atrial permanente ou recorrente após a cirurgia afeta negativamente a morbidade e mortalidade, bem como a sobrevida em longo prazo.

O bloqueio atrioventricular total ou completo pós-operatório ocorre em 2,5 a 10% dos pacientes, e aumenta a mortalidade tardia.

Quando gradientes intraventriculares e sintomas persistem após miectomia inadequada, recomenda-se a reoperação. A persistência de gradientes na via de saída do VE > 15 mmHg é preditora de mortalidade tardia, assim como idade avançada e procedimentos concomitantes.

A sobrevida tardia após 15 anos de cirurgia é de 70 a 80%. A melhora dos sintomas ocorre em 80 a 90% dos pacientes, os quais permanecem assintomáticos ou em classe funcional II da NYHA.

As causas cardiovasculares mais comuns de óbitos pós-operatórios tardios são insuficiência cardíaca, morte súbita, arritmias ventriculares e acidente vascular cerebral. Todavia, o acompanhamento em longo prazo evidencia sobrevida menor em relação à população geral, por insuficiência cardíaca secundária à progressão da disfunção diastólica inerente da CMH.

OUTRAS TERAPIAS E CONTROVÉRSIAS

Ablação alcoólica do septo interventricular

A ablação alcoólica percutânea do septo interventricular possui o racional de promover um infarto no septo basal, com consequente redução da espessura do SIV e diminuição da obstrução dinâmica da via de saída do VE. Todavia, a ausência de previsibilidade da localização e extensão do infarto aumenta o número de complicações pós-procedimento. Não há ensaios clínicos randomizados comparando a ablação septal alcoólica com a miectomia cirúrgica septal.

A ablação alcoólica septal se associou a menor redução do gradiente na via de saída do VE, maior necessidade de implante de marca-passo, maior incidência de SAM mitral e insuficiência cardíaca, quando comparada à miectomia cirúrgica.

A ablação alcoólica deve ser restrita a subgrupos específicos de pacientes, que permanecem gravemente sintomáticos, apesar do tratamento medicamentoso otimizado e nos quais a cirurgia é contraindicada ou o risco é considerado inaceitável em decorrência de comorbidades graves ou idade avançada (classe de recomendação I, nível de evidência C).

Terapias alternativas

O marca-passo cardíaco bicameral (DDD) pode diminuir o gradiente intracavitário com melhora dos sintomas em alguns pacientes com CMH. A estimulação DDD pode ser indicada em idosos e pacientes que não são candidatos à miectomia cirúrgica ou à ablação alcoólica septal.

O transplante cardíaco deve ser considerado apenas para pacientes com insuficiência cardíaca avançada, refratários à terapia medicamentosa, intervencionista e cirúrgica.[1-11]

PERSPECTIVAS

Apesar de vários estudos prospectivos avaliarem os preditores de risco de morte súbita cardíaca, os algoritmos de estratificação ainda possuem baixos valores preditivos positivos, levando a indicações desnecessárias para implante de CDI. Por outro lado, a parada cardíaca súbita pode ocorrer em pacientes sem fatores de risco conhecidos, embora raramente. É necessário levantar novos fatores de risco e ter ferramentas para aumentar o poder dos algoritmos de estratificação de risco, principalmente em crianças.

Evoluir para uma precisão diagnóstica e estratificação de risco baseadas em alterações e expressões genéticas e moleculares facilitará a implementação de terapias mais direcionadas e individualizadas.

REFERÊNCIAS

1. Bogachev-Prokophiev A, Afanasyev AV, Zheleznev S, Pivkin A, Sharifulin R, MD, Kozmin D, et al. Septal myectomy with vs. without subvalvular apparatus intervention in patients with hypertrophic obstructive cardiomyopathy: a prospective randomized study. Semin Thoracic Surg. 2014;31:424-31.
2. Said SM, Schaff HV. Surgical treatment of hypertrophic cardiomyopathy. Semin Thoracic Surg. 2014;25:300-9.
3. Maron BJ, Dearani JA, Ommen SR, Maron MS, Schaff HV, Nishimura RA, et al. Low operative mortality achieved with surgical septal myectomy: role of dedicated hypertrophic cardiomyopathy centers in the management of dynamic subaortic obstruction. J Am Coll Cardiol. 2015;66:1307-8.
4. Wang S, Cui H, Yu Q, Chen H, Zhu C, Wang J, et al. Excision of anomalous muscle bundles as an important addition to extended septal myectomy for treatment of left ventricular outflow tract obstruction. J Thorac Cardiovasc Surg. 2016;152:461-8.
5. Bytyçi I, Nistri S, Mörner S, Henein MY. Alcohol septal ablation versus septal myectomy treatment of obstructive hypertrophic cardiomyopathy: a systematic review and meta-analysis. J Clin Med. 2020;9(10):3062. doi: 10.3390/jcm9103062.
6. Ommen SR, Semsarian C. Hypertrophic cardiomyopathy: a practical approach to guideline directed management. Lancet. 2021;398:2102-8.
7. Tang W, Liu M, Li J, Chang R, Su C, Zhang X, et al. The risk of ventricular arrhythmias between alcohol septal ablation and septal myectomy in hypertrophic cardiomyopathy: a meta-analysis on septal reduction therapy. Rev Cardiovasc Med. 2022;23(12):391.
8. Yokoyama Y, Shimoda T, Shimada YJ, Shimamura J, Akita K, Yasuda R, et al. Alcohol septal ablation versus surgical septal myectomy of obstructive hypertrophic cardiomyopathy: systematic review and meta-analysis. Eur J Cardiothorac Surg. 2023;63(3):ezad043. doi: 10.1093/ejcts/ezad043.
9. Song MY, Wei X, Li CH, Li R. Septal myectomy and subvalvular repair in hypertrophic cardiomyopathy, a systematic review and pooled analysis. Rev Cardiovasc Med. 2023;24(9):268.
10. Faisaluddin M, Ahmed A, Patel H, Thakkar S, Patel B, Balasubramanian S, et al. Surgical outcomes of septal myectomy with and without mitral valve surgeries in hypertrophic cardiomyopathy: a national propensity-matched analysis (2005 to 2020). Am J Cardiol. 2023;205:276-82.
11. Domondon IAA, de Guzman, RM, Bruno, CJP, Jaffar-Karballai, M, Ahmad A, Siddique M, et al. Outcomes of concomitant mitral intervention in hypertrophic obstructive cardiomyopathy surgery?: a systematic review and meta-analysis of contemporary evidence. Cardiol Rev. 2024. doi: 10.1097/CRD.0000000000000819.
12. Said SM, Schaff HV, Abel MD, Dearani JA. Transapical approach for apical myectomy and relief of midventricular obstruction in hypertrophic cardiomyopathy. J Card Surg. 2012;27:443-8.
13. Ommen SR, Ho CY, Asif IM, Balaji S, Burke MA, Day SM, et al. 2024 AHA/ACC/AMSSM/HRS/PACES/SCMR guideline for the management of hypertrophic cardiomyopathy: a report of the American Heart Association/American College of Cardiology Joint Committee on Clinical Practice Guidelines. Circulation. 2024;149:e1239-e1311. doi: 10.1161/CIR.0000000000001250.
14. Ward AF, Schaff HV, Dearani JA. Septal myectomy: how I teach it. Ann Thorac Surg. 2023;115:20-4.

59

Tratamento cirúrgico das doenças do pericárdio

Pedro Rafael Vieira de Oliveira Salerno
Juliana Vieira de Oliveira Salerno
Pablo César Lustosa Barros Bezerra
Pedro Rafael Salerno

INTRODUÇÃO

As doenças do pericárdio compõem um grupo diverso de patologias que, em determinadas circunstâncias, exigem intervenções cirúrgicas. Embora os dados epidemiológicos sobre essas condições sejam limitados, especialmente no Brasil, é possível identificar algumas tendências importantes.[1]

Apesar da importância clínica dessas condições, ainda carecemos de diretrizes atualizadas para o manejo das doenças do pericárdio. A última diretriz brasileira dedicada às pericardites foi publicada em 2013. Já a diretriz internacional mais recente foi publicada em 2015 pela European Society of Cardiology (ESC), em colaboração com a European Association for Cardio-Thoracic Surgery (EACTS). Portanto, este capítulo visa abordar as lacunas existentes, fornecendo uma visão abrangente e atualizada sobre o tratamento cirúrgico das doenças do pericárdio.[2]

ANATOMIA CIRÚRGICA

O pericárdio é uma estrutura composta por duas camadas principais que envolvem o coração: a serosa e a fibrosa. A camada serosa, por sua vez, é subdividida em dois folhetos de células mesoteliais. O folheto parietal, mais externo, está aderido à camada fibrosa, enquanto o folheto visceral, mais interno, é intimamente relacionado ao epicárdio, revestindo diretamente a superfície do coração.

Entre esses dois folhetos, parietal e visceral, encontra-se a cavidade pericárdica, um espaço que contém uma pequena quantidade de fluido pericárdico, geralmente menos de 50 mL. Esse fluido desempenha um papel crucial na redução do atrito entre as camadas durante os batimentos cardíacos.

Em relação às estruturas vizinhas, o pericárdio se conecta à aorta ascendente, logo abaixo da veia braquiocefálica, e à veia cava superior (VCS), refletindo-se ao longo das veias pulmonares direitas. Na parte inferior, o pericárdio envolve a veia cava inferior (VCI), sendo menos aderido na sua porção posterior. No lado esquerdo, o pericárdio circunda o tronco da artéria pulmonar e acompanha as veias pulmonares esquerdas, com um reflexo posterior no seio oblíquo. A vascularização do pericárdio é garantida pelas artérias e veias pericárdico-frênicas, que se encontram em um pedículo adiposo junto com os nervos frênicos. Externamente ao pericárdio, há depósitos de gordura associados ao timo na porção superior e à junção entre o pericárdio e o diafragma na porção inferior.[3]

CONSIDERAÇÕES FISIOPATOLÓGICAS E DIAGNÓSTICAS

Do ponto de vista etiológico, as causas das doenças do pericárdio podem ser classificadas em infecciosas e não infecciosas. Entre as causas infecciosas, as infecções virais são as mais frequentemente observadas, especialmente em países desenvolvidos. Já nos países em desenvolvimento, a tuberculose se destaca como uma das principais etiologias. No grupo das causas não infecciosas, merecem destaque doenças autoimunes, neoplasias e condições metabólicas como a uremia, além de causas traumáticas ou iatrogênicas, o que engloba os casos que ocorrem após procedimentos cirúrgicos cardiovasculares.[3]

Ademais, a apresentação clínica das doenças do pericárdio pode ser agrupada em quatro grandes síndromes: pericardite, derrame pericárdico, tamponamento cardíaco e pericardite constritiva.[3,4]

Pericardite

A pericardite é uma inflamação do pericárdio que pode ocorrer com ou sem o acúmulo de líquido no saco pericárdico, conhecido como derrame pericárdico. Cronologicamente, a pericardite pode ser classificada como aguda, quando dura até 4 a 6 semanas; incessante, se persiste por mais de 4 a 6 semanas, mas menos de 3 meses; e crônica, quando a duração ultrapassa 3 meses. Quando o paciente apresenta um segundo episódio de pericardite aguda após um período mínimo de 4 a 6 semanas sem sintomas, o quadro é denominado pericardite recorrente.[4]

A diretriz de 2015 da ESC recomenda que todos os pacientes com suspeita de pericardite aguda sejam submetidos a eletrocardiograma, radiografia de tórax e ecocardiograma transtorácico, além da mensuração dos marcadores de inflamação (proteína C-reativa, velocidade de hemossedimentação) e de lesão miocárdica. Esses exames são essenciais para o diagnóstico da pericardite aguda, que requer a presença de pelo menos 2 dos 4 critérios a seguir:

1. Dor torácica pericárdica.
2. Atrito pericárdico.
3. Novo supradesnivelamento do segmento ST generalizado ou depressão de PR no eletrocardiograma (ECG).
4. Derrame pericárdico (novo ou em piora).[2]

Alguns achados específicos apoiam o diagnóstico, a exemplo da elevação dos marcadores de inflamação e da evidência de inflamação pericárdica em exame de imagem (tomografia computadorizada, ressonância magnética).[3]

Derrame pericárdico

Os derrames pericárdicos podem ser classificados de acordo com sua duração em agudos e subagudos, quando duram menos de 3 meses, ou crônicos, quando persistem por mais tempo. De maneira geral, o acúmulo rápido de fluido é menos tolerado pelo organismo e, portanto, mais sintomático que um acúmulo crônico e gradual. A distribuição do derrame também é significativa, podendo envolver todo o saco pericárdico (circunferencial) ou ser restrito a determinadas regiões (loculado). Quanto ao volume do fluido, ele pode ser classificado ecocardiograficamente como leve (< 10 mm), moderado (10-20 mm) ou grande (> 20 mm).[5,6]

Tamponamento cardíaco

O tamponamento cardíaco é um evento potencialmente fatal caracterizado pelo acúmulo, geralmente rápido, de fluido levando ao aumento da pressão intrapericárdica e, consequentemente, compressão do coração.

A gravidade do tamponamento pode variar, desde uma fase inicial, com elevação moderada da pressão pericárdica e distensão jugular, até um estágio avançado, caracterizado por pulso paradoxal, taquicardia e redução significativa do volume sistólico e da pressão arterial.[6]

Pericardite constritiva

A pericardite constritiva é caracterizada por um processo inflamatório com fibrose do tecido pericárdico, resultando em seu enrijecimento e, frequentemente, aumento de espessura. Embora possa ocorrer após qualquer tipo de pericardite, é mais comum após pericardites bacterianas, seguidas por pericardites imunes e neoplásicas, sendo mais raras nas virais e idiopáticas.

O aspecto central da pericardite constritiva é a restrição ao enchimento diastólico em decorrência da doença pericárdica, levando a uma apresentação clínica frequentemente associada a sinais de insuficiência cardíaca, como fadiga, edema de membros inferiores e dispneia, apesar de a função ventricular estar preservada. Embora a ecocardiografia seja fundamental para o diagnóstico, exames de imagem adicionais, como tomografia computadorizada e ressonância magnética, são frequentemente necessários pelo diagnóstico diferencial da cardiomiopatia restritiva.[4]

INDICAÇÕES CIRÚRGICAS

Na maioria dos casos, as doenças do pericárdio são inicialmente manejadas de forma clínica. No entanto, em determinadas situações, é necessário recorrer a intervenções cirúrgicas. Entre as quatro grandes síndromes pericárdicas, o tamponamento cardíaco e a pericardite constritiva são as duas principais indicações para tratamento cirúrgico.

A abordagem percutânea por pericardiocentese ou cirúrgica é recomendada para casos de tamponamento cardíaco, assim como para pacientes com derrames pericárdicos sintomáticos de moderados a grandes que não respondem ao tratamento clínico, ou naqueles com derrames de etiologia bacteriana ou neoplásica desconhecida (classe I, nível C, diretriz ESC 2015).[2]

A pericardiectomia é considerada o pilar do tratamento da pericardite constritiva crônica (classe I, nível C, diretriz ESC 2015).[2]

Em pacientes com pericardite e derrame pericárdico decorrentes de tuberculose, a pericardiectomia é recomendada na ausência de melhora clínica ou em caso de piora progressiva após 4 a 8 semanas de terapia medicamentosa (classe I, nível C, diretriz ESC 2015).[2]

Em pacientes com possíveis etiologias neoplásicas, a análise citológica do fluido pericárdico é fortemente recomendada (classe I, nível B). Já a biópsia pericárdica ou epicárdica para confirmação de neoplasia maligna recebe uma recomendação classe IIa, nível B. Para esses pacientes, também se recomenda a drenagem pericárdica prolongada para prevenir a recorrência do derrame e permitir o tratamento intrapericárdico (classe I, nível B, diretriz ESC 2015). Em determinados casos, pode-se considerar a administração de agentes esclerosantes ou citostáticos para prevenir a recorrência de derrames de origem maligna (classe IIa, nível B, diretriz ESC 2015).[2,3]

TOMADA DE DECISÃO PRÉ-OPERATÓRIA

A avaliação pré-operatória requer adequada avaliação e anamnese clínica para compreender e direcionar o tratamento.

A radiografia de tórax em alguns casos não chama a atenção para derrame pericárdico pelo aumento da área cardíaca. Em um terço dos casos pode haver alargamento da silhueta cardíaca. A calcificação do pericárdio pode ocorrer em 40% dos casos.

Estudos de imagem como ecocardiograma, tomografia computadorizada e ressonância magnética devem estar no escopo de avaliação para a indicação de intervenção cirúrgica.[1,3]

TÉCNICA OPERATÓRIA

Três procedimentos formam a base do tratamento intervencionista das doenças do pericárdio: a pericardiocentese e a janela pericárdica visam à drenagem do derrame pericárdico, enquanto a pericardiectomia visa à remoção do pericárdio em si.

Dentre os tratamentos que visam à drenagem do fluido, considera-se a via cirúrgica (janela pericárdica) o padrão-ouro. Esse procedimento tem a vantagem de permitir também a coleta de material para biópsia e, consequentemente, contribuir para a elucidação do diagnóstico.[1-3]

Pericardiocentese

A pericardiocentese é a técnica mais utilizada para alívio do tamponamento pericárdico em emergências (p. ex., instabilidade hemodinâmica importante), pois pode ser realizada com ou sem o auxílio de anestesista. O paciente deverá ser posicionado em decúbito elevado a 45°, pois o peso do líquido no saco pericárdico tende a deixá-lo mais acessível abaixo do processo xifoide; além disso, muitas vezes a instabilidade do doente não permite baixar o decúbito para dorsal horizontal completo.

O procedimento deverá ser realizado com técnica asséptica, seguido de infiltração com lidocaína sem vasoconstritor para realizar anestesia local. Quando o ultrassom ou eco não está disponível ou a situação emergencial não permite sua utilização, deve-se realizar a pericardiocentese não guiada.

Insere-se a agulha de calibre 18 ou agulha de *kit* de introdutor 7 F abaixo ou 1 cm ao lado do processo xifoide, mantendo um ângulo de 45° em relação à pele, direcionando-a para o ombro esquerdo ou a ponta da escápula esquerda. Após ultrapassar a cartilagem xifoide, a agulha deve ser avançada em direção ao coração, mantendo-se aspiração contínua até que se alcance o saco pericárdico e o líquido seja aspirado, o que deve ocorrer com a introdução de cerca de 7 a 12 cm da agulha. Se o líquido for sanguinolento, deverá ser colocada uma gota sobre uma gaze seca; se surgir um halo róseo ao redor da gota, deve ser serossanguinolento, porém, se esse halo não aparecer, pode ter havido punção de cavidade cardíaca.

Após confirmar a punção adequada do saco pericárdico, passa-se um fio-guia por dentro da agulha; em seguida, o introdutor é posicionado dentro do saco pericárdico. Após o introdutor estar bem-posicionado, este deverá ser fixado e em seguida o líquido pericárdico deve ser aspirado e enviado para análises bioquímica, bacteriológica e citológica. O total aspirado deverá ser mensurado e anotado, bem como registrado o aspecto macroscópico do líquido (p. ex., citrino, serossanguíneo).

A mesma técnica pode ser utilizada com uso de ultrassonografia ou ecocardiografia com transdutor setorial, que pode ser posicionado nas regiões subcostal, apical e paraesternal esquerda.[5,6]

Janela pericárdica – via subxifoide

O procedimento de janela pericárdica (ou drenagem pericárdica subxifoide) deverá ser realizado preferentemente sob anestesia geral, mas também pode ser realizado com anestesia local mais sedação adequada no paciente com tamponamento grave que não tolera anestesia geral. Se for realizado sob anestesia geral, a pele do paciente deverá ser preparada e coberta antes da indução da anestesia, para evitar atrasos caso haja instabilidade hemodinâmica durante a indução.

Uma pequena incisão na pele é feita iniciando-se 2 cm acima da inserção do xifoide na extremidade inferior do esterno e estendendo-se no sentido caudal por aproximadamente 2 cm abaixo da extremidade inferior do xifoide. A linha alba superior é dividida na linha média e o processo xifoide é dividido ou ressecado. O peritônio deve ser identificado para não ser aberto. O plano do tecido entre a parede posterior do esterno e o pericárdio anterior é visualizado por dissecção romba digital. O acesso pode ser exposto de duas formas:

- Com o uso de um pequeno afastador colocado na incisão abdominal e um afastador em ângulo reto para elevar o esterno distal.
- Com o uso de dois afastadores de Farabeuf, um de cada lado da extremidade distal do esterno.

Para a identificação do pericárdio, poderá ser necessário afastar a gordura pré-pericárdica com o auxílio de gaze montada. Com o pericárdio anterior exposto, pode ser pinçado ou passar um ponto de fio de algodão e puxado para ser incisado; deve ser feita uma pequena incisão por onde se pode deixar a tensão do líquido diminuir dentro do pericárdio, momento em que se deve colher o líquido para análises bioquímica, bacteriológica e citológica. Posteriormente, o restante do fluido é drenado e aspirado e o total deverá ser mensurado e anotado (Figura 1).[6,7]

A incisão do pericárdio poderá ser ampliada e ele deve ser explorado digitalmente para identificar aderências, espessamentos ou depósitos tumorais. Um pedaço de pericárdio de aproximadamente 2 a 3 cm de diâmetro é excisado e submetido a análises bacteriológicas e histológicas (Figura 1). Através de uma incisão transversa e separada na parte superior esquerda do abdome e abaixo da incisão da janela, deverá ser introduzido um dreno torácico/mediastinal de 28 a 36 F através da pericardiotomia para drenagem pós-operatória por sucção ou em selo d'água (Figura 2).

É importante colocar o dreno torácico através de uma incisão separada porque um dreno torácico deixado na ferida operatória pode levar à cicatrização inadequada da ferida, infecção da ferida e hérnia incisional. A incisão pericárdica é deixada aberta; a incisão abdominal é fechada com suturas absorvíveis interrompidas ou contínuas. O dreno torácico é deixado no lugar por 1 a 2 dias após a operação, porém, se o débito se mantiver alto, poderá ser mantido por mais tempo.

Janela pericárdica – via pleuropericárdica

A técnica pode ser realizada de forma minimamente invasiva, frequentemente por videotoracoscopia (VATS) e até por via robótica, o que oferece melhor visualização e acesso ao pericárdio com menor morbidade em comparação às abordagens abertas. O objetivo principal é criar uma comunicação entre o espaço pericárdico e a cavidade pleural para permitir a drenagem contínua do líquido acumulado, prevenindo o risco de reincidência do tamponamento. Esses acessos podem ser particularmente úteis quando o derrame pericárdico está associado a derrame pleural – o que ocorre em até 50% dos casos de pericardite neoplásica. Nesses casos, consegue-se o tratamento concomitante das duas afecções.[5,8]

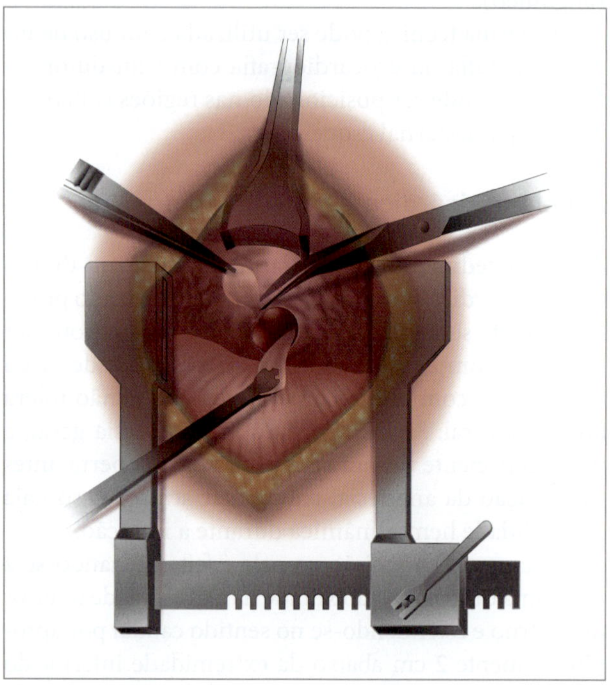

FIGURA 1.
Visão da técnica de drenagem pericárdica.
Fonte: Moores et al., 1995.[7]

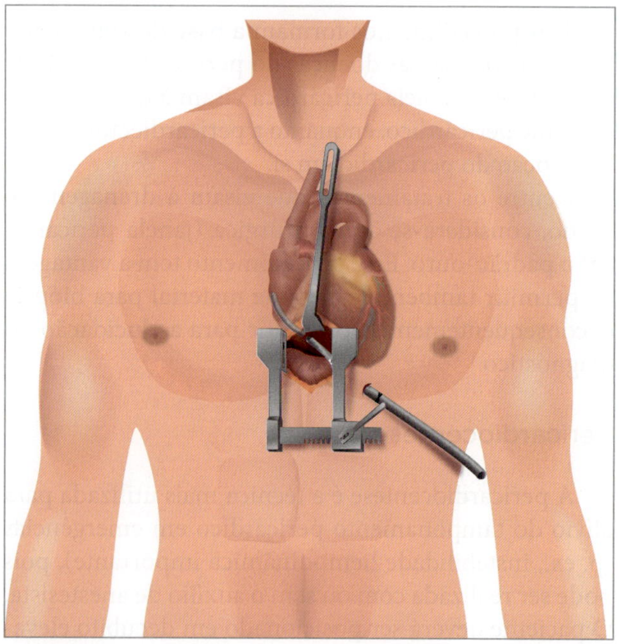

FIGURA 2.
Colocação do tubo de pericardiostomia através de uma incisão separada no quadrante superior esquerdo.
Fonte: Moores et al., 1995.[7]

Técnica operatória

O paciente é colocado em decúbito lateral, com o lado da intervenção voltado para cima. Isso facilita o acesso à cavidade torácica e ao pericárdio. Realiza-se a inserção de um toracoscópio através de pequenas incisões no hemitórax, geralmente no 5º ou 6º espaço intercostal. Essa abordagem minimamente invasiva reduz o tempo de recuperação e melhora a visualização da anatomia torácica. Após o acesso à cavidade pleural, o pericárdio é identificado e dissecado cuidadosamente entre os nervos frênicos direito e esquerdo em sua porção anterior. Isso permite a comunicação entre o espaço pericárdico e a cavidade pleural, garantindo a drenagem contínua de fluidos. A cirurgia é finalizada após revisão da hemostasia e expansão pulmonar adequada e um dreno torácico é colocado para garantir a drenagem contínua nos primeiros dias pós-operatórios. A drenagem do pericárdio, além da drenagem pleural, mostra-se desnecessária (Figura 3).

Pericardiectomia

A pericardiectomia via transesternal é o procedimento mais habitualmente realizado para casos de pericardite constritiva que resulta de uma crosta constritiva ao redor do coração, e sua correção cirúrgica requer a remoção do pericárdio que circunda os ventrículos direito e esquerdo. Convencionalmente, deve-se decorticar o ventrículo esquerdo antes do direito, para evitar edema pulmonar. No entanto, isso pode ser extremamente difícil por meio de esternotomia mediana sem circulação extracorpórea, pois o ventrículo esquerdo é posterior ao direito. A decorticação dos átrios não é necessária para doença constritiva.

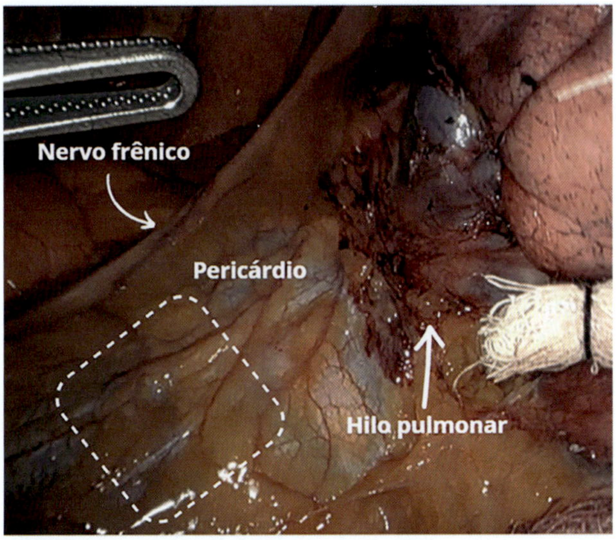

FIGURA 3.
Esquematização da localização da janela pleuropericárdica por acesso torácico robótico.
Fonte: arquivo pessoal de Juliana Vieira de Oliveira Salerno.

O auxílio de circulação extracorpórea pode ser feito sem pinçamento aórtico, particularmente quando a etiologia é pós-cirúrgica, pela típica aderência acentuada do pericárdio visceral ao miocárdio. Em circunstâncias selecionadas, a toracotomia anterolateral esquerda pode ser usada com ou sem circulação extracorpórea.

Durante o preparo pré-cirúrgico, é recomendado o uso de ecocardiografia transesofágica transoperatória, bem como o monitoramento venoso central; também pode ser usado o monitoramento do cateter da artéria pulmonar.

A pericardiectomia pode ser realizada por via transesternal ou por toracotomia anterolateral esquerda no quarto espaço intercostal.[9]

Via transesternal

A via transesternal, também conhecida como "de frênico a frênico", é realizada por toracotomia mediana e dissecção por planos até identificação do esterno. Durante esse momento, o cirurgião auxiliar pode ir realizando concomitantemente a dissecção e o preparo da artéria e veia femoral para a instalação de circulação extracorpórea. Com o pericárdio exposto, pode ser administrada a heparina para uma eventual instalação da circulação extracorpórea e em seguida a artéria e veia femorais podem ser canuladas, e iniciada a assistência circulatória normotérmica.

A circulação extracorpórea pode ser realizada alternativamente por dissecção inicial sobre a aorta, com canulação do átrio direito. Porém, se houver aderência acentuada do pericárdio ao átrio direito, a veia cava superior geralmente pode ser exposta com segurança para canulação venosa.

Faz-se necessário abrir as duas pleuras amplamente para identificação dos nervos frênicos bilateralmente. A dissecção lateral à artéria pulmonar principal geralmente não é necessária e evita lesões potenciais ao nervo frênico nesse local. O pericárdio deve ser removido inicialmente da frente do ventrículo direito, e a porção sobre o átrio direito pode ser removida posteriormente.

Quando a pericardiectomia completa está sendo realizada para constrição, o pericárdio removido inclui o que circunda os ventrículos direito e esquerdo. A remoção do pericárdio que cobre o átrio direito não é necessária quando o diagnóstico é constrição; na verdade, a remoção pode ser bastante difícil e pode resultar em entrada inadvertida no átrio direito ao tentar remover o pericárdio nessa área. Quando a pericardiectomia é realizada para pericardite inflamatória recorrente, a remoção radical do tecido ao redor de ambos os ventrículos e do átrio direito é essencial, pois a falha em remover o pericárdio posterior ao nervo frênico esquerdo pode levar a sintomas recorrentes por razões óbvias.[3]

Via toracotomia anterolateral esquerda

A incisão é feita no quinto espaço intercostal. Esse acesso fornece uma visão direta do pericárdio e da superfície anterior do coração, facilitando a ressecção do tecido pericárdico afetado.

Após acessar a cavidade torácica, o pericárdio é identificado e exposto. Em casos de pericardite constritiva, pode estar aderido ao miocárdio em virtude da fibrose. A dissecção deve ser cuidadosa para evitar danos aos vasos coronários e ao próprio miocárdio.

A remoção geralmente começa próxima ao nervo frênico do lado esquerdo. A pericardiectomia completa envolve a remoção de todo o pericárdio entre os nervos frênicos direito e esquerdo, desde o diafragma até os grandes vasos. Em muitos casos, o procedimento pode ser realizado sem o uso de circulação extracorpórea. Após a remoção do tecido pericárdico, é importante garantir uma hemostasia adequada e que o pulmão esquerdo foi expandido adequadamente. Um dreno torácico é posicionado para auxiliar na drenagem pós-operatória (Figura 4).

MANEJO PÓS-OPERATÓRIO

Após drenagem pericárdica ou pericardiectomia, é essencial realizar o monitoramento rigoroso do paciente. Deve-se avaliar sinais vitais, realizando medição de pressão arterial, frequência cardíaca e oximetria de pulso, com atenção à detecção de hipotensão, taquicardia ou sinais de tamponamento cardíaco residual, principalmente nas primeiras 24 horas.

Drenos torácicos são frequentemente alocados para remover qualquer líquido residual ou sangue na cavidade pericárdica. Os drenos devem ser monitorados avaliando qualidade e quantidade de líquido drenado:

- Sangramento ativo (mais de 100 mL/h) pode indicar complicações e exigir intervenção imediata.
- O dreno pode ser retirado assim que o débito estiver abaixo de 50 mL nas últimas 24 horas ou após 48 a 72 horas, dependendo da evolução clínica do paciente.

O manejo da dor é uma parte crucial do pós-operatório. Analgésicos opioides e anti-inflamatórios não esteroidais (AINE) são usados para manter o paciente confortável e facilitar a respiração profunda e a mobilização precoce. A analgesia epidural ou os bloqueios intercostais podem ser úteis, principalmente em procedimentos abertos como a toracotomia.

Complicações como arritmias (fibrilação atrial ou *flutter*) são comuns após a pericardiectomia e requerem monitoramento cardíaco contínuo.

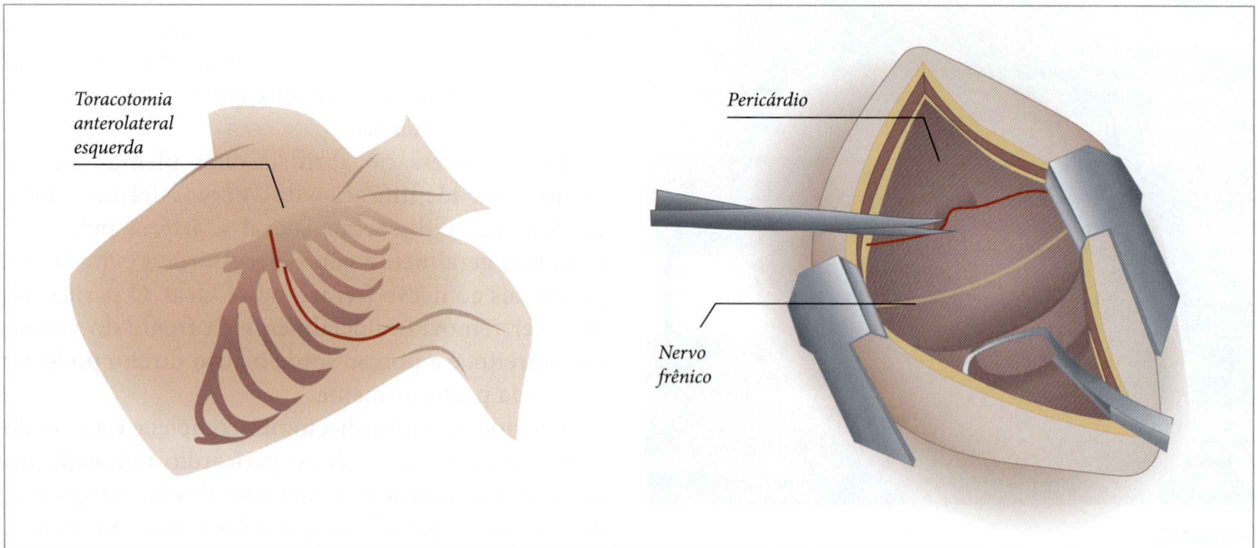

FIGURA 4.
Acesso por toracotomia anterolateral esquerda.
Fonte: arquivo adaptado de: https://www.surgicalcore.org/loadBinary.aspx?name=soub6&filename=image_bc-decker_acss__ch701img4.jpg.

Após a pericardiectomia, os pacientes podem evoluir com descompensação cardíaca, com necessidade de manejo cuidadoso de volume. A reposição volêmica deve ser ajustada para evitar sobrecarga.

A mobilização precoce do paciente é incentivada para evitar complicações como trombose venosa profunda e para promover a recuperação respiratória e cardíaca. A fisioterapia respiratória deve começar já nas primeiras 24 a 48 horas pós-operatórias para evitar atelectasias e melhorar a função pulmonar.

Em resumo, o manejo pós-operatório de cirurgias pericárdicas envolve cuidados multidisciplinares, incluindo monitoramento hemodinâmico rigoroso, controle da dor, manejo de complicações e incentivo à recuperação precoce. Uma equipe bem treinada e vigilância contínua são fundamentais para o sucesso da recuperação.[1,3]

RESULTADOS E COMPLICAÇÕES

Os pacientes com tamponamento cardíaco e em estado grave são os mais críticos e necessitam de atenção redobrada, tanto no tempo de indicação da drenagem como no manuseio intraoperatório. A drenagem apenas por punção pode tirar o paciente da situação crítica, mas a recorrência do derrame pode acontecer. Séries reportadas na literatura chegam a citar 83% de recorrência, e 15% dos pacientes podem apresentar complicações sérias, dentre elas, óbito, parada cardíaca e lesão ventricular pela punção.

A escolha entre drenagem subxifóidea, pericardiectomia transesternal ou via toracotomia anterolateral esquerda passa pela gravidade do paciente e pela etiologia do derrame. Nos pacientes muito graves, a técnica subxifóidea parece ser mais rápida para tirar o paciente da situação crítica, enquanto nos pacientes com suspeita de derrame pericárdico de origem neoplásica, a drenagem via toracotomia anterolateral esquerda permite resultado satisfatório em termos de recorrência do derrame.[2,3]

PERSPECTIVAS

O futuro das cirurgias cardíacas aponta para avanços significativos em técnicas menos invasivas, maior precisão e recuperação mais rápida para os pacientes.

Cirurgias minimamente invasivas e técnicas robóticas

A utilização de técnicas minimamente invasivas, como a cirurgia robótica, está em expansão e tem mostrado grandes vantagens em cirurgias cardíacas. O uso de robôs permite maior precisão nas dissecções e na remoção do pericárdio, com menor trauma ao tecido circundante, além de tempos de recuperação reduzidos. As cirurgias robóticas já têm mostrado excelentes resultados na pericardiectomia e na janela pericárdica, com menos complicações pós-operatórias e menor tempo de internação.[1]

Imagens multimodais e inteligência artificial

A incorporação de técnicas avançadas de imagem, como a ressonância magnética cardíaca e a tomografia computadorizada, permite uma melhor avaliação da patologia pericárdica, como em casos de pericardite constritiva. Aliadas a algoritmos de inteligência artificial, essas imagens podem auxiliar os cirurgiões na personalização do tratamento e na escolha das melhores técnicas cirúrgicas.[3]

REFERÊNCIAS

1. Hemead HM, Saleh A, Hassanein W. A simple modified technique of pleuropericardial window: towards 0% recurrence. Braz J Cardiovasc Surg. 2023;38(3):405-6.
2. Adler Y, Charron P, Imazio M, Badano L, Barón-Esquivias G, Bogaert J, et al. 2015 ESC guidelines for the diagnosis and management of pericardial disease: The Task Force for the Diagnosis and Management of Pericardial Diseases of the European Society of Cardiology (ESC)Endorsed by: The European Association for Cardio-Thoracic Surgery (EACTS). Eur Heart J. 2015;36(42):2921-64.
3. Feins EN, Walker JD. Pericardial disease in cardiac surgery in the adult. In: Cohn LH, Adams DH, editors. 5. ed. New York (NY): McGraw-Hill; 2018. p.1225-42.
4. Schwefer M, Aschenbach R, Heidemann J, Mey C, Lapp H. Constrictive pericarditis, still a diagnostic challenge: comprehensive review of clinical management. Eur J Cardiothorac Surg. 2009;36(3):502-10.
5. Georghiou GP, Stamler A, Sharoni E, Fichman-Horn S, Berman M, Vidne BA, Saute M. Video-assisted thoracoscopic pericardial window for diagnosis and management of pericardial effusions. Ann Thorac Surg. 2005;80(2):607-10.
6. Imazio M, Adler Y. Management of pericardial effusion. Eur Heart J. 2013;34(16):1186-97.
7. Moores DWO, Allen KB, Faber L, Dziuban SW, Gillman DJ, Warten WH, et al. Subxiphoid pericardial drainage for pericardial tamponade. J Thorac Cardiovasc Surg 1995;109:546-52.
8. Muhammad MI. The pericardial window: is a video-assisted thoracoscopy approach better than a surgical approach?. Interact Cardiovasc Thorac Surg. 2011;12(2):174-8.
9. Oh NA, Hennecken C, Van den Eynde J, Doulamis IP, Avgerinos DV, Kampaktsis PN. Pericardiectomy and pericardial window for the treatment of pericardial disease in the contemporary era. Curr Cardiol Rep. 2022;24:1619-31.

60

Tumores cardíacos

Cláudio Leo Gelape
Tânia Félix Lorenzato da Fonseca Peixoto
Patrícia Tavares Felipe Marcati

INTRODUÇÃO

Os tumores cardíacos, embora raros, representam um importante desafio na prática clínica em razão de sua diversidade, complexidade diagnóstica e impacto potencialmente comprometedor sobre a função cardíaca. Na última década, constatou-se aumento significativo na incidência de tumores cardíacos, em parte pelos avanços nas técnicas de imagem que facilitam o diagnóstico.

Essas massas cardíacas podem ter origem no próprio coração, sendo intracardíacos (tumores primários), ou podem migrar de outros locais e sítios extracardíacos (extensão direta ou propagação hematogênica) e envolver o coração (tumores secundários).[1]

Enquanto as neoplasias primárias são em sua maioria (90%) benignas, os tumores metastáticos são, por definição, malignos e ocorrem em até 10% dos pacientes com câncer. Qualquer tumor cardíaco, mesmo que de origem benigna, pode apresentar alterações hemodinâmicas significativas, podendo levar ao óbito. Pequenas lesões podem cursar com morte súbita se crescerem em regiões que desenvolvam arritmias malignas.

Portanto, toda e qualquer massa cardíaca, pequena ou grande, precisa ser investigada e levada a tratamento o quanto antes. O interesse da comunidade científica pelos tumores cardíacos aumentou ao longo dos últimos anos pois essa doença frequentemente afeta pessoas jovens e tem alto potencial curativo se tratada precocemente.[2]

ANATOMIA CIRÚRGICA

A ressecção cirúrgica completa é o tratamento definitivo para os tumores cardíacos. Entretanto, pode ser desafiador ressecar por completo, com margens seguras, tumores benignos complexos ou malignos localizados em regiões anatomicamente de difícil acesso e com potencial para altas morbidade e mortalidade cirúrgicas.

O estudo anatômico detalhado do acometimento cardíaco no pré-operatório é fundamental para a escolha adequada da técnica a ser empregada, objetivando ressecção com boa margem oncológica (Figura 1).

CONSIDERAÇÕES DIAGNÓSTICAS

A definição etiológica dos tumores cardíacos pode ser determinada de forma não invasiva. Somados à história clínica, fatores como idade do paciente, localização do tumor, caracterização tecidual através da ressonância magnética e análise probabilística e epidemiológica contribuem para o estabelecimento diagnóstico.[3-6] Desse modo, as lesões cardíacas tumorais são classificadas em: lesões intracardíacas benignas e lesões cardíacas secundárias (metástases).

Lesões intracardíacas benignas

São um complexo espectro de doenças tumorais, que englobam desde neoplasias a hamartomas e comprometem cerca de 1,38 a cada 100 mil indivíduos por ano.[7]

O tumor primário cardíaco mais comum, frequentemente encontrado no átrio esquerdo, é o mixoma. A idade média para diagnóstico é 50 anos e em 70% dos casos ocorre em mulheres. O lipoma é a segunda neoplasia primária benigna mais comum e pode ser encontrada em 8 a 12% dos casos e mais frequentemente em adultos de meia-idade ou mais idosos. O fibroelastoma compreende cerca de 11,5% desses tumores e é encontrado principalmente no endocárdio valvular. É importante em razão de seu potencial embólico. Em algumas séries de autópsia foram relatados como a terceira neoplasia primária benigna mais comum.[8]

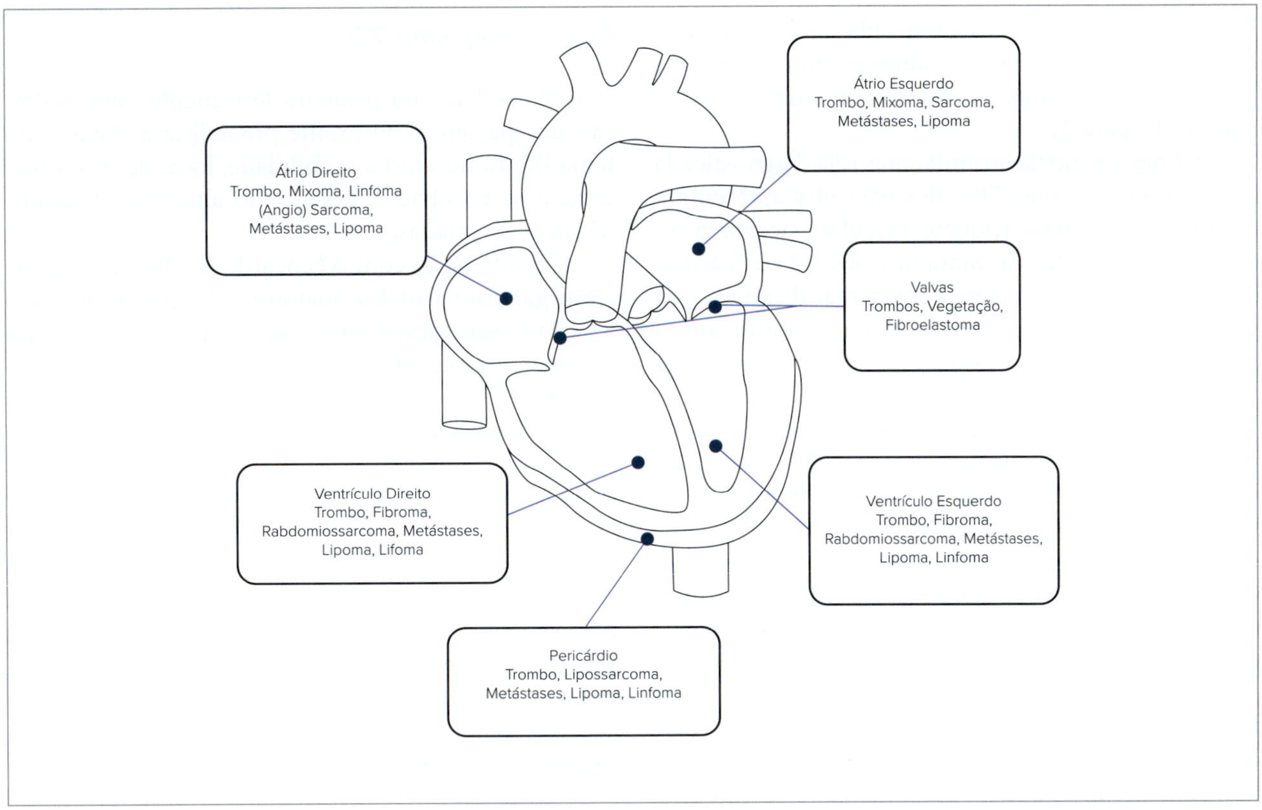

FIGURA 1.
Localizações mais comuns dos diferentes tipos de massas.
Fonte: adaptada de Tyebally et al., 2020.[4]

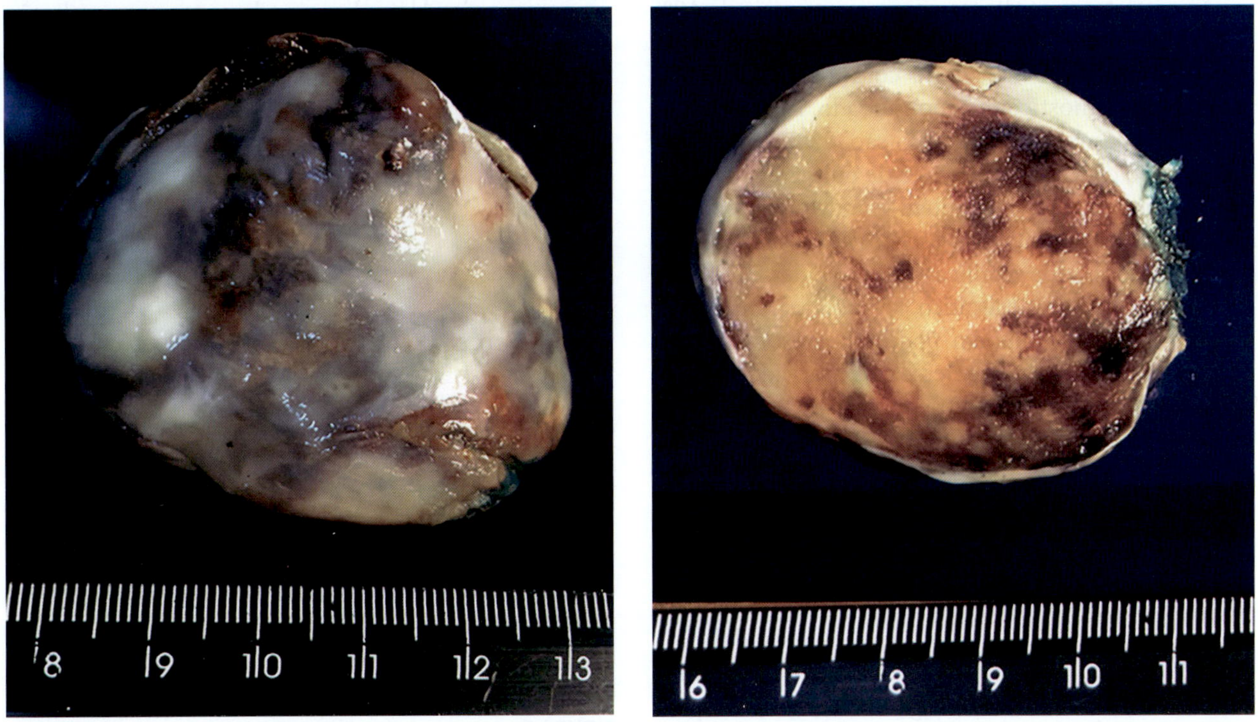

FIGURA 2.
Mixoma atrial. A: superfície externa. Lesão lisa, sólida e bem delimitada. B: superfície de corte. Lesão densa, com regiões cinza-amareladas e hemorrágicas.
Fonte: imagens cedidas pelo professor Geraldo Brasileiro.

Os mixomas cardíacos são neoplasias benignas que mais comumente se originam do septo interatrial. Eles podem ser lobulados ou filiformes, com diferentes tamanhos (Figura 2).

Embora a maioria dos mixomas seja diagnosticada acidentalmente, quase 70% dos pacientes apresentam manifestações como acidente vascular encefálico ou embolização periférica. Sintomas obstrutivos cardíacos podem levar o paciente a apresentar dispneia, palpitações e até morte súbita. Sintomas constitucionais não são infrequentes e podem incluir febre, perda de peso, fadiga, mialgia, artralgia e fenômeno de Raynaud.

Na população pediátrica, destacam-se os rabdomiomas cardíacos, associando-se em 80% dos casos à esclerose tuberosa. É uma lesão hamartomosa de miócitos estriados sem atividade proliferativa. Frequentemente crescem em muitas regiões do coração, associando-se a sintomas obstrutivos e/ou arritmias. A regressão dos tumores de forma espontânea é comum e por isso o tratamento é inicialmente conservador.[9]

O segundo tumor intracardíaco pediátrico mais frequente é o fibroma. Esses tumores usualmente crescem no septo ventricular, frequentemente se apresentam com arritmias e respondem bem à ressecção com baixa recidiva.

Lesões cardíacas secundárias (metástases)

As metástases cardíacas ocorrem em mais de 10% dos pacientes com câncer. São muito mais frequentes que os tumores primários do coração e geralmente traduzem prognóstico muito reservado. As neoplasias secundárias mais frequentes são os melanomas malignos, o câncer de mama e o de pulmão.[5]

O pericárdio visceral contém grande quantidade de canais linfáticos drenando o espaço pericárdico. Derrame pericárdico pode significar obstrução desse eficiente sistema por tumor metastático, levando a grandes efusões pericárdicas. Também pode haver espessamento do pericárdio, mais frequentemente observado no contexto de mesotelioma ou outra metástase.[1]

A avaliação citológica de derrame pericárdico após pericardiocentese é frequentemente o procedimento inicial de escolha para o diagnóstico de malignidade envolvendo o coração, embora esse procedimento tenha baixa sensibilidade e taxa de falso negativo que se aproxima de 15%.[6]

As diversas técnicas de imagem multimodal para estabelecimento diagnóstico e detalhamento anatômico das massas cardíacas têm ganhado espaço importante no manejo desses pacientes. Dentre essas técnicas, destacam-se o ecocardiograma bidimensional (2D), a ressonância magnética e a tomografia cardíaca.

Ecocardiograma 2D

É considerado a primeira ferramenta para avaliação dos pacientes. O exame possibilita a medida do tamanho tumoral, sua mobilidade, local de inserção e estruturas envolvidas, bem como alterações hemodinâmicas associadas.

A combinação com o ecocardiograma 3D proporciona ganhos na análise anatômica do tumor, sua localização e estruturas envolvidas. A utilização do efeito Doppler oferece informações sobre a vascularização do tumor diferenciando entre trombos e tumores hipervascularizados[3] (Figura 3).

Ressonância magnética cardiovascular

Apresenta imagens multiplanares da massa cardíaca e a potencial invasão de câmaras e pericárdio. Para planejamento cirúrgico, a ressonância pode oferecer um diferencial na análise das estruturas envolvidas pelo tumor, facilitando a abordagem operatória.[3]

Tomografia cardíaca

É considerada uma alternativa excelente à ressonância cardíaca, se contraindicada. A tomografia pode delinear melhor as margens livres do tumor, particularmente para o planejamento da técnica cirúrgica a ser empregada. Além disso, pode-se ter uma avaliação mais detalhada das estruturas vasculares e da anatomia coronariana de forma mais rápida e adequada. Tam-

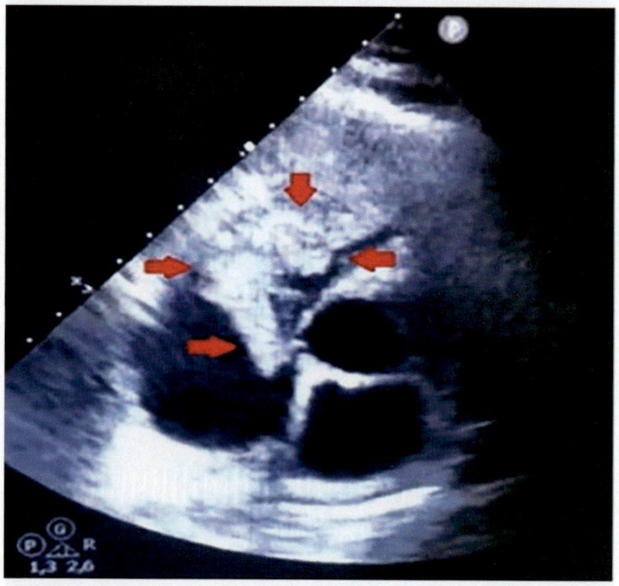

FIGURA 3.
Ecocardiograma demonstrando imagem de tumor intracardíaco (angiossarcoma de átrio direito).
Fonte: acervo pessoal dos autores.

bém serve para detectar metástases em casos de suspeita de malignidade.

A tomografia com emissão de pósitrons oferece uma acurada avaliação da atividade metabólica dos tumores, permitindo o planejamento de futuras terapias com radiação.[4]

FISIOPATOLOGIA

A compreensão da fisiopatologia dos tumores intracardíacos é crucial para o desenvolvimento de estratégias terapêuticas eficazes. A natureza e o comportamento biológico desses tumores variam amplamente e a apresentação clínica pode ser insidiosa, com sintomas vagos como fadiga e dispneia, ou aguda, com complicações graves como obstrução valvar e embolia.

Pode ocorrer alteração da função cardíaca em até 30% dos pacientes, geralmente por derrame pericárdico. Muitos pacientes com tumores pequenos são assintomáticos e o diagnóstico é realizado incidentalmente. Quando sintomáticos, a apresentação neurológica (20 a 30%) é por ataques isquêmicos transitórios, seguidos de angina, infarto agudo do miocárdio, embolia retiniana e até mesmo isquemia mesentérica.

HISTÓRIA NATURAL

A história natural dos tumores cardíacos depende do tipo, da localização e do comportamento biológico, sendo alguns desses tumores associados a predisposições genéticas ou parte de síndromes genéticas.

A apresentação clínica é variável e os sintomas dependem de múltiplos fatores, incluindo tamanho, localização e infiltração da massa tumoral nos tecidos adjacentes. São menos comumente afetados pelas características histológicas do tumor.

A mortalidade e o prognóstico variam com base no subtipo tumoral e a disponibilidade das opções de tratamento.

Tumores benignos

Os tumores benignos geralmente têm um bom prognóstico após ressecção cirúrgica e apresentam baixo risco de recorrência.

Embora muitos pacientes com mixoma sejam assintomáticos, alguns indivíduos apresentam embolização, obstrução hemodinâmica, insuficiência cardíaca, síncope, arritmias, dor torácica e acidente vascular cerebral. A remoção cirúrgica do mixoma geralmente é curativa, mas em alguns casos, como no mixoma familiar, a taxa de recidiva pode chegar a 22%.[10]

Os rabdomiomas são os tumores mais comuns em crianças, ocorrendo frequentemente antes do primeiro ano de vida. A maioria desses tumores regride espontaneamente após o nascimento, e a ressecção raramente é necessária, exceto em casos de complicações graves, como obstrução ou arritmias.[11]

Os fibromas cardíacos são o segundo tumor cardíaco mais frequente na infância, mas podem ocorrer em adultos e, ao contrário dos rabdomiomas, não regridem espontaneamente. A remoção cirúrgica é geralmente indicada em casos sintomáticos.[11]

O fibroelastoma é um tumor de crescimento lento e é o tumor valvar mais frequente. Ao contrário das vegetações, os fibroelastomas são geralmente encontrados a jusante da valva e não causam disfunção significativa.[4]

O lipoma cardíaco é uma proliferação benigna de células maduras adipócitos, ocorrendo esporadicamente, sem idade ou predileção sexual. Na ausência de sintomas ou complicações não apresentam indicação de tratamento cirúrgico.[10]

Tumores malignos

Os tumores malignos representam 5 a 6% dos tumores cardíacos primários. As metástases cardíacas são 20 a 40 vezes mais comuns que os tumores cardíacos primários. Evidências de rápido crescimento, invasão local, presença de vasos alimentares, hemorragia ou necrose dentro da massa, envolvimento de mais de uma câmara cardíaca e derrame pericárdico são características sugestivas de malignidade.[4]

Assim como acontece com os tumores cardíacos benignos, a história natural pode variar, mas normalmente está relacionada à localização do tumor.

Os sarcomas cardíacos são observados em pacientes mais jovens, na faixa dos 40 anos, e apresentam pior prognóstico, com uma taxa de sobrevida em 5 anos de 14%. Os subtipos histopatológicos de sarcomas cardíacos primários incluem angiossarcomas, leiomiossarcomas, lipossarcomas, rabdomiossarcomas, sarcomas sinoviais, mixofibrossarcomas e sarcomas pleomórficos indiferenciados. Os angiossarcomas, seguidos dos leiomiossarcomas, são os mais comuns e altamente agressivos, com progressão rápida para insuficiência cardíaca, tamponamento cardíaco, invasão local e metástase a distância (pulmões, fígado etc.). O prognóstico é ruim mesmo após tratamento agressivo como cirurgia e quimioterapia.[10]

Tumores cardíacos secundários (metastáticos)

A história natural dos tumores cardíacos secundários depende do tipo de câncer primário, mas as metástases cardíacas indicam doença avançada e estão associadas a um prognóstico desfavorável. O envolvimento cardíaco pode surgir de metástases hematogênicas, invasão direta do mediastino ou crescimento tumoral na veia cava e extensão para o átrio direito.

Os melanomas malignos são propensos a metastatizar para o coração e envolver o miocárdio ou o pericárdio. A massa intramiocárdica pode ser lisa e bem circunscrita, difícil de diferenciar de um tumor benigno, exceto pela história de melanoma do paciente. Outros tumores sólidos comumente associados ao envolvimento cardíaco incluem câncer de pulmão, câncer de mama, sarcomas de tecidos moles, carcinoma renal, câncer de esôfago, carcinoma hepatocelular e câncer de tireoide. Há também uma alta prevalência de envolvimento cardíaco secundário com leucemia e linfoma. O derrame pericárdico é um dos achados mais comuns nos tumores cardíacos secundários.[11]

INDICAÇÕES CIRÚRGICAS

A indicação cirúrgica para os tumores cardíacos depende do tipo do tumor (benigno ou maligno), localização, sintomas, complicações e impacto hemodinâmico.

Os tumores benignos sintomáticos ou que manifestam alguma complicação têm indicação de ressecção cirúrgica. Em alguns tipos de tumores como o mixoma, mesmo que o paciente seja assintomático, a ressecção cirúrgica é recomendada pelo risco elevado de embolização e obstrução cardíaca. Nos demais tumores benignos assintomáticos, a indicação cirúrgica deve ser individualizada levando-se em consideração a história natural de cada tumor e riscos de complicações.

Diante de tumores cardíacos malignos, deve-se analisar a intenção do tratamento (se curativo ou paliativo). Em alguns casos de tumores primários com intenção curativa, a ressecção cirúrgica completa deve combinar quimiorradioterapia adjuvante para reduzir o risco de recorrência. Estudos demonstraram que a ressecção cirúrgica completa por si só melhora a sobrevida média em três vezes em comparação com pacientes tratados com conduta expectante.[12]

A cirurgia também pode ser indicada para aliviar sintomas (obstrução valvar ou insuficiência cardíaca), mesmo que a ressecção completa não seja possível. No entanto, o prognóstico geralmente é reservado.

TOMADA DE DECISÃO PRÉ-OPERATÓRIA

Os tumores cardíacos são frequentemente assintomáticos até atingirem estágios avançados da doença, quando o paciente procura auxílio médico apresentando extensa invasão de estruturas locais ou metástases a distância. Por isso, o alto grau de suspeita clínica pode surpreender a doença ainda em seus estágios iniciais, favorecendo o tratamento e prognóstico.

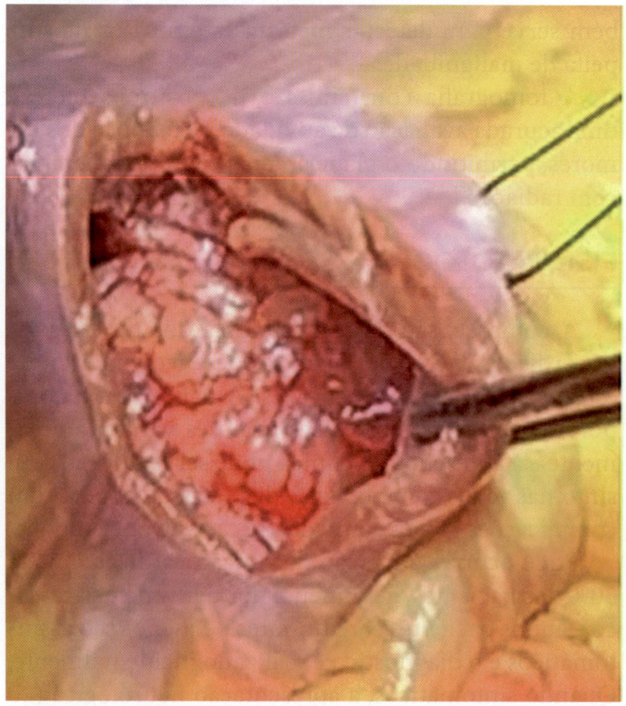

FIGURA 4.
Imagem intraoperatória de ressecção de adenocarcinoma colônico intracardíaco (ventriculotomia direita).
Fonte: acervo pessoal dos autores.

TÉCNICA OPERATÓRIA

Na grande maioria dos pacientes, o uso da esternotomia mediana e canulação bicaval e aórtica para o estabelecimento da circulação extracorpórea é a melhor e mais segura forma de ter acesso a cavidades cardíacas. Entretanto, se a canulação padrão não é possível em decorrência do tamanho e da invasão tumoral, pode-se migrar para canulações periféricas venosa e arterial. A ressecção tumoral tem por objetivo ser completa, mas não infrequentemente pode-se optar por retiradas mais econômicas para evitar grandes lesões e mortalidade cirúrgica.

Grandes defeitos podem ser reconstruídos com pericárdio bovino, *patch* de Gore-Tex® ou pericárdio autólogo (Figura 4).

Quando o tumor invade estruturas nobres do coração, como valvas ou artéria coronária, podem ser planejados troca valvar e enxertos arteriais.

Se há invasão da parede posterior do átrio esquerdo, veias pulmonares e valva mitral, o autotransplante pode ser planejado como estratégia para ressecções mais completas.[11]

O transplante cardíaco tem sido sugerido como estratégia de salvamento em casos de tumores complexos nos quais a ressecção tradicional não seria possível. Entretanto, o benefício dessa estratégia cirúrgica ainda é controverso.[13]

MANEJO PÓS-OPERATÓRIO

O objetivo é garantir uma recuperação completa com um mínimo de complicações por meio de um cuidado multidisciplinar.

O sangramento é um risco maior nos pacientes com câncer e a anemia ferropriva é um achado comum, que permanece como um importante fator adverso na evolução no pós-operatório.

O manejo hemodinâmico e o manuseio de fluidos e drogas devem ser adequadamente avaliados por meio de parâmetros clínicos e laboratoriais seriados.

RESULTADOS E COMPLICAÇÕES

As complicações podem variar e requerem vigilância durante o período pós-operatório. A complicação mais comumente relatada é a arritmia cardíaca, especialmente a fibrilação atrial.

Séries anteriores com seguimento pós-operatório de 20 anos observaram uma incidência de sangramento de 3,3%, arritmias de 28,2%, recidiva de 1,8% e mortalidade de 18,2%. A sobrevida livre de queixas foi de 81,8%.[10]

PERSPECTIVAS

As perspectivas no cenário de tumores cardíacos apontam para avanços em diversas áreas, como melhores técnicas diagnósticas e de tratamento. Dentre as técnicas diagnósticas, o uso da ecocardiografia intracardíaca está emergindo como auxiliar para a biópsia de tumores cardíacos. Além disso, a medicina de precisão, com o uso de biomarcadores, promete individualizar o tratamento, direcionando a intervenção de acordo com o perfil molecular do tumor.

A evolução da cirurgia robótica e minimamente invasiva pode aprimorar a ressecção dos tumores, tornando os procedimentos mais seguros. Novas abordagens, como a ablação por radiofrequência transapical guiada por ecocardiografia para tumores cardíacos (TARFACT, do inglês *transapical radiofrequency ablation for cardiac tumors*), oferece uma opção de terapia paliativa potencialmente menos invasiva.

Técnicas radioterápicas, como a terapia por feixe de prótons, fornece de forma precisa a radiação no local do tumor e reduz as doses de radiação no tecido saudável adjacente, levando a menores toxicidade e efeitos adversos.[14]

Acesse o vídeo por meio do QR code.

REFERÊNCIAS

1. Maleszewski JJ, Basso C, Bois MC, Glass C, Klarich KW, Leduc C, et al. The 2021 WHO Classification of Tumors of the Heart. J Thorac Oncol. 2022;17(4):510-8.
2. Rahouma M, Arisha MJ, Elmously A, El-Sayed Ahmed MM, Spadaccio C, Mehta K, et al. Cardiac tumors prevalence and mortality: a systematic review and meta-analysis. Int J Surg. 2020;76:178-89.
3. Maleszewski JJ, Anavekar NS, Moynihan TJ, Klarich KW. Pathology, imaging, and treatment of cardiac tumours. Nature Rev Cardiol. 2017;14:536-49.
4. Tyebally S, Chen D, Bhattacharyya S, Mughrabi A, Hussain Z, Manisty C, et al. Cardiac tumors: JACC CardioOncology state-of-the-art review. JACC: CardioOncology. 2020;2(2):293-311.
5. Bussani R, Castrichini M, Restivo L, Fabris E, Porcari A, Ferro F, et al. Cardiac tumors: diagnosis, prognosis, and treatment. Curr Cardiol Rep. 2020;22(12):169.
6. Dragoescu EA, Liu L. Pericardial fluid cytology: an analysis of 128 specimens over a 6-year period. Cancer Cytopathol. 2013;121(5):242-51.
7. Cresti A, Chiavarelli M, Glauber M, Tanganelli P, Scalese M, Cesareo F, et al. Incidence rate of primary cardiac tumors: a 14-year population study. J Cardiovasc Med. 2016;17(1):37-43.
8. Tamin SS, Maleszewski JJ, Scott CG, Khan SK, Edwards WD, Bruce CJ, et al. Prognostic and bioepidemiologic implications of papillary fibroelastomas. J Am Coll Cardiol. 2015;65(22):2420-9.
9. Martínez-García A, Michel-Macías C, Cordero-González G, Escamilla-Sánchez KI, Aguinaga-Ríos M, Coronado-Zarco A, Cardona-Pérez JA. Giant left ventricular rhabdomyoma treated successfully with everolimus: case report and review of literature. Cardiol Young. 2018;28(7):903-9.
10. Palaskas N, Thompson K, Gladish G, Agha AM, Hassan S, Iliescu C, et al. Evaluation and management of cardiac tumors. Curr Treat Options Cardiovasc Med. 2018;20(20):29.
11. MacGillivray TE, Reardon MJ. Surgical treatment of cardiac and pulmonary sarcomas. Oper Tech Thorac Cardiovasc Surg. 2021;26(2):219-23.
12. Sebenik M, Ricci A Jr, DiPasquale B, Mody K, Pytel P, Jee KJ, et al. Undifferentiated intimal sarcoma of large systemic blood vessels: report of 14 cases with immunohistochemical profile and review of the literature. Am J Surg Pathol. 2005;29(9):1184-93.
13. Andrushchuk UU, Ostrovsky YP, Valentsiukevich AV, Shestakova LG, Amelchanka SG, Krutau VG, et al. Heart transplantation in the treatment of primary non-operable cardiac tumors. Kardiochir Torakochirurgia Pol. 2017;14(4):271-9.
14. Markman TM PJ. Cardiac tumors and innovations in local therapies: blazing new trails. JACC CardioOncol. 2024;30(6):572-4.

61

Correção dos defeitos intracardíacos assistida por robô

Robinson Poffo
Paola Keese Montanhesi
Sergio Augusto Fudaba Curcio
Alisson Parrilha Toschi
Renato Bastos Pope

INTRODUÇÃO

A cirurgia cardíaca robótica é uma alternativa segura e eficaz para o tratamento cirúrgico de diversas doenças cardiovasculares.[1] A primeira intervenção assistida por robô da América Latina, realizada em março de 2010 no Hospital Israelita Albert Einstein em São Paulo, Brasil (Figura 1), representou um marco no avanço das técnicas minimamente invasivas no continente.[2] A cirurgia inaugural consistiu em uma atriosseptoplastia,[3] demonstrando a viabilidade da robótica na correção de defeitos intracardíacos em adultos.[1,4-8]

Diversos estudos, incluindo a experiência brasileira,[3] associaram a assistência robótica a um menor tempo de internação em Unidade de Terapia Intensiva (UTI) e hospitalar,[7] evidenciando uma recuperação pós-operatória acelerada e melhor custo-efetividade[9] em comparação à abordagem convencional por esternotomia. Este capítulo explora como a robótica pode ser utilizada para a correção de defeitos intracardíacos, oferecendo uma visão prática e detalhada.

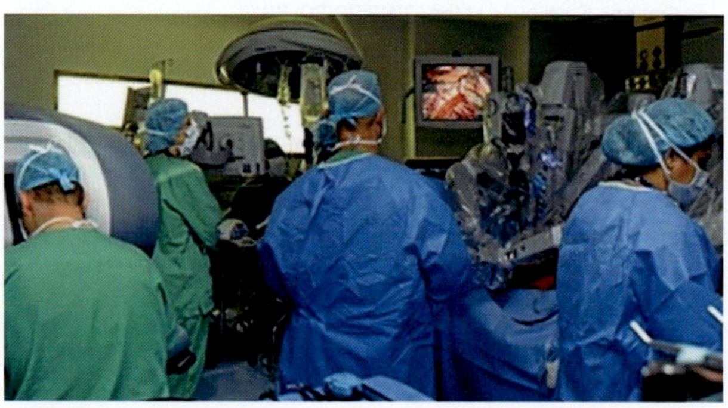

FIGURA 1.
Primeira cirurgia cardíaca robótica da América Latina, realizada em março de 2010 em São Paulo, Brasil.

ANATOMIA CIRÚRGICA

Forame oval patente

O forame oval patente (FOP) resulta da fusão incompleta dos tecidos do septo interatrial. Com o aumento da pressão no átrio direito (AD), pode ocorrer um *shunt* direita-esquerda, favorecendo eventos embólicos sistêmicos.[10]

Comunicações interatriais

As comunicações interatriais (CIA) são falhas de contiguidade classificadas conforme sua localização. A CIA tipo *ostium secundum*, localizada na fossa oval, é o mais comum. A CIA tipo *ostium primum* está frequentemente associada a defeitos do septo atrioventricular. O tipo seio venoso ocorre mais comumente abaixo do orifício da veia cava superior (VCS), enquanto a CIA de seio coronário envolve uma falha na separação entre o seio coronário e o átrio esquerdo.[10]

Comunicações interventriculares

As comunicações interventriculares (CIV) são classificadas de acordo com sua localização. O tipo perimembranoso corresponde a cerca de 80% dos casos operados e ocorre na porção membranosa do septo. A CIV muscular pode ocorrer em qualquer região muscular do septo. Os defeitos de via de entrada localizam-se abaixo das valvas atrioventriculares, enquanto os de via de saída situam-se abaixo das valvas semilunares.[10]

Defeitos do septo atrioventricular (DSAV)

As falhas na formação do septo atrioventricular resultam em diferentes apresentações morfológicas.

Uma grande comunicação composta por CIA *ostium primum*, valva atrioventricular única e CIV de via de entrada caracteriza o defeito do septo atrioventricular (DSAV) total. No DSAV parcial, há a presença de uma valva atrioventricular direita e outra esquerda, associadas a uma CIA tipo *ostium primum*.[10]

CONSIDERAÇÕES DIAGNÓSTICAS

Semiologia, eletrocardiograma e radiografia de tórax

No exame físico, pode-se observar um sopro sistólico no foco pulmonar, acompanhado do desdobramento fixo da segunda bulha cardíaca. O eletrocardiograma pode revelar sobrecarga atrial, bloqueio de ramo direito e desvio do eixo para a esquerda. A radiografia pode evidenciar aumento ventricular e da artéria pulmonar, bem como sinais de hiperfluxo pulmonar.[10]

Imagem cardiovascular

Ecocardiograma

O ecocardiograma transtorácico (ETT) é o exame de escolha para avaliar o tamanho e a localização das lesões, além de identificar sinais de repercussão hemodinâmica. Ele também permite estimar a pressão pulmonar e a relação entre os fluxos pulmonar (Qp) e sistêmico (Qs).[10]

O ecocardiograma transesofágico (ETE) fornece imagens mais detalhadas da anatomia dos defeitos. Seu uso é imprescindível no intraoperatório para guiar a canulação percutânea, avaliar a eficácia da correção cirúrgica e monitorar a função biventricular, o funcionamento valvar e a pressão pulmonar antes e após a saída da circulação extracorpórea (CEC).[10]

Cateterismo direito e esquerdo

O exame avalia as pressões, resistências e fluxos pulmonares e sistêmicos, incluindo a relação Qp/Qs e a resistência vascular pulmonar, sendo essencial para pacientes com hipertensão pulmonar. A cineangiocoronariografia é recomendada para pacientes com mais de 35 anos e risco cardiovascular intermediário ou alto. Para pacientes de baixo risco, a angiotomografia de coronárias pode ser uma alternativa.[10]

Tomografia computadorizada de tórax

A tomografia de tórax fornece uma visão da anatomia torácica, da posição do coração no mediastino e do ângulo do defeito cardíaco, permitindo o planejamento preciso da toracotomia e dos sítios de inserção dos braços robóticos.[10]

Angiotomografia de aorta

A angiotomografia da aorta é obrigatória na avaliação pré-operatória da cirurgia robótica. O exame deve incluir todos os segmentos da aorta, bem como as artérias ilíacas e femorais, após a bifurcação. A análise detalhada da anatomia vascular e a identificação de contraindicações para canulação periférica são essenciais. A avaliação do diâmetro dos vasos também auxilia no planejamento do acesso e na escolha do tamanho das cânulas.[10]

Ressonância magnética do coração

A ressonância magnética do coração é raramente utilizada, sendo indicada em casos de alergia ao contraste iodado ou na presença de alterações anatômicas complexas.[10]

FISIOPATOLOGIA

As manifestações clínicas são determinadas principalmente pelo tamanho do *shunt* esquerda-direita. A sobrecarga volumétrica provoca a dilatação do AD e do ventículo direito (VD), levando progressivamente à disfunção ventricular. O hiperfluxo pulmonar provoca alterações na circulação pulmonar e gera aumento da resistência vascular. Nos estágios avançados, o desenvolvimento de hipertensão pulmonar contribui para a insuficiência cardíaca direita e pode levar à inversão do *shunt*.[10]

HISTÓRIA NATURAL

A CIA, assim como CIV pequenas, são frequentemente assintomáticas durante a infância e podem permanecer sem diagnóstico até a idade adulta. Em adultos, podem surgir sintomas como intolerância ao esforço, dispneia progressiva, arritmias ou eventos embólicos. O hiperfluxo pulmonar pode, ao longo do tempo, levar a hipertensão pulmonar e síndrome de Eisenmenger, reduzindo a expectativa de vida. Em pacientes com DSAV parcial e regurgitação moderada a grave da válvula atrioventricular esquerda, podem surgir sintomas de insuficiência cardíaca e hipertensão pulmonar. O DSAV total se manifesta no primeiro ano de vida e, portanto, não é elegível para correção robótica, não sendo detalhado neste capítulo.[10]

INDICAÇÕES CIRÚRGICAS

A indicação para correção cirúrgica de defeitos intracardíacos é baseada na apresentação clínica, nas características do defeito, no impacto hemodinâmico e no risco cirúrgico.[11] A seguir, são apresentadas as indicações e contraindicações específicas para a correção assistida por robô.

Indicações

- A correção cirúrgica assistida por robô é indicada para adolescentes e adultos com anatomia favorável e sem contraindicações.

Contraindicações absolutas

- Deformidades torácicas que limitem o espaço para a manipulação dos instrumentos robóticos.
- Trauma torácico, radioterapia ou manipulação cirúrgica prévia com aderências extensas.
- Doenças graves do parênquima pulmonar que impeçam a ventilação monopulmonar.
- Insuficiência aórtica grave, impedindo a adequada proteção miocárdica.

Contraindicações relativas

- A aplicação da cirurgia robótica em crianças e adolescentes é limitada pelo tamanho do tórax (pacientes > 30 kg).
- Pacientes com resistência vascular pulmonar elevada, disfunção ventricular grave ou instabilidade hemodinâmica, que podem necessitar de suporte ventricular mecânico.
- Anatomia complexa, com acesso endoscópico difícil ou que exija ampla manipulação.
- A dissecção aórtica prévia contraindica a canulação femoral e a CEC retrógrada, podendo-se considerar a canulação central.
- Artérias femorais ou axilares com calibre reduzido (< 5 mm) ou com dissecções, tortuosidade, aterosclerose ou calcificação acentuada do eixo aorto-ilíaco-femoral; nestes casos, pode-se optar pela canulação central com CEC anterógrada.

TOMADA DE DECISÃO PRÉ-OPERATÓRIA

A decisão de realizar cirurgia assistida por robô para a correção de defeitos intracardíacos deve se basear na avaliação das características do paciente e do defeito, sendo compartilhada com o paciente e seus familiares.

TÉCNICA OPERATÓRIA

A cirurgia robótica utilizando o sistema da Vinci® (Intuitive Surgical, Inc., Sunnyvale, CA, USA) é um procedimento complexo que requer execução precisa. A seguir, será apresentado um *checklist* detalhado do procedimento cirúrgico (Quadro 1), exemplificado no Vídeo Suplementar deste capítulo (disponível via QR Code).

MANEJO PÓS-OPERATÓRIO

Após a cirurgia, os pacientes são transferidos para a UTI, onde os cuidados seguem as diretrizes do Enhanced Recovery After Surgery (ERAS), com foco na otimização da recuperação. A seguir, estão as principais recomendações.

Recomendações ERAS[12,13]

- Monitorização hemodinâmica e perfusão tecidual para guiar a reposição volêmica, com metas de pressão arterial sistólica entre 100 e 130 mmHg, pressão arterial média > 60 mmHg, índice cardíaco superior a 2,5 L/min/m², diurese > 1 mL/kg/h, variação do volume sistólico < 13%, e saturação venosa central de oxigênio ($SvcO_2$) > 70% ou venosa mista (SvO_2) de 65%.
- **Suporte hemodinâmico:** utilização de drogas vasoativas e dispositivos de assistência circulatória mecânica, quando indicado.
- **Extubação precoce:** idealmente na sala operatória ou até 6 horas depois.
- **Controle de sangramento:** controle rigoroso do débito de drenos e meta de hemoglobina acima de 8 g/dL.
- **Controle glicêmico:** manutenção da glicemia entre 60 e 180 mg/dL.
- **Controle de temperatura:** obtenção e manutenção de normotermia (temperatura > 36 °C).
- **Analgesia:** otimização do controle álgico com uma estratégia multimodal.
- Prevenção e tratamento de *delirium*.
- Profilaxia de tromboembolismo venoso.
- Acompanhamento da função renal e medidas de proteção renal.
- Mobilização precoce, incluindo sentar-se em poltrona no pós-operatório (PO) imediato e deambular no 1º PO.
- Fisioterapia respiratória intensiva com ventilação não invasiva para prevenir atelectasias pulmonares.
- Evolução gradual da dieta via oral, conforme tolerado.

Critérios para alta da UTI

Os critérios para alta da UTI[12-14] incluem nível de consciência adequado, estabilidade hemodinâmica, ausência de vasopressores, baixo débito de drenos, início da dieta e analgesia otimizada. Em geral, pacientes submetidos à cirurgia robótica permanecem menos de 24 horas na UTI.

Acompanhamento ambulatorial

O acompanhamento clínico é realizado aos 7 e 30 dias, 6 meses e anualmente. Os exames comple-

QUADRO 1 *Checklist* em cirurgia cardíaca robótica para correção de defeitos intracardíacos.

Checklist cirúrgico
Monitorização e preparo
☐ Eletrocardiografia
☐ Oximetria de pulso (SpO_2)
☐ Pressão arterial invasiva
☐ Índice bispectral (para monitorização do nível de consciência)
☐ Saturação regional de oxigênio (rSO_2) cerebral e de membros inferiores (para controle de perfusão distal durante a canulação arterial femoral e CEC)
☐ Pás de desfibrilação transcutânea aplicadas ao tórax do paciente
Indução anestésica
☐ Anestesia geral poupadora de opioides
☐ Intubação com tubo orotraqueal duplo lúmen (para ventilação pulmonar seletiva)
☐ Confirmação de posicionamento do tubo com broncofibroscopia
☐ Termômetro esofágico
☐ Posicionamento da sonda de ETE
☐ Cateter venoso central em veia jugular interna direita (punção guiada por ultrassom)
☐ Canulação percutânea de veia cava superior para drenagem venosa (por punção da veia jugular interna direita guiada por ultrassom)
☐ Sondagem urinária de demora
Posicionamento (Figura 2A e 2B)
☐ Decúbito lateral esquerdo, em um ângulo de 20°
☐ Membro superior direito levemente aberto e flexionado (para facilitar o acesso aos espaços intercostais e às linhas axilares anterior e média)
☐ Marcações no tórax: toracotomia lateral e locais de inserção das cânulas do robô
☐ Assepsia e antissepsia da pele e colocação dos campos estéreis
Preparo do tórax (Figura 2D)
☐ Ventilação unipulmonar para acesso ao tórax no local demarcado
☐ Minitoracotomia anterolateral no 4º espaço intercostal próximo à linha axilar anterior
☐ Introdução das cânulas e da ótica do robô nos locais demarcados
☐ Insuflação do tórax com CO_2 (para minimizar o risco de embolia gasosa)
☐ Abertura e reparo do pericárdio
☐ Preparo da aorta para cardioplegia
☐ Preparo para isolamento do átrio direito (pré-laçamento de VCS e VCI)
☐ Inserção de cânula de Vent em AE através da veia pulmonar superior direita
Canulação femoral
☐ A escolha do tamanho das cânulas se baseia nos dados da angio-TC e é medida com ultrassom intraoperatório
☐ Canulação percutânea: canulação arterial e venosa através da técnica de Seldinger, com uso de 2 oclusores percutâneos para hemostasia da artéria femoral após a decanulação
☐ Canulação cirúrgica: incisão inguinal e dissecção cirúrgica de artéria e veia femorais; confecção de suturas em bolsa em cada vaso; incisão com bisturi 11 e canulação sob visualização direta
☐ Posicionamento da cânula venosa em veia cava inferior com auxílio do ETE

(Continua)

QUADRO 1 *Checklist* em cirurgia cardíaca robótica para correção de defeitos intracardíacos. *(continuação)*

Acoplamento do robô (Figura 2C)
☐ Posicionamento do sistema robótico sobre o paciente
☐ Acoplamento do endoscópio
☐ Acoplamento dos braços robóticos nas cânulas inseridas no tórax
☐ Controle dos movimentos dos instrumentos robóticos através do console
Correção do defeito intracardíaco (Figura 3)
☐ Heparinização plena
☐ Início da CEC
☐ Hipotermia leve/normotermia
☐ Clampeamento da aorta
☐ Administração de cardioplegia na raiz da aorta
☐ Drenagem do AE através de Vent (para evitar a distensão do coração durante a cardioplegia)
☐ Isolamento e abertura do AD
☐ Localização do defeito e correlações anatômicas
☐ Correção do defeito utilizando pericárdio bovino
☐ Fechamento do AD
☐ Deaeração do coração com auxílio do Vent de AE
☐ Desclampeamento da aorta e reforço da sutura em bolsa da aorta
☐ Reaquecimento e saída de CEC
☐ Desacoplamento do robô
Revisão hemostática e toracorrafia
☐ Reversão de heparina com protamina
☐ Decanulação femoral (arterial e venosa) e jugular
☐ Revisão das suturas, em especial aorta e AD
☐ Retirada das cânulas torácicas do robô e revisão das incisões torácicas
☐ Drenagem pericárdica com dreno de Blake n. 24
☐ Fios de marca-passo epicárdicos em VD, se necessário
☐ Fim da ventilação pulmonar seletiva (reinsuflação do pulmão direito)
☐ Fechamento da toracotomia por planos
Despertar do paciente
☐ Despertar adequado
☐ Extubação em sala operatória
☐ Encaminhamento à UTI para condução pós-operatória

AD: átrio direito; AE: átrio esquerdo; CEC: circulação extracorpórea; ETE: ecocardiograma transesofágico; TC: tomografia computadorizada; UTI: Unidade de Terapia Intensiva; VCS: veia cava superior; VCI: veia cava inferior; VD: ventrículo direito.

mentares anuais incluem rotina laboratorial individualizada, radiografia de tórax, eletrocardiograma (ECG) e ETT.

RESULTADOS E COMPLICAÇÕES

A correção de defeitos intracardíacos assistida por robô é uma alternativa viável, segura e eficaz à esternotomia.[4-9] Embora os tempos de CEC e o clampeamento aórtico possam ser mais longos pelo acoplamento do robô e pelas trocas de instrumentos, a mortalidade é comparável, ou até inferior, à técnica convencional.[8] Além disso, o acesso endoscópico acelera a recuperação funcional, possivelmente em decorrência do menor trauma cirúrgico, sendo uma excelente opção inclusive para pacientes frágeis, idosos e obesos.

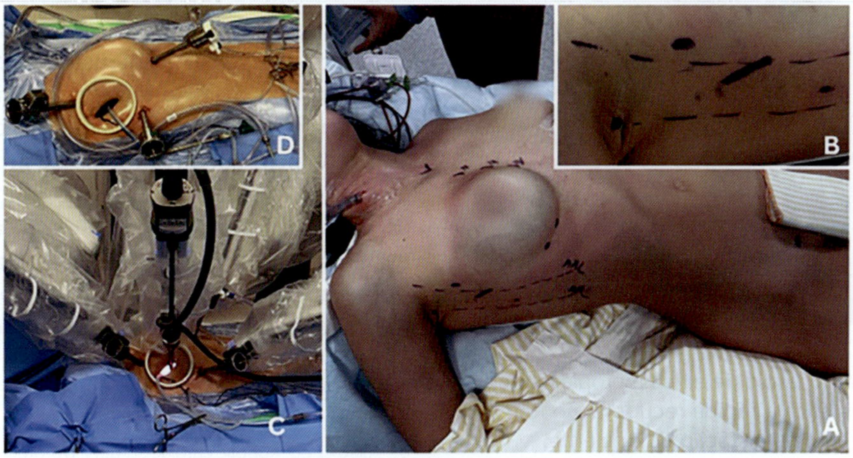

FIGURA 2.
Preparo do tórax para cirurgia assistida por robô. A: posicionamento do paciente na mesa cirúrgica. B: detalhe da marcação do local da minitoracotomia lateral direita: 4º espaço intercostal entre a linha axilar anterior e a linha axilar média. C: acoplamento do sistema robótico. D: detalhe da toracotomia e das cânulas robóticas inseridas no tórax em locais previamente demarcados.

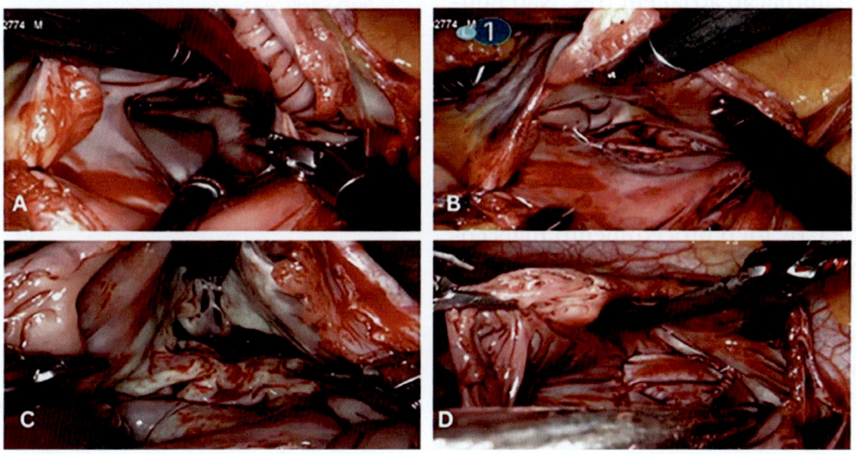

Acesse o vídeo por meio do QR code.

FIGURA 3.
Atriosseptoplastia robótica. A: CIA tipo *ostium secundum* – identificação do defeito e suas correlações anatômicas. B: aspecto após a correção de CIA tipo *ostium secundum*. C: CIA tipo *ostium primum:* identificação do defeito e suas correlações anatômicas. D: aspecto após a correção de CIA tipo *ostium primum*. A correção do DSAV parcial com CIA tipo *ostium primum* é demonstrada no vídeo disponível pelo QR Code.

Vantagens da cirurgia cardíaca robótica

- Visualização tridimensional ampliada (10x).
- Maiores precisão e amplitude no movimento dos instrumentos.
- Preservação da integridade da caixa torácica, com menor trauma tecidual.
- Menor risco de infecção pós-operatória.
- Redução do tempo de permanência na UTI e de internação hospitalar.
- Menor risco de sangramento e transfusão de hemoderivados.
- Menor dor e uso reduzido de analgésicos opioides.
- Mortalidades precoce e tardia semelhantes às da técnica convencional.
- Retorno precoce às atividades habituais no pós-operatório.
- Melhor resultado estético (Figura 4).

Robótica na cardiopatia congênita

Em uma série com 242 pacientes (idade média de 30,9 ± 12,1 anos), submetidos à correção de cardiopatias congênitas por robótica, houve apenas uma conversão para esternotomia e nenhuma morte intraope-

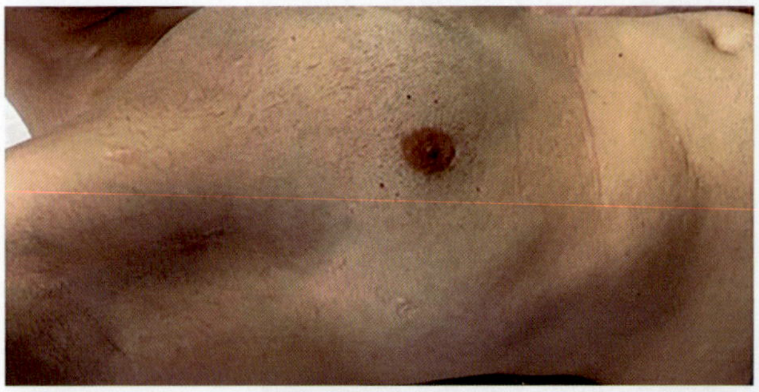

FIGURA 4.
Aspecto pós-operatório tardio de atriosseptoplastia robótica: superioridade estética e rápida recuperação funcional resultam em alto grau de satisfação do paciente.

ratória. O tempo médio de ventilação foi de 5,2 ± 2,9 horas, com permanência média na UTI de 16,8 ± 2,5 horas e hospitalar de 3,5 ± 1,1 dias. As complicações mais comuns foram reexploração por sangramento em dois pacientes e fibrilação atrial em três. Não houve mortalidade tardia. Em um seguimento médio de 3,6 anos, apenas um paciente necessitou de reoperação por deiscência do *patch* após correção de CIA.

A experiência brasileira inicial, alinhada com dados internacionais, demonstrou segurança no uso da robótica em pacientes com idade média de 51,3 ± 17,9 anos. A correção de CIA foi o procedimento mais comum (18%), sem complicações intraoperatórias ou conversão para esternotomia. A taxa de extubação na sala cirúrgica foi de 82%. Complicações precoces incluíram reexploração endoscópica por sangramento em três casos e fibrilação atrial em dois pacientes.

PERSPECTIVAS

O futuro da cirurgia cardíaca robótica é promissor. A integração de inteligência artificial e conectividade avançada aos sistemas robóticos permitirá o uso de ferramentas diagnósticas e realidade aumentada para aumentar a precisão cirúrgica. A análise de dados em tempo real pode otimizar a tomada de decisões, facilitando cirurgias a distância e viabilizando procedimentos seguros em áreas remotas, além de melhorar os resultados cirúrgicos por meio da colaboração entre equipes.

Avanços na miniaturização de instrumentos e na redução do diâmetro das cânulas podem diminuir o trauma cirúrgico, expandindo as indicações para populações pediátricas e casos mais complexos. A integração de imagens tridimensionais de alta resolução e técnicas de navegação intraoperatória permitirá abordagens mais precisas em anatomias complexas.

Em conclusão, a realização de procedimentos complexos com maior precisão e segurança oferece perspectivas inovadoras no tratamento das cardiopatias congênitas. Estudos multicêntricos e detalhados são essenciais para avaliar o impacto dessas inovações na morbidade e mortalidade e na qualidade de vida dos pacientes.

REFERÊNCIAS

1. Gao C. ed. Robotic cardiac surgery. Dordrecht: Springer; 2014.
2. Montanhesi PK, Curcio SAF, Poffo R. Robotic mitral valve surgery in Latin America. Ann Cardiothorac Surg. 2022;11(5):540-2.
3. Poffo R, Celullare AL, Pope RB, Toschi AP. Robotic assisted minimally invasive surgery for atrial septal defect correction. Rev Bras Cir Cardiovasc. 2012;27(3):488-90.
4. Poffo R, Toschi AP, Pope RB, Montanhesi PK, Santos RS, Teruya A, et al. Robotic cardiac surgery in Brazil. Ann Cardiothorac Surg. 2017;6(1):17-26.
5. Amabile A, Degife E, Krane M, LaLonde MR, Gruber PJ, Geirsson A. Robotic, totally endoscopic atrial septal defect repair. Multimed Man Cardiothorac Surg. 2021;2021.
6. Onan B, Onan IS. Early results of robotically assisted congenital cardiac surgery: analysis of 242 patients. Ann Thorac Surg. 2021;112(6):2020-7.
7. Williams ML, Hwang B, Huang L, Wilson-Smith A, Brookes J, Eranki A, et al. Robotic versus conventional sternotomy mitral valve surgery: a systematic review and meta-analysis. Ann Cardiothorac Surg. 2022;11(5):490-503.
8. Torregrossa G, Hibino N, Amabile A, Balkhy HH. Robotic surgery in the adult congenital cardiac patient: back to the future? Innovations. 2020;15(2):99-100.
9. Coyan G, Wei LM, Althouse A, Roberts HG, Schauble D, Murashita T, et al. Robotic mitral valve operations by experienced surgeons are cost-neutral and durable at 1 year. J Thorac Cardiovasc Surg. 2018;156(3):1040-7.
10. Kirklin JK, Blackstone EH. Kirklin/Barratt-Boyes cardiac surgery: expert consult-online and print (2-volume set). Elsevier Health Sciences; 2012.
11. Egidy Assenza G, Krieger EV, Baumgartner H, Cupido B, Dimopoulos K, Louis C, et al. AHA/ACC vs ESC Guidelines for management of adults with congenital heart disease: JACC guideline comparison. J Am Coll Cardiol. 2021;78(19):1904-18.
12. Engelman DT, Ben Ali W, Williams JB, Perrault LP, Reddy VS, Arora RC, et al. Guidelines for perioperative care in cardiac surgery: enhanced recovery after surgery society recommendations. JAMA Surg. 2019;154(8):755-66.
13. Grant MC, Crisafi C, Alvarez A, Arora RC, Brindle ME, Chatterjee S, et al. Perioperative care in cardiac surgery: a joint consensus statement by the Enhanced Recovery After Surgery (ERAS) Cardiac Society, ERAS International Society, and The Society of Thoracic Surgeons (STS). Ann Thorac Surg. 2024;117(4):669-89. Epub 2024 Jan 28. Erratum in: Ann Thorac Surg. 2024;118(2):524-.
14. Bojar RM, editor. Manual of perioperative care in adult cardiac surgery. Hoboken: John Wiley & Sons; 2020.

62

Cirurgia da valva mitral assistida por robô

Paulo César Santos
Cláudio Ribeiro da Cunha
Bernardo Parreiras Guimarães Tarabal
Lucas Figueredo Cardoso

INTRODUÇÃO E HISTÓRICO

Os cirurgiões cardiovasculares sempre tiveram o sonho de poder operar um paciente sem submetê-lo à esternotomia ou a grandes incisões que favoreçam infecções ou maiores sangramentos. Com o advento da cirurgia minimamente invasiva, o caminho foi sendo trilhado para que, no final dos anos 1990, os primeiros sistemas robóticos pudessem ser utilizados em pacientes. Com resultados cada vez mais promissores, a cirurgia cardiovascular robótica hoje se encontra na vanguarda da prática clínico-cirúrgica e desempenha um papel central no tratamento das doenças cardiovasculares.

Robôs são agentes inteligentes, mecânicos ou virtuais, capazes de realizar tarefas de forma automática ou guiada, geralmente sob controle remoto. As tentativas de criar máquinas artificiais e autômatas datam de mais de 2.000 anos. O termo "robô" deriva da palavra eslava *robota*, que significa "trabalho forçado, tarefa", e foi cunhado em 1920, popularizado pelo escritor tcheco Karel Čapek em sua peça *R.U.R.* (*Rossum's Universal Robots*). Desde então, os robôs evoluíram ao longo do século XX, sendo integrados em setores como indústria, militar, aeroespacial, marítimo, entre outros. Um marco significativo ocorreu em 1961, quando o primeiro robô industrial foi instalado em uma fábrica de automóveis da General Motors em Nova Jersey, inaugurando a presença dos robôs no cotidiano.

SISTEMA CIRÚRGICO DA VINCI

Frederic H. Moll, um médico com visão empreendedora, reconheceu o potencial comercial da tecnologia robótica emergente e adquiriu a licença para o sistema cirúrgico robótico desenvolvido pela equipe NASA-SRI. Em 1995, fundou a empresa Intuitive Surgical. Em janeiro de 1999, a Intuitive lançou o sistema cirúrgico da Vinci, que, em 2000, tornou-se o primeiro sistema cirúrgico robótico aprovado pela Food and Drug Administration (FDA) para cirurgias laparoscópicas gerais. Nos anos seguintes, a FDA aprovou o uso do sistema cirúrgico da Vinci para cirurgias toracoscópicas e procedimentos cardíacos realizados com incisões adjuntas, além de cirurgias urológicas, ginecológicas, pediátricas e otorrinolaringológicas transorais. Em junho de 2003, a Intuitive Surgical fundiu-se com a Computer Motion, fortalecendo seu portfólio de propriedades intelectuais.

O sistema da Vinci tem três componentes principais: o console cirúrgico, o carro do paciente (ou o robô propriamente dito) e o carro de visão. Esse sistema oferece várias vantagens aos cirurgiões, como visualização tridimensional e controle de instrumentos endoscópicos e da câmera. Ele possibilita o movimento em tempo real dos instrumentos endoscópicos pelos cirurgiões, permitindo o uso de técnicas de cirurgia aberta em procedimentos endoscópicos. Com o uso da tecnologia mais avançada disponível, o sistema cirúrgico da Vinci permite que os cirurgiões realizem operações delicadas e complexas através de pequenas incisões, com maior precisão, visão, destreza e controle.[1]

CIRURGIA CARDIOVASCULAR ROBÓTICA

Tradicionalmente, a cirurgia cardiovascular era realizada por meio de uma esternotomia mediana, que proporcionava ampla exposição do coração e dos vasos adjacentes, facilitando o acesso para os cirurgiões. Com a introdução da cirurgia minimamente invasiva na área cardiovascular, os cirurgiões começaram a buscar métodos menos invasivos que ainda garantissem o acesso necessário e a habilidade técnica, levando a uma mudança significativa nas abordagens cirúrgicas cardíacas. O uso de sistemas robóticos permite que os cirurgiões aprimorem sua destreza e realizem suturas com ambas as mãos em espaços restritos. Até o momento, procedimentos como reconstrução e substituição da válvula mitral, revascularização coronariana, cirurgia para fibrilação atrial, colocação de eletrodos no ventrículo esquerdo, ressecção de tumores intracardíacos e cirurgias congênitas foram realizados com sucesso utilizando essa tecnologia.

CIRURGIA ROBÓTICA DA VÁLVULA MITRAL

O sistema cirúrgico da Intuitive foi inicialmente desenvolvido para a cirurgia cardiovascular, e sua primeira aplicação clínica em humanos ocorreu em 7 de maio de 1998, quando Carpentier reparou um defeito no septo atrial por meio de uma minitoracotomia. No mesmo ano, ele também realizou o primeiro reparo totalmente endoscópico da válvula mitral utilizando um protótipo inicial do sistema da Vinci. Esse trabalho pioneiro foi rapidamente seguido por uma série de cirurgias cardiovasculares completamente robóticas, representando uma importante inovação que poderia transformar a cirurgia cardiovascular no futuro.

Em maio de 2002, Chitwood realizou o primeiro reparo completo da válvula mitral usando o sistema da Vinci, o que impulsionou os testes iniciais de fases I e II da FDA, culminando na aprovação do sistema da Vinci para cirurgia da válvula mitral em novembro de 2002. Em centros médicos especializados, a reparação mitral robótica tornou-se um procedimento padrão. Cirurgiões realizam técnicas convencionais de reparo da válvula mitral, como ressecções quadrangulares de folhetos, plastias de deslizamento de folhetos, aproximações borda a borda, transferência de cordas, substituição de neocordas de politetrafluoretileno, anuloplastias de redução e inserção de bandas de anuloplastia. A pinça Chitwood transtorácica é usada na aorta ascendente, substituindo o balão de oclusão endoaórtica, o que resulta em menor morbidade e tempos operatórios totais e de pinçamento cruzado mais curtos, além de menor custo e menor incidência de dissecções aórticas.

O retrator atrial EndoWrist (Intuitive Surgical, Inc.), operado por um sistema cirúrgico da Vinci de quatro braços (Intuitive Surgical, Inc.), proporciona melhor visualização das estruturas valvares e reduz a distorção da válvula aórtica, resultando em uma entrega mais eficiente de cardioplegia anterógrada e menor entrada de ar na raiz aórtica. A introdução desses instrumentos robóticos facilitou a reparação da válvula mitral por meio de robôs. Além disso, técnicas de reparo mais simples facilitaram procedimentos complexos, resultando em tempos operatórios mais curtos e excelentes resultados.[2]

PRINCÍPIOS BÁSICOS DA CIRURGIA CARDIOVASCULAR ROBÓTICA-PLASTIA MITRAL

Todos os princípios básicos da cirurgia cardíaca convencional devem ser amplamente aplicados na cirurgia cardiovascular robótica e os principais são, sem dúvida alguma, a proteção miocárdica e uma circulação extracorpórea segura e realizada de forma adequada.

Existem critérios nos quais se devem enquadrar os pacientes candidatos às cirurgias. Dentre eles, as principais contraindicações são:[3]

- Hipertensão pulmonar severa > 90 mmHg.
- Disfunção grave de ventrículo direito.
- Disfunção hepática grave.
- Diâmetro da aorta ascendente > 40 mm.
- Aorta calcificada.
- Anel mitral calcificado.
- Disfunção severa de ventrículo esquerdo.
- Isquemia miocárdica aguda recente (< 30 dias).
- Acidente vascular cerebral recente (< 30 dias).

Para se certificar de todas essas possibilidades, são solicitados exames pré-operatórios de rotina para todos os pacientes, incluindo:

- Ecocardiograma 3D.
- Angiotomografia de coronárias e de aorta torácica até ilíacas.
- Espirometria.
- Duplex de carótidas.
- Duplex arterial e venoso de membros inferiores.
- Exames de sangue gerais.

A partir daí, estabelecem-se as condições básicas que fazem parte da equipe que atua nas cirurgias:

- **Anestesia:**
  - Monitorização habitual da mesma forma das cirurgias convencionais.
  - Intubação orotraqueal guiada por broncoscopia ou videolaringoscopia.
  - Monitorização cerebral com índice bispectral (BIS) ou espectroscopia no infravermelho próximo (NIRS).
  - Todas as punções são guiadas por ultrassonografia.

- Bloqueios periféricos para controle da dor e protocolo de dor pós-operatória. Dentre os mais usados, está o bloqueio do plano serrátil anterior (SAPB).

- **Posicionamento do paciente na mesa operatória**: ponto fundamental para o sucesso do procedimento, deverá ser seguido passo a passo, pois interfere na movimentação dos braços do robô. O hemitórax direito deverá ter uma elevação de 30 a 40°. Posicionam-se as pás de desfibriladores externos. Ombro e membro superior direito ficam de fora da mesa operatória (Figura 1).
- **CEC e cardioplegia**: a CEC na cirurgia cardiovascular robótica respeita os mesmos princípios da cirurgia convencional, como boa proteção miocárdica, fluxo sanguíneo adequado para uma boa perfusão tecidual, solução cardioplégica segura (na grande maioria das vezes, podem ser usadas as soluções Del Nido ou Custodiol e, para isso, a valva aórtica deve ser competente e a cardioplegia, guiada por ecocardiograma).
  - A CEC é estabelecida por canulação da veia jugular interna direita, veia femoral direita e artéria femoral direita. A cardioplegia é realizada na raiz da aorta, sempre guiada por ecocardiograma transesofágico (Figura 2).

A partir do momento em que todos os portais estão prontos, é dado início à CEC e à instalação dos braços e pinças do robô.[4]

A cirurgia cardiovascular robótica é composta por um time de profissionais em que cada um desempenha um papel fundamental. A docagem dos braços – o processo de colocação dos braços do robô nos trocateres e a colocação posterior das pinças específicas das plataformas X e XI da Vinci – é feita pelo cirurgião de mesa, juntamente com o instrumentador, e a enfermeira de sala posiciona o carrinho do robô até o paciente.

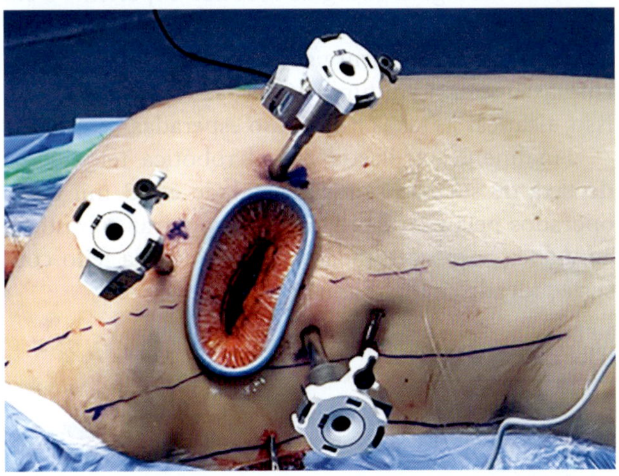

FIGURA 1.
Ombro e membro superior direito fora da mesa operatória.

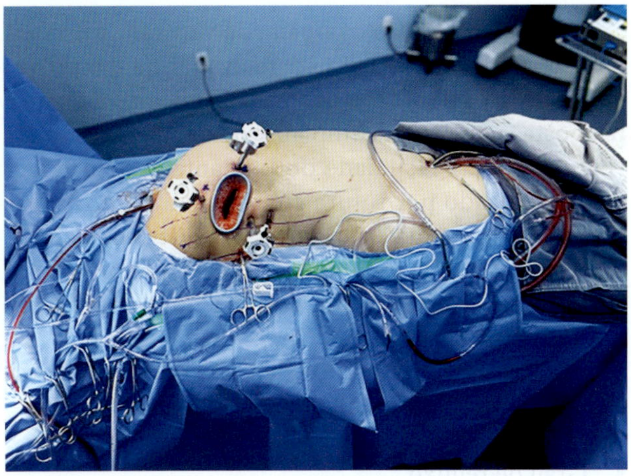

FIGURA 2.
Cardioplegia guiada por ecocardiograma transesofágico.

Especificamente nas cirurgias da valva mitral, os portais e a sequência de docagem dos braços obedece à seguinte ordem:

1. **Porta 1:** porta de trabalho realizada no 4° espaço intercostal na linha axilar anterior em direção à linha hemiclavicular direita, onde também será colocada a câmera, no braço 2. Pode ser usada a ótica de 30 graus ou de zero graus.
2. **Porta 2:** braço da pinça de auxílio feita no 2° espaço intercostal esquerdo, no braço 1.
3. **Porta 3:** feita em nível da porta de trabalho ou um espaço abaixo, 2 cm medial ao esterno, para posicionamento do afastador de átrio esquerdo Dual Blade Retractor, no braço 3.
4. **Porta 4:** 6° espaço intercostal para posicionamento do porta-agulhas e tesouras, no braço 4 (Figura 3).

Após todos os posicionamentos, é dado início à CEC e daí se posicionam as pinças propriamente ditas da plataforma da Vinci.

Técnicas de plastia mitral[5,6]

As técnicas de plastia mitral usadas nas cirurgias robóticas são as mesmas utilizadas nas cirurgias convencionais. A mais comumente utilizada é a ressecção quadrangular do folheto posterior, mas há outras, como:

- Ressecção quadrangular.
- Implante de neocordas.
- Implante de anel completo ou incompleto.
- *Folding plasty*.

Após a exposição completa da valva mitral, é feito teste com solução salina para avaliar qual o provável jato regurgitante e, a partir daí, aplica-se a técnica proposta e em seguida implante de banda incompleta (Figura 3) pela facilidade do implante, o qual poderá ser realizado por sutura contínua ou pontos separados. Após a realização da ressecção triangular e o implante da banda incompleta, é realizado novo teste para avaliar a necessidade de uma nova abordagem em algum ponto.[7-9]

Após o término e a saída de CEC, é feita uma avaliação criteriosa do resultado, seguindo estes passos:

- Grau de refluxo.
- Superfície de coaptação.
- Área valvar.
- Presença de movimento anterior sistólico (SAM).
- Gradiente médio final.

Como iniciar e manter um programa de plastia mitral robótica

O passo fundamental para a criação do programa em cirurgia cardíaca robótica, com destaque o reparo da valva mitral, deverá seguir uma sequência de treinamento com os passos listados, seguindo primeiro as etapas da cirurgia minimamente invasiva vídeo-assistida, que são:[10,11]

1. Posicionamento na mesa e rotina anestésica.
2. Minitoracotomia.
3. Canulação periférica.
4. Circuito de CEC e cardioplegia.
5. Exposição do coração.
6. Clampeamento aórtico.
7. Exposição da valva mitral.
8. Técnicas de plastia e troca já consagradas.

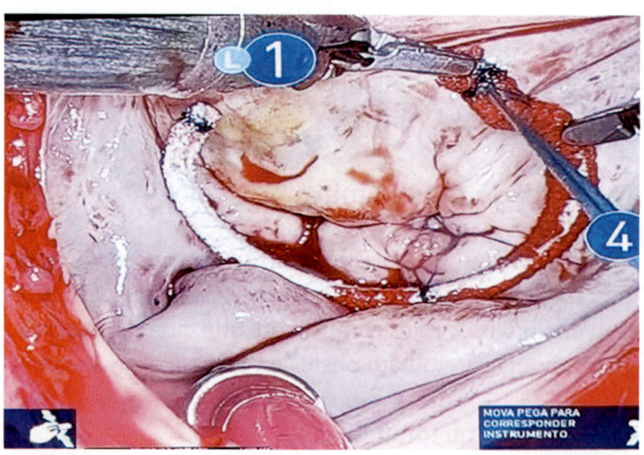

FIGURA 3.
Aspecto final da válvula com ressecção triangular P2 e implante de banda incompleta.

Portanto, o cirurgião tem que estar familiarizado com todas essas técnicas de início, pois a robótica é um avanço a partir desse ponto e consiste em novos passos:

1. Colocação dos portais.
2. Docagem dos braços do robô.
3. Colocação das pinças e troca de instrumentos.
4. Manipulação do console.
5. Comandos ergonômicos.
6. Resolver problemas do sistema.
7. Telemanipulação das pinças.
8. Familiarizar-se com os comandos.

Especificamente, deve-se conhecer todo o sistema da Vinci com treinamentos *in service*, orientados por um treinamento qualificado da Intuitive e, nesse mesmo período, manter horas de treinamento em simulador no computador e realístico para o cirurgião no console e o cirurgião de mesa para manipular o sistema no paciente. A segunda parte é de fundamental importância para os primeiros casos é o treinamento na sala de operações do robô com toda a equipe que participa do processo; as simulações realísticas com modelos dedicados a plastia e troca mitral são essenciais, pois permite sensação de profundidade e força nas pinças, bem como o treinamento de toda a equipe de sala (auxiliares de sala, perfusionistas, instrumentadores e anestesistas). Por fim, a realização dessas simulações realísticas deixa a equipe como um todo bastante confiante para iniciar o primeiro caso.

Após completar todas as fases descritas, o próximo passo e mais importante é programar casos para realizar com algum cirurgião robótico experiente e em seguida realizar seus casos. Não se deve deixar mais de 90 dias entre as cirurgias com o Proctor e suas cirurgias; deixar no mínimo 10 casos preparados e, com isso, alcançar as taxas de sucesso esperadas.[7,8]

Finalmente, a plastia mitral robótica tem 99,8% de taxa de sucesso sem mortalidade em 3 mil casos operados pela Cleveland Clinic, o que traz robustez e confiança ao procedimento, desde que seja feito com seriedade, disciplina e compromisso.

REFERÊNCIAS

1. Gao C. Robotic cardiac surgery. Dordrecht: Springer; 2013.
2. Chitwood WR Jr. Atlas of robotic cardiac surgery. New York: Springer; 2014.
3. Chemtob RA, Wierup P, Mick SL, Javorski MJ, Burns DJ, Blackstone EH, et al. A conservative screening algorithm to determine candi-

dacy for robotic mitral valve surgery. J Thorac Cardiovasc Surg. 2022;164:1080-7.

4. Mick SL, Kohlbacher B, Gillinov AM Robotic mitral valve repair: the steps to success. JTCVS Tech. 2023;22:49-52.
5. Malas T, Mick S, Wierup P, Gillinov M. Five maneuvers to facilitate faster robotic mitral valve repair. Semin Thorac Cardiovasc Surg. 2019;31:48-50.
6. Gillinov AM, Mihaljevic T, Javadikasgari H, Suri RM, Mick SL, Navia JL, et al. Early results of robotically assisted mitral valve surgery: analysis of the first 1000 cases. J Thorac Cardiovasc Surg. 2018;155:82-91.e2.
7. Chitwood WR Jr. Robotic mitral valve repair: how I teach it. Ann Thorac Surg. 2019:107:1297-301.
8. Rodriguez E, Nifong LW, Bonatti J, Casula R, Falk V, Folliguet TA, et al. Pathway for surgeons and programs to establish and maintain a successful robot-assisted adult cardiac surgery program. Ann Thorac Surg. 2016;102(1):340-4.
9. Fatehi Hassanabad A, Nagase FNI, Basha AM, Hammal F, Menon D, Kent WDT, et al. A systematic review and meta-analysis of robot-assisted mitral valve repair. Innovations (Phila). 2022;17(6):471-81.
10. Suri RM, Dearani JA, Mihaljevic T, Chitwood WR Jr., Murphy DA, Trento A, et al. Mitral valve repair using robotic technology: safe, effective, and durable. J Thorac Cardiovasc Surg. 2016;151:1450-4.
11. Chitwood WR Jr. Minimally invasive and robot-assisted mitral valve surgery. STS Cardiothoracic Surgery E-Book. Society of Thoracic Surgeons; 2023.

Índice remissivo

A

Abordagem(ns)
da valva mitral 243
minimamente invasivas 126
minimamente invasivas e percutâneas 262
Abscesso de anel 279
Acesso vascular 338, 346, 348
Acidente vascular cerebral 86, 327, 330, 333, 410
Acompanhamento ambulatorial 452
Afastador do esterno 117
Afecções da aorta torácica 338, 348
Analgesia 103
Anastomose 119
Anatomia
cardiovascular 30
cirúrgica 72, 151, 167, 204, 213
cirúrgica das artérias coronárias 143
cirúrgica dos enxertos 144
Anel
aórtico 205, 206, 208, 210, 211
valvar mitral 257
Anestesia 116, 223, 225
Anestesiologia 72, 73
em cirurgia cardiovascular 72, 73
Aneurisma(s)
da aorta 216
da aorta torácica 287
da raiz aórtica 300
de aorta 216
de ventrículo esquerdo 181, 183, 188
do seio de Valsalva 301
do ventrículo esquerdo 183
toracoabdominais 312, 313, 314, 315, 318, 319
Angiografia
coronariana 428
pulmonar 414, 415
Angiorressonância magnética 288
Angiotomografia
de aorta 451
dos vasos pulmonares 414
Anticoagulação intraoperatória 116
Antiproliferativos 376, 377
Anuloplastia 261
Aorta
descendente 312, 313, 314, 315, 316, 318, 319, 320
torácica 287, 289, 290, 291, 293
Aortopatia 213, 214, 215, 216, 217, 218, 219
com valva aórtica tricúspide 216
e valvopatia aórtica bicúspide 217
Arritmias 76, 103
Artéria
circunflexa 38
coronária direita 38
coronária direita (CD) 143
coronária esquerda (CE) 143
coronária intramiocárdica 115
descendente anterior esquerda 37
gastroepiplóica (AGED) 144
gastroepiplóica direita 146
radial 144, 146
torácica interna (ATI) 144
torácica interna direita 146
torácica interna esquerda 145
aterosclerose 167, 169, 170
Átrio
direito 31
esquerdo 32
Avaliação
clínica 109
da anastomose 120
da rejeição 400
de isquemia miocárdica 55
ecocardiográfica perioperatória 73
funcional 152
intraoperatória 42

pós-circulação extracorpórea 43
pré-circulação extracorpórea 42
pré-operatória 69

B

Bandagem circular 187
Bloqueios atrioventriculares 361, 364
Bradiarritmias 360
Bradicardias 103

C

Calcificação do anel mitral 243
Câmaras e valvas cardíacas 30
Canulação
e vias de perfusão 330
femoral cirúrgica 407
percutânea femoral: 407
Captação do bloco cardiopulmonar 399
Cardiodesfibrilador implantável 433
Cardiomiopatia(s)
arritmogênica 58
congênitas 47, 60
dilatada 57
hipertrófica 430
hipertrófica 48, 57
restritiva 58
Cardioplegia
cristaloide 82
quente e fria 83
sanguínea 82
Cardioproteção com anestésicos voláteis 76
Cateterismo
cardíaco 259
direito e esquerdo 451
Cateterização cardiaca direito 414
Choque cardiogênico 133, 138, 139, 140, 173, 174, 175, 176, 177, 179, 180, 182
grave 114
moderado 114
Ciência da segurança 14
Cintilografia pulmonar 414
Circulação
coronariana 167
extracorpórea 2, 73, 78, 79, 80, 81, 84, 85, 99, 100, 101
cirurgia cardíaca minimamente invasiva 228, 233
Cirurgia
cardíaca moderna 3
cardiovascular robótica 457
cardiovascular robótica-plastia mitral 458
com parada circulatória total 74
convencional 297
da valva mitral 457
de cardiopatia congênita 1
de coarctação da aorta 1
de David 302
de remoção de massas cardíacas 49
de revascularização do miocárdio 156, 162
de revascularização miocárdica 113, 121, 123, 126
de salvamento 139
em pacientes com complicações neurológicas pré-operatórias 285
híbrida de coronária 151
cirurgia minimamente invasiva 74, 156, 157, 158
minimamente invasiva da valva aórtica 221
robótica da válvula mitral 458
robótica e minimização da invasividade 76
valvar 43, 64
valvar mitral videoassistida 232
Coagulopatia 99, 105
Complexo valvar mitral 263
Complicações
neurológicas 76, 86, 87, 90
neurológicas 76
perioperatórias 74
respiratórias 76
Comunicações
interatriais 450
interventriculares 450
Condicionamento isquêmico 83
Controle
da dor 75
de sangramento das anastomoses e ramos colaterais 130
de temperatura 383
glicêmico 105
Conversão para circulação extracorpórea 121
Convulsões 89
Coração artificial total 426
Coronárias anômalas 67
Corticosteroides 376, 378, 381
Critérios para alta da UTI 452
Cuidados na UTI 400
Cuidados pós-operatórios 99
Cuidados pré-implante 428

D

DAA do tipo A de Stanford 289
Defeitos do septo atrioventricular (DSAV) 450
Delirium 104
Depressão miocárdica e vasodilatação periférica 73
Derrame pericárdico 438
Diabetes mellitus 111
Diagnóstico de morte encefálica (ME) 384
Disfunção
cardíaca 76
neurológica temporária 327
neurológica transitória 328, 330
Dispositivos de assistência ventricular 426
Disseção aguda da aorta torácica descendente 338

Dissecção
aórtica 287, 288, 289
aórtica aguda 287
da aorta 295, 298
tipo B complicada 296
tipo B não complicada 296
Distúrbios hidroeletrolíticos 383
Doença(s)
arterial coronária 49, 55, 123
cardiovasculares 167
coronariana 64
da aorta torácica 287
da valva aórtica 204
do nó sinusal 360, 361, 363, 364
do pericárdio 49, 61, 67
pulmonar obstrutiva crônica 111
valvar 74
valvar aórtica 206
Drenagem mediastinal 224
Duplo Teflon 250

E

Ecocardiografia 259, 414
intraoperatória 44
transesofágica 42
Ecocardiograma 428, 451
2D 446
transesofágico 289, 321
transtorácico 184
Endocardite
em câmara direita 282
em câmara esquerda 279
em pacientes adultos portadores de cardiopatias congênitas 283
em pacientes com dispositivo eletrônico implantável 284
em próteses valvulares 281
infecciosa 278, 279, 282, 284
pós-implante de prótese por cateter 281
Endoprótese 340, 346, 347, 348
Enxertos
compostos 147
de veia safena no-touch 125
na técnica anaórtica 125
Escolha dos substitutos valvares 262, 285
Escores de risco 16
Espectro das complicações cognitivas 87
Estabilizador cardíaco 119
Estenose
aórtica 46, 55, 56, 60, 191, 198, 199, 200, 202, 221
carotídea 167, 168, 169, 170, 171, 172
carotídea significativa 167, 168, 169, 170, 171
mitral 43, 241
Estratificação de risco 152
Estruturas subvalvares 258
Exame(s)
complementares 109
neurológico 90
Expansão de procedimentos percutâneos 76
Exposição cardíaca 115
Extubação precoce e mobilização 75

F

Fechamento
com *patch* circular 185
da ferida operatória 131
Fibrilação atrial 221, 351, 352, 353, 359
Folhetos valvares mitrais 258
Forame oval patente 450

G

Gerenciamento de sangue do paciente 97
de complicações 75
de sangue 105
do equilíbrio ácido-base 333
farmacológica 333
metabólica 333

H

Heart Team 108, 109, 110, 111, 153, 254, 272, 274
Hematoma intramural 339
Hemodiluição 333
Hipertrofia ventricular esquerda 199
Hipóxia e hipoperfusão cerebral 86
História
da cirurgia cardíaca 1
natural 153
Homoenxertos 236, 237, 238
aórticos 236, 237
Hormônios tireoidianos 381

I

Idosos 110
Imagem
cardiovascular 451
por *Doppler* transcraniano 86
Implante
do bloco cardiopulmonar 399
transcateter de válvula aórtica 219
Incisão(ões)
atriais da cirurgia de Cox III 356
da pele e exposição da veia 130
Indicações de transplante cardíaco 390
Infarto agudo do miocárdio 133, 134, 139, 173, 177, 182, 251
Infecções 76
Inibidores
de calcineurina 375, 376, 377
de mTOR 377

Instrumental cirúrgico 115
Insuficiência
aórtica 45, 60, 191
cardíaca 111, 251, 252, 255, 368, 369, 371, 373
cardíaca aguda 390
cardíaca crônica 390
da valva tricúspide 271
mitral 45, 115, 173, 174, 175, 241, 247, 249, 263, 265
mitral aguda 259
mitral crônica 259
mitral isquêmica 257, 259, 260
mitral pós-IAM 174
tricúspide 47, 271, 272, 273, 276
Inteligência artificial 22
intervenção(ões)
coronariana percutânea 173
híbridas tipo I 308
híbridas tipo II 308
híbridas tipo III 309
transcateter 265
transcateter da válvula tricúspide 272
Isquemia
cerebral 331
de membro inferior 409
de órgãos e membros inferiores 332
isquemia e reperfusão 78

J

Janela pericárdica
via pleuropericárdica 440
via subxifoide 439

L

Lesão(ões)
aórticas traumáticas 321, 324
cardíacas secundárias (metástases) 446
de tronco de coronária esquerda 114
endotelial 152
intracardíacas benignas 444
renal aguda 76
traumática da aorta torácica 321
traumáticas da aorta torácica 321, 339, 342, 343

M

Manejo(s)
cirúrgicos 307
de doadores 380
endócrino-metabólico 381
hemodinâmico 100
respiratório 104
ventilatório 381
Manuseio
da instabilidade elétrica 117
da vasodilatação intraoperatória 116
Manutenção
da hemodinâmica 116
da temperatura do paciente 115
Mapeamento pré-operatório da veia safena 129
Marcação do pedículo e ligação dos ramos colaterais 130
Marca-passo 361, 362, 363, 364, 365, 366, 367
Massas cardíacas 59
Mecanismos neurofisiológicos 88
Medicações pré-operatórias: 70, 71
Medida(s)
de equilíbrio 26
de performance 26
de processo 26
de resultado 26
Melhoria da qualidade 24, 25
Mensuração de performance 25
Metabolismo
da glicose 333
energético cerebral e fluxo sanguíneo 326
Microêmbolos e lesão vascular 86
Miectomia
por acesso apical 435
septal 432
transaórtica 433
Minitoracotomia
com circulação extracorpórea 159
sem circulação extracorpórea 158
Monitoramento cerebral intraoperatório 86
Monitorização
hemodinâmica 74
hemodinâmica e ventilatória 75
Mortalidade hospitalar 162, 164, 165, 272, 273, 275

O

Obesidade em doadores de coração 383
Operação de Ross 235, 236, 237, 238, 240
Orientações ao paciente 70
Outras aplicações da tomografia 67
Oxigenação por membrana extracorpórea 402

P

Parada circulatória hipotérmica 83, 326, 327, 328, 331
Patient blood management 92
Perfusão coronariana 118
Pericardiectomia 441
Pericárdio 437, 438, 439, 440, 441, 442, 443
Pericardiocentese 439
Pericardite 438
Personalized external aortic root support 302
Plastia
da valva mitral 247, 249
da valva tricúspide 272
na valva aórtica bicúspide 210

Plicatura 185, 209, 212
Ponderação de calcineurina 377
Ponto no pericárdio posterior 117
Posicionador apical 119
Preparação do paciente 70, 71
Preparações hospitalares 70
Preparo do receptor 399
Prevenção do acidente vascular cerebral 120
Procedimentos
  da valva aórtica 66
  percutâneos da valva pulmonar 66
  pré-operatórios 70
Prolapsos
da cúspide 247, 248
de folhetos 208
PROM/PREM 20
Proteção
  cardiovascular 73
  miocárdica 74
  miocárdica farmacológica 83
  miocárdica não cardioplégica 83
Próteses valvares 48
Protocolo ERAS 75
Protocolos de prevenção e tratamento 428

R

Reaquecimento e reperfusão 332
Recomendações
  para o diagnóstico de infecções por imagem 285
  para o tratamento 285
Redução da pós-carga 102
Regurgitação mitral secundária 251
Reoperação 162, 163, 164, 165
Reparo(s)
  da cúspide associado à anuloplastia 210
  endovascular da aorta torácica 338, 341, 342, 343, 344, 349
  endovascular total 309
  secundários 261
  transcateter tricúspide 273
  valvar 261
Resposta inflamatória sistêmica 86
Ressonância magnética
  cardíaca 259, 428
  cardiovascular 446
  do coração 54, 451
Ressuscitação com fluidos 101
Restauração do prolapso das cúspides 247
Restrições à doação de órgãos 384
Revascularização
  com enxertos arteriais 142
  do miocárdio 74, 133
  miocárdica 133, 137, 138, 139
  miocárdica híbrida 151, 153
Risco cirúrgico 109
Robótica na cardiopatia congênita 455
Ruptura da parede livre do VE 180

S

Sedação 103
Segurança
  do paciente 14, 15, 16, 19, 21, 22
  hospitalar 19
Seio coronário 40
Seleção do doador 390
Semiologia, eletrocardiograma e radiografia de tórax 451
Shunt sistêmico - pulmonar 2
Síndrome
  de hipersensibilidade do seio carotídeo 362
  do marca-passo 366
Sistema
  arterial coronariano 37
  cirúrgico da Vinci 457, 458
  condutor 360, 361, 364
  de condução do coração 368
  venoso 40
Substituição
  cirúrgica da válvula aórtica 189
  da valva aórtica transcateter 198
  da valva aórtica transcateter 198
  da valva mitral 241, 243
  ou plastia da valva mitral 435
  valvar 261
Substituto valvar 236
Suporte
  circulatório mecânico 53
  circulatório mecânico de curto prazo 402
  hemodinâmico 380
  inotrópico e vasopressor 102
  nutricional 382, 383
  transfusional 382
  ventilatório 104
supradesnivelamento do segmento ST 133, 134

T

Técnica(s)
  anaórtica (aorta no-touch) 123, 124
  de Cooley (sutura linear) 185
  de dor (endoventriculoplastia) 186
  de Florida Sleeve 302
  de Jatene 186
  de plastia mitral 459
  de reposicionamento dos músculos papilares 261
  frozen elephant trunk 309
  minimamente invasivas 156
  operatória 439, 441
terapia de ressincronização cardíaca 368, 369, 371, 373, 374

Teste(s)
de estresse 152
de perfusão miocárdica 428
Tomada de decisão pré-operatória 136
Tomografia
cardíaca 446
computadorizada 63, 199, 428
computadorizada de tórax 451
toracotomia 228, 231, 232
Toracotomia anterior direita 222, 225
Transfusão
de sangue 91, 96, 116
de sangue alogênico 92
Transplante
cardíaco ortotópico – técnica bicaval 391, 392
cardíaco ortotópico – técnica bicaval-bipulmonar 392
cardíaco ortotópico – técnica clássica (biatrial) 390
cardíaco total 392
heterotópico 387, 393
ortotópico 387
Tratamento
da doença coronariana 108
do acidente vascular cerebral perioperatório 87
endovascular 296
Troca valvar 224
Trombose e hemorragia 410
Tronco da coronária esquerda 37
Tumores 55, 59, 61
benignos 447
cardíacos, 444, 447
malignos 447

U

Úlcera aterosclerótica penetrante 339, 342

V

Valva
aórtica 45, 198, 199, 200, 204, 205, 206, 207, 210, 211, 212, 221, 222, 223
aórtica bicúspide 205, 206, 207, 210, 213, 214, 215
mitral 43, 251, 252, 253, 263, 264, 265, 269
tricúspide 47
Valvopatia(s) 59, 215
aórtica 189, 191, 207, 211
aórtica bicúspide isolada 217
Válvula
aórtica 36, 38, 189, 190, 191, 192, 193, 196, 197
aórtica bicúspide 213, 215, 216, 217
aórtica transcateter 221
biológica homóloga e heteróloga 7
mitral 32, 257, 258, 259, 261
pulmonar 34
tricúspide 31
Vantagens da cirurgia cardíaca robótica 455
Variações anatômicas da artéria coronária 115
Vasodilatadores 102
Veia(s)
anterior do ventrículo direito 40
de Tebésio 40
safena *no-touch* 128
Viabilidade miocárdica 57
Via
toracotomia anterolateral esquerda 442
transesternal 441
Vulnerabilidade seletiva 327